W0259243

HANDBUCH DER HAUT- UND GESCHLECHTSKRANKHEITEN

BEARBEITET VON

A. ALEXANDER · G. ALEXANDER † · J. ALMKVIST · K. ALTMANN · L. ARZT · J. BARNEWITZ
S. C. BECK † · C. BENDA † · FR. BERING · H. BIBERSTEIN · K. BIERBAUM . G. BIRNBAUM
A. BITTORF · B. BLOCH † · FR. BLUMENTHAL · H. BOAS · H. BOEMINGHAUS · R. BRANDT · F. BREINL
C. BRUCK · C. BRUHNS † · ST. R. BRÜNAUER · A. BUSCHKE · F. CALLOMON · E. DELBANCO
F. DIETEL · O. DITTRICH · J. DÖRFFEL · S. EHRMANN † · C. EVELBAUER · O. FEHR · J. v. FICK †
E. FINGER · H. FISCHER · F. FISCHL · P. FRANGENHEIM † · R. FRANZ · W. FREI · W. FREUDENTHAL
M. v. FREY † · R. FRÜHWALD · D. FUCHS · H. FUHS · F. FÜLLEBORN † · E. GALEWSKY · O. GANS
A. GIGON · E. GLANZMANN · H. GOTTRON · A. GROENOUW · K. GRÖN † · K. GRÜNBERG † · O. GRÜTZ
H. GUHRAUER · J. GUSZMANN · E. GUTTMANN · R. HABERMANN · L. HALBERSTAEDTER
F. HAMMER · L. HAUCK · H. HAUSTEIN † · H. HECHT · J. HELLER † · G. HERXHEIMER
K. HERXHEIMER · W. HEUCK · W. HILGERS · R. HIRSCHFELD · C. HOCHSINGER · H. HOEPKE
C. A. HOFFMANN · E. HOFFMANN · H. HOFFMANN · V. HOFFMANN · E. HOFMANN
J. IGERSHEIMER · F. JACOBI · F. JACOBSOHN · H. JACOBY · J. JADASSOHN · W. JADASSOHN
F. JAHNEL · A. JESIONEK · M. JESSNER · S. JESSNER † · A. JOSEPH · F. JULIUSBERG · V. KAFKA
C. KAISERLING · E. KAUFMANN · PH. KELLER · W. KERL · O. KIESS · L. KLEEBERG · W. KLESTADT
V. KLINGMÜLLER · FR. KOGOJ · A. KOLLMANN · H. KÖNIGSTEIN · P. KRANZ · A. KRAUS †
C. KREIBICH † · O. KREN · L. KUMER · E. KUZNITZKY · M. LANG · E. LANGER · R. LEDERMANN
C. LEINER † · F. LESSER · A. LIECHTI · A. LIEVEN · P. LINSER · B. LIPSCHÜTZ † · H. LÖHE
S. LOMHOLT · W. LUTZ · A. v. MALLINCKRODT-HAUPT · P. MANTEUFEL · H. MARTIN
E. MARTINI · R. MATZENAUER † · R. L. MAYER · M. MAYER · J. K. MAYR · E. MEIROWSKY
L. MERK † · M. MICHAEL · G. MIESCHER · C. MONCORPS · G. MORAWETZ † · A. MORGENSTERN
F. MRAS · V. MUCHA † · ERICH MÜLLER · HUGO MÜLLER · RUDOLF MÜLLER · P. MULZER
E. G. NAUCK · O. NAEGELI · G. NOBL · M. OPPENHEIM · K. ORZECHOWSKI · E. PASCHEN
B. PEISER · A. PERUTZ · E. PICK · W. PICK † · F. PINKUS · H. v. PLANNER † · K. PLATZER
F. PLAUT · A. POEHLMANN · J. POHL · R. POLLAND · C. POSNER † · H. L. POSNER
L. PULVERMACHER † · H. REIN · P. RICHTER · E. RIECKE · G. RIEHL · H. RIETSCHEL
H. DA ROCHA LIMA · K. ROSCHER · O. ROSENTHAL · R. ROSNER · G. A. ROST · ST. ROTHMAN
A. RUETE · E. SAALFELD † · U. SAALFELD · H. SACHS · O. SACHS † · W. SACK · F. SCHAAF
G. SCHERBER · H. SCHLESINGER † · E. SCHMIDT · S. SCHOENHOF · W. SCHOLTZ · W. SCHÖNFELD
H. TH. SCHREUS · R. SIEBECK · C. SIEBERT · H. W. SIEMENS · B. SKLAREK · G. SOBERNHEIM
W. SPALTEHOLZ · R. SPITZER · O. SPRINZ · R. O. STEIN · G. STEINER · K. STEINER
G. STICKER · J. STRANDBERG · H. STREIT · A. STÜHMER · G. STÜMPKE · P. TACHAU · G. THEISSING
L. TÖRÖK · K. TOUTON · K. ULLMANN · P. G. UNNA † · P. UNNA · E. URBACH · F. VEIEL
R. VOLK · C. WEGELIN · W. WEISE . L. WERTHEIM · J. WERTHER · P. WICHMANN · F. WINKLER
K. WINKLER · M. WINKLER · R. WINTERNITZ · FR. G. M. WIRZ · W. WORMS · H. ZIEMANN
F. ZINSSER · L. v. ZUMBUSCH · E. ZURHELLE

IM AUFTRAGE
DER DEUTSCHEN DERMATOLOGISCHEN GESELLSCHAFT
HERAUSGEGEBEN GEMEINSAM MIT

B. BLOCH † · A. BUSCHKE · E. FINGER · E. HOFFMANN · C. KREIBICH †
F. PINKUS · G. RIEHL · L. v. ZUMBUSCH

VON

J. JADASSOHN

SCHRIFTLEITUNG: O. SPRINZ

NEUNTER BAND · ZWEITER TEIL

BERLIN
VERLAG VON JULIUS SPRINGER
1934

PYODERMIEN
MORBUS BANG

BEARBEITET VON

H. BIBERSTEIN · D. FUCHS · J. JADASSOHN
W. JADASSOHN · M. JESSNER · P. TACHAU

MIT 137 ZUM TEIL FARBIGEN ABBILDUNGEN

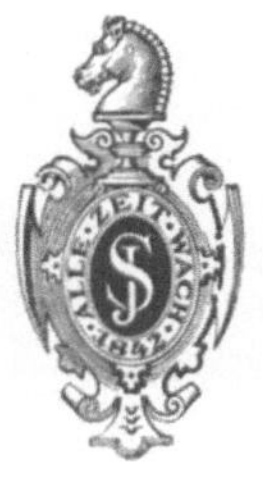

BERLIN
VERLAG VON JULIUS SPRINGER
1934

ISBN 978-3-7091-5267-6 ISBN 978-3-7091-5415-1 (eBook)
DOI 10.1007/978-3-7091-5415-1

Inhaltsverzeichnis.

Bakteriologische Einleitung zu den Pyodermien.

Von Professor Dr. H. Biberstein-Breslau. (Mit 1 Abbildung.)

Definition und Einteilung der Pyodermien

(nebst Bemerkungen zu ihrer allgemeinen Pathologie).

Impetigo contagiosa und Ecthyma simplex.

Von Professor Dr. M. Jessner-Breslau. (Mit 74 Abbildungen.)

Pemphigoid der Neugeborenen und Kinder.

Staphylodermia (bzw. Streptcdermia?) superficialis bullosa pemphigoides neonatorum et infantum = Einfaches Pemphigoid. — Staphylodermia superficialis diffusa exfoliativa = Exfoliatives Pemphigoid.

Von Dr. P. TACHAU-Braunschweig. (Mit 11 Abbildungen.)

Follikuläre Pyodermien I.

Staphylodermia follicularis superficialis (Folliculitis staphylogenes), Staphylodermia follicularis et perifollicularis profunda necrotica (Furunkel), Karbunkel.

Von Dr. P. TACHAU-Braunschweig. (Mit 8 Abbildungen.)

Follikuläre Pyodermien II.

Staphylodermia follicularis chronica sykosiformis, Sykosis vulgaris.

Von Dr. P. TACHAU-Braunschweig. (Mit 6 Abbildungen.)

Schweißdrüsenpyodermien.

Staphylodermia periporalis. Staphylodermia sudoripara suppurativa multiplex. Staphylodermia sudoripara suppurativa (axillaris).

Von Dr. P. TACHAU-Braunschweig. (Mit 18 Abbildungen.)

Acne conglobata und verwandte Dermatosen.

Von Dr. P. TACHAU-Braunschweig. (Mit 5 Abbildungen.)

Ekzematoide Pyodermien.

Strepto- et Staphylodermia eczematiformis.

Von Dr. P. TACHAU-Braunschweig. (Mit 3 Abbildungen.)

Angulus infectiosus oris, Angulus vitiosus, Faulecke.

Perlèche, Pourlèche, Bridou, Poissonade.

Von Dr. P. TACHAU-Braunschweig. (Mit 4 Abbildungen.)

Pyämische Dermatitiden („Pyämide").

Von Dr. D. FUCHS-Breslau. (Mit 2 Abbildungen.)

BANG-Infektionen und Haut.

Von Privatdozent Dr. W. JADASSOHN-Zürich. (Mit 5 Abbildungen.)

Bakteriologische Einleitung zu den Pyodermien.

Von

H. BIBERSTEIN - Breslau.

Mit 1 Abbildung.

Im Band II dieses Handbuchs hat HILGERS die saprophytischen und pathogenen Bakterien der Haut beschrieben und dabei 3 Gruppen unterschieden:

1. „Ubiquitäre Keime, die im mechanischen Vorgang, ohne mit der Grundlage in Wechselwirkung zu treten, auf belebten und unbelebten Gegenständen sich niederlassen" (Anflugskeime, praktisch alle in Luft, Boden, Staub, Wasser vorkommenden Bakterien).

2. „Keime, welche die Körperdecke als Nährsubstrat verwerten und bei ihrer Haftung einen Lebensvorgang auslösen (HAMBURGER)" (Haftkeime, einige wenige wohlcharakterisierte Arten; Staphylococcus epidermidis albus GORDON).

3. „Keime, die, aktiv oder passiv auf die Haut gelangt, hier haften, um dann je nach ihrer Virulenz und dem immunbiologischen Verhalten des Organismus, speziell der Hautdecke, solange als reine Epiphyten zu leben, bis sie zugrunde gehen oder als Invasionskeime in die Tiefe des Hautgewebes eindringen" (Invasionskeime, durchlaufen alle 3 Stadien).

Trennung virulenter Hautkeime von nichtvirulenten Keimen derselben Gattung sei weder kulturell noch morphologisch noch durch biologische Methoden einwandfrei zu ermöglichen, so daß man unter Berücksichtigung bestimmter Merkmale gegebenenfalls nur von wahrscheinlicher oder möglicher Pathogenität sprechen kann.

HILGERS hat vom bakteriologischen Standpunkt die wichtigsten auf der Haut vorkommenden Mikroben besprochen. Dem sollen nunmehr dermatologischerseits einige Ausführungen angeschlossen werden, soweit es sich um die Erreger der sog. Pyodermien handelt, d. h. in bezug auf die Staphylo- und die Streptokokken.

I. Staphylokokken.

1. Vorkommen der Staphylokokken auf der Haut.

Die Staphylokokken bestimmt M. NEISSER folgendermaßen: runde Mikroben, welche nicht lange Ketten zeigen, sich nicht ausschließlich als Diplokokken darstellen, nicht nur Tetradenanordnung oder deutliche Sarcinepakete zeigen; sie sind unbeweglich, grampositiv, wachsen — evtl. mit Farbstoffbildung — leicht auf künstlichem Nährboden, verflüssigen Gelatine; manche haben tryptische Eigenschaften; die aerob wachsenden bilden nicht Indol (NEISSER im Gegensatz zu METSCHNIKOFF); viele zersetzen Kohlehydrate, aber nicht bis zur Kohlensäure.

Die auf der Haut vorkommenden Staphylokokken hat MICHAEL einer eingehenden Untersuchung unterzogen; er ging zu diesem Zwecke folgendermaßen vor:

Das Fingerwaschwasser von 45 Hautgesunden und 15 an eitrigen Prozessen (nicht der Hände) Leidenden wurde in Petrischalen gewonnen; hiervon wurden je 3 Ösen in

Bouillonröhrchen gebracht und für 24 Stunden in den Brutschrank gestellt. Nach Ablauf dieser Frist wurden mit dem Inhalt Agarplatten gegossen.

Mit diesem Verfahren wurde bei den 45 Versuchspersonen der Gruppe 1 3mal, bei den 15 Versuchspersonen der Gruppe 2 (Menschen, welche an außerhalb des Handbereichs lokalisierten eitrigen Prozessen litten) 13mal Staphylokokken gefunden, welche MICHAEL als Pyokokken bezeichnet; außerdem wurden 108 andere Staphylokokkenstämme gewonnen, die nach ihrem kulturellen Verhalten in wenige Gruppen einzuteilen waren. 58mal bei 60 Untersuchten fand er den Micrococcus candicans FLÜGGE; im ganzen also eine Bakterienflora, die aus wenigen Stämmen zusammengesetzt war.

Die Pyokokken sind nach MICHAEL durch Feinheit und Gleichmäßigkeit der Korngröße, traubenförmige Lagerung, schnellere Gelatineverflüssigung, Agglutinierbarkeit durch hochwertiges Kaninchenimmunserum und Hämolysinbildung (NEISSER-WECHSBERG) gekennzeichnet.

Unter Pyococcus versteht M. NEISSER den Staphylococcus pyogenes aureus, viel weniger häufig albus (denen er die Saprokokken = saprophytische Staphylokokken gegenüberstellt). Außer den obengenannten Eigenschaften muß ein Pyococcus die Fähigkeit zur Plasmakoagulation und zur Hämotoxinbildung (Leukocidin und Hautgift) besitzen, durch spezifisches Serum vom gleichen Typ agglutinabel und tierpathogen sein, aus Rohrzucker und Mannit, nicht aber aus Salicin und Raffinose Säure bilden. Milchgerinnung als Charakteristikum ist strittig. Das FLEMMINGsche Phänomen (Auflösung durch Tränen, NAKAMURA, KOPP) bietet er nicht.

Die Darlegungen NEISSERs und MICHAELs stehen insofern in einem Gegensatz zu den HILGERSschen Ausführungen, als letzterer wiederholt betont, daß eine Sonderung der Staphylokokken in pathogene und apathogene nicht einwandfrei möglich sei. Dieser Widerspruch hat praktische Bedeutung, weil Staphylokokken auf der Haut häufig vorkommen, ihr Nachweis in Krankheitsprozessen der Haut also nicht ohne weiteres beweisend sein kann, und es sicherlich nicht erwiesen ist, daß, wie BALMAIN ausführt, die normale Haut gegen Staphylococcus pyogenes widerstandsfähig ist, wenn nicht sehr massige Infektion erfolgt.

Die Untersuchungen MICHAELs über den Pyokokkennachweis mit 10% positiven Ergebnissen beim Normalen (Fingerwaschwasser) sind bereits erwähnt.

ST. EPSTEIN (persönliche Mitteilung) untersuchte an der Breslauer Hautklinik bei 31 Hautgesunden (Gonorrhöe und Lues latens) 59 Hautstellen; Materialentnahme durch Abkratzen mit dem Platinspatel erfolgte vom Gesicht (Falte neben dem Nasenflügel) und vom Subungualraum, bei manchen Patienten nur von einer der genannten Stellen, insgesamt 29mal vom Gesicht, 30mal vom Unternagelraum; von jeder Stelle wurde auf 3 Schrägagarröhrchen verimpft. Das Ergebnis zeigt folgende Aufstellung:

	Zahl der Patienten 31	Zahl der Untersuchungen		
		im ganzen 59	davon	
			Gesicht 29	Nagel 30
Es wuchsen *aurei* bzw. *gelbe* Staphylokokken	24 mal	34 mal	10 mal	24 mal
Von diesen erwiesen sich als Pyokokken (Plasmakoagulation + und Plattenhämolyse +)	8	12	4	8
Es wuchsen *weiße* Staphylokokken	29 mal	50 mal	26 mal	24 mal
Von diesen erwiesen sich als Pyokokken	2[1]	2	—	2

[1] In diesen beiden Fällen war auch Staphylococcus pyogenes aureus gezüchtet worden.

Bei Patienten mit Nackenfurunkeln konstatierte MICHAEL Pyokokken an den Händen; 4 Wochen später fand er sie hier nicht mehr, wohl aber noch in der Umgebung des Furunkels; hier wurden sie noch nach 10, nicht aber nach 19 Wochen nachgewiesen. J. KOCH stellte bei Haut- und Haaruntersuchungen in 10% — anfangs schwach virulente — Pyokokken fest, die durch Passagen vollvirulent wurden. M. NEISSER züchtete sie aus Subungualmaterial chronisch Furunkulöser, NOGUCHI fand sie oft an den Händen Normaler; vergleichende Untersuchungen der Haut von Pflegerinnen und Assistenzärzten führte zu dem Ergebnis, daß bei ersteren 48mal Staphylococcus pyogenes aureus und 1mal pyogenes citreus, bei den letzteren aber 21mal weiße Saprokokken gefunden wurden.

SMITH wandte die MICHAELsche Methode an und stellte damit bei 80 Personen, welche an Pyodermien außerhalb des Handbereichs litten, 72,5%, wenn die in einigen Fällen fehlende Hämolyse ein unerläßliches Charakteristikum ist, nur 60% Pyokokken fest, hingegen ergab die Untersuchung 70 Hautgesunder 21,5%, vielleicht auch nur 13% (s. o.) Pyokokken.

Der Unterschied in den Befunden könnte verschiedene Ursachen haben: es könnte wohl sein, daß beim Pyokokkenkranken eine Aussaat infolge des Vorhandenseins eines Ausgangszentrums leichter möglich ist als beim Gesunden; es kann aber auch so sein, daß durch ein besonderes Verhalten der Haut oder ihrer Sekrete den Pyokokken allgemein auch außerhalb des Krankheitsherdes (vorübergehend?) bessere Lebensmöglichkeiten gewährt werden.

USHER stellte fest, daß filtrierter Schweiß zunächst das Wachstum der Staphylokokken hemmt, es nach 48 Stunden aber fördert. ARNOLD, GUSTAFSON, MONTGOMERY und SINGER schreiben die Selbstdesinfektion der Haut einer Konzentrierung der Schweißsäuren im Verdunstungsprozeß zu. Von manchen auf die Haut gebrachten Keimen wurden nach SINGER und ARNOLD 90—95% innerhalb von 10 Minuten vernichtet, besonders schnell Typhus und Coli. Die Abwehrfähigkeit der Haut sei regionär verschieden, eine besonders wenig widerstandsfähige Stelle sei die Nagelpartie der Finger; hier sei auch nach ausgiebiger Waschung Staphylococcus epidermidis albus zu finden; dieser wird nach Untersuchungen von SINGER und ARNOLD sonst schneller auf der Haut vernichtet als der Staphylococcus albus aus der Luft. Schmutzige und fette Haut wirkt besonders langsam auf die Bakterien ein. Jodierung soll die Haut der Kaninchens so sensibilisieren, daß avirulente Staphylokokken eine Hautaffektion hervorrufen können (VIGODČIKOV und LEVIN).

2. Bakteriologische Differenzierungsmethoden.

Die Differenzierung der Staphylokokken wurde nach zwei verschiedenen Gesichtspunkten verfolgt: Differenzierung verschiedener Arten und Differenzierung verschiedener Virulenz, zum Teil innerhalb derselben Art.

Die klinische Erfahrung spricht dafür, daß auch innerhalb der als pathogen anzusehenden Staphylokokken konstante Unterschiede vorhanden sein müssen: der Staphylococcus aureus ist als Erreger der staphylogenen Impetigo contagiosa außerordentlich kontagiös, erzeugt aber fast stets nur die gleiche Krankheit; das gleichzeitige Bestehen einer staphylogenen Impetigo und eines Furunkels gehört zu den Seltenheiten. Auch für den Furunkel läßt sich gelegentlich feststellen, daß Menschen, die nie an Furunkeln gelitten haben, von anderen, an Furunkeln Leidenden (z. B. Ehegatten) infiziert werden, und zwar ebenfalls mit Furunkeln. Die spezifische Wirkung gewisser Staphylokokkenstämme ist also auch klinisch für den Menschen dargetan.

Es sind zahlreiche Arten unterschieden worden, auf die hier nicht eingegangen werden soll, zumal die Unterscheidung etlicher von diesen mit gutem Grunde angezweifelt worden ist (CEDERCREUTZ).

Am häufigsten kommt in Krankheitsprozessen der Staphylococcus pyogenes aureus, weniger häufig albus vor. Immer wieder ergibt sich die Frage, ob der Nachweis derselben einen Schluß auf ihre ätiologische Bedeutung zuläßt; hierfür ist von besonderem Interesse die Frage, ob pathogene von apathogenen Stämmen zu sondern sind. Die Klärung dieser Frage ist mit den verschiedensten Methoden versucht worden.

Die *bakteriologisch-morphologischen* Charakteristika, wie sie im letzten Jahrzehnt von MICHAEL und NEISSER umrissen worden sind, sind zum Teil schon oben geschildert worden. Die Einheitlichkeit in kultureller Beziehung wird auch von SMITH und BURKY betont; in diesem Sinne ist auch eine Äußerung GOLDSCHMIDTs zu werten; er untersuchte die Staphylokokken bei Acne vulgaris, dabei konnte er nicht mit Sicherheit feststellen, ob unter den gefundenen weißen Staphylokokken ein pyogenes albus war (aureus und citreus fand er überhaupt nicht).

M. NEISSER macht darauf aufmerksam, daß sich bei schwacher Färbung oder bei Gramfärbung nach Vorbehandlung mit Essigsäure der Coccus in Gestalt von zwei Halbkugeln zeigt.

Die Darstellung UNNAs, der bei Anwendung der Methylenblau-Tannin-Orceinmethode verschieden viele Generationen (bis 5) in einer Hülle fand und danach Monaden, Dyaden usw. unterschied, hat keine Anerkennung gefunden.

Für das Wachstum ist freier Sauerstoff nicht erforderlich, aber Farbstoff- und Fermentbildung (s. u.) findet nur bei Anwesenheit von Sauerstoff statt (M. NEISSER). In Bouillon wachsen die Pyokokken reichlich: das Nährmedium wird getrübt, auch Häutchenbildung kann zustande kommen; in älteren Kulturen bildet sich ein schleimiger Bodensatz. Bei Verschluß mit Gummistopfen und Paraffinierung tritt erst Trübung, dann Aufhellung bis zur Klärung ein (NEISSER, GREIFFENSTEIN).

Auf *Schrägagar* bildet die Kultur einen saftigen, schmierigen (gelblichen) Belag, dessen Randpartien häufig weißlicher sind. Manchmal kann die Kultur anfangs streptokokkenähnlich sein.

Die *Farbstoffbildung* hängt nicht nur vom Vorhandensein freien Sauerstoffs ab; sie wird auch von diffusem Tageslicht begünstigt; Anwesenheit von CO_2 wirkt hinsichtlich späterer Farbstoffbildung stimulierend. NOGUCHI nimmt einen Parallelismus zwischen Farbstoffbildung und Pathogenität an.

Das *Pigment* ist nach BEYRINK als nutzloses Sekret anzusehen, das sich krystallinisch dendritisch zwischen den Bakterien sammelt und, weil es wasserunlöslich ist, nicht in den Nährboden diffundiert. Da die Farbstoffe den Sauerstoff locker binden, kommt eine O-Reserve zustande (PFEFFER).

Nachdem NOEGGERATH (zit. nach NEISSER) verschiedene Empfindlichkeit einzelner Staphylokokkenstämme gegenüber Krystallviolett beobachtet hatte, hat STEPHAN EPSTEIN, wie ich mit seiner Erlaubnis seinen noch nicht veröffentlichten systematisch durchgeführten Versuchen entnehmen kann, gefunden, daß sich die Staphylokokken gegenüber dem Krystallviolett (KV) auf festen Nährböden unterschiedlich verhalten, und daß dieses Verhalten im Zusammenhang mit der pathogenen Wirkung zu stehen scheint.

Seine Versuche hat er an vielen Hunderten von Staphylokokkenstämmen ausgeführt, welche aus den verschiedensten Krankheitsprozessen gezüchtet wie auch von normaler Haut gewonnen waren; er beobachtete dabei, daß bei bestimmter Konzentration des Krystallvioletts (besonders bei 1 : 200 000 und 1 : 500 000) eine Gruppe der Staphylokokken stark gehemmt wurde: sie entwickelte sich nur zu schmalen, strichförmigen Kolonien, welche die Farbe des Krystallvioletts annahmen. Diese Gruppe bezeichnet EPSTEIN als *Gruppe I (KV 0)*. Die andere Gruppe zeigt bei den entsprechenden Konzentrationen ein mehr oder minder üppiges Wachstum unter Entwicklung von Kolonien, welche in Größe und Farbton den auf gewöhnlichem Agar erzielten entsprechen; durch diese Stämme wird der KV-Agar mehr oder weniger vollständig entfärbt. EPSTEIN bezeichnet sie als *Gruppe II (KV +)*. Die Abbildung, die er mir freundlicherweise zur Verfügung stellte, zeigt die Unterschiede zwischen den beiden Gruppen deutlich. Bei höheren Verdünnungen des KV verwischen sich die Unterschiede allmählich, bei stärkeren Konzentrationen wird auch die Gruppe II schließlich gehemmt; aber noch bei 1 : 20 000 können nicht selten vereinzelte *orange*farbene Kolonien beobachtet werden.

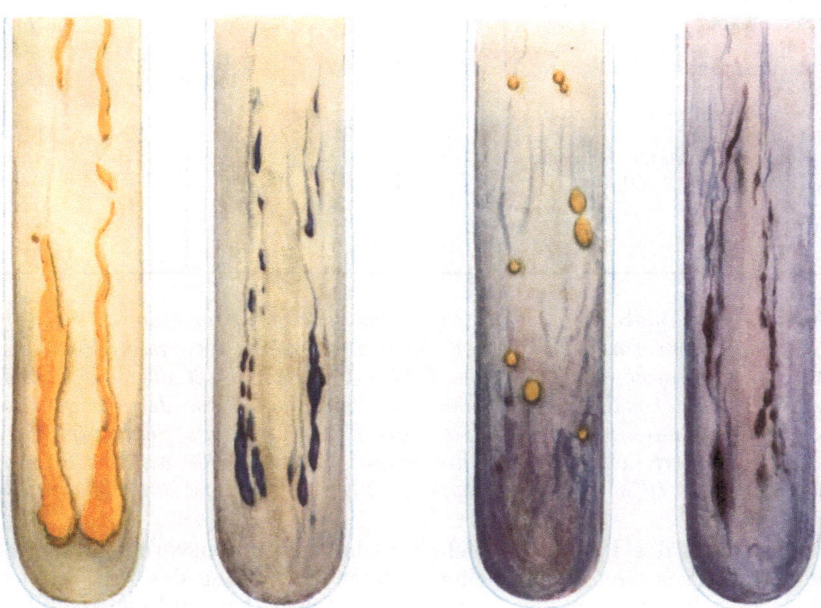

Abb. 1a—d. Verhalten der Staphylokokken auf Krystallviolettagar.

a	b	c	d
Stamm II auf KV-Agar 1:200 000 Gruppe II (nach EPSTEIN) KV +	Stamm I auf KV-Agar 1:200 000 Gruppe I (nach EPSTEIN) KV 0	Stamm II (KV +) auf KV-Agar 1:100 000	Stamm I (KV 0) auf KV-Agar 1:100 000

Brachte EPSTEIN dieses Verhalten gegenüber dem KV in Beziehung zu den sonstigen Reaktionen (Plasmakoagulation, Gelatineverflüssigung, Plattenhämolyse), so konnte er beim Staphylococcus aureus feststellen, daß die Staphylokokken seiner Gruppe I sämtlich zu den pathogenen gehörten.

Auf der anderen Seite teilte er sein Pyokokkenmaterial entsprechend der Herkunft ein:

a) Krankheiten, welche mit Sicherheit durch den Staphylococcus pyogenes erzeugt sind (Furunkel, Schweißdrüsenabsceß usw.).

b) Krankheiten, bei denen ihre Rolle mehr oder weniger umstritten ist (Impetigo staphylogenes und verwandte Erkrankungen, Sycosis simplex usw.).

c) Krankheiten, bei welchen Staphylokokken als Sekundärinfektion anzusehen sind, bzw. bei welchen ihre Rolle nicht klar ersichtlich ist (Impetigo streptogenes, Ecthyma, Ekzem, unklare Impetigofälle).

d) Von normaler Haut.

Das Verhalten der genannten Kokkengruppen (aureus und citreus) auf Krystallviolettnährboden zeigt folgende Tabelle:

Diagnose	Gesamtzahl	Gruppe I Krystallviolett 0		Gruppe II Krystallviolett +	
		Zahl	%	Zahl	%
Gruppe a:					
1. Furunkel	145	145	100	—	—
2. Abscesse usw.	34	34	100	—	—
Gruppe b:					
3. Sycosis simplex	53	31	58,5	22	41,3
4. Staphylogenes Erysipel	1	1	—	—	—
5. Impetigo Bockhart	3	3	—	—	—
6. Pemphigoid	4	2	—	2	—
7. Impetigo vulgaris s. contagiosa staphylogenes	93	56	60	37	40
Gruppe c:					
8. Impetigo vulgaris s. contagiosa streptogenes	52	33	63,5	19	36,5
9. Impetigo unklarer Ätiologie	40	19	47,5	21	52,5
10. Ekzem, Lichen Vidal	100	68	68	32	32
11. Ecthyma	13	8	—	5	—
Gruppe d:					
12. Normalhaut	10	9	—	1	—

Sämtliche Staphylokokken, welche aus tiefen, eitrigen Prozessen der Haut bzw. ihrer Anhangsorgane stammen (ferner einer von einer puerperalen Sepsis und zwei aus Mastitis) *gehören zur Gruppe I (KV 0); sie umfaßt also die besonders virulenten Staphylokokken: Pyokokken; die Staphylokokken der übrigen oberflächlichen Pyodermien, gleichviel, ob sie als Erreger oder als Sekundärinfektion anzusehen sind, verteilen sich im Durchschnitt zu etwa 60% auf die Gruppe I (KV 0), zu etwa 40% auf die Gruppe II (KV +). Diese umfaßt also Pyo- und Saprokokken.*

Epstein führt das Phänomen nicht auf das Reduktionsvermögen der Staphylokokken zurück, sondern auf eine hemmende Wirkung des Krystallviolett gegenüber den Staphylokokken. Die Reaktion war bei zahlreichen Wiederholungen gleich: unabhängig vom Alter der Ausgangskultur (24 Stunden bis 2 Monate), vom Säuregrad des Nährbodens (auf saurem und auf alkalischem Agar), von der Zahl der Kulturpassagen auf Krystallviolettagar, von Bestrahlung (Ultraviolett und Röntgen), sowie von Tierpassage. In Krystallviolett-*Bouillon* dagegen ergab sich folgendes Verhalten: Bei einer Verdünnung 1 : 500 000 bewirkten alle 46 Stämme, die der Prüfung unterzogen wurden, fast völlige Reduktion; in Krystallviolett 1 : 200 000 trat die stärkste Reduktion dort auf, wo Krystallviolett-positive (Gruppe II) plasmakoagulierende Stämme eingesät waren; von den anderen Stämmen (s. u.) wirkten nur einige so stark. Bei 1 : 100 000 reduzierten immerhin noch 4 von 15 Stämmen, welche die oben genannte Kombinationswirkung hatten, während von den 10 Krystallviolett-positiven, aber nicht plasmakoagulierenden kein einziger mehr reduzierte. Es ergaben sich mithin trotz gleichen Verhaltens auf festen Krystallviolettnährböden Unterschiede in der Reduktionsfähigkeit zwischen plasmakoagulierenden nnd nichtkoagulierenden Stämmen.

Den Staphylokokken kommen interessante *Wechselbeziehungen* zu; so soll der Bacillus fluorescens antagonistisch wirken (Garré), ebenso Scheidenbacillen (Döderlein) und ein Darmbacterium.

Hingegen sollen die Pyokokken (lebend und tot) und auch ihr Kulturfiltrat das Wachstum von Influenzabacillen (Grassberger, Meunier, Cantani jr., Ghon und Preisz), Staphylococcus aureus und albus das von Diphtheriebacillen (E. G. PRINGSHEIM) und Staphylococcus aureus das der Gonokokken auf LEVINTHAL-Nährboden fördern.

Über *Umzüchtung* apathogener (Sapro-) Kokken in pathogene Pyokokken mit der Kolloidsäckchenmethode berichtete GEISSE, er wurde aber von KEMKES widerlegt.

In Untersuchungen ST. EPSTEINS (Breslauer Hautklinik) brachte die Tierpassage keine Veränderung gegenüber dem Krystallviolett hervor. Auch das Verhalten gegenüber Kaninchenplasma wurde durch die Tierpassage nicht beeinflußt. In einer Reihe von Versuchen — namentlich bei Abimpfungen zu späteren Zeitpunkten — wurden neben den auf das Tier gebrachten Stämmen auch andere Staphylokokken (außer anderen Verunreinigungen) gefunden, besonders wenn es sich um wenig oder gar nicht pathogene Albusstämme handelte; dies kam aber auch nach Impfung mit Pyokokken vor. Daß es sich hierbei um Sekundärinfektionen handelt, dafür spricht folgendes: 1. Wiederholungsimpfungen mit den verschiedenen Ausgangstämmen ergab stets — aber keineswegs regelmäßig — Wachstum derselben Begleitbakterien. 2. Fortlaufende Abimpfungen ergaben Zunahme ihrer Kolonien zu den späteren Terminen, insbesondere auch mit dem Abklingen der Hautveränderungen. 3. Von Kontrolltieren, welche oberflächlich mit dem Rasiermesser verletzt worden waren, ließen sich virulente und avirulente Kokken züchten.

Umwandlungen von Aureus in Albus beobachteten PINNER und VOLDRICH bei Züchtung in unverdünntem Antialbusserum (s. u.); auch Abspaltung von apathogenem Albus, Citreus und Cereus sahen sie bei Züchtung von Aureus in Nährbouillon mit Zusatz von 5—10% Tuberkulose-Pleuraexsudat oder agglutinierendem Aureusantiserum, sowie nach Passage über normales Kaninchen.

In flüssigem Substrat konnten durch monatelanges Verweilen gramnegative Modifikationen erzielt werden (BREINL und FISCHER); auch auf Tartarusagar gelang es Färbeverlustmutanten zu züchten (BÄRTHLEIN und ENGELAND). NEISSER deutet alle beobachteten Stammveränderungen als Verlustmutanten (degenerative Abkömmlinge).

3. Die immunbiologischen Differenzierungsmethoden.

Die *spezifische Agglutination* wurde durch ein hochwertiges Kaninchenimmunserum (LANDSTEINER), welches am besten durch Vorbehandlung mit mehreren Stämmen (NEISSER) und zwar lebenden Staphylokokken (ALTMANN und BLÜHDORN) gewonnen wird, oder durch Serum menschlicher „Pyomykotiker" (SILVESTRINI) als Differenzierungsmethode pathogener und apathogener Staphylokokken erstrebt (M. NEISSER).

So haben KOLLE und OTTO durch ein mit Staphylococcus aureus gewonnenes Immunserum Agglutination pyogener gelber und weißer Staphylokokken erreicht, während apathogener albus, aureus, und citreus gar nicht oder nur viel schwächer agglutiniert wurden; ebenso erwies sich ein mit apathogenen Keimen gewonnenes Immunserum gegenüber den pathogenen Stämmen wirkungslos. Zwischen Agglutination und Filtrathämatoxin (s. u.) besteht nach NOGUCHI ein Parallelismus.

Die Agglutinationsmethode mit Immunserum hat sich praktisch nicht als sicher erwiesen (NEISSER). Sie wird deshalb geringer bewertet (AOCHI, NEISSER, GROSS) als andere Methoden.

Serum von Pyodermiekranken agglutiniert scheinbar nicht sicherer; denn wenn auch Serum von Patienten mit oberflächlichen Staphylodermien bis 1 : 800, mit Furunkulose bis 1 : 2400 agglutiniert, so werden manche Staphylokokkenstämme von jedem beliebigen Normalserum bis zu höchsten Verdünnungen agglutiniert (MICHAEL), und negative Agglutinationsergebnisse wurden nach Behandlung mit Autovaccine gegenüber dem zur Vaccination verwendeten Stamme beobachtet (Smith und Burkey). Verwendung von Blasenserum zur Agglutination ergab Bernucci bei Vergleichsuntersuchungen mit Blutserum bei Gesunden und Pyodermiekranken scheinbar etwas bessere Ausschläge im positiven Sinne.

Die *Komplementbindung* läßt nach M. Neisser im allgemeinen Unterschiede zwischen hämolytischen und nichthämolytischen Staphylokokken nachweisen, im Einzelfalle ist aber kein Verlaß darauf.

Wenn auch Staphylokokken und Sarcine sich mit Sicherheit durch dieses Verfahren unterscheiden lassen, so ist es doch im allgemeinen nicht als sichere Differenzierungsmethode anzusprechen.

Bei 5 Fällen serpiginös fortschreitender und flächenhaft vernarbender vegetierender und ulcerierender Pyodermien haben Klein und Zurhelle mit Leukogen positive Komplementablenkung bekommen; nur 2 von diesen gaben positive Agglutination.

Die *Bactericidie* ist in Exsudaten, auch wenn diese von Leukocyten befreit sind, stärker nachweisbar als im Serum desselben Tieres. Inaktivierung hebt diese Wirkung auf. Durch Einfrieren und Auftauenlassen sind die bactericiden Stoffe aus den Leukocyten zu gewinnen. Normalserum läßt sich durch Extraktion von Kaninchenleukocyten in bactericides verwandeln.

Die — an sich nicht erhebliche — Bactericidie des Normalserums soll nach Idelsohn dem Paralytikerserum ganz abgehen.

Im übrigen ist nach L. K. Wolff die Bactericidie des Normalblutes gleich der des Pyomykotikerblutes. Vaccinebehandlung scheint hierauf ohne Einfluß. Die Normalbactericidie wirkt sich um so schlechter aus, je virulenter die Keime sind; das beruht nicht auf stärkerer Fermentabsonderung der virulenten, sondern auf ihrer geringeren Lysierbarkeit. Entsprechend wird die anfangs stärkere Wirkung des (weniger virulenten) Ausgangsstammes im Straubschen Cornealversuch als Ausdruck der leichteren Lysierbarkeit gedeutet.

Normalkaninchenserum besitzt keine Bactericidie; diese wird aber nach intravenöser oder sonstiger parenteraler Immunisierung nachweisbar; im ersteren Falle auch bei Einverleibung toter, im letzteren z. B. auch nach Einreibung lebender Staphylokokken.

Im Bactericidieversuch werden virulente Staphylokokken weniger gut vernichtet als avirulente (s. o.), und zwar wird der Anteil der vernichteten Staphylokokken desto größer, je weniger insgesamt im Versuch verwendet werden. Gross konnte bactericide Stoffe überhaupt nicht nachweisen.

Die *Phagocytose* tritt nach Pröscher und Rubritius bei weniger virulenten Staphylokokkenstämmen stärker in Erscheinung; tote Staphylokokken werden dementsprechend stärker phagocytiert als lebende. Bei der Untersuchung verschiedener Virulenzstufen desselben Stammes fand L. K. Wolff keine Unterschiede in der Phagocytierbarkeit. Im Gegensatz zu dem thermolabilen Normalopsonin gelingt es durch Immunisierung thermostabile Immunopsonine zu erzielen; nach Neisser und Guerrin ist die Bestimmung des opsonischen Index unsicher und keineswegs maßgeblich.

Das *Hämotoxin* der Staphylokokken ist 1910 von Kraus entdeckt worden; es besitzt die Fähigkeit, rote Blutkörperchen zu lösen, oder, wenn es in geringen Mengen vorhanden ist, zu agglomerieren (Kraus und Ludewig, M. Neisser und Wechsberg); es ist stets nachweisbar, wenn auch Leukozidie (s. u.) vorhanden ist; es kann aber auch ohne Leukozidie vorkommen. Während Neisser Verschiedenheit der beiden annimmt, weil Hämotoxin durch Leukocyten nicht adsorbierbar ist, setzt sich Gross für Identität ein. Die Lysinbildung findet in Agar- und Bouillonkulturen statt; die größte Ausbeute wird mit Filtraten geeigneter Stämme von 10—20 Tage alten Kulturen erzielt; hierbei ist die

Beschaffenheit der Bouillon, des Peptons, das p_H, der Gehalt an Salzen, besonders Magnesium, von Bedeutung (GROSS). Das beste Hämolysin gewinnt man aus Waschwasserfiltraten 24stündiger Kulturen (entweder 10 ccm NaCl-Lösung auf eine Kolleschalenkultur oder 4 ccm auf vier 24-Stunden-Agarröhrchen). Das Lysin wird bei 57° inaktiviert (NEISSER); durch spezifisches Antitoxin wird es neutralisiert (KRAUS, NEISSER und WECHSBERG).

Als Methoden des Lysinnachweises gibt NEISSER folgendes Verfahren an: Fallende Mengen von Lysin 0,5—0,005 werden mit NaCl auf 1 ccm aufgefüllt. Dazu wird 0,5 oder 1 ccm 5%ige, zweimal gewaschene Kaninchenblutaufschwemmung zugesetzt und auf insgesamt 2 ccm aufgefüllt. Die Reaktion ist nach 2 Stunden Brutschrankaufenthalt abzulesen. Kontrollversuch ist mit auf 56° erhitztem Pyolysin anzustellen.

Voll-Lysin ist bei 65° inaktiv, bei 100° aber wieder aktiv (LANDSTEINER und v. RAUCHENBICHLER). Dies wird durch intermediäre Bindung an Bouillonstoffe erklärt.

Die hämolytische Eigenschaft kann auch auf der Platte nachgewiesen werden; hierzu werden 5—10 Tropfen steriles, gewaschenes Kaninchenblut auf eine Agarplatte gebracht. Die Plattenhämolyse geht der Filtrathämolyse weitgehend parallel (J. KOCH), ist aber weniger zuverlässig, da auch Stämme, die bei der NEISSER-WECHSBERGschen Anordnung kein Hämolysin bilden, hämolytische Höfe auf der Platte erzeugen können. Die Pyokokkenhämolyse läßt sich von der Saprokokkenhämolyse, die auf Kaninchenblutagar häufig positiv ausfällt (MICHAEL), unterscheiden; das Ergebnis ist durch Filtrat- bzw. Ausschüttlungshämolyse zu überprüfen.

Hämolysineinspritzung bewirkt bei Kaninchen Hämaturie, bei Mäusen nicht (GROSS).

Für die Pyokokkenhämolyse sind Kaninchenblutkörperchen am empfindlichsten (NEISSER, GROSS); Menschenblut und Pferdeblut ist von diesem Hämolysin kaum angreifbar (GROSS). Die Blutzellen müssen gewaschen werden, weil evtl. Antilysingehalt des Serums störend wirken kann (NEISSER). Es ist versucht worden, die Hämolyse als Kriterium für eine Einteilung der Staphylokokken zu verwenden. Voraussetzung hierfür ist eine Wertbestimmung des hämolytischen Vermögens. GROSS bezeichnet als Dosis haemolyticans minima diejenige Hämolysinmenge, die 1 ccm einer 1%igen Kaninchenblutaufschwemmung nach einstündigem Brutschrankaufenthalt vollständig gelöst hat. PARKER und GÜNTHER stellen in diesem Versuch 2 ccm für 40 Minuten ein.

Während NOEGGERATH aus dem lytischen Vermögen Schlüsse auf die Virulenz ziehen zu können glaubte, lehnen die meisten Autoren (z. B. MICHAEL, NEISSER, WOLF, SAVITCH) die Hämolyse allein als Gradmesser für die Virulenz ab. Auch SMITH verlangt (in Anlehnung an MICHAEL) noch andere Kriterien; diese (s. u.) ist er versucht sogar höher zu bewerten, wenn sie alle ohne die Hämolyse vorhanden sind.

v. DARANYI und GROSS verwenden mit anderen Kriterien die Hämolyse zur Einteilung.

Gegen das Hämolysin ist ein Antitoxin (Antilysin) wirksam (KRAUS, NEISSER und WECHSBERG).

Kaninchenserum enthält normalerweise kein nachweisbares Antihämolysin, dagegen Pferde-, Hammel- und Rinder-, wohl auch Menschenserum. Der Antilysingehalt ist im Blute von Ekzematikern erhöht (BRUCK und HIDAKA). Das spezifische Antilysin wird durch intravenöse Injektion von Lysin oder lebenden Keimen, aber nicht abgetöteten Kulturen erhalten; es richtet sich gegen alle von aureus, albus und citreus produzierten Pyolysine. Es hat diagnostisch und therapeutisch Verwendung gefunden: diagnostisch in der Antihämolysin- und der Antistaphylolysinreaktion. Die erstere tritt eher bei offenen als bei geschlossenen Herden auf, bleibt auch nach der Heilung erhalten, zeigt aber kleinere Erkrankungen nicht an; sie ist diagnostisch bei Knochenerkrankungen wichtig (NEISSER) und läßt nach GROSS bei hohem Antilysingehalt auf schnelleren Rückgang der toxischen Erscheinungen bzw. schnellere Heilung schließen; bei schwerer Sepsis ist sie negativ. Die Wirksamkeit der Antilysine im Tierkörper haben KRAUS und LUDEWIG festgestellt. Nach GROSS ist antitoxisches Staphylokokkenpferdeserum lokal als Tamponade und Kompressen sehr wirksam, nach BENEDEK auch — wenngleich schwächer — das Normalantihämolysin vom Pferd.

Das *Leukozidin* wurde 1894 von VAN DE VELDE entdeckt. Man hat darunter einen leukocytenschädigenden Stoff zu verstehen, der durch halbstündigen Aufenthalt bei 56° (GROSS) oder auch schon 20 Minuten langen bei 50° (NEISSER und WECHSBERG) inaktiviert wird.

Auf seine Beziehungen zum Hämolysin ist schon oben hingewiesen worden. Im Gegensatz zu NEISSER hält GROSS beide für identisch, und zwar auf Grund der parallelen Entwicklung in Kulturen (3.—4. Tag Beginn, 12.—14. Tag Höhepunkt) und der Tatsache, daß anhämolytische Stämme auch Leukozidin nicht bilden.

Die Wirkung auf die Leukocyten zeigt sich in einer vakuolisierenden Degeneration und in Kernverlust; aber nicht alle Leukocytenarten sind gleich empfindlich, auch hier wieder sind die des Kaninchens am brauchbarsten. Der Nachweis des Leukozidins kann durch die Reduktion von Methylenblau erbracht werden (bioskopische Methode nach NEISSER und WECHSBERG).

Es wird zunächst die Mindestmenge Kaninchenleukocyten ermittelt, welche in 2 Stunden bei 37° zugesetztes Methylenblau reduziert. Zu dem Doppelten der so ermittelten Leukocytenmenge (etwa 0,4—0,6) werden fallende Filtratmengen (1,0—0,001 ccm) zugesetzt und mit NaCl auf 2 ccm aufgefüllt; diese Mischung kommt für $1^1/_2$ Stunden bei 37° in den Brutschrank; darauf werden in jedes Röhrchen 2 Tropfen einer verdünnten Methylenblaulösung gebracht und das ganze mit Paraffin überschichtet. Ablesung erfolgt nach 2 Stunden; die Reduktion zeigt sich durch Weißfärbung im unteren Teile des Röhrchens an. Wirksame Filtrate erweisen sich noch mit 0,01—0,007 leukozid.

Nach NEISSER kommt das Leukozidin nur bei pathogenen Staphylokokken vor; dementsprechend stellte WOLFF beim avirulenten Hautstaphylococcus viel schwächere Leukozidinbildung fest als beim virulenten Staphylococcus.

Durch Vorbehandlung mit aktivem Leukozidin oder mit älteren Pyokokkenbouillonfiltraten läßt sich Antileukozidinbildung bewirken; dies gelang zuerst VAN DE VELDE durch subcutane Einspritzung von leukozidinhaltigem Pleuraexsudat beim Kaninchen. Das Exsudat war durch Injektion lebender Staphylokokken in die Brusthöhle von Kaninchen erzielt.

Der Nachweis der Antileukozidinbildung kann im NEISSER-WECHSBERGschen Reduktionsversuch erbracht werden.

Dem Staphylococcus kommt nach GROSS die Produktion zweier Toxine zu: des *Staphylokokkentoxins* und des *Hautgifts*. Das erstere ist zunehmend vom 6.—10. Tage im Filtrat gewisser Bouillonkulturen nachweisbar. Es tötet (im Gegensatz zu dem bereits besprochenen Hämolysin und Leukozidin und auch zum Hautgift, s. u.), wenn es — selbst in kleineren Mengen — den Versuchstieren injiziert wird, diese akut; so konnte z. B. die letale toxische Einheit für Kaninchen als diejenige Toxinmenge bestimmt werden, die ein Kaninchen von 1000 g in 1 Stunde tötet; die absolute Menge ist meist 0,1—0,25 ccm.

Pathologisch-anatomisch findet sich bei dem akuten Verlauf Hyperämie der Leber; bei Tod nach 12—48 Stunden sind auch die Nieren tiefrot und von gelben Punkten durchsetzt (Infarkte und Nekrosen); Leber und Lunge weisen ähnliche Veränderungen auf. Tritt der Tod noch später ein, so findet sich blutigseröses Exsudat in Brust- und Bauchhöhle.

Periostale Injektion des nekrotisierenden Staphylokokkentoxins bewirkt Knochenneubildung (A. W. FISCHER); bei der Osteomyelitis wird dem Toxin die Schuld an Destruktion und Knochenneubildung zugeschrieben (den Kokken selbst die Eiterbildung).

Intravenöse oder subcutane Einspritzung des Giftes bei Mäusen bewirkt Lähmung der Hinterbeine (evtl. bis zum Tode oder Ausgang in Heilung).

Vom Menschen per os genommen, kann das Toxin schwere Gastroenteritis hervorrufen.

Das Toxin ist thermolabil; bei Kaninchen und Mäusen läßt sich mit ihm eine aktive Immunisierung ausführen; das Immunserum verleiht passiven Schutz bei Mäusen bis zu 4 Stunden nach der Toxininjektion; im Simultanmischversuch erweist es sich bis zur Verdünnung 1 : 200 wirksam. Wirksam sind auch die Sera von Pyomykotikern, während Normalsera und agglutinierende Staphylokokkensera gegenüber dem Toxin versagen.

Durch Zuführung von Staphylokokkentoxin kann die Bactericidie des Blutes geschädigt oder aufgehoben werden.

Behandlung des Toxins mit Formol und zweiwöchige Aufbewahrung im Brutschrank bei 37° läßt ein Anatoxin entstehen.

Das *Hautgift* bzw. *Unterhautzellgift* (1900 von v. LINGELSHEIM entdeckt) wird fast stets in Filtraten 8—14 Tage alter Bouillonkulturen hämolytischer Staphylokokken gefunden, welche lebend intracutan injiziert, bei Meerschweinchen und Kaninchen nach 1—2 Tagen große Nekrosen hervorrufen. Die Besonderheit der Stämme spielt eine Rolle (PARKER: nur 4 von 21 erwiesen sich als wirksam); eine erhebliche Bedeutung hat der Nährboden (p_H 6,8—8,2 unbedingt erforderlich, auch Peptongehalt von 1—4% ist wichtig).

Das Hautgift ist bei 55° in 1 Stunde inaktivierbar, aber bei 4° 2 Monate im Dunklen haltbar.

Die charakteristische Reaktion beim Kaninchen besteht in einem Abblassen der Injektionsstelle nach 1—2 Stunden, dem bald eine dunkle Rötung folgt; am nächsten Tage ist das Zentrum gelblich verfärbt, von Ödem umgeben; Haarausfall tritt ein; allmählich kann die ganze Stelle nekrotisch werden (NEISSER und WECHSBERG, PARKER, GROSS, DANHOLT); der Schorf fällt nach 4—8 Wochen ab. Nach subcutaner Injektion ist der Verlauf ähnlich; bleibt nach der ersten intracutanen Einspritzung die nekrotisierende Wirkung aus, dann läßt sie sich durch intravenöse Nachspritzung desselben Filtrats (24 Stunden später) provozieren (SCHWARTZMANN, GROSS). Größere intracutane Gaben machen schließlich doch Allgemeinerscheinungen und bewirken in 3—5 Tagen den Tod; pathologisch-anatomisch werden alsdann herdförmige Nekrosen in den Nieren und im Herzmuskel gefunden.

Als Dosis necroticans minima bezeichnet GROSS diejenige Filtratmenge, die beim Kaninchen eine Nekrose von 1 cm, nach PARKER und DOLMAN 0,5 cm Durchmesser hervorruft.

Beim Menschen lassen sich mit geeigneten Filtraten nach PIRQUET Reaktionen auslösen (COENEN, NEISSER, STOLZE und KOPP), welche man diagnostisch und prognostisch zu verwerten gesucht hat.

KOBAK und PILOT prüften 46 Neugeborene mit 0,1 Filtrat (1 : 100) mit negativem Ergebnis; von den zugehörigen Müttern reagierten 45. Der Anstieg der Reaktionsbereitschaft beginnt im 2. Lebensmonat und erreicht im 8.—12. Monat 75%. Negativ fiel die Reaktion bei 1 Kind mit Pemphigus, 2 Kindern mit Absceß und 4 Kindern mit Furunkeln aus. Von 1062 Personen, welche angeblich nie an Staphylodermien gelitten hatten, reagierten 47%

(AFREMOW und PILOT) positiv, von 56 mit akuten oder chronischen Staphylodermien 89%, von 44 Diabetikern 52%. Nach REMÉ erfolgt der Anstieg der positiven Reaktion vom 1.—6. Lebensjahr, von da ab ist sie fast stets positiv, also entweder auf Grund zunehmender Staphylokokkendurchseuchung oder zunehmender unspezifischer Empfindlichkeit (ERLSBACHER und SAXL).

Die praktische Bedeutung der Hautgiftreaktion dürfte aber trotzdem gering sein, weil bei hohem (NEISSER und PARKER) wie auch bei niedrigem Antitoxintiter negative Ergebnisse erzielt worden sind. Das Albustoxin hat sich PIETSCH als stärker erwiesen als das Aureustoxin und deshalb zu zahlreichen unspezifischen Reaktionen geführt.

Dem Hautgift wurde die Fähigkeit zugeschrieben, beim Menschen Ekzeme machen zu können (BENDER, BOCKHART, GERLACH; vgl. COLE). Eine spezifisch toxische cutane Wirkung mancher Pyokokkenfiltrate, wenigstens bei den dafür Überempfindlichen, glaubt auch NEISSER annehmen zu sollen. Das steht bis zu einem gewissen Grade mit den obenerwähnten Untersuchungen BRUCKS und HIDAKAS im Einklang, welche eine Erhöhung des Agglutinin- und des Antilysintiters bei Ekzematikern ergaben.

Das Hautgift ist durch ein antitoxisches Immunserum, zu dessen Gewinnung abgetötete Staphylokokken ungeeignet sind, neutralisierbar; die Auswertung desselben erfolgt durch einstündige Digerierung der Serumverdünnungen im Brutschrank; 1000—2000fache Verdünnungen sind noch wirksam. Kaninchen- und Menschenhaut sind für die in Betracht kommenden Versuche geeignet, nicht aber Ziegenhaut, weil sie schon auf Serumeinspritzung reagiert. Aktive Hautgiftimmunität beim Kaninchen konnten BURNET und PARKER durch intradermale oder intravenöse Injektion eines Staphylokokkengiftes leicht erzielen.

Im Gegensatz zu NEISSER, welcher qualitative Unterschiede zwischen den verschiedenen Giftwirkungen der Staphylokokken sieht, kommt GROSS zu dem Schlusse, daß sie Auswirkungen *einer* antigenen Substanz sind, die in einem quantitativen Verhältnis zueinander stehen.

Ein Agens, dessen Charakter umstritten ist, stellt das *Antivirus* BESREDKAS dar. BESREDKA nimmt an, daß es aus dem Inneren der Pyokokken in das keimfreie Filtrat übergehe und spezifisch wachstumshemmend wirke. Es ist thermoresistent und ungiftig. Die Ergebnisse sind teilweise bestätigt (C. PH. MILLER: unspezifische Resistenzerhöhung, EBERT und SASCHINA: Erklärung durch Agglutination und Komplementbindung), teilweise bestritten worden (MALLORY und MARBLE: Nachweis des Antivirus nicht geglückt; Schutzwirkung auch durch Einspritzung gewöhnlicher Bouillon). M. NEISSER erkennt die Ergebnisse BESREDKAS nicht als eindeutig an.

Ein bakteriophages Agens gewann GRATIA aus dem Eiter eines subcutanen, geschlossenen Abscesses und stellte in Gemeinschaft mit JAUMAIN seine Übertragbarkeit fest. Dieser Bakteriophage löst Staphylococcus pyogenes aureus und Staphylococcus epidermidis albus (Micrococcus candicans), nicht aber Diplococcus enterococciformis (SAVITSCH). Auch EICHHOFF gelang es, einen Bakteriophagen aus akutem und Rekonvalescenteneiter zu züchten, ebenso WATANABE.

Ein auf Staphylokokken wirksamer Bakteriophage wurde von TWORT in Pokkenvaccine festgestellt. D'HÉRELLE berichtete dasselbe von seinem Ruhrbakteriophagen, und W. BORCHARDT fand einen — nicht sehr starken— Pyokokkenbakteriophagen im Duodenalsaft und in einer Kombination von Pankreas und Duodenalschleimhaut.

Der Bakteriophage ist übrigens mehrfach therapeutisch mit Erfolg angewendet worden (HAUDOUROY und Gen., CRUTCHFIELD und STOUT, SAINZ Y BENITEZ, BRUYNOGHE und MAISIN).

4. Die biochemischen Differenzierungsmethoden.

Für die Differenzierung der pathogenen und apathogenen Staphylokokken wurden in ganz besonderem Maße auch die biochemischen Eigenschaften der Staphylokokken herangezogen. Sie besitzen die Fähigkeit, bei Anwesenheit von Sauerstoff Fermente verschiedenster Art zu bilden. Eins derselben vermag Leim zu lösen; es entsteht schon bei Zimmertemperatur und zeigt sich dadurch an, daß der in Gelatine gezogene Impfstrich eine Verflüssigungszone erkennen läßt; diese entwickelt sich so, daß eine sackförmige Figur entsteht; auf Gelatineplatten kommt Dellenbildung zustande (GROSS).

Diese Methode wurde vielfach zur Differenzierung verwendet (NEISSER, MICHAEL, AOCHI, SAVITCH) Allerdings ist sie nur mit Einschränkung zu verwerten; denn auch Nichtpathogene können, wenn auch langsamer (MICHAEL), Gelatine verflüssigen. v. DARANYI hält die Gelatineverflüssigung nicht für ein so sicheres Merkmal wie seinen Tierversuch (s. u.); dementsprechend sah ST. EPSTEIN (persönliche Mitteilung) nicht selten bei Nichtpathogenen Verflüssigung, gelegentlich in gleichem Ausmaß wie bei Pathogenen, umgekehrt fehlte bei vereinzelten Pathogenen die Verflüssigung. YOSHIKA schätzt diese geringer ein als andere Methoden (Zuckerzersetzung, Plasmakoagulierung, s. u.). WOLF hat bei seinen Virulenzsteigerungsversuchen festgestellt, daß bei Zunahme der Virulenz einige typische Kennzeichen der Staphylokokken verlorengehen können, z. B. neben der Fähigkeit zur Hämolyse auch die zur Gelatineverflüssigung.

Auch die Autoren, die Gelatineverflüssigung als Pathogenitätszeichen anerkennen, bewerten sie in der Regel nur im Zusammenhang mit anderen zum Teil schon erwähnten, zum Teil noch zu besprechenden Reaktionen.

Die *Milchkoagulierung* (GÜNTHER und KRUSE) sieht v. DARANYI als Zeichen stärkerer biochemischer Aktivität an, und zwar glaubt er, daß mit dem Grade der Pathogenität hinsichtlich Hämolyse, Milchgerinnung und Citratblutgerinnung (s. u.) eine aufsteigende Reihenfolge bestehe. NEISSER erkennt die Milchgerinnung, die auf Lab- oder Säurewirkung zurückzuführen ist, als Differenzierungsmerkmal nicht an, zumal sterile Büchsenmilch, die stets Kohlehydratzusatz hat, immer Gerinnung aufweist. Auch GROSS sieht keine Gesetzmäßigkeit im Verhalten der Milchkultur und der Pathogenität, sondern nur einen gewissen Parallelismus in den ersten Tagen, wenn es sich um Kokken aus akuten Eiterungen handelt.

Als Differenzierungsmethode am weitgehendsten anerkannt ist die *Plasmakoagulasereaktion*, die MUCH 1908 angegeben hat (v. DARANYI, NEISSER, GROSS); sie wird auf Staphylokinase zurückgeführt.

Beimpfung eines Kubikzentimeters dreifach verdünnten Plasmas mit $^1/_{10}$ Öse Staphylokokkenkultur führt in $1^1/_2$—4 Stunden bei 37° zur Gerinnung. Durch die fibrinolytische Wirkung der Staphylokokken wird dieses Gerinnsel nach 1—4 Tagen gelöst. Am schnellsten wird Kaninchenplasma koaguliert; Menschen- und Pferdeplasma werden leichter koaguliert als Hammel- und Rinderplasma. Die langsamere Gerinnbarkeit wird auf das Vorhandensein wachstumshemmender Kräfte in den Plasmata zurückgeführt. Weiße Pyokokken vermögen die Reaktion ebenso wie die aus Eiterungen gezüchteten Aurei auszulösen, andere Albusstämme oder Citreus (Umgebungskokken) aber nicht oder erst in viel längerer Zeit.

v. DARANYI und GROSS verfuhren folgendermaßen: Das durch Kaninchenherzpunktion gewonnene Blut wird mit der gleichen Menge 2%iger oder stärkerer Natriumcitratlösung versetzt; in 1 ccm Plasma oder Blut wird 1 Öse 24-Stunden-Agarkultur verrieben; Ablesung erfolgt nach 1, 2, 3, 4 und 24 Stunden Brutschrankaufenthalt. Je stärker die Einsaat, desto schneller erfolgt die Gerinnung.

KEMKES untersuchte 42 Stämme aus pathologischen Prozessen und fand die Koagulasereaktion stets positiv; von 89 Umgebungsstaphylokokkenstämmen (gezüchtet von Nase, Schnurrbart, Kopfhaar, Laboratorium, Tierstall, Operationssaal) gaben sie 37, während 2 nur schwach und 50 überhaupt nicht koagulierten.

Auch in den Untersuchungen ST. EPSTEINS in der Breslauer Hautklinik hat sich die große Bedeutung der Plasmakoagulation erwiesen. 178 aus Furunkeln, Abscessen usw. gezüchtete Aureusstämme koagulierten sämtlich Kaninchenplasma. Auffallend erscheint, daß auch aus solchen Hauterkrankungen, bei welchen die Staphylokokken als Begleitinfektion anzusprechen sind, wenn überhaupt, dann meist Aurei von ihm gezüchtet wurden, welche Plasma koagulierten: 97 von 101 aus Ekzemen bzw. seborrhoischen Ekzemen gezüchtete Aureusstämme. Hingegen koagulierten in seinen Untersuchungen nur 8 von 24 von normaler Haut gezüchteten Aurei bzw. gelben Staphylokokken.

Die Koagulase läßt sich nach den Feststellungen von KEMKES weder durch Normalmenschen- oder Pferdeserum, noch durch antistaphylolysinhaltiges Menschenserum hemmen. Auch glaubt er, daß die Koagulase an die lebenden Staphylokokken gebunden sei.

Demgegenüber konnte aber GROSS sie „zu gewissen Zeiten“ auch für keimfreie Filtrate nachweisen. Der Citratgehalt in diesen Versuchen darf (auch nach Filtratzusatz) 0,5% nicht unterschreiten. Die Filtratkoagulase ließ sich bei den 3 Gruppen GROSS' (s. u.) nicht gleichmäßig nachweisen: bei Gruppe I vom 1.—5. Tag, bei Gruppe II vom 3.—13. Tag, Gruppe III (Saprophyten) gar nicht. Sie erwies sich als sehr hitzebeständig (bei 100^0 nur eine Abschwächung der Wirkung); dementsprechend waren auch hitzeabgetötete Bouillonkulturen — im Gegensatz zu Waschvaccinen — brauchbar. Injektion der Filtratkoagulase in die Vene erzeugt bei doppelseitiger Unterbindung Gerinnung, bei einseitiger echte Thromben (GROSS). GROSS weist darauf hin, daß der Gerinnungsstoff durch Umwandlung des Fibrinogens in Fibrin *und* Intimaschädigung auch für die menschliche Thrombose von Bedeutung sein kann. Die Ursache der Gerinnung ist noch nicht geklärt; das Phänomen selbst aber scheint sich zur Unterscheidung pathogener von apathogenen Keimen als sehr brauchbar erwiesen zu haben (NEISSER, GROSS, v. DARANYI, AOCHI, YOSHIKA).

Die Staphylokokken können *auf der Serumplatte* nach 1—2 Tagen *Erweichungsherde* bzw. helle Zonen hervorrufen (BEYRINK); auch Hammelfibrinklümpchen in Bouillon vermögen eingeimpfte Staphylokokken schon nach 1—2 Tagen anzugreifen und in 10—14 Tagen völlig zu lösen (GROSS). Das Eiweißmolekül wird bis zum Pepton oder darüber hinaus zerlegt (NEISSER); die Entwicklung des Fermentes wird durch Sauerstoffanwesenheit begünstigt.

Die eiweißlösende Kraft erklärt einen Teil der starken Gewebsschädigungen, wie sie beim Furunkel, beim Karbunkel und bei der Phlegmone beobachtet werden.

Auch *Fettzersetzungsvermögen* wird den Staphylokokken von manchen Autoren (EIGHTMAN, MICHAELIS, NAKAHARA) zugesprochen, doch sind die Meinungen darüber nicht einhellig (GROSS).

Das *Verhalten* der Staphylokokken *gegenüber Kohlehydraten* ist zur Differenzierung mehrfach empfohlen worden; so erkennt YOSHIKA dem Zuckerzersetzungsvermögen neben der Plasmakoagulierung einen großen, LESBRE und JAUSION einen gewissen Wert für die Scheidung pathogener und saprophytärer Staphylokokken zu. Die pathogenen zersetzen Rohrzucker und Mannit (NEISSER, SAVITSCH, ST. EPSTEIN), und bilden aus Milchzucker Milchsäure (GROSS); Salicin (NEISSER, SAVITSCH), Raffinose (NEISSER), Aeskulin, Dulcit, Inulin werden nicht angegriffen.

Das *Reduktionsvermögen gegenüber Methylenblau* steht im allgemeinen in einem gewissen Parallelismus zur Pathogenität (Lesbre und Jausion, St. Epstein); im Einzelfall ist es aber nicht verläßlich (St. Epstein).

Die *Reduktion von Salpeter*, die verschiedentlich zu verwerten gesucht wurde, gestattet keine sicheren Schlüsse, weil sie von den meisten Pyo- und Saprokokken bewirkt werden kann (St. Epstein).

Zur Trennung der Staphylokokken von Sarcinen läßt sich das Flemming*sche Phänomen* (s. o.) verwenden; es beruht darauf, daß Sarcinen in einem in den Tränen enthaltenen Lysocym löslich sind, Pyokokken aber nicht (Nakamura, Kopp). Hingegen vermag *Zusatz von Fettsäureemulsionen* noch im Verhältnis 1:1000 Pyokokken zu lösen (Dresel).

5. Der Tier- und Menschenversuch.

Zur Klassifizierung der Staphylokokken ist der *Tierversuch* vielfach herangezogen worden. Staphylokokken kommen wie beim Menschen so auch beim Tier spontan vor, und zwar sind die weißen hier scheinbar zahlreicher als beim Menschen (M. Neisser). Zur Anerkennung menschlicher Staphylokokken als Pyokokken verlangt M. Neisser die Tierpathogenität.

Diese Tiervirulenz ist sehr verschieden; sie kann zwar durch Passagen herabgesetzt werden (Rodet), wesentlich häufiger aber ist sie durch Tierpassagen zu steigern, und zwar gelingt es, auch Kokken, die von normaler Haut oder Haaren gezüchtet sind, auf denselben Virulenzgrad zu bringen, wie ihn Kokken aus Krankheitsprozessen besitzen (J. Koch). Dieses gelingt bei Kaninchen auffallend gleichmäßig.

$^1/_3$ Öse Agarkultur oder $^1/_{10}$ ccm frischer Bouillonkultur tötet Kaninchen von 1000—1200 g in 1—2 Tagen, bei schwächerer Virulenz in 4—8 Tagen. Nach intravenöser Injektion stellt sich schnell Phagocytose in Leukocyten und Kupfferschen Sternzellen ein; das Blutbild ist nicht typisch; nach Toxineinspritzungen findet sich im Blut Mastzellenleukocytose (Levaditi). Fast regelmäßig kommt es zu Nierenveränderungen. Herz, Mediastinum, Perikard, Gelenke, Muskeln, Knochen (Osteomyelitis), Hirnhaut, Augen, Leber, Milz, Lungen, Darm können Entzündung, Blutung, Eiterung, Abscesse, Nekrosen aufweisen (Gross). Durch Tierpassagen können zwar Virulenzsteigerungen erzielt werden, aber nicht Umwandlung von albus in aureus; dies gelang Pinner und Voldrich durch Züchtung in unverdünntem Antialbusserum. Hach, Boroday und Melnik verfolgten nach Allgemeininfektion die Verteilung der Mikroben in Blut, Milz und Haut; dabei stellten sie fest, daß bei Tieren, die $14^1/_2$ Stunden post infectionem starben oder diagnostisch getötet wurden, im Blut wenig, in der Milz mehr, in der Haut ungeheuer viel Staphylokokken nachweisbar waren; bei später verendeten Tieren war das Verhältnis umgekehrt.

Wurde die diagnostische Tötung nach 3, 6 und 9—11 Stunden vorgenommen, dann wurde der Keimgehalt des Bluts stets gering gefunden, erst am Schluß ansteigend; in der Milz wurde nach 3 Stunden eine ungeheure Menge, nach 6 Stunden etwa der zehnte Teil, zum Schluß etwa die Hälfte hiervon gefunden. Der Keimgehalt der Haut war erst gering, dann etwas ansteigend, nach 9 Stunden ergab sich ein rapides Anwachsen in der Haut. Die Autoren schlossen hieraus auf die bedeutende Rolle der Haut für solche Infektionen.

Aus der oben geschilderten Tatsache der verschiedenen Wirkung verschieden stark virulenter Kokken beim Kaninchen ergeben sich Differenzierungsmöglichkeiten für pathogene Staphylokokken und gewöhnliche Hautkokken; sie umfassen die *Allgemeininfektion* und verschiedene *örtliche Infektionsarten*; die Allgemeininfektion läßt sich deshalb zur Unterscheidung benutzen, weil zur

Erzielung der gleichen Wirkung von den gewöhnlichen Hautkokken die 20- bis 30fache Menge benötigt wird. Für die örtliche Infektion stehen folgende Verfahren zur Verfügung: *Einspritzung von Pyokokken ins Gelenk* bewirkt in 48 Stunden eine heftige eitrige Reaktion, Luftkokken und banale Wundkokken nicht (DREYERsche Probe nach LÜBBERT).

v. DARANYI empfahl seinen *Schenkelhautversuch:* Einbringung 1 Normalöse Staphylokokkenagarkultur in eine Schenkelhauttasche bewirkt in 2—4 Tagen Absceßbildung mit Fisteln und Nekrose, wenn es sich um Eiter- oder Parasitenstaphylokokken gehandelt hat; handelt es sich um nicht primär pathogene Kokken, sondern um solche, die nur auf Grund irgendeiner Herabsetzung des Wirtswiderstandes pathogen geworden sind, so bewirken sie bei der geschilderten Versuchsanordnung in 6—10 Tagen mäßige Eiterung.

DOLD schwemmt für sein Differenzierungsverfahren eine 24-Stunden-Agarkultur in 3—4 ccm NaCl ab, ermittelt den Keimgehalt im Turbidocolorimeter und verdünnt auf einen Keimgehalt von 5 Milliarden auf 1 ccm. Hiervon ist bei Kaninchen 0,2, bei Meerschweinchen 0,5 *intracutan einzuspritzen*, und zwar muß der Versuch schnell vor sich gehen, um Absterben oder Auslaugen zu verhüten. Bei diesem Verfahren rufen Pyokokken nach 1—3 Tagen Rötung, Infiltrat, evtl. Nekrosen hervor, Saprophyten höchstens Rötung und kleine, sich schnell zurückbildende Infiltrate. Mit der DOLDschen Methode wies ST. EPSTEIN die Pathogenität der von ihm von normaler Haut gezüchteten Aureus- bzw. Albusstämme (s. o.) nach, die auch Plasmakoagulation gezeigt hatten.

STRAUB führte die *Virulenzprüfung an der Kaninchencornea* aus und erzielte durch wiederholte Passagen Virulenzsteigerungen. Durch die Cornealinfektion läßt sich Trübung bis Ulceration hervorrufen (STRAUB, NEISSER). Glaskörperinfektion und besonders -passagen können Hyalitis erzeugen (KOSTER, L. K. WOLFF).

Cutane Einreibung von Staphylokokken ist beim Kaninchen erfolglos (NEISSER); am Ohr kann nach PETRUSCHKY Erysipel erzeugt werden. Durch Jodierung sensibilisierten VIGODČIKOV und LEVIN die Kaninchenhaut so, daß avirulente Keime Hautaffektionen verursachen konnten. 24stündige Applikation von Wattetupfern, welche mit 24stündiger Staphylokokkenbouillonkultur getränkt waren, auf die rasierte Kaninchenhaut bewirkt follikuläre Pustelbildung, die nach 2 Tagen auftrat.

Intracutane Einspritzung ruft Pusteln und Absceßchen hervor (NEISSER), evtl. auch große Nekrosen (DOLD, GROSS) im Gegensatz zu saprophytären Kokken, die keine nennenswerten Hautreaktionen machen (GROSS).

Bei *subcutaner Impfung* können erweichende Knoten entstehen (v. DARANYI, KLEIN und ZURHELLE). Künstliche Erhöhung des Blutzuckers begünstigt das Zustandekommen der Abscedierung.

Einbringung von Pyokokken *in den Conjunctivalsack* bewirkt für sich allein nur schwer Conjunctivitis; doch gelingt dies bei Reizung der Conjunctiva durch Staub (RÖMER) oder durch Veränderung der Resorptionsverhältnisse (MEIJERS).

Andere Versuchstiere als Kaninchen haben sich für Staphylokokkendifferenzierung weniger geeignet erwiesen, z. B. Mäuse (AOCHI, FINKELSTEIN, RADZONSKI und CHESNIA) und Ratten (KLEIN und ZURHELLE). Andererseits hat sich die Maus bei der Auswertung des letalen Giftes GROSS bewährt. Während DOLD Aureus- und Albusstämme für Meerschweinchen bei intracutaner Infektion harmlos bis verschieden stark nekrotisierend fand, konnten KLEIN und ZURHELLE mit ihren aus vegetierenden und ulcerierenden Pyodermien gezüchteten keine brauchbaren Reaktionen bei Meerschweinchen auslösen. Die Immunisierungsversuche und -möglichkeiten beim Tier können hier nicht besprochen werden; aus klinischen Gründen muß aber darauf hingewiesen werden, daß bei den

Versuchen durch subcutane Pyolysininjektionen ein Antihämatoxin zu gewinnen ist, und Fieber und starke Infiltrate bis Nekrotisierung (v. LINGELSHEIM) mit nachfolgendem Haarausfall beobachtet wurden (M. NEISSER und WECHSBERG). Die Lokalwirkung wird durch Inaktivierung aufgehoben.

Am Menschen machte zuerst GARRÉ seine bekannten Versuche. Subcutane Einverleibung einer Staphylokokkenaufschwemmung bewirkte Absceß- und Phlegmonebildung. Die Ergebnisse der Einreibungen waren verschieden: es traten Furunkeln, aber auch schwere Phlegmonen auf. Seine Ergebnisse wurden mehrfach bestätigt und erweitert (SCHIMMELBUSCH, BOCKHART, NETTER, KAUFMANN, BUMM, WASMUTH, BÜDINGER, AZUA und MENDOZA; vgl. KOLLE und HETSCH). Einreibungen in den Conjunctivalsack blieben stets erfolglos (UHTHOFF).

Mit keimfreiem Material, und zwar Filtratstoffen führte COENEN Cutisimpfungen (Pirquet- und Intradermoimpfungen) am Menschen aus; hierdurch konnte er sogar Allgemeinreaktionen mit Fieber auslösen. Völlig negative Reaktionen wurden als Ausdruck eines hohen Antitoxingehaltes gedeutet und umgekehrt (PARKER). Die Hautgiftprüfungen bei Neugeborenen und ihren Müttern und bei Staphylokokkenkranken und Gesunden von KOBAK und PILOT sind oben schon erwähnt worden; sie ergaben einen Anstieg positiver Reaktionen vom 2. Lebensmonat ab; nach REMÉ reagieren vom 6. Lebensjahr ab fast alle Menschen; dies wird entweder auf die zunehmende Staphylokokkendurchseuchung oder auf Zunahme unspezifischer Empfindlichkeit (ERLSBACHER und SAXL) zurückgeführt; aber auch trotz Vorhandenseins von Antitoxin wurden, wie M. NEISSER annimmt, auf Grund histogener Pyokokkenüberempfindlichkeit positive Reaktionen (PARKER, M. NEISSER) und andererseits bei geringem Antitoxingehalt negative und schwache Reaktionen beobachtet. M. NEISSER zieht hieraus den Schluß, daß der Filtratcutireaktion wohl kaum eine praktische Bedeutung in diagnostischer und prognostischer Hinsicht zukomme.

Intradermoreaktionen mit Mischvaccine von Acne albus-Stämmen fielen bei Gesunden und Acnekranken gleich aus (W. N. GOLDSCHMIDT).

Auf Grund der Ergebnisse, die mit den verschiedensten der genannten Unterscheidungsmethoden erzielt wurden, haben einige Autoren eine systematische Einteilung der Staphylokokken versucht. So nimmt DOLD an, daß besondere toxische Typen die Staphylokokkenerkrankungen bewirken. NEISSER (s. o.) unterscheidet Pyokokken (und zwar versteht er hierunter den Staphylococcus pyogenes aureus) und Saprokokken (saprophytische Staphylokokken). Stammveränderungen seien degenerative Abkömmlinge und beruhten auf Verlustmutanten. v. DARANYI stellt 3 Gruppen auf: 1. Aus eiternden Stellen gezüchtete Kokken; hämolytisch, milch- und citratblutkoagulierend; positiver Schenkelhautversuch. 2. Umgebungskokken, zwar hämolytisch und milchkoagulierend, nicht primär pathogen, sondern nur an einem locus minoris resistentiae die Pathogenität der Eiterkokken erreichend. 3. Saprophytische Kokken (nichthämolytisch, nichtfermentbildend, ohne Bedeutung für Infektion).

Auch GROSS nimmt eine Dreiteilung vor, und zwar unter Zugrundelegung des Kaninchen- und Meerschweinchenintracutanversuchs nach DOLD und der hämolysierenden und plasmakoagulierenden Fähigkeiten: 1. Starke Hämolyse auf 5%iger Kaninchen- oder Hammelblutagarplatte; große Nekrose bei intracutaner Infektion des Kaninchen, Koagulation von Kaninchencitratplasma in 1—2 Stunden. 2. Mittelstarke Hämolyse; Koagulation von Kaninchenplasma; bei Intracutaninfektion nur Rötung und Infiltrat, keine Nekrose. 3. Weder Hämolyse, noch Plasmagerinnung, noch Intracutanreaktion.

Zu den sog. Saprokokken dürften die Mikroben zu stellen sein, die CEDERCREUTZ zur Einheit seines „*polymorphen Coccus*“ zusammengefaßt hat; daß mit ihm unter gewissen Bedingungen auch pathologische Reaktionen auf der menschlichen Haut ausgelöst und auch im Tierversuch Wirkungen erzielt werden konnten, spricht nicht gegen diese Einordnung.

Bei seinen umfassenden Darlegungen und Untersuchungen über den polymorphen Coccus geht CEDERCREUTZ von dem Ausspruch SABOURAUDs aus, daß die von der Haut gezüchteten Kokken Legion und nur wenige einer genauen Untersuchung unterzogen seien.

CEDERCREUTZ vermag aus der Literatur eine sehr große Zahl hierhergehöriger Kokken anzuführen, welche außer dem Staphylococcus aureus, albus und citreus und den Streptokokken nach mehr oder minder eingehender Untersuchung beschrieben worden sind; sie sind teils von normaler Haut, teils aus irgendwelchen pathologischen Hautprozessen gewonnen.

Auf einige von diesen muß hier hingewiesen werden, weil CEDERCREUTZ selbst am Schlusse seiner Untersuchungen sie in Verbindung mit seinen Ergebnissen bringt: ein weißer Diplococcus (1896 von DEMME aus einer Pemphigusblase gezüchtet), der Staphylococcus epidermidis albus (1891 von WELCH von der Haut gezüchtet), der Morococcus (1892 von UNNA beschrieben), der Micrococcus cutis communis (1896 von SABOURAUD beschrieben), ein spezifischer Coccus aus Impetigo vulgaris (1899 von UNNA und SCHWANTER-TRAXLER beschrieben), der Staphylococcus cutis communis oder Coccus butyricus (1900 von SABOURAUD aus Ekzem gezüchtet).

Von diesen findet der Staphylococcus epidermidis albus bis in die neueste Zeit Erwähnung; so berichten ARNOLD, GUSTAFSON, HULL, MONTGOMERY und CHARLOTTE SINGER bei ihren Untersuchungen betreffend die Selbstdesinfektion der Haut über den Nachweis dieses Coccus im Nagelfalz und im Unternagelraum.

Der Morococcus hat allgemeine Anerkennung nicht finden können; er ist schließlich von UNNA selbst nur noch als „histobakteriologische Bezeichnung“ beibehalten worden. Aber SABOURAUD identifizierte ihn mit seinem Staphylococcus cutis communis oder Coccus butyricus; diesen grenzt er vollkommen vom Staphylococcus albus der gewöhnlichen Eiterungen ab.

Der Coccus stellt nach CEDERCREUTZ die Verbindung zwischen einer Tetragenusart, die sich sehr schlecht von Staphylococcus differenzieren läßt, und den Staphylokokken dar, die typische und irreguläre Formen bilden.

Für die eigenen Untersuchungen gewann CEDERCREUTZ 4 Stämme, und zwar von gesunder Kinderhaut, Pityriasis rosea, generalisierter Ichthyosis und trockener Psoriasis; er kratzte Hautmaterial mit einem sterilen Instrument ab und beimpfte damit Agarschalen; die Kulturen gingen nach 24 bis 48 Stunden an; nie wuchs bei der ersten Aussaat ein Aureus; von der Kopfhaut wurde oft Sarcine gezüchtet.

Weiterimpfung wurde auf gewöhnlichem Agar vorgenommen. Als Temperaturoptimum wurde 30—40° festgestellt; bei 60° wuchs der Coccus nicht mehr. Die Untersuchung der Stämme erfolgte durch Züchtung auf und in den verschiedensten Nährmedien: Gewöhnlicher Agar, Glucoseagar, Kartoffel, Milchagar, Harnstoffagar, 4%iger Peptonagar, 6%iger Agar-Agar, Lactose-, Maltose- und Glycerinagar, Säureagar, Neutralagar, alkalischer Agar, erstarrtes Rinderserum, feste Gelatine, flüssige Gelatine, gewöhnliche Bouillon, stark alkalische Bouillon, sterile Milch, anaerobe Bouillon. Als Ergebnis konnte CEDERCREUTZ feststellen, daß die Kultur bei leicht saurer oder neutraler Reaktion auf den gebräuchlichen Nährböden leicht gelingt; das Wachstum auf Gelatine geht langsam vor sich, ohne die Gelatine zu verflüssigen und bleibt spärlich; beimpfte und im Brutschrank flüssig gebliebene Gelatine wird — nach beträchtlicher Zeit — bei Zimmertemperatur wieder fest. Milch wird gar nicht oder erst nach längerer Zeit koaguliert. Unter anaeroben Verhältnissen erfolgt sichtbares Wachstum nicht, aber die Keime bleiben lange lebensfähig. Nach neueren

Untersuchungen (SARATEANU) ist anaerobe Züchtung am geeignetsten; Glycerinbouillon (SABOURAUD) und Pferdeserum zu gleichen Teilen hat sich besser bewährt als Pepton-Glycerinagar. Auf gewöhnlichem Agar im Brutschrank halten sich die Kokken ebenfalls lange, können aber beim Altern ihr Aussehen verändern. Auf Glucoseagar bleiben sie vom 3.—4. Tage an äußerlich gleich, sind aber nach 10—14 Tagen nicht mehr verimpfbar. Die Kulturen zeigen Veränderlichkeit in der Farbe der Kolonien (weiß bis hellbraun bzw. kanariengelb), in der Struktur (glatt oder gefältelt), in der Konsistenz (weich, viskös oder trocken) und in der Zeit, in welcher Gelatine verflüssigt oder Milch koaguliert wird.

Morphologie. Die Kokken selbst bieten eine erhebliche Polymorphie dar; diese kommt je nach dem Nährboden in verschieden starker Weise zum Ausdruck. Auf gewöhnlichem Agar herrschen gonokokkenähnliche Diploformen vor, die gegen Entfärbung mit Alkohol nicht sehr resistent sind; auch — aureusähnliche — kleine Einzel- und Diplokokken und Tetragenusformen kommen vor; später treten größere, gut färbbare Einzelkokken und aus ungleichen Elementen zusammengesetzte Diplokokken mit Kapsel auf; dazu kommen in älteren Kulturen Triaden- und Tetradenformen. Die Kokken verlieren ihre Farbfestigkeit gänzlich oder bleiben nur im Zentrum oder den medianen Partien gefärbt, so daß sie das Aussehen von Seite an Seite liegenden Stäbchen bekommen. Die auf Glucose gewachsenen Keime erscheinen ziemlich homogen: verhältnismäßig große Individuen, meist in Tetraden; auch die Diploformen wirken durch Einbuchtung und Spaltbildung wie halbe Tetraden. Eine breite Kapsel kann sichtbar gemacht werden. Die Färbbarkeit und Alkoholresistenz beim Verfahren nach GRAM bleibt gut erhalten. Das bunteste Bild bieten Ausstriche von Milchagarkulturen: nach 24 Stunden Diplokokken ohne Einbuchtung; dann bildet sich eine Polymorphie aus, die nach 6—8 Tagen Stäbchen, Kokken, Flaschenformen, runde und ovoide Gebilde ergibt.

Diese Beobachtungen und die Züchtung auf oder in zahlreichen verschiedenen anderen Nährböden führten zu der Feststellung, daß die gonokokkenähnlichen Diploformen unter ungünstigen Bedingungen in scheinbar resistentere Diploformen übergehen; insbesondere glaubt CEDERCREUTZ die dickeren Formen, wie sie vornehmlich in älteren Kulturen gefunden werden, mit den 1884 von BARRY, 1886 von HUEPPE als Arthrosporen, 1889 von PRACZMOWSKI als Endosporen bei Merista urea beschriebenen Mikroben identifizieren zu müssen.

Im *Tierversuch* zeigte sich zunächst, daß Bouillonkulturinjektionen ebenso tödlich wirkten wie Bouilloninjektionen, also wohl durch Peptonintoxikation, deshalb wurden Kulturabschwemmungen mit HAYEMscher Flüssigkeit benutzt. Die an weißen Mäusen, Meerschweinchen und Kaninchen subcutan, intraperitoneal, intrapleural und intravenös vorgenommenen Versuche zeigten, daß die Pathogenität nicht sehr ausgesprochen ist, weil nur massive Dosen mitunter tödlich wirken.

Bei den *Versuchen am Menschen* (Selbstversuche) erfolgte Verimpfung der verschieden aussehenden Kulturen bzw. Kokken mit der Platinnadel in die Haarfollikel; an anderen Follikeln wurden Kontrollstiche ohne Kokkenmaterial gemacht. An den mit der Kultur beschickten Follikeln trat nach 12 Stunden leichte Rötung und Jucken auf; nach 24 Stunden konnten an einer großen Anzahl von Follikeln graugelbliche halbkugelige Pustelchen von 1 mm Durchmesser mit rosa Hof festgestellt werden; sie waren in der Mitte von einem Haar durchbohrt.

Nach 3 Tagen war die perifollikuläre Schwellung verstärkt; fast alle Follikel waren pustulös, manche bereits gelblich krustös, der Bezirk schmerzhaft und heißer als die Nachbarschaft. Am nächsten Tage fingen die Krusten bereits an bei noch bestehender perifollikulärer Rötung abzufallen. Nach 7 Tagen waren die Krusten verschwunden; es bestand nur noch eine kleienförmige Schuppung um die Orifizien der Follikel, die übrigens ihre Haare meist behalten hatten. Auf Retrokulturen wuchs der Ausgangscoccus.

Bei den Kontrollversuchen war nach 24 Stunden Rötung und leichte Schwellung um die gestochenen Follikel zu sehen, nach 48 Stunden waren höchstens noch kleine rote Punkte, aber sonst keine Läsionsspuren mehr sichtbar, insbesondere keine Bläschen oder Pusteln. Ähnlich oder etwas schwächer als die Infektion mit dem polymorphen Coccus wirkt die Inokulation nicht mehr vermehrungsfähiger Kulturen.

Histologisch handelt es sich um Follikelausgangsabscesse, und zwar typische Bockhart-Pusteln (Sabouraud). Mikrobische Elemente finden sich in der Kruste, und zwar große Kokken von fast gleichem Korn, gehäuft, oft in Diploform; in der Absceßhöhle, besonders in deren Randabschnitten liegen kleinere Gruppen. Von weißen Blutkörperchen aufgenommene sind oft schwächer färbbar; Einzelkokken, Diploformen und Tetraden kommen vor.

Bei einer zweiten Excision fand sich ein auch die Tiefe des Follikels einbeziehender Absceß (en bouton de chemise, Sabouraud); die Follikelscheide ist nur noch in feinen Bindegewebsresten vorhanden, die epitheliale Nachbarschaft ist aufgelockert und weist intercelluläre Infiltrate bis intraepidermidale Mikroabscesse auf. Die im Absceß vorhandenen Kokken sind oft nur schwach nach Gram färbbar.

In anderen Excisionen war die Beteiligung der Umgebung noch stärker; auch in scheinbar intakten Follikeln der Nachbarschaft wurden Kokkenhaufen gefunden. In der Nähe der größeren Absceßhöhle fanden sich intraepidermidale Mikroabscesse; in diesen konnten Kokken nicht nachgewiesen werden.

Im Gegensatz zu Unnas mehr serösem Morokokkenbläschen ist das Polymorphusbläschen mehr eitrig. Der Unterschied gegenüber dem Aureusbläschen ist nach Cedercreutz nicht sehr groß.

Mit diesen Untersuchungen glaubt Cedercreutz die pathogene Bedeutung des polymorphen Coccus bewiesen zu haben.

Er hält, auch wenn die Identität nicht erwiesen ist, Beziehungen zu dem Staphylococcus aureus nicht für unmöglich. Jedenfalls führt er die bisher beschriebenen Hautkokken auf den Staphylococcus aureus oder den Polymorphus zurück. Der Morococcus Unnas, der Micrococcus oder Staphylococcus cutis communis, Coccus butyricus (Sabouraud), der Staphylococcus epidermidis albus (Welch, Hallé) sind nach seiner Auffassung entweder Polymorphus oder — weniger wahrscheinlich — einer engen Symbiose desselben mit einem kleinen weißen Coccus zuzuschreiben.

Auch außerhalb des Hautbereiches vorkommende Kokken (Micrococcus ureae, Micrococcus tetragenus, der v. Niessensche Syphiliserreger!) werden von Cedercreutz zum Polymorphus in Beziehung gesetzt. Dazu kommt noch eine Reihe von Kokken, welche dem Polymorphus weitgehend entsprechen und nur im einen oder anderen Punkte abweichen (z. B. Gelatineverflüssigung, Gramfärbung, Verhältnis zum Sauerstoff, Farbe der Kulturen).

Aus seinen Befunden schließt Cedercreutz, daß die Hautflora viel weniger komplex ist als die Mehrzahl der Dermatologen annimmt; diese Annahme wird durch die große Variationsfähigkeit eines auf der Haut lebenden Coccus erklärt; die Variationen lassen sich teils durch das Kulturmilieu beeinflussen, teils sind sie von erblichen Faktoren abhängig.

II. Streptokokken.

Die Streptokokken sind im letzten Jahrzehnt vornehmlich aus 3 Gründen zum Gegenstand eifriger Untersuchungen gemacht worden: 1. mit Beziehung auf den Scharlach, 2. mit Beziehung auf organspezifische Affinitäten pathogener Streptokokkenstämme, 3. im Zusammenhang mit der Frage der Umzüchtungsmöglichkeit.

Über das *Vorkommen von Streptokokken auf normaler Haut* haben eine Reihe von Autoren Untersuchungen angestellt; ihre Ergebnisse schwanken in weiten Grenzen; positive Befunde erhoben: FRÉDÉRIC 7,5% bei Untersuchung von 160 Hautstellen; v. HAXTHAUSEN 7,7% bei Untersuchung von 92 Fällen (bei Hautkrankheiten sicher nichtstreptogener Natur fand er sie unter Verwendung von Krystallviolettbouillon in 30 von 204 Fällen); FLEHME in 15% bei 80 Fällen; PHOTINOS 64% bei 50 Fällen; der letztgenannte hat allerdings nur Menschen, welche im Krankenhaus tätig waren, untersucht und hierzu Material von mehreren Hautstellen (Nasenrücken, Nasolabialfalten, Ellenbeuge, Postaurikularregion) entnommen; er glaubt, daß frühere Staphylokokkenerkrankungen die Ansiedlung von Streptokokken begünstigen. JORDAN, der sich des Züchtungsverfahrens nach GRIFFON-BALZER-SABOURAUD bediente und — bei negativem Ausfall wiederholt — bei 150 Personen Abschabsel von 6 verschiedenen, talergroßen Stellen (Nasolabial, Retroaurikular, Achselhöhlen, Streckseite der Unterarme und Unterschenkel, Rücken) untersuchte, kam zu dem Schlusse, daß grundsätzlich bei jedem Menschen Streptokokken auf der Haut nachweisbar sind; denn er fand sie bei 148 von den 150 Untersuchten. Im Gegensatz zu FRÉDÉRIC, der in der Achselhöhle, und PHOTINOS, der im Gesicht am häufigsten Streptokokken nachweisen konnte, gelang dies JORDAN am besten von Rücken und Extremitäten; er glaubt deshalb, eine Gesetzmäßigkeit ablehnen zu können. Bei kleineren Kindern (bis zum 5. Lebensjahre) ist der Nachweis mühevoller als bei größeren und Erwachsenen. Jahreszeitliche Schwankungen konnte JORDAN nicht feststellen. Die HAXTHAUSENsche Methode (s. u.) ergab Resultate, die etwa 30% schlechter waren als die GRIFFON-BALZER-SABOURAUDsche.

ST. EPSTEIN machte mit Material, das er bei 10 Patienten unter dem freien Nagelrand entnommen hatte, Ausstriche auf Krystallviolett; 5mal wuchsen Streptokokken (unveröffentlicht).

In umfassender Weise sind die *Streptokokkeninfektionen* bakteriologischerseits von v. LINGELSHEIM dargestellt worden. Auf seine Ausführungen stützen sich in erster Linie die folgenden Darlegungen.

Die *Kokkenindividuen* sind selten reine Kugelkokken, meist findet man längs- oder querovale Formen; die Ketten sind meist gewunden und evtl. verfilzt. Je schneller das Wachstum ist, desto trüber ist die Bouillon, und desto kürzer sind die Ketten.

Das *Aussehen der Kulturen* ist verschieden, je nach der Beschaffenheit des Nährbodens und der Massigkeit der Aussaat: auf festen Nährböden tautropfenartige Kolonien, bei älteren Kolonien mit welligem Rande hauchartige, feingranulierte Trübung bis grau durchscheinende Rasenbildung; auch schleimigfadenziehend können sie wachsen. Sie haben ein erhebliches Feuchtigkeitsbedürfnis; infolgedessen wachsen sie — besonders empfindliche — manchmal nur im Kondenswasser. Bouillon lassen sie meist klar und erzeugen einen körnigen, fetzigen, flockigen oder schleimig-fadenbildenden Bodensatz; aber sie können die Bouillon auch trüben, schleimig-flockig oder mit Häutchenbildung wachsen.

Eine *Elektivzüchtung* glaubt v. HAXTHAUSEN durch Zusatz von Krystallviolett zu den Nährmedien zu erreichen; er benutzte als flüssigen Nährboden

1%ige gewöhnliche Glucosebouillon, von p_H 7,5, der nach Sterilisierung eine entsprechende Tropfenzahl von durch kurzes Kochen sterilisierter Krystallviolettlösung in Konzentrationen von 1:1 Million bis 1:200 000 zugesetzt wurde; als festen Nährboden empfiehlt er 2%igen Agar mit 10% Menschenblut und Krystallviolettkonzentration von 1:200 000 bis 1:50 000. Die genannten Konzentrationen, besonders im flüssigen Nährboden, verhüten bzw. hemmen nach der Ansicht von HAXTHAUSEN das Wachstum mischinfizierender Staphylokokken, ohne das der Streptokokken zu beeinflussen. In der Tat gelingt es in vielen Fällen, in denen durch reichliches Vorhandensein von Staphylokokken die Streptokokken in der Kultur überwuchert zu werden pflegen, mit den HAXTHAUSENschen Nährböden die Streptokokken nachzuweisen; da aber nach den vergleichenden Untersuchungen JORDANS die Ausbeute an Streptokokken mit der HAXTHAUSEN-Methode etwa 30% schlechter ist als mit der GRIFFON-BALZER-SABOURAUDschen, dürfte es sich nicht bloß um eine Hemmung der Staphylokokken, sondern auch um eine gewisse Beeinträchtigung der Streptokokken handeln. Zwecks Gewinnung von Streptokokken aus mischinfizierten Affektionen hatte bereits LEWANDOWSKY (s. Diagnose der Impetigo contagiosa) ein einfaches Verfahren angegeben: er empfahl einmalige Materialentnahme mit der zugespitzten Platinnadel und Anlegung paralleler Inokulationsstriche fortlaufend auf mehreren Schrägagarröhrchen. Auf diese Weise können aus den anfänglich reich wuchernden Staphylokokken schließlich in den letzten Impfstrichen zwischen den Einzelkolonien von Staphylokokken auch solche von Streptokokken gewonnen werden.

Den Versuch einer Elektivzüchtung im Sinne der Sonderung virulenter und avirulenter Streptokokken stellt das SIGWARTsche Verfahren dar: Beimpfung steriler Bouillonfiltrate fünftägiger sicher virulenter Kulturen mit den zu untersuchenden Stämmen. Während virulente Stämme in solchen („erschöpften") Nährböden nicht mehr wachsen, gehen avirulente Stämme noch an, gleichgültig, ob sie hämolytisch sind oder nicht. Das Verfahren hat allgemeine Anerkennung nicht finden können.

Bei 37°, dem Temperaturoptimum, ist das Wachstum in 1—2 Tagen abgeschlossen. Oberflächenkulturen sind nach 4—6 Wochen nicht mehr übertragbar. Für manche Stämme, besonders menschenpathogene, ist der Zusatz von Blutserum oder Exsudaten zum Nährboden geeignet; auch andere Eiweiß- (Eier-) oder Zuckerzusätze haben sich bewährt.

Eine besondere Bedeutung kommt der auf der Absonderung eines leicht adsorbierbaren Sekrets beruhenden *hämolytischen Kraft* der Streptokokken zu [MARMOREK (1895)], die sich auch für differentialdiagnostische Zwecke (SCHOTTMÜLLER) bewährt; denn im Gegensatz zum Streptococcus longus wächst der viridans ohne Hofbildung mit grünschwarzer Verfärbung des Nährbodens. Das Hämolysinvermögen offenbart sich in Blutbouillon durch lackfarbene Umwandlung, auf Blutagar durch die Bildung eines hellen Hofes und erreicht nach 12—18 Stunden den Höhepunkt; mit Beendigung des Wachstums ist sie abgeschlossen. Wird die Bebrütung länger als 24 Stunden fortgesetzt, dann nimmt der Nährboden infolge Methämoglobinbildung gelbbräunliche Farbe an. Zuckergehalt des Nährmediums beeinträchtigt die Hämolysinbildung; sie kann durch Passage auf zuckerfreien Nährböden wieder gesteigert werden.

Höhere Temperaturen (70—80°) schädigen sie innerhalb von 2 Stunden; nach anderen Angaben geschieht das schon durch 55—60° in $^1/_4$ Stunde.

Durch verschiedene — schädigende — Einflüsse (Infektion am Tier mit untertödlichen, sehr schwachen Dosen, Züchtung in zuckerhaltigen Nährböden) können Streptokokken zur „Vergrünung" gebracht werden (MORGENROTH und seine Schule); d. h. die Kulturen sind in ihrem Aussehen dem Viridans angenähert.

Abgesehen von der Vergrünung ist mehrfach über wechselweise Umzüchtung von Pneumokokken und Streptokokken berichtet worden; eine endgültige Klärung hierüber ist aber noch nicht erzielt.

Der Streptococcus haemolyticus (auch aus Impetigo contagiosa, CAZENEUVE) wächst in *Milch* und kann sie vom 2.—12. Tage koagulieren.

Gelatine wird bei Temperaturen unter 23° nicht verflüssigt; die Verflüssigung bleibt überhaupt sehr gering.

Traubenzucker wird stärker als andere Zuckerarten angegriffen; seine Beeinflussung ist abhängig von der sonstigen Zusammensetzung des Nährbodens und so wenig gesetzmäßig, daß sich aus dem Verhalten der Streptokokken den verschiedenen Zuckerarten gegenüber eine Gruppeneinteilung nicht ableiten läßt (v. LINGELSHEIM). Im Verlaufe der Entwicklung erfolgt Säurebildung (hauptsächlich Milchsäure, aber auch Essig- und Ameisensäure), die die Entwicklung hemmt und schließlich das Absterben bewirkt.

Eiweißstoffe werden durch *proteolytisches Ferment* verwertet; die hämolysierenden Streptokokken brauchen mehr und solche in weniger abgebautem Zustande als die vergrünenden.

Die *Agglutination* der Streptokokken wurde von VAN DE VELDE beschrieben. Durch wiederholte intravenöse oder intraperitoneale Vorbehandlung mit großen Dosen des Kulturzentrifugates abgetöteter Bouillonkulturen wird das agglutinierende Serum hergestellt.

Für das Streptokokkenantigen, das im Versuch verwendet wird, ist — um Spontanagglutination zu vermeiden — ein geeigneter Nährboden von Bedeutung. v. LINGELSHEIM erwähnt hierfür folgende: GOLDMANN: kochsalzfreie Bouillon mit Zusatz von 0,2% Natriumphosphat bei p_H 7,8; DOHME: Serumbouillonkultur mit 1% Formalin versetzt und 24 Stunden bei 37° belassen; hierauf zentrifugieren; SALGE: Bodensatz von Bouillonkulturen mit n/50 Natronlauge verrieben; FISCHER: Waschen und Schütteln der Kulturen mit Kochsalzlösung, bis die Ketten zerkleinert sind; schließlich ein Verfahren, bei welchem die flüssigen Kulturen mit Glasperlen oder böhmischen Granaten geschüttelt werden, und Zusatz von $^1/_2$% Phenol oder 1% Formalin das Weiterwachsen im Brutschrank verhindert.

Der Agglutinationsversuch bleibt 4—6 Stunden oder länger im Brutschrank: bei positivem Ausfall lassen sich die am Grunde befindlichen Klumpen bzw. die entstandene Haut nicht mehr zu diffuser Trübung aufschütteln.

Je nach Stamm, Virulenz und Vorbehandlung ist die Agglutination verschieden; schwächere Stämme scheinen besser agglutiniert zu werden. Die Agglutination wurde zur Sonderung von Streptokokkenstämmen nach der klinischen Erkrankungsform und nach der Organerkrankung herangezogen. BIRKHAUG gelang es, mit 7 Erysipelstämmen Immunsera zu gewinnen; jedes von diesen agglutinierte 31 von 34 Erysipelstreptokokkenstämmen = 91,2%. Von 45 Kontrollstämmen wurden nur 9—20% agglutiniert; von diesen stammten 8 aus Nebenhöhleneiterungen. BIRKHAUG glaubt nach diesen Ergebnissen, daß mit der Methode die Unterscheidung der Erysipel- von den Scharlachstreptokokken möglich sei. Eine organspezifische Sonderung konnte er mit der Agglutination nicht einwandfrei erweisen.

Bei menschlicher Spontanerkrankung tritt eine sichere Agglutininbildung nicht ein; sie kann nur durch Vorbehandlung mit abgetöteten Kokken erreicht werden.

Komplementbindende und *präcipitierende Antikörper* werden ebenfalls durch intravenöse und intraperitoneale Vorbehandlung mit abgetötetem Material gewonnen. Sie gestatten eine Sonderung der hämolytischen von den nichthämolytischen Streptokokken; und bei den letzteren solcher, die den hämolytischen von solchen, die den Pneumokokken ähnlicher sind. Zuverlässig ist die Komplementbindung nicht.

Nach DENYS spielen die Leukocyten eine wesentliche Rolle bei der Streptokokkenimmunität, und zwar nur unter dem Einfluß des Immunserums (NEUFELD; Tropine); innerhalb der Blutbahn wird ihre Aufgabe vom Gefäßendothel und Gefäßbindegewebe (SINGER und ADLER) erfüllt. Nicht alle Streptokokken werden von der baktericiden Kraft der Leukocyten angegriffen (SCHOTTMÜLLER und BARFURTH); z. B. erweist sich der Erysipelstreptococcus gegenüber den Normalbaktericidinen resistent (SCHOTTMÜLLER); auch Stämme aus letalen Puerperalsepsisfällen wurden von Leukocyten aus sterilem Pleuraempyem nicht angegriffen (BOGENDÖRFER), selbst wenn aktives Serum zugesetzt wurde.

Bei der Frage der *Giftbildung* ist die Giftigkeit der Leibessubstanzen und die Giftigkeit von Kulturfiltraten zu unterscheiden. Die *Giftigkeit der Leibessubstanzen* ist sehr gering (v. LINGELSHEIM); nach subcutaner Einverleibung entsteht ein Infiltrat, das in einen käsigen Absceß übergeht. Beziehungen zur Virulenz sind nicht vorhanden. Auch mit *Filtraten* hochvirulenter Bouillonkulturen lassen sich bei den üblichen Versuchstieren nennenswerte Giftwirkungen nicht regelmäßig erzielen (v. LINGELSHEIM); einzelne Autoren haben jedoch aus bestimmten Krankheitsprozessen Stämme gezüchtet, deren Bouillonkulturfiltrate toxische Wirkungen zeigten (BAGINSKY und SONNEFELD: Scharlach; BIRKHAUG: Erysipel). Subcutane Einverleibung ruft Schwellung auch in der Umgebung, Fieber, Durchfälle und evtl. in 24—36 Stunden den Tod hervor, oder aber Abmagerung, mehrtägige Temperaturherabsetzung um 1,5—2°. Sekundärinfektionen können den Tod beschleunigen. Intraperitoneale Einspritzung ist 5mal wirksamer als subcutane.

Für die Giftdarstellung scheinen geschädigte oder überhaupt weniger virulente Kokken geeigneter als andere zu sein.

Bei den Erysipelstreptokokken ist das Maximum der Giftbildung nach 48 Stunden erreicht (BIRKHAUG).

0,1 Filtrat der Verdünnung 1 : 1000 macht bei empfänglichen Personen, gleichviel, ob es sich um frühere Erysipelkranke oder Gesunde handelt, eine Reaktion; mischt man diese Dosis mit der gleichen Dosis Rekonvaleszentenserum oder 0,001 Erysipelstreptokokkenantiserum vom Kaninchen, so erfolgt Neutralisation der Giftwirkung. Auch die während des akuten Krankheitszustandes im Urin nachweisbaren toxischen Substanzen sind durch Rekonvaleszentenserum neutralisierbar.

Die Besprechung des *Streptokokkenimmunserums* im allgemeinen würde zu weit führen; es kann hier nur auf einige Punkte hingewiesen werden:

1. Bei der Gewinnung von Immunsera erweisen sich alle Passagestämme gleich wirksam. Passagestammimmune Pferde sind gegen Menschenstreptokokkenstämme ungeschützt. Deshalb wurde zwecks Gewinnung therapeutisch verwendbaren Immunserums Tierimmunisierung mit menschlichen Stämmen (TAVEL, MOSER) vorgeschlagen, auch mit Streptokokken verschiedener Gruppen.

2. Das Immunserum beeinflußt nur in der 1. Stunde nach der Einsaat das Wachstum der Streptokokken; die Wirkung zeigt sich in der Bildung besonders langer Ketten.

3. Die Verschiedenheit der aus verschiedenen Krankheitsprozessen gezüchteten Streptokokken kommt auch darin zum Ausdruck, daß die mit solchen Stämmen gewonnenen Immunsera eine lokale spezifische Schutzwirkung nur gegen die entsprechenden Stämme, nicht aber gegen solche von anderen Krankheiten gewonnenen entfalten (BIRKHAUGs Untersuchungen über Erysipel- und Scharlachstreptokokken). Die Schutzwirkung wird durch halbstündiges Erhitzen auf 60° aufgehoben.

Auf die ausgedehnte Literatur der *Streptokokkenversuche an Tier und Mensch* kann hier nicht eingegangen werden. Nur ganz allgemein sei darauf hingewiesen, daß Mäuse und Kaninchen sich scheinbar noch am besten zu Streptokokkenversuchen eignen. Durch Tierpassagen kann die Virulenz erhöht werden, doch schwächt Mäuse- und Kaninchenpassage die Menschenvirulenz ab. Die aus Pyodermien gezüchteten Streptokokken sind für Tier- und Menschenhaut pathogen (Nikolajewskaja und Podvysotzkaja). Wie bei Verwendung von Streptokokken anderer Herkunft gelingt es auch mit Stämmen aus Hauterkrankungen Mäuse zu töten (Biberstein und Schiwy); doch ist das keineswegs gesetzmäßig (Cazeneuve). Beim Kaninchenversuch erweisen sich junge weiße Tiere empfindlicher als alte und schwarze (v. Lingelsheim). An diesem Versuchstier sonderte Dold 3 Streptokokkentypen nach der Reaktion, die durch intracutane Injektion ausgelöst werden kann. (Eingespritzt wurde 0,1 ccm einer NaCl-Abschwemmung, die in 1 ccm 5 Milliarden Keime enthält.)

Typus 1 löst ein Ekzem, geringe Infiltration, die mit Abschilferung abklingt, aus.

Typus 2 macht starke infiltrative Entzündung, tiefgreifende Eiterung, Nekrose; chronischer Verlauf, aber Heilungstendenz.

Typus 3 hat starke allgemeine Virulenz, macht lokal flache Nekrose und ruft in wenigen Tagen den Tod hervor.

Der Typus 1 ändert auch nach 12 Tierpassagen sein biologisches Verhalten nicht; der Typus 2 erleidet schließlich durch Kulturpassagen eine geringe Abschwächung, die durch 3 Tierpassagen behoben werden kann. Typus 3 hält sich sehr lange konstant, geringe Abschwächung kann bei Nährbodenwechsel eintreten, ist aber ebenfalls durch 3 Passagen völlig zu beseitigen (Dold und Müller). Sehr empfindlich für Streptokokken ist das Kaninchenkniegelenk. Bei Infektion per os stellt der Dünndarm die Eintrittspforte dar.

Meerschweinchen, die mit Streptokokken infiziert sind, können vom Ende der 2. Krankheitswoche bis zum Verschwinden der Mikroben eine positive Cutireaktion geben, wenn sie ein auf 105° erhitztes Streptokokkentoxin eingespritzt erhalten (Kosmodamiansky und Protassow).

Beim Menschen glaubt Levaditi in einer Cutireaktion mit abgetöteten Streptokokken eine Methode gefunden zu haben, die bei positivem Ausfall das Vorhandensein wirksamer Abwehrkräfte anzeige; diese träten bei Entwicklung einer Infektion infolge Verbrauchs der Antikörper zurück und nähmen im Laufe der Genesung wieder langsam zu. Auch Montemartini erblickte bei bestehender Streptokokkeninfektion in der positiven Intradermoreaktion den Ausdruck wirksamer Abwehr. Andere Autoren (Hudelo, Chêne und Sigwald) verwerteten dieses Verfahren, zum Teil auch in Verbindung mit der Herdreaktion (Barber und Forman) oder mit der Prausnitz-Küstnerschen Reaktion (Jansion, Lartigue und Sliosberg) ätiologisch-diagnostisch. Dossena hingegen lehnte die Cutireaktion als unspezifisch ab.

Für die Immunisierung, die hier ebenfalls nicht abgehandelt werden kann, sei nur erwähnt, daß sich bei Mäusen abgetötete Kokken wirksamer erwiesen haben als abgeschwächte (Killian), und daß örtliche Vorbehandlung der Kaninchenhaut mit Kochextrakt aus Streptokokken eine spezifische Immunität gegen intracutane Streptokokkeninfektion verleiht (Takashima). Am Menschen gelingt die Erzeugung streptogener Impetigo durch Inokulation der aus entzündlichen Krankheitsprozesssen gezüchteten Streptokokken nur selten (Lewandowsky, Nikolajewskaja und Podvysotzkaja) oder etwa in der Hälfte der Fälle (Cazeneuve) [s. bei Jessner].

Literatur.

Staphylokokken.

Bezüglich des Schrifttums wird auf folgende Arbeiten verwiesen.:

NEISSER, M.: Die Staphylokokken. KOLLE, KRAUS, UHLENHUTH, Handbuch der pathogenen Mikroorganismen, Bd. IV/1.

GROSS, H.: Fermente und Giftstoffe der Staphylokokken. Weichardts Erg. usw. **13**.

CEDERCREUTZ, A.: Récherche sur un coccus polymorphe. Hote habituel et parasite de la peau humaine. Paris: G. Steinheil 1901.

Außerdem:

AOCHI, M.: Bakteriological studie sof impetigo. I. Impetigo vulgaris. Acta dermat. (Kioto) **9**, 507 (1927). Ref. Zbl. Hautkrkh. **25**, 290 (1928). II. Impetigo albostaphylogenes DOHI und Impetigo BOCKHART. Acta dermat (Kioto) **10**, 301 (1927). Ref. Zbl. Hautkrkh. **27**, 68 (1928). III. Ekzema impetiginosum. On the classification of the pathogenis and saprophytic staphylococcus. Kioto - Ikadaigaku Zasshi (jap.) **1**, 819 (1927). Ref. Zbl. Hautkrkh. **29**, 268 (1929). — ARNOLD, LLOYD, C. I. GUSTAFSON, TH. G. HULL, B. E. MONTGOMERY and CHARLOTTE SINGER: The self-desinfecting Power of the skin as a defense against mikrobic invasion. Amer. J. Hyg. **11**, 345 (1930). Ref. Zbl. Hautkrkh. **35**, 479 (1931).

BALMAIN, A. R.: An investigation into the etiology of impetigo contagiosa (56 Cases) with notes on treatment (263 cases). Lancet **211**, 484 (1926). Ref. Zbl. Hautkrkh. **22**, 84 (1927). — BALZER, F.: Contribution clinique a l'étude de l'impetigo chronique et des streptococcies cutanées. Paris méd. **1921**, No 38, 221. Ref. Zbl. Hautkrkh. **3**, 234 (1922). — BESREDKA, A.: Etude sur l'immunité locale. Staphylocoque: cutivaccination et cutiimmunité. C. r. Soc. Biol. Paris **88**, 1273 (1923). Ref. Zbl. Hautkrkh. **11**, 20 (1924). — BINET, M. E. et F. NEPVEUX: L'hyperglykaemie dans les furonculoses récidivantes. Progrès méd. **1929 I**, 584. Ref. Zbl. Hautkrkh. **31**, 73 (1929). — BOARDMAN: Staphylococcus furunculosis. Arch. of Dermat. **17**, 877 (1928). Ref. Zbl. Hautkrkh. **29**, 89 (1929). — BONADUCE, F.: Contributo allo studio delle difese immunitarie cutanee nelle piodermiti. Giorn. ital. Dermat. **69**, 1002 (1928). Ref. Zbl. Hautkrkh. **29**, 87 (1929). — BRUCK, C. u. S. HIDAKA: Biologische Untersuchungen über die Rolle der Staphylokokken bei Ekzemen. Arch. f. Dermat. **100**, 1 (1910).

COMBIESCO, D. et G. CALALB: De l'immunisation contre le staphylocoque pyogène par voie buccale chez le lapin. C. r. Soc. Biol. Paris **91**, 734 (1924). Ref. Zbl. Bakter. **16**, 176 (1925). — CRUITCHFIELD, E. D. and B. F. STOUT: Treatment of staphylococcic infections of the skin by the bacteriophage. J. of Dermat. **22**, 1010 (1930). Ref. Zbl. Hautkrkh. **37**, 376 (1931).

DANHOLT: Das nekrotisierende Toxin der Staphylokokken. Norweg. dermat. Ges. Oslo, 8. Mai 1930. Ref. Zbl. Hautkrkh. **41**, 308 (1932). — DANHOLT, N.: Undersoekelser over staphylokker. Med saerlig henblikk på furunkulose us epidemiologie. Oslo. I kommisjon hos JAKOB DYBWAD 1932. Ref. Zbl. Hautkrkh. **43**, 456 (1933). — DARANYI, G.: Die Pathologie der Staphylokokken. Magy. orv. Arch. **27**, 438 (1926). Ref. Zbl. Hautkrkh. **23**, 183 (1927). — DARANYI, J. v.: Pathogenität und Einteilung der Staphylokokken. Zbl. Bakter. I Orig. **99**, 74 (1926). Ref. Zbl. Hautkrkh. **22**, 39 (1927). — DOLD, H. I.: Das Verhalten der wichtigsten aeroben menschenpathogenen Bakterien in der Haut des Meerschweinchens (Nachweis toxischer Staphylokokken-, Streptokokken-, Coli- und Proteustypen durch den intracutanen Versuch. Zbl. Bakter. I Orig. **102**, 1 (1927). Ref. Zbl. Hautkrkh. **24**, 766 (1927).

EPSTEIN, STEPHAN: Untersuchungen über die Unterscheidung der Staphylokokken. Erscheint im Archiv für Dermatologie und Syphilis.

FINKELSTEIN, J., RAŽONSKY u. CHESINA: Zur Bestimmungsmethode der Staphylokokkenvirulenz an Haut- und Urogenitalsystem. Venerol. (russ.) 8, 60 (1931). Ref. Zbl. Hautkrkh. **41**, 47 (1932).

GENGOU, O.: Signification des substances toxiques elaborées par les staphylocoques et conditions favorables a leur production. Arch. internat. Méd. expér. **6**, 211 (1931). Ref. Zbl. Hautkrkh. **37**, 797 (1931). — GOLDSCHMIDT, W. N.: Die Staphylokokken bei Acne vulgaris. Arch. f. Dermat. **149**, 575 (1925). Ref. Zbl. Hautkrkh. **19**, 744 (1926). — GRATIA, A.: La lyse transmissible du staphylocoque. Sa production, ses applikation therapeutiques. C. r. Soc. Biol. Paris **86**, 276 (1922). Ref. Zbl. Hautkrkh. **5**, 281 (1922). — GROSS, H.: Die Fermente und Giftstoffe der Staphylokokken. Erg. Hyg. **13**, 516 (1932).

HACH, IW., M. BORODAJ u. V. MELNIK: (a) Studien über Gewebeinfektion und Gewebeimmunität. I. Über die Bedeutung der Haut bei der Staphylokokkeninfektion bei Kaninchen. Ukraïn. med. Visti **1927**, Nr 2, 45. Ref. Zbl. Hautkrkh. **24**, 601 (1927). (b) Z. Immun.forsch. **54**, 251 (1928). Ref. Zbl. Hautkrkh. **27**, 606 (1928).

KASAHARA, M. u. T. TAKAHASCHI: Zur Klinik und Ätiologie der Impetigo contagiosa staphylogenes im Säuglingsalter. Jb. Kinderheilk. **127**, 188 (1930). Ref. Zbl. Hautkrkh.

35, 274 (1931). — KEMKES, B.: (a) Plasmakoagulase und Pathogenität der Staphylokokken. Zbl. Bakter. I Orig. **109**, 11 (1928). Ref. Zbl. Hautkrkh. **30**, 30 (1929). (b) Ist die Erzielung pathogener Eigenschaften bei saprophytischen Staphylokokken nach GEISSE möglich? Z. Hyg. **109**, 354 (1928). — KLEIN u. ZURHELLE: Chronisch vegetierende und ulcerierende Pyodermien mit serpiginösem Fortschreiten und flächenhafter Narbenbildung. Zbl. Hautkrkh. **18**, 518 (1926). — KOBAK, A. I. and I. PILOT: Skinreactivity of mothers and infants to staphylococus aureus filtrate and vaccine. Proc. Soc. exper. Biol. a. Med. **28**, 584 (1931). Ref. Zbl. Hautkrkh. **37**, 752 (1931).

LESBRE, PH. et H. JAUSION: Pouvoir reducteur des staphylocoques vis-a-vis du bleu de methylene: ses rapports avec la virulence. C. r. Soc. Biol. Paris **94**, 586 (1926). Ref. Zbl. Hautkrkh. **22**, 38 (1927).

MAUTÉ, A.: Desinfections staphylococciques. Presse méd. **1924**, No 14, 148. Ref. Zbl. Hautkrkh. **12**, 258 (1924). — MICHAEL, M.: (a) Die Staphylokokken der Haut. Dermat. Z. **39**, 329 (1923). Ref. Zbl. Hautkrkh. **12**, 145 (1924). (b) Grundfragen der Staphylokokken- und Vaccinetherapie. Zbl. Bakter. **26**, 555 (1928). Berl. dermat. Ges. 10. Jan. 1928. — MONTGOMERY, B. and C. I. GUSTAFSON: Classification of staphylococcus epidermidis albus from human skin. Proc. Soc. exper. Biol. a. Med. **27**, 365 (1930). Ref. Zbl. Hautkrkh. **35**, 479 (1931).

NEISSER, M.: Die Staphylokokken. Handbuch der pathogenen Mikroorganismen von KOLLE-KRAUS-UHLENHUTH, Bd. IV/1, S. 437. Berlin: Urban & Schwarzenberg 1928.

PITSCH, F.: Zur Frage der Staphylokokkenmischinfektion bei Impetigo streptogenes. Arch. f. Dermat. **141**, 204 (1922). Ref. Zbl. Hautkrkh. **7**, 336 (1923). — PINNER, M. and M. VOLDRICH: Derivation of staphylococcus albus, citreus and roseus from staphylococcus aureus. J. inf. Dis. **50**, 185 (1932).

RUZICIC, U. u. R. BAJIC: Furunkulose des Säuglings, ihre Ätiologie und Behandlung nach BESREDKA. Serb. Arch. ges. Med. **30**, Nr 5, 396. Ref. Zbl. Hautkrkh. **28**, 564 (1929). — RYGIER-CEKALSKA, STEFANIA u. WITOLDA PARZKOWSKA: Welche Bedeutung ist der intracutanen Reaktion auf Eiterbakterien bei Hauterkrankungen beizumessen? Przegl. dermat. (poln.) **1926**, Nr 3, 148. Ref. Zbl. Hautkrkh. **23**, 741 (1927).

SAINZ Y BENITEZ, H.: Behandlung der Pyodermien mit Bakteriophagen. Actas dermosifiliogr. **23**, 32 (1930). Ref. Zbl. Hautkrkh. **38**, 80 (1931). — SARATEANU, FL.-EM.: (a) Milieu de culture favorisant la Croissance du mikrobazille UNNA-SABOURAUD. C. r. Soc. Biol. Paris **95**, 135 (1926). Ref. Zbl. Hautkrkh. **21**, 416 (1927). (b) Bakteriologische Untersuchungen über den Mikrobacillus von UNNA-SABOURAUD und Versuche einer Vaccinetherapie mit M. bei Acne vulgaris. Dermat. Z. **50**, 341 (1927). Ref. Zbl. Hautkrkh. **25**, 424 (1928). — SAVITCH, M.: Zur Differenzierung der Staphylokokken und urethralen grampositiven Kokken. Zbl. Bakter. I Orig. **123**, 27 (1931). Ref. Zbl. Hautkrkh. **40**, 472 (1932). — SINGER, CHARLOTTE and LLOYD ARNOLD: Autodesinfecting power of the human skin. Proc. Soc. exper. Biol. a. Med. **27**, 364 (1930). Ref. Zbl. Hautkrkh. **25**, 480 (1931). — SMITH, I. F.: A contribution to the study of the staphylococci of the skin. Brit. J. Dermat. **40**, 483 (1928). Ref. Zbl. Hautkrkh. **30**, 347 (1929). — SMITH, D. T. and E. L. BURKY: Impetigo contagiosa in children. It's etiology and treatment. Bull. Hopkins Hosp. **35**, 397 (1924). Ref. Zbl. Hautkrkh. **14**, 455 (1924).

TSUKADA, S.: Über einen Fall von Pyodermia chronica verrucosa vegetans; höchstwahrscheinlich durch Staphylococcus pyogenes aureus verursacht. Jap. J. of Dermat. **28**, 1082 (1928). Ref. Zbl. Hautkrkh. **32**, 479 (1929).

USHER, B.: Bactericidal properties of human sweat. Arch. of Dermat. **20**, 665 (1929). Ref. Zbl. Hautkrkh. **33**, 683 (1930). — URBAIN, A.: Essais de vaccination du lapin contre le staphylocoque par la voie cutanée et la voie digestive. C. r. Soc. Biol. **91**, 341 (1924). Ref. Zbl. Hautkrkh. **16**, 175 (1925).

VIGODČIKOV, G. u. A. LEVIN: Experimentelle Staphylokokkie der Haut des Kaninchens. Venerol. (russ.) **5**, 1226 (1928). Ref. Zbl. Hautkrkh. **30**, 702 (1930).

WOLFF, L. K.: (a) Über die Virulenz von Bakterien. Z. Immun.forsch. **62**, 1 (1929). (b) Über die Bactericidie des Blutes bei normalen Menschen und bei Kranken mit Staphylokokkenmykosen. Nederl. Tijdschr. Geneesk. **1925**, Nr 23, 2528. Ref. Zbl. Hautkrkh. **19**, 845 (1926). (c) Über die Bactericidie von Blut und Serum gegenüber Staphylokokken. Z. Immun.forsch. **50**, 543 (1927). Ref. Zbl. Hautkrkh. **24**, 601 (1927).

Streptokokken.

Bezüglich des Schrifttums wird in erster Linie auf v. LINGELSHEIM: Streptokokkeninfektionen. KOLLE, KRAUS, UHLENHUTH, Handbuch der pathogenen Mikroorganismen, Bd. IV/2. 1928 verwiesen.

Außerdem:

BARBER, H. W. and L. FORMAN: Streptococcal infections IV. Diseases of the skin due to streptococcal infection. With some observations on intradermal tests in erythema multiforme and lupus erythematosus. Guy's Hosp. Rep. **84**, 92 (1931). Ref. Zbl. Hautkrkh. **40**, 655 (1931). — Birkhaug, K. F.: Studies on the biology of the streptococcus erysipelatis. I. Agglutination and Agglutininabsorption with the streptococcus erysipelatis. Bull. Hopkins Hosp. **36**, 247 (1925). Ref. Zbl. Hautkrkh. **19**, 372 (1926). II. Demonstration of antigenic relationships among strains of streptococcus erysipalatis by intradermal protection tests. Bull. Hopkins Hosp. **37**, 85 (1925). Ref. Zbl. Hautkrkh. **19**, 372 (1926). III. Experimental production of erysipelas in rabbits and demonstration of protective power of immune erysipelas sera. Bull. Hopkins Hosp. **37**, 307 (1925). Ref. Zbl. Hautkrkh. **19**, 373 (1926). IV. Toxin production of the streptococcus erysipelatis. Proc. Soc. exper. Biol. a. Med. **23**, Nr 3, 201 (1925); Nr 4, 291 (1926). Ref. Zbl. Hautkrkh. **20**, 466 (1926). — Bogendörfer, L.: Das Verhalten des Streptococcus erysipelatis seu haemolyticus gegenüber der bactericiden Leukocytenwirkung. Münch. med. Wschr. **1921**, Nr 35, 1110.

Cazeneuve, E.: Etude bacteriologique et experimentale du streptocoque de l'impetigo contagiosa de T. Fox. C. r. Soc. Biol. Paris **88**, 703 (1923). Ref. Zbl. Hautkrkh. **9**, 209 (1924).

Dold, H.: Das gewebsbiologische Verhalten der Bakterien. II. Das Verhalten der wichtigsten aeroben menschenpathogenen Bakterien in der Haut des Kaninchens. Z. Bakter. I Orig. **102**, 257 (1927). Ref. Zbl. Hautkrkh. **25**, 289 (1928). — Dold, H. u. R. H. Müller: Zur Frage der Konstanz der Virulenztypen der Streptokokken. Z. Immun.forsch. **55**, 214 (1928). — Dossena, G.: Ricerche sulla reazione biologica della cute nelle infezioni streptococciche. Ann. Ostetr. **1925**, No 7, 555. Ref. Zbl. Hautkrkh. **19**, 380 (1926).

Fanconi, G.: Die Reaktionsfähigkeit der Scharlachhaut auf abgetötete Streptokokken. (Ein klinisch brauchbares Symptom.) Jb. Kinderheilk. **105**, 3. Folge., 55. 77 (1924). Ref. Zbl. Hautkrkh. **13**, 368 (1924). — Flehme, E.: Zur Entstehung der Impetigo. Dermat. Z. **31**, 111 (1920).

Gordon, M. H.: A serological study of hemolytic streptococci: Differentiation of streptococcus pyogenes from streptococcus scarlatinae. Brit. med. J. **1921**, Nr 3148, 632. Ref. Zbl. Hautkrkh. **2**, 482 (1921).

Haxthausen, H. v.: Über das Vorkommen von Streptokokken auf der kranken und gesunden Haut. Hosp.tid. (dän.) **1926**, Nr 27, 637; Nr 28, 670. Ref. Zbl. Hautkrkh. **22**, 39 (1927). — Hehme, E.: Zur Entstehung der Impetigo. Dermat. Z. **31**, 111 (1920). — Hudelo, Chêne and Sigwald: Intradermoreactions aux vaccins antistreptococciques et antistaphylococciques au cours des epidermites microbiennes ekzématiformes. Bull. Soc. franç. Dermat. **35**, 613 (1928). Ref. Zbl. Hautkrkh. **30**, 33 (1929).

Jausion, H., G. Lartigue et A. Shösberg: Etude d'un cas d'eczéma streptococcique des régions déconvertes. Bull. Soc. franç. Dermat. **38**, 417 (1931). Ref. Zbl. Hautkrkh. **30**, 778 (1931). — Jonin, I. u. V. Kosmina: Hautreaktion bei Scharlach und anderen Infektionen auf Einspritzung von Streptokokkenvaccin. J. de Microbiol. **4**, 39 (1927). Ref. Zbl. Hautkrkh. **25**, 537 (1928). — Jordan, P.: Über die Häufigkeit des Vorkommens von Streptokokken auf normaler Haut. Arch. f. Dermat. **159**, 152 (1929). Ref. Zbl. Bakter. **34**, 148 (1930).

Kosmdamiansky, V. u. N. Protassow: Über die Hautreaktion bei Streptokokkeninfektionen. J. de Microbiol. **3**, 87 (1926). Ref. Zbl. Hautkrkh. **23**, 537 (1927).

Levaditi: Zit nach Fanconi. — Lewandowsky, F.: Über Impetigo contagiosa s. vulgaris nebst Beiträgen zur Kenntnis der Staphylo- und Streptokokken bei Hautkrankheiten. Arch. f. Dermat. **94**, 163 (1909). — Lingelsheim, v.: Streptokokkeninfektionen, Kolle-Kraus-Uhlenhuth, Bd. IV/2. 1928.

Montemartini, G.: La reattivitá della cute ad antigeni spelifici, in varie forme di infecioni chirurgiche. Boll. Ist. sieroter. milan. **4**, 185 (1925). Ref. Zbl. Hautkrkh. **19**, 726 (1926).

Nikolajewskaja, M. u. O. Podvysockaja. Die Pyodermitis und die Rolle der Streptokokkeninfektion für deren Ätiologie. Russk. Vestn. Dermat. **7**, 907 (1929). Ref. Zbl. Hautkrkh. **34**, 823 (1930).

Photinos, Th.: Le streptocoque de la peau normale. Bull. Soc. franç. Dermat. **1927**, Nr 7, 494. Ref. Zbl. Hautkrkh. **25**, 650 (1928). — Prochaska, K.: Streptococci in diseases of the skin. Urologic. Rev. **32**, 648 (1928). Ref. Zbl. Hautkrkh. **29**, 623 (1929). — Pruška: Unterscheidung pathogener und nichtpathogener Streptokokken nach Siegwart. Zbl. Bakter. I, **112** (1921). Ref. Zbl. Hautkrkh. **1**, 112 (1921).

Sigwart, W.: Zur Unterscheidung pathogener und nichtpathogener Streptokokken. Zbl. Gynäk. **43**, 665 (1919).

Takashima, T.: Zur Frage ger Artspezifität der Koktigene, insbesondere des Variola-Vaccinekoktigens (1. Mitt.). Gewinnung der spezifischen lokalen aktiven Immunität der äußeren Haut des Kaninchens durch das Kotigen des Variola. Vaccinevirus bzw. der Streptokokken. Z. Immun.forsch. **68**, 375 (1930). Ref. Zbl. Hautkrkh. **37**, 182 (1931).

Definition und Einteilung der Pyodermien
(nebst Bemerkungen zu ihrer allgemeinen Pathologie).

Von

J. Jadassohn und M. Jessner-Breslau.

Unter „Pyodermien" verstehen wir seit Leloir *die durch die banalen Eitererreger (Pyokokken = Staphylokokken und Streptokokken) hervorgerufenen, exogen entstandenen Erkrankungen der Haut.*

Einige Bemerkungen über Nomenklatur- und allgemein-pathologische Fragen seien der Einteilung der Pyodermien vorangeschickt. Sie sind aphoristisch gehalten, weil eine eingehende Darstellung einerseits zu vieles aus den einzelnen Kapiteln vorwegnehmen, andererseits zu viel Hypothetisches enthalten würde. Sie dienen zugleich dem Zweck, auf die klaffenden Lücken in unseren allgemein-pathologischen Kenntnissen auch auf diesem Gebiet hinzuweisen.

1. Auch andere Mikroben (Fadenpilze, Hefepilze, Pyocyaneus, Diphtheriebacillen, Spirochäten usw.) können Eiterungen der Haut bedingen, die aber gewohnheitsmäßig nicht hierher gerechnet werden.

2. Die hämatogen durch Pyokokken entstehenden Hautaffektionen bezeichnet man — dem allgemeinen dermatologischen Sprachgebrauch entsprechend — nicht als „Pyodermien", sondern als „Pyämide", besser als „pyämische Dermatitiden", da der Ausdruck „Pyämide" in Analogie mit den anderen „Microbiden" für allergische endogene Infektionen („Lichen pyodermicus"?) angewendet werden müßte.

3. Es besteht ein Gegensatz zwischen dem Ausdruck „Pyodermie", d. h. eiterige Hautentzündung, und der Tatsache, daß nicht alle diese Pyodermien eiterig zu sein brauchen (vgl. Blasen der verschiedenen Impetigo contagiosa-Formen). Diese Unstimmigkeit ist aber nicht zu vermeiden, da die Haupteigenschaft der Staphylo- und Streptokokken eben doch die Hervorrufung eiteriger Affektionen der Haut ist. Die Neigung, nichteiterige Prozesse zu bedingen, steht augenscheinlich in einer gewissen Beziehung zu der Stelle der Haut, an der sich die Affektion abspielt. In der Epidermis verursachen sowohl die Staphylo- wie die Streptokokken mit Vorliebe Blasen (beide Formen der Impetigo contagiosa im Gegensatz zum Ecthyma).

4. Der gleichzeitige Befund beider Pyokokkenarten bei vielen zu den Pyodermien gerechneten Erkrankungsformen wird in seiner Bedeutung viel diskutiert und erschwert seit langer Zeit und zum Teil auch heute noch die Beurteilung der ätiologischen Bedeutung eines dieser Kokkenstämme. Hierauf wird in den verschiedenen Kapiteln dieses Bandes ausführlich eingegangen.

5. Es besteht ein sehr auffallender Gegensatz in der „Tropie" der beiden Arten von Pyokokken. Die Staphylokokken haben eine ausgesprochene Vorliebe, die Anhangsorgane der Oberhaut zu infizieren, die den Streptokokken nicht eignet.

6. Im allgemeinen wird nicht genau genug beachtet: der gerade bei den Pyodermien sehr wichtige Unterschied zwischen *Eiterung* (eiterige Exsudation) und *Vereiterung* (eiterige Einschmelzung, Abscedierung). Nur bei Zerstörung des cutanen Bindegewebes kann man unseres Erachtens von einer *Ver*eiterung sprechen. Die sog. epidermidalen Abscesse sind in dem üblichen allgemeinpathologischen Sinn nicht als solche aufzufassen. Für sie ist die dermatologische Bezeichnung „Pustel" die richtigere.

7. Über die Frage, ob die Pyokokken der Pyodermien besondere Eigenschaften haben, die sie von den gleichen Mikroben bei anderen Erkrankungen unterscheiden, und ob die Staphylokokken bzw. die Streptokokken der Dermatosen unter sich verschieden sind, ist in großem Umfange bakteriologisch, aus natürlichen Gründen wesentlich weniger klinisch und epidemiologisch gearbeitet worden. Die bakteriologischen und serologischen Untersuchungen haben zu allgemein anerkannten positiven Resultaten über solche Unterschiede nicht geführt (s. bei BIBERSTEIN). Trotzdem erscheint es uns nicht möglich, an eine wirkliche Identität aller Staphylo- und Streptokokkenstämme speziell der Haut zu glauben. Von besonderer Bedeutung ist für diese Frage die verschiedene *Kontagiosität* und die verschiedene *Virulenz* der Pyokokken, zwei Eigenschaften, welche keineswegs Hand in Hand miteinander gehen (z. B. Impetigo contagiosa, speziell staphylogenes: oft stark kontagiös bei sehr mildem Prozeß; auf der anderen Seite Furunkel: relativ geringe Kontagiosität und hohe Virulenz). In diesem Sinne spricht auch, daß z. B. in der Umgebung von Furunkeln zwar Autoinokulationen in Form von follikulären Pusteln, bei den Schweißdrüsenabscessen Periporitiden viel vorkommen, im allgemeinen aber keine blasigen staphylogenen Affektionen. Daß es von solchen Regeln Ausnahmen gibt, ist gewiß richtig. Wenn dies aber öfter der Fall wäre, so müßte die Entstehung einer en- und epidemischen staphylogenen Impetigo von gewöhnlichen eiterigen Prozessen aus sehr viel häufiger sein, als sie dies tatsächlich ist. Wir müssen uns eben bei den verschiedenen pathogenen Mikroorganismen daran gewöhnen, daß die Eigenschaften (Virulenz, Kontagiosität, aber auch „spezifische Pathogenität") der verschiedenen Stämme zwar relativ fixiert sind, aber eben doch nur relativ, und daß ein einzelner, anscheinend in bestimmter Weise charakterisierter Stamm daneben auch einmal die Eigenschaften eines anderen aufweisen kann. Inwieweit dabei die Einwirkung eines bestimmten *Makro*organismus auf den Mikroben eine Rolle spielt, ist schwer zu sagen (vgl. S. 3).

In der Haut sind die Virulenzdifferenzen der Pyokokken besonders deutlich; so ist beim Erysipel (und den Phlegmonen) die Virulenz die gleiche, wie bei den schweren Infektionen innerer Organe; das ist wohl auch der Grund, warum diese Krankheiten von manchen Seiten nicht sowohl zur Dermatologie als vielmehr zur inneren Medizin bzw. zur Chirurgie gerechnet werden. Andererseits: wenn die Impetigo-Streptokokken einmal eine vereiternde Lymphadenitis setzen, so ist diese im allgemeinen sehr leicht; oder: trotz der bindegewebigen Infektion verläuft das streptogene Ecthyma nicht progredient und ohne Allgemeinerscheinungen — im Gegensatz zum Erysipel.

Die eben schon erwähnte „spezifische Virulenz" oder Pathogenität einzelner Stämme äußert sich darin, daß sie besondere Formen der Pyodermien hervorrufen, wobei natürlich auch die „Tropie" zu bestimmten Bestandteilen der Haut eine Rolle spielen kann. Das könnte wiederum bei den Impetigokokken einschließlich derer des Pemphigoids von Bedeutung sein (so z. B. auch wenn eine Infektion von einer Dermatitis exfoliativa neonatorum bei der Mutter enorm große Blasen bedingt). Besonders muß hier hervorgehoben werden, daß, wenn wir von bestimmten Stämmen sprechen, wir nicht meinen, daß diese scharf voneinander getrennt sein müssen. Vielmehr werden wir uns — in

Analogie mit anderen Mikroorganismen — wohl vorstellen können, daß die einzelnen Eigenschaften der Stämme sich in sehr verschiedener Weise kombinieren können, daß gewisse Kombinationen die Haupttypen der Pyokokken darstellen, welche zu bestimmten Krankheitsformen führen, daß aber andere Kombinationen vorkommen, welche „Übergangsformen" bzw. „Atypien" bedingen. Die Eigenschaften und ihre Kombination können bei einem Stamm fixiert sein, sie können aber auch wechseln, und dadurch kann eine ungewöhnliche Art nicht nur des Krankheitsbildes, sondern es können auch epidemiologische Absonderlichkeiten auftreten (z. B. wenn von einem Panaritium eine Impetigo-contagiosa-Endemie ausgeht).

Vieles von dem hier kurz Skizzierten gehört zu dem Gebiet, das man seit jeher unter dem Begriff des „Genius epidemicus" zusammenfaßt.

8. Ferner hat selbstverständlich eine Bedeutung für die *Ausgestaltung des Krankheitsbildes* die *„Individualität"*, die spezielle Reaktionsart einzelner Menschen bzw. ihrer Haut. Diese würde nach viel vertretener Meinung ausschlaggebend sein bei den sogenannten chronischen Pyodermien (Acne conglobata usw.), wenn sich ihre Pyokokkenätiologie bestätigt. Wichtig ist in diesem Sinne weiterhin das Alter (in einem gewissen Ausmaß auch das Geschlecht) und ganz vor allem die Lokalisation auf Grund anatomischer und biologischer Bedingungen (Gesicht bei Impetigo contagiosa, Unterschenkel bei Ecthyma, Tourniole usw.).

9. Sehr wenig bearbeitet ist die Frage der *spontanen Heilung* der Pyodermien. Sehr verschiedene Mechanismen können dabei in Frage kommen: Lokale Immunisierungs- und lokale Eliminationserscheinungen gehen hier Hand in Hand, wie das bei den Impetigines (vgl. speziell die circinäre Form) und bei den Furunkeln sehr deutlich ist. Am wenigsten wissen wir von allgemeinen Immunisierungsphänomenen, fast gar nichts von Veränderungen der Mikroben unter dem Einfluß des Organismus. Auf diesem Gebiet sind sehr umfassende Untersuchungen noch notwendig.

Gleiche Schwierigkeiten bestehen bei der Erklärung des Erlöschens von En- und Epidemien. (Vgl. die gleichen Probleme bei den allgemeinen Infektionskrankheiten, aber auch z. B. bei den Dermatomykosen [Verschwinden der Trichophytia profunda barbae nach dem Krieg, der Mikrosporieendemien usw.].) Moderne experimentelle Studien über Tierendemien lassen auch hier auf weitere Klärung hoffen.

10. Die Pyodermien können nicht nur, wie es unten geschieht, ätiologisch-morphologisch, sondern sie können auch noch nach einem weiteren Gesichtspunkt eingeteilt werden, danach nämlich, ob sie als *„selbständige"* Krankheiten auf- oder *komplikatorisch* (akzidentell) zu anderen Krankheiten hinzutreten.

Auch bei dieser gerade den Pyodermien eigenen Differenzierung sind unzweifelhaft Unterschiede in der Kontagiosität und in der Individualität von maßgebender Bedeutung. Bei der ersten Gruppe bedarf es augenscheinlich nicht besonderer Gelegenheitsursachen zur Infektion, und zwar entweder, weil die betreffenden Pyokokkenstämme eine starke Infektionsfähigkeit oder weil die erkrankten Individuen eine besondere Infektionsbereitschaft haben. So kommen z. B. bei den Impetigines En- und Epidemien auf der einen, sporadische Fälle auf der anderen Seite vor. Das eine Mal muß die Kontagiosität der Stämme groß sein, und deswegen ist eine spezielle Disposition nicht notwendig, das andere Mal ist das Verhältnis umgekehrt; sonst wäre es schwer verständlich, warum von solchen sporadischen Fällen weitere Infektionen meist nicht oder nur in geringem Umfang ausgehen. (Interessant ist dabei auch der Unterschied zwischen der im allgemeinen größeren Kontagiosität der Impetigo-Staphylokokken gegenüber den -Streptokokken.)

Schema der exogen

<table>
<tr><th rowspan="2">Lokalisation</th><th colspan="3">Staphylodermien (Staphylococcus pyogenes aureus</th></tr>
<tr><th colspan="2">1. Follikuläre bzw. porale Infektionen (circumscript und an die Anhangsorgane der Oberhaut gebunden)</th><th>2. Extrafollikuläre bzw. extraporale Infektionen (circumscript, nicht an die Anhangsorgane der Oberhaut gebunden)</th></tr>
<tr><td>Epidermidal</td><td>a) Haartalgdrüsenapparat
α) Staphylodermia follicularis superficialis (Folliculitis staphylogenes = Impetigo BOCKHART) bei Kindern und Erwachsenen. Chronische Form: Sycosis simplex. Eventuell: Acne conglobata und ähnliche Erkrankungen</td><td>a) Schweißdrüsenapparat
α) Staphylodermia periporitica (Periporitis staphylogenes, LEWANDOWSKY) = Schweißdrüsenausführungsgangpustel (fast nur?) bei Säuglingen</td><td>Staphylodermia superficialis vesiculosa, bullosa (tenui-) crustosa, impetiginosa (Impetigo contagiosa staphylogenes).
Staphylodermia bullosa manuum (staphylogene „Tourniole").
Staphylodermia superficialis bullosa neonatorum et infantum, Pemphigoid der Neugeborenen und Kinder.
Pemphigus neonatorum et infantum staphylogenes.</td></tr>
<tr><td>Epidermido-cutan</td><td>β) Staphylodermia follicularis profunda (necroticans) = Furunkel (eventuell Karbunkel) bei Kindern und Erwachsenen</td><td>β) Staphylodermia sudoripara suppurativa (Abscessus glandularum sudorip. = Schweißdrüsenabsceß) disseminiert bei Säuglingen, auf bestimmte Gegenden (apokrine Drüsen) beschränkt bei Erwachsenen</td><td>Staphylodermia (epidermido-cutanea) ecthymatosa = Ecthyma simplex staphylogenes (?).</td></tr>
<tr><td>Cutan</td><td>do.</td><td>do.</td><td rowspan="3">Staphylodermia cutanea et subcutanea abscedens (staphylogene Haut- und Unterhautabscesse ohne Beziehung zu den Drüsen).</td></tr>
<tr><td>Cutan-subcutan</td><td>do.</td><td>do.</td></tr>
<tr><td>Subcutan</td><td>do.</td><td>do.</td></tr>
</table>

Bei der zweiten Gruppe — den komplikatorischen Pyodermien — sind die Efflorescenzen an sich die gleichen wie bei der ersten. Aber sie treten als mehr oder weniger wichtige Begleiterscheinungen einerseits innerer Krankheiten (Furunkulose bei Diabetes oder nach Typhus), andererseits (viel häufiger!) bei Dermatosen auf, und zwar bald als sehr nebensächliche, bald aber auch als Symptome, welche die ursprüngliche Krankheit an Bedeutung übertreffen (z. B. Furunkel usw. bei Dermatitiden). Die Bedingungen für solche komplikatorische Pyodermien sind dann gegeben, wenn die ursprüngliche Dermatose offen ist (nässende Ekzeme) oder (durch Kratzen) offen wird (Scabies). Dabei kann aber der Allgemeinzustand sehr wohl auch noch eine Rolle spielen (z. B. Pyodermien

entstehenden Pyodermien.

und albus	**Streptodermien** (Streptococcus pyogenes longus)	
3. Diffus	1. Circumscript, nicht an die Anhangsorgane der Oberhaut gebunden	2. Diffus
Dermatitis exfoliativa neonatorum staphylogenes (RITTER v. RITTERSHAIN) = **malignes Pemphigoid.** Eventuell: Ekzematoide Staphylodermien der französischen Autoren	**Streptodermia superficialis vesiculosa, bullosa, crustosa, impetiginosa (Impetigo contagiosa streptogenes).** **Streptodermia bullosa manuum** (streptogene „Tourniole"). Streptogenes Pemphigoid der Neugeborenen und Kinder (?). Eventuell: Pityriasis simplex faciei (Dartre volante) (?) Eventuell: Angulus infectiosus (?).	Eventuell: Ekzematoide Streptodermien der französischen Autoren. Ob auch Dermatitis exfoliativa neonatorum streptogenes (RITTER v. RITTERSHAIN) [?]
	Streptodermia (epidermido-cutanea) ecthymatosa = Ecthyma simplex streptogenes	
Staphylodermia cutanea lymphatica (Erysipelas staphylogenes JORDAN)	Streptodermia cutanea et subcutanea abscedens (Streptogene Haut- und Unterhautabscesse)	**Streptodermia cutanea lymphatica streptogenes (= Erysipelas streptog.)**
Staphylodermia phlegmonosa (Phlegmone staphylogenes)		**Streptodermia phlegmonosa** (Phlegmone streptogenes)

bei schweren Salvarsandermatitiden). Von solchen komplikatorischen Pyodermien gehen nur selten Infektionen anderer Individuen aus; ja auch bei den Erkrankten selbst erlöschen sie sehr häufig, wenn die ursprüngliche Erkrankung beseitigt ist (z. B. das Kratzen bei der Scabies aufhört).

Die Frage, wie weit es sich bei den komplikatorischen Pyodermien um Infektionen mit angereicherten oder virulenter gewordenen saprophytär auf der Haut lebenden Mikroben handelt, ist nicht entschieden (vgl. Ekzeme und ekzematoide Pyodermien).

Der eine von uns (JADASSOHN) hat 1912 den Versuch gemacht, in einem *Schema* die exogen entstehenden Pyodermien nach Ätiologie und — im Adjektiv —

Lokalisation bzw. pathologischer Anatomie zusammenzustellen sowie die alten klinischen Bezeichnungen, welche vor Klärung der Ätiologie in Gebrauch standen, durch neue zu ersetzen. Er war sich aber bewußt, daß es auch auf diesem Gebiet schwer, wenn nicht unmöglich sein würde, die gewohnten klinischen Namen auszumerzen. Die Einteilung, die er damals gab, ist von manchen Autoren übernommen worden, die alten Namen aber bestehen weiter.

Wir geben S. 32/33 dieses Schema mit einigen, dem jetzigen Stande der Wissenschaft angepaßten Änderungen wieder, wobei immer noch eine Anzahl in ihrer Ätiologie unklarer Krankheiten übrig bleibt. Diese sind in dem Schema in gewöhnlicher Schrift angeführt, die ätiologisch sichergestellten in Fettdruck. Auf eine weitere Erörterung glauben wir im Hinblick auf die ausführliche Beschreibung der einzelnen Erkrankungen in den verschiedenen Kapiteln dieses Bandes nicht eingehen zu sollen.

Literatur.

Vgl. J. JADASSOHN: Über Pyodermien, die Infektionen der Haut mit den banalen Eitererregern. Sammlung zwangloser Abhandlungen aus dem Gebiete der Dermatologie usw. Halle a. S.: Marhold 1912. Vgl. ferner die Literaturverzeichnisse der einzelnen Beiträge zu diesem Band.

Impetigo contagiosa und Ecthyma simplex.

Von

MAX JESSNER - Breslau.

Mit 74 Abbildungen.

A. Impetigo contagiosa.

I. Geschichtliche Einleitung.

Heutzutage noch eine genaue Darstellung des Impetigobegriffes früherer Zeiten zu geben, erscheint mir überflüssig. Die Bezeichnung „*Impetigo*" (von impetere = angreifen[1]) ist uralt und wurde in Konkurrenz mit der Bezeichnung *Porrigo* (lateinisch = Grind) in England und *Dartre* (in Frankreich) für alle möglichen blasigen, eitrigen und krustösen Affektionen der Haut gebraucht. Durch geeignete Adjektiva (sparsa, figurata, scabida, larvalis usw.) versuchte man eine Anzahl anscheinend verschiedener Krankheitsformen der Impetigo auseinanderzuhalten. Für uns genügt es, drei wichtige Abschnitte der Impetigo-Geschichte[2] zu kennen: die Abgrenzung der Impetigo contagiosa durch TILBURY FOX (1864), die Klärung ihrer Ätiologie und die Unterscheidung ätiologisch verschiedener, klinisch differenter Impetigoformen.

Daß man TILBURY FOX das Verdienst zuschreibt, die selbständige Stellung der Impetigo contagiosa hervorgehoben zu haben, ist wohl berechtigt, wenn er auch, wie MATZENAUER hervorhebt, „weder der erste ist, welcher sie von anderen ähnlichen vesico-pustulösen Hautausschlägen ausschied, noch der erste, welcher sie beschrieb". Denn schon vor ihm lagen gute Beschreibungen dieser Krankheit vor, und ihre Kontagiosität war wiederholt betont worden (FRIESE, HUTCHINSON: „contagious porrigo", STARTIN, DUNN, DEVERGIE).

Die bewußte Herausnahme der Impetigo contagiosa aus dem großen Impetigo-Topf, der einige Stadien des Ekzems, Trichophytien, Scabies und vieles andere enthielt, war zweifellos eine Tat, und zudem war TILBURY FOX es auch, der ihre Infektiosität durch gelungene Impfversuche zuerst *bewiesen* hat.

Die Klärung der *Ätiologie* der Impetigo contagiosa hat dann einen langen Zeitraum in Anspruch genommen. Ich möchte auch hier keine chronologische Aufzeichnung der Arbeiten geben, wie dies UNNA und SCHWENTER-TRACHSLER, MATZENAUER und SABOURAUD ausführlich taten. Denn zu der Zeit, als diese Übersichten geschrieben wurden, um die Jahrhundertwende, war die Frage

[1] TIMMERMANS hält die Ableitung von impetus für falsch. Er glaubt, daß die Worte Impetigo und Petechien auf einen Stamm p t zurückzuführen sind, der im Lateinischen in petere und putare, im Griechischen in πτισσειν und πατειν enthalten ist und dem die Bedeutung Stoßen, Schlagen zukommt.

[2] Ausführliche Darstellungen finden sich in der deutschen Literatur bei R. MATZENAUER (Impetigo contagiosa. Wien und Leipzig: Franz Deuticke 1900, Sonderabdruck der NEUMANN-Festschrift, und in MRAČEKS Handbuch, Bd. 2), bei P. G. UNNA und SCHWENTER-TRACHSLER (Mh. Dermat. **1899**); in der französischen vor allem bei SABOURAUD (Ann. de derm. et de syphiligr. **1900** und in dessen Abschnitt in der Prat. dermat. **2**).

noch ganz im Fluß, was am besten daraus hervorgeht, daß jeder dieser Autoren einen anderen Coccus für den Erreger der Impetigo contagiosa hält: UNNA-SCHWENTER-TRACHSLER einen „Organismus", der „nicht unter den bekannten Kokken zu suchen ist, sondern eine neue, durchaus eigentümliche Spezies darstellt", MATZENAUER den Staphylococcus aureus und albus, SABOURAUD den Streptococcus longus. Für sie war daher die chronologisch geordnete Anführung der früheren Befunde das Gegebene, während wir heute, da wir die Frage der Ätiologie der Impetigo contagiosa als geklärt ansehen, besser so vorgehen, irrtümliche Befunde nur ganz kurz zu erwähnen, dagegen die richtigen Ergebnisse der älteren Autoren besonders hervorzuheben.

Wir sind heute der wohlbegründeten Ansicht, daß es zwei Formen der Impetigo contagiosa gibt: eine sehr häufige streptogene (die „klassische" Form) und eine seltenere staphylogene. Aber diese Erkenntnis erschwert es uns zugleich, die früheren Arbeiten über die Ätiologie dieser Krankheit kritisch zu beurteilen. Denn, nachdem die erste Periode, in der die Impetigo contagiosa für eine Pilzkrankheit gehalten wurde (KOHN-KAPOSI 1871, PIFFARD 1872, GEBER 1876, LANG 1877, DEWÈVRE 1885), überwunden war, handelte es sich immer wieder um die Frage, ob die Staphylokokken oder die Streptokokken als Erreger anzusehen, bzw. ob die als Ursache angesehenen Kokken mit einer dieser beiden Kokkenarten zu identifizieren sind oder eigene Spezies darstellen. Die letztere, von UNNA in seiner Arbeit mit SCHWENTER-TRACHSLER, später von KAUFMANN verfochtene Ansicht brauchen wir jetzt nicht mehr zu berücksichtigen, da die Sonderstellung dieses „Impetigo vulgaris-Coccus" sehr bald von MATZENAUER und KREIBICH als irrig erwiesen wurde. Und auch die Ergebnisse der Untersuchungen von SCHOLTZ und RAAB, daß zumeist die Vereinigung von Staphylo- und Streptokokken die Efflorescenzen der Impetigo contagiosa hervorruft, ist als eine unrichtige Auslegung an sich richtiger Kulturergebnisse anzusehen. Dabei war zu dieser Zeit die streptogene Ätiologie der klassischen Impetigo schon von verschiedenen Autoren richtig erkannt. In Frankreich hatten LEROUX (1892) und dessen Schüler DAUME (1894) auf Grund ihrer Serienimpfungen behauptet, daß ein Streptococcus die Erkrankung hervorrufe. In Deutschland kam KURTH (1893) unabhängig von LEROUX zu dem gleichen Ergebnis und sprach dem Staphylococcus pyogenes aureus nur die Rolle eines „nebensächlichen Begleiters" zu. Aber es sollte nach diesen Autoren nicht der gewöhnliche Streptococcus sein, sondern eine Abart desselben, ein „Impetigo-Streptococcus".

Damit wird der erste Autor, der die Ursache der Impetigo contagiosa wirklich richtig erkannt hat, FRANK BROCHER (1896), *ein Schüler von* D'ESPINE *in Genf.* BROCHER fand in seinen 18 Fällen bei Kindern 18mal Streptokokken, darunter in 11 (mindestens in einer der angelegten Kulturen) in Reinkultur. Seine Studien, die er mit diesen Streptokokken auf verschiedenen Nährsubstraten anstellte, und seine Tierversuche führten ihn im Gegensatz zu LEROUX, DAUME und KURTH zu dem Ergebnis, daß dieser Streptococcus, der die Impetigo contagiosa hervorruft, keine besondere Abart sei, sondern der gewöhnliche Streptococcus. Zu dieser Ansicht mag vielleicht auch der Umstand beigetragen haben, daß BROCHER sich bei der Autopsie eines mit einer Impetigo-Streptokokkenkultur infizierten, nach 24 Stunden gestorbenen Kaninchens an einem Finger infizierte. Es trat hier eine Pustel am Nagelrande auf und eine Lymphangitis des Unterarmes, dazu ein ziemlich schwerer Allgemeinzustand. Nach starker Eiterung und Vernarbung der Infektionsstelle blieb eine fast völlige Versteifung des letzten Fingergliedes zurück. Aus der Tiefe der Infektionsstelle konnte er in Reinkultur Streptokokken züchten. Das einzige, was bei dieser Arbeit BROCHERs fehlt, um den schlüssigen Beweis zu führen, daß diese Streptokokken auch wirklich die Erreger der Impetigo sind, ist die Hervorbringung einer Impetigo durch Impfung mit Kulturmaterial am Menschen. BROCHER ist sich dieser Unvollständigkeit selbst genau bewußt und gibt als Gründe, die ihn davon abgehalten, an: erstens die Tatsache, daß LEROUX solche Inokulationen mit seinen „Impetigo-Streptokokken“ bereits gelungen waren, und zweitens die Furcht, den Geimpften durch irgendwelche, auch bei einer oberflächlichen Streptokokkeninfektion vorkommende Komplikationen zu schaden. Zu Selbstversuchen hatte er, wie er offen eingesteht, nicht den Mut, was man ihm nach seinen Erfahrungen gelegentlich der vorher erwähnten zufälligen Infektion nicht verdenken kann.

Nur 1 Jahr später bestätigten dann BALZER und GRIFFON die Untersuchungen BROCHERS in vollem Umfange. Schon der Titel ihrer Arbeit „le streptocoque agent pathogène constant de l'impétigo et de l'ecthyma“ zeigt, wie sicher sie ihrer Sache sind. Und in der Tat ist in dieser kurzen Mitteilung alles enthalten, was wir heute über den bakteriologischen Inhalt frischer Impetigobläschen, über die Mischinfektion derselben mit Staphylokokken, über das Überwuchertwerden der Streptokokken durch die Staphylokokken bei Züchtung auf Schrägagarkulturen wissen und bei der bakteriologischen Diagnose berücksichtigen.

So haben denn die großen Arbeiten SABOURAUDS (1900) und LEWANDOWSKYS (1909), die in dieser Frage die bekanntesten und am meisten zitierten geworden sind, bezüglich der Ätiologie der Impetigo contagiosa tatsächlich nur Bestätigungen von früheren Untersuchungen gebracht. Aber ihre Arbeiten waren in Anbetracht des großen Materials, das ihnen zugrunde lag, besonders wichtig, da sie hierdurch die schon erwähnten Ergebnisse von UNNA und SCHWENTER-TRACHSLER u. a. endgültig widerlegen konnten. Seither ist denn auch die Streptokokkennatur der Impetigo contagiosa nicht mehr ernstlich bestritten worden, wenn man von einzelnen Ausnahmen (MOBERG, DUBREUILH und BRANDEIS, NAKAO ABE, MOTOMURA — Untersuchungen in Südjapan bzw. auf Formosa! — vgl. später bei Impetigo contagiosa staphylogenes — BOMMER ?, WERTHEIMER ?, SMITH und BURKY, SUTTON, GRÜTER) absieht.

Ich habe schon erwähnt, daß wir heute zwei Formen der Impetigo contagiosa unterscheiden: eine streptogene, deren Ätiologie durch die oben angeführten Autoren endgültig geklärt wurde, und eine staphylogene. Diese Erkenntnis verdanken wir zwei japanischen Autoren: DOHI und KURITA, die im Jahre 1904 klarstellten, daß die gemeinhin als Impetigo contagiosa oder vulgaris bezeichnete Erkrankung zwei klinisch und ätiologisch ganz differente Formen umfaßt. Dieser Tatsache schreiben sie auch das Auseinandergehen der Angaben über die Ätiologie der Impetigo zu. Die Bezeichnung Impetigo contagiosa nehmen sie für eine Form der Impetigo in Anspruch, die in Japan namentlich im Sommer epidemisch auftritt, seröse oder sero-eitrige, bis hühnereigroße Blasen bildet, aber dann keine dicken, wachsgelben Krusten aufweist, „vielmehr unter Vertrocknen des Blaseninhalts oder Platzen der Blasendecke nur ganz zarte, weißliche, höchstens hellgelbe, durchscheinende Fetzen bzw. Krusten zurückläßt.“ Als Erreger fanden sie stets Reinkulturen von Staphylococcus pyogenes albus. Sie identifizieren diese Form mit der ursprünglich von TILBURY FOX abgegrenzten, die ihrer Ansicht nach der so häufigen dickborkigen Impetigo nicht entspricht und nur fälschlich mit ihr „zusammengeworfen“ wurde. Und ebenso glauben sie, daß die von FRIESE 1801 bei Impflingen beobachtete Epidemie eines „blasenartigen Ausschlages“ eine solche staphylogene Impetigo gewesen ist. Von dieser Impetigoform sondern sie streng ab: „jene Form von Impetigo, die mit Bildung von tiefgelben, dicken, oft austernschalenähnlichen Krusten vor sich geht und die den Abbildungen von Impetigo contagiosa in den Atlanten, Hand- und Lehrbüchern (KAPOSI, JACOBI, BESNIER, BROCQ und JACQUET, HALLOPEAU

u. a.) vollkommen zu entsprechen scheint", da sie „klinisch wie ätiologisch anders ist als die Impetigo contagiosa Tilbury Fox". Auch sie haben letztere gesehen und untersucht, haben bei ihr aber fast immer Streptococcus pyogenes gefunden; sie nennen sie daher Impetigo streptogenes (Dohi und Kurita).

Es ist müßig, heute die Frage zu ventilieren, ob die Identifizierung der Impetigo-Tilbury Fox mit der staphylogenen Form von Dohi und Kurita wirklich berechtigt ist. Es ist eher anzunehmen, daß auch Tilbury Fox, wie alle nach ihm, die beiden Formen „zusammengeworfen" hat, was mir auch aus seinen klinischen Beschreibungen hervorzugehen scheint. Die Arbeit von Dohi und Kurita, die in einer japanischen Zeitschrift erschien, fand eigentümlicherweise trotz der ihr beigegebenen deutschen Inhaltsangabe in den folgenden Jahren nicht die ihr zweifellos gebührende Beachtung. Lewandowsky beschrieb zwar 1909 einen Fall, den er wegen seiner Lokalisation der Efflorescenzen (außer Gesicht und Kopf auch Rumpf), der Dünne der Krusten und der Abheilung mit Pigmentierung als „atypische Impetigo" bezeichnete, und bei dem er sowohl aus den kleinen serösen Blasen wie aus dem Sekret unter den Krusten nur Staphylokokken in Reinkultur züchten konnte. Aber er exemplifizierte hier nicht auf die Mitteilung von Dohi und Kurita, die er kennt, sondern bringt den Fall „in der Nähe der Impetigo" unter und hat „den Eindruck, daß in diesem Falle die Staphylokokken die Erreger gewesen sind". Daß dieser „Eindruck" ein richtiger gewesen und das Vorkommen dieser staphylogenen Form nicht auf Japan beschränkt ist — wenn sie auch dort eigentümlicherweise nicht durch den gelben, sondern den weißen Staphylococcus hervorgerufen wird — bewiesen dann weitere Beobachtungen von atypischer Impetigo an der Jadassohnschen Klinik in Bern, die zum Teil durch Model und durch Ehrlich publiziert, von Jadassohn in seiner Abhandlung über die Pyodermien (1912) ausführlich besprochen wurden. Hierbei konnte Jadassohn auch auf eine weitere Publikation von K. Dohi (jetzt in Gemeinschaft mit Sh. Dohi) verweisen, die bald darauf im Archiv für Dermatologie erschien, und in der die Autoren nochmals eingehender auf die ganze Frage zurückkommen, eben weil sie der berechtigten Ansicht sind, daß die erste Mitteilung hierüber (von Dohi und Kurita) nicht genügend berücksichtigt worden war. Sie geben hier nochmals die klinischen Charakteristika der „Impetigo albo-staphylogenes" wieder, machen genauere Angaben über den Erreger, beschreiben ihre gelungenen Impfversuche am Menschen und führen Autoren an, die ihrer Meinung nach schon früher Epidemien dieser Erkrankungsform beschrieben, sie aber entweder gar nicht benannt oder mit der streptogenen Impetigo verwechselt haben (außer Friese: Lewkovitsch, Stelwagon, Pontoppidan, Eichstedt, Geronne). Bezüglich der Identifizierung dieser staphylogenen Impetigo mit der Impetigo Tilbury Fox sind sie nicht mehr so sicher wie in der früheren Arbeit und halten es „für nicht ganz ausgeschlossen, daß schon Tilbury Fox den Fehler begangen hatte, die blasenbildende Form mit der anderen, durch dicke wachsgelbe Krusten charakterisierten zu identifizieren". Sie unterscheiden daher jetzt nur noch „Impetigo contagiosa albo staphylogenes" und „Impetigo contagiosa streptogenes" (Dohi). Daß sie bei der letztgenannten Form noch den Namen Dohi anfügen, ist nicht berechtigt, da — wie wir gesehen haben — zu dieser Zeit die Ätiologie dieser gewöhnlichen Impetigo lange geklärt war. Jadassohn konnte daher 1912 auf Grund der Arbeiten Dohis und seiner Schüler und seiner eigenen Befunde den Stand der Dinge folgendermaßen „vorläufig" zusammenfassen:

„Unter den Krankheiten, welche man jetzt gemeinhin als Impetigo contagiosa sive vulgaris bezeichnet, ist zu unterscheiden: eine in Europa wohl überall häufige, sporadisch vorkommende, gewöhnlich nicht hochgradig kontagiöse und bisher nicht mit Sicherheit als eigentlich epidemisch beobachtete Form, die durch Streptokokken bedingt wird, durch geringe und flüchtige Blasen, dagegen durch hochgradige Bildung gelber Krusten charakterisiert ist, mit besonderer Beteiligung des Gesichts (und evtl. der Hände). Dies ist die *Impetigo contagiosa streptogenes.* Sie ist identisch mit UNNAS Impetigo vulgaris, deren spezielle Kokken außer durch KAUFMANN noch nicht bestätigt worden sind. Ob diese Affektion auch in Epidemien auftreten kann, steht noch dahin, ist aber nach KURTHS Untersuchungen wahrscheinlich.

Im Gegensatz dazu steht die *Impetigo contagiosa staphylogenes*, die in Europa bisher nur in einzelnen sporadischen und seltenen Fällen mit Sicherheit konstatiert worden ist, die sich vor allem durch die dünnen Krusten und die atypische Lokalisation, evtl. auch durch ausgesprochenere Blasen- und nachfolgende Pigmentbildung von der Impetigo streptogenes unterscheidet. Diese kann aber, wie die Epidemien in Japan beweisen, hochgradig kontagiös sein, sich durch große Blasen und durch Lokalisation auch am Körper auszeichnen, so daß einzelne früher in Europa beobachtete Epidemien vielleicht hierher gehören."

Die seitherigen Beobachtungen haben dann nichts wesentlich Neues mehr gebracht. LEWANDOWSKY wies in seinem Vortrag auf dem Hamburger Kongreß der Deutschen dermatologischen Gesellschaft 1921 nach, daß die staphylogene Impetigo auch bei uns nicht so selten ist, daß sie in kleineren Epidemien auftreten kann, daß ihr Vorkommen aber örtlich große Verschiedenheiten aufweist. DORA FUCHS u. a. kamen zu dem gleichen Resultat.

Zum Schluß dieser geschichtlichen Bemerkungen bleibt nur noch einiges über die *Nomenklatur* zu sagen. Wir können es gleich allen, die sich hierzu geäußert haben, nur bedauern, daß TILBURY FOX seinerzeit bei Abgrenzung des Krankheitsbildes den Namen Impetigo beibehalten hat, wir müssen aber damit rechnen, daß diese Bezeichnung nun einmal allgemein gebraucht und wohl kaum auszumerzen sein wird. Es wird auch nicht möglich sein, das Adjektiv ,,contagiosa" der klassischen Impetigo fortzunehmen und zur Bezeichnung der staphylogenen Form zu verwenden, obwohl diese zweifellos kontagiöser ist. Aber es sollte doch möglich sein durchzusetzen, daß den schon klinisch leicht unterscheidbaren typischen streptogenen und staphylogenen Krankheitsbildern wenigstens die Bezeichnung ihrer Ätiologie beigegeben wird, daß man also trennt: *Impetigo contagiosa streptogenes* und *Impetigo contagiosa staphylogenes.* Einfach Impetigo streptogenes und staphylogenes zu sagen — wie LEWANDOWSKY vorschlug — ist wohl aus dem Grunde nicht ganz richtig, weil eben noch zu viele unter einer staphylogenen Impetigo eine Follikulitis (*Impetigo* BOCKHART) verstehen, ein Überbleibsel der unseligen Verwirrung, die die epochemachende Arbeit BOCKHARTS über die Ätiologie der Follikulitis seinerzeit ohne sein Verschulden angerichtet hat. Aber daneben und unter ausdrücklicher Betonung ihrer Superiorität sollte man immer die ätiologisch-anatomische Bezeichnung JADASSOHNS gebrauchen, wie sie im Schema der Pyodermien angeführt ist: *Streptodermia superficialis* bzw. *Staphylodermia superficialis.* Vielleicht gelingt es dann doch allmählich, die Benennung Impetigo auszuschalten.

II. Impetigo contagiosa streptogenes — Streptodermia superficialis (vesiculosa, bullosa, crustosa impetiginosa).

Impetigo TILBURY FOX. — *Impetigo phlyctaenulosa.* — *Impetigo vulgaris.*

Klinik.

Die Impetigo contagiosa streptogenes beginnt als ein kleiner, kaum erhabener roter Fleck, in dessen Zentrum außerordentlich rasch, in einigen Stunden, ein Bläschen auftritt. Dieses Bläschen, dessen zunächst klarer Inhalt sich bald trübt, besteht zumeist nur ganz kurze Zeit. Es platzt oder wird lädiert, und der Inhalt trocknet alsbald zu einer Kruste ein. Die Farbe dieser Kruste ist gelblich, gelblichbräunlich, stroh- oder honigfarben, ihre Durchsichtigkeit hängt davon ab, ob das eingetrocknete Sekret noch klar oder schon mehr oder weniger getrübt war. Diese — entsprechend der Bläschengröße — anfangs etwa stecknadelkopf- bis linsengroßen, von normaler oder leicht entzündlich geröteter Haut umgebenen Krusten pflegen sich in den nächsten Tagen bis auf etwa Pfenniggröße, in seltenen Fällen auch noch mehr, auszudehnen, indem die blasige Abhebung der Hornschicht peripher fortschreitet, das reichliche aussickernde Sekret die zentrale Kruste emporhebt, so daß zugleich eine Verdickung und eine — wenn auch unregelmäßige — Schichtung derselben eintritt. Ist diese Größe erreicht, so pflegt der Prozeß im allgemeinen zu sistieren, die Entwicklung der für diese Form der Impetigo so außerordentlich charakteristischen Efflorescenz: dicke, geschichtete, honigfarbene, mehr oder weniger durchsichtige Kruste, umgeben von einem feinen Saum abgehobener Hornschicht, ist beendet. In einigen Tagen fällt dann die Kruste ab, es persistiert ein längere Zeit bestehender lividroter Fleck, dessen zumeist sehr zarte, unter der Kruste neu gebildete Hornschicht bald die normale Dicke annimmt. Hebt man die Kruste ab, so sieht man — je nach dem Zeitpunkt, an dem man dies ausführt — entweder eine lebhaft rote, eitrig belegte oder schon gereinigte nässende Fläche, deren auffallend reichliches Sekret wieder zu einer Kruste eintrocknet.

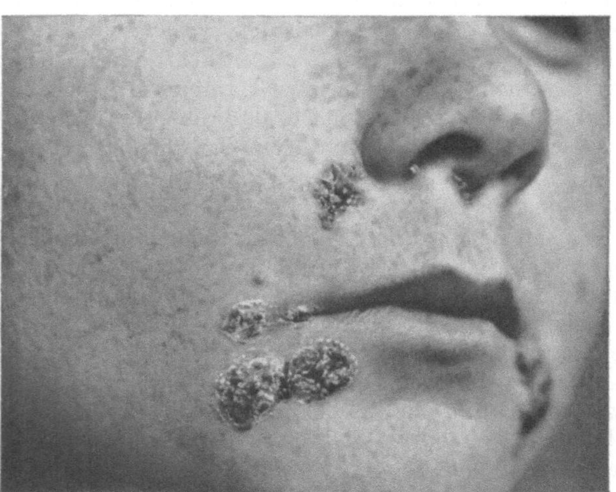

Abb. 1. Impetigo contagiosa streptogenes.

Die *Entwicklung der Einzelefflorescenz* wird von allen Autoren, die sie genauer beschreiben, im allgemeinen übereinstimmend in dieser Weise geschildert, und dies entspricht auch dem, was man beobachten kann, wenn man Gelegenheit hat, diese Entwicklung zu verfolgen. Dies ist allerdings nur selten möglich, da die Kranken gewöhnlich erst im „Krustenstadium“ in Behandlung treten, und das Studium evtl. neu auftretender Efflorescenzen durch die verordnete Behandlung gestört wird. Man kann, wie SABOURAUD sagt, 20 Fälle von Impetigo gesehen haben, ohne zu wissen, wie sie beginnt.

Der *Verlauf bei experimenteller Infektion mit Kulturstreptokokken* ist ein dem beschriebenen ganz analoger. LEWANDOWSKY protokolliert ihn in einem seiner Versuche etwa folgendermaßen:

4. 7. Intraepitheliale Impfung mit Streptokokkenreinkultur von Impetigo; 5. 7. roter Fleck mit beginnender zentraler Bläschenbildung; 6. 7. Bläschen mit trübem Inhalt und schmalem rotem Hof; 7. 7. Blase geborsten, beginnende Krustenbildung; 8. 7. etwa linsengroße gelbe Kruste mit blasigem Saum und geringem rotem Hof; 9. 7. Kruste vergrößert, etwa fünfpfennigstückgroß. Kein Blasensaum mehr. (Der weitere Verlauf wurde durch Entfernung der Kruste zur Abnahme von Material zu Züchtungszwecken gestört.)

Bei der Entwicklung der Einzelefflorescenz wären nur zu folgenden Punkten einige Bemerkungen zu machen, die, wie wir sehen werden, für die klinische Diagnose der beiden Impetigoformen von einer gewissen Wichtigkeit sind:

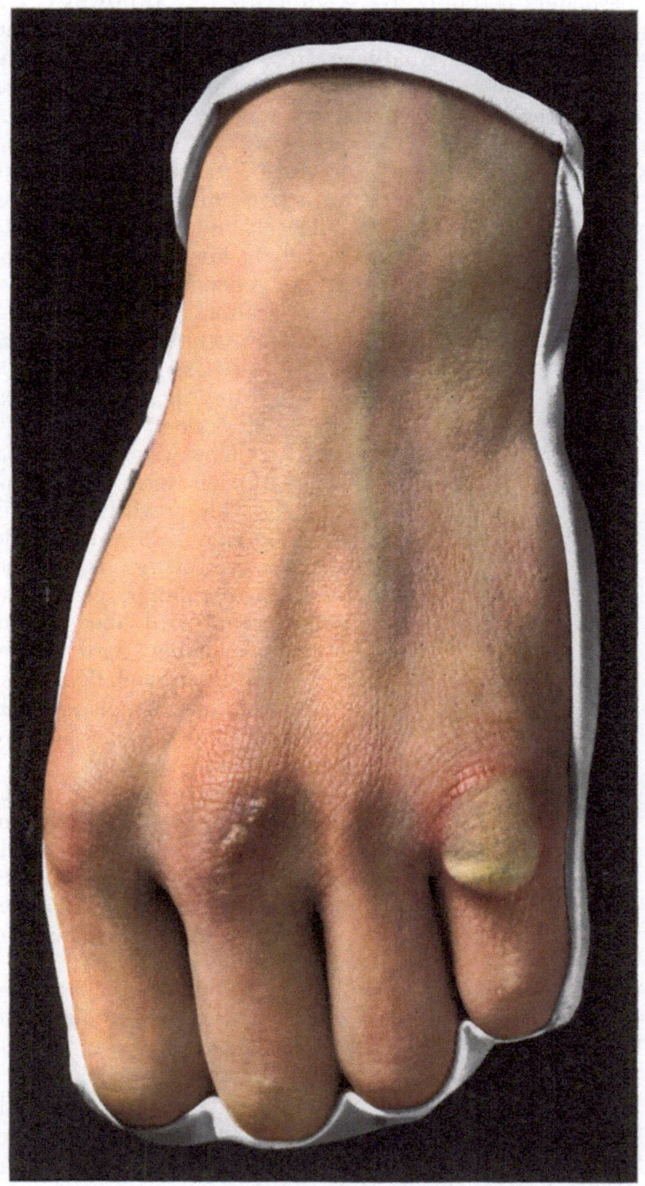

Abb. 2. Impetigo contagiosa (Pyodermia bullosa manuum) streptogenes. „Hypopyon."

1. Entzündliche Zone. Für das Bläschenstadium sind die Ansichten nicht ganz übereinstimmend. Teils wird eine entzündliche Zone gar nicht erwähnt oder direkt geleugnet (z. B. Fox, Jarisch: wie Tautropfen auf unveränderter Haut, Gaucher, Rost), teils wird angegeben, daß die Bläschen keinen oder einen ganz schmalen, blaßroten, unscheinbaren roten Hof haben (z. B. Matzenauer, Jadassohn), teils wird dieser rote Hof als immer oder meist vorhanden ausdrücklich hervorgehoben (z. B. Engman, Dohi und Kurita, Lewandowsky, Flehme). Dagegen wird um die sich vergrößernde Kruste das Vorhandensein einer roten Zone vielfach besonders betont (z. B. Sabouraud, Lewandowsky, Zieler). Ich habe seit längerer Zeit hierauf besonders geachtet und immer eine — wenn auch mitunter geringe — entzündliche Röte um die Bläschen und Krusten konstatieren können, die erst dann fehlte, wenn die Krusten ihren größten Umfang erreicht hatten und nur noch mit einer „Collerette" umgeben waren (vgl. Abb. 1 u. 4).

2. Art und Persistenz der Blasen. Die von Unna behauptete Entstehung der Impetigo aus einem primären, follikulären und einem sekundären, den Haarbalg konzentrisch umgebenden, ins Breite gehenden Bläschen ist wohl durch die Arbeiten Matzenauers, Kreibichs und Lewandowskys endgültig als unrichtig erwiesen worden. Das gleiche gilt für die Angabe von Fox, der von einer zentralen Delle des Bläschens spricht. Über die Art des Blaseninhalts ist man sich jetzt wohl einig. Er ist zunächst klar, wird gewöhnlich schon nach kurzer Zeit (in Stunden) trübe, aber nie rein eitrig. Das Bläschen kann, wenigstens anfangs, gespannt und prall gefüllt sein, wird aber, wenn es nicht platzt oder lädiert wird, schnell schlapp, der Inhalt fließt nach dem tiefsten Punkt, und das Ganze ähnelt nach Sabouraud einem Hypopyon der vorderen Augenkammer (vgl. Abb. 2). In den allermeisten Fällen aber kommt es nicht dazu. Gerade das „Ephemere" der Bläschen ist zweifellos eines der charakteristischsten Merkmale dieser Form der Impetigo. Zum Teil hängt die Dauer der Persistenz des Bläschenstadiums sicherlich von äußeren Momenten ab. Die Dicke der Hornschicht, die Lokalisation, evtl. Juckreiz, Kratzen spielen hierbei eine Rolle. Aber es gibt auch Fälle, in denen die Blasen ohne erkennbaren Grund länger bestehen bleiben, ohne zu verkrusten, und die wir doch nach dem bakteriologischen Befund zur streptogenen Impetigo rechnen müssen (Bommer; *eigene Beobachtungen;* die Angaben von Fox sind hierbei nicht mehr zu verwerten).

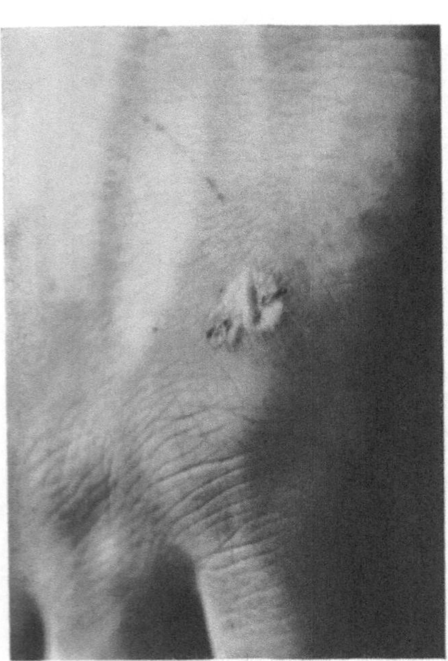

Abb. 3.

Es ist mir nicht gelungen, wirklich befriedigende Photographien des Blasenstadiums dieser Impetigoform zu erhalten. Ich möchte aber doch eine solche (in Abb. 3) wiedergeben, zumal sie von einer Frau stammt, die den Verlauf sehr gut beobachtet hatte. Ihr Kind hatte eine Scabies mit Pyodermien, sie selbst eine abgeheilte und krustöse Impetigoefflorescenz an der Stirn und außerdem die auf der Abbildung wiedergegebene Blase am Handrücken. Am Abend vorher war dort ein roter Fleck aufgetreten. Am nächsten Morgen befanden sich auf demselben zwei gespannte klare Blasen, die dann platzten. Das austretende Sekret hatte sie immer wieder abgetupft, so daß nur zwei kleine Krüstchen an den Durchbruchstellen vorhanden waren. Die schlappe Blasendecke ist in der Abbildung recht gut zu erkennen. Das Ganze war von einem intensiv roten Hof umgeben (kulturell: reichlich Streptokokken und wenig Staphylokokken).

3. *Kruste.* Form und Aussehen der Kruste werden fast allgemein in gleicher

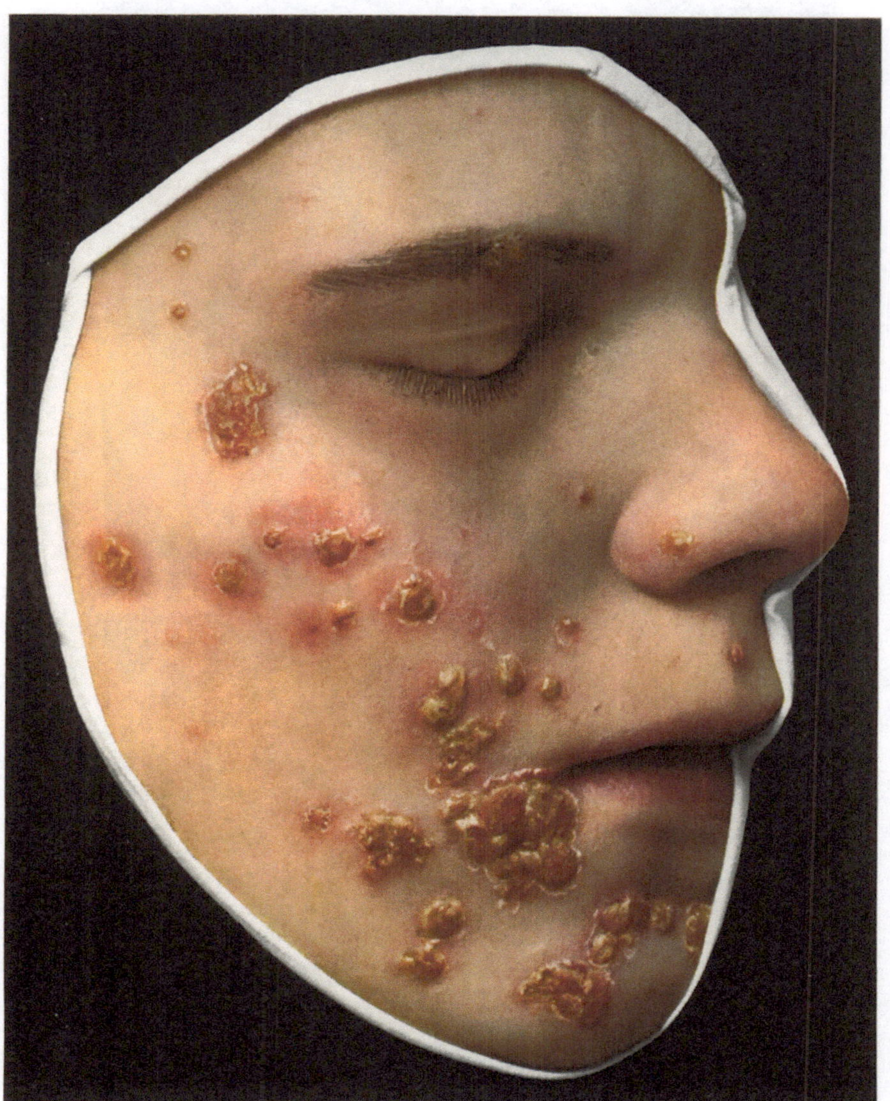

Abb. 4. Impetigo contagiosa streptogenes.

Weise beschrieben. Vergleichen wir die Angaben von einer Anzahl der Autoren: Tilbury Fox: strohfarbig (straw-coloured), trocken (dry), körnig (granular-looking), wie angespritzt (as if stuck on); Unna: durchscheinend, hornartig, honiggelb, auch schmutzig, graugrünlich (bei unsauberen Individuen), bräunlich (bei Blutbeimischung); Kaposi und Matzenauer: honig- oder gummiartig, stroh- oder goldgelb, später braun, scheibenförmig; Sabouraud: épaisse, discoide, fort saillante, variant du jaune d'ambre au brun roux, jaune de miel, melitagrique, cassante, ambrée sigillaire; JARISCH: gelb, honigartig; LEWANDOWSKY: dick, gold- oder honiggelb; JADASSOHN: gelb (serös) bzw. undurchsichtig gelb

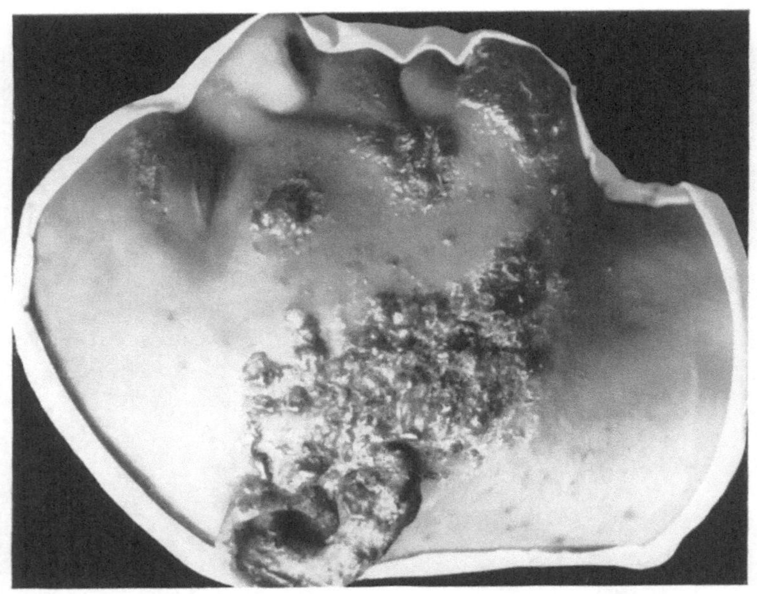

Abb. 6. Impetigo contagiosa streptogenes. Rein seröse, durchsichtige Krusten.

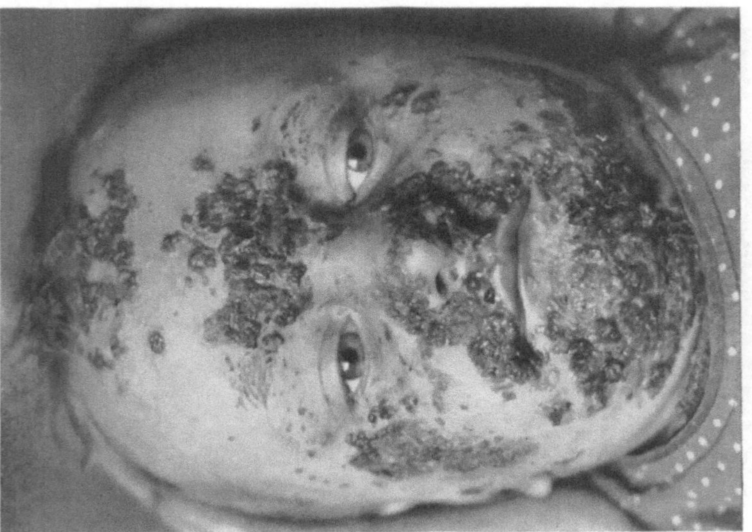

Abb. 5. Impetigo contagiosa streptogenes.

(eitrig), schmutzig grau oder blutig; DOHI und KURITA: tiefgelb, dick, austernschalenähnlich; ROST: durchsichtig, bernsteingelb; FRIEBOES: honigfarben transparent, gelb, das kegelförmige Aussehen absolut charakteristisch — so resultiert eigentlich immer das gleiche Bild, dessen Varianten offenbar nur durch den Grad der Eiter-, Blut- und Schmutzbeimengung bedingt sind. Evtl. Unterschiede in der Form sind leicht dadurch erklärt, daß die Krusten oft lädiert werden oder auch platzen, und dann das neu austretende, reichliche Sekret ihre Konturen verändert. Nach SABOURAUDs Ansicht kommt überhaupt das „felsige“ (rocheux) Aussehen der Krusten, die zunächst scheibenartig, siegelartig sind, einen erhöhten Rand und ein flaches Zentrum haben, erst hierdurch

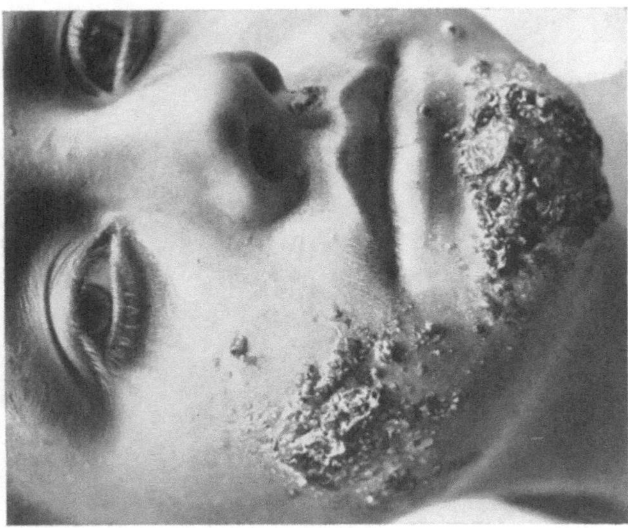

Abb. 8. Impetigo contagiosa streptogenes.

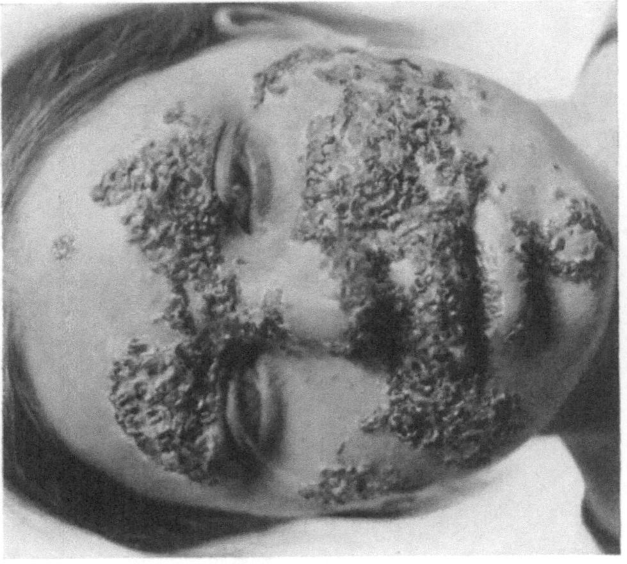

Abb. 7. Impetigo contagiosa streptogenes.

zustande (vgl. seine Abbildung in der Prat. dermat., Fig. 145). SABOURAUD erwähnt auch, daß nach dem Entfernen der ersten Kruste unter der neugebildeten zweiten oder evtl. dritten die darunterliegende nässende Fläche eine dünne fibrinoide graue Schwarte aufweist, die sehr „dauerhaft“ und 3—8 Tage zu verfolgen ist. Das Vorhandensein flacher Krusten ist sicherlich eine Ausnahme, kommt aber vor (EHRLICH, BOMMER, LEWANDOWSKY, *eigene Beobachtungen*);

auch hierbei ist die Beschreibung von TILBURY FOX, der von flachen (flat) Krusten spricht, nicht zu verwerten (vgl. oben).

Ist einmal eine der eben beschriebenen Efflorescenzen aufgetreten, so pflegt

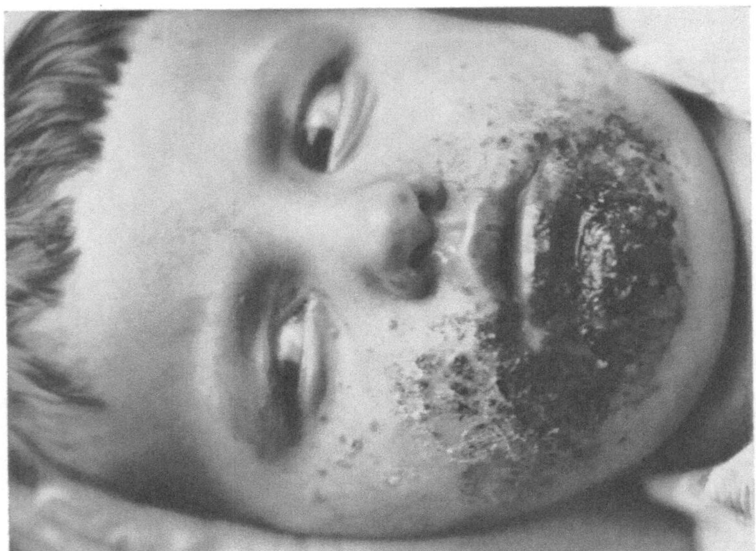

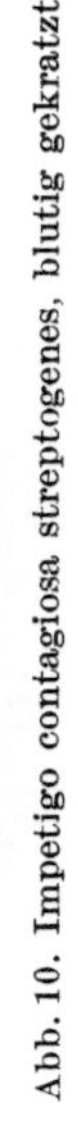

Abb. 10. Impetigo contagiosa streptogenes, blutig gekratzt.

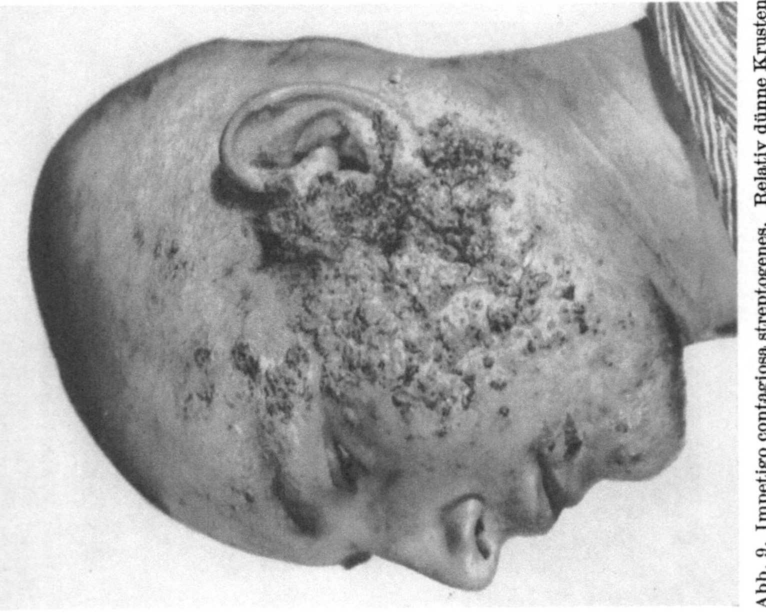

Abb. 9. Impetigo contagiosa streptogenes. Relativ dünne Krusten.

sich die Erkrankung sehr rasch auszubreiten. Nur selten sieht man in der Klinik eine oder wenige Impetigoefflorescenzen, gewöhnlich werden die umgebenden Hautpartien sehr schnell infiziert, so daß die Kranken schon mit einer größeren Anzahl derselben behaftet sind, wenn sie den Arzt aufsuchen. Die Erscheinungen (vgl. Abb. 4—9) bedecken regellos disseminiert oder auch zum Teil konfluiert mehr oder weniger große Hautpartien und befinden sich oft in den verschiedensten Stadien der Entwicklung. Stehen sie einzeln, so ist die dazwischenliegende Haut bis auf den evtl. entzündlichen Saum, der sie umgibt, normal, sind sie konfluiert, so ist die Begrenzung außen stets scharf, polycyclisch, so daß die Entstehung aus einzelnen rundlichen Krusten deutlich erkennbar ist. Sehr treffend hat diese KAPOSI beschrieben: ... „Allein ihre Begrenzung läuft scharf abgemarkt und in kleinen Bogensegmenten, weil sie eben aus den einzelnen scheibenförmigen Borken der jeweiligen, aber ineinander gerückten Bläschen und Blasen sich zusammengesetzt hat. Sie flacht sich nicht am Rande gegen eine schuppende Hautfläche ab und sieht oft so deutlich aus einzelnen scheibenförmigen Bogen kumuliert aus, wie wenn viele kleine Münzen, sich gegenseitig teilweise deckend, ein flaches Häufchen bilden, dessen Rand eben immer scharf begrenzt und gerundet erscheint.“

FRIEBOES erwähnt als Abweichung dieser gewöhnlichen Entwicklungs- und Ausbreitungsform eine *Impetigo contagiosa follicularis* oder *guttata:* „kleinstecknadelkopf- bis hanfkorngroße Impetigoherde mit honiggelben Borken, die großenteils follikulär angeordnet sind, ohne daß es dabei etwa zur Pustulation kommt“. Sie ist vielleicht identisch (?) mit der „*impétigo à petites vésico-pustules*“ von THIBIERGE und LEGRAIN. Ich werde diese *kleinkrustige Form* später bei der staphylogenen Impetigo beschreiben, da wir bei ihr stets Reinkulturen von Staphylokokken erhalten haben. Über die zentral abheilenden und peripher fortschreitenden Formen der Impetigo streptogenes vgl. bei *Impetigo contagiosa circinata* (S. 106).

Von *Beschwerden*, die die Impetigo den Kranken macht, ist nur das *Jucken* zu erwähnen. Im Hinblick auf die differierenden Angaben einzelner Autoren (KAPOSI: Jucken fehlt; SABOURAUD: Blase juckt; HAMMER: kein Jucken; FRIEBOES: starkes Jucken; ZIELER: Jucken fehlt — die meisten sagen hierüber gar nichts) habe ich viele unserer Impetigo-Kranken ausdrücklich darnach gefragt; die allermeisten antworteten verneinend. Bei einem unserer Impetigokinder berichtete allerdings die Mutter, daß das Kind über starkes Jucken klagte. Bei diesem Falle waren die Krusten und erodierten Stellen stark blutig tingiert (vgl. Abb. 10). Jedenfalls scheint nicht nur das evtl. Jucken der Grund für das Aufkratzen der Bläschen und Abkratzen der Krusten zu sein; es mag wohl auch das bloße Vorhandensein der Efflorescenzen dazu anreizen, sie zu entfernen.

Der *Verlauf* und die *Dauer* der Erkrankung werden aber sicherlich durch das Kratzen und Lädieren der Bläschen und Krusten sehr beeinflußt, indem einerseits hierbei neue Eingangspforten für die Erreger geschaffen, neue Stellen durch die mikrobenbeladenen Nägel infiziert werden, andererseits die Überhornung unter den Krusten gestört wird. Im allgemeinen wird als Dauer für das Bestehen der Einzelefflorescenz 8—10 Tage, für die ganze Erkrankung 3—4 Wochen angegeben, falls die Entwicklung nicht gestört wird. Dabei pflegen, worauf SABOURAUD hinweist, die im Laufe der Erkrankung auftretenden neuen Herde sich allmählich immer abortiver zu gestalten, was auf eine *gewisse Immunisierung* gegen die Erreger schließen läßt; eine Annahme, die besonders HAMMER vertreten hat, und die auch mit den Erfahrungen NATHANs bei experimentellen Infektionen abgeheilter Stellen übereinstimmt. Immerhin braucht diese evtl. Umstimmung nicht oder nicht immer einen genügenden Grad zu erreichen, da die Erkrankung vor allem bei sehr schlecht gehaltenen Kindern (SABOURAUD) wesentlich länger dauern kann, indem monatelang Kruste nach Kruste auftritt, und dieser torpide Verlauf dazu noch durch akute Eruptionen kompliziert wird, außerdem aber auch *Rezidive* nach völliger Abheilung der Erkrankung vorkommen. Für diese Rezidive macht SABOURAUD, abgesehen von der „lymphatischen“

Konstitution (vgl. später) die Streptokokken verantwortlich, die nach einer Impetigo besonders in den Falten des Gesichts, vor allem in der Retroaurikularregion *(„Intertrigo rétro-auriculaire")*, und an dessen Ostien zurückbleiben und dort recht unscheinbare Erscheinungen (leichte Schuppung, Rötung, Blepharitis usw.) unterhalten, in denen er sie noch nach 6 Monaten nachweisen konnte *(„Reliquats chroniques de l'impétigo aigu")*. Dem stehen Untersuchungen von COLE entgegen, der die nach Impetigo zurückbleibenden Flecken in 4 Fällen bakteriologisch untersuchte und nur einmal Streptokokken darin fand.

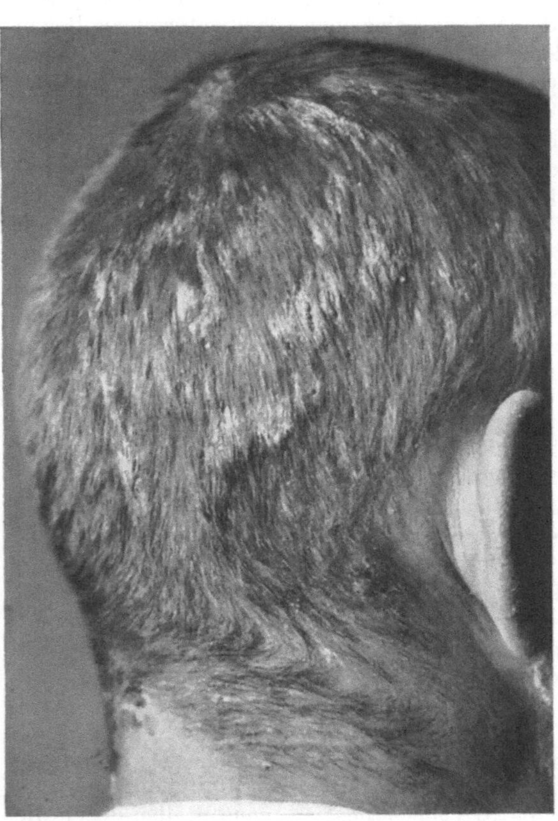

Abb. 11. Impetigo contagiosa streptogenes an der behaarten Kopfhaut. (Pat. hatte außerdem Efflorescenzen am Kinn.)

Die nach Abfallen der Krusten zurückbleibenden *Flecke* können dann noch recht lange, selbst monatelang, bestehen bleiben. Ich habe in der Literatur keine genauen Zeitangaben hierüber gefunden. Ihre Farbe wird als rot, rosarot, bläulichrot, lividrot bezeichnet. Nach meinen Erfahrungen kommen alle diese Farbtöne vor. Jedenfalls aber fehlt in ihnen jede Beimischung von braun, während, wie wir sehen werden, diese Farbe für die restierenden Flecken der staphylogenen Impetigoform in gewissem Grade charakteristisch ist. BOMMER gibt eine Pigmentierung der restierenden Flecke bei einigen seiner „Mischinfektionen" an, betont aber selbst, daß die Zahl der Untersuchungen zu einer endgültigen Stellungnahme zu gering ist (vgl. später bei Ätiologie). BUSMAN und WOODBURNE fiel bei einem Falle klinisch typischer circinärer Impetigo mit dicken Krusten die starke Pigmentierung der abgeheilten Stellen auf. Über eine kulturelle Untersuchung ist aber nichts erwähnt (ob staphylogen ?). Niemals bleiben *Narben* zurück, was bei dem subcornealen Sitz des ganzen Prozesses ja auch selbstverständlich ist. Bei einem Fall von CASTLE, in dem es bei einem 6 Monate alten Kind zur Abheilung mit hypertrophischen Narben kam, wird von SEQUEIRA und DOWLING die Diagnose Impetigo angezweifelt, bei einem Kranken von BALZER und GRIFFON, dessen Impetigoefflorescenzen hypertrophische Narben, ähnlich Keloiden hinterließen, scheint eine „Disposition" zur Keloidbildung bestanden zu haben, da auch nach einem Florettstich an der Hand ein Keloid zurückgeblieben war — ein nicht uninteressanter weiterer Hinweis darauf, welch oberflächliche Prozesse bei dazu Disponierten zur Keloidbildung genügen. Über eine eigentümliche Folge der Impetigo berichtet noch EDDOWES: ein Fall bei einem Erwachsenen, dessen am Ohr sitzender Naevus pilosus nach einer hier aufgetretenen Impetigo contagiosa verschwand.

Das *Allgemeinbefinden* ist bei unkomplizierten Fällen so gut wie nie gestört. KURTH erwähnt, daß bei der Epidemie, deren Material er bakteriologisch untersuchte, Störungen des Allgemeinbefindens, auch Fieber, dem Auftreten der Impetigo contagiosa vorangingen, doch sind seine Angaben zu ungenau, als daß man sie verwerten könnte. In einem Falle von DOHNSLOVÁ trat gelegentlich einer Generalisierung der Impetigo eines Erwachsenen nach ultraviolettem Licht Fieber auf. TOWLE und SWARTZ fanden die Zahl der weißen Blutkörperchen durchschnittlich auf über 10000 erhöht, ohne Vermehrung der eosinophilen Zellen. TOWLE beschreibt außerdem einen sehr eigenartigen Fall, den ich nur aus dem Referat kenne: Bei einer 30jährigen Frau trat nach schwieriger Entbindung und Cystitis zunächst eine typische Impetigo contagiosa auf, die sich dann allmählich zu einer Impetigo herpetiformis umwandelte; Exitus nach 3 Monaten. TOWLE ist der Meinung, daß man — vor Klärung der Ätiologie der Impetigo herpetiformis — diese bei der Einteilung der Hautkrankheiten nicht von der Impetigo contagiosa trennen sollte!

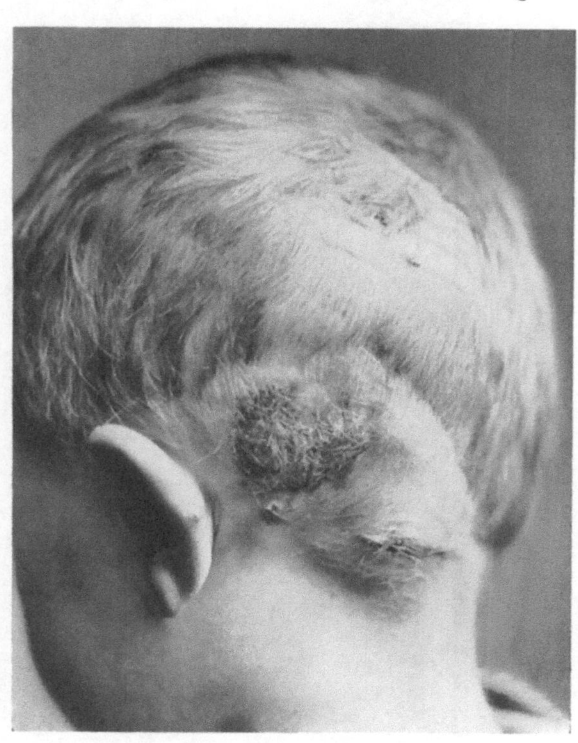

Abb. 12. Impetigo contagiosa streptogenes bei Pediculosis capitis.

Lokalisation. Bei weitem am häufigsten wird das *Gesicht* befallen. Hier sind es meist die den Mund (Mundwinkel – vgl. bei TACHAU: *Angulus infectiosus,* in diesem Bande), die Nase, die Ohren umgebenden Partien, die besonders ergriffen sind. Die Haut der Stirn und der Wangen ist weniger oft erkrankt, zum mindesten pflegen hier die Efflorescenzen nicht so häufig zu konfluieren und große verkrustete Herde zu bilden wie um die Ostien. Das gleiche gilt für die *Kopfhaut,* an der die Krusten auch meist isoliert stehen (vgl. Abb. 11). Hier werden sie infolge der durch Kämmen usw. (Kratzen bei Pediculosis) gesetzten Läsionen und die dadurch bedingte weitere Exsudation oft sehr dick, verkleben die Haare (vgl. Abb. 12) und haften an ihnen fest an („*Porrigo* bzw. *Impétigo granulata*“ der alten Autoren). SABOURAUD gibt eine sehr anschauliche Beschreibung der Nackenimpetigo bei Frauen mit Pediculosis capitis *(„Impétigo pédiculaire“).* Eine auf dem behaarten Kopf lokalisierte, meist bei Frauen akut auftretende Form, die sich schnell über größere Flächen der Kopfhaut ausbreiten kann, nennt er „*Impétigo en nappe du cuir chevelu*“. Er identifiziert sie mit der „*Impetigo scabida*“ D'ALIBERTS. An den Händen, Unterarmen und den übrigen stets oder meist unbedeckt getragenen Körperteilen, auf die eine Übertragung ja leicht möglich ist, ist die Impetigo streptogenes schon wesentlich seltener lokalisiert (über den eigenartigen Verlauf an den Fingern vgl. bei *Pyodermia bullosa manuum*, S. 111) und kommt am Rumpf und den bedeckten Teilen der Extremitäten (vgl. Abb. 13) nur ausnahmsweise und besonders bei Erwachsenen vor —

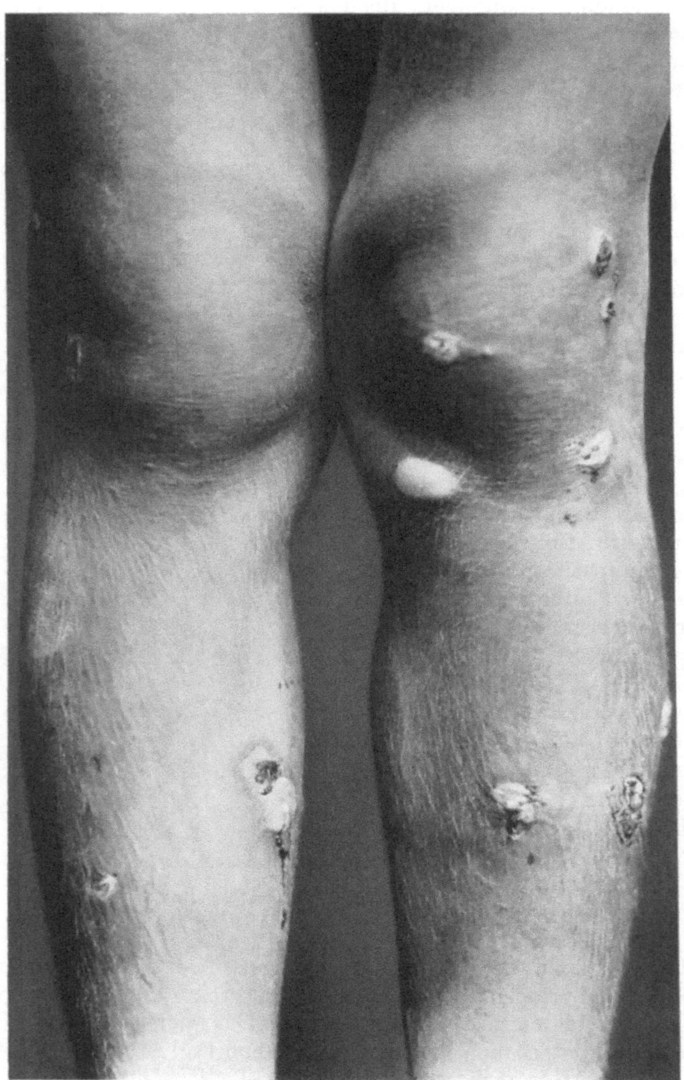

Abb. 13. Impetigo contagiosa streptogenes an den Beinen. Größere, länger bestehende Blasen. Außerdem streptogene Impetigo im Gesicht. 9jähr. Knabe.

abgesehen von den Fällen, in denen sie ein anderes juckendes Leiden kompliziert (vgl. später). Nur bei FLEHME finde ich eine Angabe, die von dieser allgemein vertretenen Ansicht abweicht. In seinem Material (55 Fälle, davon 35 Erwachsene und 20 Kinder) sah er „keine besondere Lokalisation", die Impetigo streptogenes „trat wahllos überall am ganzen Körper auf, mit Ausnahme derjenigen Fälle, die nach bestimmten primären Erkrankungen aufgetreten waren". Vielleicht ist der überhaupt auffallend große Anteil von Erwachsenen der Grund hierfür. Denn für Kinder gibt er die vorzugsweise Lokalisation im Gesicht zu: „Die Lokalisation im Gesicht wurde bei Kindern viel häufiger beobachtet als bei Erwachsenen.“

Schleimhäute. Während der Übergang der Impetigo contagiosa streptogenes auf das Lippenrot (vgl. Abb. 7 u. 14)) nicht zu selten ist, werden die Schleimhäute anscheinend sehr selten mitbefallen — vorausgesetzt, daß die als Impetigo der Schleimhäute angesehene Erkrankung sicher eine Impetigo ist. Schon TILBURY FOX erwähnt, daß die Impetigo contagiosa auch die Schleimhäute, besonders die der Augen „often-times“ ergreife, was DUHRING bestätigte. UNNA (1880) betont dies ebenfalls (daß diese seine Beobachtung nicht „neu“ ist, hat MATZENAUER festgestellt). Ausführlicher haben sich mit dieser Frage dann besonders französische Autoren beschäftigt. COMBY beschreibt (1887) eine *Stomatitis* bei Impetigo contagiosa, die er „*Stomatite impétigineuse*“ nennt, und deren Efflorescenzen er auch schon vor dem Auftreten der Impetigo an der Haut konstatiert hat. DUBREUILH (1890) weist auf diese Arbeit COMBYS hin. SEVESTRE und GASTOU teilen (1891) 8 Fälle mit: Bei Kindern mit Impetigo contagiosa an den Innenflächen der Lippen (besonders Unterlippe), aber auch am Gaumen und an der Zunge weißliche diphtheroide Plaques. An den der Luft ausgesetzten Lippenpartien sind sie mit Krusten bedeckt. Die Lippen sind immer mehr oder weniger geschwollen, die Umgebung der Plaques blutet leicht. Bakteriologisch fanden sie Staphylococcus aureus. Die Differentialdiagnose gegen Aphthen, Stomatitis ulcerosa, Lues halten sie für leicht, gegen Diphtherie gelegentlich für schwieriger, zumal zwei ihrer Fälle als Diphtherie eingeliefert waren. BERGERON hat den Übergang auf den Lippensaum und dann auf die Mundschleimhaut bei Kindern mit *Impetigo „larvalis“* (also besonders ausgedehnter Impetigo contagiosa des Gesichts) ebenfalls nicht selten gesehen, glaubt aber, daß diese Schleimhautefflorescenzen nur an der Innenfläche der Lippen vorkommen. Von Aphthen seien sie leicht unterscheidbar, gegen Diphtherie sei ihre ausschließliche Lokalisation an der Lippenschleimhaut und die Koexistenz der Impetigo im Gesicht zu verwerten. DUPREY geht in seiner Arbeit (1891) dann erheblich weiter. Er hat 2 Fälle beobachtet, in denen neben einer Impetigo des Gesichts und der Lippen auch Erscheinungen an der Wangenschleimhaut und auf der Zunge vorhanden waren, glaubt aber, unter Heranziehung entsprechender Literatur, daß es außerdem auch impetiginöse Conjunctivitiden — evtl. mit Blepharitis und Keratitis — Otitiden, Coryza („coryza *impétigineux*“), Vulvitiden, selbst Bronchitiden gibt. Auch LELOIR (1893) kennt bei Impetigo Conjunctivitiden sowie Affektionen der Mund- und Nasenschleimhaut. GENTILHE veröffentlichte (1894) 2 Fälle von Stomatite impétigineuse: weißliche, unregelmäßige, falsche Membranen, die der Lippe, dem Zahnfleisch und der Zunge aufsaßen. 1895

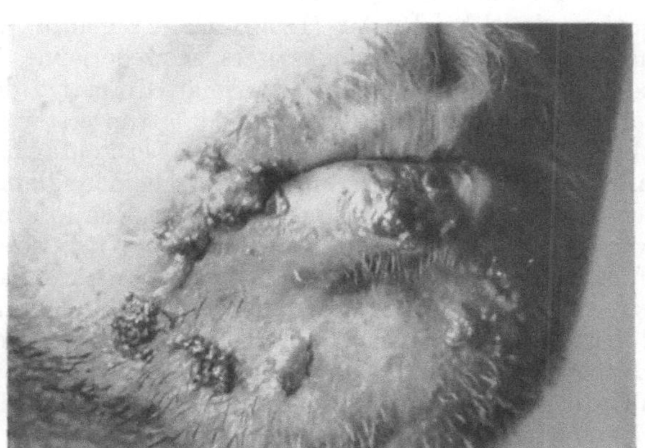

Abb. 14. Impetigo contagiosa streptogenes. Lippenrot mitbefallen.

hat dann Jadassohn über diese Frage kurz berichtet. Nach Hinweis auf die eben erwähnten Arbeiten der französischen Autoren (er zitiert außer diesen noch Zitt, Poulain), teilt er mit, daß er ebenfalls wiederholt das Zusammenvorkommen von impetiginösen Pusteln auf der Haut und von „aphthösen" Efflorescenzen auf der Mundschleimhaut beobachtet habe, und daß es ihm gelungen sei, mit den aus einer Stomatitis „aphthosa" eines 1jährigen Kindes gezüchteten Staphylokokken (aureus), die aus den Efflorescenzen in Reinkultur wuchsen, am Arme oberflächliche Pusteln zu erzeugen. Auch in einem früheren Falle sei ihm von einer Plaque im Munde die Erzeugung einer typischen Impetigopustel auf der Haut geglückt. Der Zusammenhang „aphthöser" Prozesse mit Impetigo der Haut sei in manchen Fällen nicht mehr zu leugnen. Eine genaue klinische Beschreibung findet sich, nachdem in den folgenden Jahren noch Rocaz 8 Fälle von Stomatitis impetiginosa — zugleich mit Laryngitis —, Arning einen sehr schweren, mit Erblindung endigenden Fall von Conjunctivitis neben schwerer Impetigo des Gesichts bei einem 2jährigen Kinde, Balzer und Griffon wieder 2 Fälle von Stomatitis impetiginosa (mit Streptokokkenbefund) publiziert hatten, dann bei Deguy (1899). Deguy glaubt, daß die diphtheroide impetiginöse Stomatitis des Kindesalters entweder eine Teilerscheinung der Impetigo oder (in 50% der Fälle) eine primäre Impetigo der Mundschleimhaut sei. Sie sei durch verschiedene Erreger bedingt, in erster Reihe durch Staphylokokken, aber auch durch Streptokokken. Sie sei kontagiös, trete häufig nach schweren Allgemeinerkrankungen auf. Es erscheinen kleine, matte Flecke an Lippenschleimhaut, Zungenrücken, Zungenrändern, die prominent und weißgrau oder wachsartig gelb werden. Sie bluten und fissurieren leicht. Manchmal besteht Foetor ex ore, Schwellung der Submaxillardrüsen, leichtes Fieber. Die Salivation ist vermehrt. Die Prognose ist gut. Heilung in 8—14 Tagen. Differentialdiagnostisch kommen Aphthen, Stomatitis ulcero-membranacea, Diphtherie, Herpes in Betracht. Von den Autoren der großen zusammenfassenden Arbeiten um die Jahrhundertwende macht Matzenauer die Schleimhautbeteiligung in einem Satze ab: „nur ausnahmsweise fanden sich gelegentlich dieselben Eruptionen an der Mundschleimhaut oder der Conjunctiva (Arning, Fox, Unna, Stelwagon)", Sabouraud erwähnt bei Beschreibung des typischen Falles („le malade se présente") eine Rhinitis und Conjunctivitis, evtl. mit Keratitis *(„Kératite phycténulaire")*. Unna und Schwenter-Trachsler gehen etwas ausführlicher hierauf ein. Sie beobachteten bei mehreren hundert Fällen nur in 7 Efflorescenzen auf der Schleimhaut der Lippen, Zunge, Rachen und Gaumen und werfen die Frage auf, ob diese „gleicher Natur mit der Impetigo vulgaris sind, oder ob sie eine zufällige Komplikation der letzteren mit irgendeiner aphthösen Stomatitis darstellen". Sie „halten die erstere Eventualität für die wahrscheinlichere, glauben aber, daß diese Frage auch nicht bloß durch klinische Beobachtungen, sondern durch mit ihnen harmonisierende Züchtungsversuche entschieden werden müsse". Für Identität spreche „das gleichzeitige Auftreten in manchen Fällen, dann die Tatsache, daß die Mundaffektion in diesen Fällen ebenfalls mit einem Bläschen beginnt, das einen roten Hof zeigt, drittens das Erhaltenbleiben eines schwach roten, scharf umschriebenen Fleckes von der Ausdehnung des Bläschens nach der Abheilung". Weitere Fälle wurden von Gaté und Aulagnier (die noch Beobachtungen von Gastou und Chompret bei 3 Brüdern erwähnen), von Cushing und von Montgomery beschrieben. Letzterer, dessen Patient (35jähriger Mann) außer einer Impetigo des Gesichts und Nackens eine heftige, schwierig zu behandelnde Conjunctivitis hatte, meint, daß die Beteiligung der Schleimhäute zu wenig beachtet werde, da er sie — zwar meist unbedeutend — in seinem Material (126 Fälle) 14mal, also in 11%, gesehen habe. Eine gerade entgegengesetzte

Ansicht über die Natur dieser zugleich mit aphthösen Mundschleimhautaffektionen vorhandenen impetiginösen Efflorescenzen des Gesichts äußerte 1911 MORO, nachdem er sich früher der Ansicht BOHNS, der sie mit Impetigo identifizierte, angeschlossen hatte. Er hält die Annahme, daß es eine Impetigo der Schleimhäute gebe, für unrichtig, glaubt vielmehr, daß es sich um aphthöse Stomatitiden handle, deren Erreger auch an der Gesichtshaut Erscheinungen machen kann, und stellt das Krankheitsbild der *Dermatitis fibrinosa faciei* auf. Bei etwa $^1/_3$ bis $^1/_2$ der Aphthenkinder fand er an der Gesichtshaut wenige (höchstens 3—4) kleine runde, seltener ovale Efflorescenzen, die von einem etwa 1 mm breiten Entzündungshof umgeben sind. Sie haben einen zentralen, festhaftenden, speckigen Belag, dessen Entfernen schmerzt. Der Belag besteht aus Fibrin mit wenigen Leukocyten. Lieblingssitz ist das Kinn, seltener kommen sie an Oberlippe und Naseneingang vor. Sie hinterlassen nie Narben („im Gegensatz zur Impetigo"!!) und haben mit Impetigo nichts zu tun. Im Abstrich fand er große ovale Diplokokken, wie sie für Mundaphthen von STOOSS beschrieben sind. In älteren Efflorescenzen mit reichlicher leukocytärer Infiltration und sekundärer Borkenbildung waren daneben oft Staphylokokken vorhanden.

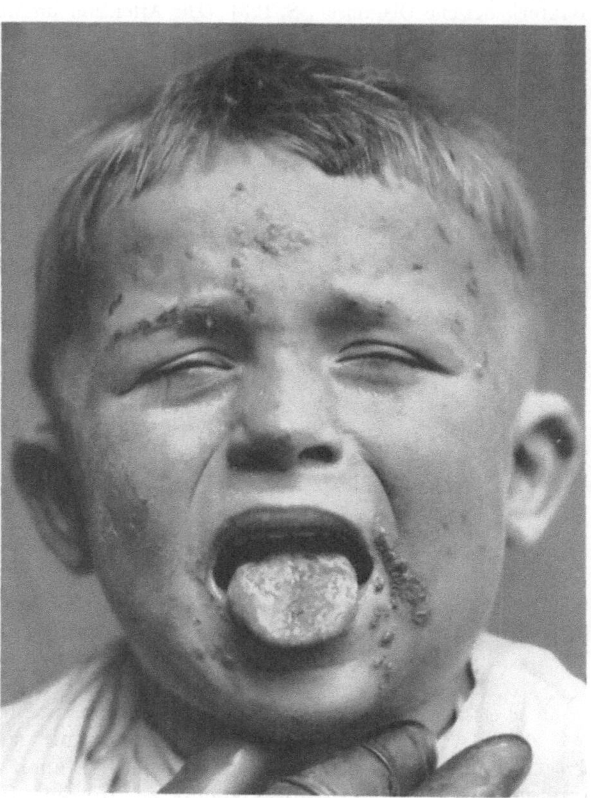

Abb. 15. Impetigo contagiosa streptogenes mit Beteiligung der Mundschleimhaut.

Diesem von MORO gezeichneten Krankheitsbild bin ich dann nur noch in einem Fall begegnet, den MODEL anführt und mit aller Reserve hierzu rechnet. Bakteriologisch fand sie sowohl in den grau und weiß belegten, oberflächlich ulcerierten Gesichts- wie in den Schleimhautefflorescenzen Staphylokokken und Streptokokken.

Hiermit hätte ich — abgesehen von kurzen Erwähnungen in einigen, besonders französischen Lehrbüchern — die Literatur über die Schleimhautbeteiligung der Impetigo contagiosa angeführt, da die Idee PEYTONS, daß der Zusammenhang zwischen Impetigo contagiosa und Stomatitis ulcerosa über die Maul- und Klauenseuche geht, indem das Vieh durch Impetigo der Menschen an Maul- und Klauenseuche erkrankt, und deren Milch dann Stomatitis ulcerosa beim Menschen hervorruft, nicht streng hierher gehört und auch nicht gerade wahrscheinlich klingt.

Meine eigene „Erfahrung" bezieht sich auf einen einzigen Fall, den WENGER in der Schlesischen Dermatologischen Gesellschaft, Sitzung vom 19. November 1927 (Ref. Zbl. Hautkrkh. 27, 245), vorstellte, und den ich hier abbilden kann.

Es handelte sich um einen fast 4jährigen Knaben, der seit 14 Tagen an einer typischen Impetigo contagiosa mit eitrigen gelben Krusten litt und seit 2 Tagen die Erscheinungen im Munde zeigte (vgl. Abb. 15 und 16). Es fanden sich außer kleinen geröteten Efflorescenzen am harten Gaumen auf der Zunge leicht erhabene, grauweißlich belegte, zum Teil konfluierte Herde mit schmalem entzündlichen Hof, wie sie die Abb. 16 sehr gut wiedergibt. Diphtheriebacillen negativ. Aus den Herden im Munde und den Hautefflorescenzen wurden nur Staphylokokken gezüchtet — aber nur im gewöhnlichen Abstrichverfahren auf Schrägagar, bei dem evtl. Streptokokken leicht überwuchert werden (vgl. Abschnitt „Bakteriologische Diagnose", S. 123). Die Affektion im Munde heilte gleichzeitig mit der an der Haut ab.

Ich muß gestehen, daß ich mir bis zu diesem Falle über die Natur der Schleimhautaffektionen bei Impetigo contagiosa nicht recht klar war, da ich sie in dem sehr großen Impetigomaterial der Klinik niemals gesehen habe. Auch Jadassohn erinnert sich nicht, sie seit seinen alten, vorher angeführten Fällen je wieder konstatiert zu haben. Dazu kam, daß es in der Literatur hierüber auffallend still geworden ist, trotzdem eine solche Schleimhautbeteiligung doch sicher nichts Gewöhnliches darstellt. Dieser Fall Wengers hat mich eines Besseren belehrt. Ich glaube, daß man hier kaum zweifeln kann, daß es sich um ein und dieselbe Erkrankung handelt. Nicht nur das zeitliche Zusammentreffen scheint mir dafür zu sprechen, sondern auch die Art der Ausbreitung auf der Zunge ist eigentlich ganz die gleiche, wie wir sie bei der Impetigo der Haut so häufig sehen: außer Einzelefflorescenzen konfluierende Herde mit scharf begrenzten, aus kleinen Bogensegmenten bestehenden Rändern (vgl. Abb. 16), also ganz anders wie bei aphthösen Erkrankungen. Aber ich bin mir sehr wohl bewußt, daß ein *Beweis* damit nicht erbracht ist. Dieser ist eben nur durch bakteriologische Untersuchungen oder Impfversuche zu führen, doch werden die Resultate beider Methoden sehr schwierig zu deuten sein, da wir wissen, daß einerseits Streptokokken oft auch auf der normalen Mundschleimhaut zu finden sind, andererseits auch mit Streptokokken, die nicht aus einer Impetigo gezüchtet sind, Impetigoefflorescenzen hervorgerufen werden können.

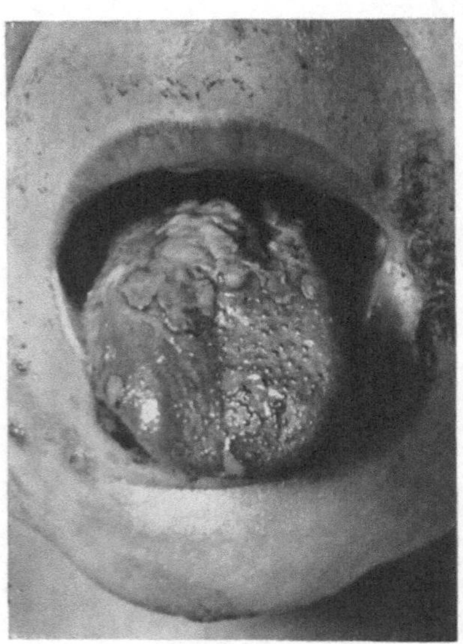

Abb. 16. Impetigo contagiosa der Mundschleimhaut (vgl. Abb. 15).

Wir können demnach diesen Abschnitt zusammenfassen in die Sätze: *Es kommen bei der Impetigo contagiosa an der ganzen Mundschleimhaut Erscheinungen vor, die mit großer Wahrscheinlichkeit mit der Hauterkrankung zu identifizieren sind, wenn auch ein stringenter Beweis hierfür noch nicht erbracht ist. Sie bestehen in einzelstehenden (zuerst planen, matten?), leicht prominenten, „diphtheroid" belegten, von einem entzündlichen Hof umgebenen Efflorescenzen verschiedener Größe, die zu scharf begrenzten Herden konfluieren können. Von einzelnen Autoren wird auch ein Übergang der Impetigo contagiosa auf die Schleimhäute der Nase und der Augen beschrieben. An letzterer können schwere Krankheitsbilder zustande kommen.*

Komplikationen. Komplikationen sind bei der Impetigo contagiosa streptogenes selten. Von den *lokalen* ist die häufigste eine *Schwellung der regionären*

Lymphdrüsen, die ich zuerst bei BEHREND (1884) erwähnt fand, allerdings in etwas zweifelhaften Fällen, da außer der Impetigo auch noch ein Herpes tonsurans bestand. Sie ist zumeist unbedeutend, kann aber schmerzhaft sein und verschwindet mit dem Rückgang der Erscheinungen. UNNA meinte, daß sie erst dann auftrete, wenn sich Sekret unter den Krusten staut, aber „konstant" vorkomme. Sie betrifft zumeist die Submaxillardrüsen, kann aber auch die Hals- und (bei Erkrankung des Kopfes) die Nackendrüsen ergreifen. Hier soll sie im Verlauf der 2. Woche am bedeutendsten sein (UNNA). In selteneren Fällen können die Drüsen abscedieren. Dies hat schon BROCHER beschrieben, dem es auch gelang, aus den Abscessen Streptokokken zu züchten. (Daß MATZENAUER gerade aus diesem Grunde an der Impetigo contagiosa-Natur der Hauterkrankung in einigen Fällen BROCHERS zweifelte, sei der Kuriosität halber erwähnt.) Weitere derartige Fälle teilten dann OEHLER, JADASSOHN, COLE, MILIAN (?) mit; auch JADASSOHN und COLE konnten jedesmal Streptokokken in Reinkultur kultivieren. Dabei war in ihren Fällen das Allgemeinbefinden kaum gestört, die Temperaturerhöhung sehr unbedeutend. Die Heilung trat sehr schnell ein. JADASSOHN betont dies besonders, als Zeichen der Benignität der Prozesse, die durch die Streptokokken der Impetigo contagiosa nicht nur an der Haut hervorgerufen werden.

Für eine häufige Komplikation hält LEWANDOWSKY auch das *Ecthyma*, da er es bei seinen Impetigokranken in 16 von 100 Fällen fand, nicht nur an Rumpf und Extremitäten, sondern auch neben typischen Impetigoherden im Gesicht — im Gegensatz zu SABOURAUD, der zwar die Häufigkeit des Ecthyma bei Impetigo des Körpers ebenfalls betont, aber eine Komplikation der Gesichtsimpetigo mit Ecthyma für sehr selten erklärt. Auf Grund des Breslauer Materials kann ich die Ansicht SABOURAUDS bestätigen.

Dagegen kann ich — wie LEWANDOWSKY — keineswegs der Meinung SABOURAUDS beipflichten, daß *staphylogene Prozesse als Komplikation der Impetigo contagiosa streptogenes* häufig sind. Denn für SABOURAUD scheint dies die Regel zu sein: „si l'on examine attentivement le visage des enfants atteints d'un impétigo aigu, datant de quelques jours, il est ordinaire de trouver entre les croûtes plates, nummulaires, sur les surfaces en apparence saines que l'impétigo a respectées, une pustulation miliaire ordinairement très fine, dont presque tous les éléments ont pour centre un poil follet". Einzelne der Elemente dieser „*miliaire pustuleuse*" können dann auch größer werden und sich zu Furunkeln, selbst Abscessen entwickeln. Daß ab und zu einzelne solche staphylogene Follikulitiden neben Impetigo streptogenes auftreten, ist zuzugeben, aber daß dies auch nur im entferntesten so häufig ist, wie SABOURAUD es angibt, muß ich auf Grund unseres Materials bestreiten. Im Gegenteil, es erscheint mir — wie auch anderen — ganz besonders auffällig, daß die in die streptogenen Produkte der Impetigo eingewanderten, dann aber so außerordentlich zahlreich vorhandenen Staphylokokken so selten ihrerseits staphylogene Prozesse bedingen.

Eine wohl sehr seltene Komplikation sahen wir vor einigen Jahren in der Klinik: 13jähriger Junge. Seit etwa 1 Monat „Kopfekzem mit Neigung zu Absceßbildung". Verschiedene Abscesse waren schon incidiert worden, es hatte sich reichlich grünlicher Eiter entleert. Bei der Aufnahme fanden sich, ohne sonstige ekzematöse Veränderung der Kopfhaut, dort Impetigoefflorescenzen mit dicken Borken, die die Haare verklebt hatten. An einigen Stellen postimpetiginöser Haarausfall. Außerdem zwei fast hühnereigroße, entzündlich gerötete, an einzelnen Stellen mit Borken bedeckte, sonst spiegelnd glatte, fluktuierende Anschwellungen (vgl. Abb. 17). Kopfschwarte in ihrer Umgebung ödematös und stark schmerzhaft. Beiderseits am Halse und hinter den Ohren sehr druckempfindliche Drüsenschwellungen. Temperatur 39°. Kleine Incision auf der Höhe des einen Abscesses. Es entleert sich massenhaft gelbgrünlicher Eiter. Da dabei festgestellt wurde, daß die Kopfschwarte in großem Umfange mit Eiter unterspült war, wurde Patient sofort in die chirurgische Klinik verlegt. Dort ausgiebige Incision, Dränage. Rasche Heilung.

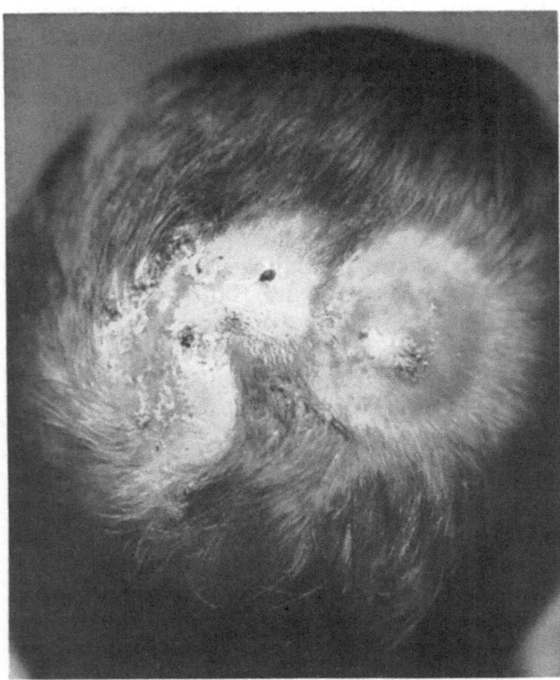

Abb. 17. „Phlegmonöse“ Absceßbildung bei Impetigo contagiosa streptogenes der Kopfhaut (vgl. Text).

Kulturell wurden sowohl von dem Sekret unter den Impetigoborken, wie aus dem Absceßeiter Streptokokken und Staphylokokken gezüchtet.

Das Eigenartige des Falles besteht 1. darin, daß es bei einer Impetigo streptogenes überhaupt zu einer so schweren „phlegmonösen“ Absceßbildung gekommen ist; 2. darin, daß, wie unter den Krusten, so auch im Absceßeiter sowohl Streptokokken als auch Staphylokokken gefunden wurden; 3. in der offenbar großen Benignität des Prozesses (vgl. das vorher bei Drüsenabscessen Gesagte).

Gelegentlich kommt es zu *Vegetationen* (vgl. hierzu das Kapitel „Erythema glutaeale“ im Abschnitt Leiner: „Hautkrankheiten des Säuglingsalters“ Bd. 14/1, S. 475). Einen derartigen Fall habe ich selbst beobachtet. Hier (vgl. Abb. 18) war der Blasenboden der älteren Efflorescenzen deutlich gewuchert und mit Krusten bedeckt, während die jüngeren das gewöhnliche Bild der Impetigo zeigten.

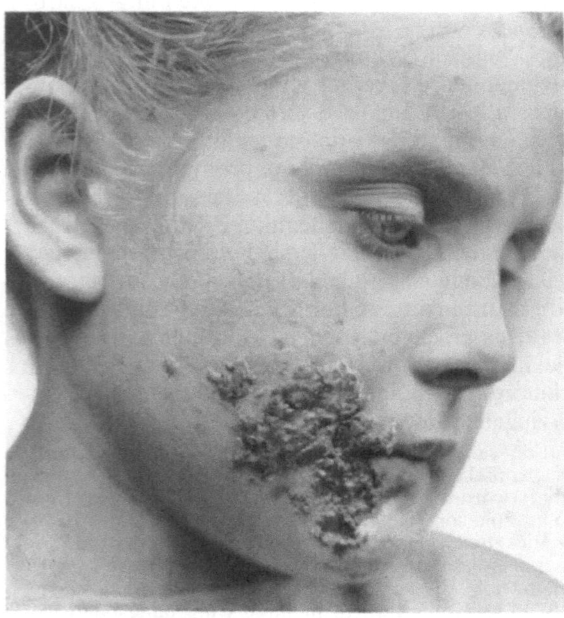

Abb. 18. Impetigo contagiosa streptogenes vegetans.

Solche offenbar sehr seltenen Atypien sind unter der Bezeichnung *Impetigo contagiosa vegetans*, *Impetigo framboesiformis*, *Impetigo vegetans*, *Dermatitis vegetans*, *Pyodermitis vegetans postimpetiginosa*, *Impétigo verruqueux* verschiedentlich beschrieben worden (z. B. von Herxheimer, Callomon, de Azua, Christie, Heath, Milian, Hopkins, Werther, Gaucher, E. Schmidt, Gougerot, Dubosc, Brodier), doch ist es schwer zu entscheiden, ob es sich in den einzelnen Fällen anfangs wirklich um eine gewöhnliche Impetigo contagiosa gehandelt hat. Im Fall von Milian (8jähriges Kind, Streptokokken-Impetigo, zuerst

Blase, dann Vegetation) war das klinische Bild zeitweise einem Lupus erythematodes ähnlich, es folgte eine Atrophie der Haut. HOPKINS bezeichnet in seinem Falle das Aussehen der Vegetationen als Bromoderma tuberosum-ähnlich. KRZYSZTALOWICZ glaubt, daß für Vegetationen Staphylokokken oder eine besondere Disposition der Haut verantwortlich zu machen seien.

Sehr schwierig scheint mir auch die Einrubrizierung solcher Fälle, die als gewöhnliche Impetigo beginnen und sich zu *papillomatösen, verrukösen, pseudoneoplastischen (epitheliomähnlichen)* Bildungen entwickeln. Hierher gehören Fälle, wie sie DE AZUA *(vegetierende Pseudoepitheliome)*, DELBANCO, PEYRI *(Pyodermitis vegetans)*, STUDENSKI, GOUGEROT (Diskussion zu der Vorstellung von MILIAN und KITCHEVAZ) u. a. beobachteten, deren „Pyodermie-Natur" aber gewöhnlich nur aus dem nicht viel besagenden Befund von Streptokokken bzw. Staphylokokken sowie aus dem Erfolg antiseptischer Therapie erschlossen wurde. Sie sind vielfach am Handrücken lokalisiert und stehen vielleicht eher den Fällen nahe, die der Acne conglobata verwandt sind (vgl. Abschnitt TACHAU: „Acne conglobata und verwandte Dermatosen").

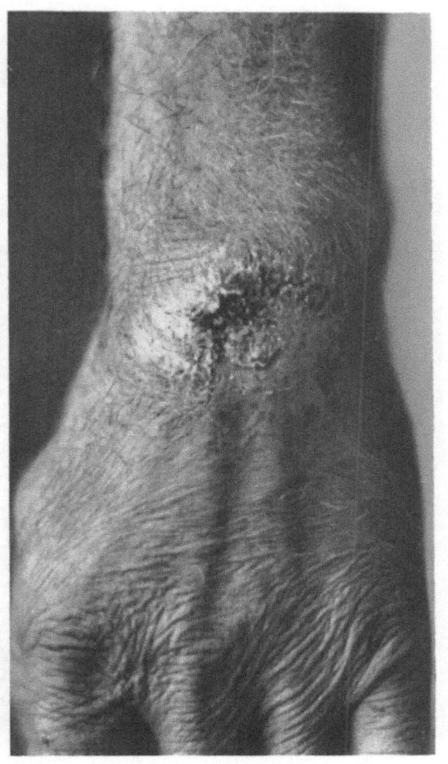

Abb. 19. Vegetierende „Pyodermie"?

Einen ähnlichen Fall möchte ich, mit aller Reserve bezüglich seiner Zugehörigkeit zur Gruppe der „vegetierenden Pyodermien", hier anführen:

60jähriger Mann. Nach Verletzung an linker Handwurzelgegend blasige Affektion, die innerhalb eines halben Jahres zu folgender Bildung führte: etwa fünfmarkstückgroßer Herd; auf gerötetem, etwas gewucherten Grunde dicht beieinander stehende kleinere und größere pustulöse und krustöse Efflorescenzen (vgl. Abb. 19), aus denen sich auf Druck eitriges Sekret entleert. Kulturell: Auf Schrägagar Staphylococcus aureus, auf Krystallviolett Streptokokken. Histologisch: multiple, kleinzellige bzw. leukocytäre Infiltrate, teils oberflächlich, teils tiefer in der Cutis, auch um Follikel und Gefäße; keine Riesenzellen, nichts von Tuberkulose. Auf Rivanolumschläge, Rivanolsalicylvaseline bzw. Ichthyolpaste war die Affektion in etwa 5 Wochen abgeheilt.

Als lokale Komplikation der Impetigo contagiosa streptogenes kann man wohl auch die *Ekzematisierung* derselben bezeichnen *(Impetigo ekzematiformis* oder *ekzematisata* — TÖRÖK; „L'impétigo est eczématogène" — SABOURAUD). Hierzu möchte ich auf den Abschnitt TACHAUS: *„Ekzematoide Pyodermien"* verweisen.

Ob es sich bei der von COVISA und BEJARANO beschriebenen *„Schankerartigen Genital-Pyodermitis"* des Kindesalters (indurierte Erosionen am freien Praeputialrand bei Kindern mit Phimose und langer Vorhaut; dabei vergrößerte harte, unempfindliche Leistendrüsen; histologisch: Acanthose, Infiltration des Papillarkörpers, Gefäßveränderungen; kulturell Staphylokokken und Streptokokken) um eine durch Benetzung mit Urin kompliziert verlaufende Impetigo contagiosa — oder überhaupt um eine Pyodermie — handelt, vermag ich nicht zu entscheiden.

Eine andere lokale Komplikation der Impetigo contagiosa streptogenes, die man vielleicht besser Folge nennen sollte, ist die *postimpetiginöse Alopecie (Alopecia postimpetiginosa)*. Eine genauere Beschreibung derselben findet sich bei BROCQ und SABOURAUD, in der deutschen dermatologischen Literatur habe ich sie nur gelegentlich erwähnt gefunden. In dem Fall ASSELBERGS scheint es sich wohl um eine Follikulitis gehandelt zu haben. BROCQ beschreibt sie (zusammen mit der nach Furunkeln des Kopfes auftretenden) als kleine, völlig haarlose Stellen, glatt, weiß, elfenbeinartig, also ganz so wie bei der Alopecia areata. Er glaubt, daß diese „assez curieuse" Alopecie nur in wenigen Fällen auftritt, während SABOURAUD sie als oft vorkommend bezeichnet. MAC LESA berichtet, daß sich bei einem 6jährigen Mädchen nach intensiver Impetigo der Kopfhaut außer Haarverlust an vielen circumscripten Stellen kleine fibröse Wucherungen entwickelten. Über die Dauer des Bestehens der postimpetiginösen Alopecie habe ich keine Angaben gefunden, und auch in den Fällen, welche ich selbst gesehen habe (vgl. Abb. 20, an einigen Stellen müssen wohl Follikulitiden vorangegangen sein), habe ich nicht hierauf geachtet. Als ihre Ursache wird man wohl — in Analogie zu der Alopecia areolaris — die Toxine der Streptokokken (oder der mischinfizierenden Staphylokokken? oder beider?) ansehen müssen.

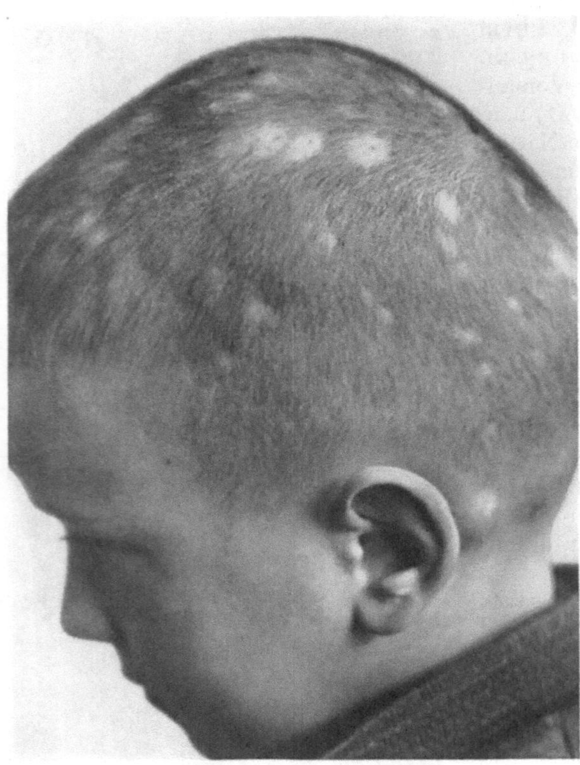

Abb. 20. Alopecia postimpetiginosa.

Endlich seien, außer gelegentlichen Sekundärinfektionen durch *Diphtheriebacillen* (vgl. bei BIBERSTEIN, DAVALOS, BOMMER, BALMAIN) noch *Ohreiterungen* (UNNA und SCHWENTER-TRACHSLER) und das *Erysipel* (ALDERSON) erwähnt. Die Ohreiterung befinde sich, bei gehäuften Efflorescenzen der Umgebung, meistens auf der Seite, auf der das Kind schläft, ergreife nur den äußeren Gehörgang, aber nicht das Trommelfell. Sie sei nicht selten und heile durch einfache Trockenmittel. Bei dem von ALDERSON beschriebenen Falle handelte es sich um 4—5 Attacken von typischer Impetigo contagiosa, jedesmal mit Gesichtserysipel. Ob das Erysipel das Primäre war, und die Impetigo hinzutrat, oder umgekehrt, ist aus dem Referat nicht zu ersehen. Jedenfalls stellt dieses interessante Zusammentreffen eine große Rarität dar.

Von *allgemeinen Komplikationen* ist die wichtigste die *Nephritis (Impetigo-*

Nephritis), die — anscheinend je nach dem untersuchten Material in verschiedener Häufigkeit — bei Impetigo contagiosa streptogenes auftreten kann. DONNADIEU, der schon 1888 in seiner Thèse auch über diese Frage schreibt, behauptet zwar noch, daß die Impetigo niemals Ursache einer Albuminurie ist, während GUINON und PATES von diesem Zusammenhang überzeugt sind und glauben, daß die Nephritis nur deswegen nicht häufiger sei, weil das Impetigosekret so reichlich abfließt; zudem entgehe sie häufig der Aufmerksamkeit. HUTINEL beobachtete sogar eine sehr schwere Nephritis (mit starker Herzdilatation und -insuffizienz) bei einem Impetigokind, und auch MALHERBE faßt die in seinem Falle aufgetretene schwere Nephritis als Folge der Impetigo auf. POLLET glaubt, daß diese Komplikation der Impetigo besonders bei hereditär irgendwie belasteten Mädchen (im Herbst und Winter bei $^2/_3$ aller Fälle) auftreten, und daß die Nierenbeteiligung sehr verschieden schwere Formen annehmen, selbst tödlich enden könne. Soweit ich sehe, stammt die erste ausführlichere deutsche Arbeit von KAUMHEIMER (1912). KAUMHEIMER führt hier auch weitere Autoren an, die sich mit dieser Frage beschäftigt haben (DUVERNAY, AUCHÉ, CAZAL, GUIARD u. a.[1]) und kommt auf Grund seines großen Materials zu dem Schluß, daß „impetiginösen Hautaffektionen für die Entstehung der akuten Nephritis im Kindesalter eine wichtige Rolle zuzuerkennen" sei. Säuglinge seien vor dieser Komplikation fast völlig geschützt. Die Nephritis sei wohl in der Hauptsache durch bakterielle Toxine verusacht. Trotzdem es sich meist um eine akute hämorrhagische Nephritis handle, sei der Ausgang in weitaus der Mehrzahl der Fälle ein günstiger. Die genaueren Angaben KAUMHEIMERS über Auftreten, Art, Dauer usw. der Nephritis möchte ich nicht verwerten, da er auch impetiginisierte Dermatosen mit einbezieht, allerdings ausdrücklich betont, daß er die Nephritis für die Folge der sekundären Pyodermie hält. EICHHORST beobachtete 4 Geschwister mit Impetigo contagiosa, die alle gleichzeitig eine schwere Nephritis hatten (ob geringe familiäre Widerstandskraft der Nieren ?, ob besonders virulente Streptokokken ?), und von denen eines an Urämie starb. MAIER hält in seinem Material die Kombination Nephritis-Impetigo für häufig, da er in $^1/_2$ Jahr 7 Fälle sah. Die Nephritis trete bei nichtbehandelter Impetigo in der 3. und 4. Krankheitswoche auf. Alle seine Fälle waren schwer, zwei starben an Urämie. Im Urin war — ohne Ikterus — stets auch Gallenfarbstoff nachzuweisen. GLEMANN dagegen hat Nierenbeteiligung nie bei reinen Pyodermien, wohl aber in 8,7% bei mit Pyodermie komplizierter Scabies gefunden.

KOHN versuchte dann 1921 die ganze Frage auf ein anderes Gleis zu bringen. In dem von ihm publizierten Falle bestand nämlich neben der Impetigo noch eine Nasendiphtherie, und auch in anscheinend ecthymatösen Efflorescenzen wurden Diphtheriebacillen gefunden. Da auch einer der EICHHORSTschen Fälle eine Diphtherie hatte, wirft er die Frage auf, ob es nicht vielleicht die gleichzeitige Infektion mit Diphtherie sei, die in Fällen von „Impetigo-Nephritis" für diese verantwortlich zu machen sei. Diese Ansicht, der bald darauf SIEBEN zustimmte, wurde aber in der Folgezeit von mehreren Autoren energisch abgelehnt. HERING hält eine Glomerulonephritis bei Impetigo auf Grund 7 eigener Beobachtungen für keine Seltenheit, wobei er es dahingestellt sein läßt, ob diese Nierenschädigung durch Toxinresorption von der Haut aus oder durch Ansiedlung der Erreger in der Niere zustande komme. Jedenfalls aber sei dazu eine gleichzeitige

[1] ARTOM bezeichnet in einer neueren Arbeit als ersten Autor SALVIOLI (1879) und zitiert außer den angeführten Namen noch SIROUQUES, BOYER, DUVAL, MARFAN, NAGEOTTE, NEGIB-FARAH, TOUPET, GUAITA, CANALI, FELICI, CONCETTI, SPOLVERINI, FILIA, POLLINI, CATTANEO. Man könne zwei Formen der Impetigo-Nephritis unterscheiden: eine nicht seltene leichte, bei der klinische Zeichen einer Nierenschädigung fehlen, und nur die Urinuntersuchung die Albuminurie aufdeckt, und eine seltene schwere mit allen Symptomen einer ernsten Nierenerkrankung. (Dermosifiligrafo, Jg. 1, Nr 8, S. 370, 1926.)

Diphtherie nicht notwendig. Husler ist auf Grund des Materials der Münchener Kinderklinik der gleichen Meinung und ebenso Deussing. Letzterer glaubt, daß es überhaupt bei diphtherischen Schädigungen nie zu einer echten Glomerulonephritis, sondern zu anderen Formen der Nierenschädigung komme (dessen war sich übrigens auch Kohn bewußt), daß sogar, falls bei einer Diphtherie eine Glomerulonephritis auftrete, mit größter Wahrscheinlichkeit eine Mischinfektion mit Eitererregern vorliege. Die Impetigo-Nephritis sei also ungezwungen durch die Eitererreger zu erklären. Ob die Erkrankung in dem Falle Solomins, bei dem eine Nephritis auftrat, wirklich eine Impetigo contagiosa war (40jähriger Mann, besonders an den Extremitäten Bläschen mit teils serösem, teils eitrigem Inhalt, flache gelbe Borken, schubweises Auftreten) erscheint mir sehr zweifelhaft. Ein größeres Material von Pyodermien hat bezüglich der Nierenbeteiligung neuerdings Catteruccia zusammengestellt [535 Fälle von Kindern mit Pyodermien, dabei 3,9% Nierenaffektionen (11mal Nephritis, 7mal Nephrosen, 2 gemischte Formen)]. Für die hohe Mortalität von 15% macht Catteruccia vor allem die Impetigo-Streptokokken verantwortlich.

Ich möchte gleich hier vorwegnehmen, daß später auch bei der staphylogenen Impetigo eine Nephritis gefunden wurde (Schubert). In diesem Falle war übrigens auch die Blutkultur positiv. Heilung in 3 Wochen.

Nach alledem ist also an der Existenz der Impetigo-Nephritis nicht mehr zu zweifeln. Aber es bleibt weiteren genaueren Untersuchungen an einem großen Material vorbehalten, zu klären, wie häufig sie vorkommt, wann sie auftritt, ob eine Abhängigkeit von der Ausdehnung des Impetigo besteht usw.

Es sind dann außer der Annahme Sabourauds, daß der „*Lymphatisme*“ eine Folge wiederholter Impetigo-Attacken sein kann, noch einzelne Fälle anzuführen, in denen andere allgemeine Komplikationen auftraten. In einem Fall Lauras kam es zu einem *Leberabsceß* bei einem 3jährigen Kinde mit Impetigo; kulturell im Eiter des Abscesses: Staphylokokken und Streptokokken. — Phemister sah wiederholt nach eitrigen Infektionen der Haut (darunter auch Impetigo) metastatische Eiterprozesse. — Eine *Streptokokken-Osteomyelitis* bei einem Impetigokinde beschreibt Meslay, eine *Sepsis* Oehler. Aber bei allen diesen Fällen, die ich nur aus Referaten kenne, ist es natürlich fraglich, ob die Komplikationen wirklich Folge der so häufigen Impetigo sind. Bei den Oehlerschen Fällen bezweifelt dies schon der Referent (Loewald).

Endlich wäre hier der *Lichen pyodermicus* (E. Hoffmann-Schreus und Goehl) zu erwähnen, und 1 Fall von van Rhee, in dem bei Impetigo (?) ein *toxisches makulöses Exanthem* an Abdomen und Oberschenkel auftrat, sowie ein Fall von Milian, der ein urticarielles Erythem bei einem Impetigokinde mit den Streptokokken der Impetigo in Zusammenhang bringt (vgl. im übrigen Abschnitt „Pyämide“).

Vorkommen, Konstitution. Die Impetigo contagiosa streptogenes ist eine Erkrankung, die zumeist Kinder befällt. Die Bezeichnungen „Kinderkrankheit“, „am häufigsten Kinder“, „hauptsächlich Kinder“ usw. werden gewöhnlich bei Beschreibungen der Impetigo verwendet. Soweit ich sehe, liegen aber genaue statistische Angaben über die prozentuale Beteiligung der Kinder nur in einer (nicht publizierten) Statistik H. Baers vor, der das Material der Breslauer Hautklinik von 1924 bis September 1926 zusammenstellte. Von den 164 bakteriologisch als streptogen erkannten Fällen waren 126 = 75,6% Kinder unter 15 Jahren. Das Verhältnis von Kindern zu Erwachsenen in Flehmes 55 Fällen (20 Kinder zu 35 Erwachsenen) ist schwer zu verwerten, weil hier auch Fälle mitgerechnet zu sein scheinen, in denen die Impetigo streptogenes sekundär aufgetreten war. Und das gleiche gilt für die jugendlichen (10- bis 17jährigen) Patienten Bommers (17 unter 45), bei denen sich die Erkrankung

„relativ häufig" an eine Scabies anschloß oder bei Pediculosis auftrat. Bei den Kindern unter 10 Jahren (13 von 45 Fällen, in die auch 8 staphylogene einbegriffen sind) dagegen war in 9 die Impetigo ohne erkennbare Ursache entstanden. Auch über das bevorzugte Alter der Kinder liegen nur ganz vereinzelte Angaben vor. UNNA und SCHWENTER-TRACHSLER fanden sie am häufigsten zwischen dem 3. und 10. Lebensjahre, viel seltener darunter und darüber, andere glauben, daß die Kinder besonders während der Zeit erkranken, in der sie die Schule besuchen.

Auch über die *Häufigkeit der Impetigo contagiosa streptogenes* ist aus der Literatur kein klares Bild zu bekommen, erklärlicherweise, denn einerseits wird sicherlich ein großer Teil der Fälle gar nicht ärztlich, sondern mit allen möglichen Hausmitteln behandelt, andererseits ist die Zahl der Erkrankungen wohl auch zeitlich und örtlich verschieden (s. später). Statistische Angaben über den Prozentsatz der Impetigo am Material von Hautkliniken gibt es aus Kiel (Dissertation KRUSEWITZ) und aus Breslau (Dissertation HERNIG), wobei in Kiel die Jahre 1911—1913 und 1920—1924, in Breslau die Jahre 1919—1925 gewählt wurden (Fortlassung der Kriegsjahre wegen der zu Kriegszeiten abnormen Zusammensetzung des Materials). In Kiel betrug der Anteil der Impetigo 5,33%, in Breslau 5,13%, war also etwa der gleiche, aber bei diesen Zahlen sind die streptogenen und die staphylogenen Formen zusammengezählt. Dies beeinträchtigt den Wert dieser Zahlen, da die staphylogene Impetigo contagiosa, wie wir noch sehen werden, offenbar kontagiöser ist und in verschiedenen Gegenden verschieden häufig vorkommt (LEWANDOWSKY, DORA FUCHS). Immerhin ist die Übereinstimmung auffallend. Bei den „Veröffentlichungen aus dem Gebiet der Medizinalverwaltung" wird die Impetigo contagiosa nicht sehr gewertet, und Angaben, wie z. B. die aus dem Jahre 1921, daß im Kreise Mahlow (Potsdam) 75% aller Schulkinder hieran erkrankt waren, oder aus dem Jahre 1925, daß in Halle 178 Fälle verzeichnet wurden, gegenüber nur vereinzelten in den anderen Regierungsbezirken, geben uns keineswegs einen Anhalt für ihre Häufigkeit. In Mahlow muß es sich offenbar um eine Epidemie gehandelt haben, anders ist diese hohe Prozentzahl nicht erklärlich.

Als *prädisponierende Ursachen* für ihr Auftreten kommt *Unsauberkeit* in Betracht, vor allem aber die bei schlecht gehaltenen Kindern so häufige *Pediculosis capitis* und die *Scabies,* weiterhin alle sonstigen *juckenden Dermatosen* (Prurigo usw.). Es ist häufig so, daß bei den „schmutzigen" Kindern zugleich noch Pediculi gefunden werden, während bei den gut versorgten, sofern nicht Gelegenheit zu einer Ansteckung (die allerdings vielfach auch fehlt oder nicht nachweisbar ist) vorhanden war, noch ein anderes juckendes Leiden besteht. Daß die Impetigo unter der „ärmeren" Bevölkerung viel häufiger ist als bei besser Bemittelten, wird immer wieder betont und steht außer Frage. Die Zahl WERTHEIMERs, in dessen Material 75% arme Kinder waren, erscheint mir, ohne daß ich dies zahlenmäßig belegen kann, eher zu niedrig. Aber vielleicht erlaubt klinisches Material hierüber überhaupt keine Schlüsse.

Außer den angeführten gibt es aber offenbar noch prädisponierende Momente, die in der *Beschaffenheit der Haut* oder in der *„Konstitution"* zu suchen sind.

Von den *lokalen* ist hier zunächst die *Zartheit und leichte Lädierbarkeit der Kinderhaut* zu nennen, die überhaupt als Grund für das überwiegende Vorkommen bei Kindern angesehen wird. Nach BROCQ sollen es vor allem blonde Kinder mit ihrer feinen weißen Haut sein, die besonders leicht erkranken. Dem steht wieder entgegen, daß auch in den Tropen die Impetigo contagiosa bei Kindern sehr häufig ist (PANJA). *Maceration der Haut* (Schnupfen, Umschlagsfalten — SABOURAUD, CHIPMAN; Terrain um Wunden — GOUGEROT, MONTGOMERY und CULVER), evtl. *Lichteinwirkung* (HAMMER), übermäßige

Schweißabsonderung (Marfan), *Pommadisieren* der Haare und *Rasieren* (Simey), *Entzündungen der Mundschleimhaut* (Barber) werden ferner als Momente angegeben, die die Infektion erleichtern, Rost spricht (für alle Pyodermien) der *anatomischen und physiologischen Funktion einer Hautstelle,* den Durchblutungsverhältnissen einschließlich der Lymphbewegung, Umwelteinflüssen usw. Bedeutung zu. Auch der *Chemismus der Haut* wird als wichtig angeführt. Hierauf hat Barber schon früher hingewiesen, der in dem „Status seborrhoicus" den die Infektion am meisten begünstigenden Faktor erblickt, während neuerdings Schade und Marchionini Verletzungen des „Säuremantels" der Haut große Wichtigkeit beimessen (vgl. bei A. Müller). Daß die lokale Hautbeschaffenheit für das Auftreten der Impetigo contagiosa streptogenes von Bedeutung ist, scheint übrigens auch aus den experimentellen Impfungen Flehmes hervorzugehen, da bei seinen Versuchen am gleichen Individuum von der Inokulation an verschiedenen Hautstellen meist nur eine anging.

Weniger Greifbares liegt über den evtl. Einfluß der *allgemeinen Körperbeschaffenheit,* der „Konstitution", für das Zustandekommen der Impetigo streptogenes vor. Daß die Impetigokinder vielfach blaß und schlecht ernährt sind, hängt naturgemäß mit dem vorwiegenden Vorkommen bei der ärmeren Bevölkerung zusammen, andererseits gibt es doch zu viele frische und wohlgenährte Kinder unter ihnen, als daß dem eine große Bedeutung beizumessen wäre. In Unnas Material waren es sogar in der Mehrzahl „gut genährte Individuen", und auch für unsere Kranken trifft dies meinem Eindruck nach zu. Weiterhin sind als prädisponierend für Impetigo ein durch das *Vorangehen irgendeiner Erkrankung* (besonders akuter Exantheme), starker Ermüdungen, von Alkoholexzessen (*„Impétigo a potu"* — Thibierge und Legrain), von Verdauungsanomalien *„geschwächter Allgemeinzustand"* und die hierdurch bedingte *Herabsetzung der allgemeinen Widerstandskraft* sehr oft angeführt, aber — soweit ich sehe — nirgends zahlenmäßig belegt worden. In gleichem Sinne soll sich der *„Lymphatismus"* auswirken (besonders französische Autoren: Duprey, Sabouraud: „terrain lymphatique", Brocq: „tempérament lymphatique"; Poggi).

Epidemiologie. Die Impetigo contagiosa streptogenes ist — wie ja schon ihr Name sagt — eine ansteckende Krankheit (nur Beers ist gegenteiliger Ansicht) und kann in Epidemien kleineren und größeren Umfanges auftreten. Ich möchte hier nicht auf die großen Epidemien eingehen, die, vor allem im Gefolge des Impfgeschäftes, im vorigen Jahrhundert (die Friesesche Epidemie 1801, Wittow auf Rügen 1885 und an anderen Orten) aufgetreten sind. Einerseits deswegen, weil Matzenauer sie in der „Neumann-Festschrift" und in Mračeks Handbuch ausführlich geschildert hat, andererseits, weil es heutzutage nicht mehr zu entscheiden ist, ob es sich wirklich um Epidemien von Impetigo contagiosa *streptogenes* gehandelt hat, oder ob damals die staphylogene Form grassierte — wie dies K. Dohi (mit Kurita bzw. Sh. Dohi) und (für einzelne dieser Epidemien) auch Jadassohn annehmen. Jedenfalls aber beweisen uns die Untersuchungen von Kurth, der in dem Material der Epidemien von *Vorhop* und anderen Orten seine „Impetigo-Streptokokken" zum Teil in Reinkultur fand, *daß ein wirklich epidemisches Auftreten von streptogener Impetigo vorkommt* (s. auch die vorher erwähnten Veröffentlichungen aus dem Gebiete der Medizinalverwaltung). Auch neuerdings ist übrigens in einem Fall (Waugh) das Auftreten von Impetigo contagiosa im Anschluß an Vaccinierung konstatiert worden. Über den Fall selbst bin ich mir nicht ganz klar geworden (vegetierende Form?, vaccinierte Dermatose?), und bei der Häufigkeit der Impetigo würde dies auch nicht viel besagen. Gewöhnlich aber beschränken sich diese „Epidemien" auf *Schulklassen, Pensionate, Familien* (vgl. Abb. 21),

Spielfreunde. Hier wird die Krankheit entweder direkt: durch Zusammenschlafen, Küsse, durch Zusammenstoßen der Köpfe oder Gliedmaßen beim Spiel (*Foot-Ball-Impetigo* CROCKERs, SIMEY) oder auch indirekt: durch Wäsche, Spielzeug, andere Gebrauchsgegenstände übertragen. Von den Kindern aus erfolgt dann *Weiterverbreitung auch auf Erwachsene,* besonders Mütter, Pflegerinnen und große Geschwister, bei denen sich die Krankheit aber gewöhnlich nicht zu sehr auszubreiten pflegt (UNNA-SCHWENTER-TRACHSLER).

Von sonstigen Beobachtungen möchte ich hier die Infektionen durch *Gewehrkolben* bei Schießübungen (SPARKES), durch *Maschinenöl* (HUFFMANN), durch *Barbiere* bzw. Rasiermesser (HARDAWAY verlangt aus diesem Grunde rigorose hygienische Vorschriften für Rasierstuben, BOMMER, SIMEY) erwähnen.

Daß die Impetigo contagiosa streptogenes, wie alle Pyodermien, im Kriege auch bei Erwachsenen besonders häufig war, ist ohne nähere Begründung

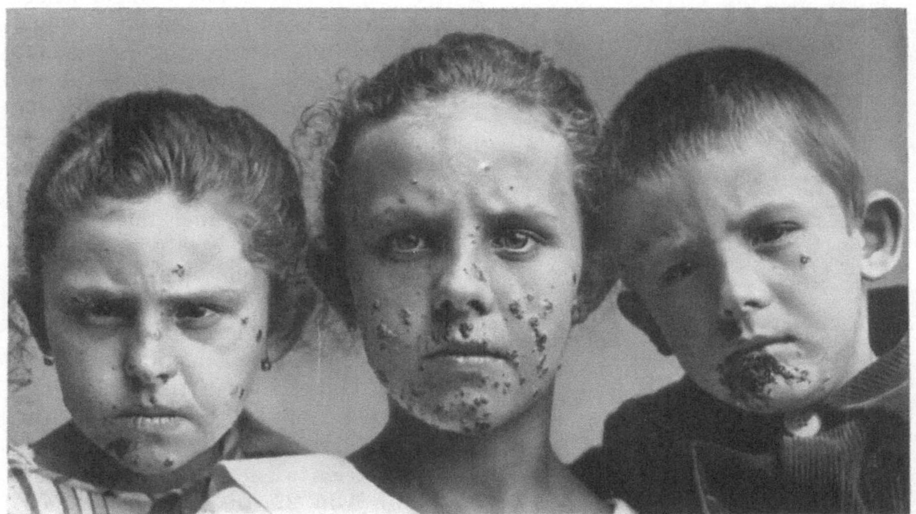

Abb. 21. Geschwister mit Impetigo contagiosa streptogenes.

verständlich. Nur an dem Mangel an Seife usw. kann dies nicht gelegen haben, denn auch in der englischen Armee war die (primäre und sekundäre) Impetigo sehr verbreitet (McCORMAC: unter 1786 Soldaten der dermatologischen Abteilung eines Lazarettes 1411 mit Impetigo).

Aber die Kontagiosität und damit die Häufigkeit solcher Familien- usw. Endemien ist in dem Material der einzelnen Autoren offenbar sehr verschieden. So trat die Impetigo in BOMMERs Material (45 Fälle) stets nur sporadisch auf — ausgenommen 2 Brüder —, bei DORA FUCHS waren (unter 216 Fällen) nur 12mal = 5,4% Familieninfektionen vorhanden. LEWANDOWSKY (100 Fälle) findet solche ebenfalls „nicht einmal besonders häufig" und auch FLEHME (55 Fälle) hat epidemisches Auftreten nicht beobachtet. Nur selten konstatierte er die Krankheit unter Kindern desselben Haushalts. Demgegenüber sagen UNNA und SCHWENTER-TRACHSLER, daß meistens, wenn ein Kind befallen wird, auch andere Kinder derselben Familie folgen.

Es ist müßig, die Frage zu ventilieren, worauf diese verschiedene Kontagiosität beruht, da wir sie bei der Impetigo ebensowenig entscheiden können wie bei anderen Infektionskrankheiten. Ob es auch *jahreszeitliche Schwankungen* gibt, ist bisher noch wenig untersucht worden. UNNA glaubt, daß das Maximum der Erkrankungen auf die Sommermonate fällt; White ebenso, der dies damit erklärt, daß zu dieser Jahreszeit die Kinder mehr als im Winter auf der Straße spielen und sich hierbei infizieren können. Donovan sah die größte Zahl der Fälle im Mai/Juni und September. Sirokov betont die Häufigkeit am Ende des Sommers und im Herbst. In der vorher schon angeführten Statistik H. Baers, der hierauf besonders achtete, war jedoch keine Jahreszeit irgendwie auffällig bevorzugt.

An dieser Stelle möchte ich kurz auf eine Affektion eingehen, deren Ätiologie wohl noch nicht ganz sicher geklärt ist, die **Pityriasis simplex faciei** (*Pityriasis alba faciei* der alten Autoren (?), *Ptyriasis sicca faciei*, „*dartre volante*" der französischen Autoren). Sie ist eine sehr häufige Erkrankung, besonders zarter, blonder Kinder und besteht in rundlichen oder ovalen, aber auch „landkartenartigen", mehr oder weniger scharf begrenzten Flecken im Gesicht, die mit kleinsten, seltener etwas größeren Schuppen bedeckt sind; diese sitzen einem kaum geröteten Grunde auf. Bei stärkerer Pigmentierung der gesunden Haut heben sie sich oft als weißliche schuppende Flecken ab. Diese Erscheinungen können sehr „flüchtig", doch auch relativ hartnäckig sein, können rezidivierend auftreten. Prädilektionsstellen sind die Wangen, die Umgebung des Mundes, weniger die Kinngegend. Mitunter kommt es auch zu einer stärkeren Entzündung und „Ekzematisierung" der schuppenden Stellen. Ich gebe hier die Abbildung zweier Kinder mit Pityriasis simplex faciei wieder, von denen das eine (vgl. Abb. 22) die nur in wenigen, scharf begrenzten Efflorescenzen auftretende, das andere (vgl. Abb. 23) die ausgedehntere, unscharf begrenzte Form aufweist.

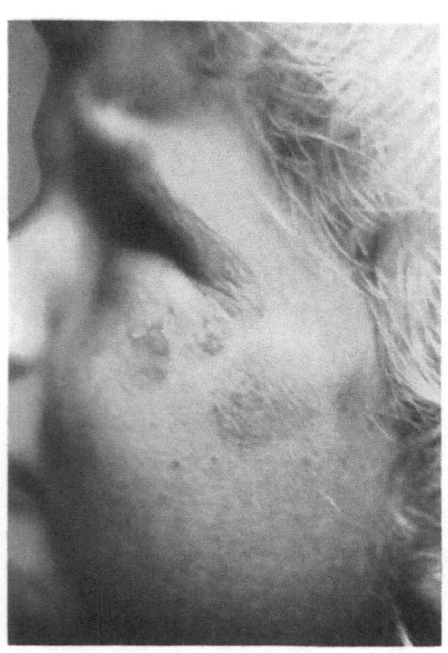

Abb. 22. Pityriasis simplex faciei.

Die Erkrankung tritt offenbar im Frühjahr und im Herbst häufiger auf als im Sommer und Winter, und dies war wohl der Grund für Jadassohn, anzunehmen, daß ihr Auftreten vom Wetter — rauhe Winde der Übergangszeiten („*Windflechte*") — abhängig ist. Wiederholt ist über „endemisches" Auftreten in Schulen, Pensionaten usw. berichtet worden. Am fundiertesten erscheinen mir in dieser Beziehung die Beobachtungen von Hartmann, der zwei solche „Endemien" beschreibt. Bei der einen wurden in einer Schulklasse von fast 50 Schülern 43 befallen, bei der anderen erkrankten auf einem Saale der Kinderklinik in Frankfurt a. M. nach Aufnahme eines Knaben mit Nephritis und „Ekzema siccum faciei" 8 Kinder an der gleichen Affektion, die Hartmann offenbar mit der Pityriasis simplex faciei identifiziert. Das Verschontbleiben der Schüler der anderen Schulklassen bzw. das Auftreten im Krankensaal spricht seiner Ansicht nach gegen die Bedeutung von Wettereinflüssen, die ich als Annahme Jadassohns eben erwähnte. Hartmann hält sie für eine infektiöse Erkrankung, was von Sabouraud schon seit langer Zeit behauptet wird.

Nach Sabouraud ist die Pityriasis simplex faciei eine streptogene Affektion. Wegen ihres seiner Ansicht häufigen Vorkommens zusammen mit oder nach

Impetigo contagiosa streptogenes sowie auf Grund seiner kulturellen Befunde betrachtet er sie als eine Art „trockene“, „abortive“ Impetigo, und dieser Ansicht SABOURAUDS ist von einer ganzen Reihe Autoren ganz oder mit einer gewissen Reserve beigestimmt worden (z. B. GOUGEROT, MILIAN, LINDSAY, SERPER und ISRAELSON; DARIER: möglicherweise Streptokokken und MALASSEZsche Sporen in Symbiose). Insbesondere die Untersuchungen HAXTHAUSENS, der in 40 von 54 Fällen auf Krystallviolettnährböden Streptokokken züchten konnte, sprechen für die Annahme SABOURAUDS. HAXTHAUSEN glaubt, daß es auf Grund dieser kulturellen Befunde im Verein mit der Tatsache, daß im Gesicht diese Flecke nach Impetigo entstehen bzw. der Sitz von Impetigo werden können, berechtigt sei, das Krankheitsbild der „*Pityriasis streptogenes*“ aufzustellen, in welches er außer der Pityriasis simplex faciei noch gleichartige Erscheinungen an anderen Körpergegenden einbezieht (vgl. hierzu Abschnitt TACHAU: *Ekzematoide Pyodermien* in diesem Band).

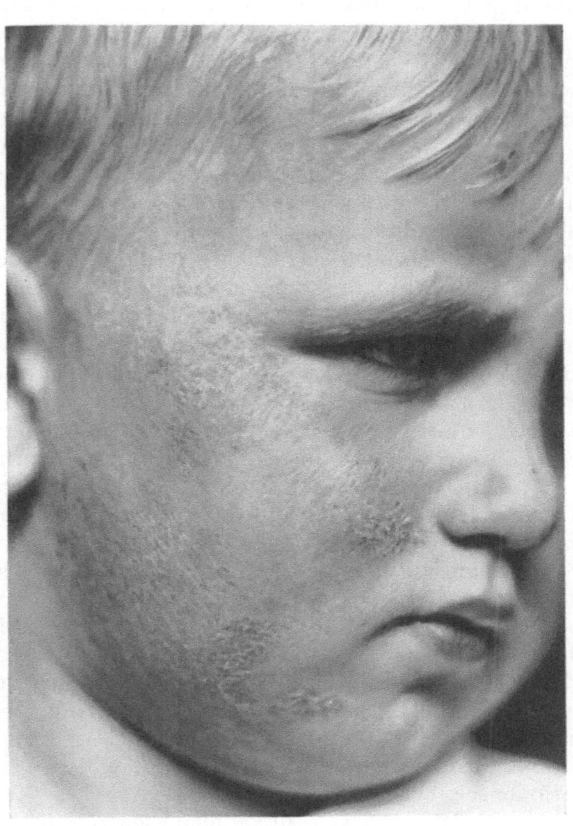

Abb. 23. Pityriasis simplex faciei.

Andererseits ist JADASSOHN von der streptogenen Natur der Pityriasis simplex faciei — auch auf Grund kultureller Untersuchungen von COLE — nicht überzeugt; in der deutschen Literatur wird sie überhaupt nur wenig gewürdigt und zumeist als eigene Form bei den seborrhoischen Erkrankungen mitangeführt, von denen SABOURAUD, HAXTHAUSEN u. a. sie scharf trennen. Unsere eigenen Züchtungsergebnisse lassen, zumal im Hinblick auf die Untersuchungen P. JORDANS über das Vorkommen der Streptokokken auf normaler Haut, eine Stellungnahme bisher nicht zu.

Histologie.

Bei der Beschreibung der Histologie der Impetigo contagiosa streptogenes gebe ich zunächst die Schilderung SABOURAUDS wieder, die sicher auf Untersuchungen dieser Impetigoform beruht. Es ist zwar nach der Klinik der untersuchten Fälle und bei der weitgehenden Übereinstimmung der Befunde anzunehmen, daß auch den ausführlichen Schilderungen von MATZENAUER sowie UNNA und SCHWENTER-TRACHSLER Präparate streptogener Impetigo zugrunde lagen, aber mit absoluter Sicherheit ist dies nicht mehr zu entscheiden.

Sabouraud unterscheidet histologisch (wie klinisch) 3 Stadien: 1. das *erythematöse* bzw. *prävesiculöse,* 2. das *vesiculöse* und 3. das *krustöse.*

1. Erythematöses bzw. prävesiculöses Stadium. Um ein Präparat dieses Stadiums zu erhalten, muß man Krüstchen untersuchen, die sich gegen Ende des Impetigoschubes auf abortiv verlaufenden Efflorescenzen finden, bei denen es gar nicht zur Bildung von Blasen gekommen ist. Die Excision während der Akuität der Impetigoerkrankung ist Sabouraud nie geglückt. Wenn man ein solches Krüstchen schneidet, so sieht man, daß sich zwischen zwei Lagen Hornschicht (der oberen, durch die Erkrankung emporgehobenen, und der unteren, unter dieser bereits neu gebildeten) Hohlräume verschiedener Form und Größe befinden, die durch ein seröses intercelluläres Exsudat entstanden sind. Viele dieser Hohlräume enthalten einige Leukocyten. In den Scheidewänden zwischen den serumgefüllten Höhlen erkennt man die Kerne der wenigen auseinandergedrängten oberflächlichen Epithelzellen. Es handelt sich also um eine unvollständige Blasenbildung, ein intercelluläres Ödem, wie man es auch sonst mitunter im Epithel findet (Spongiose), das aber in seiner Lokalisation direkt unter der Hornschicht von Sabouraud als charakteristisch für den Beginn der Impetigoefflorescenz angesehen wird (vgl. die halbschematische Abbildung in der Prat. dermat. II, S. 874). Streptokokken waren in den Serienschnitten dreier solcher Efflorescenzen nicht zu finden, trotzdem sie gezüchtet werden konnten. Sie können also nur in sehr geringer Zahl vorhanden sein.

2. Vesiculöses Stadium. Drängt das seröse Exsudat die Epithelzellen weiter auseinander — was außer in den abortiv verlaufenden Efflorescenzen stets eintritt — so entsteht ein Bläschen. Dieses liegt zwischen dem kaum lädierten Stratum granulosum und der Hornschicht und weist 5 charakteristische, ,,pathognomonische“ Eigenschaften auf: a) die flache (,,surbaissée“) Form, b) die Dünne und Gleichartigkeit ihrer Decke, c) die geringe Zahl zelliger Elemente im Lumen, d) die Ausgeglichenheit (,,abrasion en surface“) des den Grund der Blase bildenden Epithels, e) das das Epithel und die darunterliegende Cutis durchsetzende Ödem.

zu b). Die Blasendecke besteht nur aus der sehr dünnen Hornschicht. Niemals hängen ihr mitabgelöste Epithelien an. Die leichte Zerstörbarkeit dieser dünnen Hornschicht erklärt die Häufigkeit und Leichtigkeit weiterer Inokulationen.

zu c). Die geringe Zahl zelliger Elemente ist aber nur für ganz frische Bläschen charakteristisch. Sie vermehrt sich rasch und bedingt das dann nicht mehr klare, sondern getrübte (eitrige) Aussehen der Bläschen. Diese Zellen sind fast ausschließlich Leukocyten, die in kleinen Haufen, von fibrinösen Massen umgeben, zusammengeballt sind. Abgelöste Epithelien sind in diesem Stadium nicht vorhanden.

zu d). Der Boden der Blase ist gradlinig, plan. Bei frischen Bläschen ist das Epithel — abgesehen von der abgehobenen Hornschicht — in seiner Zusammensetzung und Lage vollständig erhalten.

zu e). Die Epithelzellen werden nur durch ein seröses Exsudat etwas auseinandergedrängt, das auch in der Cutis vorhanden ist und die ganze Efflorescenz emporhebt. Außer diesem Ödem besteht in der Cutis leukocytäre Infiltration, vor allem um die Gefäße, die aber im allgemeinen unbedeutend ist. Auch im Epithel, besonders in der Höhe des Stratum lucidum, also nahe am Blasengrunde, finden sich Leukocyten.

In solchen frischen Bläschen ist die Zahl der Streptokokken ebenfalls noch sehr gering und ihr Vorhandensein nur durch die Kultur nachzuweisen. Sie sind in Schnittpräparaten erst in älteren Blasen zu finden, wenn die Superinfektion mit Staphylokokken stattgefunden hat, und zwar seltener in kurzen Ketten, häufiger in Diplokokkenform, entweder frei im Exsudat oder innerhalb der Leukocyten. In der fibrinösen Schicht dagegen, die sich nach dem Verkrusten der Efflorescenz zwischen der Kruste und dem exfoliierten Epithel bildet, findet man die Streptokokken stets reichlich.

3. Krustöses Stadium. SABOURAUD beschreibt nur die Histologie der Kruste selbst, die aber — besonders bezüglich des Gehaltes an Bakterien — große Verschiedenheiten aufweise. Außerdem unterscheide sich auch die erste Kruste von den evtl. erneuerten. Die erste Kruste ist an der Oberfläche überall von Hornschicht bedeckt, der oft in der Mitte die gut erhaltene spongiotische prävesiculöse Läsion (vgl. oben) ansitzt. SABOURAUD meint daher, daß die einkammerige große Blase der Impetigo sich unterhalb dieser ausbildet. Die Krustenmasse unterhalb der Hornschicht besteht aus koaguliertem Serum (beim Schneiden gewöhnlich in polygonale Blöcke zerbrochen), in dem die Leukocytenkerne sich ausnehmen wie „welke Blätter im Eise". Manche Stellen der Kruste sind klar, serös, mit nur wenig Leukocyten durchsetzt, in anderen wieder finden sich unzählige weiße Blutkörperchen.

Der Bakteriengehalt der Kruste ist aus dem Grunde ein variabler, weil die zur Zeit der Gerinnung der Kruste vorhandenen Mikroben sich weiter in dieser vermehren. Je nach dem Zeitpunkt der Untersuchung erhält man daher verschiedene Befunde. Auch zwischen „primären" und „sekundären" Krusten bestehen in dieser Beziehung Unterschiede.

Bei der primären Kruste findet sich gewöhnlich unterhalb der bedeckenden Hornlamelle eine Schicht, in der in einzelnen Haufen große Massen Staphylokokken vorhanden sind, die sich offenbar erst in der Kruste zu solchen Mengen vermehrt haben. In dem übrigen Teil der Kruste sind sie besonders dort reichlich anzutreffen, wo auch viel Leukocyten angesammelt sind, während die Streptokokken die leukocytenarmen, klaren Teile der Kruste bevorzugen. Die Staphylokokken liegen in großen Haufen, dicken Knäueln und traubenförmigen Massen zusammen, die Streptokokken findet man in Diplokokkenform und in kurzen (selten längeren) Ketten.

Außer diesen Strepto- und Staphylokokken enthält die Kruste (neben einigen anderen, mehr oder weniger deutlich erkennbaren Bakterien) sehr häufig, und dann in großen Massen, feine Bacillen, die in Haufen, Strähnen, Gittern, zusammenliegen und — da sie im Blasenstadium nie zu finden sind — sich offenbar erst in der Kruste einnisten und vermehren (diese Bacillen sind nicht tierpathogen und bilden in der Kultur sehr feine, opake Kolonien, etwa von der gleichen Größe wie Streptokokken).

Etwa in dieser Weise schildert SABOURAUD in den Ann. de dermat et de syphiligr. 1900 und der Prat. dermat. die Histologie der streptogenen Impetigo.

Diese Schilderung enthält meiner Ansicht nach gewisse Mängel. Zunächst erscheint es mir noch nicht sicher, ob es angängig ist, den histologischen Befund des erythematösen Stadiums nur aus dem herzuleiten, was in den Krüstchen abortiv verlaufender Efflorescenzen sichtbar ist. Es fehlen zudem dabei die evtl. Veränderungen in der Cutis. Bei dem vesiculösen Stadium beschränkt sich SABOURAUD nur auf den Befund ganz frischer Bläschen, den er wohl auch (Gradlinigkeit der Epithelbegrenzung!) etwas schematisiert. Und bei dem krustösen Stadium beschränkt er sich auf die Histologie der Kruste selbst. Es fehlen also die histologischen Bilder des primären Flecks, des schon eitrigen Bläschens, der krustösen Gesamtefflorescenz — ein Mangel, der durch die Schwierigkeit, geeignete Fälle excidieren zu können, sehr erklärlich ist.

Wenn ich hiermit die histologische Beschreibung MATZENAUERS (mit dem oben ausgesprochenen Vorbehalt) vergleiche, so ergeben sich einige Unterschiede, die aber sehr wohl durch das verschiedene Alter der Bläschen bedingt sein können. Deren Lage ist die gleiche, die Abhebung der Hornschicht vollzieht sich gerade im Stratum granulosum, so daß die den Blasengrund bildenden Retezellen kein Keratohyalin enthalten, das, da es auch nicht der Blasendecke anhaftet, anscheinend verlorengegangen ist. Bei prall gespannten Bläschen betont MATZENAUER die recht- bzw. stumpfwinklige Trennung der Hornschicht vom Rete sowie die dellige Einsenkung der Mitte des Blasengrundes. Die Hornschicht besteht nicht aus einzelnen Leisten, sondern aus einem einzigen, diffus gefärbten, anscheinend durch Quellung verschmolzenen Band. Schon bei ganz frischen Bläschen enthält der Blaseninhalt meist ziemlich reichlich Leukocyten und spärlich abgestoßene Epithelien. In den größeren Bläschen sind die zelligen Elemente am Boden der Blase abgesetzt, adhärieren aber auch an der Blasendecke. Die Leukocyten sind meist mononukleär, die abgestoßenen Epithelien gequollen. Auch in den obersten Schichten des Rete sind die Zellen gequollen, manche schwammig und acidophil, wie die abgestoßenen; die unteren Zellagen des Rete sind normal. Mitosen sind nicht vermehrt. Der Papillarkörper ist (durch den Druck der Blase) etwas eingesunken, aber nicht verflacht. Die Gefäße sind stark erweitert, von Zellwucherungen umgeben, die stellenweise auch das Rete durchsetzen. Auch die Cutisgefäße sind stark alteriert, von Leukocyten, proliferierenden Bindegewebszellen, Plasmazellen und auch Mastzellen umgeben. Die Kruste selbst beschreibt MATZENAUER etwa in gleicher Weise wie SABOURAUD, wenn auch nicht so ausführlich.

In Efflorescenzen, von denen die Kruste im Zentrum abgefallen ist, ist dort das Rete schon verhornt, die Keratohyalinschicht fehlt aber ganz oder ist nur gering entwickelt, während die Gefäße der Cutis noch stark erweitert sind — eine Erklärung für die lange zurückbleibenden Flecke.

Die Schilderung UNNAS und SCHWENTER-TRACHSLERS ist viel weniger zu verwerten, da sie fälschlicherweise ein „primäres“ und ein „sekundäres“ Bläschen unterscheiden (vgl. S. 42). Aber auch sie betonen die geringen Veränderungen im Rete unterhalb der Bläschen, den Mangel an Mitosen (im Gegensatz zum Ekzem), die stark erweiterten Blutgefäße der Cutis, die auffallend hochgradige Hypertrophie der Perithelien und übrigen Bindegewebszellen und das Vorhandensein von Plasma- und Mastzellen. Diese starke Erweiterung der oberflächlichen und tiefen Hautgefäße im Verein mit der Verdünnung des Epithels nach dem Abfall der Krusten erkläre vollständig die zurückbleibenden roten Flecke. Die Beschreibung der Krusten stimmt — natürlich abgesehen von ihrer Bakteriologie — mit der SABOURAUDS überein. — Die Darstellung bei GANS entspricht etwa der MATZENAUERS. — Sonstige ausführlichere histologische Darstellungen der streptogenen Impetigo kenne ich nicht.

Ich selbst habe leider keine Gelegenheit gehabt, alle Stadien der Impetigo contagiosa streptogenes zu excidieren und damit das bei SABOURAUD Fehlende zu ergänzen. Das erythematöse und vesiculöse Stadium bekommt man, wie oben betont, überhaupt selten zu sehen, und im krustösen sind es meist äußere Gründe (Sitz im Gesicht, keine Einwilligung der Eltern usw.), die eine Excision nicht zulassen. Sie war nur einmal möglich. Da ich hier nur sichere streptogene Fälle verwerten darf, konnte ich auch die alten histologischen Präparate unserer Sammlung nicht verwenden.

Das Präparat des *Bläschenstadiums*, das ich hier abbilde (Abb. 24), stammt von einem streptogenen Fall aus der Berner Klinik. Man sieht, daß sich die an der Oberfläche leicht eingedellte Blase an der einen Seite fast rechtwinklig, an der anderen stumpfwinklig (gegen das Blaseninnere) scharf absetzt und zwischen der verschieden dicken und verschieden gut färbbaren Hornschicht und dem Rete gelegen ist. Das Blaseninnere wird fast völlig von Serum angefüllt; die freien Partien kommen offenbar dadurch zustande, daß bei der Einbettung das Koagulum etwas geschrumpft ist. Unterhalb der Blasendecke und am Grunde der Blase sieht man Zellmaterial, verteilt, bzw. an einer Stelle des Grundes auch in einem größeren Klumpen. Die obere Epithelgrenze ist keineswegs gradlinig, sondern unregelmäßig, aufgelockert und scheinbar etwas eingesunken; die untere Epithelgrenze ist scharf. Im Papillarkörper und bis an den unteren Rand des Präparats auch in der Cutis recht erhebliche Infiltration um die Gefäße. *Bei starker Vergrößerung* stellt sich heraus, daß die Hornschicht nicht aus einem homogenen Band besteht, sondern zumeist deutlich lamellös ist. Ihrer unteren Fläche hängen stellenweise einzelne oder mehrere platte sowie kubische, gut erhaltene Epithelien an. Die übrigen Zellen unterhalb der Blasendecke sind polynukleäre Leukocyten, die hier in einzelnen Exemplaren, nur an einigen Stellen etwas gehäuft, vorhanden sind. Auch dem Blasengrunde liegen polynukleäre Leukocyten und (viel weniger) abgelöste gequollene Epithelien auf, meist vereinzelt, nur an einigen Stellen etwas reichlicher. Der schon bei schwacher Vergrößerung auffallende, in das Blasenlumen hereinragende Klumpen besteht aus Leukocyten und abgelösten Epithelien. In den oberen Lagen des Epithels sind die Retezellen ödematös, die Zellagen stark aufgelockert, während — etwa von der Mitte ab — die unteren Epithellagen völlig normalen Bau und Zusammenhalt zeigen. Leukocyten sind hier nur ganz vereinzelt zu sehen, während sie in den obersten Lagen reichlicher das Epithel durchsetzen. Im Papillarkörper und in den angrenzenden Cutisschichten ist das Gewebe ziemlich stark ödematös, die Gefäße des Papillarkörpers sind erweitert. Die Infiltration um die Gefäße besteht zumeist aus Rundzellen, polynukleäre Leukocyten sind nur wenig vorhanden. Plasmazellen und Mastzellen konnte ich nicht konstatieren.

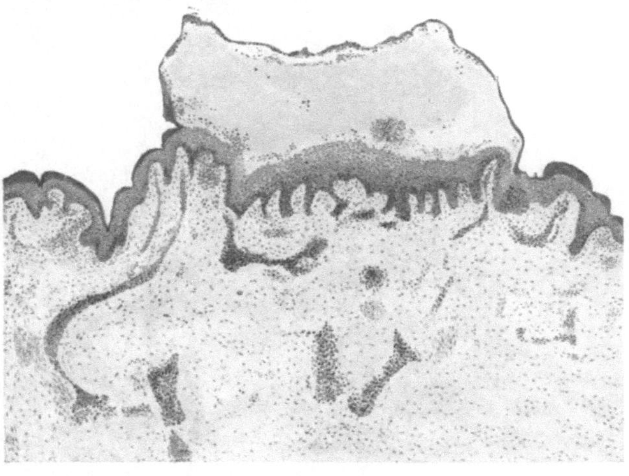

Abb. 24. Impetigo contagiosa streptogenes. Vesiculöses Stadium.

Das abgebildete Präparat des *krustösen Stadiums* (Abb. 25) konnte in unserer Klinik excidiert werden. Es stammt von dem Beine eines Kindes, das neben Scabies ausgedehnte Pyodermien aufwies, und war klinisch eine völlig typische krustöse streptogene Impetigo contagiosa. Aus einer daneben gelegenen gleichen Efflorescenz sowie auch aus anderen Impetigostellen (Gesicht) wurden Strepto- und Staphylokokken gezüchtet.

Die den Herd überdeckende Kruste ist an beiden Seiten schon etwas abgelöst und hängt nur noch in der Mitte mit der überall bereits wieder erneuerten Hornschicht zusammen. Die Kruste selbst ist dick, setzt an beiden Seiten etwa im rechten Winkel ab und hat im ganzen die Gestalt eines nach dem Epithel zu konkav verbogenen Rechtecks. Sie ist zum Teil in verschiedene Schollen zerbrochen (bei der Verarbeitung ?). Die untere Hälfte weist sehr viel mehr Kernmaterial auf als die obere, von einer Bedeckung mit Hornschicht ist nirgends etwas zu sehen (vielleicht nicht mehr erste Kruste ?). *Bei starker Vergrößerung* zeigt es sich, daß das schon bei schwacher Vergrößerung gesehene Kernmaterial zum größten Teil Kerne von polynukleären Leukocyten sind, zum Teil noch gut erhalten, zum Teil in den mannigfachsten Formen degeneriert. Daneben und dazwischen findet sich Kerndetritus, dessen Herkunft nicht mehr erkennbar ist. An anderen Stellen wiederum ist die Kruste mehr serös mit zum Teil sehr geringem Eitergehalt. In einer seitlichen Hälfte der Kruste sieht man ein verschieden breites, zusammenhängendes Band von platten Epithelzellen eingelagert, in denen man zumeist das Keratohyalin deutlich erkennt. Wo dieses abgestoßene Epithelband etwas breiter ist, konstatiert man ein mehr oder weniger deutliches, intercelluläres Ödem, eine Art Status spongoides, und innerhalb dieser Lücken Kerndetritus, offenbar von polynukleären Leukocyten. *Der Kokkengehalt* der Kruste ist in den verschiedenen Partien sehr ungleich, sowohl in den sehr eitrigen Stellen wie in den serösen, nicht überall in den oberflächlichen Partien der Kruste besonders stark. Er besteht aus in Haufen liegenden Staphylokokken und aus unendlich vielen Streptokokken, bei denen man die Kettenform zum

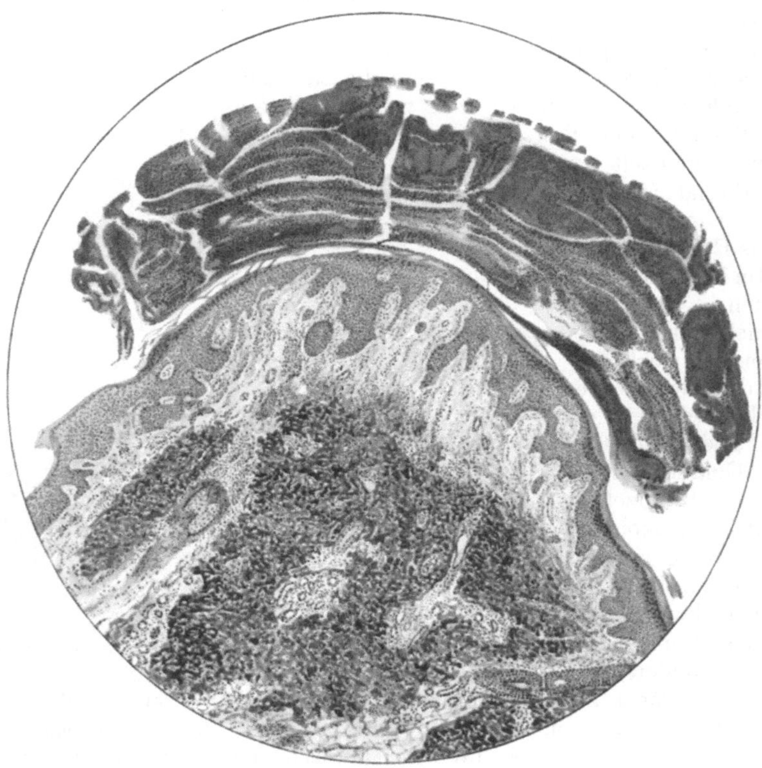

Abb. 25. Impetigo contagiosa streptogenes. Krustöses Stadium. (A-Linse. Ok. 1. VAN GIESON-Färbung.)

größten Teil sehr schön erkennen kann. Bis auf die oberflächlichen Teile der Kruste, in denen zumeist die Staphylokokken vorherrschen, ist eine Vorliebe der beiden Kokkenarten für eitrige oder nichteitrige Teile der Kruste nicht zu erkennen. Es gibt Stellen, an denen in ganz eitrigen Partien fast nur Streptokokken enthalten sind, es gibt seröse Partien, in denen die Staphylokokken stark überwiegen. In der Abb. 26 habe ich eine solche mäßig eitrige Stelle der Kruste zeichnen lassen, die etwa das Bild wiedergibt, wie es auch an stark eitrigen Partien zu sehen ist. Ich betone dies im Hinblick auf SABOURAUDs Behauptung, daß an den eitrigen Stellen Staphylokokken, an den serösen Stellen besonders Streptokokken vorherrschen. *Das unter der Kruste sitzende Epithel* ist etwas verbreitert und unregelmäßig, es hat überall ein deutliches Stratum granulosum, das an einzelnen Stellen sogar erheblich verbreitert ist. Von einem Ödem im Epithel ist kaum etwas zu entdecken. Die Verbindung der Retezellen untereinander ist normal, ganz vereinzelt sind Wanderzellen vorhanden. Die Begrenzung zur Cutis ist an einigen Stellen etwas locker. Mitosen sind nur sehr wenige zu sehen. *Der Papillarkörper* ist auffallend stark ödematös. Die *Gefäße* sind stark erweitert. Im ganzen Papillarkörper, speziell aber um die Gefäße Infiltration, die ausschließlich aus Rundzellen besteht, dazwischen sind wenige Mastzellen und fibroblastische Elemente eingestreut. Infiltration ist auch um die tieferen Gefäße der Cutis und um die Drüsen vorhanden, wenn auch viel schwächer als in den oberflächlichen Teilen der Cutis. Plasmazellen habe ich nur ganz vereinzelt gefunden. In der Färbung auf elastische Fasern fällt auf, daß diese im Papillarkörper unter der Kruste sehr spärlich vorhanden (oder gefärbt ?) sind. Im übrigen zeigen sie normales Verhalten.

Ich kann nun natürlich auf Grund der histologischen Untersuchung dieser beiden Fälle keine „Histologie“ des vesiculösen und krustösen Stadiums der Impetigo contagiosa streptogenes geben, aber ich möchte doch einige Punkte hervorheben, in denen mein Befund von dem der früheren Autoren abweicht.

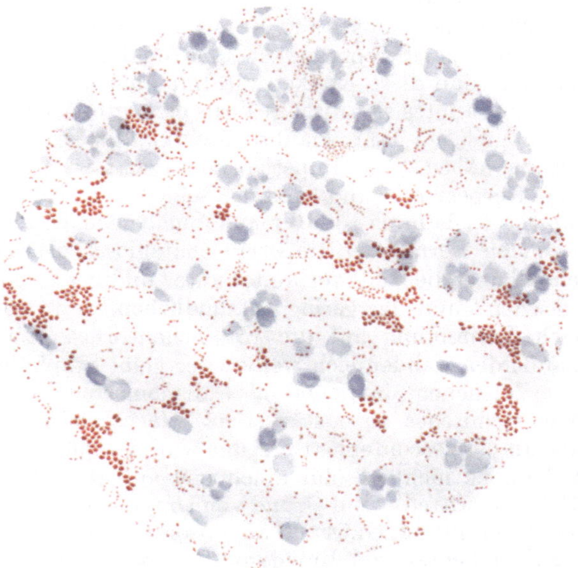

Abb. 26. Streptokokken und Staphylokokken in der Kruste des in Abb. 25 dargestellten Präparats. (Immersion. Ok. 10. UNNA-PAPPENHEIM-Färbung.)

Blasenstadium: Nach MATZENAUER ist die die Blase überziehende Hornschicht ein „einziges diffus gefärbtes Band“, nach GANS ein „gleichmäßig gefärbtes Band“, bei mir ist die lamellöse zellige Beschaffenheit noch gut erkennbar. SABOURAUD betont, daß der Hornschicht niemals Epithelien anhängen, was in meinem Präparat an einigen Stellen der Fall ist, trotzdem es sich auch um ein frisches Bläschen handelt (seröser Inhalt, sehr wenig Leukocyten!); auch die obere Retebegrenzung ist in meinem Fall keineswegs gradlinig, wie SABOURAUD dies beschreibt. *Krustenstadium:* Gegenüber SABOURAUD: Die Verteilung der Streptokokken und Staphylokokken ist, wie schon betont, in der Kruste ganz unregelmäßig, eine Bevorzugung seröser Teile durch die ersteren, eitriger durch die letzteren ist nicht zu konstatieren. Gegenüber GANS: Die Kokkenhaufen findet man nicht nur in den oberflächlichen Abschnitten, sondern sie durchsetzen die ganze Kruste, und zwar fast überall in großer Menge. Gegenüber MATZENAUER und GANS: In dem unter der Kruste liegenden schon wieder überhornten Epithel fehlt das Keratohyalin nicht oder ist nur „gering“, bzw. „andeutungsweise“ entwickelt, es ist vielmehr überall deutlich vorhanden, vielfach sogar in sehr erheblich verbreiterter Schicht.

Alle diese Unterschiede können natürlich sehr wohl dadurch bedingt sein, daß innerhalb des gleichen Stadiums verschiedene Entwicklungsstufen vorgelegen haben, aber sie zeigen auch, daß die Histologie der streptogenen Impetigo noch keineswegs genau genug erforscht ist — eine Aufgabe, die mir wohl der Mühe wert erscheint.

Ätiologie.

Ich habe in der geschichtlichen Einleitung schon in großen Zügen die Klarstellung der Ätiologie der streptogenen Impetigo contagiosa geschildert. Bevor ich hierauf jetzt näher eingehe, muß ich wohl die Meinungen einiger Autoren anführen, die noch in der Folgezeit andere Ansichten über die Ätiologie der Impetigo contagiosa äußerten.

W. Pick stellte im Jahre 1911 die These auf, daß *Coccidien*, die er in den Efflorescenzen nachweisen zu können glaubte, die Ursache der Impetigo contagiosa wären. Da er glaubt, daß bei Impetigo ausnahmslos auch Pediculi vorhanden sind, wurde er in seiner Meinung noch durch den Befund analoger Formen in der Leibeshöhle einer Laus bestärkt. Meirowsky hat in der Diskussion zu diesem Vortrag gleich betont, daß er die Gebilde für Hefe oder Zellbzw. Kernreste hält.

1924 kamen Smith und Burky, trotzdem sie in den von ihnen untersuchten 9 Fällen 6mal Streptokokken und 3mal Staphylokokken fanden, zu der Überzeugung, daß diese Kokken die Impetigo nicht hervorrufen, sondern die durch ein unbekanntes spezifisches Virus erzeugte Erkrankung nur sekundär infizieren.

Im gleichen Jahre glaubte Grüter, dieses Virus in dem *Herpeserreger* gefunden zu haben. Die Impetigo contagiosa ist für Grüter eine Mischinfektion von Herpesvirus und den verschiedenen Hautkokken. Zu dieser Ansicht kam er 1. dadurch, daß er aus den beiden Unterarten der „in der Epidermis sitzenden Form“ der Impetigo contagiosa (der akut entzündlichen, „die sich schnell über die Haut verbreitet unter Bildung kleiner gruppenweise angeordneter Bläschen“ und der gering entzündlichen „mit größeren flachen Einzelblasen“) nach Verimpfung auf die Kaninchencornea Keratitiden hervorrufen konnte („außerdem fanden sich weiße oder gelbe Staphylokokken“), und 2. auf Grund von Versuchen, in denen bei „disponierten“ Individuen durch Übertragung eines Gemisches aus „stärkerem“ Herpesvirus und pyogenen Staphylokokken eine Impetigo contagiosa erzeugt wurde. Diese Annahme Grüters, zu der sich A. Müller nicht absolut ablehnend äußert, habe ich bereits an anderer Stelle (1927) bestritten — auf Grund von Untersuchungen, die H. Baer zur Nachprüfung der Behauptung Grüters an unserer Klinik angestellt hat. H. Baer hat in 7 Fällen Sekret von Impetigo streptogenes-Efflorescenzen auf die Kaninchencornea verimpft und hier niemals einen Herpes erzeugen können. Bei der Verimpfung des Sekrets von 13 Fällen *staphylogener* Impetigo erhielt Baer bei 5 Kaninchen nach 24—30 Stunden eine Conjunctivitis, der bald eine Keratitis folgte, die sich aber von der Herpeskeratitis wesentlich unterschied. 4 von diesen 5 Tieren konnten zudem (1 war interkurrent gestorben, eine Gehirnpassage gelang nicht) später mit Erfolg mit Herpesvirus inokuliert werden. Desgleichen 2 Tiere, bei denen eine Weiterimpfung von den 5 erkrankten angegangen war. Da nach Ansicht fast aller Autoren eine herpetisch erkrankte Kaninchencornea gegen Reinfektion immun wird, dürfte es sich demnach auch in diesen 5 Fällen Baers nicht um einen Herpes gehandelt haben. (Bezüglich der Ansicht Grüters, daß Reinfektion mit stärkerem Herpesvirus die von einem schwächeren hervorgerufene Immunität brechen kann, siehe bei Doerr[1].)

Die naheliegendste Erklärung für die gelungenen Übertragungen Grüters scheint mir die zu sein, daß es sich bei seinen Fällen gar nicht um Impetigo contagiosa, sondern um Herpesfälle gehandelt hat, die aber entweder „impetiginisiert“ waren oder wegen hochgradiger Krustenbildung den Eindruck einer Impetigo contagiosa machten. Denn daß ein stark verkrusteter, etwas ausgedehnterer Herpes von einer Impetigo contagiosa mitunter schwer zu unterscheiden ist, ist jedem Dermatologen geläufig (vgl. Abb. 27).

[1] Doerr: Zbl. Hautkrkh. 15, 297.

Ich komme nunmehr zu den *Streptokokken*, den wirklichen Erregern dieser Impetigoform. Ich habe in der geschichtlichen Einleitung betont, daß ich FRANK BROCHER für denjenigen halte, der (1896) die Ätiologie dieser Impetigoform geklärt hat. Er war es jedenfalls, der nach genauen bakteriologischen und Tierversuchen zuerst die Behauptung aufstellte, daß es der gewöhnliche Streptococcus longus sei, der die Impetigo contagiosa hervorrufe. Aber er war keineswegs der erste, der überhaupt Streptokokken bei der Impetigo contagiosa fand oder als Erreger ansprach. Schon 1881 hatte CROCKER im Blaseninhalt (reichlicher in Pusteln) Kokken auch in Ketten festgestellt, ebenso hatte POGGE 1885 in Bouillon kurze Ketten gesehen, BOUSQUET wiederum im Blasenausstrich. Aber die beiden letzteren glaubten trotzdem an die staphylogene Natur dieser Erkrankung. Die Annahme, daß die von ihnen gefundenen Streptokokken die Erreger der Impetigo sind, äußerten zuerst LEROUX (1892) und, unabhängig von ihm, KURTH (1893). Ihre bakteriologischen Untersuchungen führten sie (und 1894 auch DAUME) nur dazu, die gezüchteten Kokken nicht für die gewöhnlichen Streptokokken, sondern für eine Abart, für „Impetigo-Streptokokken", zu halten. Hierin haben sie sich zweifellos getäuscht, aber da sie sich getäuscht haben, müssen sie eben das Verdienst der Klärung der Ätiologie dieser Impetigoform FRANK BROCHER überlassen. Über die Untersuchungen BROCHERS habe ich in der Einleitung schon das Nötige gesagt. In den folgenden Jahren wurde dieser Ansicht BROCHERS nur vereinzelt zugestimmt. Selbst in Frankreich waren es nur BALZER und GRIFFON (1897), die nach Untersuchung von 31 Fällen von Impetigo, in denen sie stets Streptokokken fanden, ebenfalls diese für das pathogene Agens hielten. Sie haben auch schon erkannt, daß es notwendig ist, ganz frische Bläschen zu untersuchen, da die sehr bald eintretende Sekundärinfektion mit Staphylokokken das bakteriologische Bild verwischt. Auch in den Kulturen würden die Streptokokken durch die Staphylokokken sehr schnell überwuchert, wenn man sie auch bei dünnem Ausstreichen zwischen den Staphylokokkenkolonien oft recht deutlich erkennen kann. Sie sind — wie BROCHER — der Ansicht, daß es daher am besten sei, in Bouillon zu kultivieren. In gleichem Sinne äußert sich 1898 BOULARAN, der die Beobachtungen GRIFFONS aus der Abteilung BALZERS in seiner historisch-kritischen These in extenso publiziert. SABOURAUD stand damals noch auf dem Standpunkt, daß Staphylokokken die Erreger seien, und in die gleichen Jahre fallen in Deutschland die Untersuchungen UNNAS und SCHWENTER-TRACHSLERS, BLASCHKOS und KAUFMANNS, die einen besonderen Coccus als Ursache annehmen, MATZENAUERS und KREIBICHS, die diesen als Staphylococcus erklären. 1900 erschien dann die große Arbeit SABOURAUDS, der nunmehr ebenfalls den Streptococcus als Erreger

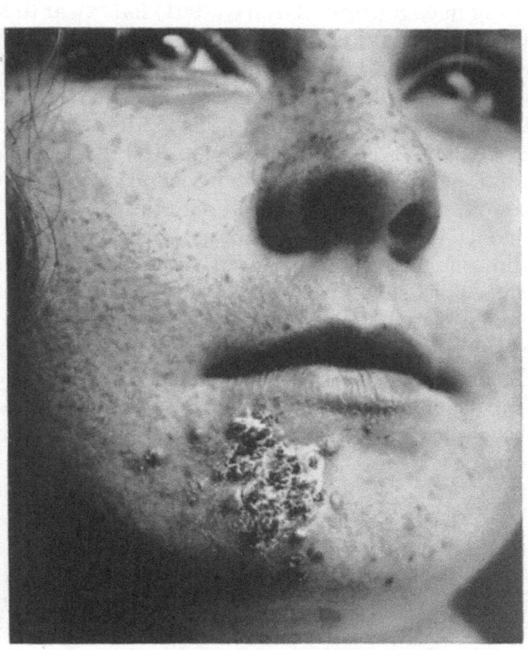

Abb. 27. Herpes simplex. Ähnlichkeit mit Impetigo contagiosa.

anspricht, der bei richtiger Art der Kultivierung (vgl. später) *stets* nachzuweisen sei. Die Abtrennung der Impetigo-Streptokokken von dem *Streptococcus* Fehleisen hält er wie Brocher für falsch und sagt (in der Prat. dermat.) kurz und bündig: „je n'ai pu trouver aucune différence quelconque entre les cultures du streptocoque de l'impétigo et celles du streptocoque de toutes autres provenances. Je crois à leur unité absolue.“ Matzenauer erkennt in Mračeks Handbuch (1905) die Ansicht Sabourauds zwar noch nicht an, aber sonst ist, wie ich schon einleitend bemerkte, an der streptogenen Ätiologie dieser Impetigoform kaum mehr gezweifelt worden.

Außerhalb Frankreichs wurden die französischen Arbeiten anfangs allerdings wenig nachgeprüft. Török (1901) hält zwar die streptogene Ursache für erwiesen, ebenso Gilchrist (nach Engman und Lewandowsky), während Moberg (1905) sie bestreitet. In Deutschland fand Bender (1907) in seinen 12 Fällen ebenfalls stets Streptokokken, die er sonderbarerweise mit Unna und Schwenter-Trachslers „Impetigo-Kokken“ identifiziert, aber erst im Jahre 1909 bewirkte es die auf einem Material von 100 Fällen basierende Arbeit Lewandowskys, daß auch bei uns die streptogene Ätiologie der gewöhnlichen Impetigo contagiosa so gut wie allgemein anerkannt wurde. Lewandowsky gibt hier zunächst eine Übersicht über den damaligen Stand der Dinge, gibt die Resultate seiner klinischen, kulturellen und bakteriologischen Untersuchungen bei Impetigo contagiosa und Ecthyma, seiner mit Streptokokkenreinkulturen vorgenommenen Inokulationsversuche wieder, behandelt die Frage der Bedeutung der Staphylokokken und Streptokokken bei anderen Dermatosen, insbesondere beim Ekzem, und beschert uns eine Methode für die kulturelle Untersuchung von Impetigoefflorescenzen, die seither vielfach angewendet wird, und die wir im Abschnitt VII („Bakteriologische Diagnose“) genau zu beschreiben haben. Hier interessiert uns vor allem, daß er in allen seinen 100 Fällen von Impetigo contagiosa Streptokokken, in 25% in Reinkultur, fand und somit die Ansicht Sabourauds (die älteren französischen Arbeiten vernachlässigt er allerdings) in vollem Umfange bestätigte. Jadassohn, an dessen Klinik diese Untersuchungen ausgeführt wurden, stellt sich 1912 natürlich auf den gleichen Standpunkt, ebenso Model für die wenigen Fälle dieser Impetigoform, die sie bakteriologisch untersuchte. Daß K. Dohi und seine Schüler Kurita (1904) und Sh. Dohi (1912) außer der in Japan zumeist vorkommenden staphylogenen Impetigo contagiosa auch eine Form kennen, die dort seltener ist, und in der sie stets Streptokokken fanden, habe ich schon in der Einleitung angeführt und möchte hier nur darauf verweisen. Von weiteren Arbeiten wären dann noch hervorzuheben:

Flehme: 55 Fälle, stets Streptokokken; in den Bläschen in 80% Reinkulturen. — Dora Fuchs: 216 Fälle, stets Streptokokken. — Lewandowsky (Hamburger Kongreß): 194 Fälle, stets Streptokokken, in 98 in Reinkultur. — Farley und Knowles: 30 Fälle, stets Streptokokken, aber verschiedene Arten. — Bommer: 45 Fälle, in 20% Streptokokken in Reinkultur, in der Mehrzahl neben Staphylokokken (s. später). — Cazenave: 20 Fälle, bei durchsichtigen Blasen *nur* Streptokokken. — Balmain: 56 Fälle, 43mal Streptokokken, die negativen 8 werden durch voraufgegangene Behandlung bzw. durch Vorhandensein noch anderer verschiedener Bacillen erklärt.

Außer diesen Autoren, die die Zahl der untersuchten Fälle angeben, gibt es aber noch eine Anzahl solcher, die ganz allgemein der Ansicht von der streptogenen Ätiologie dieser Impetigoform beistimmen, zum Teil unter Hinweis auf ihre eigenen Untersuchungen: Brocq, Thibierge und Legrain, Chipman, Knowles, MacCormac, Zieler, Rost, Serper und Israelson, Lindsay, Frieboes, A. Müller u. a.

Somit kann die Tatsache, daß bei dieser Form der Impetigo so gut wie immer Streptokokken gefunden werden, als gesichert gelten. Aber ihre bloße Anwesenheit in den Efflorescenzen kann natürlich, so auffallend sie ist, nicht zum Beweise genügen, daß sie auch wirklich die Erreger der Erkrankung sind. Der Beweis hierfür war — gemäß dem Postulat R. KOCHS — durch Impfungen zu erbringen.

Impfungen haben mit positivem Erfolge schon TILBURY FOX und nach ihm viele andere angestellt, indem sie mit Sekret von Impetigoefflorescenzen bei Menschen wieder Impetigo hervorbrachten. Aber alle diese Versuche, die ja nur die Kontagiosität der Erkrankung bewiesen, jedoch nichts über den Erreger besagten, und auch die mit Reinkulturen von „Impetigo-Kokken" (UNNA und SCHWENTER-TRACHSLER, KAUFMANN), Staphylokokken (MATZENAUER, KREIBICH u. a.) vorgenommenen kann ich übergehen. *Hier ist zu beweisen, daß mit den aus der Impetigo contagiosa gezüchteten Streptokokken durch Impfung eine typische Impetigo contagiosa erzeugt werden kann, aus der wiederum die gleichen Streptokokken zu kultivieren sind.*

Ich habe schon in der geschichtlichen Einleitung darauf hingewiesen, daß dieser Beweis zuerst LEROUX mit seinen „Impetigo-Streptokokken" gelungen ist und habe bei Besprechung der Klinik einen der Versuche LEWANDOWSKYs wiedergegeben, dem dieser Beweis dann ebenfalls glückte. Aber aus seinen Experimenten geht zugleich hervor, wie schwierig er zu führen war, und daß Impfmodus (am besten intraepithelial) und individuelle Disposition des Geimpften augenscheinlich eine große Rolle spielen. Es hat dann auch eine ganze Reihe von Jahren gedauert, bis weitere solche positive Impfversuche bekannt wurden (FLEHME, CAZENAVE, BALMAIN). Von diesen möchte ich die an der HERXHEIMERschen Klinik angestellten Versuche FLEHMEs etwas näher referieren, weil sie mir besonders wichtig erscheinen.

Es wurde in Impfschnitte, die nicht zu oberflächlich und nicht zu tief sein dürfen (nur Epidermis durchschneiden!), eine Platinöse einer Abschwemmung der Streptokokken-Agarkultur gebracht. Der Verlauf der Erkrankung war etwa der gleiche wie bei LEWANDOWSKY, so daß ich ihn hier nicht wiederzugeben brauche. Aus der entstandenen Primärefflorescenz wurden unter 20 Fällen 19mal Streptokokken in Reinkultur gezüchtet. Unter der Kruste blieben die Streptokokken durchschnittlich 3—4 Tage rein, dann trat Verunreinigung mit Staphylokokken ein. Von vornherein teilte FLEHME seine Versuchspersonen in 2 Gruppen ein: 1. Gesunde, d. h. ohne Impetigo, 2. Menschen mit florider Impetigo. Seine Annahme, daß bei der ersten Gruppe die Impfungen seltener positiv ausfallen würden, bestätigte sich, da von 89 Impfungen an Gesunden nur bei 9 (= 10%) die Inokulation eine Impetigo hervorrief, während bei 40 Impetigopatienten die Impfung 11mal (= 28%) anging.

Es scheint also (vgl. auch LEWANDOWSKY) nicht jede Haut zur Impetigoerkrankung disponiert zu sein, und die spontane Impetigoerkrankung ist wohl „der Ausdruck der größten Disponiertheit". Aber auch an disponierter Haut ist nicht jede Hautstelle geeignet. Denn bei Impfungen an verschiedenen Stellen bei den gleichen Menschen verlief meist nur eine Impfung positiv. Genaueres über evtl. besonders disponierte Hautgegenden sagt FLEHME nicht. Es bliebe also weiteren systematischen Impfversuchen vorbehalten, zu klären, ob die spontan zumeist erkrankten Körpergegenden sich auch bei experimentellen Infektionen als die geeignetsten erweisen.

Sehr viel wichtiger als diese an sich interessanten Ergebnisse erscheinen mir die Versuche, die FLEHME mit Streptokokken von normaler Haut anstellte. Denn auch mit diesen gelang es ihm, in 4 Fällen eine typische Impetigo contagiosa zu erzeugen. Aber selbst diese Resultate erschienen ihm nicht genügend. Er wollte noch die Frage klären, ob die auf der Haut vorhandenen Streptokokken, wenn sie in leichte Verletzungen, Einrisse eindringen, aber nicht in so großer Zahl, wie sie in einer Reinkultur vorhanden sind, sondern „wie sie so auf der Haut vegetieren", eine Impetigo hervorrufen können. Zu diesem Zwecke scarifizierte er bei 4 Personen, bei denen vorher die Kultur das Vorhandensein von Streptokokken auf der gesunden Haut ergeben hatte, eine Hautstelle des Oberarms mit einem Skalpell ganz oberflächlich und rieb in diese Stelle Material ein, das er durch oberflächliches Abschaben der Hornschicht in der Umgebung gewann. In einem dieser 4 Versuche trat nach 24 Stunden eine intensive entzündliche Rötung, nach 2 Tagen Pustelbildung (mit Streptokokken in Reinkultur) und nach 4 Tagen die „für Impetigo typische honiggelbe Borke" auf. Die drei anderen Impfungen verliefen negativ. *Es war* FLEHME *hiermit der Beweis geglückt, „daß die auf der gesunden Haut vegetierenden Streptokokken ohne eine vorherige Anreicherung tatsächlich fähig sind, eine Impetigo zu erzeugen, wenn sie in die Haut hineingebracht werden".*

Nach alledem ist also kein Zweifel mehr erlaubt, daß die bei dieser Impetigoform gefundenen Streptokokken wirklich die Erreger dieser Erkrankung sind.

Ich habe bisher sehr wenig von den *Staphylokokken* gesagt, die auch bei der streptogenen Impetigo fast stets zu finden sind. Ich habe dies absichtlich getan, um ihnen auch schon äußerlich die Rolle zuzuteilen, die sie tatsächlich spielen: *die Staphylokokken sind hier sekundärinfizierende Mikroorganismen.* Die Frage, warum es so lange gedauert hat, bis diese „mindere" Stellung der Staphylokokken klargestellt wurde, ja, warum sie sogar vielfach (vgl. oben) als Erreger der Erkrankung angesehen wurden, ist leicht beantwortet: *Schuld daran war eine mangelhafte bakteriologische Technik.* Es ist heute schwer verständlich, daß es überhaupt dazu hat kommen können. Denn schon LEROUX, KURTH, BROCHER, BALZER und GRIFFON hatten die nebensächliche Rolle der Staphylokokken klar erkannt (z. B. LEROUX: die Staphylokokken sind „surajoutés", KURTH: „es ist anzunehmen, daß dem Staphylococcus pyogenes aureus nur die Rolle eines nebensächlichen Begleiters der Krankheit zukommt") und zum Teil auch auseinandergesetzt, daß mit den gewöhnlichen Methoden der Kultivierung (auf Schrägagar) richtige Ergebnisse nur schwer zu erhalten seien, und trotzdem ist dies in den Arbeiten MATZENAUERS, UNNAS u. a. nicht genügend berücksichtigt worden. Daß die Staphylokokken die Streptokokkenbläschen überhaupt mischinfizieren, ist bei ihrer „Ubiquität" nicht auffallend und uns von vielen anderen exsudativen Dermatosen her geläufig, und ob sie durch die dünne Blasendecke eindringen oder aus den durch Abhebung der Hornschicht entblößten Follikeln stammen, ist schließlich gleichgültig. Sobald aber Krusten vorhanden sind, erscheint mir ihre Ansiedlung in diesem ihnen so genehmen Nährboden so selbstverständlich, daß ich mich eher wundere, wenn es gelingt, auch im Krustenstadium von streptogener Impetigo Reinkulturen von Streptokokken zu erzielen.

Es ist nun nur noch die Frage zu diskutieren, *welche Rolle diese mischinfizierenden Staphylokokken bei der Impetigo contagiosa streptogenes spielen.* Eine gewöhnliche Impetigo contagiosa können sie trotz der gelungenen Experimente von MATZENAUER und UNNA, die heute nicht mehr erklärbar sind (Mischkulturen?, staphylogene Fälle?) anscheinend nicht hervorrufen. Dies geht aus den Versuchen LEWANDOWSKYS hervor, der zuerst in Bern und später auch in Basel mit Reinkulturen solcher Staphylokokken Impfexperimente anstellte und niemals das typische Bild einer Impetigo erzeugen konnte. Aus dem einen Versuch, in dem nach Inokulation mit Staphylokokken (aus streptogener Impetigo) eine große seröse schlaffe Blase entstand, die „ohne jede Spur wirklicher Krustenbildung" eintrocknete, erhellt heute nur, daß gelegentlich auch einmal solche Staphylokokkenstämme eine streptogene Impetigo mischinfizieren können, die imstande sind, von sich aus die „staphylogene" Form hervorzurufen, ohne daß diese ihnen innewohnende Eigenschaft sich in dem von ihnen mitbewohnten Krankheitsherd auswirkt.

LEWANDOWSKY ist trotz der negativen Ergebnisse der Ansicht, daß bei der evtl. Bedeutung der „Disposition" der Versuchsperson nur ganz große Versuchsreihen zu einem einwandfreien Ergebnis führen können, nimmt aber „einstweilen" an, daß die Staphylokokken bei der Streptokokken-Impetigo nur die Rolle einer gewöhnlichen Sekundärinfektion spielen, wie sie fast bei allen exsudativen Hautkrankheiten vorkommt. Klinisch verhalten sich die

Fälle, in denen sich beide Kokkenarten in Mischkultur finden, wie die reine Streptokokkenform. LEWANDOWSKY steht also auf dem gleichen Standpunkt, den nach den älteren französischen Autoren und KURTH auch SABOURAUD eingenommen hat. Aber dieser Standpunkt, den A. MÜLLER für „durchaus nicht unbegründet“ hält, ist noch nicht allgemein anerkannt — und damit komme ich zur Frage der „*Mischformen*“. Die Annahme, daß zwar sowohl Streptokokken wie Staphylokokken auch allein imstande sind, eine Impetigo contagiosa zu erzeugen, daß aber gewöhnlich eine Kombination beider Kokkenarten diese Erkrankung hervorruft, geht — wie ich schon in der Einleitung betonte — auf SCHOLTZ und RAAB zurück. Und 1923 stellt sich BOMMER auf den gleichen Standpunkt, allerdings „mit aller der Zahl der Untersuchungen entsprechenden Vorsicht“. Auch ZIELER sagt, daß außer den streptogenen und staphylogenen Impetigofällen Mischformen vorkommen, „die sich wie die durch Streptokokken hervorgerufenen verhalten“. Die Versuche von PITSCH, die Bedeutung der mischinfizierenden Staphylokokken durch Cutireaktionen mit verschiedenen Staphylokokken-Bouillonfiltraten bei Impetigopatienten zu klären, müßten wohl noch einmal an größerem Material durchgeführt werden. 8 Fälle sind hierfür eine zu geringe Zahl.

Ich glaube, daß zu der Annahme des Vorkommens solcher Impetigofälle, die durch Infektion von Streptokokken + Staphylokokken entstehen, kein zwingender Grund vorhanden ist. Denn auch der Befund beider Kokkenarten in frischen Bläschen nötigt hierzu nicht, wenn man bedenkt, daß bei den experimentellen Streptokokkeninfektionen LEWANDOWSKYs (also auf desinfiziertem Terrain!) in einem Fall die provozierte Efflorescenz schon am 2. Tage auch Staphylokokken aufwies. Die Sekundärinfektion kann eben offenbar sehr schnell vor sich gehen, so daß die Züchtung beider Arten aus frischen Efflorescenzen (BOMMER) nicht viel besagt. Weiterhin stehen doch die Tatsachen fest, daß bei dieser klinisch i. a. sehr gut charakterisierten Impetigoform Streptokokken fast stets, oft sogar in Reinkultur, zu finden sind, daß nach dem Urteil der Autoren, die ein sehr großes Material untersuchten (SABOURAUD, LEWANDOWSKY, DORA FUCHS — Ausnahme bei BOMMER), die Mischkulturen ergebenden Fälle sich klinisch ganz wie die streptogenen verhalten, daß nur die Streptokokken bei Impfungen imstande sind, diese Form hervorzurufen — so daß meiner Ansicht kein Anlaß vorliegt, auch nur für einen, selbst kleinen Teil der Fälle die „symbiotische“ Mitwirkung von Staphylokokken bei der Entstehung anzunehmen.

III. Impetigo contagiosa staphylogenes — Staphylodermia superficialis (vesiculosa, bullosa, tenui-crustosa, impetiginosa).

Impetigo bullosa — *Impetigo staphylogenes* (LEWANDOWSKY) — *Impetigo albo-staphylogenes* (DOHI) — *Impetigo vulgaris* [1].

Während die Impetigo contagiosa streptogenes ein Krankheitsbild ist, das, allgemein bekannt, wiederholt ausführlich beschrieben wurde (TILBURY, FOX, MATZENAUER, SABOURAUD, UNNA, SCHWENTER-TRACHSLER u. a.), gibt es über die Impetigo contagiosa staphylogenes bisher keine zusammenfassende Darstellung. Diejenigen Autoren (vor allem DOHI und DOHI, LEWANDOWSKY, DORA FUCHS, JADASSOHN), welche eine größere Anzahl solcher Fälle beobachteten und — was meiner Ansicht nach unumgänglich notwendig ist — genau bakteriologisch untersuchten, haben ihre klinische Eigenart zwar genau herausgearbeitet, sich aber im allgemeinen auf die von ihnen studierten Fälle beschränkt. Es ist daher an der Zeit zusammenzufassen, was über die Impetigo contagiosa staphylogenes bisher bekannt ist, zumal sie noch keineswegs allgemein anerkannt wird.

[1] Ich führe hier auch diese Bezeichnung an, da sie früher für beide Formen der Impetigo contagiosa gebraucht wurde.

Bei der folgenden Beschreibung darf ich die ältere Literatur, in der diese Impetigoform zweifellos, vielfach unter der Bezeichnung Impetigo bullosa oder Impetigo circinata erwähnt oder miterwähnt wird, nicht berücksichtigen, muß mich vielmehr auf die Arbeiten der Autoren beschränken, die ihren besonderen Typus erkannten und ihre staphylogene Ätiologie nach modernen Methoden bakteriologisch sicherstellten. Ich selbst habe seit Jahren auf diese Impetigo contagiosa-Form besonders geachtet, alle Fälle bakteriologisch untersucht oder untersuchen lassen und bin in der Lage, sie in allen ihren Stadien und Erscheinungsformen bildlich wiederzugeben.

Klinik.

Die Initialefflorescenz der Impetigo contagiosa staphylogenes ist ein Bläschen, das auf völlig normaler Haut auftritt oder auch aus einem roten Fleck hervorgehen kann. Dieses Bläschen ist anfangs prall gespannt, mit wasserhellem Inhalt, wird aber bald flach und zeigt eine ausgesprochene Tendenz zu peripherem Wachstum und zum Weiterbestehen in Blasenform. Die Blase ist nur selten von einem feinen roten Hof umgeben, wird häufig relativ groß, bleibt aber flach. Die Decke bleibt recht lange erhalten, legt sich, sobald eine gewisse Größe erreicht ist, wieder dem Grunde an und trocknet mit dem spärlichen, allmählich leicht eiterig gewordenen Exsudat zu einer dünnen firnisartigen Kruste ein. Der die Hornschicht unterminierende Saum kann sich weiter ausdehnen, häufig in kreisbogenförmigen, serpiginösen Linien. Bei längerem Bestehen und größeren Plaques entsteht dann nach Abfallen der zentralen Kruste folgendes Bild: normales oder bräunlich-rotes Zentrum, nach dem Rande zu dünne Krusten; der Rand: abgehobene Hornschicht, unter dieser spärliches dünneiteriges Sekret.

Etwa in dieser Weise habe *ich* im Jahre 1927 die Entwicklung der Einzelefflorescenz der Impetigo contagiosa staphylogenes auf Grund der Literatur und eigener Beobachtungen zusammengefaßt. Ich möchte nun auch bei dieser Impetigoform auf einige Punkte eingehen, die ich bei der Impetigo contagiosa streptogenes besonders besprochen habe: *die entzündliche Zone, die Art und Persistenz der Blasen,* die *Kruste.*

1. Entzündliche Zone. Nur wenige Autoren haben genauer beobachtet, ob die Blase auf normaler oder geröteter Haut auftritt. Nach Dohi und Dohi entwickeln sich die Bläschen auf gesunder Haut, „seltener" gehen Erytheme voraus, auf welchen innerhalb 24 Stunden die Bläschen entstehen. Nach Lewandowsky sitzen sie „meist" auf nicht geröteter Haut. Diese Autoren glauben also, daß beides der Fall sein kann, daß die Entstehung aus roten Flecken aber eher selten ist. Frieboes dagegen konstatiert „zunächst entzündlich gerötete Flecke", auf denen sich die blasige Abhebung entwickelt. Ich selbst muß mich auf Grund meiner Erfahrungen der Ansicht Lewandowskys anschließen. In denjenigen Fällen, in denen ich die Entstehung neuer Bläschen verfolgen konnte, traten diese „meist" auf völlig normaler Haut auf.

Zahlreicher sind Beobachtungen darüber, ob die Impetigo contagiosa staphylogenes-Efflorescenz im Verlauf ihres Bestehens von einem *entzündlichen Hof* umgeben ist. Dohi und Dohi, Lewandowsky, Dora Fuchs, Bommer, Model, Zieler, Frieboes, M. Jessner haben hierauf geachtet. Die Ansichten von Zieler („ohne roten Hof") und Frieboes (1—2 mm breiter, entzündlicher Ring) stehen sich diametral gegenüber. Die Ansicht der anderen Autoren (außer Bommer) geht dahin, daß bei dieser Form der Impetigo contagiosa ein feiner entzündlicher Hof zwar vorkommen kann, daß er aber gewöhnlich fehlt.

2. Art und Persistenz der Blasen. Zunächst sind die Blasen halbkugelig und prall gespannt; meiner Erfahrung nach, die sich mit den Angaben Dohis und Lewandowskys deckt, aber nur die kleinen, bis etwa linsengroßen (s. Abb. 28

und 29). Sobald sie sich vergrößern, werden sie flach und schlapp. Die divergierenden Angaben bei LEWANDOWSKY und DORA FUCHS über die Spannung des Blaseninhalts sind dadurch zu erklären, daß LEWANDOWSKY („prall

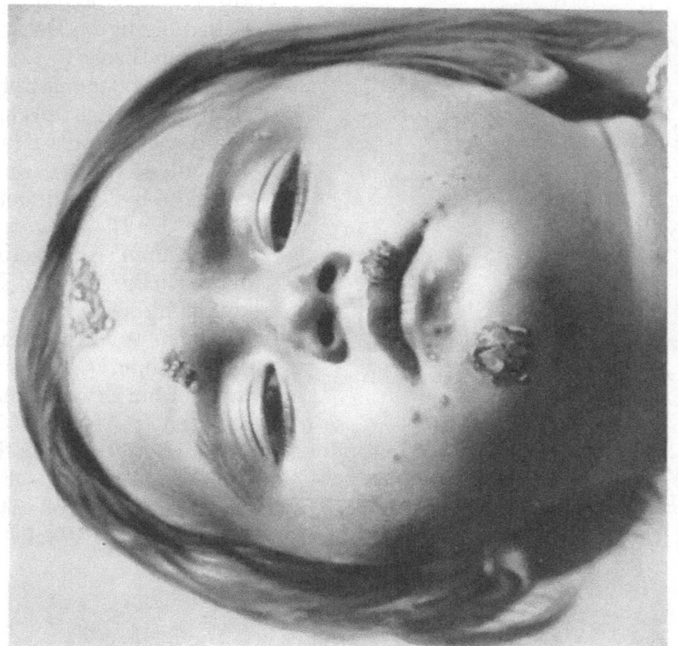

Abb. 29. Impetigo contagiosa staphylogenes.

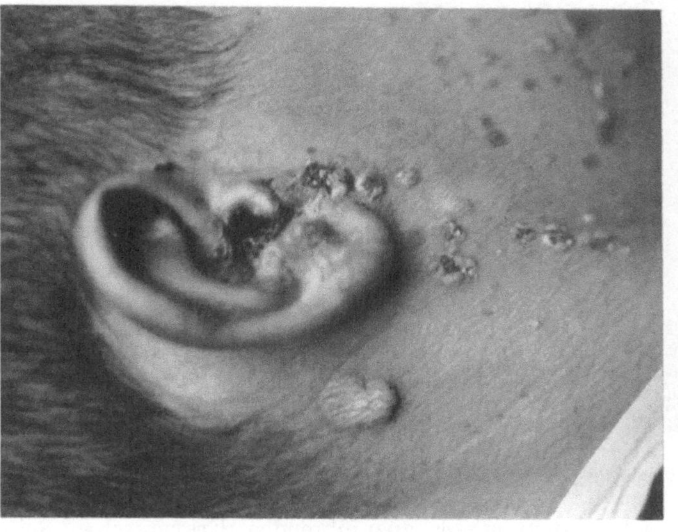

Abb. 28. Impetigo contagiosa staphylogenes.

gespannt“) auf die kleinen, DORA FUCHS („meist schlaff“) auf die etwas größeren exemplifiziert. DOHI und DOHI bezeichnen sie als tautropfenähnlich, die kleinen als „rundlich, flach oder halbkugelig und gespannt“, die größeren als „meist oval und schlaff“. Haben die Blasen eine gewisse Größe erreicht, ohne durch äußere Einwirkungen zerstört zu werden, so legt sich im allgemeinen die Blasendecke im Zentrum dem Blasengrunde wieder an, wie dies die Abb. 30 und 31 (Efflorescenz an der Nasenspitze) demonstrieren. Geschieht dies, wenn sie noch sehr klein sind, so können sie wie gedellt aussehen (s. einige kleine Efflorescenzen auf Abb. 32 und 33). In anderen Fällen bleibt die Decke auch bei größeren Blasen locker und liegt als glattes oder gefälteltes Häutchen dem rötlich durchscheinenden Blasengrund auf (s. Abb. 34, 42 und 44 [Blase am Grundgelenk des Zeigefingers]). Die Größe der Blasen variiert sehr. Sie können Ein- selbst Fünfmarkstückgröße erreichen, doch kommen die größeren, dann oft reichlicheren Inhalt aufweisenden Formen („Bulla rodens") weniger bei Erwachsenen als bei Kindern (s. Abschnitt TACHAU: Pemphigoid), nach LEWANDOWSKY besonders am Rumpf und an den Extremitäten vor. Viele der staphylogenen Impetigoefflorescenzen zeigen schon frühzeitig (s. Abb. 31), andere erst bei einer gewissen Größe (s. Abb. 34 und 35 [Handgelenk]) die Neigung zu unregelmäßigem, „serpiginösem" Wachstum, eine Eigenschaft, die in dem später anzuführenden EPSTEINschen Selbstversuch (s. Ätiologie S. 98) auch experimentell bewiesen werden konnte.

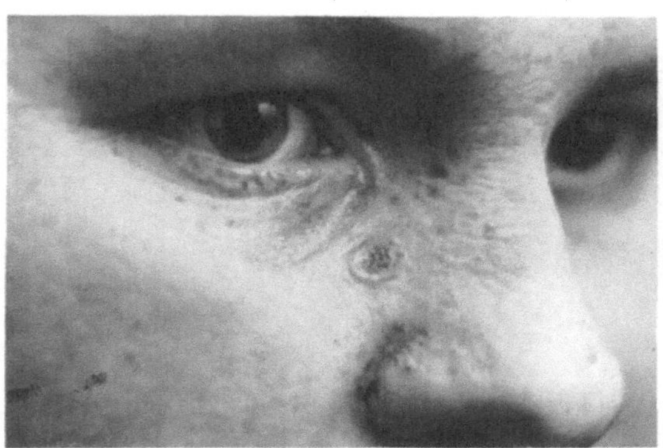

Abb. 30. Impetigo contagiosa staphylogenes. Blasendecke im Zentrum angelegt.

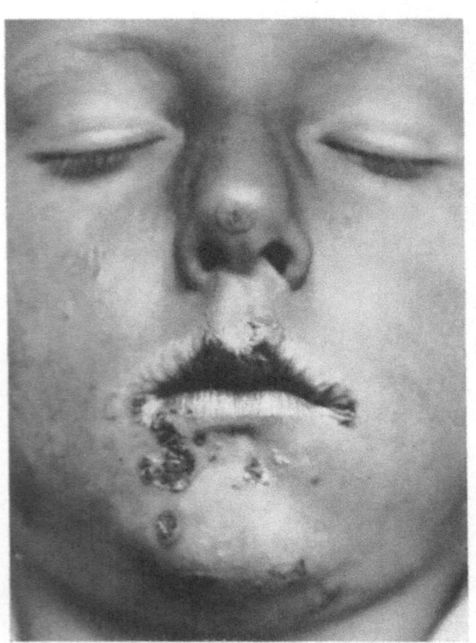

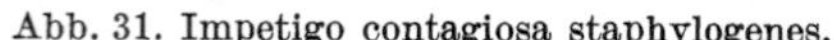

Abb. 31. Impetigo contagiosa staphylogenes.

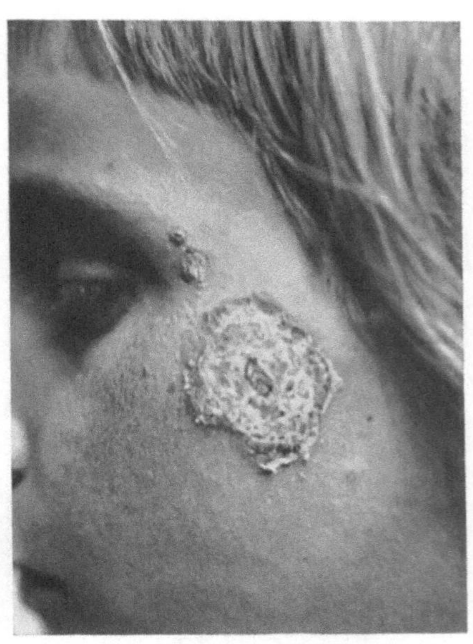

Abb. 32. Impetigo contagiosa staphylogenes.

Der Inhalt der Blasen ist anfangs serös, durchsichtig, „wasserhell" (DOHI, MODEL), trübt sich erst später (nach DOHI in 24—36 Stunden), bleibt aber fast stets spärlich. Nur selten kommt es — wenigstens bei Erwachsenen — zu Hypopyon-ähnlichen Bildern (s. Abb. 28 [Blase hinter dem Ohr]). Das Exsudat zeigt nach DOHI stets mittelstarke alkalische Reaktion und enthält neben den Kokken zahlreiche mono- und polynukleäre Leukocyten, wenig Epithelien und Fibrin.

3. Kruste. Ebenso charakteristisch wie das Blasenstadium der staphylogenen Impetigo contagiosa ist das Stadium der Verkrustung, falls es überhaupt zu richtiger Krustenbildung kommt. Die Krusten sind flach, dünn, firnisartig, lamellenartig, fetzig, schmutzig-braun, „serös"-durchsichtig, gelblich-durchsichtig, glänzend — hiermit habe ich wohl alle Adjektiva aufgezählt, die ihnen von den verschiedenen Autoren (DOHI, LEWANDOWSKY, DORA FUCHS, MODEL, JADASSOHN, EHRLICH, M. JESSNER, SIEBERT, FRIEBOES) beigelegt wurden. Jedes dieser Adjektive hat sicher seine Berechtigung für eine Anzahl von Fällen.

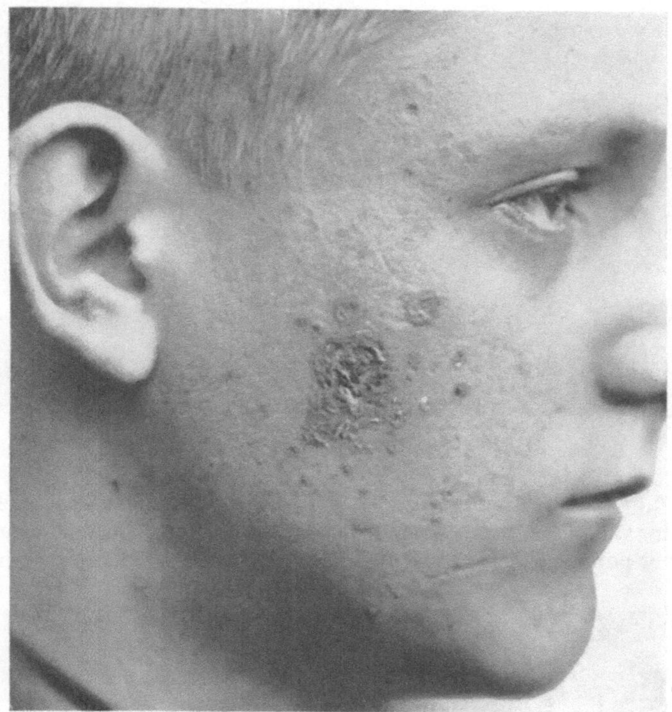

Abb. 33. Impetigo contagiosa staphylogenes.

Das wichtigste Charakteristikum erscheint mir aber, daß die Krusten in den typischen Fällen stets flach und dünn („tenui-crustosa"-JADASSOHN!) sind.

Der Zeitpunkt der Krustenbildung hängt davon ab, ob sich die Blasendecke zu einem frühen oder späten Zeitpunkt dem Blasengrunde anlegt, bzw. ob die Blasendecke früher oder später zerstört wird (oder auch — seltener — platzt).

Legt sich die Blasendecke bald dem Grunde wieder an (s. oben), so trocknet das Zentrum der Efflorescenz (Blasendecke und darunter befindliches spärliches Sekret) zu einer flachen Kruste an, die von einem geschlossenen, sich peripherisch ausdehnenden, flachen Blasenwall umgeben wird (s. Abb. 28 [unter und vor dem Ohr] und Abb. 35 [die Blasendecke ist hier zur Illustrierung vor der Aufnahme zum Teil abgehoben und umgelegt worden]). Die Kruste vergrößert sich mit dem Fortschreiten des Blasenrandes, fällt dann im Zentrum ganz oder teilweise ab, so daß das bei dieser Impetigoform häufigste und charakteristischste klinische Bild: abgeheiltes Zentrum, intermediärer unregelmäßiger Ring dünner Krusten, eitrig unterminierter Randsaum entsteht (s. Abb. 36 und 46). Bleibt die

Blasendecke in toto locker, bis die Blase einen größeren Umfang angenommen hat, verdunstet der Inhalt, so trocknet die oft gefältete, oft trübe Decke auf dem

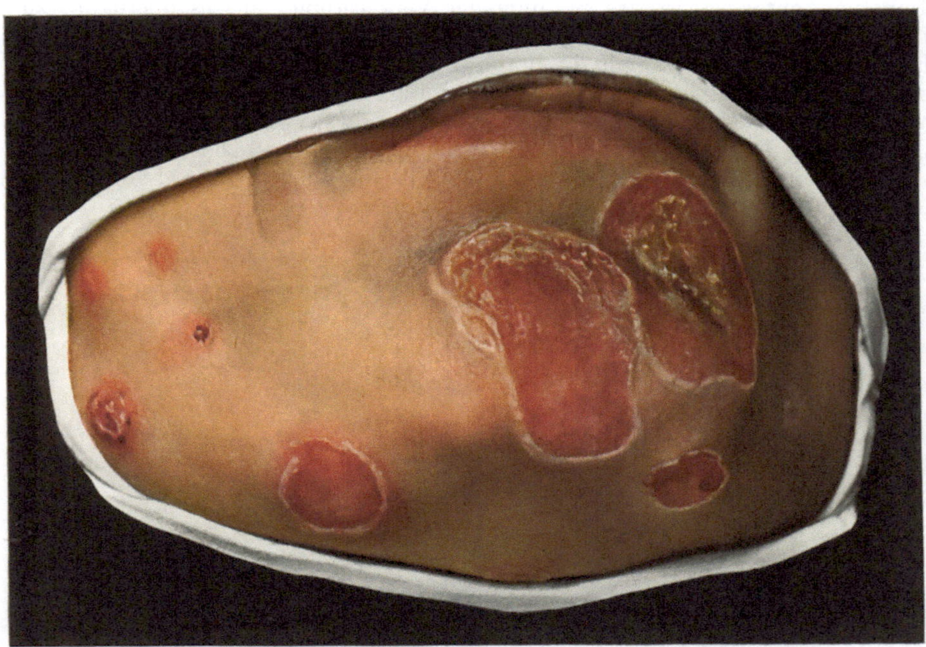

Abb. 34. Impetigo contagiosa staphylogenes.

Grunde an, und es entstehen keine eigentlichen Krusten, sondern mehr Fetzen oder Scheiben, die aus dem minimalen Sekretrest und der Blasendecke bestehen und nach einer gewissen Zeit abblättern. Ein die Hornschicht unterminierender,

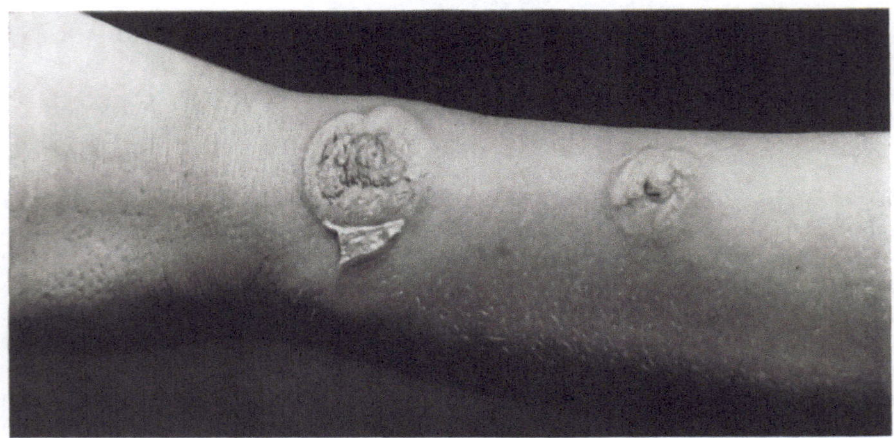

Abb. 35. Impetigo contagiosa staphylogenes.

schmaler, eitriger, oft zentral abgehobener Randsaum zeigt an, daß hier die größte Ausdehnung noch nicht erreicht ist (s. Abb. 34). Ist dies geschehen, so trocknet auch der Saum an und fällt ab. Wird die Blasendecke ganz oder teilweise zerstört, so verkrustet das austretende Sekret an den offenen Stellen.

Es kommen so die mannigfachsten Kombinationen von teils verkrusteten, teils blasigen Bildungen zustande, wie sie besonders anschaulich Abb. 37 wiedergibt[1]. Immer aber sind die Krusten flach und dünn.

Die hier gegebene Beschreibung der Entwicklung der Einzelefflorescenz der Impetigo contagiosa staphylogenes faßt das zusammen, was für die allermeisten Fälle dieser Impetigoform typisch ist, falls sie bei Erwachsenen oder größeren Kindern auftritt.

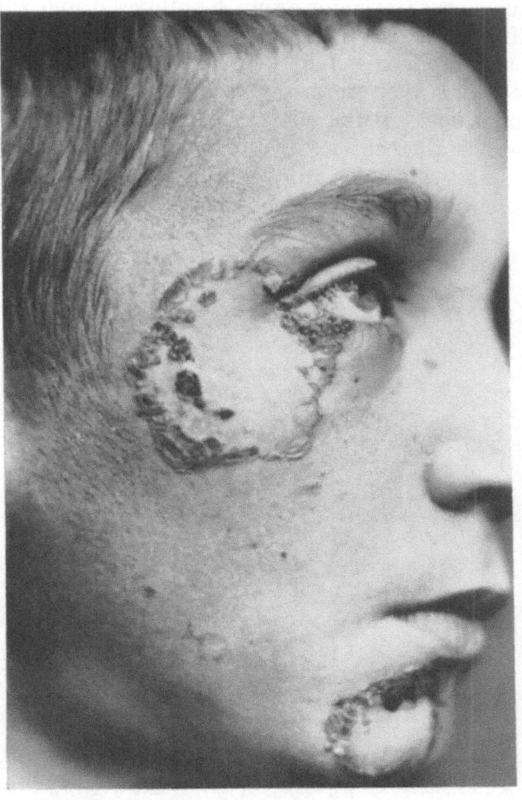

Abb. 36. Impetigo contagiosa staphylogenes. Ringform.

Abgesehen von der hiervon abweichenden Entwicklung an bestimmten Lokalisationen (s. S. 111) kenne ich nur *eine Form der Erkrankung, bei welcher sich die Einzelefflorescenzen in anderer Art manifestieren:* stecknadelkopf- bis kleinlinsengroße Bläschen, die kaum Neigung zum Wachstum zeigen, sehr schnell mit einer flachen, gelblichen meist durchsichtigen Kruste bedeckt werden und im allgemeinen isoliert bleiben. Ich habe eine ganze Reihe solcher Fälle gesehen, *meist bei Männern in der Bartgegend,* oft auch auf Hals und Nacken, seltener auf die Stirn übergreifend, wie die Abb. 38 und 39 wiedergeben. Nur in 2 Fällen fand ich sie bei Frauen, ebenfalls im Gesicht. Stets erhielten wir aus den frischen Efflorescenzen Reinkulturen von Staphylokokken. Diese *kleinkrustige Impetigo contagiosa staphylogenes* ist ungemein charakteristisch und vielleicht, wie früher schon erwähnt (s. S. 47), mit der *Impetigo contagiosa follicularis* oder *guttata,* die FRIEBOES anführt und als streptogen bezeichnet, identisch, es sei denn, daß es auch eine analoge streptogene Form gibt. Nur in einem Falle (s. Abb. 40), der aber auch durch die relativ geringe Zahl der Efflorescenzen und die geringe Neigung zu schneller Verkrustung abwich, sah ich

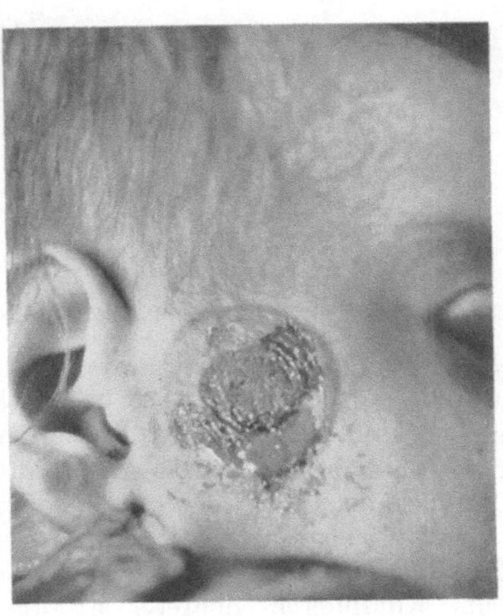

Abb. 37. Impetigo contagiosa staphylogenes.

[1] Man vergleiche hiermit die Abbildung, die BROCQ in der „Traité élémentaire de Dermatologie pratique“ Bd. 1, S. 745 gibt und als Variété d'aspect („*Impétigo géant*“) bezeichnet. Sie stellt meiner Ansicht einen klinisch typischen Fall staphylogener Impetigo contagiosa dar.

eine gewisse Tendenz zum Konfluieren und zur Bildung polycyclisch begrenzter Efflorescenzen. Eine irgendwie ausgesprochene Neigung zu follikulärer Lokalisation konnte ich in keinem der Fälle konstatieren. Diese kleinkrustige Form ist wohl auch unter den nur sehr kurz beschriebenen Fällen von Dora Fuchs und von Bommer vertreten; jedenfalls gehört einer der beiden Fälle Models hierher (Streckseite beider Vorderarme).

Abgesehen von dieser stürmisch auftretenden, schnell verkrustenden Abart ist es aber für die staphylogene Impetigo contagiosa charakteristisch, daß die Einzelefflorescenzen die oben beschriebene Entwicklung durchmachen, bis sie ihren größten Umfang erreicht haben.

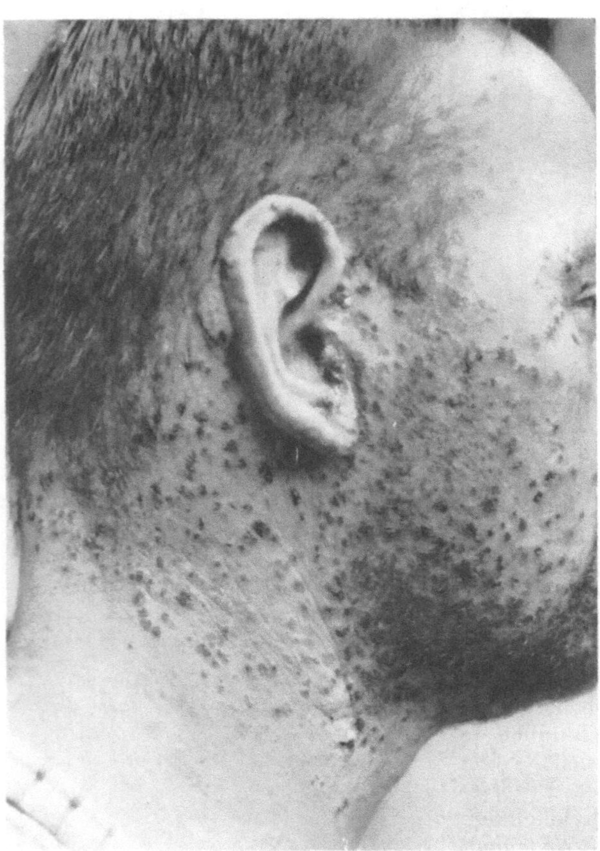

Abb. 38. Impetigo contagiosa staphylogenes. Kleinkrustige Form.

Die *Zahl,* in der sie gleichzeitig oder nacheinander auftreten, ist sehr verschieden. Am reichlichsten wird nach Ansicht aller Autoren und auch nach meinen Erfahrungen das Gesicht befallen, während der Rumpf und die Extremitäten im allgemeinen nur wenige Efflorescenzen aufweisen. Wenn Dohi und Dohi sagen, daß mitunter in kurzer Zeit die ganze Körperoberfläche befallen wird, wie etwa bei einem Pemphigus foliaceus, so ist dies daraus zu erklären, daß ihre Beschreibung in der Hauptsache auf der Beobachtung der Erkrankung auch bei kleinen Kindern basiert, bei denen sie sich anders und ausgedehnter zu entwickeln pflegt (s. Abschnitt Tachau: Pemphigoid). Die Patientin Schuberts, bei der die Blasen sich über den ganzen Körper ausbreiteten, war ebenfalls erst 12 Jahre alt. Aber es kommen auch im Gesicht nur eine oder wenige Efflorescenzen vor (s. die verschiedenen Abbildungen), jedenfalls häufiger, als bei der streptogenen Form — worauf schon Model und Dora Fuchs hinweisen.

Äußerst charakteristisch ist ferner für die staphylogene Impetigo contagiosa die *Bildung circinärer bzw. polycyclisch begrenzter Formen.* Daß letztere beim Konfluieren mehrerer Efflorescenzen entstehen, ist bei der Art der Entwicklung der einzelnen Blase, ihrem „Fortkriechen" durch Unterminierung der Hornschicht selbstverständlich (s. Abb. 34). Aber auch die einzelne Efflorescenz besitzt diese Eigenschaften, gewöhnlich um so deutlicher, je größer sie wird. Bei der Beschreibung der Entwicklung der Blase habe ich dies schon erwähnt.

Über *Beschwerden,* die die staphylogene Impetigo contagiosa macht, ist in der Literatur kaum etwas zu finden. Dohi und Dohi betonen das Fehlen von subjektiven Symptomen, erwähnen „höchstens" leichtes Brennen oder ganz geringes Juckgefühl, das nach der Krustenbildung zunehmen kann. In meinem Material haben die Patienten — auch auf Befragen — weder Jucken noch Brennen angegeben.

Auch über *Verlauf und Dauer* der Erkrankung machen nur Dohi und Dohi Angaben: „Die einzelnen Blasen heilen schon nach 8—14 Tagen. Infolge der Nachschübe aber dauert der ganze Verlauf doch etwas länger, zuweilen mehrere Wochen." Wenn man bezüglich der Dauer der einzelnen Blasen den später zu beschreibenden Selbstversuch Epsteins heranzieht (s. Ätiologie S. 98), in dem bei Inokulation von Krustenmaterial Abheilung in 3 Wochen, von Kulturmaterial nach etwa 2 Wochen eintrat, so dürfte die Angabe Dohis zutreffend sein, zumal Epstein „circinäre" Blasen erzeugte, bei denen auch nach Meinung Dohis sich die Heilung verzögert. Im übrigen wird dies naturgemäß davon abhängig sein, welche Größe die Efflorescenz erreicht. Sehr auffallend ist jedenfalls eine Beobachtung von Baliña und Aubrun, die bei einem 17jährigen Mädchen an der Wange eine 35 mm breite „atypische orbikuläre", durch Staphylococcus aureus hervorgerufene Impetigo sahen, welche seit 3 Monaten bestand.

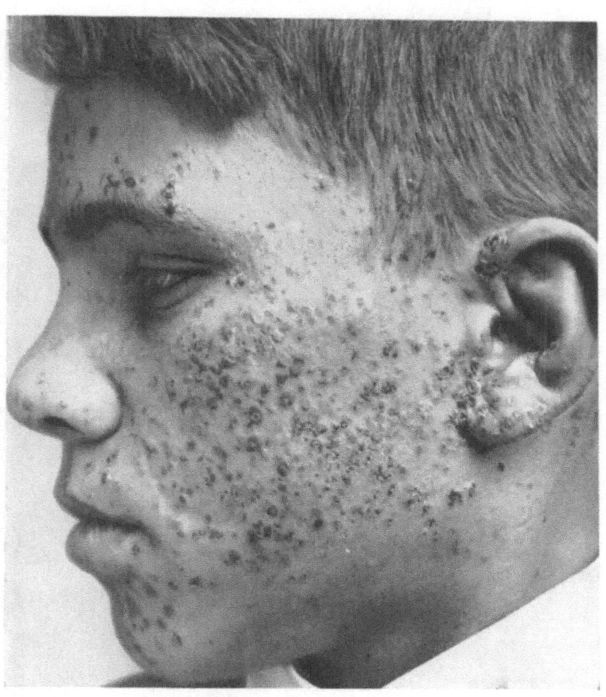

Abb. 39. Impetigo contagiosa staphylogenes. Kleinkrustige Form.

Was die *Dauer der ganzen Erkrankung* anlangt, so kann ich die Angaben Dohis, auch auf Grund einer Selbstbeobachtung, bestätigen. Sie ist abhängig von den Nachschüben, die sich bei dieser Impetigoform auch an weiter entfernten Körpergegenden einstellen können.

Rezidive nach völliger klinischer Heilung sah ich besonders bei der Lokalisation in der Bartgegend von Männern.

Mit dem *Farbton der nach der Abheilung in vielen Fällen zurückbleibenden Flecke* haben sich alle Autoren beschäftigt, die die Impetigo contagiosa staphylogenes genauer studierten. Schon Lewandowsky war es aufgefallen, daß bei seinem Fall von „atypischer Impetigo", in dem er stets Reinkulturen von gelben Staphylokokken fand, „die Abheilung unter Pigmentierung ohne die bekannten hyperämischen Flecke" erfolgte. Dohi und Dohi betonen ebenfalls die dunkelbraunrote, Wochen oder Monate persistierende Verfärbung der abgeheilten Stellen bei der staphylogenen Impetigoform. Ehrlich hebt die „auffallend bräunliche" Farbe der zurückbleibenden Flecke bei einem ihrer atypischen staphylogenen Fälle hervor. J. Jadassohn, Lewandowsky (auf Grund seines

Materials von 90 Fällen), ZIELER, M. JESSNER halten das häufige Zurückbleiben pigmentierter Flecke bei der staphylogenen Impetigo für charakteristisch. SCHUBERT bezeichnet sie in seinem Fall als „bläulich-violett". DORA FUCHS dagegen sah bei ihren 42 Fällen nur in einem Fall Abheilung mit Pigmentation. Sie bemerkt aber dazu, daß sie bei der Mehrzahl ihrer Fälle die vollkommene Abheilung nicht verfolgen konnte. Auch ich möchte annehmen, daß die auffallende Seltenheit der restierenden Pigmentflecke im Material von DORA FUCHS durch die Kürze der Beobachtung bedingt ist, da ich sie — mehr oder

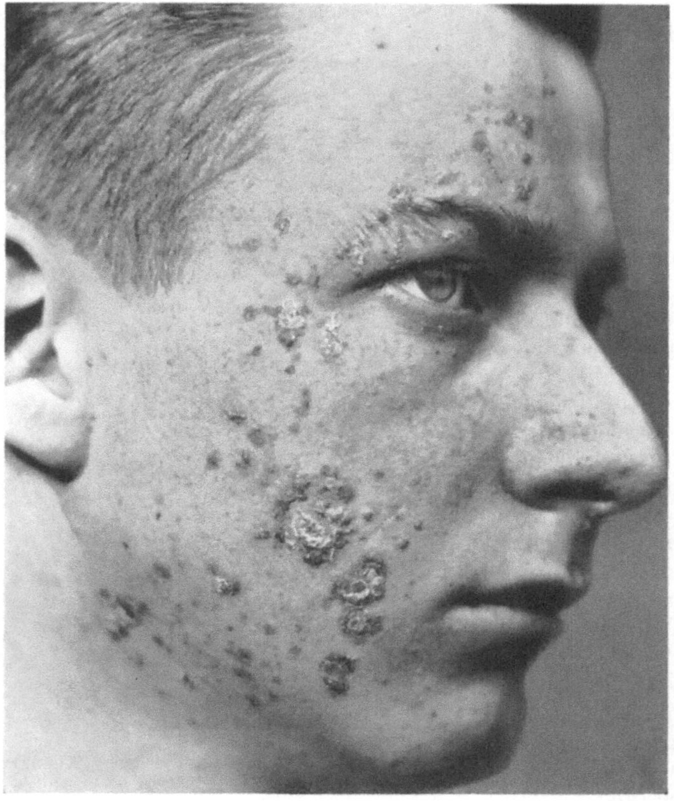

Abb. 40. Impetigo contagiosa staphylogenes. Kleinkrustige Form, mit Neigung zum Konfluieren.

weniger ausgesprochen — bei der staphylogenen Impetigo auch seither in vielen Fällen konstatieren konnte (s. Abb. 41).

Den Fall von BUSMAN und WOODBURNE habe ich schon bei der streptogenen Impetigo erwähnt und angedeutet, daß ich ihn, gerade wegen der starken Pigmentierung der abgeheilten Stellen, eher für staphylogen halten möchte. Ob zur Erklärung des Pigmentgehaltes der restierenden Flecke bei der Impetigo contagiosa staphylogenes die Untersuchungen MANTEGAZZAS genügen, nach denen Staphylokokken in der Haut Pigment bilden, möchte ich dahingestellt sein lassen.

Das *Allgemeinbefinden* ist bei der Impetigo contagiosa staphylogenes kaum je gestört. Bei einer 12jährigen Patientin SCHUBERTS bestand *Fieber* (sehr ausgebreiteter Fall, den ich noch zu erwähnen habe); DOHI und DOHI sahen ebenfalls Temperatursteigerungen, betonen aber, daß dies nur sehr selten der Fall ist.

Lokalisation. Auch bei der staphylogenen Impetigo contagiosa ist zweifellos das Gesicht am häufigsten befallen, doch ist bei ihr, worauf wiederholt ausdrücklich hingewiesen wird (DOHI und DOHI, JADASSOHN, LEWANDOWSKY, DORA FUCHS, M. JESSNER), das Auftreten an den übrigen unbedeckt getragenen Körperstellen (Hals, Nacken, Hände) und auch am Rumpf zusammen mit Erscheinungen im Gesicht keineswegs selten, ja, es können sogar nur Rumpf und Extremitäten befallen werden. Nach DOHI und DOHI wird auch die Kopfhaut befallen. Eine solche Angabe habe ich sonst nur bei SCOMACZOWSKY und in dem schon erwähnten „atypischen" Impetigofall von LEWANDOWSKY gefunden: „Dichte Aussaat von gelben und braunen Krusten, durch welche die Haare vielfach zu Büscheln miteinander verklebt sind." Bei der Zusammenfassung über seine späteren 90 Fälle erwähnt er hierüber nichts. Ich habe dies in unserem großen Material nur in einem Falle gesehen.

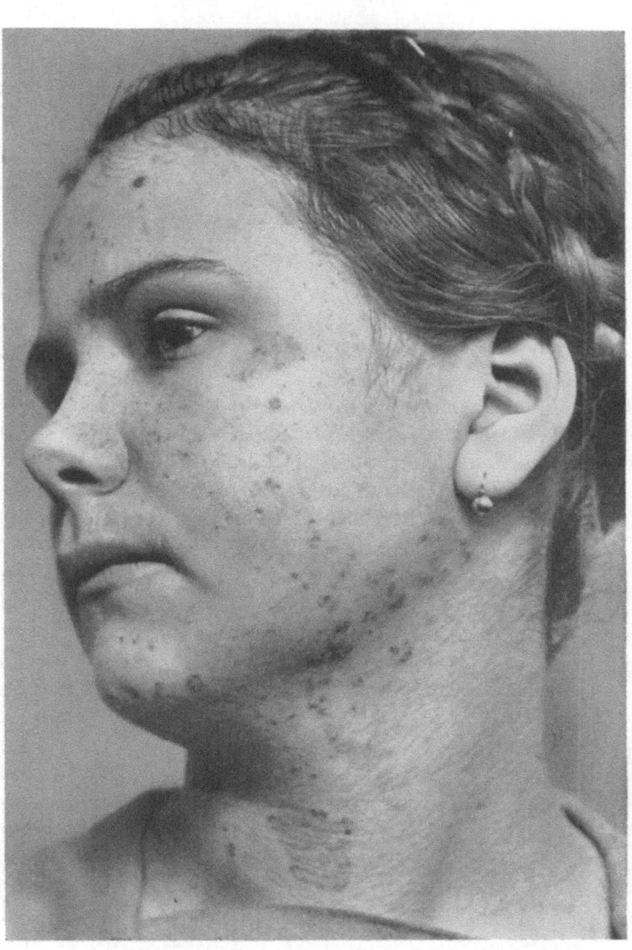

Abb. 41. Pigmentationen nach abgeheilter Impetigo contagiosa staphylogenes.

Über eine Beteiligung der *Schleimhäute* bei kulturell genau untersuchter staphylogener Impetigo berichtet nur BOMMER: *Conjunctivitis* an der befallenen Gesichtshälfte in einem Fall, der auch sonst durch stärkere Reaktion der Umgebung (kräftiger roter Saum, Ödem der ganzen Gesichtshälfte) und dicke bräunliche Borkenbildung atypisch ist. Bei typischen Fällen kommt eine Conjunctivitis — auch bei großer Ausbreitung im Gesicht — anscheinend nicht vor (oder ist bisher nicht beschrieben), nach meinen Erfahrungen selbst dann nicht, wenn die Efflorescenzen nahe an den Lidern sitzen oder sie gar mitbefallen (s. Abb. 36)[1].

Auch über ein Mitbefallensein der *Mundschleimhaut* ist nichts berichtet, dagegen wird das *Lippenrot* nicht zu selten mitergriffen (s. Abb. 29, 31 und 42).

Komplikationen. Außer *Anschwellungen der regionären Drüsen*, die in wenigen Fällen beobachtet wurden (LEWANDOWSKY, SÁINZ DE AJA), offenbar aber sehr selten sind *(eigene Beobachtungen)*, ist von Komplikationen bei der staphylogenen Impetigo nur wenig zu berichten. Eine 39jährige Patientin von BENJAMINI,

[1] Neuerdings sahen wir bei einem Fall eine Conjunctivitis bei Lokalisation der Erkrankung im Gesicht.

die ihre kleine Tochter mit einer cutanen Staphylomykose gepflegt hatte und eine Blaseneruption an Armen und Gesicht bekam (im Blaseninhalt Staphylokokken), starb nach 36 Stunden. Bei der schon erwähnten 12jährigen Kranken Schuberts fanden sich *Staphylokokken im Blut.* In diesem, wie noch in einigen anderen Fällen (de Simone, Sommer, Carol [?], welche aber eher zum Pemphigoid der kleinen Kinder zu rechnen sind) trat eine *Impetigonephritis* auf, die demnach auch bei dieser Impetigoform vorkommt. In dem Falle Carols (5jähriges Kind), dessen Zugehörigkeit zur staphylogenen Impetigo mir nicht sicher erscheint — ich kenne nur das Referat —, folgte mehrere Wochen später eine livide Verfärbung des rechten Fußes und Unterschenkels, der rechten 2. Zehe und der rechten Hand, die zu einer *Hautnekrose* der rechten 2. Zehe und am rechten Handrücken führte. Im Blut waren Kokken nicht nachzuweisen. Im Falle von de Simone (4jähriges Kind, schlaffe Blasen, klares Punktat, darin Staphylokokken) traten Erscheinungen auf, die als *toxische Polyneuritis* im Anschluß an die Staphylokokkeninfektion aufgefaßt wurden (Schmerzen in den Beinen, Unfähigkeit zu Stehen, Druckempfindlichkeit der Nervenstämme, Sensibilitätsstörungen).

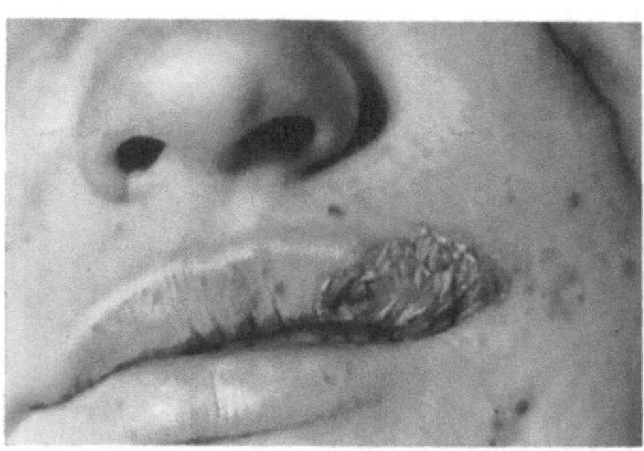

Abb. 42. Impetigo contagiosa staphylogenes mit Übergang auf das Lippenrot.

Interessant und wichtig erscheint mir die Tatsache, daß sich bei der staphylogenen Impetigo *so gut wie niemals Komplikationen in Form von Furunkeln oder Schweißdrüsenabscessen* einstellen. Ich habe dies schon früher (1927) betont und nur einen Fall anführen können, in dem nach Entstehen schlaffer staphylogener Blasen am Unterschenkel auf dem Grunde der Blasen Furunkel entstanden. Auch Lewandowsky war dies aufgefallen: „Mir ist kein Fall bekannt, wo aus einer solchen (sc. Impetigo contagiosa staphylogenes) eine Furunkulose hervorgegangen wäre, oder wo umgekehrt eine Impetigo (sc. staphylogenes) im Anschluß an eine Furunkulose entstanden wäre." Ich habe seither weiter hierauf besonders geachtet und nur noch einen Fall beobachtet, in dem Follikulitiden, Furunkel und staphylogene Impetigoblasen zu gleicher Zeit vorhanden waren (s. Abb. 44). Es war in diesem Falle nicht festzustellen, welche Efflorescenzenart zuerst aufgetreten war. Bei unserer völligen Unkenntnis über die biologischen Unterschiede des Furunkel- und Impetigostaphylococcus ist es müßig, die Frage zu ventilieren, ob in diesen offenbar sehr seltenen Fällen beide Staphylokokkenarten vorhanden sind, oder ob es einzelne Individuen gibt, bei denen der Furunkelstaphylococcus auch Blasen bzw. der Impetigostaphylococcus auch Furunkel

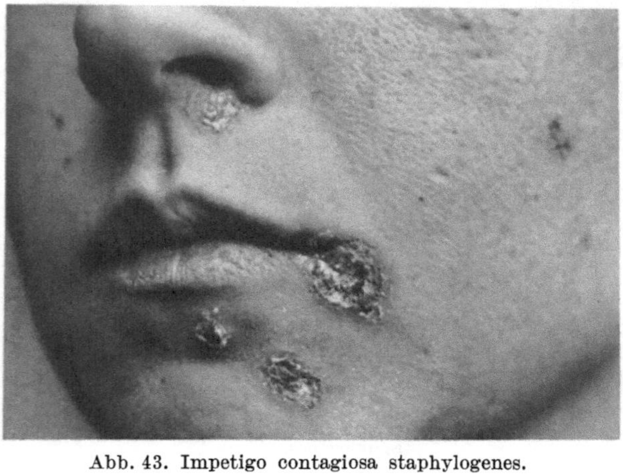

Abb. 43. Impetigo contagiosa staphylogenes.

hervorrufen kann. L. HOFMANN glaubt bei den beiden von JADASSOHN beobachteten Fällen (5- bzw. 6jähriges Kind), bei denen sich in der Umgebung furunkulöser Herde eine Anzahl von Blasen (infantiles Pemphigoid mit Reinkultur von Staphylokokken) fand, daß Differenzen in der Inokulationsart hier eine Rolle spielen.

Vorkommen. Während die Impetigo contagiosa streptogenes hauptsächlich bei Kindern auftritt (s. S. 60), ist dies bei der staphylogenen Form keineswegs der Fall, wenn man von der eigentümlichen Form absieht, in der sie bei Neugeborenen und kleinen Kindern verläuft (Pemphigoid bzw. infantiles Pemphigoid, s. Abschnitt TACHAU). Aber es gibt hierüber, soweit ich sehe, keinerlei genaue Statistiken. Für das Material von DORA FUCHS (42 Fälle) habe ich ein Verhältnis von 26 Kindern und Jugendlichen (bis 17 Jahre) zu 16 Erwachsenen (über 17 Jahre) errechnet. BALOG betont die Häufigkeit der Impetigo bullosa

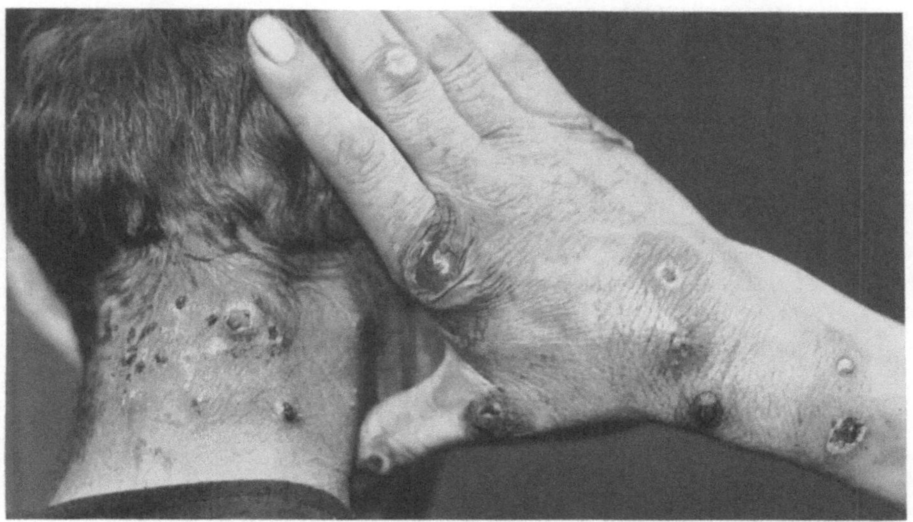

Abb. 44. Staphylogene Follikulitiden, Furunkel und Impetigo contagiosa staphylogenes.

(kulturell immer Staphylokokken in Reinkultur) in Ägypten bei Kindern und Erwachsenen. In den Jahren 1931 und 1932 betrug in der Breslauer Hautklinik das Verhältnis der Kinder und Jugendlichen (unter 16 Jahre) zu den Erwachsenen (über 16 Jahre) bei der staphylogenen Impetigo contagiosa 77 : 67, bei der streptogenen 38 : 9. Die Differenz ist demnach sehr deutlich, zugunsten eines häufigeren Vorkommens der staphylogenen Form bei Erwachsenen.

Ihre *Häufigkeit* weist örtlich und zeitlich große Verschiedenheiten auf, worauf schon LEWANDOWSKY und DORA FUCHS hinwiesen. In Bern sah LEWANDOWSKY einen, in Hamburg relativ viele staphylogene Fälle, unter FLEHMEs 55 Impetigofällen (Frankfurt) fehlen staphylogene vollkommen, unter den 258 Fällen von DORA FUCHS (Breslau) waren 42 staphylogen. HAXTHAUSEN (Kopenhagen) sah in seinem großen Material nur 2 derartige Fälle und meint, daß diese Form viel seltener sei, als LEWANDOWSKY annimmt. In Moskau kommt sie nach MESCERSKJ ebenfalls nur sehr selten vor. An einer *örtlich verschiedenen Häufigkeit* der Impetigo contagiosa staphylogenes ist demnach kaum zu zweifeln — vorausgesetzt, daß ihre Eigenart genügend bekannt ist.

Über *zeitliche Schwankungen* gibt es bisher nur wenig Fundiertes. In *Japan* treten nach DOHI und DOHI die ersten Fälle ungefähr im April auf, die Zahl erreicht im Juli und August ihren Höhepunkt, fällt dann ab, so daß im November-Dezember kaum mehr ein Fall vorkommt. Auch DORA FUCHS sah ein gehäuftes Auftreten im Juli und August, möchte aber nicht entscheiden, ob die Jahreszeit dabei eine Rolle spielt. Sie hält die Übereinstimmung mit den Angaben aus Japan aber für „auffällig". In den Jahren 1931 und 1932 wurden in der Breslauer Hautklinik ebenfalls die meisten Fälle in den Monaten Juli und August beobachtet (56 von 144 Fällen dieser beiden Jahre).

Bezüglich *prädisponierender Momente* lokaler und allgemeiner Art ist speziell für die staphylogene Impetigo nichts anzuführen, was nicht schon bei der streptogenen Form erwähnt wurde. Daß gerade für die staphylogene Form in der Bartgegend der Männer das *Rasieren* die Infektion und Ausbreitung erleichtert, ist wiederholt angenommen worden (LEWANDOWSKY, BOMMER). Ich kann dies auf Grund meiner Beobachtungen bestätigen. Herabsetzung der

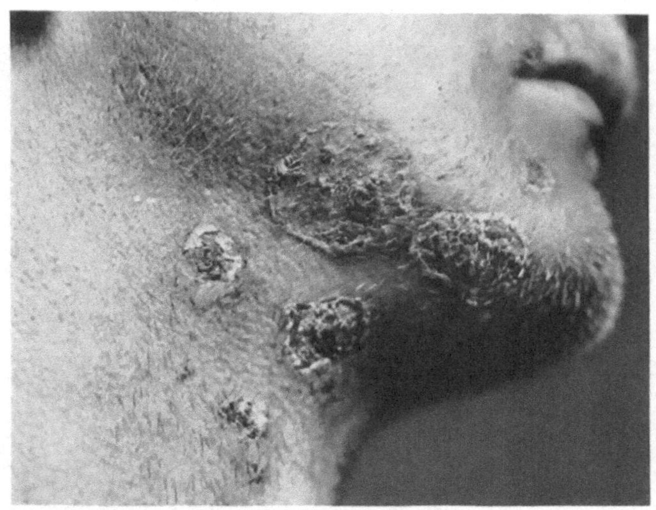

Abb. 45. Impetigo contagiosa staphylogenes. (Ehemann bzw. Vater der in Abb. 46 Abgebildeten.)

Widerstandskraft des Körpers (nach Pneumonie) spielt in dem ausgebreiteten Falle LAPOWSKIS vielleicht eine Rolle; BALOG führt für die vielen Fälle in Ägypten die schlechten hygienischen Verhältnisse, die Hitze (Schwitzen, Maceration der Haut) an, BENJAMINI stellt einen Unterschied in der Disposition zu staphylogenen Infektionen aller Art zwischen den Eingeborenen und den Eingewanderten Palästinas fest. Erstere besitzen eine Jahrhunderte alte Immunität, schwitzen weniger, haben eine dickere Epithelschicht und sind daher fast immun. WHITFIELD glaubt, daß das Demodex folliculorum-Vorkommen für den bullösen Charakter der Impetigo von Wichtigkeit ist.

Auf den *Blutzuckergehalt,* der bei der staphylogenen Impetigoform (in Analogie zur Furunkulose) prädisponierend in Betracht kommen könnte, wurde bisher anscheinend nicht besonders geachtet. Bei „Pyodermien" wurde er wiederholt untersucht (RAYMOND, LACROIX und HADIDA, HUDELO, LORTAT-JACOB, s. bei MELITTA LOEB), ohne daß sich hierbei etwas Deutliches ergeben hätte.

Epidemiologie. Die Impetigo contagiosa staphylogenes verdient, wie ich schon in der Einleitung zu dem Impetigoabschnitt andeutete, die Bezeichnung „contagiosa" viel eher als die streptogene Form. Sie ist zweifellos contagiöser. Hierzu könnte eine große Anzahl Einzelbeobachtungen angeführt werden, speziell von Übertragungen, die von Pemphigoidfällen ausgingen, bzw. mit solchen zusammenhingen. Ich will hier darauf verzichten, da sie im Abschnitt *Pemphigoid* von TACHAU erwähnt werden. Gerade die bei Pemphigoidepidemien und -endemien gemachten Erfahrungen demonstrieren den hohen Grad der Kontagiosität der

Erkrankung und der erregenden Staphylokokken besonders instruktiv. Ich will mich vielmehr unter Fortlassung älterer japanischer Epidemien (Motomura, Nakao) darauf beschränken, die Meinungen der Autoren anzuführen, die sich besonders mit dieser Impetigoform beschäftigt haben, und einige Beispiele geben.

Schon K. Dohi (mit Kurita bzw. Sh. Dohi) hat das epidemische Vorkommen der staphylogenen Impetigoform besonders hervorgehoben: „In jedem Sommer herrscht in Tokio sowie in anderen Gegenden Japans, Formosa eingeschlossen, einmal sporadisch, ein andermal fast epidemisch eine Kinderkrankheit, die mit Blasenbildung verläuft. Im Volksmund wird dieses Hautleiden ‚Tobichi‘ genannt, das heißt wörtlich übersetzt ‚Funkensprung‘, womit

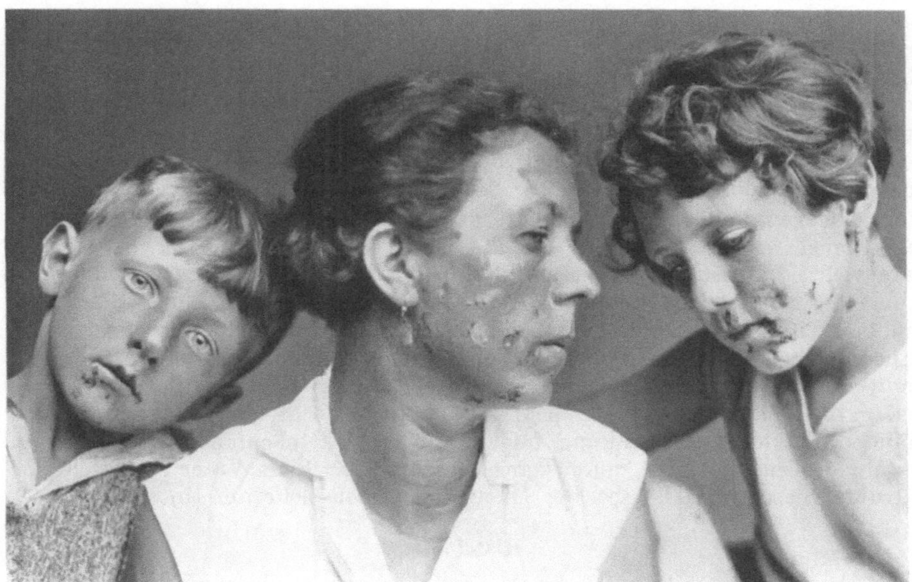

Abb. 46. Familie mit Impetigo contagiosa staphylogenes.

ausgedrückt werden soll, daß sich diese Affektion sehr rasch unter den Kindern einer Familie oder der Nachbarschaft, auch über eine ganze Stadt und deren Umgebung zu verbreiten pflegt..."

Ich habe in der geschichtlichen Einleitung (s. S. 37) und auch bei der „Epidemiologie" der streptogenen Form (s. S. 62) darauf hingewiesen, daß Dohi und seine Mitarbeiter gerade auf Grund dieses epidemischen Vorkommens frühere Impetigoepidemien als durch Staphylokokken bedingt ansehen, und daß auch J. Jadassohn ihnen hierin zum Teil beistimmt, insbesondere für diejenigen, die beim Impfgeschäft vorgekommen sind.

Bezüglich der Kontagiosität fassen Dohi und Dohi ihre Beobachtungen dahin zusammen, daß sie so auffällig sei, daß die Mütter selbst ohne weiteres angeben: „Überall, wo der Inhalt der Blasen mit der Haut desselben oder eines anderen Individuums in Berührung kommt, entstehen ganz gleiche Blasen..."

Lewandowsky macht in bezug auf das epidemiologische Verhalten der Impetigo contagiosa staphylogenes nur einige allgemeine Bemerkungen. Er glaubt, daß es sich bei dieser Form (im Gegensatz zu der streptogenen) „häufiger um eine Ansteckung von Fall zu Fall handelt", exemplifiziert auf das örtlich außerordentlich verschiedene Vorkommen, auf den „bestimmten Eindruck", daß die Übertragung in der Rasierstube erfolgt sei, und meint, daß die Staphylokokkenimpetigo nicht ganz selten in kleinen Epidemien auftrete.

Substanziierter sind die Angaben von Dora Fuchs, die unter ihren 42 Fällen staphylogener Impetigo in 23,8%, bei den 216 Fällen streptogener nur in 5,4% *Familieninfektion* feststellte. Die Kontagiosität war also bei der staphylogenen Form fast $4^1/_2$mal so groß wie bei der streptogenen.

Hierher gehören auch die Beobachtungen von Trossarello, der eine Epidemie unter den Sommer-Badegästen an der ligurischen Riviera (1921) beschreibt (gedrängtes Beisammenwohnen der Badegäste, ungenügendes Waschen der Badeanzüge!). Obgleich der Autor kulturelle Untersuchungen anscheinend nicht vornahm und nur den Eindruck hatte, daß die Erkrankung staphylogen war (mikroskopisch fand er in wasserhellen Blasen Reinkulturen von kapselfreien Diplokokken, meist phagocytiert), ist nach seiner Beschreibung des klinischen Bildes nicht zu zweifeln, daß es sich hier um eine Impetigo contagiosa staphylogenes-Epidemie handelte (vorwiegend Kinder bis zum 13. Lebensjahr, auch Erwachsene, Auftreten von Blasen verschiedener Größe und Zahl auf vorher normaler, selten etwas geröteter Haut; auch Blasen bis 5 cm Durchmesser; dünne lamellöse Krusten).

Mein Material habe ich bezüglich der Epidemiologie bzw. Kontagiosität nicht zusammengestellt, aber immer wieder die Beobachtung gemacht, daß die staphylogenen Fälle zeitlich gehäuft auftreten, und immer wieder Familieninfektionen festgestellt. Eine Familie kann ich abbilden. Der in Abb. 45 dargestellte Fall ist der Ehemann bzw. Vater der Frau mit den 2 Kindern in Abb. 46. Eine solche typische *Familienendemie* beschreibt auch Schubert (und in seiner Dissertation Hecker): Zuerst erkrankte die 12jährige K. S. (ich habe diesen Fall schon mehrmals angeführt); zunächst eine Blase am Finger, dann Ausbreitung über den ganzen Körper. Nach 6tägiger Pflege der K. S. bekam die 20jährige Schwester A. S. zuerst an der rechten Backe, dann an den Händen die gleiche Erkrankung, im Gesicht circinär; ebenfalls Reinkultur von Staphylococcus pyogenes aureus aus Blaseninhalt. Beim Vater fand sich eine getrübte Blase am Halse, bei der Mutter eine ebensolche am Unterarm.

Histologie.

Es ist fraglich, welche Beschreibungen man zur Schilderung der Histologie der Impetigo contagiosa staphylogenes heranziehen darf, ja, ob es überhaupt berechtigt ist, die Histologie der staphylogenen Form gesondert zu beschreiben. Gans meint, daß sich ein wesentlicher Unterschied im histologischen Aufbau der durch Staphylokokken oder Streptokokken verursachten Impetigines nicht feststellen läßt. Wenn dies auch für die Lage der Blase, für die Veränderungen im Epithel und in der Cutis i. a. zutreffen mag, so muß sich doch bei der verschiedenen Art der Blasenentwicklung und Verkrustung auch histologisch ein differentes Bild ergeben. Es ist für mich kein Zweifel, daß Matzenauer in der Neumann-Festschrift und K. Unna in der Realenzyklopädie (4. Aufl.) schon typische histologische Bilder von staphylogener Impetigo gaben. Und bemerkenswerterweise waren dies Fälle, die sie als Impetigo circinata bezeichnen. Wahrscheinlich bezieht sich auch die Beschreibung von Kreibich (Kaposi-Festschrift) nach dem Ergebnis seiner Impfversuche auf die staphylogene Form, ebenso die von Kyrle gegebene Schilderung eines Bläschens — ebenfalls von circinärer Impetigo! —, bei der die mikroskopischen Veränderungen „etwas anders" als bei der gewöhnlichen Impetigo contagiosa sind, „nicht nur deshalb, weil es sich um ein jüngeres Stadium handelt — der ganze Charakter der Blase ist anders". „Zunächst erscheint schon nicht nur die Hornschicht abgehoben, der Blasendecke haften Retezellen an, das Bläschen sitzt demnach etwas tiefer als das der Impetigo contagiosa. Dabei neigt ihr Inhalt nicht im selben Maße zur Vereiterung, der seröse Charakter des Exsudats bleibt relativ lange erhalten." Die Excision stammte von der Gesichtshaut eines 20jährigen Mannes. Und trotzdem reiht sich diesem histologischen Befund „von selbst“ — wie KYRLE sagt — das Krankheitsbild des Pemphigus neonatorum an.

Ich glaube aber, daß ich hier nur das heranziehen darf, was bezüglich der Histologie kulturell genau untersuchter Fälle bekannt ist, und das ist — soweit ich sehe — sehr wenig. Ich kenne nur eine Beschreibung des Blasenstadiums, die DOHI und DOHI von der Excision bei einer 17jährigen Patientin geben. Hier finden sich die Blasen „meist in der Nähe der Grenze zwischen Epidermis und Corium, so daß die Stachelschicht von der Basalschicht fast ganz abgehoben und zwischen beiden ein halbkugelförmiger Hohlraum vorhanden ist. Fibrinfäden, einige Erythro- und Leukocyten sowie Epithelzellen sind in diesem Hohlraum nachzuweisen. Auffällig sind die fibrinösen Massen, die am Blasengrund niedergeschlagen sind und wenige Leukocyten in ihre Maschen aufgenommen haben. Die umgebenden Epithelzellen sind aufgequollen, die Lymphräume zwischen den Stachelzellen erweitert. Innerhalb dieser Lymphräume, in

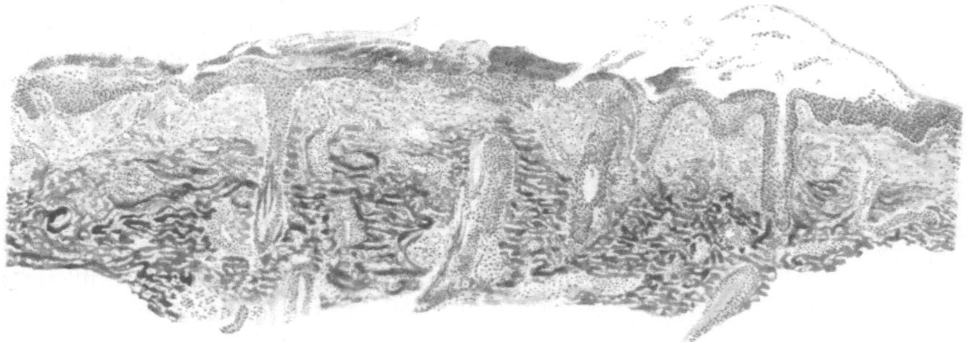

Abb. 47. Impetigo contagiosa staphylogenes. Zentral verkrustete, progrediente Efflorescenz. (A-Linse, Ok. 7 ×; VAN GIESON-Färbung.)

den Leukocyten sowie in den Maschen der Fibrinfäden sind stets Kokken, meist paarweise, seltener vereinzelt oder gruppiert nachzuweisen. In der Papillar- und Subpapillarschicht leichte Rundzelleninfiltration und mehr oder weniger deutliche Erweiterung der Capillaren und der Lymphräume nachweisbar“.

Die Blase liegt in diesem Falle demnach viel tiefer als bei der streptogenen Form (s. oben KYRLE!). Aber es handelt sich um eine einzige Excision, und es ist daher unmöglich, dies zu verwerten.

Mir ist es nie gelungen, eine beginnende, rein blasige Efflorescenz zu excidieren, dagegen stehen mir zwei Excisionen späterer Stadien zur Verfügung, die beide von dem gleichen Patienten stammen (Erwachsener, ausgebreitete typische staphylogene Impetigo contagiosa des Gesichts, kulturell Reinkulturen von Staphylococcus aureus). Die eine (Abb. 47) stellt etwa die Hälfte einer noch progredienten Efflorescenz dar, welche bis zum dünn-eitrig unterminierten Blasenrand flach verkrustet war. Die andere Excision (Abb. 49), stammt von einer kleinen, schon verkrusteten, nicht mehr progredienten Efflorescenz.

Bei der noch im Wachstum begriffenen, zentral verkrusteten Efflorescenz (Abb. 47) sieht man bei *schwacher Vergrößerung* den abgehobenen, die Hornschicht unterminierenden Blasenrand, in dessen Lumen eine Anzahl abgelöster Epithelzellen und sonstiges Kernmaterial vorhanden sind. Zentralwärts bedeckt die teils seröse, teils mit mehr oder weniger Kernen durchsetzte flache Kruste das vielleicht etwas aufgelockerte, teilweise sicherlich verdünnte Epithel. An einzelnen Stellen ist die Kruste vom Epithel abgehoben. Der Papillarkörper ist leicht ödematös. Die Gefäße sind hier, aber auch tiefer in der Cutis, etwas erweitert und mit entzündlichem Infiltrat umgeben. Dieses entzündliche Infiltrat nimmt weiter nach dem Zentrum zu deutlich an Stärke ab.

Bei *starker Vergrößerung* erkennt man, daß der abgehobene *Blasenrand* aus der Hornschicht und adhärierenden Epithelzellen, zumeist länglicher Form, besteht, die in ihrer Konfiguration im allgemeinen den Zellen des Stratum granulosum entsprechen; nur wenige sind polygonal wie Spinalzellen. An einzelnen Stellen haben sie sich von der Hornschicht offenbar losgelöst und liegen unmittelbar unter derselben im Lumen, so daß hier die Blasendecke nur aus Hornschicht besteht. Auf der Abb. 48, die diese Stelle in stärkerer Vergrößerung wiedergibt, ist dies recht gut zu erkennen. Man sieht dort auch deutlich, daß die Unterminierung nicht unmittelbar unter der Hornschicht, sondern innerhalb bzw. unmittelbar unterhalb des Stratum granulosum vor sich geht.

Das *Epithel* unter dem abgehobenen Blasenrand zeigt kaum etwas von intercellulärem Ödem, nur an der Oberfläche, die den Blasengrund darstellt, haben die Zellen keinen festen Zusammenhang, eine Anzahl von ihnen sind einzeln oder in flachen Bändern ins Innere des Blasenlumen abgestoßen, in dem außerdem eine kleine Anzahl Leukocytenkerne enthalten sind. Auch im Epithel sind einzelne Wanderzellen vorhanden.

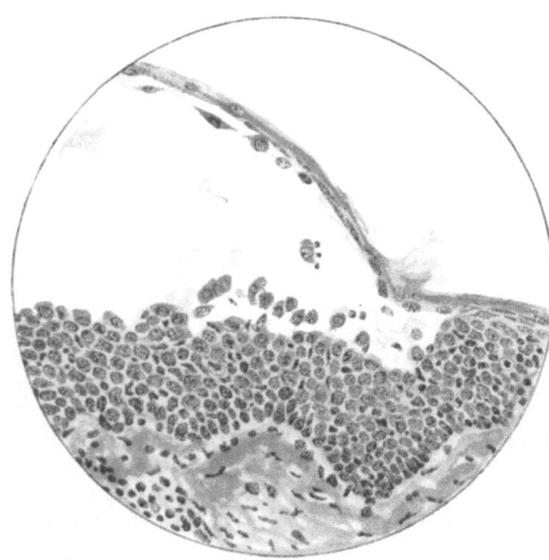

Abb. 48. Impetigo contagiosa staphylogenes. Abgehobener Blasenrand aus Abb. 47. (D-Linse, Ok. 7 ×; van Gieson-Färbung.)

Die flache *Kruste* ist in ihren einzelnen Partien bezüglich ihres Serum- bzw. Kerngehalts außerordentlich verschieden: stellenweise rein serös, stellenweise mit massenhaft Kernen durchsetzt. Teilweise wird sie nach außen offenbar von der eingetrockneten Blasendecke begrenzt; an anderen Stellen ist diese bandartig inmitten der Kruste zu verfolgen; an anderen wiederum kann man nichts von ihr erkennen. Das Kernmaterial besteht aus zum Teil leidlich erhaltenen, meist aber degenerierten Leukocytenkernen sowie aus Kernen abgestoßener Epithelien, die in einer gewissen Anordnung in dem vorher erwähnten Band liegen. Doch sind in der Kruste auch eine Anzahl Kerne vorhanden, die man deutlich als Kerne von Retezellen erkennt.

Die Grenze zwischen Kruste und dem darunterliegenden, zum Teil deutlich verdünnten, zum Teil leicht ödematösen und durchwanderten Epithel ist vielfach recht scharf abgesetzt. An diesen Stellen wird die Oberfläche des Epithels schon wieder von flachen, etwas dunkler gefärbten Zellen gebildet, in denen man aber Keratohyalin-Granula nicht erkennen kann.

Das *Infiltrat in Papillarkörper und Cutis* besteht in der Hauptsache aus Rundzellen, wenigen Plasmazellen, fibroblastischen Elementen, Mastzellen, ganz vereinzelten Leukocyten.

Staphylokokken sind im Lumen des abgehobenen Blasenrandes nur sehr wenig enthalten. Eine Anzahl sind in den wenigen gut erhaltenen Eiterkörperchen phagocytiert. Auch an der Stelle, an der der Prozeß fortschreitet, sind nur vereinzelte Kokken vorhanden. Dagegen ist die Kruste reichlich mit Anhäufungen von Kokken durchsetzt, die hier sowohl in den serösen wie in den eitrigen Partien liegen — mit deutlicher Bevorzugung der serösen. Interessant ist im Hinblick auf die große Seltenheit follikulärer Prozesse bei der staphylogenen

Impetigo (s. S. 88) der Kokkenbefund an einer Stelle, an der die Kruste einen etwas erweiterten Follikel mit einem Lanugohaar überdeckt. Hier liegen die Kokken in einem breiten Rasen an der Follikelmündung dem Haar auf; in den tieferen Teilen des Follikels ist dagegen nichts von Kokken zu finden.

Die Färbung auf elastische Fasern zeigt diese überall, auch im Papillarkörper, völlig normal.

Die *Excision des Krustenstadiums* (Abb. 49) zeigt eine flach aufsitzende, in der Hauptsache seröse Kruste; nur stellenweise sind reichlicher Kerne in ihr enthalten: gut- und schlechterhaltene Leukocytenkerne und anderer Kerndetritus. Unter der Kruste, die zum Teil nur noch locker aufsitzt, ist das Epithel fast überall

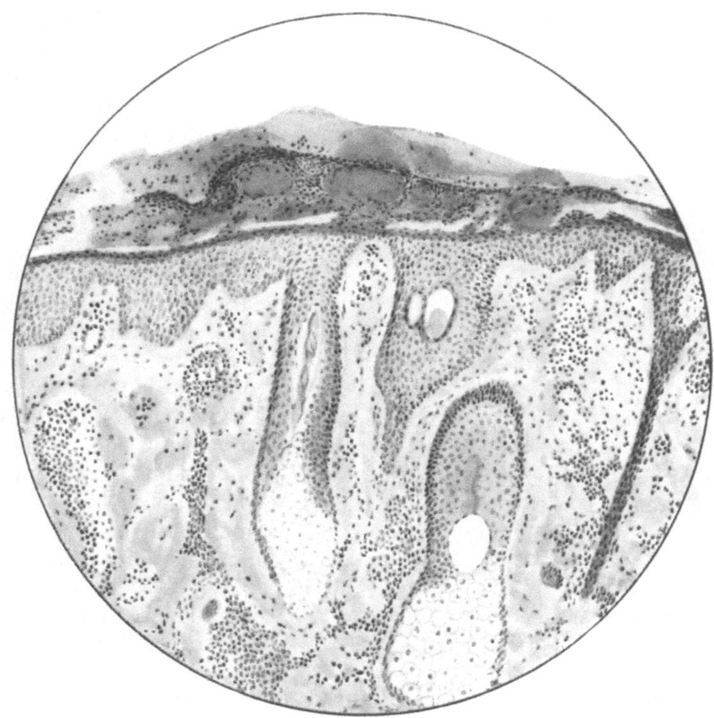

Abb. 49. Impetigo contagiosa staphylogenes. Verkrustete, nicht mehr progrediente Efflorescenz. (A-Linse, Ok. 10 ×; VAN GIESON-Färbung.)

schon wieder von einer oder mehreren Reihen parakeratotischer Zellen bedeckt. Innerhalb dieser Kruste — etwa in halber Höhe — sieht man die eingetrocknete Blasendecke sehr deutlich; sie ist nicht in toto erhalten. Offenbar ist die fast rein seröse Schicht oberhalb der Blasendecke so entstanden, daß nach Läsion der Blase das ausgetretene Serum *auf* der Decke angetrocknet ist.

Kokken sind in der Kruste reichlich vorhanden. Auch hier scheinen sie mir in den serösen Partien der Kruste reichlicher als in den kernhaltigen. Sie liegen im allgemeinen in Haufen und Rasen, aber auch in wenigen Exemplaren, wie dies Abb. 50 zeigt. Sonst ist an diesem Präparat nur auffallend, daß die *entzündliche Infiltration* um die Gefäße erheblich stärker ist als bei dem noch progredienten Prozeß. Auch hier besteht das Infiltrat aus denselben Elementen wie in dem anderen Präparat.

Der Sitz der Blase ist demnach in meinem Präparat ein ganz anderer als bei DOHI und DOHI. Die Abhebung der Blase vollzieht sich auch hier etwa in der gleichen Epithelhöhe wie bei der streptogenen Form, bei der in meinem Präparat nur an einigen Stellen Epithelien der Hornschicht anhängen (s. S. 69), während die Unterfläche der Blasendecke bei der staphylogenen Impetigo fast durchweg mit Epithelien ausgekleidet ist. Doch ist es nicht möglich, aus je einer Excision Schlüsse zu ziehen. Und es ist wohl auch nicht angängig, die Differenz zwischen den Befunden von Dohi und Dohi und mir irgendwie zu werten, da trotz der völligen klinischen Identität der japanischen und unserer staphylogenen Form doch histologisch vielleicht die Tatsache eine Rolle spielen kann, daß die japanische durch Staphylococcus albus, unsere durch aureus hervorgerufen wird. Es sind eben weitere histologische Untersuchungen des Blasenstadiums notwendig, um hierüber klarzusehen.

Dagegen zeigt meine Excision des krustösen Stadiums sehr schön das schon klinisch so Typische: flache, mehr seröse Kruste, Erhaltenbleiben der Blasendecke, die mit dem Blaseninhalt verkrustet — und damit den großen Unterschied gegenüber der Kruste der streptogenen Form.

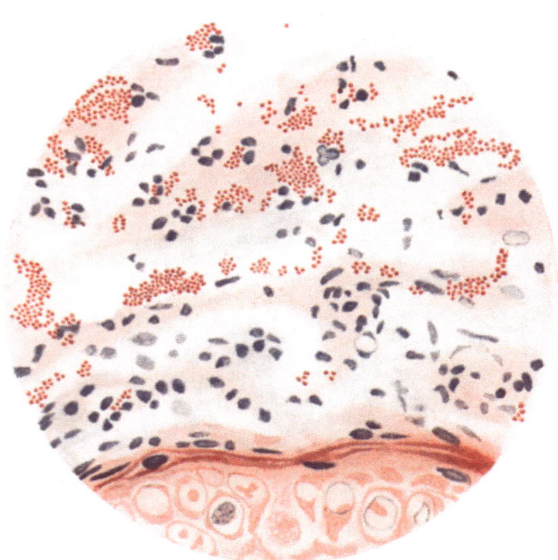

Abb. 50. Staphylokokken in Kruste von Impetigo contagiosa staphylogenes. (Immers. Ok. 7 ×; Unna-Pappenheim-Färbung.)

Ätiologie.

Ich habe in der geschichtlichen Einleitung schon betont, daß wir die Klärung der Ätiologie der Impetigo contagiosa staphylogenes japanischen Autoren verdanken, K. Dohi und Kurita (1904), die diese Form streng von der streptogenen sondern und stets Reinkulturen von Staphylococcus pyogenes albus fanden. Ich habe dort auch erwähnt, daß sie und später K. Dohi und Sh. Dohi der Ansicht sind, daß einige der früher beobachteten Epidemien durch Staphylokokken hervorgerufen waren, weil sie in ihren klinischen Erscheinungen der von ihnen als staphylogen erkannten Form entsprachen, ferner, daß Lewandowsky bei einem Falle „atypischer Impetigo" ebenfalls „den Eindruck" hatte, er sei durch Staphylokokken hervorgerufen. Endlich habe ich noch die Ansicht Jadassohns zitiert, die er sich auf Grund weiterer, an seiner Klinik beobachteter Fälle gebildet hatte.

Es kann aber, wie ich ebenfalls schon erwähnte, keinem Zweifel unterliegen, daß auch — abgesehen von einigen der früheren Epidemien — die staphylogene Form vielfach in ihrer Eigenart und Ätiologie richtig erkannt wurde. Die lange Persistenz der Blase verschaffte solchen Fällen oft das Attribut „bullosa", die Neigung zu circinärer Ausbreitung die Bezeichnung „circinata". So hat z. B. Engman (1900) schon sehr deutlich die bullöse Impetigo contagiosa als eine Sonderform abgegrenzt, die in der Literatur selten beschrieben sei, in St. Louis in den Sommermonaten geradezu epidemisch auftrete. Er schildert die Entwicklung der Blasen sehr genau und betont auch, daß die Krustenbildung bei dieser Form kein hervorstechendes Merkmal sei. Kulturell fand er auch in kleinsten Blasen nur Staphylokokken. Inokulationen mit Kulturmaterial gingen an.

Bei der Schilderung der Ätiologie der Impetigo contagiosa staphylogenes kann ich mich viel kürzer fassen, als ich es bei der streptogenen Form tun mußte, denn es ist nach Klarstellung der Ätiologie der streptogenen Impetigo seit der Arbeit von K. Dohi (und Kurita bzw. Sh. Dohi) eigentlich außer von Sabouraud, Thibierge und Legrain und wenigen anderen Autoren nie mehr bestritten worden, daß auch die Staphylokokken allein eine Impetigo contagiosa hervorrufen können. In den Arbeiten Dohis und seiner Schüler war es der Staphylococcus pyogenes albus, doch wurde später auch in Japan außer diesem in vielen Fällen der Staphylococcus pyogenes aureus kultiviert. Kasahara, Michio und Tamotsu Takahashi züchteten in ihren 36 Fällen (auch Säuglinge und kleine Kinder darunter!) in 77,7% Albus-, in 22,3% Aureus-Stämme, Tanaka bei 41 Fällen in 60% weiße und in 40% gelbe Staphylokokken. In Europa dagegen (Ehrlich, Lewandowsky, Model, Schubert, Haxthausen, Hofmann, Bommer, Jadassohn u. a.) waren es stets Aureus-Stämme, bis auf einen der Fälle von Dora Fuchs, die bei einer Patientin außer dem Staphylococcus aureus (in krustösen und bullösen Efflorescenzen) in einem geschlossenen Bläschen, „das in seinem klinischen Bilde von dem bei der staphylogenen Impetigo bekannten in keiner Weise abwich", den Staphylococcus albus in Reinkultur fand. Dora Fuchs betont diesen Befund gerade im Hinblick auf die japanischen Kulturergebnisse: „Es ist also anzunehmen, daß der Staphylococcus albus bei der Impetigo in Japan dieselbe Rolle spielt wie der Staphylococcus aureus bei uns. Daß beide imstande sind, dieselben klinischen Erscheinungen zu machen, erscheint uns durch unseren einen Fall bewiesen und stimmt überein mit den sonstigen bakteriologischen Erfahrungen." Die vorher erwähnten späteren japanischen Arbeiten (Kasahara, Tanaka) unterstützen die Richtigkeit der Ansicht, daß beide Staphylokokkenarten die gleichen Erscheinungen hervorrufen können.

Ausführlicher muß ich dagegen auf die *Beweise* eingehen, die dartun, daß bei dieser Impetigoform wirklich die Staphylokokken die Erreger sind. Denn es ist ja auch bei der streptogenen Impetigo oft genug „bewiesen" worden, daß sie durch Staphylokokken hervorgerufen wird.

Als Beweise sind angeführt worden: einerseits die Tatsache, daß bei dieser Impetigoform immer wieder und besonders auch aus frischen Efflorescenzen Reinkulturen von Staphylokokken gezüchtet wurden, andererseits die Tatsache, daß es mit solchen Staphylokokkenstämmen gelingt, analoge Efflorescenzen mit positiver Rein-Retrokultur zu erzeugen.

Bei dem *kulturellen Beweis* ist allerdings zu verlangen, daß er mit genügend exakter bakteriologischer Technik geführt wird, die uns die Züchtungsmethoden von Sabouraud, Lewandowsky, Haxthausen ermöglicht haben (s. bakteriologische Diagnose S. 123). Mit der Lewandowskyschen Methode wiesen Bommer, Dora Fuchs, Ehrlich, Model, Hofmann, Jadassohn, Lewandowsky u. a. die staphylogene Natur ihrer Fälle nach, Haxthausen benützte seine Methode, Serper und Israelson Bouillonpipetten nach Sabouraud. Dohi und Dohi gewannen ihre Reinkulturen in der früher üblichen Art, erbrachten aber den Beweis außerdem noch durch das Ergebnis ihrer *Impfungen* am Menschen. Sie beschreiben den Verlauf ihrer 6 Impfversuche, die sie an Arm-, Bein-, Gesichts- und Bauchhaut Erwachsener vornahmen, folgendermaßen: „Zuerst wurde die betreffende Stelle der Haut tüchtig gereinigt, dann einige Ösen von der Kultur darauf gebracht, mit einer sterilen Nadel nach der Methode der Vaccination in die Haut eingestochen und nach dem Eintrocknen aseptisch verbunden. Schon nach einigen Stunden zeigte dann die Impfstelle Rötung und nach 12 Stunden bis hanfkorngroße Eruptionen, die leicht über das Hautniveau erhaben waren und im Zentrum stecknadelkopfgroße Blasen mit klarem Inhalt bildeten. Nach 24 Stunden wurden sie etwa erbsengroß, zeigten einen schmalen entzündlichen Hof mit oder ohne mäßiges Jucken. Nach zweimal 24 Stunden leichte Trübung des Blaseninhalts und Schlaffwerden der Blasendecke. Wurde dabei die Blase zufällig durchstoßen, so daß sich der Inhalt entleerte, oder aber wurde der Inhalt der Blase allmählich resorbiert, so klebte die Blasendecke auf der Haut fest und bildete dünne grau-weißliche Krusten. Übrigens konnte man in dem Inhalt der Blase stets, ob er frisch oder alt war, dieselben Kokken nachweisen, die wir oben beschrieben haben. Auch die Retrokultur mit dem Inhalt der Impfblasen ergab positive Resultate. Auf der Impfstelle bleibt nach Heilung der Bläschen (in etwa 4—5 Tagen) eine dunkelbraune Pigmentierung zurück, die nach mehreren Monaten noch sichtbar ist."

Von sonstigen Impfungen (es gehören hierher auch die bei Pemphigoidfällen ausgeführten, s. Abschnitt TACHAU: Pemphigoid) möchte ich nur noch den Versuch LEWANDOWSKYS erwähnen, den er mit der Staphylokokkenkultur von der

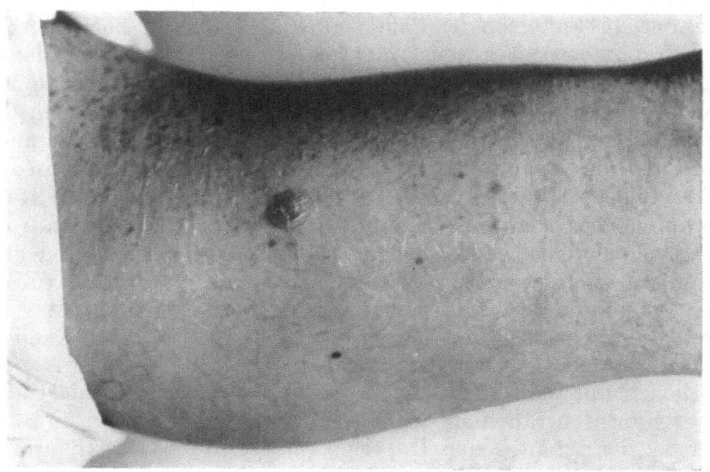

Abb. 51. Selbstversuch EPSTEIN. Impfung mit Krustenmaterial von Impetigo contagiosa staphylogenes. Aufnahme vom 5. 8. 32. Vgl. Text.

schon wiederholt zitierten „atypischen Impetigo" ausführte, da er das Auffallende dieses Ergebnisses ausdrücklich betonte — zu einer Zeit, als er die Untersuchungen von DOHI und KURITA wohl kannte, aber noch nicht richtig würdigte. Bei diesem Versuch entstand eine „kreisrunde, nässende erodierte Stelle, wie eine geborstene Blase mit nachfolgender Verkrustung".

Am klarsten kommt meiner Ansicht das Typische der staphylogenen Impetigo bei zwei *Selbstversuchen* heraus, die neuerdings STEFAN EPSTEIN an meiner Klinik vornahm. Ich gebe sie daher ausführlich und mit Abbildungen wieder.

Den ersten Versuch führte er mit *Krustenmaterial* einer staphylogenen Impetigo eines Mädchens (s. Abb. 46) aus, den zweiten mit einer *Reinkultur von Staphylococcus aureus,* die aus der staphylogenen Impetigo des Vaters dieses Kindes (s. Abb. 45) gezüchtet war.

ST. EPSTEIN gibt von den Versuchen folgende Protokolle:

1. Impfung mit Krustenmaterial.

29. 7. 32. *Linker Oberarm.* Beugeseite. Überimpfung von Krustenmaterial von Patientin Annemarie T. stammend (staphylogene circinäre Impetigo). Nach Erodieren mit dem scharfen Löffel wurden die zerkleinerten Krustenpartikel eingerieben. Darüber Mulltupfer und Pflasterverband.

Verlauf. 30. 7. 32. Zwei stecknadelkopfgroße, leicht gerötete Stellen.
31. 7. 32. (Nach 36 und 48 Stunden) o. B.
1. 8. 32. Pflasterabnahme, *vereinzelte kleinste Bläschen.*

3. 8. 32. Pflasterabnahme, *vereinzelte kleinste Bläschen.*

4. 8. 32. *(Nach 6 Tagen) vormittags Bläschen mit trübem Inhalt etwas größer, am Spätnachmittag (19 Uhr) ist eine Blase halblinsengroß, die anderen sind unverändert. Abends (23 Uhr) starker Juckreiz. Eine Blase ist jetzt linsengroß, mit geröteter und etwas infiltrierter Umgebung.*

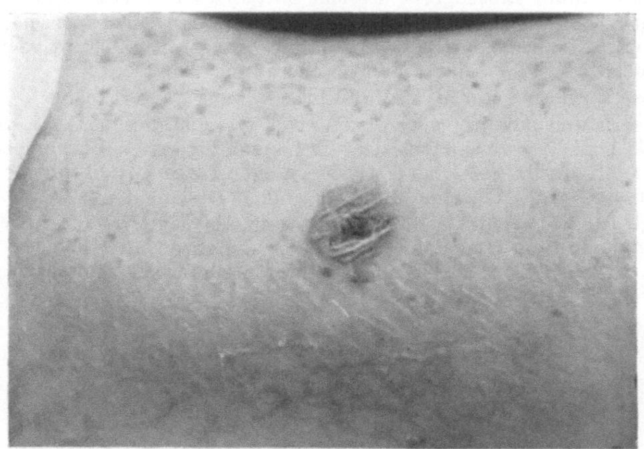

Abb. 52. Selbstversuch EPSTEIN. Impfung mit Krustenmaterial von Impetigo contagiosa staphylogenes. Aufnahme vom 6. 8. 32. Vgl. Text.

5. 8. 32. (Nach 7 Tagen) vormittags (7 Uhr) Juckreiz fast verschwunden. Die Blase ist jetzt etwa 1,1 cm im Durchmesser groß (s. Abb. 51), der Randsaum ist leicht gerötet, die Blase ziemlich schlaff. Der Inhalt schimmert grau-gelblich hindurch. Weiter unterhalb

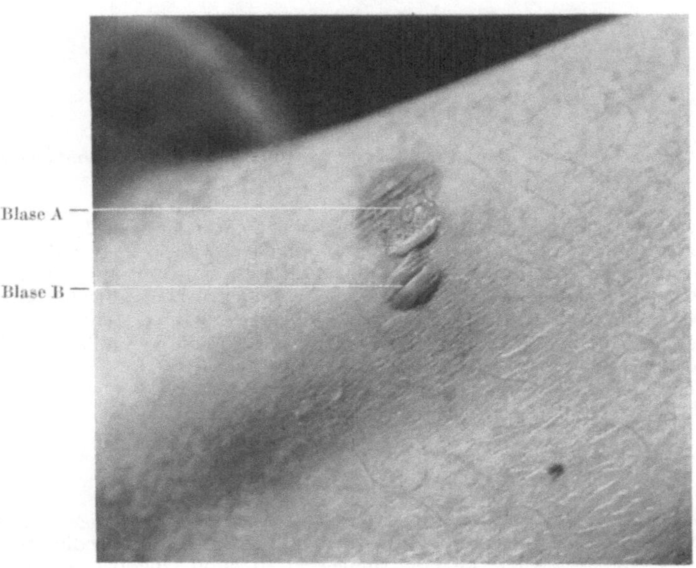

Abb. 53. Selbstversuch EPSTEIN. Impfung mit Krustenmaterial von Impetigo contagiosa staphylogenes. Aufnahme vom 8. 8. 32. Vgl. Text.

von dieser Blase finden sich 2 stecknadelkopfgroße, flache Bläschen mit leicht gerötetem Rand. Nachmittags: Hypopyon am unteren Pol der großen Blase.

6. 8. 32. Blase (A) größer geworden, geplatzt. Sie konfluiert beinahe mit einem darunter gelegenen Bläschen (B), das jetzt halblinsengroß ist (vgl. Abb. 52).

7. 8. 32. (Nach 9 Tagen) vormittags Befund unverändert, abends Juckreiz. Die darunter gelegene Blase B ist größer geworden, konfluiert mit der zuerst entstandenen Blase A.

8. 8. 32. (Nach 10 Tagen) vormittags Blase A weiter vergrößert; Blase B über linsengroß, deren Umgebung gerötet, zeigt einige zarte lymphangitische Ausläufer. Nachmittags Blase B weiter gewachsen (vgl. Abb. 53).

9. 8. 32. Oberhalb der großen Blase A hat sich jetzt eine dritte Blase (C) mit gerötetem Rand gebildet, die ebenfalls Linsengröße erreicht hat, Blase B weiter vergrößert.

10. 8. 32. Zentrale Blase A im Eintrocknen, schält sich ab. Die darunter liegende Blase B ebenso wie die darüber liegende Blase C weiter gewachsen, Durchmesser bei beiden etwa 1 cm. *Retrokultur* (Blase C): Staphylococcus aureus rein.

12. 8. 32. Blase B und C vergrößert, Rand blasig, Zentrum verkrustet.

13. 8. 32. Blase B und C weiter vergrößert, etwa 1,4 cm Durchmesser. Am Rand jetzt einzelne neue Bläschen. *Retrokultur* (blasiger Rand von Blase C): Staphylococcus aureus rein. Krystallviolett: Steril. *Retrokultur* (Krusten von Blase B): Staphylococcus aureus rein, auch auf Krystallviolett einzelne Kolonien.

15. 8. 32. (Vgl. Abb. 54) zentrale Blase A fast ganz abgeheilt, an ihrer Stelle nur mehr flache, lockersitzende Schuppenkrusten. Die beiden angrenzenden Blasen (B und C) sind weiter gewachsen, umgeben die Stelle der abgeheilten Blase hufeisenförmig bzw. nierenförmig.

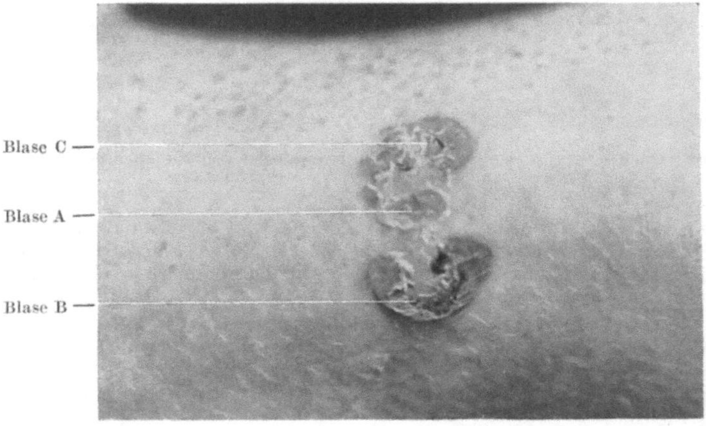

Abb. 54. Selbstversuch EPSTEIN. Impfung mit Krustenmaterial von Impetigo contagiosa staphylogenes. Aufnahme vom 15. 8. 32. Vgl. Text.

16. 8. 32. Untere Blase (B) weiter vergrößert, längster Durchmesser etwa 2,5 cm.

17. 8. 32. Blase B nach unten vergrößert, Zentrum abheilend, Blase C ebenfalls.

19. 8. 32. Blase B fast überall eingetrocknet. Ganz flache Krusten, am unteren Pol etwas fortschreitend. Umgebung gerötet. Blase C überall eingetrocknet. Flache Krusten. *Retrokultur* (unterer Pol von Blase B): Staphylococcus aureus rein. Krystallviolett steril.

21. 8. 32. Alles abgeheilt, bis auf unteren Pol von Blase B. Noch nierenförmige leichte Rötung von B und C.

22. 8. 32. Unterer Pol eingetrocknet.

24. 8. 32. Verheilt (etwa 4 Wochen nach der Inokulation).

2. Impfung mit Kulturmaterial.

Am *rechten Oberarm* (Beugeseite) wurden *Reinkulturen von Staphylococcus aureus*, vom Patienten Ernst T. (Vater des Kindes Annemarie T.) inoculiert (48stündige Schrägagarkultur). Die Verimpfung erfolgte an zwei Stellen. 1. Rechter Oberarm *Mitte:* nach oberflächlicher Erodierung mit dem scharfen Löffel. 2. Rechter Oberarm *unten:* nach leichter Scarifikation.

Zur Kontrolle wurde an einer weiteren Stelle (rechter Oberarm *oben*) ein bei dem gleichen Patienten mitgezüchteter *Staphylococcus albus*, der sich bei entsprechenden Untersuchungen als apathogen erwiesen hatte, inoculiert. Bei der Impfung dieses Stammes zeigte sich nach 48 Stunden, bei Abnahme des Schutzpflasters, eine leichte Rötung, die bereits am nächsten Tage fast völlig abgeklungen war. Darnach sah man nur mehr flache Krüstchen längs der Scarifikationsstriche, aus denen noch am 10. Tage der gleiche Staphylococcus albus in Reinkultur gezüchtet werden konnte.

Die Verimpfungen des Staphylococcus aureus verliefen dagegen folgendermaßen:

a) Rechter Oberarm Mitte.

1. 8. 32. Inoculation nach *Erodierung mit dem scharfen Löffel.*
3. 8. Noch leichte Rötung.
4. 8. Desgleichen.
5. 8. Beginnendes Bläschen, noch flach, Rand kaum gerötet.
6. 8. Drei bis halblinsengroße Bläschen.
7. 8. Zeitweise leichter Juckreiz, Bläschen im Eintrocknen.
8. 8. Zwei ganz flache Krüstchen.
11. 8. Flache gelbliche Schüppchen.
14. 8. O. B.

b) Rechter Oberarm unten.

1. 8. 32. Inoculation der gleichen Kultur *nach Scarifikation.*

3. 8. Nach Abnahme des Schutzpflasters: entzündlich gerötet, etwas Exsudation, deutlich stärker als an der mit Albus geimpften Kontrollstelle.

4. 8. Entzündung im Rückgang, kleine flache Krusten.

5. 8. Desgleichen. *Retrokultur:* Staphylococcus aureus rein.

6. 8. Entzündung fast völlig abgeklungen, gelbliche Krüstchen längs der Impfstriche.

7. 8. Kaum mehr Rötung. Abends distal von der Scarifikationsstelle zwei stecknadelkopfgroße Bläschen.

8. 8. *Morgens starker Juckreiz; das nach unten zu gelegene Bläschen weist jetzt die Größe einer halben Linse auf, die Umgebung ist gerötet, etwas infiltriert, mittags Blase linsengroß. Nachmittags mißt die Blase 9 mm im Durchmesser, geröteter Hof ringsherum* (vgl. Abb. 55).

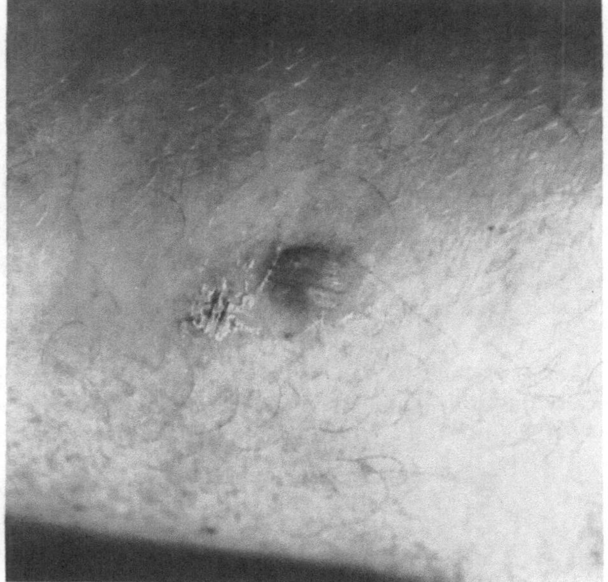

Abb. 55. Selbstversuch EPSTEIN. Impfung mit Staphylokokkenkultur von Impetigo contagiosa staphylogenes. Aufnahme vom 8. 8. 32. Vgl. Text.

9. 8. Blase geplatzt, vergrößert, juckend.

10. 8. Durchmesser etwa 1,5 cm, entzündlich geröteter Hof etwas schmerzhaft. *Retrokultur:* Staphylococcus aureus rein.

12. 8. Durchmesser der Blase 2,5 cm, Zentrum zum Teil mit flachen Krusten bedeckt, Rand blasig.

13. 8. Blase weiter vergrößert, Zentrum zum Teil abgeheilt, zum Teil erodiert, Rand blasig.

15. 8. Der Herd mißt jetzt 3,5 cm × 3 cm, außen findet sich ein blasiger Saum mit entzündlich gerötetem Hof; die zentrale Partie ist zum Teil abgeheilt und von einer etwa markstückgroßen flach verkrusteten Zone umgeben, an die sich die blasige Randpartie anschließt (vgl. Abb. 56).

16. 8. Im wesentlichen unverändert.

17. 8. Zentrum weiter abheilend, Krusten am Rand. *Retrokultur:* Staphylococcus aureus rein.

18. 8. Bis auf eine kleine Stelle am distalen Pol im Abheilen.

19. 8. Weiter verheilend, distaler Pol weniger entzündlich (vgl. Abb. 57).

21. 8. Alles verheilt, Herd im ganzen noch etwas gerötet.

27. 8. *Retrokultur* (vom distalen Pol, nach Abheilung) steril.

Ich finde, daß diese beiden *Selbstversuche* EPSTEINS — abgesehen davon, daß sie wieder den stringenten Beweis für die staphylogene Ätiologie dieser Impetigoform erbringen — all das demonstrieren, was für die Impetigo contagiosa staphylogenes charakteristisch ist: die Neigung der primären Blase zum Persistieren in Blasenform und zu flacher Ausdehnung, die flachen, dünnen Krusten, die ausgesprochene Tendenz zu „zirzinärer“ Entwicklung, die zu zeigen vor diesem Versuche EPSTEINS bei keiner der Impfungen gelungen war.

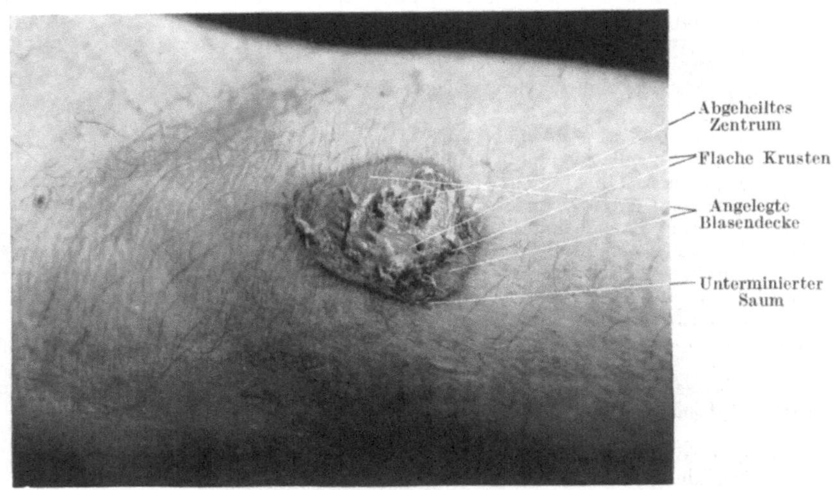

Abb. 56. Selbstversuch EPSTEIN. Impfung mit Staphylokokkenkultur von Impetigo contagiosa staphylogenes. Aufnahme vom 15. 8. 32. Vgl. Text.

Auf verschiedene Punkte, die bei diesen Versuchen noch zu diskutieren wären: die *Bedeutung des Inoculationsmodus*, die *Inkubationszeit*, die *Schnelligkeit der Entwicklung der Blase*, die *entzündliche Zone*, das *Juckgefühl*, die *Frage*

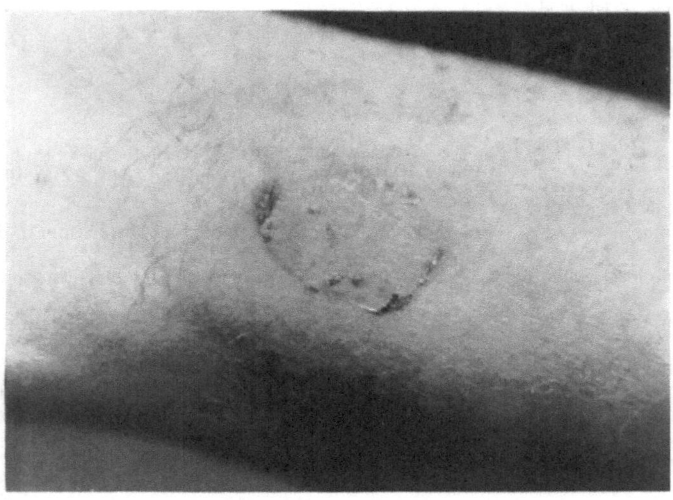

Abb. 57. Selbstversuch EPSTEIN. Impfung mit Staphylokokkenkultur von Impetigo contagiosa staphylogenes. Aufnahme vom 19. 8. 32. Vgl: Text.

der Bedeutung lokaler allergischer Vorgänge für die Ausbreitung in zirzinärer, polycyclisch begrenzter Form (wie sie besonders in dem Versuch mit Krustenmaterial deutlich wird), *die Rolle der „Disposition“* (bei zwei anderen Ärzten der Klinik gingen die Impfungen nicht an) wird EPSTEIN a. a. O. eingehen.

Dagegen muß ich noch die Frage besprechen, welche Rolle die *Streptokokken* spielen, die mehrere Autoren, und auch wir, bei klinisch typischen Fällen von Impetigo contagiosa staphylogenes *außer* den Staphylokokken feststellten.

HAXTHAUSEN fand in den beiden Fällen, die er als staphylogen anspricht, auf Kristallviolettagar (cf. Bakteriologische Diagnose S. 124) auch einzelne, solitäre Streptokokkenkolonien; unter den 61 Fällen LEWANDOWSKYS mit der klinischen Diagnose: Impetigo staphylogenes, wuchsen in 9 Fällen auch Streptokokken. BOMMER, der eine Klassifizierung in staphylogene und streptogene Impetigo nach dem klinischen Bild überhaupt ablehnt und hierfür „mehr die individuelle Reaktionsfähigkeit der Haut, eventuell noch die Lokalisation der Infektion als die Erreger verantwortlich" macht, konnte ebenfalls in Fällen, die nach seiner Beschreibung als staphylogen anzusprechen wären, mit der LEWANDOWSKY-Methode (cf. Bakteriologische Diagnose S. 123) auch Streptokokken kultivieren.

In *unserem Material* der Jahre 1928—1932 (das ST. EPSTEIN bearbeitete) wurden sogar in 27,8% der 205 Fälle klinisch staphylogener Impetigo (nach der LEWANDOWSKY-Methode in 8,8%, auf Kristallviolettagar in 27,3%) neben den Staphylokokken auch Streptokokken gezüchtet (cf. Tabelle S. 119).

Die Frage nach der Bedeutung dieser bei der staphylogenen Impetigo gefundenen Streptokokken ist meiner Ansicht nach vorläufig nicht mit Sicherheit zu beantworten, da systematische Untersuchungen, die mit moderner bakteriologischer Technik durchgeführt sein müßten, und insbesondere Inoculationsexperimente hierüber nicht vorliegen.

Drei Möglichkeiten kommen in Betracht: Entweder sind die Streptokokken in diesen Fällen sekundär-invadierende Mikroorganismen — wie die Staphylokokken bei der streptogenen Form —; oder es gibt besondere Streptokokkenstämme, die die „klinisch staphylogene" Form hervorrufen (dann wären also in diesen Fällen die Staphylokokken sekundär invadiert, wie bei der Impetigo streptogenes); oder es gibt Individuen, bei denen die gewöhnlichen Streptokokken das gleiche Krankheitsbild bedingen wie die Staphylokokken.

Dabei könnte die zweite und dritte der angeführten Möglichkeiten sich in mannigfachster Weise auswirken, dergestalt, daß alle Übergänge vorkommen können, je nach der Neigung des Streptokokkenstammes, atypische, „staphylogene" Erscheinungen hervorrufen, bzw. nach der Neigung des Individuums, auf die Infektion in atypischer, „staphylogener" Art zu reagieren.

Ich selbst neige am meisten zu der *Annahme, daß in der großen Mehrzahl der Fälle klinisch staphylogener Impetigo, in denen auch Streptokokken gefunden werden, diese sekundär infizierende Bakterien sind.* Zu dieser Ansicht komme ich nicht nur deswegen, weil wir seit den Untersuchungen von PAUL JORDAN (an der Breslauer Klinik) wissen, daß mit geeigneter Methodik bei Verwendung genügender Mengen von Impfmaterial bei fast 100% der Menschen Streptokokken auf normaler Haut nachzuweisen sind, sondern auch auf Grund von Befunden ST. EPSTEINS, der aus dem Eiter sicher staphylogener Prozesse (Furunkel und Schweißdrüsenabscesse) in 23 von 209 Fällen (also in 11%) außer den Staphylokokken auch Streptokokken züchten konnte (cf. Tabelle S. 119). Er hat außerdem bei seinen großen Reihenzüchtungen aus verschieden alten Efflorescenzen staphylogener Impetigo wiederholt festgestellt, daß bei dem gleichen Fall die frischen Blasen Reinkulturen von Staphylokokken (Kristallviolettagar steril), schon eröffnete oder zentral verkrustete außerdem auch Streptokokken (gewöhnlich nur im Kondenswasser des Kristallviolettagar) enthielten. Einen in dieser Hinsicht sehr instruktiven Fall bespreche ich S. 115/116.

Die Mischinfektion staphylogener Erkrankungen mit Streptokokken scheint demnach keineswegs sehr selten vorzukommen, und das von LEWANDOWSKY noch anerkannte Sabouraudsche Gesetz, daß Staphylokokken in den von ihnen erzeugten Läsionen stets in Reinkultur bleiben, ist offenbar nicht allgemein gültig.

Wenn der Prozentsatz der Streptokokkenbefunde bei unseren klinisch staphylogenen Impetigofällen (bei gleicher Züchtungstechnik) erheblich höher ist, als bei den Furunkeln und Schweißdrüsenabscessen (27,8 : 11%), so mag dieses daran liegen, daß die klinische Diagnose „Impetigo contagiosa staphylogenes" im Laufe der 5 Jahre, in denen St. Epstein seine Züchtungen vornahm, von den verschiedenen Untersuchern vielleicht nicht immer mit der gleichen Sicherheit gestellt werden konnte, wie die Diagnose der Furunkel bzw. der Schweißdrüsenabscesse.

Zudem hat Flehme — wie ich schon bei der Besprechung der Ätiologie der Impetigo contagiosa streptogenes anführte (cf. S. 75) — gezeigt, daß die Streptokokken der normalen Haut, und selbst Abschabsel der Hornschicht von Menschen, bei denen von gesunder Haut Streptokokken zu züchten sind (nach Jordan fast 100%, cf. oben) imstande sind, auf oberflächlich lädierten Hautstellen eine Impetigo streptogenes zu erzeugen. Wenn sogar dies möglich ist, so erscheint es mir keineswegs auffallend, daß die Streptokokken der normalen Haut in den Läsionen der staphylogenen Impetigo mehr oder weniger häufig und mehr oder weniger zahlreich als sekundär invadierende Bakterien zu finden sind. Es ist eher sonderbar, daß dies relativ so selten — und nur bei bestimmter bakteriologischer Technik nachweisbar (cf. später S. 125) — der Fall ist. Wir haben die Pipettenmethode Sabourauds in unseren Fällen staphylogener Impetigo nicht angewandt. Es ist sehr wohl möglich, daß mit dieser, meines Erachtens *zu* feinen Anreicherungsmethode in allen oder fast allen solchen Fällen auch Streptokokken zu züchten sind, und dadurch die Ansicht Sabourauds, daß es nur eine streptogene Impetigo gibt, erklärt wäre.

An der Tatsache, daß die Staphylokokken die Erreger der Impetigo contagiosa staphylogenes sind, ändert dies nichts. Der Beweis hierfür ist durch die Züchtungsergebnisse mittels genügend feiner, die Beurteilung aber nicht erschwerender Methodik und durch die Impfversuche einwandfrei erbracht.

Hierbei möchte ich noch auf eine Behauptung Lewandowskys eingehen, die er gelegentlich seiner Betrachtungen über diejenigen Fälle aufstellt, die Streptokokken und Staphylokokken in Mischkultur enthalten. Er meint, daß diese Fälle sich klinisch wie die reine Streptokokkenform verhalten. Das kann für viele Fälle zutreffen — es wären das dann die Fälle streptogener Impetigo, die von Staphylokokken sekundär invadiert sind. Aber auch bei reichlicher Anwesenheit von Streptokokken neben Staphylokokken kann das klinische Bild völlig dem der staphylogenen Impetigo entsprechen. (Das wäre dann also, wenn meine Annahme von der sekundären Natur der Streptokokken bei staphylogener Impetigo sich bestätigt, das Umgekehrte wie bei der Streptokokken-Impetigo — das eine Mal sind die Strepto-, das andere Mal die Staphylokokken sekundär invadiert). Hierfür kann ich — abgesehen von der Prozentzahl der Streptokokkenbefunde bei klinisch staphylogener Impetigo in der Zusammenstellung St. Epsteins — einen Beleg geben:

Im Jahre 1931 erfuhr ich, daß in einem Dorfe in der Nähe von Breslau eine große Anzahl von Kindern an Impetigo erkrankt seien. Ich suchte das Dorf auf und fand dort bei flüchtiger Untersuchung (eine genauere war aus äußeren Gründen nicht möglich) eine ganze Reihe von Kindern, die eine klinisch typische staphylogene Impetigo aufwiesen. Zwei der erkrankten Kinder (Zwillinge, 4 Jahre alt) wurden nach Breslau in die Klinik gebracht und hier untersucht. Sie sind in Abb. 58 dargestellt. Klinisch war das Bild absolut typisch staphylogen: persistierende Blasen, flache Krusten, auch zirzinäre Efflorescenzen.

Es wuchsen bei beiden Kindern sowohl aus Blasen, wie aus dem Sekret unter den Krusten auf Schrägagar Staphylokokken, auf Krystallviolettagar Streptokokken. Die reichliche Anwesenheit von Streptokokken hat sich demnach auf die klinische Entwicklung der Erkrankung, die ich nach der starken Kontagiosität der Dorfepidemie, dem Aussehen der Efflorescenzen bei dem Vater der Zwillinge sowie bei den anderen Kindern des Dorfes für staphylogen halte, keineswegs ausgewirkt — es sei denn, daß ich mich in meiner Annahme täusche, und bei dieser Epidemie tatsächlich ein Streptokokkenstamm infizierte, der die Eigenschaft hat, die klinisch staphylogene Form hervorzurufen (cf. die oben angeführten drei Möglichkeiten). Für diese Annahme besteht aber sonst gar kein Anhalt und ebensowenig dafür, daß die Disposition der befallenen Kinder

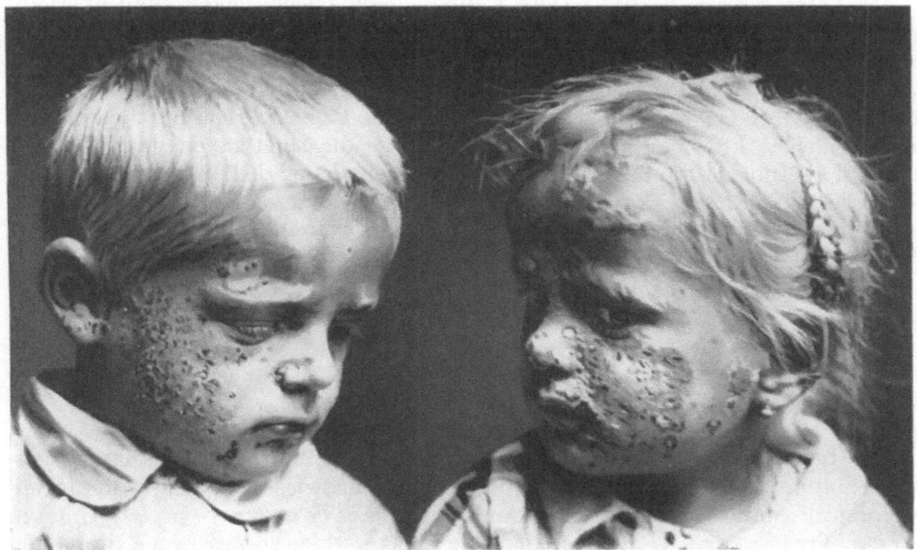

Abb. 58. Vgl. Text.

eine Rolle spielte. Wenn man auch bei den beiden abgebildeten Kindern, da sie Zwillinge sind, daran denken konnte, so kann man doch nicht annehmen, daß gerade in einem Dorfe so viele in dieser Weise disponierte Kinder vorhanden sind.

Im Prinzip will ich aber die Möglichkeit des Vorkommens solcher Streptokokkenstämme und die Bedeutung der Disposition keineswegs ablehnen.

In diesem Sinne wären vielleicht Beobachtungen von R. Bernhardt anzuführen, der unter der Bezeichnung: „*Impétigo vulgaire bulleux des adultes, Impetigo vulgaris pemphigoides adultorum s. Pemphigoid adultorum*“ ein Krankheitsbild beschreibt, das er bei Menschen im Alter von 20—60 Jahren sah:

Auftreten von Blasen in wechselnder Zahl auf normaler oder geröteter Haut; Blasen können Aprikosengröße erreichen; Auftreten oft unter Brennen und Schmerzen; Umgebung nicht infiltriert, mitunter mit, mitunter ohne roten Hof; zuweilen sehr roter Hof, wenn Blaseninhalt eitrig wird; Blaseninhalt zunächst serös oder auch blutig (von Anfang an oder bald werdend); bei starker Eruption viele hämorrhagische Blasen, besonders an den Unterschenkeln; dies für diese Krankheitsform pathognomonisch; Blaseninhalt kann bis zur Eintrocknung klar bleiben, wird aber zumeist trübe, zugleich werden Blasen schlapp; Entwicklung der Blasen verschieden; zumeist platzen sie nach 12—24—48 Stunden; erodierter Grund geplatzter Blase epithelisiert schnell; oder sehr dünne Krustenbildung nach Platzen der Blase oder bei intakt gebliebener Blasendecke; nach Abheilung roter bis rotvioletter, dann braun und gelb werdender Fleck, niemals Narben; bisweilen Drüsenschwellungen. Lokalisation: Extremitäten, Achselhöhlen, Inguinalgegend, selten Rumpf; Nacken, Gesicht, Kopf fast immer frei; Schleimhäute nie befallen. *Verlauf:* langsam; beginnt meist an einem Bein, dann wird das andere befallen, dann die Arme; selten umgekehrt. Entwicklung dauert einige Wochen. *Dauer:* stets lange; unbehandelte oder schlecht behandelte Fälle dauern mehrere Monate; richtig behandelt heilt die Erkrankung in 6 bis 8 Wochen. *Allgemeinzustand:* immer gut, Temperatur normal oder subfebril; nicht selten Albumen im Urin ohne Formelemente. Im *Blut* eventuell leichte Eosinophilie, eventuell leichte Lymphocytose. *Auftreten:* entweder spontan oder sekundär bei Ekzemen, Scabies, Pruritus senilis.

Als Erreger dieser eigenartigen Erkrankungsform spricht Bernhardt Streptokokken an, die er in allen Fällen aus frischen Blasen (weniger als 24 Stunden alt) züchten konnte, am leichtesten in Serum- bzw. Ascites-Bouillon. In älteren Blasen fanden sich außerdem Staphylokokken (aureus und albus).

Ich hätte diese Fälle Bernhardts, über deren Zugehörigkeit zur Impetigogruppe ich mir angesichts der etwas summarischen Beschreibung keineswegs im klaren bin, nicht angeführt, wenn es Bernhardt nicht gelungen wäre, mit dem Blaseninhalt oder den gezüchteten Kulturstreptokokken auf normaler Haut der Kranken, entfernt von den befallenen Partien, Blasen zu erzeugen, die das gleiche histologische Bild aufwiesen wie die spontan entstandenen — während die Inoculation bei Gesunden das ,,élément banal de l'impétigo vulgaire" hervorrief. Ist diese Erkrankung wirklich streptogen, so würde das Ergebnis der Impfversuche jedenfalls die Rolle der ,,Disposition" für die Entstehung atypischer bullöser Formen deutlich demonstrieren.

Eine Klärung der Frage der Existenz besonderer Streptokokkenstämme, sowie der Bedeutung der Disposition des Individuums könnten zur Zeit nur Selbstimpfversuche erbringen.

IV. Impetigo contagiosa circinata.

Ich habe bei der Beschreibung der Impetigo contagiosa staphylogenes wiederholt auf die Tendenz dieser Impetigoform hingewiesen, zirzinäre Bildungen hervorzurufen und bin der Ansicht, daß die *Impetigo circinata, (annulata, gyrata, serpiginosa)* in der Regel nichts anderes darstellt als eine staphylogene Impetigo, bei der die Neigung, zentral abheilende und peripherisch fortschreitende, auch polycyclisch begrenzte Erscheinungen zu machen, besonders stark ausgeprägt ist.

Die Impetigo circinata hat aber in der Geschichte der Impetigo contagiosa eine solche Rolle gespielt, daß ich glaube, ihr einen besonderen kurzen Abschnitt widmen zu müssen.

Am ausführlichsten hat sich Matzenauer in seinem Impetigoartikel in der Neumann-Festschrift mit ihr beschäftigt. Er bringt hier nach Erwähnung einer Reihe von Autoren, die auf zirzinäre Formen hingewiesen haben (Rayer, Fox, Kaposi, Neumann, Hutchinson, Stelwagon, Bahr, Faber), und von Epidemien, bei denen solche Formen beobachtet wurden (,,Ergebnisse des Impfgeschäftes im Deutschen Reiche", ,,Veröffentlichungen des kaiserlichen Gesundheitsamtes") eine eingehende Beschreibung der von Elliot, Schamberg, Crocker publizierten Fälle und gibt ausführliche Krankengeschichten seiner eigenen Beobachtungen.

Matzenauer kommt im Gegensatz zu der Meinung Unnas, daß die Impetigo circinata eine selbständige, von der Impetigo vulgaris klinisch wie ätiologisch verschiedene Erkrankung sei, zu dem Schluß: ,,Die Impetigo circinata und Impetigo contagiosa sive vulgaris (Unna) sind dem Wesen nach ein und dieselbe Erkrankung, sowohl klinisch als auch histologisch und bakteriologisch ein untrennbares, einheitliches Ganzes." Dieser Ansicht pflichteten Kreibich, Engman u. a. bei.

Es hat wohl keinen Sinn, aus den von MATZENAUER wiedergegebenen Krankengeschichten der früheren Autoren und den Fällen MATZENAUERS die Angaben anzuführen, die dafür sprechen, daß es sich bei einem Teil der Fälle um eine staphylogene Impetigo in unserem Sinne handelte. Ebensowenig brauche ich auf seine bakteriologische Beweisführung einzugehen, da MATZENAUER ja auch die Impetigo contagiosa streptogenes für staphylogen hielt.

Dagegen halte ich es für eine Pflicht der Gerechtigkeit, die Arbeiten UNNAS über die Impetigo circinata ausdrücklich hervorzuheben, da er vielleicht der erste ist, dem die Verschiedenheit der staphylogenen und streptogenen Impetigo aufgefallen war — wodurch das Verdienst von DOHI und KURITA keineswegs geschmälert wird, da sie es sind, die diese Verschiedenheit *bewiesen* haben.

Schon in seiner Histopathologie (1894) trennt UNNA klinisch unter den „kontagiösen Impetigines" zwei Formen, „von denen die eine ungemein viel häufiger ist als die andere. Dieselben unterscheiden sich dadurch, daß die erstere dicke voluminöse Krusten bildet, die durch nahe Gruppierung polycyclische Formen annehmen, während die zweite dünne Krusten zeitigt, die sich durch konzentrisches Fortkriechen vergrößern. Erstere nenne ich Impetigo vulgaris, letztere Impetigo circinata." In dem „Histologischen Atlas zur Pathologie der Haut" (1897, S. 49) fügt er dem hinzu, daß die Impetigo circinata sich nicht auf das Kindesalter beschränkt, und betont bei Beschreibung der histologischen Präparate die geringe Quantität von serösem Exsudat und Leukocyten im Verhältnis zu der sehr ausgedehnten Abhebung der Hornschicht: „es handelt sich, wie das auch die Klinik lehrt, um eine sehr flache, relativ trockene Blasenbildung". Die Bakterien der Impetigo circinata glaubt er von den Kokken der Impetigo vulgaris unterscheiden zu können. In der großen Arbeit mit SCHWENTER-TRACHSLER kommt UNNA (1899) dann nochmals auf den Unterschied der beiden Impetigoformen zurück, hebt wieder hervor, daß die Impetigo circinata „keine dicken serösen Krusten, sondern nur dünne, mehr Hornzellen als Serum enthaltende Schuppen" zeitigt und bei älteren Kindern und Erwachsenen ebenso oft bzw. ebenso selten vorkommt wie bei kleinen Kindern.

Es scheint mir zweifellos, daß es sich bei den Impetigo circinata-Fällen UNNAS um die staphylogene Impetigoform gehandelt hat, zumal auch später K. UNNA aus der Klinik P. G. UNNAS als Impetigo circinata eine Mutter mit ihrem Kind abbildet, deren Erkrankungen — trotz der schlechten Wiedergabe der Photographie — als eine nach unserem heutigen Begriffe klinisch typische staphylogene Impetigo zu diagnostizieren wären.

Doch hat dies alles wohl mehr historisches Interesse. Denn für die Frage der Ätiologie der zirzinären Impetigo contagiosa verwendbar sind im allgemeinen erst die Arbeiten aus der Zeit, als die Ätiologie der streptogenen und der staphylogenen Impetigo geklärt war. Daß SABOURAUD („*Impétigo circiné géographique*"), THIBIERGE, LEGRAIN u. a. französische Autoren auch alle zirzinären Impetigoformen für streptogen halten, ist nach ihrer Einstellung verständlich.

Aus der Zeit vor der großen Arbeit von K. DOHI und SH. DOHI, möchte ich nur die Ergebnisse von TÖRÖK und von LEWANDOWSKY (1909) anführen. TÖRÖK fand in allen drei Fällen von Impetigo circinata Streptokokken, in einem der Fälle sogar in Reinkultur. Da er an die streptogene Ätiologie der Impetigo contagiosa glaubt, so bedeutet ihm, wie LEWANDOWSKY sagt, dieser Befund einen Grund mehr, die Impetigo circinata mit der gewöhnlichen Impetigo contagiosa zu vereinigen.

Auch LEWANDOWSKY steht 1909 noch auf dem Standpunkt von SABOURAUD und TÖRÖK. Er sah unter seinen 100 Impetigofällen fünf von Impetigo circinata, fand in allen fünf (mit seiner guten Technik!) Streptokokken neben Staphylokokken und möchte daher die Impetigo circinata „schon aus klinischen Gründen nicht von der gewöhnlichen Impetigo trennen, da alle Übergänge vorkommen". Dieser Ansicht ist dann auch MODEL, die nach der LEWANDOWSKY-Methode kultivierte und in ihrem zirzinären Fall ebenfalls wiederholt aus dem blasenförmigen Saum wie aus der Kruste reichlich Streptokokken und Staphylokokken züchten konnte.

Der erste, der nach Einführung der verbesserten Züchtungstechnik auf die Möglichkeit der staphylogenen Ätiologie der Impetigo circinata hinwies, war JADASSOHN. Er tat dies auf Grund von zwei Fällen seiner Klinik, die er durch M. EHRLICH publizieren ließ. In diesen beiden Fällen, die sich durch auffallend dünne Krusten auszeichneten, wuchsen nur Staphylokokken. JADASSOHN, der bis dahin nur wenige Fälle staphylogener Impetigo gesehen hatte, faßte seine Ansicht damals — angesichts der oben angeführten Ergebnisse LEWANDOWSKYS — noch vorsichtig dahin zusammen: „die Staphylokokken scheinen nicht bloß atypische Formen der einfachen, sondern auch solche der zirzinären Impetigo contagiosa bedingen zu können."

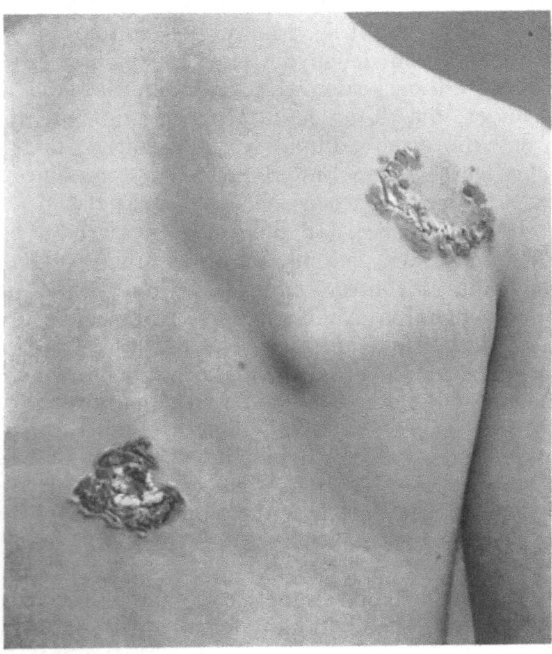

Abb. 59. Impetigo contagiosa staphylogenes. (Zirzinäre und polycyclisch begrenzte Herde.)

JADASSOHN konnte sich an dem großen Material der Breslauer Klinik dann bald davon überzeugen, daß die zirzinäre Form bei der staphylogenen Impetigo sogar sehr viel häufiger ist als bei der streptogenen. Denn DORA FUCHS, die die Breslauer Impetigofälle (Dezember 1918 bis September 1921) bearbeitete, sah unter ihren 216 streptogenen Fällen *keinen einzigen* Fall von Impetigo circinata, unter den 42 Fällen staphylogener Impetigo *10mal* die Neigung zur Bildung zirzinärer Efflorescenzen. Zu der Ansicht, daß zirzinäre Formen bei der Staphylokokken-Impetigo „ungleich häufiger" als bei dem Streptokokkentypus sind, kommt etwa zu gleicher Zeit auch LEWANDOWSKY, dem ebenfalls ein sehr großes Material (Hamburg) zur Verfügung stand.

Solchen großen Untersuchungsreihen gegenüber spielen die Ergebnisse *der* Autoren, die einzelne Fälle zirzinärer Impetigo kulturell untersuchten und nur Staphylokokken züchteten (BOMMER, SCOMAZOWSKY, SCHUBERT u. a.) keine große Rolle. Sie bestätigen nur, daß es derartige staphylogene Fälle gibt.

Ich habe oben gesagt, daß meiner Meinung nach die Impetigo circinata in der Regel eine staphylogene Impetigo ist. Zu dieser Ansicht bin ich nicht nur auf Grund der eben angeführten Befunde von DORA FUCHS und LEWANDOWSKY gekommen, sondern vor allem auch auf Grund eigener Beobachtungen. Wir haben an der Breslauer Hautklinik seit langem keinen Fall zirzinärer Impetigo gesehen, der streptogen war, und aus diesem Grund kann ich auch nur staphylogene Fälle abbilden (cf. Abb. 59—62, 46). Dies mag ein Zufall — oder vielleicht örtlich bedingt — sein, da mir die Existenz streptogener zirzinärer Impetigo

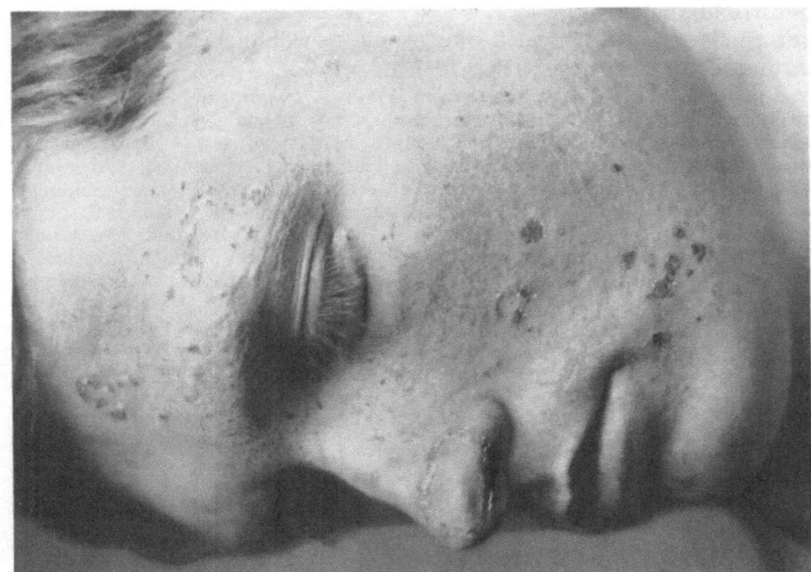

Abb. 61. Impetigo contagiosa staphylogenes. (Zirzinäre und polycyclisch begrenzte Efflorescenzen.)

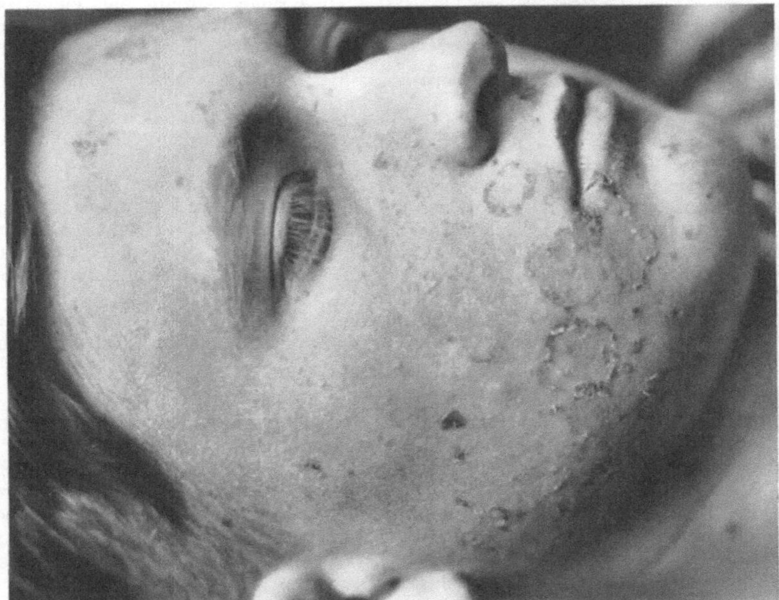

Abb. 60. Impetigo contagiosa staphylogenes. (Zirzinäre und polycyclisch begrenzte Efflorescenzen.)

vor allem durch die Befunde von LEWANDOWSKY (1909) und von TÖRÖK (Reinkultur auf Schrägagar!) bewiesen erscheint. *Es zeigt aber deutlich, daß die Neigung zu zirzinären, polycyclisch begrenzten Bildungen tatsächlich „in der Regel" der Impetigo contagiosa staphylogenes eigen ist.*

Das Ergebnis des EPSTEINschen Selbstversuches (cf. S. 98) zeigt diese Eigenschaft besonders deutlich. Worauf sie zurückzuführen ist, ist bisher nicht klargestellt. Daß *lokale allergische Vorgänge* hierbei eine Rolle spielen, erscheint mir aber — wie FRIEBOES u. a. — nicht zweifelhaft (cf. die Versuche NATHANS mit Impetigostreptokokken).

An dieser Stelle möchte ich noch einige außergewöhnliche Fälle anführen, die DARIER und BERNHARDT publiziert haben.

DARIER beschreibt als „*Impétigo circiné à grands anneaux migrateur*" eine Erkrankung bei einem 26jährigen Mann, der außer einer Affektion am Kopf und Nacken, die wie eine Seborrhoea oleosa mit Ekzem aussah, eine Eruption am Körper aufwies, teilweise sehr ausgedehnt und konfluiert, besonders am Abdomen und an den Oberschenkeln. Aber auch an Armen, Rücken, linkem Unterschenkel einzelne Efflorescenzen. Die Erscheinungen bestehen aus großen Kreisen von Münzen- bis Handgröße und darüber, zum Teil sind es Kreissegmente oder Arabeskenfiguren. Die Initialefflorescenz ist immer eine schlappe Blase („une cloque") ohne Jucken, an beliebigem Punkt entstehend, die exzentrisch wächst, zentral abheilt. Nach 1—2 Monaten spontanes Abheilen.

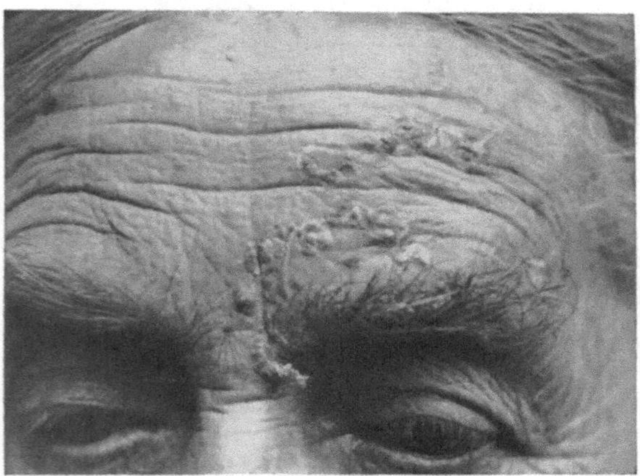
Abb. 62. Impetigo contagiosa staphylogenes mit polycyclischer Begrenzung.

Der Rand der Kreise oder Arabesken, kaum erhaben, sieht folgendermaßen aus: Außen rosafarbene Rötung, darauf zusammenhängende bullöse Erhebung vom Typ der schlaffen Impetigoblase, 2—3 mm breit, dann (nach innen) gleichbreite gelbe Krusten. Ganzer Rand also 5—6 mm breit. Kruste besteht aus eingetrockneter Blasendecke und Inhalt. Inhalt des bullösen Randes trübe, grau. Wo Excoriationen vorhanden: Grund rot, nässend. Innerhalb des Randes nur fahl rötliche Verfärbung, sonst normale Haut. Wenn zwei Kreise aneinanderstoßen, fließen sie nicht gleich zusammen, sondern lehnen sich recht lange mit den Rändern aneinander an, ehe sie konfluieren. Haben die Kreise eine gewisse Größe erreicht, sieht man häufig zentrale Rezidive, so daß konzentrische Ringe entstehen, mitunter mehrere. Die Efflorescenzen bilden sich ebenso auf den pigmentierten abgeheilten Flächen wie auf normaler Haut. Abheilung auf Schwefelwaschungen und Hydr.oxyd.flav.-Salbe (da Patient die Behandlung nicht bis zum Schluß durchführte, Rezidive, besonders an Armen und Achseln). Histologisch das gewöhnliche Bild der „Impetigo *Tilbury Fox*".

Die Protokolle über die kulturelle Untersuchung des Blaseninhalts gingen verloren. DARIER sagt: „j'ai raison de penser", daß die Kulturen Streptokokken und Staphylokokken gezeigt haben würden.

BERNHARDTS Fall von *Impetigo circinata* ist ähnlich:

20jährige Frau, Zimmermädchen (die Kinder der Herrschaft hatten Impetigo contagiosa), Exanthem am Rumpf, besonders um die Brüste, intermammär, am Abdomen, weniger in der Inguinalgegend, von hier auf die benachbarten Partien der Oberschenkel übergreifend, und an den Achseln. Elementarläsion: Blase, klar oder trübe oder eitrig, bis kirschgroß, hart oder weich. Nach einiger Zeit im Zentrum Bildung einer Kruste, honigfarben oder grau, wenig adhärent. Nach außen Epidermis abgehoben, weiter nach außen Rötung.

Zentralkruste fällt ab, es restiert eine zirzinäre Läsion, die sich langsam vergrößert. Bildung von zirzinären Krusten, exzentrisches Fortschreiten der Epidermisabhebung, bis Handgröße. Mitunter kreisbogenförmig (Fortschreiten nur noch nach einer Seite). Durch Zusammenfließen der Stellen große konfluierte Flächen mit bogenförmigen Rändern. Mitte gelb-bräunlich schuppend, Rand krustös. Unter den Krusten Haut rötlich feucht. — Kein Jucken, mitunter etwas Schmerzen, sonst o. B. Im Blut keine Eosinophilie, Blutkultur steril.

In frischen Blasen Streptokokken. Inoculation mit Blaseninhalt an normaler Hautstelle geht an.

Histologisch wie bullöse Impetigo der Erwachsenen. Wochenlang neue Eruptionen an normaler oder auch an abgeheilter Haut (dann eventuell konzentrische Ringe).

Allmählich weniger Blasen, kleinere Kreise. Dann auch im Gesicht und auf den Armen. *Im Gesicht die gewöhnliche Impetigo,* außerdem einige Furunkel. Dann Aufhören der Erkrankung. Zunächst Hyperpigmentation, dann pigmentlose Flecke („Vitiligo acquis").

Derartige Fälle zirzinärer Impetigo, denen wohl einige der von MATZENAUER zitierten und MATZENAUERS in der NEUMANN-Festschrift abgebildeter Fall sowie vielleicht ein mir nur nach dem Referat bekannter Fall von BALIÑA und BASOMBRIO („chronische zirzinäre Impetigo durch Staphylococcus albus") anzureihen sind, müssen *bei Erwachsenen* zweifellos sehr selten sein — wenn sie alle überhaupt Impetigofälle sind. Angenommen, daß dies der Fall ist, so würde sich der Fall BERNHARDTS gut an seine obenerwähnten Fälle anschließen (cf. S. 105), die ebenfalls streptogen waren.

V. Pyodermia bullosa manuum (Streptodermia bzw. Staphylodermia superficialis bullosa manuum).

Subcorneales Panaritium (JADASSOHN). *Tourniole vésiculeuse et phlyctène streptococcique des doigts* (SABOURAUD). *Dermatitis streptogenes bullosa, Streptomycosis bullosa superficialis* (M. WINKLER). *Bulla rodens* (E. LESSER).

An den Händen, insbesondere an den Fingern entwickelt sich die Impetigo contagiosa streptogenes und staphylogenes gewöhnlich in einer Art, die um so mehr von der gewöhnlichen abweicht, je dicker die Hornschicht an der Stelle ist, an welcher sie auftritt. Die Dicke der Hornschicht bedingt es offenbar auch, daß an diesen Stellen beide Impetigoformen (wenigstens nach unseren bisherigen Kenntnissen) das gleiche klinische Bild darbieten.

Auf diese eigenartige Verlaufsform der Impetigo contagiosa hat in dem Kapitel „*Impétigo phlycténulaire du corps. Impétigo-Ecthyma. Tourniole vésiculeuse des doigts*" seiner großen Impetigoarbeit in den „*Annales*" 1900 SABOURAUD hingewiesen. Seither ist es mancherorts üblich geworden, die Impetigo contagiosa an den stärker verhornten Stellen der Hände als *Tourniole* zu bezeichnen, auch wenn es sich um Läsionen handelt, die nicht als „*Umlauf*" um den Nagel lokalisiert sind.

JADASSOHN hat zu der Zeit, als er nur streptogene Fälle kannte, folgende Beschreibung des klinischen Bildes der Tourniole gegeben:

„Es ist das eine sehr charakteristische Efflorescenz, nämlich eine große Blase, welche ganz wesentlich an den Händen, sehr viel seltener an den Füßen vorkommt, zunächst prall gespannt ist und einen serösen Inhalt hat, der sich entweder weiterhin trübt oder lange Zeit hindurch — solange die Blasendecke unversehrt ist — klar bleibt, gelegentlich hämorrhagisch verfärbt ist. Die Blase ist oft von einem bläulich-roten Saum umgeben und kann recht lebhaft spannende Schmerzen verursachen. Sie hat eine sehr dicke Decke, die deshalb schwer platzt; auch Verkrustung tritt, wegen dieser, die Verdunstung verzögernden Decke langsamer oder gar nicht ein. Wenn die Blase geplatzt oder eröffnet ist, so kann die seröse Unterhöhlung der Ränder noch fortschreiten, während die Mitte abheilt, so daß dann zirzinäre Blasen entstehen. Diese Affektion sitzt besonders gern an den Fingerkuppen oder an den Nagelfälzen, wo sie ein oberflächliches Panaritium darstellt."

JADASSOHN hat damals dazu bemerkt, daß diese Affektion in den Kreisen der Ärzte und auch der Dermatologen wenig bekannt sei, und es haben sich in der Tat nur wenige Autoren ausführlicher mit dieser Impetigo-Lokalisation beschäftigt.

Eine genauere Schilderung findet sich bei BROCQ und dann wieder bei SABOURAUD in seinen „Pyodermites et eczémas", wo er getrennte Beschreibungen der „Tourniole" und der „Bulles streptococciques des épidermes cornés épais" gibt. Die *Tourniole* beschreibt SABOURAUD hier etwa folgendermaßen:

Die Tourniole ist die häufigste Form der Impetigo der Finger. Sie beginnt unter der Hornschicht des Nagelfalzes und ähnelt einer Brandblase. Es bildet sich eine blasige Abhebung länglicher Form, die sich der halbkreisförmigen Falte des Nagelfalzes entlang zieht, ihn auch ganz umgeben kann. Diese Blase ist zuerst durchsichtig, wird dann trübe („louche"). Sie enthält aber niemals richtigen dicken, sondern mehr serösen Eiter (durch Hinzukommen von Leukocyten). Trägt man die abgehobene Hornschicht ab, so sieht man — wie unter einer Brandblase — den leicht geröteten Grund. Diese Läsion kann sich um einen oder mehrere Nägel bilden. Gewöhnlich beschränkt sie sich auf die Dorsalfläche des Nagelfalzes, doch kann die Unterseite mitergriffen werden.

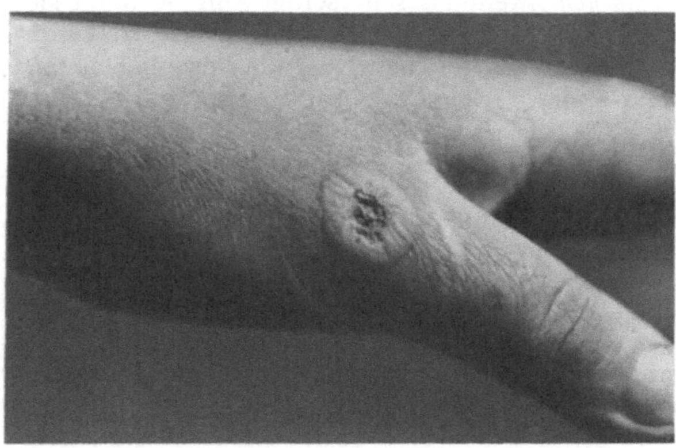

Abb. 63. Impetigo contagiosa staphylogenes (Pyodermia bullosa manuum). Reinkultur von Staphylokokken.

Die „*Streptokokkenblasen an Stellen mit dicker Hornschicht*" schildert SABOURAUD etwa wie folgt: Die Impetigo kommt auch an Hautstellen mit dicker Hornschicht vor. Hier nimmt sie abweichende Formen an, die die Diagnose erschweren. Eine oder mehrere Läsionen können sowohl im Anschluß an eine Impetigo der Finger oder eine streptogene Perionychie als auch ohne Vorhandensein einer Impetigo auftreten. Oft handelt es sich sogar nur um eine einzelne Efflorescenz, eine längliche Blase, deren abgehobene Decke das trüb-graue Aussehen einer Brandblase („ampoule") aufweist. Sie kann bohnen- bis haselnußgroß oder größer werden, an der Beugeseite der Finger, der Handflächen oder auch an entsprechenden Stellen der Füße auftreten. Brennen und Jucken begleiten ihr Auftreten, doch ist die Blase oft mehr störend als schmerzhaft. Wird sie angestochen, so tritt ein klares, etwas viscöses Sekret aus, das der Synovialflüssigkeit auffallend ähnelt.

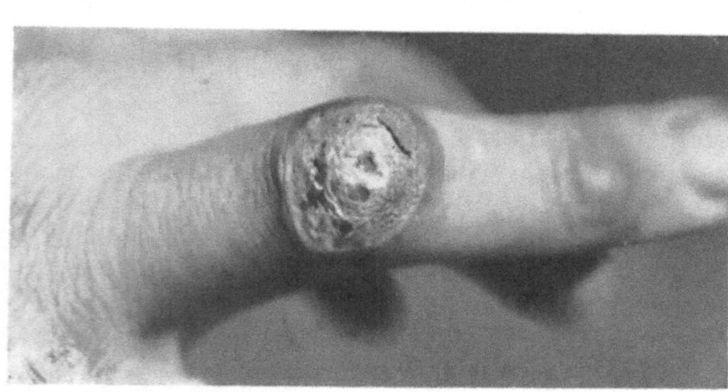

Abb. 64. Pyodermia bullosa manuum. Vgl. Text.

Zu diesen Beschreibungen SABOURAUDs und JADASSOHNs ist bezüglich des Aussehens und der Entwicklung der Affektion kaum etwas hinzuzufügen. Auffällig ist, daß SABOURAUD nichts von dem entzündlichen Rand erwähnt, den außer JADASSOHN auch BROCQ und z. B. E. LESSER (s. u.) ausdrücklich hervorheben, und den auch ich in allen diesen Fällen — mehr oder weniger ausgeprägt — konstatieren konnte. Er ist auf den Abbildungen, die ich von dieser absonderlichen, durch die Lokalisation bedingten Form der Impetigo contagiosa geben kann, deutlich sichtbar. Aus diesen geht zugleich hervor, daß auf der

Dorsalseite der Finger, an der die Hornschicht nicht so dick ist, die Entwicklung der Efflorescenzen sich mehr dem gewöhnlichen Impetigotypus nähert. In dem in Abb. 63 dargestellten Falle (Reinkultur von Staphylokokken) gleicht das Aussehen fast völlig dem der gewöhnlichen staphylogenen Impetigo, bei der in Abb. 64 dargestellten Läsion, bei welcher nach der LEWANDOWSKY-Methode nur Staphylokokken — auf Kristallviolett Streptokokken — (als Sekundärinfektion ?) gezüchtet wurden, zeigt das klinische Bild eine Mischung der Charakteristica der „Tourniole" und der staphylogenen Impetigo.

Über den weiteren *Verlauf* der „Tourniole" ist in der Literatur, soviel ich sehe, nichts zu finden, offenbar deswegen, weil die Blasen, sobald sie zur ärztlichen Kognition kommen, behandelt werden, und ihr spontaner Ablauf nicht oft bis zur Heilung beobachtet wurde. Daß sie trotz sachgemäßer Behandlung sehr hartnäckig „weiterkriechen" können, ist mir bei einem Fall begegnet, in

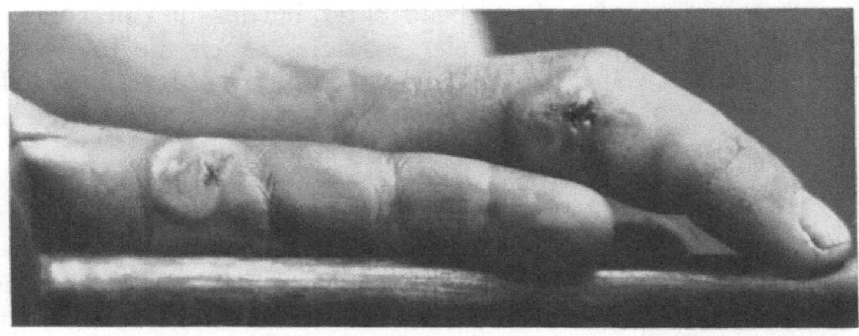

Abb. 65. Pyodermia bullosa manuum bei zwei Geschwistern. (Auf Schrägagar: Streptokokken und Staphylokokken; auf Krystallviolettagar: Streptokokken.)

welchem bei primärer Lokalisation um den Nagel allmählich Dorsal- und Seitenflächen des Fingers fast ganz ergriffen wurden.

Als *Folgezustand* nach Lokalisation an den Fingerspitzen können nach SABOURAUD nach scheinbarer Heilung hartnäckige, „parakeratotische" Schuppungen um den Nagel auftreten und sich auch weiter über den befallenen Finger verbreiten, selbst auf andere Finger übergehen. Nach einiger Zeit können sie ein zirzinäres Aussehen zeigen, mit peripherwärts abgehobener Hornschicht. In der losgelösten Hornschicht finden sich kulturell Streptokokken, falls eine Tourniole voranging, Staphylokokken, wenn die Primärläsion ein kleiner Absceß des Nagelfalzes war („*Onychose staphylococcique*" — SABOURAUD). SABOURAUD diskutiert die Differentialdiagnose dieser Folgezustände zum Ekzem und zu Mykosen. Meines Erachtens wäre sicherlich auch an die *kleinzirzinäre Psoriasis* JADASSOHNs zu denken, die nicht zu selten an diesen Stellen auftritt, aber bisher wohl zu wenig bekannt ist[1].

Nach FRIEBOES werden bei kleinen Kindern oft die Nägel abgestoßen und das Nagelbett zerstört (vgl. auch Fall ADAMSON [eitrige Prozesse an den Nägeln nach ausgebreiteter Impetigo circinata]).

Die Impetigo contagiosa tritt an den Fingern *häufig bei einer Impetigo contagiosa des Gesichts oder anderer Stellen* auf.

SABOURAUD bezeichnet eine solche Koinzidenz als sehr gewöhnlich („fait banal"). Doch ist dieses Zusammenvorkommen keineswegs immer zu konstatieren. Es gibt genügend Fälle, in denen, wie DUPREY schon 1891 feststellte, die Tourniole der Impetigo vorangeht, oder in denen sich die Impetigo

[1] JADASSOHN hat einige Fälle beobachtet, in denen neben Efflorescenzen an den Fingerkuppen die bei der kleinzirzinären Psoriasis relativ häufige multiple transversale Furchung des Nagels vorhanden war.

contagiosa, insbesondere bei Erwachsenen (z. B. Mütter impetiginöser Kinder — JADASSOHN) *nur* an den Händen oder Fingern als „Tourniole" manifestiert.

Über ihre zahlenmäßige *Häufigkeit bei Impetigo anderer Hautstellen* kann man nur aus den Arbeiten LEWANDOWSKYS und FLEHMES Schlüsse ziehen. LEWANDOWSKY fand bei 6 seiner 100, FLEHME bei 2 seiner 55 Impetigofälle zugleich eine Tourniole.

Die *Kontagiosität* der Finger-Impetigo wird am klarsten durch die Beobachtung M. WINKLERS in einer Berner Blindenanstalt dokumentiert. Hier war innerhalb kurzer Zeit bei 7 Kindern im Alter von 6—15 Jahren an den Fingerkuppen eine Tourniole entstanden, offenbar dadurch, daß die blinden Kinder sich beim Abtasten der gemeinsam benutzten Lesebücher gegenseitig infiziert hatten. Vielleicht hat MÜLLER schon 1894 eine ähnliche Endemie in einem Pensionat beobachtet, bei der die Übertragung durch Klavierspielen erfolgte. Auch die in Abb. 65 dargestellten Fingererkrankungen fanden sich bei zwei Geschwistern, bei denen über eine sonstige Impetigo contagiosa nichts vermerkt ist.

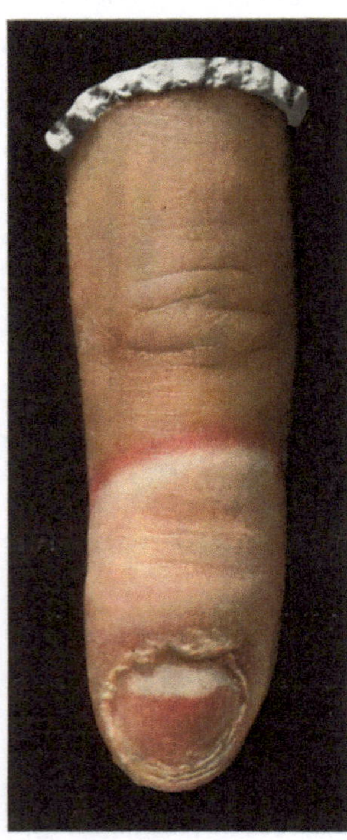

Abb. 66. Pyodermia bullosa manuum. „Tourniole." Kulturell: Reinkultur von Staphylokokken (aureus).

Die Impetigo contagiosa entsteht auch in der Tournioleform durch Eindringen der Erreger in oberflächliche Läsionen der Haut. Bei der Lokalisation um den Nagel spielen offenbar, wie wiederholt ausdrücklich betont wird, *Nietnägel* eine Rolle.

Man hat lange Zeit angenommen, daß die Tourniole eine *besondere Erscheinungsform nur der streptogenen Impetigo* sei, bei der eine Mischinfektion mit Staphylokokken durch die Dicke der Hornschicht verhindert oder stark verzögert wird. SABOURAUD, LEWANDOWSKY, MODEL, COLE, FLEHME, M. WINKLER, JADASSOHN u. a. sind auf Grund ihrer kulturellen Ergebnisse dieser Ansicht. Daher das Adjektivum „streptococcique" in SABOURAUDS Bezeichnung, die Benennung als „Streptomykosis" durch M. WINKLER und durch JADASSOHN. Auch in den neueren Lehrbüchern wird die Affektion als streptogen bezeichnet, z. B. von DARIER und von FRIEBOES, der von der Tourniole als *„Bulla rodens"*[1] eine durch Impetigostaphylokokken hervorgerufene Affektion trennt, die sowohl bei — meist nicht ganz jungen — Kindern als auch bei Erwachsenen vorkommt, aus einer bis zu kleinkinderhandtellergroß werdenden Blase besteht, „besonders gern am Daumen und Fußrücken sitzt und sich von da nach allen Seiten, an der Hand gern nach der Handfläche zu ausdehnt".

JADASSOHN hat schon 1912 die Frage, ob der Tourniole analoge Blasen auch durch reine Staphylokokkeninfektion zustande kommen können, a priori positiv beantworten zu können geglaubt, beweisende Fälle jedoch nicht finden können.

[1] Diese Bezeichnung hat, soweit ich sehe, zuerst E. LESSER gerade für die in der Regel vom Nagelfalz ausgehende Erkrankung gewählt (sie kann nach ihm, von einem schmalen, lebhaft roten Saum begrenzt, über den Finger und selbst über die Hand fortkriechen). LESSER bezeichnet sie als staphylogen.

V. MUCHA benennt die an den Fingerspitzen und um das Nagelbeet lokalisierte Pyodermia bullosa manuum ebenfalls Bulla rodens (vgl. ARZT-ZIELER: Die Haut- und Geschlchetskrankheiten, Bd. 3, S. 214).

Jetzt ist es — ich nahm dies schon einleitend vorweg — nicht mehr zweifelhaft, *daß es auch eine „Tourniole"-Form der staphylogenen Impetigo gibt*, und daß sie — wie bei der streptogenen — entweder zusammen mit Läsionen an anderen Hautstellen oder auch solitär vorkommt.

Der Beweis hierfür ist — soweit ich sehe — zuerst von DELBANCO erbracht worden, der bei einer klinisch typischen Tourniole, welche die Fingerkuppe einnahm, auf beiden Seiten bis an den Nagel heranging und die Hälfte der Haut der ersten Phalange beteiligte, aus der uneröffneten Blase Reinkulturen von Staphylococcus pyogenes aureus erhielt. Es handelte sich hierbei um die Mutter eines an Pemphigoid gestorbenen Neugeborenen. Sonst habe ich in der Literatur

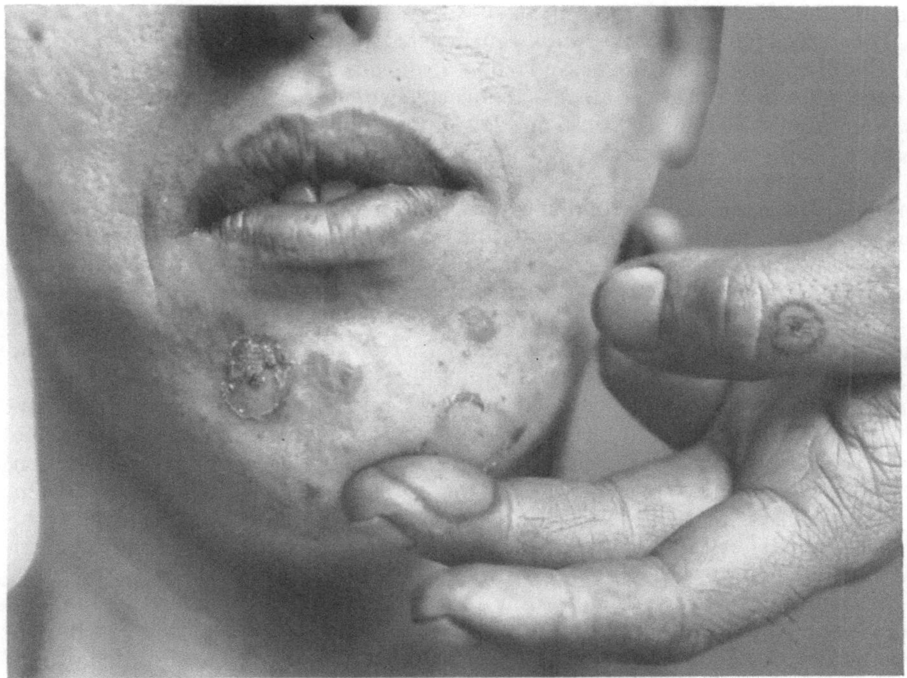

Abb. 67. Impetigo contagiosa staphylogenes und Pyodermia bullosa manuum. Vgl. Text.

über Fälle kulturell genau untersuchter staphylogener Tourniole nichts finden können, habe aber selbst mehrere Fälle beobachtet und untersucht.

Klinisch konnte ich einen Unterschied zwischen den streptogenen und den staphylogenen Fällen nicht konstatieren, insbesondere keine stärkere Eiterbeimengung bei den staphylogenen. Der Fall, dessen Moulage ich abbilde (cf. Abb. 66) ergab Reinkulturen von Staphylokokken. Bei diesem (Patient der Nervenklinik, der viel an seinen Fingernägeln kaute) war eine staphylogene Impetigo sonst nicht vorhanden.

Daß die Impetigo contagiosa staphylogenes sich an Hautstellen mit verschieden dicker Hornschicht in verschiedener Art manifestiert, zeigt sehr instruktiv Abb. 67: Im Gesicht das gewöhnliche Bild der staphylogenen Impetigo; auf der Dorsalseite des Daumens Blase mit ziemlich dicker, im Zentrum schon anliegender und lädierter Decke; an der Fingerkuppe des Mittelfingers große geschlossene Blase vom Tournioletypus. Kulturell: Aus blasiger Gesichtsefflorescenz und geschlossener Blase der Fingerkuppe Reinkulturen von Staphylokokken

(Krystallviolettagar steril), aus lädierter Blase am Daumenrücken auf Schrägagar (LEWANDOWSKY-Methode) Reinkulturen von Staphylokokken, auf Krystallviolettagar Streptokokken (im Kondenswasser), *die also hier offenbar die eröffnete staphylogene Blase mischinfiziert haben* (cf. S. 103).

An dieser Stelle sei erwähnt, daß, wie früher SABOURAUD (cf. dazu COLE, S. 212), neuerdings MILIAN, MILIAN und PÉRIN, PAUTRIER und GLASSER, WHITE Fälle *dyshidrosisartiger Läsionen* an den Händen, bzw. Händen und Füßen beschrieben, die sie als kokkogen auffassen. MILIAN kultivierte Streptokokken, PAUTRIER und GLASSER Staphylokokken.

Daß tournioleartige Erscheinungen durch *Diphtheriebacillen* hervorgerufen werden können, ist in dem Abschnitt H. BIBERSTEINS[1] ausführlich unter Anführung der Literatur dargestellt.

Die Annahme SALOMONS, daß tournioleartige Blasen (in 35 Fällen, meist an Endphalangen der Finger) mit der *Pediculosis capitis* direkt zusammenhängen, ist schon von COLE als falsch zurückgewiesen worden; sie seien in diesen Fällen durch Autoinoculation von den impetiginösen Efflorescenzen am behaarten Kopf zu erklären.

Zum Schluß dieses Kapitels eine Bemerkung zur *Nomenklatur.* Die Zahl der Bezeichnungen, die der an den stärker verhornten Hautpartien, insbesondere den Fingern, lokalisierten Impetigo contagiosa beigelegt wurde, ist groß. Ich hätte außer den in der Überschrift angeführten Namen noch einige weitere anführen können (z. B. „*subepidermales Panaritium*" — DARIER, „*Epidermatitis bullosa phlyctaenosa*", „*epidermoidales Panaritium*" — KOCHER und TAVEL). Die Benennung der um den Nagel lokalisierten Läsion als *Tourniole* ist in Dermatologenkreisen wohl so gebräuchlich geworden, daß sie kaum mehr ausgemerzt werden kann. Dagegen ist es sicher nicht richtig, auch die streptogenen oder staphylogenen Blasen als Tourniole oder tournioleartig zu bezeichnen, die *nicht* um den Nagel sitzen. Ich habe in diesem Kapitel selbst wiederholt diesen Fehler begangen. Die beste Bezeichnung wäre meiner Ansicht *Streptodermia superficialis bullosa manuum* (wie sie JADASSOHN vorschlug) für die streptogenen und *Staphylodermia superficialis bullosa manuum* für die staphylogenen Fälle.

Da man aber bei der Lokalisation an den Händen (insbesondere an Fingern und Handflächen) die beiden Formen der Impetigo contagiosa (bisher ?) klinisch nicht unterscheiden, höchstens aus der Impetigoform gleichzeitig befallener anderer Körpergegenden erschließen und nur kulturell sicherstellen kann, wäre es wohl zweckmäßig, eine gemeinsame Bezeichnung zu wählen, die sowohl anzeigt, daß es sich hier um eine Infektion mit banalen Eitererregern handelt, als auch klinische Eigentümlichkeit und Lokalisation hervorhebt: *Pyodermia bullosa manuum.*

VI. Klinische Diagnose und Differentialdiagnose der verschiedenen Formen der Impetigo contagiosa.

Bevor ich die Diagnose und Differentialdiagnose der verschiedenen Formen der Impetigo contagiosa bespreche, möchte ich kurz auf zwei Bezeichnungen eingehen, die seit langem in der dermatologischen Nomenklatur gebräuchlich sind: „*impetiginös*" und „*impetiginisiert*".

Das Atribut „*impetiginös*" wird bei einer ganzen Reihe verschiedener Hauterkrankungen oder -erscheinungen angewandt, sofern diese Krusten aufweisen. Man spricht von „*impetiginösem Ekzem*", „*impetiginösem Lupus*", „*impetiginösen*

[1] BIBERSTEIN, H.: Die Diphtherie der Haut. Handbuch für Haut- und Geschlechtskrankheiten, Bd. 9 I, S. 173.

Syphiliden" usw. Daß diese Benennung in früheren Zeiten, als man die Bezeichnung „Impetigo" für alle möglichen eitrigen und krustösen Affektionen der Haut gebrauchte, üblich war, ist verständlich, heutzutage ist sie meiner Ansicht nicht mehr statthaft. *Es gibt nur eine „impetiginöse" Hauterkrankung: die Impetigo contagiosa* (vgl. Impetigo herpetiformis).

Dagegen ist die Bezeichnung *„impetiginisiert"* wohl weiterhin berechtigt: *in solchen Fällen, in denen eine Hauterkrankung sui generis durch eine Impetigo contagiosa kompliziert wird.* Es handelt sich hier einerseits um juckende Dermatosen, bei denen die Streptokokken die Kratzläsionen infizieren, so daß sich eine Impetigo contagiosa streptogenes der Dermatose aufpfropft, andererseits können „offene" Hauterkrankungen, z. B. nässende Ekzeme, auch ohne Kratzen von den Streptokokken der Haut infiziert und „impetiginisiert" werden. Dabei kann sich die Streptokokkeninfektion entweder auf die schon erkrankten Hautpartien beschränken, oder sich als Impetigo contagiosa in gewöhnlicher Form auch auf die gesunde Haut ausbreiten. Streng genommen, dürfte man nur in ersterem Falle von einer Impetiginisation der Dermatose sprechen, in letzterem sollte man das Vorhandensein zweier Hauterkrankungen auch in der Bezeichnung hervorheben. Man sollte dann nicht von einem impetiginisierten Strophulus, einem impetiginisierten Lichen Vidal usw., sondern von einem impetiginisierten Strophulus + Impetigo contagiosa, einem impetiginisierten Lichen Vidal + Impetigo contagiosa usw. sprechen.

Wenn sich die Streptokokken nur auf die schon erkrankte Hautpartie beschränken, so wird es bei allen an sich nässenden bzw. krustenbildenden Efflorescenzen außerordentlich schwer sein, ihre pathogene Bedeutung zu erweisen. Andererseits ist es auch nicht möglich, den Nachweis zu erbringen, daß es sich um „Impetigostreptokokken" handelt (falls diese eine biologische Sonderstellung einnehmen). Es bleiben dann also bloß an sich trockene Hautkrankheiten übrig wie Psoriasis, Lichen Vidal und ähnliche, auf denen sich Impetigo contagiosa-Bläschen oder -Krusten entwickeln.

Bei den Staphylokokken ist die Entwicklung einer staphylogenen Impetigo contagiosa auf nässenden Dermatosen bisher ebenso wenig zu *beweisen* wie bei den Streptokokken die einer streptogenen. Wie weit in der Umgebung von solchen wirklich staphylogene Impetigo contagiosa-Efflorescenzen vorkommen, ist wohl noch nicht genügend bekannt.

Auf trockenen Hautkrankheiten könnten wohl auch solche auftreten und sich natürlich auch in der Umgebung ausbreiten. Je nachdem müßte man dann also auch hier von (staphylogen) impetiginisiertem Lichen Vidal usw. bzw. von Lichen Vidal + staphylogene Impetigo contagiosa sprechen.

Anders sind die Fälle zu bewerten, in denen auf oder in der Umgebung einer Dermatose staphylogene Follikulitiden oder Furunkel sich entwickeln. Auch hier wäre es im Prinzip natürlich das richtigste, von Ekzem, Lichen Vidal usw. + staphylogener Follikulitis zu sprechen.

Alle Komplikationen irgendeiner Hautkrankheit durch Infektionen mit den „Pyokokken" wären unter der Bezeichnung *Pyodermisierung* zusammenzufassen.

Es würde sich dadurch z. B. bei der Scabies vermeiden lassen, daß mit dem Ausdruck „impetiginisiert" nur die Komplikation mit typischer Impetigo contagiosa (strepto- oder staphylogenes) verstanden werden könnte, während bei ihr doch tatsächlich die verschiedensten Pyodermien vorhanden sein können. Noch weniger ginge es natürlich an, nach solchen Nomenklaturprinzipien von einer *„Impétigo scabieux"* (SABOURAUD) zu sprechen.

Mit dem Begriff der *Impetiginisation* haben sich in der Literatur insbesondere SABOURAUD und BROCQ beschäftigt. SABOURAUD widmet diesem Thema in seinem Impetigokapitel in der „Pratique Dermatologique" sogar einen ganzen Abschnitt, auf den ich bezüglich der Einzelheiten verweisen möchte. Er spricht von „Impetiginisation" in solchen Fällen, in denen sich die charakteristischen Symptome der Impetigo nicht nur vereinzelt, sondern diffus einer vorangehenden Dermatose aufpfropfen[1], die ohne die Impetiginisierung und unter ihr ihre eigenen charakteristischen Symptome aufweist[2].

Für SABOURAUD ist hiernach die diffuse, konfluierende sekundäre Infektion einer Dermatose das Charakteristische der „Impetiginisation".

Für BROCQ, der die Definition SABOURAUDs zitiert, ist eine Dermatose nur dann als impetiginisiert zu bezeichnen, wenn die Streptokokkeninfektion das Aussehen derselben ändert, ohne daß die typische Impetigoefflorescenz vorhanden ist.

Meiner Ansicht ist weder die Forderung der diffusen Ausbreitung, die SABOURAUD stellt, noch die Beschränkung, die BROCQ macht, berechtigt. Wenn man schon die Bezeichnung „Impetiginisation" anwendet, so kann man wohl auch solche Dermatosen als impetiginisiert bezeichnen, auf denen nur einzelne, typische Impetigo contagiosa-Efflorescenzen vorhanden sind, wie man dies nicht selten z. B. bei dem Lichen Vidal oder beim Strophulus sieht.

DARIER[3] macht einen Unterschied zwischen „Eczéma impétigineux" und „Eczéma impétiginé"; das erstere ist nach ihm wirklich durch die Kokken erzeugt, wäre nach der Auffassung von J. JADASSOHN (s. z. B. Kopenhagener Kongreß) also eine „ekzematoide Pyodermie"; das letztere hat eine andere Ätiologie und ist nur superinfiziert.

Die Diagnose sowohl der streptogenen wie der staphylogenen Impetigo contagiosa ist bei typischer Ausbildung ihrer Charakteristika fast stets sehr leicht. Ich möchte hier nicht noch einmal all das wiederholen, was ich bei der klinischen Beschreibung der beiden Impetigoformen angeführt habe, sondern nur das Wesentliche herausheben:

Bei der Impetigo contagiosa streptogenes: Meist kleine, schnell zerstörte Blasen; Bildung dicker, honiggelber, seröser oder eitriger Krusten; meist roter entzündlicher Hof; Restieren rötlicher Flecke.

Bei der Impetigo contagiosa staphylogenes: Flache, oft große, lang erhaltene, gewissermaßen fortkriechende Blasen, die zu dünnen, firnisartigen Krusten eintrocknen; meist ohne entzündlichen Hof; häufig Restieren bräunlicher Flecke; ausgesprochene Neigung zur Bildung circinärer und polycyclisch begrenzter Läsionen.

Hiernach sollte man eigentlich annehmen, daß auch die *Differentialdiagnose zwischen der streptogenen und der staphylogenen Impetigo contagiosa* leicht zu stellen ist. Dies ist in den typischen Fällen bei einiger Übung gewiß der Fall. Aber es gibt, wie ich schon a. a. O. (1927) betont habe, auch Fälle, in denen das klinische Bild, besonders im krustösen Stadium, etwas verwischt ist, bei der streptogenen Form dünnere, bei der staphylogenen dickere Krusten vorhanden sind, so daß eine Diagnose erst durch genaue bakteriologische Untersuchung möglich wird.

Mit der Frage der *klinischen Unterscheidbarkeit der beiden Impetigoformen* hat sich insbesondere LEWANDOWSKY in seinem Vortrag auf dem Hamburger Kongreß beschäftigt.

Über die Resultate dieser Untersuchungen gibt er folgende Zusammenstellung:

Klinische Diagnose: Impetigo streptogenes	184	Fälle
davon Streptokokken +	177	„
Staphylokokken rein	7	„
Klinische Diagnose: Impetigo staphylogenes	61	„
davon Staphylokokken rein	52	„
Streptokokken +	9	„
Keine klinische Diagnose	39	„
davon Streptokokken +	8	„
Staphylokokken rein	31	„

und kommentiert sie folgendermaßen:

[1] „se surajouter".
[2] „ses symptômes propres et son existence individuelle".
[3] DARIER: Précis **1928**, 93.

„Wir sehen also in der ersten Rubrik, welche die mir seit langem bekannte klinische Form der Streptokokkenimpetigo enthält, eine relativ geringe Anzahl von Fehldiagnosen (etwa 4%). Höher ist die Zahl der falschen Diagnosen bei der zweiten Gruppe, in der die mir von Anfang an weniger geläufige Form von Staphylokokkenimpetigo zusammengefaßt werden (etwa 15%). Würde ich meine ganzen Protokolle hier veröffentlichen, so würde sich allerdings zeigen, daß diese Irrtümer besonders in die erste Zeit der Untersuchungen fallen und später seltener werden. Die klinischen Eigenschaften der Staphylokokkenimpetigo wurden mir eben erst allmählich vertraut. So überwiegen auch in der dritten Gruppe (Fälle ohne Diagnose) die Staphylokokkenfälle ganz erheblich (31 von 39). Die undiagnostizierten Fälle nehmen dann ebenfalls im Laufe der Untersuchungen ab."

Dora Fuchs bestätigte die leichte klinische Unterscheidbarkeit der streptogenen und der staphylogenen Impetigo „bei Kenntnis ihrer charakteristischen Merkmale", während in dem Material Bommers und M. Schuberts eine solche nicht möglich war.

Die von St. Epstein zusammengestellten Fälle unserer Klinik (vgl. untenstehende Tabelle) sind mit der Aufstellung Lewandowskys schwer zu vergleichen, da Lewandowsky die klinische Diagnose stets selbst stellte und bakteriologisch kontrollierte, während diese bei uns von verschiedenen — allerdings meist erfahrenen — Untersuchern erhoben wurde. Die Tabelle zeigt jedoch ebenfalls, daß die klinische Diagnose: staphylogene bzw. streptogene Impetigo in der Mehrzahl der Fälle sich auch bei bakteriologischer Untersuchung als richtig erwies. Die auf Grund ihres klinischen Aussehens nicht eingeordneten (oder nicht näher bezeichneten) Fälle stellten sich etwa zur Hälfte als rein staphylogen heraus, etwa zur Hälfte wurden Streptokokken und Staphylokokken, in wenigen Fällen nur Streptokokken gezüchtet.

Die Zahl der klinisch nicht zu rubrizierenden Fälle ist in unserem Material relativ groß (166 von 484). Dies mag zum Teil daran liegen, daß bei der Untersuchung — es handelt sich in der großen Mehrzahl um poliklinische Fälle — nicht so genau auf die feinen Unterscheidungsmerkmale geachtet oder durch eine eventuelle Vorbehandlung das Bild verändert worden war, zum Teil ist aber zweifellos auch bei unvorbehandelten und klinisch genau untersuchten Fällen eine Rubrizierung sehr schwierig oder unmöglich. Die Erfahrung des Untersuchers spielt hierbei — wie schon Lewandowsky betonte — sicherlich eine große Rolle.

Nr.	Klinische Diagnose	Gesamtzahl der Fälle	I. Nur Staphylokokken		II. Streptokokken							III. Nichts gewachsen[2]
					im ganzen		auf Schrägagar[1]		auf Krystallviolettagar		Nur Streptokokken	
			abs.	%	abs.	%	abs.	%	abs.	%		
1	Impetigo contagiosa staphylogenes	205	146	*71,2*	57	*27,8*	18	*8,8*	56	*27,3*	1	2
2	Impetigo contagiosa streptogenes	113	20	*17,7*	93	*82,3*	55	*48,7*	90	*79,6*	6	—
3	Impetigo contagiosa uncharakteristisch bzw. ohne Angabe	166	85	*51,2*	80	*48,2*	41	*24,7*	77	*46,4*	5	1
4	Ecthyma	43	4	*9,3*	38	*88,4*	31	*72,1*	35	*81,4*	6	1
5	Furunkel und Schweißdrüsenabscesse	209	182	*87,1*	23	*11,0*	8	*3,8*	23	*11,0*	—	4

[1] Technik nach Lewandowsky.

[2] Wohl durch Fehler in der Sekretentnahme oder der Züchtungstechnik.

Auffällig ist die relativ große Zahl von klinisch als streptogen diagnostizierten Fällen, bei denen nur Staphylokokken gezüchtet wurden. Es muß also auch Fälle mit dicken gelben Krusten geben, die staphylogener Natur sind. Daß solche „Ausnahmen von der Regel" wirklich so häufig sind, wie es auf Grund der in dieser Tabelle wiedergegebenen Zahlen der Fall zu sein scheint, möchte ich nicht glauben. Die oben angeführten Momente können bei der Einrangierung eine Rolle gespielt haben. Daß aber dick-gelb verkrustete staphylogene Impetigofälle vorkommen, die klinisch ganz der Impetigo streptogenes gleichen, zeigt auch ein Fall von Nishi, in dem die Kultur nur Staphylococcus albus (wie zumeist in Japan, vgl. oben S. 97) ergab.

Auf weitere interessante Einzelheiten dieser Tabelle (Erhöhung der Zahl klinisch richtig diagnostizierter staphylogener Fälle bei Berücksichtigung der größeren Ausbeute an sekundärinfizierenden Streptokokken mittels Kristallviolettagar; Wichtigkeit einer guten Technik bei Anlegung der Kulturen auf Schrägagar zur Erklärung der auffallend niedrigen Zahl der nach der Lewandowsky-Methode gezüchteten Streptokokken bei streptogener Impetigo usw.) gehe ich hier nicht ein. St. Epstein wird diese bei Publikation seiner Untersuchungen a. a. O. erörtern.

Bei der *Differentialdiagnose der Impetigo contagiosa streptogenes* werden in den Hand- und Lehrbüchern und sonst in der Literatur alle möglichen Affektionen angeführt, die ebenfalls Blasen- und Krustenbildung aufweisen: *Varicellen, Verbrennungen, krustöser Herpes, vesiculös-krustöse Ekzeme, Favus, Pseudoanthrax* (Schostak), *Variola (Impetigo varioliformis* — Drouet und Laurent), *Pustulosis acuta varioliformis* bzw. *vacciniformis* (Juliusberg, Finkelstein, Baar, Freud) usw. Ich glaube, daß bei genügender Kenntnis der Morphologie bzw. der Anamnese eine Unterscheidung keine Schwierigkeiten bereiten kann. Wichtig und zuweilen auch schwierig ist dagegen die Differentialdiagnose gegenüber *krustösen sekundärluischen Erscheinungen und „impetiginisierten" Affektionen.*

Bei den *sekundärluischen Erscheinungen* kommen hier fast ausschließlich die krustösen Papeln im Gesicht, insbesondere an den Nasolabialfalten, der Kinnfurche, dem Mundwinkel, der Stirn, sowie die verkrusteten Efflorescenzen auf der behaarten Kopfhaut in Betracht — also die Formen der sekundären Lues, die man eben wegen dieser Ähnlichkeit früher, und leider auch jetzt noch häufig, als „impetiginöse" Syphilide bezeichnete. Die Ähnlichkeit kann, falls die Sekretion aus der Papeloberfläche sehr stark ist, so daß das Sekret über den Rand der Papel fließt, und die Krusten dann an ihrer Peripherie dem Niveau der normalen Haut aufsitzen, in der Tat eine sehr große sein, zumal auf der behaarten Kopfhaut. Die Diagnose ist aber fast stets sofort zu stellen, wenn man die Kruste abhebt. *Bei den krustösen Syphiliden sitzt sie einer papulösen Efflorescenz, bei der Impetigo contagiosa einer ganz oberflächlichen Erosion auf.* Immerhin muß man in allen Fällen, die nicht ganz klar liegen, auf Spirochäten untersuchen. Sabouraud sagt in der Pratique, daß alle diejenigen, die nicht mit der Dermatologie vertraut sind, in solchen Fällen zum mindesten einmal eine Fehldiagnose gestellt haben. Ich glaube, daß auch solche, die mit dieser Disziplin „vertraut" sind, sich täuschen können: Bei einem etwa 5jährigen Mädchen, das ich bei der poliklinischen Visite zur Vorstellung im Kolleg als: Angulus infectiosus + Impetigo streptogenes um den Mundwinkel bestimmt hatte, ließ ich „nur zur Sicherheit" auf Spirochäten untersuchen. Es wurden unter den Krusten sehr zahlreiche Spirochäten gefunden, die Seroreaktionen waren positiv, weitere luische Erscheinungen fehlten. Es stellte sich heraus, daß das Kind sich von der Großmutter infiziert hatte, die sekundär-luische Erscheinungen aufwies.

Die Differentialdiagnose zwischen einer Impetigo contagiosa streptogenes und „impetiginisierten“ Affektionen kann sehr leicht oder sehr schwer sein. Leicht in solchen Fällen, in denen die typischen Efflorescenzen der Impetigo contagiosa eine bestimmte Dermatose nur zum Teil komplizieren und auch außerhalb derselben vorhanden sind, schwer vor allem dann, wenn nur diese diffus von den Impetigokrusten bedeckt ist, wie dies häufig genug beim Säuglingsekzem, dem Lichen Vidal, der Prurigo u. a. juckenden Affektionen der Fall ist, die zuweilen erst nach Abweichen der Krusten in ihrer Eigenart erkennbar sind. Insbesondere beim stark nässenden und verkrustenden Ekzem kann die Entscheidung, ob es sich nur um ein solches oder um ein „impetiginisiertes“ oder um eine konfluierte Impetigo contagiosa handelt, sehr schwierig sein. Man muß in solchen Fällen auf die Art der Begrenzung, auf eventuelle entzündliche Veränderungen der Umgebung, auf Jucken usw. achten. Vielfach wird auch die Anamnese die Diagnose erleichtern. Fast unmöglich aber erscheint es mir, auf Grund des klinischen Bildes eine „ekzematisierte“ Impetigo contagiosa (TÖRÖK) von einem „impetiginisierten“ Ekzem zu unterscheiden (vgl. hierzu auch KREIBICH: *Ekzeme und Dermatitiden*, dieses Handbuch Bd. VI/1, TACHAU: *Ekzematoide Pyodermien* in diesem Band, sowie DUBREUILH, CHIPMAN, TÖRÖK, HAMMER, SUTTON u. a.).

Die *Dermatitis herpetiformis* im Gesicht kann zeitweise einer Impetigo contagiosa sehr ähnlich sehen (vgl. z. B. den Fall von FELLNER und DE VASCONCELLOS); dabei ist zu betonen, daß KRZYSZTALOWICZ bei der Dermatitis herpetiformis bekanntlich sehr regelmäßig Streptokokken fand (von LEWANDOWSKY nicht bestätigt), so daß dann auch die bakteriologische Untersuchung nicht die Entscheidung bringen könnte. Weitere Beobachtung, Jodkali- und Bromkali-Hautproben, sonstige Lokalisation werden bald die Diagnose ermöglichen.

Bei den seltenen Fällen von Impetigo contagiosa, bei denen es zu *Vegetationen* des Blasenbodens kommt, wird die Differentialdiagnose zur vegetierenden *Dermatitis herpetiformis,* zum *vegetierenden Erythema exsudativum multiforme* (das JADASSOHN beobachtete), *zur Pyodermite végétante* (HALLOPEAU), die RIECKE — entgegen der Meinung anderer, z. B. VERSARI, MILIAN, HUFSCHMITT, LOTTE, SEGAWA — mit Recht mit dem *Pemphigus chronicus vegetans* identifiziert[1], kaum je schwierig sein. Bei den früher angeführten *papillomatösen, verrukösen pseudoneoplastischen, bromodermähnlichen Bildungen,* über deren Einrubrizierung ich mir, wie ich schon betonte (vgl. S. 57), nicht im klaren bin, kommen differentialdiagnostisch schließlich alle vegetierenden Prozesse in Betracht. GOUGEROT hat besonders die Ähnlichkeit mit der *Tuberculosis verrucosa cutis* hervorgehoben.

Zur *Differentialdiagnose der Impetigo contagiosa staphylogenes* ist, falls es sich um einzelne Läsionen handelt, die blasig oder zentral flach verkrustet sind, kaum etwas zu erwähnen. Sie können einer *oberflächlichen Trichophytie* (vgl. Abb. 45), Efflorescenzen des *Erythema exsudativum multiforme, fixen Exanthemen* (insbesondere durch *Antipyrin*) ähnlich sehen. Mikroskopische Untersuchung auf Pilze, Beobachtung bzw. kulturelle Untersuchung, Art der Verteilung, Anamnese, ermöglichen ohne Schwierigkeit die Diagnose. Die *kleinkrustige Form,* die meiner Erfahrung nach fast ausschließlich im Gesicht von Männern auftritt (vgl. S. 83) gleicht bei dichter Aussaat bisweilen auffallend entsprechend verkrusteten Ekzemen. Bei den *circinären bzw. polycyclisch begrenzten Formen der staphylogenen Impetigo* kommt differentialdiagnostisch ebenfalls die *Trichophytie,* vor allem aber die *Dermatitis herpetiformis* bzw. der *Pemphigus vulgaris* in Betracht. In der Literatur gibt es eine ganze Anzahl

[1] Vgl. dieses Handbuch, Bd. VII/2, S. 419.

Fälle, aus denen die Schwierigkeit der Differentialdiagnose zwischen den beiden letztgenannten Erkrankungen und zentral abheilender, peripher fortschreitender Impetigo contagiosa erhellt (Darier, Bernhart, Lindsay, Schmidt, Howard Fox, Gauvain, Lapowski, Pokorna, Fulga, Baliña und Basombrio, P. Unna u. a.).

An dieser Stelle glaube ich ein Krankheitsbild erwähnen zu müssen, das Dubreuilh 1902 unter dem Namen *Pyodermite serpigineuse linéaire* beschrieben hat, nachdem er 3 Jahre vorher 2 gleiche Fälle von Bernhard hatte publizieren lassen. Diese eigenartige Erkrankung ist charakterisiert durch das lineäre Fortschreiten von Pusteln, so daß geschlängelte, auf entzündlich infiltrierter Unterlage sitzende, pustulöse Streifen zustande kommen, die man am besten mit einem riesigen („gigantesque") Scabiesgang vergleichen könnte. Dubreuilh fand kulturell in älteren Läsionen gelbe und weiße Staphylokokken, glaubt aber, daß diese nur sekundär, die Erkrankungen selbst wahrscheinlich streptogener Natur sind. Später (1922) hat er mit Joulia einen weiteren Fall veröffentlicht. In seiner ersten Arbeit weist Dubreuilh darauf hin, daß man die Krankheit bei oberflächlicher Untersuchung auch mit einer Impetigo circinata verwechseln kann.

Bei der *Pyodermia bullosa manuum* ist differentialdiagnostisch zu den Fällen, die um den Nagelfalz als wirklicher „*Umlauf*", „*Tourniole*", lokalisiert sind, nichts zu erwähnen. Die Frage, ob sie streptogen oder staphylogen sind, ist nur durch kulturelle Untersuchung zu entscheiden. Daß der Tourniole analoge Affektionen auch durch *Diphtheriebacillen* hervorgerufen werden können, habe ich schon oben (vgl. S. 116) angeführt.

Bei Lokalisation *an den Fingern* kommen *Herpes simplex* (den ich in rezidivierender Form in den letzten Jahren relativ oft an den Fingern sah) und vor allem die *Acrodermatitis continua* (Hallopeau), die Riecke in Bd. VII/2 dieses Handbuches bearbeitet hat, in Frage.

An den Fingern und der übrigen Haut der Hände (mitunter auch der Füße) können gelegentlich differentialdiagnostische Erwägungen gegenüber *Trichophytien* und *Trichophytiden* (bzw. *Epidermophytien* und *Epidermophytiden*), *Verbrennungen* (Syringomyelie!), *Erythema exudativum multiforme, Epidermolysis bullosa hereditaria* (oder besser *Bullosis mechanica hereditaria* Siemens), *dyshidrosiforme Affektionen* (Fälle von Favre) notwendig werden — aber eben nur gelegentlich, da in den allermeisten Fällen die Pyodermia bullosa manuum sehr charakteristische Erscheinungen macht.

Hierzu möchte ich noch folgende Arbeiten anführen:

Klein hat berichtet, daß er bei 3 Personen, die Schafe abgehäutet hatten, welche im Puerperium verstorben waren (die Krankheit wird „*Gargel*" genannt), eine Hautaffektion beobachtete, die 2—3 Tage nach dem Abhäuten mit geröteten Papeln am Handrücken begann. Die Papeln vergrößerten sich langsam, nach etwa 7 Tagen bestanden runde, große Blasen, von geröteter Haut umgeben. Die Achseldrüsen waren geschwollen. Klein züchtete aus den Blasen einen Coccus, mit dem er 2 Schafe infizierte. Eines davon starb, das andere erkrankte, blieb aber am Leben. Bei dem gestorbenen fand er den gleichen Coccus *(Staphylococcus haemorrhagicus)* wieder.

Dietel beschreibt blasige Eruptionen am linken Handrücken bei einem Tierarzt nach Ausräumung eines infektiösen Aborts bei einer Kuh. Er nimmt an, daß sie durch den *Bacillus abortus* Bang hervorgerufen waren.

Nobl publizierte unter dem Titel „*Originäre Kuhpocke oder Impetigo* (Bockhart)?" folgenden Fall: bei einer 40jährigen Frau, welche eine Kuh gemolken hatte, die an den Zitzen und den benachbarten Teilen des Euters fingerkuppengroße, rote, leicht infiltrierte Flecke, an den Hinterbeinen zahlreiche Krusten aufwies, traten an der Beugeseite der Finger, an Handrücken, Interdigitalfalten kreisrunde, erhabene, zentral gedellte, derbe, von einem schmalen roten Hof umgebene Efflorescenzen auf. NOBL dachte zuerst an Vaccine. Da der PAULsche Versuch aber negativ ausfiel, nimmt er — wie in einem früher beobachteten Fall — an, daß es sich um eine tiefsitzende Impetigo handelt.

VII. Bakteriologische Diagnose.

Wie ich schon wiederholt erwähnte, war an den widersprechenden Ansichten über die Ätiologie der Impetigo contagiosa eine nicht genügende bakteriologische Technik bei der Anlegung der Kulturen schuld. Wenn es sich bei der streptogenen Impetigo contagiosa nicht um ganz frische Efflorescenzen handelt, in denen die Streptokokken in Reinkultur zu finden sind, sondern um schon staphylokokkenmischinfizierte, so ist es ohne weiteres klar, daß auf Schrägagar bei der üblichen Art des Auftragens mit der Platinöse die groben großen Kolonien der Staphylokokken die kleinen zarten Streptokokken verdecken und so schnell überwuchern können, daß in der Kultur anscheinend nur oder in großer Überzahl Staphylokokken erscheinen. Ich habe auch darauf hingewiesen, daß schon die älteren französischen Autoren (LEROUX, BROCHER, BALZER und GRIFFON usw.) dies ausdrücklich betont haben und aus diesem Grunde die Kultivierung in Bouillon vorschlugen. Aber größeren Widerhall fand mit dieser Forderung erst SABOURAUD, der zugleich eine Methode bekanntgab, mit der die Streptokokken einerseits — falls sie spärlich sind — in kurzer Zeit angereichert werden, andererseits auch bei gröbster Mischinfektion mit Staphylokokken leicht kultivierbar sind: *die Züchtung in Bouillonserum mittels zugeschmolzener Capillarpipetten.*

Die Technik ist folgende: In eine sterile Capillarpipette wird ein Tröpfchen Sekret aufgenommen und dazu 1—2 ccm Ascitesserum oder Serumbouillon āā oder auch neutrale Bouillon aufgesogen. Die zugeschmolzene Pipette kommt dann in den Brutschrank. Schon nach 12 Stunden findet man bei der Untersuchung des ersten Tropfens des aus der abgebrochenen Pipette austretenden Serums die Streptokokken in Reinkultur oder bei weitem in der Überzahl. Dies beruht auf der Neigung der Streptokokken zu anaerobem Wachstum. Die Streptokokken entwickeln sich daher in den unteren Teilen der Flüssigkeit, während die Staphylokokken an die Oberfläche gehen. Zudem werden die Streptokokken in diesem Medium stark angereichert, so daß sie auch, falls in dem Sekret nur vereinzelte Streptokokken vorhanden waren, mit „absoluter Sicherheit“ nachweisbar werden.

Diese Methode stellte gegenüber der früher angewandten zweifellos einen großen Fortschritt dar, und mit ihrer Hilfe ist es dann — in Bestätigung der Ansichten früherer Autoren (vgl. oben) — auch SABOURAUD gelungen, überzeugend nachzuweisen, daß die kulturelle Untersuchung der Impetigo streptogenes im Beginn stets Reinkulturen von Streptokokken ergibt, und daß die Staphylokokken eben nur sekundär infizierende Mikroben sind. — Aber diese dann sehr viel angewandte Methode hat auch ihre Nachteile. Zunächst ist sie ziemlich umständlich, außerdem begünstigt sie in solchem Maße die Entwicklung weniger oder einzelner Streptokokken, daß sie ein Urteil über die Mengenverhältnisse der beiden Kokkenarten zueinander sehr erschwert, wenn nicht unmöglich macht.

Es ist daher ein großes Verdienst LEWANDOWSKYs, ein Kultivierungsverfahren ausgearbeitet zu haben, das an Feinheit der Pipettenmethode SABOURAUDs zwar nachsteht, dafür aber wesentlich einfacher ist und außerdem eine gewisse Übersicht über die Quantitätsverhältnisse der Kokken erlaubt. Während VEILLON (wie LEWANDOWSKY angibt), um gut isolierte Kolonien auf Schrägagar zu erhalten, das Sekret in das Kondenswasser eines Agarröhrchens impfte, hiervon Verdünnungen anlegte, indem er wieder das Kondenswasser eines zweiten, dritten usw. Röhrchens beschickte und dann das Kondenswasser über die Agarfläche fließen ließ, ging Lewandowsky viel einfacher vor. Er beschreibt seine Technik folgendermaßen:

„Mit einer ausgeglühten, langen, spitzen Platinnadel sticht man, möglichst ohne die Umgebung mit der Nadel zu berühren, an der Peripherie einer Kruste ein und führt die Nadel parallel zur Oberfläche unter der Kruste bis etwa zum Zentrum derselben, zieht sie zurück und macht nun mit der Nadel auf einem Schrägagarröhrchen, die ganze Länge der erstarrten Fläche ausnützend, nacheinander drei parallele Striche. Eine vorherige Desinfektion der Efflorescenz und deren Umgebung erwies sich in Kontrollversuchen als überflüssig. Die Röhrchen kommen auf 24 Stunden in den Brutschrank bei 37°; in ganz vereinzelten Fällen, in denen das Resultat — ganz besonders in betreff des Streptokokkenwachstums — nach dieser Zeit noch nicht deutlich war, verblieben sie 48 Stunden darin. Fast immer aber sind die Kulturen schon nach 24 Stunden zur Untersuchung fertig. Sie gewähren dann bei Mischinfektionen des Sekrets mit Staphylokokken und Streptokokken folgenden Anblick: Am Grunde, d. h. am Beginn des ersten Impfstriches sieht man einige konfluierende Staphylokokkenkolonien, weiter nach oben zu kommen dicht aufeinanderfolgend, aber doch durch Zwischenräume voneinander getrennt, isolierte große, runde Staphylokokkenkolonien. In den Zwischenräumen gewahrt man dagegen reichliche kleine Streptokokkenkolonien. Auf dem zweiten Impfstrich gewinnen diese die Oberhand, und man sieht die Reihe ihrer zarten punktförmigen Kolonien nur noch von einzelnen Staphylokokkenkolonien unterbrochen; der dritte Impfstrich zeigt dann vielleicht nur noch Streptokokken. Sind die Staphylokokken reichlicher im Sekret vorhanden gewesen, so konfluieren ihre Kolonien vielleicht noch auf dem ersten und zweiten Impfstrich, auf dem dritten sind sie aber eigentlich immer getrennt und lassen irgendwo in den Zwischenräumen die Streptokokkenkolonien sichtbar werden, die man dann mit der Nadel abimpfen und reinzüchten kann. Das eben beschriebene Verfahren ist das beste auch für getrübte Blasen, in die man einfach mit der Nadel eingeht, und von deren Inhalt man dann wie oben auf ein Agarröhrchen abstreicht. Bei serösen klaren Blasen, über deren Bakterienreichtum man sich von vornherein keine Vorstellung machen kann, legt man besser mehrere Kulturen an. Die erste wird mit der Nadel, wie eben beschrieben, geimpft; dann geht man in die mit der Nadel eröffnete Blase mit einer Platinöse ein und macht mit dieser auf einem zweiten Agarröhrchen 3 Striche, und schließlich kann man den Rest des Blaseninhalts mit einer Pipette aufsaugen und auf ein drittes Röhrchen verteilen. Meist genügt auch hier der Abstrich mit der Nadel; enthält aber der Blaseninhalt nur wenig Bakterien, so kann man sie fast immer im zweiten oder dritten Röhrchen nachweisen. Dann hat man in der Impfung mit der Pipette auf Agar den Vorteil der Sabouraudschen Methode, viel Material zu verwenden, ohne ihren Nachteil der mangelnden Isolierung verschiedener Arten."

Diese *Kulturtechnik* Lewandowskys hat sich zweifellos sehr gut bewährt. Daß sie daher in der Folge von der Jadassohnschen Schule verwendet wurde (Cole, Model, Ehrlich, Fuchs, Goldschmidt), ist selbstverständlich. Inwieweit sie sich sonst eingebürgert hat, ist aus der Literatur schwer zu ersehen. Jedenfalls wandte Bommer (Heidelberger Klinik) sie an. Er stellt sogar fest, daß die Lewandowsky-Methode von der Ausbeute aus Bouillon oder von Ascitesagar in seinen Fällen nie übertroffen wurde, während M. Ehrlich bei 30 Parallelversuchen 9mal in Bouillon Streptokokken fand, während die Schrägagarkulturen nach Lewandowsky keine solchen aufwiesen, trotz genügender Sonderung der Staphylokokkenkolonien. Flehme (Frankfurter Klinik) erhielt die besten Resultate bezüglich des Nachweises von Streptokokken bei Verwendung von *Blutagar* (4,5 ccm in heißem Wasserbade verflüssigter Agar, dazu $^1/_2$ ccm defibriniertes frisches Menschenblut; Schräglegen der Röhrchen). Er brachte mit der Platinöse Inhalt der Bläschen bzw. Sekret des Krustengrundes ins Kondenswasser dieses Blutagarröhrchens und strich das Kondenswasser spiralig über den ganzen Nährboden aus.

Eine weitere Verbesserung der Züchtungstechnik zur bakteriologischen Diagnose der Impetigo contagiosa stellt meiner Ansicht die *Methode* Haxthausens dar. Haxthausen konstatierte mit Recht (vgl. oben), daß die Sabouraudsche Pipettenmethode über die Zahl der Streptokokken in einer Läsion und damit über die ätiologische Bedeutung der Streptokokken für die Entwicklung derselben keine Klarheit gibt. Die Lewandowsky-Methode erlaubt nach HAXTHAUSENs Ansicht nur bei flüssigem Untersuchungsmaterial eine gewisse Entscheidung, bei Kultivierung von Krusten, Schuppen und festen Teilchen versagt auch sie — was zuzugeben, für die bakteriologische Diagnose der Impetigo contagiosa, bei der es sich um Züchtung aus Blaseninhalt oder Sekret unter Krusten handelt, aber ohne Bedeutung ist. HAXTHAUSEN suchte daher nach einer Zusatzsubstanz zum Nährboden, die das Wachstum der Staphylokokken überhaupt verhindert, das der Streptokokken jedoch nicht schädigt. Er fand diese Substanz in *Krystallviolett*, einem Farbstoff, der auch im DRIGALSKI-Typhusnährboden zur Unterdrückung des Staphylokokkenwachstums gebraucht wird. Er stellte sowohl eine *Krystallviolettbouillon* wie einen *Krystallviolettagar* her.

Bereitung der Krystallviolettbouillon: Gewöhnliche Peptonbouillon (p_H 7,5) mit 1% Glykose. Im Autoklaven sterilisiert. Dazu bestimmte Tropfenzahl Krystallviolettlösung, die durch kurz dauerndes Aufkochen sterilisiert war. Konzentration: 1 : 1 Million und 1 : 200000. (Bei den Vorversuchen wuchsen bei einer Konzentration von 1 : 500000 noch 2 von 10 Staphylokokkenstämmen, bei 1 : 100000 keiner mehr; bei der Konzentration 1 : 100000 wurde auch das Wachstum von 5 von 10 Streptokokkenstämmen unterdrückt.)

Bereitung des Krystallviolettagar: 2% Agar mit 10% Menschenblut. Krystallviolettkonzentration zwischen 1 : 50000 und 1 : 200000. Die Konzentration des Krystallviolett muß so gewählt werden, daß Streptokokken wachsen, Staphylokokken nicht.

HAXTHAUSEN ist der Ansicht, daß seine Methode gegenüber der Pipettenmethode SABOURAUDs folgende *Vorzüge* hat: sie ermöglicht die Verwendung fester Nährböden; die Zahl der auf Krystallviolettnährböden gefundenen Streptokokken im Vergleich zu der Zahl der auf gewöhnlichen Nährböden gewachsenen erlaubt die Schätzung der relativen Zahl der Streptokokken in der Affektion. In *Krystallviolettbouillon* kann man leichter solide Partikelchen einbringen als in Pipetten. Nicht ganz aerobe Staphylokokken können in Pipetten die Streptokokkenentwicklung eventuell verhindern, in Bouillon nicht.

Als *Nachteile* gegenüber SABOURAUDs Methode führt HAXTHAUSEN an, daß Staphylokokkenstämme, die sehr resistent gegen Krystallviolett sind (ebenso andere gegen Krystallviolett nicht empfindliche Bakterien) eventuell das Wachstum von Streptokokken, die wenig resistent sind, unterdrücken können. Die Krystallviolettmethode kann daher, nach HAXTHAUSENs Meinung, die Pipettenmethode SABOURAUDs nicht ersetzen, wohl aber ergänzen.

HAXTHAUSEN untersuchte mit diesen Nährmedien sowohl normale Haut wie eine Reihe von Hautaffektionen. Seine Resultate über das Vorkommen von Streptokokken auf normaler Haut werden im Vergleich mit früheren und späteren Untersuchungen dieser Art (FRÉDÉRIC, FLEHME, PHOTINOS, JORDAN) im Abschnitt BIBERSTEINs: „*Bakteriologische Einleitung zu den Pyodermien*" in diesem Band angeführt, seine Befunde bei *schuppenden* und *intertriginösen Hautaffektionen* erörtert TACHAU in dem Abschnitt „*Ekzematoide Pyodermien*" in diesem Band.

Bei der *Impetigo contagiosa streptogenes* war, auch bei älteren Läsionen, die große Zahl der Streptokokken gut ersichtlich, während bei diesen auf gewöhnlichen Nährböden die Staphylokokken alles überwuchert hatten. Zwei Fälle von Impetigo contagiosa stellte er auf diese Weise als *staphylogen* fest. Sie entsprachen auch klinisch der staphylogenen Form.

Wir haben nach Erscheinen der HAXTHAUSENschen Arbeiten an der Breslauer Klinik die Krystallviolettnährmedien sehr viel benutzt und können ihre ausgezeichnete Verwendbarkeit bestätigen. Insbesondere zur Klarstellung der Fälle staphylogener Impetigo haben sie sich — gewissermaßen im negativen Sinne — auf das beste bewährt. Sie wurden stets *neben* der Kultur auf Schrägagar nach LEWANDOWSKY angewandt. Während wir in der ersten Zeit sowohl in Krystallviolettbouillon (vgl. die Arbeit JORDANs) wie auf Krystallviolettagar züchteten, haben wir in den letzten Jahren nur noch Krystallviolettagar (in der Konzentration 1 : 200 000) verwendet, da dieser für die in Frage kommenden Untersuchungen vollkommen genügt. Daß gelegentlich auch einige besonders „resistente“ Staphylokokkenkolonien wachsen, kann den Wert der Methode nicht beeinträchtigen.

Was die Streptokokkenausbeute anbelangt, ist die Züchtung auf Krystallviolettagar der LEWANDOWSKY-Methode auf Schrägagar, die eine sehr gute Technik und eine gewisse Übung erfordert, zweifellos überlegen. Dies geht aus der Tabelle S. 119, die ich der Zusammenstellung ST. EPSTEINS entnehme, sehr deutlich hervor. Zumal in den Fällen, in denen die Streptokokken nur mischinfizieren (staphylogene Impetigo, Furunkel und Schweißdrüsenabscesse) wuchsen auf Krystallviolettagar etwa dreimal so häufig (vgl. Tabelle) Streptokokken als auf gewöhnlichem Agar (nach LEWANDOWSKY). Mitunter glückt es, falls — bei nur spärlichem Streptokokkengehalt — auf der Oberfläche des Krystallviolettagar Streptokokken nicht gewachsen sind, diese im Kondenswasser nachzuweisen, und es empfiehlt sich, das Kondenswasser auch nach 48 Stunden nochmals zu kontrollieren.

Über die *Art der Streptokokken- und Staphylokokkenstämme*, die die beiden Impetigoformen hervorrufen bzw. mischinfizieren, wissen wir bisher so gut wie nichts. Das Wenige, was wir zu wissen glauben, ist in der „Bakteriologischen Einleitung“ BIBERSTEINS angeführt. Und das gleiche gilt für unsere Kenntnisse über den verschiedenen Grad ihrer *Infektiosität und Kontagiosität*, sowie über die Rolle, die die „*Disposition*“ der Individuen hierbei spielt (vgl. hierzu auch den Abschnitt „Definition und Einteilung der Pyodermien“ in diesem Band).

VIII. Prognose, Prophylaxe und Therapie der Impetigo contagiosa.

Die *Prognose* der verschiedenen Formen der Impetigo contagiosa ist fast stets (auch was die Dauer der Erkrankung angeht) eine gute. Selten sind die Fälle, die einer sorgfältigen Behandlung längeren Widerstand leisten. Selbst in den Fällen, in welchen die Komplikationen auftreten, die ich bei der Beschreibung der Klinik anführte, wird die Prognose durch diese nur sehr selten getrübt. Die ernsteste Komplikation ist zweifellos die *Impetigonephritis*. Eine Urinuntersuchung ist daher in jedem Falle notwendig.

Bezüglich der *Prophylaxe* ist das, was zur Verhinderung der Weiterverbreitung der Impetigo contagiosa *bei dem Erkrankten* zu geschehen hat, bei Besprechung der Therapie anzuführen. Der eventuellen Weiterverbreitung unter Familienmitgliedern, Spielgefährten usw. kann nur durch eingehende Belehrung der Gesunden (Desinfektion der Hände des die Behandlung Besorgenden, Jodierung der kleinsten Fingerverletzungen [Nietnägel] usw.) bzw. durch eine gewisse Isolierung der Erkrankten vorgebeugt werden. Die sorgfältige Behandlung der Kranken wirkt auch in dieser Beziehung am besten. Kinder mit Impetigo contagiosa, namentlich solche, die die staphylogene Form aufweisen, sollten unbedingt vom Schulbesuch befreit werden. Manche Autoren gehen in ihren Forderungen in dieser Hinsicht sehr weit, meiner Ansicht nach zu weit. 'DONOVAN z. B. verlangt nicht nur, daß die Kinder der Schule fernbleiben, sondern auch, daß den aus den Ferien kommenden Schülern die Haare kurz geschnitten werden, damit eine eventuell vorhandene Impetigo contagiosa erkannt und behandelt werden kann. Auch beim Impfgeschäft und bei allen anderen Gelegenheiten, bei denen zahlreiche Kinder zusammenkommen, muß darauf geachtet werden, daß Impetigo-Kranke nicht mit den anderen in Berührung kommen. Selbstverständlich darf bei bestehender Impetigo nicht geimpft werden.

Die *Therapie* der Impetigo contagiosa ist so einfach, daß sie in wenigen Sätzen zu schildern wäre. 1927 [1] habe *ich* das Prinzip der Behandlung und die Methodik ihrer Durchführung in folgender Art dargestellt:

„Es kommt hier immer wieder darauf hinaus: falls Blasen vorhanden sind, diese abzutragen, falls — wie zumeist — die Affektionen schon krustös sind, die Krusten zu entfernen und Blasen- bzw. Krustengrund zu desinfizieren und zu bedecken; daneben durch Desinfektion und eventuelle Abdeckung der gesunden Haut die Weiterverbreitung zu verhindern. Welche Art von Desinfiziens man wählt, welche Pasten oder Pinselungen man zur Be- und Abdeckung verwendet, ist sicher recht unerheblich, die Hauptsache ist die Sorgfältigkeit der Behandlung.

Die Entfernung der Krusten geschieht bei größerer Ausdehnung durch feuchte Verbände mit Borwasser oder Salbenverbände mit 5—10% Salicylvaseline. Sind die Krusten am nächsten Tage nicht vollständig fort, so hilft man vorsichtig mit der Pinzette nach. Dann folgt die Sanierung des Blasen- oder Krustengrundes durch Betupfung mit 10% Epikarinspiritus oder 5–10% Arg. nitricum. Hierbei ist es wichtig, darauf zu achten, daß möglichst keine weitere Exsudation nach dem Betupfen mehr auftritt, was meist gut gelingt, wenn man sich die Mühe gibt, den Tupfer lange genug und eventuell wiederholt auf die einzelnen Stellen aufzudrücken. Es folgt die Applikation einer milden Paste oder Salbe, z. B. einer Ichthyol-Borpaste (3 bzw. 10%), weißer Präcipitatsalbe, 1% Rivanolvaseline oder ähnlichem [2]. Vorher wird noch die weitere Umgebung der erkrankten Gegend und die Haut zwischen den Efflorescenzen mit einem Spiritus (z. B. mit 2—5% Epikarin und 3% Borsäure) desinfiziert. Wenn es irgend möglich ist, ist es zweckmäßig, einen festen Verband anzulegen. Am nächsten Tage wird die Salbe vorsichtig mit Benzin entfernt, an wieder verkrusteten Stellen oder an eventuell neu aufgetretenen werden die Krusten mit der Pinzette abgehoben und der Grund in gleicher Weise behandelt. Die schon trockenen Stellen werden nur noch mit Paste bedeckt.

Führt man diese Art der Behandlung sorgfältig durch oder instruiert man den Patienten so eingehend, daß er selbst alles richtig durchführt, so pflegt eine Impetigo in wenigen Tagen zu heilen. Bei Männern mit Impetigo des Bartes ist das Rasieren unbedingt zu unterlassen. Noch eine ganze Zeitlang nach Wiederaufnahme des Rasierens muß die Bartgegend jedesmal darnach mit einem milden, desinfizierenden Spiritus leicht abgerieben werden.“

Es entspricht aber nicht dem Zweck eines Handbuchartikels, nur die von dem Autor selbst erprobte Art der Therapie anzuführen. Ich werde daher in folgendem in möglichster Kürze aus der großen vorliegenden Literatur noch eine Anzahl Methoden angeben und versuchen, diese in eine gewisse Ordnung nach bestimmten Gesichtspunkten zu bringen.

Daß auf eventuell vorhandene juckende Hautaffektionen (Scabies, Pediculosis usw.) zu fahnden ist, brauche ich nicht weiter zu erörtern.

Allgemeinbehandlung. Eine Allgemeinbehandlung wird bei den verschiedenen Formen der Impetigo contagiosa von den allermeisten Autoren, und auch von mir, für unnötig gehalten. Bei schwächlichen Kindern wird man natürlich Roborantia geben, die Heilung der Impetigo contagiosa wird aber sicherlich bei richtiger Durchführung schneller erfolgt sein, als die Roborantia wirken können. Eine *spezifische Allgemeinbehandlung* mit *Vaccinen,* die bei den follikulären bzw. poralen Staphylokokkeninfektionen so vielfach angewandt wird (vgl. die

[1] Klin. Wschr. **1927**, Nr 30 u. 31.

[2] In den letzten Jahren benutzen wir gewöhnlich 1% Rivanol-Salicyl-Vaseline bzw. -Zinkpaste.

betreffenden Abschnitte bei TACHAU in diesem Band) wird bei der Impetigo contagiosa nur von wenigen Autoren (z. B. UTENKOW und HEMPEL, RENAUD-BADET, SIMEY) empfohlen. Als *unspezifische Allgemeinbehandlung* werden Injektionen von *Terpentin* (VON ROSEN, ROSSIJANSKI, PACON), *kolloidalem Mangan* (SIMEY, SMITH), *Eigenblut* intradermal (FORNARA), *Arsenobenzolpräparaten* (AMBROSOLI), *Milch* (SALKIND) angewandt. Nach SACHS wirken *Extrakte aus Tunica albuginea* der Corpora cavernosa des Rindes, intracutan injiziert, bei Impetigo contagiosa (ohne andere Behandlung) sehr gut. Aber bei einigen Fällen erreichte er auch mit Injektionen eines Teilstrichs $^1/_2$% Carbolsäurelösung, mit der die Tunicapräparate hergestellt waren, gleiche Erfolge!

Zur *lokalen spezifischen Therapie* wird von einigen bei der Impetigo contagiosa *Histopin* (v. WASSERMANN und LEDERMANN, M. JOSEPH, BECK) verwendet. Etwas größer ist die Zahl der Autoren, die Umschläge mit BESREDKAS *Antivirus* oder ähnlich zubereiteten Präparaten wirksam fanden (z. B. LORTHIOIR, CHIURCO, BESREDKA, GJORGJEVIĆ, KISTJAKOVSTIJ). JAUSION, VAUCEL und DIOT bevorzugen Verbände mit *„vaccinierten Nährböden“* — *Gelovaccins,* die sie in folgender Weise herstellen:

Peptonagar wird mit dem betreffenden Erreger (Staphylo- bzw. Streptokokken, Pyocyaneus usw.) beimpft. Von der 48stündigen Kultur werden die Kolonien abgeschabt und sorgfältig abgespült. Dann wird der Agar bei 100° verflüssigt und die doppelte Menge physiologischer NaCl-Lösung zugesetzt. Filtrieren, in Ampullen abfüllen (eventuell etwa 2% Formol zusetzen bei Aufbewahrung in Kolben), $^1/_2$ Minute bei 100° sterilisieren. Beimpft man mit dem Erreger des Kranken: Autogelovaccine; beimpft man mit mehreren Keimen *hintereinander* (mit jedem 48 Stunden): Polygelovaccine. Zum Gebrauch wird die Gelovaccine bei 60—80° verflüssigt, auf Gaze gebracht, und hiermit werden dann die kranken Hautstellen verbunden. Verbände (mit impermeablem Stoff) anfangs täglich, vom 5. oder 6. Tag an alle 48 Stunden.

Auf eine Kritik der zuletzt angegebenen Behandlungsmethoden, insbesondere auf die Frage, ob sie wirklich eine „lokal immunisierende“ Wirkung ausüben, möchte ich verzichten. Bezüglich der theoretischen Grundlagen der *Antivirustherapie* BESREDKAS habe ich mich bereits früher[1] sehr skeptisch ausgesprochen und die therapeutischen Resultate als Folge einer unspezifischen Umstimmung aufgefaßt, eine Annahme, die seither vielfach bestätigt wurde. *Zur Heilung der Impetigo contagiosa ist eine spezifische Therapie, gleichviel welcher Art, jedenfalls nicht notwendig.*

Bevor ich die Mittel und Methoden anführe, die für die lokale medikamentöse Therapie empfohlen worden sind, möchte ich noch erwähnen, daß *Ultraviolettbestrahlungen,* die bei der staphylogenen Impetigo der Neugeborenen (Pemphigoid) mehrfach mit Erfolg angewandt wurden (s. TACHAU in diesem Band), von einigen Autoren auch für die Impetigo contagiosa schlechthin als wirksam befunden wurde (WITTER, RUSSEL, ELLISON, BENASSI), und zwar sowohl örtliche wie allgemeine.

Für die *lokale medikamentöse Therapie* sind in der Literatur eine sehr große Zahl verschiedener Medikamente und Methoden empfohlen worden. Es ist dies bei der Impetigo contagiosa aber nicht — wie sonst zumeist — ein Zeichen dafür, daß es sich hierbei um eine schwer zu behandelnde Krankheit handelt, im Gegenteil, hier beruht dies darauf, daß mit sehr verschiedenen Mitteln eine schnelle Heilung erzielt werden kann — vorausgesetzt, daß sie in richtiger Weise appliziert werden. Darüber, daß es das Beste ist, *Verbände* anzulegen, wo es irgend angeht, sind sich alle Autoren einig und ebenso darüber, daß die Heilung bei zweckmäßigem Vorgehen meist in wenigen Tagen bis etwa einer Woche zu erreichen ist.

---

[1] Klin. Wschr. **1927**, Nr 30 u. 31.

Das *Prinzip des Vorgehens* habe ich schon oben erwähnt: Blasen und Krusten entfernen, Desinfektion der Erosionen, Bedeckung der Erkrankungsherde, Verhinderung der Weiterverbreitung.

Bei der *Entfernung der Blasen* ist es wichtig, darauf zu achten, daß durch Ausfließen des Blaseninhalts nicht Neuinfektionen zustande kommen. Eine Desinfektion der Umgebung mit 2% Epikarinspiritus, $^1/_4$% Thymolspiritus oder ähnlichem ist nach Eröffnung oder Abtragung der Blasen daher ratsam.

Zur Krustenentfernung — und zum Teil zugleich zu leichter Desinfektion bzw. bei Nässen — werden angegeben: feuchte Verbände mit Borwasser *(fast alle Autoren)*, Borwasser-Spiritus 4 : 1 (S. JESSNER), essigsaurer Tonerde (JADASSOHN 1 : 10 bis 20, FRIEBOES u. a.), Resorcinlösung 1% (JADASSOHN), Kamillentee (FRIEBOES), schwache Sublimatlösung (JADASSOHN), gesättigte Boraxlösung (MAXWELL), 1% Zinksulfat in physiologischer NaCl-Lösung (THIBIERGE und LEGRAIN), Verbände mit warmem Öl (FRIEBOES), Salicylöl (SCHÄFFER-ZIELER-SIEBERT, VOLK 5—10%), Lebertran-Diachylonsalbe (VOLK) u. a. KRÖSL wendet hierzu heißes Wasser und Seife an, 'DONOVAN nur heißes Wasser.

Von französischen Autoren (SABOURAUD, BROCQ, DARIER, TRIBOULLET, LOTTE, BALZER u. a). werden feuchte Verbände mit *Eau d'Alibour,* dessen Zusammensetzung verschieden angegeben wird[1], besonders gerühmt.

Nach Entfernung der Krusten werden vielfach *Betupfungen* mit Argentum nitricum (z. B. E. HOFFMANN 2—5%, THIBIERGE und LEGRAIN 2%, MORROW 20%!, HODARA sogar 50%!) empfohlen, außerdem Sublimat 1% (E. HOFFMANN, HESSE), Formalin 10% (KISCH, aber häufig Dermatitis!), Jodtinktur 1 : 4 (E. HOFFMANN), Jodalkohol 10%, Epikarinspiritus (S. JESSNER 2—10%), 10% Kollargollösung (SIROKOV), Flavin (ELLISON), Acriflavin (ATTLEE), ZIEHLsches Carbolfuchsin (ROMANELLI, TRIBOULLET), Trypaflavin 1% (GLASS, S. JESSNER in 50% Spiritus, FRIEBOES u. a.), Mischungen von gleichen Teilen 2% Malachitgrün und 2% Sublimat in 80% Alkohol ('DONOVAN, 2mal täglich), Flavicid (EDELSTEIN-HALPERT, KALLMANN) u. v. a. m. HOME bedeckt mit 3% Cyangaze, SMITH und BURKY wenden *bei staphylogenen Fällen* 5% Gentianaviolett in 20% Alkohol an (Hg-Präparate nützen nur bei streptogenen).

Von einigen Autoren werden auch *Puder* verwendet. Schwefel-Zinkoxyd-Borsäure āā (JADASSOHN), Hyperol = H_2O_2 in fester Form (A. RICHTER), Chinolin-Wismut-Rhodanat (HONCAMP).

Von *Salben* werden am häufigsten weiße Präcipitatsalbe (5—10%), Schwefelsalbe, Schwefelzinkpaste, Borsalbe bzw. Bor-Zinkpaste benutzt. Es hat keinen Sinn, die Namen all der Autoren anzuführen, die diese anzuwenden pflegen. An Stelle von Schwefel schlägt SCHREUS Mitigal-Schwefelsalbe, LEVY-LENZ reines Mitigal vor. SCHÄFFER-ZIELER-SIEBERT, E. HOFFMANN, ZIELER, FRIEBOES u. a. verordnen auch Zinnobersalbe bzw. Zinnober-Schwefelvaseline (1 : 5 : 100). Von sonstigen Hg-haltigen Salben ist noch die 10%ige Hydr. oxyd. flavum-Salbe zu erwähnen, die DARIER (mit 1% Salicyl und 1% Resorcin), LOTTE, CUBERO, BERNHART u. a. sehr empfehlen, sowie Hydr. ammoniatum (GRAY, SUTTON).

Einige Autoren (z. B. 'DONOVAN, SÁINZ DE AJA, THIBIERGE und LEGRAIN) warnen ausdrücklich vor Hg-Salben, da diese zu oft reizen, SUTTON möchte sie

[1] DARIER gibt in seinem Précis de Dermatologie (4. Aufl., 1928) folgendes Rezept — nach dem Codex von 1926:

Cupr. sulfuric.	1,0
Zinc. sulfuric.	4,0
Tct. Safran.	1,0
Spirit. camphor.	10,0
Aq. dest.	ad 1000,0

Zum Gebrauch 2—10fach mit Wasser verdünnen.

möglichst schwach zubereitet haben. Mescerskij setzt der Borvaseline Ol. cadin., S. Jessner der Borsäurepaste 2% Ichthyol zu; er warnt ausdrücklich vor Teeranwendung in jeder Gestalt bei der Behandlung der Impetigo contagiosa. Lereboullet verwendet Borvaseline mit 2% Perubalsam oder 10% Xylolvaseline mit 0,5% Jod. Biberstein hat aus unserer Klinik seinerzeit über die guten Erfahrungen mit 1% Rivanolvaseline bzw. -Zinkpaste berichtet. Wir verwenden sie seitdem sehr viel (s. oben). Bei gereizten Fällen benutzt Frieboes Zink-Wismutsalbe. Von sonstigen Salben oder Salbenmischungen erwähne ich noch: 10% Salicylsalbe (Berkenbusch), Ichthoxyl (Šamberger)-Campherpaste (Meska und Fabian), 10% Vioformsalbe, Eucupin. bihydrochloricum-Salbe (W. Friedländer), Thibierge und Legrains Blei-Salicylsalbe (Plumb. subaceticum 0,5, Acid. salicylicum 1,0, Zinkoxyd 20,0, Vaseline 30,0), sowie die Alibour-Zusammenstellungen, die Lotte angibt[1].

Zur *Desinfektion der Umgebung* der Efflorescenzen wird von Zieler Thymol ($^1/_4$—1%) bzw. Tannin-Spiritus, von Mescerskij 40% Alkohol, von Lotte 10% Jod-Alkohol oder 1% Jod-Chloroform empfohlen. *Zur Verhinderung der Weiterverbreitung* sollten bei Kindern die Nägel kurz geschnitten werden, bei Erwachsenen genügt außer der Desinfektion eine genaue Instruktion.

Bei ausgebreiteten Fällen, bei denen Verbände nicht oder nur zum Teil möglich sind, verwenden wir in der Breslauer Klinik Anstriche mit 1% Rivanoltrockenpinselung, andere bevorzugen Bäder mit Kaliumpermanganat- oder Schwefelzusätzen.

Die nach Abheilung der Impetigo contagiosa *zurückbleibenden Flecke* zu behandeln, halte ich nicht für notwendig, da sie von selbst verschwinden. Dies soll durch Ichthyolhaltige Salben (Schäffer-Zieler-Siebert, Volk, S. Jessner) bzw. 5% weiße Präcipitatsalbe (E. Hoffmann) beschleunigt werden können.

Bei der *Pyodermia bullosa manuum* ist ein sorgfältiges Abtragen der Blasendecke besonders wichtig. Die weitere Behandlung kann meines Erachtens die gleiche sein wie bei der Impetigo contagiosa anderer Körpergegenden. Gegen die „parakeratotische" Schuppung, die Sabouraud als Folgezustand der Tourniole beschreibt, empfiehlt er tägliches, kräftiges Einreiben mit 1% Jod-Alkohol.

Wenn die Impetigines andere Dermatosen komplizieren (s. o.), so müssen die ersteren beseitigt werden, ehe die Behandlung der letzteren beginnt.

Die *Pityriasis simplex faciei* ist nach Ansicht der meisten Autoren eine sehr leicht zu behandelnde Affektion. Nach Sabouraud genügt eine 1%ige Tannin-Calomel-Vaseline, um sie prompt zum Verschwinden zu bringen. Nur bei rezidivierenden Fällen ist außerdem die Behandlung der seiner Ansicht die Rezidive bedingenden sonstigen streptogenen Affektion notwendig sowie oft der Zusatz eines Eßlöffels einer Lösung von 7,0 Zinksulfat, 3,0 Kupfersulfat auf 300,0 Aqua dest. camphorat. zum Waschwasser. Darier empfiehlt milde Salben mit Schwefel, Hydr. praec. alb., Hydr. sulfuric. basic. und betont ebenfalls die leichte Heilbarkeit. Loewy wendet Ichthyol-Thigenol-Pasten, evtl. mit Zusatz von 1% Resorcin, Teer, Salicyl an, Hartmann Glycerinseife, Haxthausen reine Zinksalbe oder Zinksalbe mit 1—2% Coaltar bzw. 1 : 500 Anthrarobin. Er warnt ausdrücklich vor dem Gebrauch von Seife. In der Tat vertragen auch

[1]

Alibour-Paste (nach de Hérain)		*Alibour-Crême* (nach Hudelo)		*Alibour-Salbe*	
Cupr. sulfuric.	0,5	Cupr. sulfuric.		Cupr. sulfuric.	
Zinc. sulfuric.	0,5	Zinc. sulfuric. āā	0,1	Zinc. sulfuric. āā	0,25
Sulf. praecip.	5,0	Zinc. oxyd.	1,0	Lanolin.	10,0
Talc. venet.		Ung. lenient.	20,0	Vaselin.	90,0
Zinc. oxyd. āā	30,0				
Ol. amygdal. dulc.	40,0				

meiner Erfahrung nach viele Fälle von Pityriasis spl. fac. Seifenwaschungen sehr schlecht. Wir behandeln sie im allgemeinen mit 1% Hydrarg. praecip. alb. in Eucerin c. aqua oder in Zink-Wismut-Creme, in hartnäckigeren Fällen mit 10% Naftalan-Salben oder -Pasten und empfehlen Zusatz von Borax oder Bolus alba zum Waschwasser.

B. Ecthyma simplex.

Streptodermia (bzw. Staphylodermia?) epidermidocutanea circumscripta—Streptodermia (bzw. Staphylodermia?) ecthymatosa

(JADASSOHN).

Einleitung.

Die einzige der als Ecthyma (ἐκθύειν = ausbrechen) bezeichneten Hauterkrankungen, die mit Sicherheit und in allen Fällen eine „Pyodermie" ist, ist das *Ecthyma simplex.* Ich werde mich daher in diesem Abschnitt auf die Beschreibung dieses Krankheitsbildes beschränken und verweise bezüglich der übrigen Ecthymaformen *(Ecthyma gangraenosum, Ecthyma cachecticorum, Ecthyma terebrans infantum, Ecthyma vacciniforme)* auf die Schilderungen, die C. BRUCK in Bd. 9/1 bzw. C. LEINER in Bd. 14/1 dieses Handbuches geben.

Die Geschichte des Ecthymabegriffes und des Ecthyma simplex gibt SABOURAUD in Bd. 1 (und in einer Anmerkung zum Impetigoabschnitt in Bd. 2) der Pratique ausführlich wieder. Er zeigt dort, daß in früheren Zeiten alle möglichen harten, entzündlichen, knotigen, vereiternden Prozesse, die zu einer Ulceration führen, als Ecthyma bezeichnet wurden. Er geht unter anderem auf die Arbeiten WILLANS und BATEMANS ein, würdigt das Verdienst RAYERS, der das „Ecthyma idiopathique" als selbständige Krankheit erkannte, führt die Inokulationsexperimente VIDALS an und zeigt, wie verworren die Terminologie in bezug auf die Benennungen Ecthyma und Rupia früher war.

Es hat wohl heutzutage keinen Sinn, all dieses wiederzugeben. Jeder, der sich mit der Geschichte der in der Dermatologie gebräuchlichen Bezeichnungen beschäftigen will, wird ohne genaues Quellenstudium nicht auskommen. Für das „Ecthyma" wird er in dem Artikel SABOURAUDS (RICHTER, dieses Handbuch XIV/2) einen ausgezeichneten Wegweiser finden.

Klinik.

Das Ecthyma simplex beginnt mit einer mitunter serösen, meist aber von vornherein eitrig getrübten flachen Blase, die von einem mehr oder weniger infiltrierten, entzündlichen Hof umgeben ist. Dieses Blasen- bzw. Pustelstadium dauert nur kurze Zeit, so daß man es nur zu sehen bekommt, wenn man Gelegenheit hat, die ganze Entwicklung der Erkrankung zu verfolgen. Gewöhnlich ist die Blase im Zentrum schon zu einer schmutzigen graugelben Kruste eingetrocknet, die von einem Pustelsaum umgrenzt ist und einem entzündlich infiltrierten erhabenen Grunde aufsitzt (s. Abb. 68 u. 69, Efflorescenz in der Mitte des Bildes). Öffnet man den eitrigen Randsaum oder drückt man auf die Kruste, so entleert sich ein wenig dünneitriger heller Flüssigkeit. Hebt man die Kruste ab, so kann man konstatieren, daß sie einer Excoriation bzw. einem scharf begrenzten Ulcus aufliegt, dessen Grund trüber, dünner Eiter bedeckt. Der Pustelsaum umgibt die Kruste solange, wie die Läsion wächst. Hat sie ihre größte Ausdehnung erreicht, so wird die dann oft geschichtete Kruste nur noch

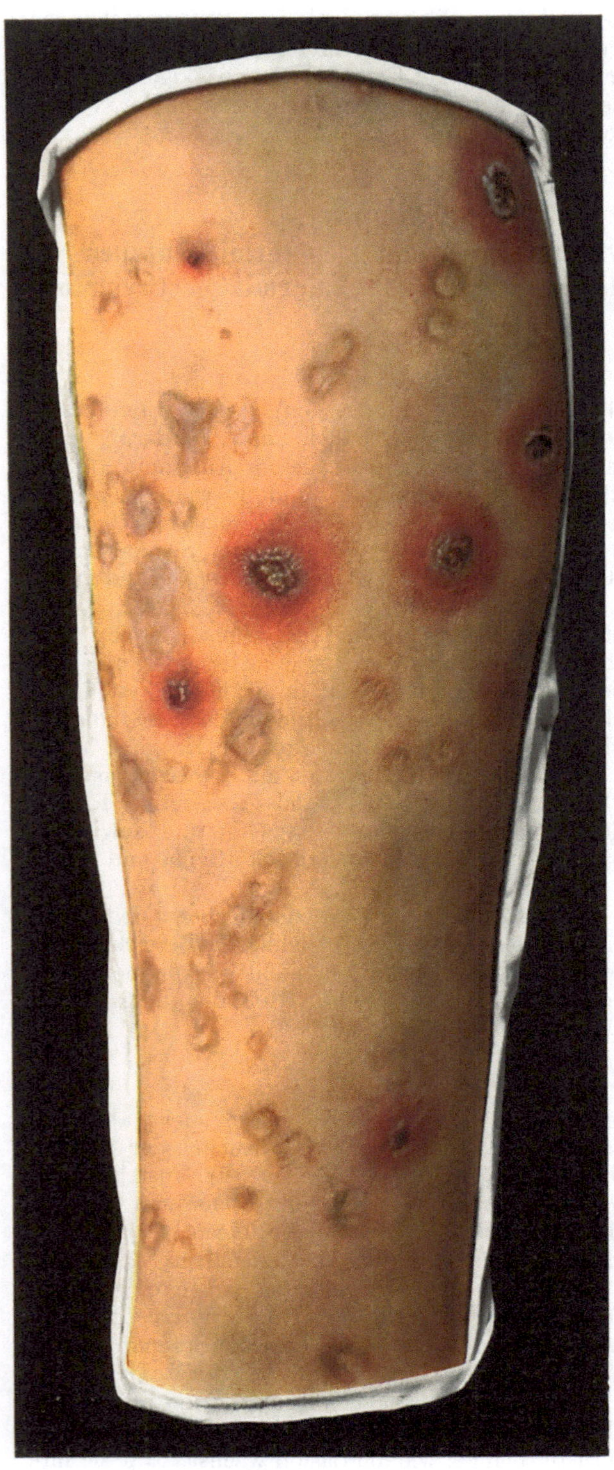

Abb. 68. Ecthyma simplex.

von einem Saum abgehobener, trockener Hornschicht umgrenzt (s. Abbildung 70). Bei unbeschädigter Kruste kann die Abheilung der Efflorescenz nach Rückgang der Infiltration und der Entzündung der Umgebung unterhalb der Kruste vor sich gehen. Nach Überhäutung der Ulceration fällt dann die Kruste ab und hinterläßt eine Narbe, die um so deutlicher ist, je tiefer die Cutis mitergriffen war. Bei zerstörter oder entfernter Kruste füllt sich die mehr oder weniger tiefe, krümelig eitrig belegte Ulceration nach Erreichung ihres größten Umfanges auf und vernarbt.

Dieser Schilderung der *Entwicklung der Einzelefflorescenz* möchte ich einige Bemerkungen anfügen bezüglich der *Primärefflorescenz*, der *Kruste*, der *Ulceration* und der *Narbe*.

Für SABOURAUD unterscheidet sich die Primärefflorescenz des Ecthyma simplex in nichts von der Blase der Impetigo contagiosa streptogenes. Seiner Ansicht nach beginnt das Ecthyma stets als streptogene Impetigo, also als durchsichtige, seröse Vesikel, die erst durch Sekundärinfektion eitrig wird. Dementsprechend gibt er auch als Initialefflorescenz des Ecthyma simplex in der Pratique das histologische Bild der Blase der Impetigo streptogenes.

LEWANDOWSKY hat dem widersprochen. Er

glaubt, daß die Primärefflorescenz „jedenfalls in einer großen Anzahl der Fälle von Beginn an eitrig, eine kleine Pustel auf stark gerötetem mäßig infiltrierten Grund" ist. Dieser Meinung war übrigens schon RAYER, der das zweite Stadium der Entwicklung des Ecthyma (nach dem ersten der Entzündung und Schwellung) so schildert, daß sich „an der Spitze dieser Erhabenheiten, seltener an ihrer ganzen Oberfläche und unter der Epidermis ein purulentes Serum absetzt".

JADASSOHN ist ebenfalls der Ansicht, daß das Ecthyma simplex mit einer blasigen Abhebung beginnt, „die von vornherein eine seröse oder häufiger eine dünne eitrige Flüssigkeit enthält". Auch ZIELER, DARIER, FLEHME u. a. sprechen von Pusteln als Primärefflorescenzen des Ecthyma simplex. Ich selbst habe mehrfach Gelegenheit gehabt, bei ausgebreiteten Ecthymafällen Initialefflorescenzen zu sehen, habe aber rein seröse Blasen, wie sie der beginnenden

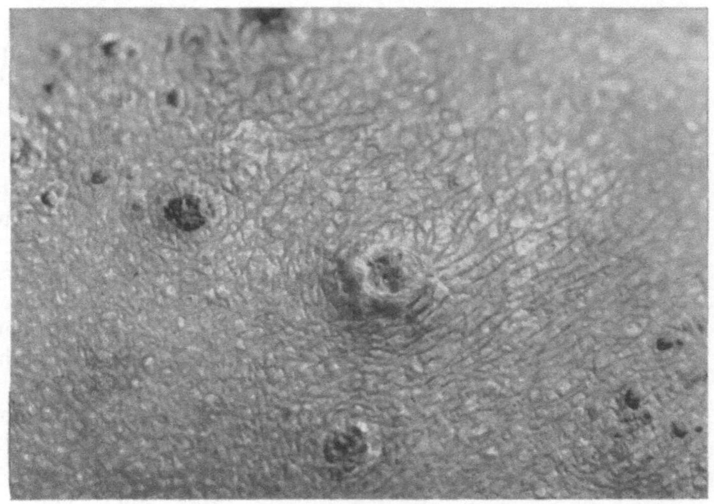

Abb. 69. Ecthyma simplex. (Reinkultur von Streptokokken.)

streptogenen Impetigo eigen sind, niemals konstatieren können. Wenn solche vorkommen, müssen sie jedenfalls — wie schon LEWANDOWSKY und JADASSOHN meinen — seltener sein als eitrige. — Anscheinend kann auch dem Blaseninhalt schon Blut beigemischt sein. Ich fand dieses bei HALLOPEAU und LEREDDE erwähnt („*Ecthyma hémorrhagique*", ob zu Ecthyma simplex gehörig ?), es soll besonders an den unteren Extremitäten vorkommen. WHIPHAM beschreibt unter dem Titel „Bullöse Purpura in Gefolge von Impetigo" einen solchen Fall, in dem im Anschluß an eine seit 8 Tagen betehende Impetigo bei einem 4jährigen Knaben blutig seröse Blasen am linken Unterschenkel auftraten, denen Geschwürs- und Narbenbildung folgte. Ich kenne diesen Fall nur nach dem Referat, möchte aber wegen des Zusammenvorkommens mit Impetigo, der Lokalisation am Unterschenkel und der weiteren Entwicklung annehmen, daß es sich hier um ein Ecthyma simplex handelte.

Die *Kruste* des Ecthyma simplex sitzt nicht wie die Kruste der Impetigo contagiosa der Haut auf, sie ist *in die Haut eingelagert*, um so tiefer, je tiefer diese ulceriert ist. Ihre Farbe wird als undurchsichtig-gelb, grau- oder schmutziggelb, bräunlich, eventuell blutig tingiert geschildert. Ihre das Hautniveau häufig überragende Oberfläche ist oft geschichtet, so daß rupioide Bilder entstehen (*Rupia simplex*-BATEMAN).

Die *Ulceration* hat zumeist einen sehr scharf geschnittenen, „wie mit einem Locheisen ausgestanzten", etwas erhabenen, steil abfallenden Rand. Sie ist rundlich oder oval, kann aber auch unregelmäßig, „ausgezackt" (BROCQ) begrenzt sein. Die *Tiefe* des Substanzverlustes ist sehr verschieden. In manchen Fällen handelt es sich sogar gar nicht um eine wirkliche Ulceration, sondern nur um eine *Excoriation*. SABOURAUD sagt, daß der Defekt um so geringer sei, je höher (am Körper) das Ecthyma sitzt. Im Gesicht sei er stets oberflächlich, an den unteren Extremitäten oft tief. LEWANDOWSKY ist wohl der gleichen Ansicht, wenn er hervorhebt, daß solche oberflächlichen Excoriationen nicht selten neben Impetigo im Gesicht vorkommen. Über die Tiefe der Ulceration kann man sich täuschen, wenn man nicht berücksichtigt, daß die Umgebung zumeist, wenigstens in der ersten Zeit, erhaben ist. Die Defekte sehen oft tiefer aus, als sie wirklich sind. Der Boden des Ulcus ist meist nach der Mitte zu allmählich vertieft, „so, als wenn man das Gewebe mit einem scharfen Löffel herausgenommen hätte" (FRIEBOES). Er kann aber auch ganz unregelmäßig geschwürig sein. Er ist rötlich-livide, schmierig dünn- oder dickeitrig belegt, oft blutig, mitunter auch mit Gewebsdetritus bedeckt. Die *Größe* der einzelnen Efflorescenzen wird im allgemeinen als erbsengroß, fingernagelgroß, münzengroß angegeben, nur selten erreicht sie einen größeren Durchmesser als 2 cm. Bisweilen können — was SABOURAUD bestreitet — nahe beieinander gelegene Ulcerationen *konfluieren*, so daß polycyclisch begrenzte Defekte entstehen (s. Abb. 68, auf der man die Konfluenz aus den restierenden Narben erschließen kann, sie zeigt zugleich sehr schön die ganz verschiedene Größe der Einzelefflorescenzen). *Rand und Umgebung* der Ulcera sind entzündlich infiltriert, stärker als in dem Pustelstadium. Die entzündliche Infiltration hat fast stets einen Stich ins Livide.

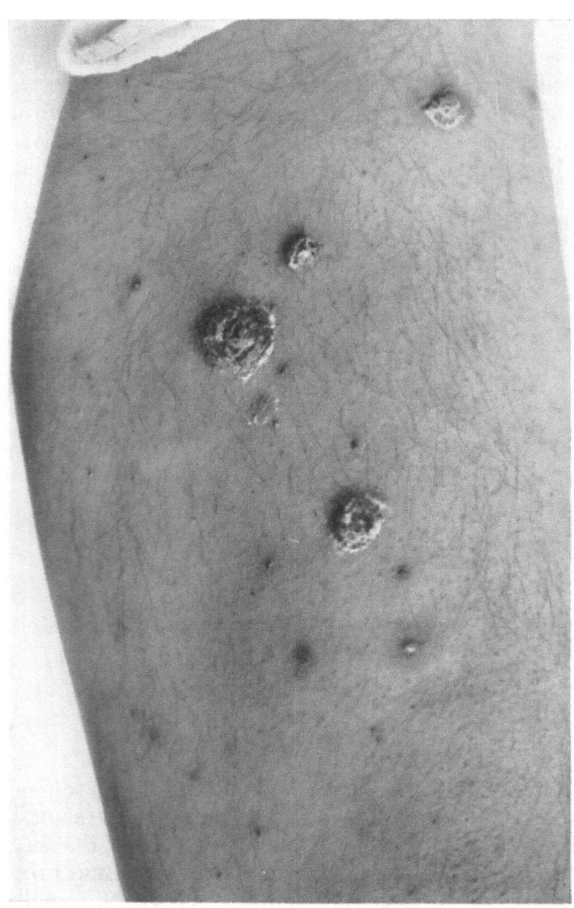

Abb. 70. Ecthyma simplex. Geschichtete Krusten. Kulturell Streptokokken und Staphylokokken. Außerdem staphylogene Follikulitiden. Die Pyodermien waren an beiden Oberschenkeln nach einer Radtour aufgetreten.

Gelegentlich kommt es bei der Heilung zu einer exzessiven Bildung von Granulationen und damit zu *Vegetationen*. BROCQ gibt die Abbildung eines solchen Falles wieder. Einen ähnlichen stellt die Abb. 72 dar. Es handelte sich hier um einen 24jährigen Mann in gutem Allgemeinzustand ohne sonstige juckende Dermatose mit ausgebreitetem Ecthyma simplex. Die Erkrankung hatte 6 Wochen vorher am Gesäß begonnen, dann die unteren Extremitäten und den rechten Arm (an Hand und Ellenbogen) befallen. Bei Bildung der einzelnen Efflorescenzen verspürte der Patient Schmerzen und Jucken; die Inguinaldrüsen waren vergrößert und schmerzhaft. *Alle* Ecthymastellen zeigten bei der Abheilung Neigung zu vegetieren. Kulturell Streptokokken und Staphylokokken.

Die nach der Abheilung zurückbleibenden *Narben* sind — wie ich schon betonte — um so deutlicher, je tiefer die Cutis mitergriffen war. In den Fällen, in denen es sich nur um eine Excoriation handelte (also vorzugsweise im Gesicht, s. oben), in denen Cutisgewebe nicht zerstört war, fehlt natürlich auch die Narbe. In den anderen typischen Ecthymafällen restieren Stellen, die alle Übergänge von leichter Atrophie bis zu wirklicher, oft bräunlicher Narbenbildung aufweisen. Ein mehr oder weniger stark *pigmentierter Randsaum* fehlt fast nie (s. Abb. 68).

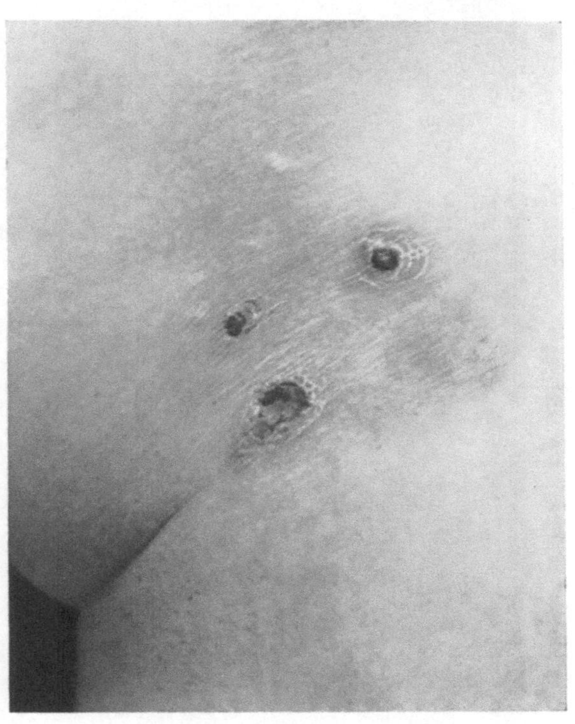

Abb. 71. Ecthyma simplex. Ulceröse Efflorescenz.

Verlauf. Die *Dauer* der einzelnen Efflorescenzen des Ecthyma simplex bis zur Heilung wird im allgemeinen auf 2—3 Wochen angegeben. Dies entspricht auch dem, was VIDAL bei seinen Inokulationsversuchen feststellte. Die Dauer der ganzen Erkrankung hängt einerseits von der Zahl der aufgetretenen Läsionen ab, andererseits davon, ob es möglich ist, die prädisponierenden Momente (s. später) auszuschalten. Die *Zahl* ist sehr verschieden. Es können nur wenige Efflorescenzen vorhanden sein, aber auch sehr viele. KROMAYER konstatierte einmal bei einem Soldaten 172 große Ulcerationen, SH. DOHI bei einer 24jährigen Frau, die seit etwa 2 Jahren an Ecthyma litt, fast 100 ulcerierte bzw. vernarbte Stellen. Von *Beschwerden* werden Druckempfindlichkeit, Brennen, Jucken angegeben (SABOURAUD, HALLOPEAU und LEREDDE u. a., eigene Beobachtungen).

Lokalisation. Das Ecthyma simplex tritt *am häufigsten an den unteren Extremitäten* auf, und hier wieder mit Vorliebe an den Unterschenkeln, seltener in der Glutaealgegend. Daß für die bevorzugte Lokalisation an den Unterschenkeln ungünstige Zirkulationsverhältnisse (bei Menschen, die beruflich viel stehen müssen, bei Varicen usw.) eine Rolle spielen können, wird vielfach betont. Für eine Anzahl von Fällen trifft dies wohl auch zu. Doch findet es sich auch an Armen, Rumpf, Kopf und Nacken (SABOURAUD, JADASSOHN, FRIEBOES, C. SIEBERT u. a.), selbst an den Genitalien (GALEWSKI-WERTHER, JADASSOHN).

Die oberflächliche Entwicklung im Gesicht habe ich schon oben erwähnt, einen bei einem atrophischen Säugling an den Ohrmuscheln lokalisierten Fall, bei

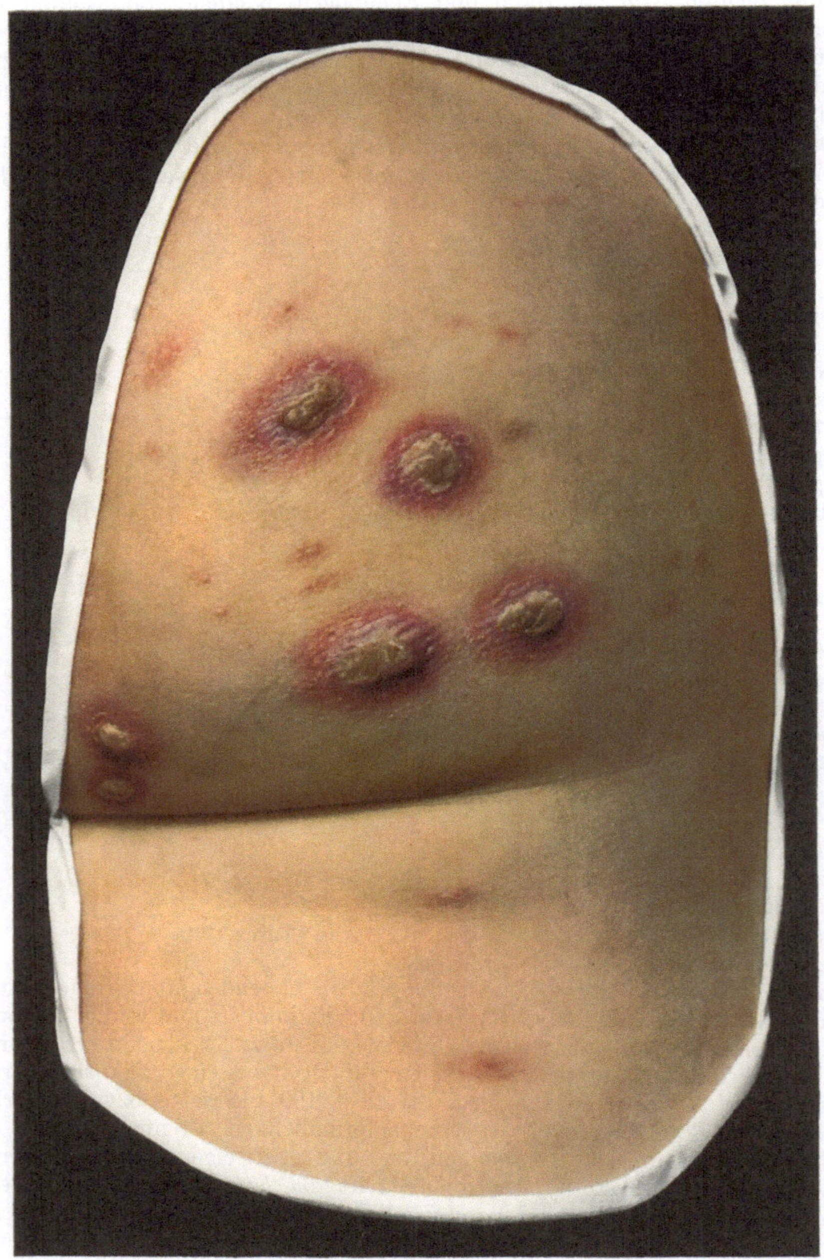

Abb. 72. Ecthyma simplex. Vegetierende Form.

dem die Ulcerationen bis auf den Knorpel gingen, beschreibt GROSSE-OETRINGHAUS. Wenn das sog. *Ecthyma vacciniforme* wirklich nur eine spezielle Form des Ecthyma simplex ist, wie LEINER und französische Autoren annehmen, so verdient es keinen besonderen Namen, sondern ist als ein durch die Lokalisation und die Disposition der befallenen Kinder in seiner Entwicklung verändertes, eventuell superinfiziertes Ecthyma simplex zu betrachten. Einer der Fälle, die COLCOTT FOX beschreibt, in denen außer den vacciniformen Efflorescenzen auch eine Impetigo contagiosa, richtiges Ecthyma, Blasen an den Händen und ein Angulus infectiosus bestanden, sowie die Reinkultur von Streptokokken aus einer frischen Läsion sprechen im gewissen Sinne dafür.

Das *Allgemeinbefinden* kann beim Ecthyma simplex zweifellos ganz ungestört sein. Es ist aber ebenso zweifellos, daß ein schlechtes Allgemeinbefinden die Prädisposition für das Auftreten dieser Erkrankung geben kann. In der deutschen Literatur wird i. a. nur von geschwächter Konstitution, schweren Allgemeinleiden, herabgekommenen Individuen gesprochen, in der französischen werden Alkoholismus, Tuberkulose, Diabetes, Typhus, Nephritis, Entkräftung durch körperliche Überanstrengung bei ungenügender Ernährung besonders hervorgehoben, nicht für das Auftreten einiger weniger Ecthyma simplex-Efflorescenzen, sondern für die Fälle, in denen sie in großer Anzahl vorhanden sind.

Von *Komplikationen* sind *Lymphangitiden* und *Lymphadenitiden, Phlebitiden* und *Abscesse* (selten — DARIER) zu erwähnen. Daß dann *Fieber* auftreten kann, ist nicht verwunderlich. Hier ist aber auch die Frage der *Beziehungen des Ecthyma simplex zum Ulcus cruris* kurz zu erörtern. LEREDDE ist derjenige, welcher sie zuerst angeschnitten hat. Er glaubt, daß das Ulcus cruris oft als Ecthyma simplex beginnt. SABOURAUD stimmt dieser Ansicht mit einer gewissen Reserve bei, ebenso unter anderen MONTGOMERY und JADASSOHN (für einzelne Fälle). BROCQ gibt gleichfalls die Möglichkeit einer streptogenen Ätiologie einzelner Fälle von Ulcus cruris zu, erinnert aber daran, daß sie häufig auch durch Venenthrombosen (mit konsekutiver Nekrose) entstehen. Die Frage ist also keineswegs geklärt. Da bekanntlich bei dazu disponierten Individuen (mit „varicösem Symptomenkomplex") Traumen und Infektionen jeder Art den Anlaß zur Entstehung eines Ulcus cruris geben können, ist es absolut verständlich, daß sich auch das *Ecthyma simplex* in ein Ulcus cruris umwandeln kann (s. Fall von FEISSLY).

Vorkommen. Das Ecthyma simplex kommt bei Erwachsenen häufiger vor als bei Kindern — also umgekehrt wie bei der Impetigo contagiosa. Die Zahl der Fälle, in denen es ohne irgendeine andere Erkrankung auftritt, ist sicherlich klein. Hierüber sind sich alle Autoren, die das Ecthyma simplex beschreiben, einig. Es entspricht dies auch meinen Erfahrungen, aber es gibt hierüber — soweit ich sehe — keine zahlenmäßigen Angaben. Zumeist liegt irgendeine *juckende Hauterkrankung* (Scabies [meist zusammen mit anderen „Pyodermien"], Prurigo, Strofulus, Dermatitis herpetiformis u. a.), *endogen bedingtes Hautjucken* (bei Diabetes, Ikterus, malignen Tumoren) oder eine *Epizoonose* (insbesondere Pediculosis vestimentorum, Landstreicher!) vor — also Zustände, die zum Kratzen Anlaß geben. Es ist daher nicht verwunderlich, daß neben dem Ecthyma simplex oft noch andere Formen von Pyodermien (Follikulitiden, Furunkel usw.) vorhanden sind. Das Ecthyma simplex kann überhaupt im gewissen Sinne eine „Schmutzkrankheit" sein. Besonders häufig war es bei den Frontsoldaten im Kriege, die natürlich nicht die Möglichkeit hatten, sich sauber zu halten. Hierüber gibt es eine ganze Reihe von Angaben in der Literatur (KROMAYER — fast $^1/_3$ der behandelten hautkranken Soldaten, die vom russischen Kriegsschauplatz kamen; LEWANDOWSKY — eine der häufigsten Hautkrankheiten im Kriege; TURNHEIM, STRAUSS, C. SIEBERT, FRIEBOES, MAC CORMAC, THIBIERGE — $^4/_5$ der

„Pyodermien" u. a.) Inwieweit für diese Häufigkeit noch andere die Infektion begünstigende Momente (Strapazen, Ernährung usw.) verantwortlich zu machen sind, ist natürlich schwer zu beurteilen. Nicht selten kommt das Ecthyma simplex auch *zusammen mit Impetigo contagiosa streptogenes* vor; in Lewandowskys Material in 16 von 100 Fällen (vgl. S. 55).

Über die *Epidemiologie* ist wenig bekannt. Daß es infektiös und autoinokulabel ist (s. später), ist sicher. Darüber, inwieweit es kontagiös ist, gibt es kaum Angaben. Jadassohn schätzt den Grad der Kontagiosität etwa gleich hoch ein wie den der sporadischen Impetigo streptogenes, vielleicht sei er noch geringer — „einmal, weil das Ecthyma eben häufiger bei Erwachsenen vorkommt, bei denen der weniger intime Verkehr die Kontagiosität vermindert, dann weil es seltener im Gesicht lokalisiert ist". Sehr eigenartig ist ein Fall von Calvé und Malherbe, in dem die Herrin eines Hundes, der ein absolut charakteristisches ausgebreitetes Ecthyma (Blasen, Krusten, Ulcera) aufwies, an Unterarmen, Beinen und Rumpf Efflorescenzen bekam, die Ecthymaläsionen glichen (opalin-serös gefüllte Blasen, inmitten einer zweifrankenstückgroßen Rötung; bei Abheben der Decke „ulcerierte" Stellen; baldige Heilung; von Narbenbildung ist nichts erwähnt). Die Frau hatte den Hund gepflegt. Aus den Blasen des Hundes wuchsen Reinkulturen von Staphylococcus albus, die Efflorescenzen der Herrin wurden bakteriologisch nicht untersucht. Die Autoren publizieren den Fall unter dem Titel: „Übertragung von Ecthyma durch direkte Ansteckung von Tier zu Mensch."

Histologie.

Ausführlichere verwertbare Beschreibungen des histologischen Bildes des Ecthyma simplex finden sich bei Unna, Sabouraud, Lewandowsky, Gans.

Die etwas umständliche Schilderung Unnas brauche ich nicht wiederzugeben, da Gans das Wesentliche hieraus zusammenfaßt. Er gibt folgende Darstellung:

„Entsprechend dem Aufbau aus einer epidermo-cutanen Pustel kann man auf dem Durchschnitt einen *oberflächlichen krustösen* und einen *tiefergelegenen nekrotisch* eingeschmolzenen Abschnitt unterscheiden.

Die Kruste weist eine *mehrfache Schichtung* auf. An der *Oberfläche* findet man meist die von reichlichen Fibrinfäden durchzogene alte Hornschicht. Die Fibrinmassen setzen sich nach unten fort und bilden hier zusammen mit zahlreichen zerfallenden polynukleären Leukocyten und vereinzelten zerfallenden Zellen der Stachelschicht eine *mittlere* Zone. Unter dieser liegt als *Übergangszone* zum nekrotischen Bindegewebsabschnitt eine dichte Eitermasse, die in der Hauptsache aus wohlerhaltenen Leukocyten besteht und kein Fibrin enthält (Unna). Die oberflächliche, aus Fibrin und der alten Hornschicht bestehende Decke geht nach der Seite hin allmählich unter starker Verdünnung in eine Zone über, die nur noch aus der abgehobenen Hornschicht besteht. Diese ganze obere Schicht ist von zahlreichen *Kokken* sowohl in Ketten wie Diploform durchsetzt (sekundär). Unterhalb der abgehobenen Hornschicht, die klinisch dem Pustelsaum entspricht, finden wir die von Leukocyten bedeckte Stachelzellschicht *ödematös* aufgelockert und *in Auflösung* begriffen. Nach der Mitte hin nimmt diese Auflösung und damit die schlechte Färbbarkeit des Gewebes stärkere Grade an. Zum Rande hin sind Papillarkörper und obere Cutis durch ein *entzündliches Ödem* aufgequollen, die Gefäße und Capillaren — entsprechend der klinischen sichtbaren starken Rötung — erheblich erweitert. Nach der Mitte der Veränderung sind hingegen die Gefäße eng, vielfach *thrombotisch* verschlossen;

sie lassen sich im Zentrum der Gewebezerstörung nur noch bei besonderer Färbung der elastischen Fasern als solche erkennen. Das ganze übrige Gewebe ist hier in eine amorphe und bröckelige Masse *zerfallen.* Unter dieser, zum Gesunden hin, ist das kollagene Gewebe durch das entzündliche Ödem aufgelockert und die Lymphspalten von herauswandernden polynukleären Leukocyten durchsetzt. Hier sind, ähnlich wie in der Randzone, die Gefäße ebenfalls stark erweitert.“

Dieser zusammenfassenden Schilderung möchte ich zunächst die Beschreibung anreihen, die LEWANDOWSKY von einer frischen Ecthymaefflorescenz gibt, die er in Serienschnitten untersucht hat:

„Die Efflorescenz ist eine epithelio-cutane Pustel, deren Decke zum größten Teil von einer Kruste gebildet wird. Diese besteht fast nur aus eingetrockneten Eiterkörperchen, zwischen denen sich Kokken in Diploform und kurzen Ketten in großen Mengen finden. Rein seröse Stellen, wie sie den Hauptbestandteil der Impetigokrusten bilden, kommen nicht vor. In den Randpartien geht die Kruste über in eine dünne Decke, die bloß aus abgehobener Hornschicht besteht. Der Boden der Pustel ist nur an den peripheren Teilen von Epithel gebildet. Es sind die tiefsten Reteschichten, die aber auch schon stark ödematös, von Leukocyten durchsetzt und in Degeneration begriffen sind. Im Zentrum des Pustelgrundes sind Rete und Papillarkörper völlig zerstört. Nur Reste von tiefen Follikelteilen sind noch vorhanden. Der Pustelinhalt besteht aus sehr reichlichen polynukleären Leukocyten. Außerdem liegen darin massenhaft degenerierte Epithelzellen, einzeln oder noch in größeren Verbänden vereinigt, aber keine Gebilde, die an ballonierende Degeneration erinnern. Die Streptokokken finden sich reichlich im Pusteleiter als lanzettförmige Diplokokken oder ganz kurze Ketten; relativ gering ist ihre Anzahl in den tiefen Partien der Läsion. Dagegen sieht man hier und da schöne gewundene Ketten am Rande der Pustel, dort wo das Epithel gerade in Zerstörung übergeht. Diese Ketten umschlingen zuweilen einzelne Epithelzellen und scheinen in den Saftlücken des Epithels zu liegen. In der Umgebung der Pustel sind Blut- und Lymphgefäße stark erweitert. Um die Gefäße besteht Infiltration mit Leukocyten.“

SABOURAUD gibt in der Pratique eine Darstellung der drei Stadien des Ecthyma simplex. Das erste ist — entsprechend seiner Auffassung vom Beginn des Ecthyma (s. S. 132) — analog dem histologischen Befund des Blasenstadiums der Impetigo contagiosa. Als zweites („au stade d'ulcération épidermique“) gibt er die Abbildung aus UNNAS histologischem Atlas, die dieser als „Impetigo streptogenes“ ansieht. Der histologische Befund entspricht im wesentlichen dem, was LEWANDOWSKY gefunden hat. Das Epithel ist auch hier zum Teil zerstört, nur ist die Decke der entleerten Blase noch als solche vorhanden und die Eiterung geringer. Für das 3. Stadium, das ulceröse, bezeichnet er als wichtigste Merkmale: Die oberflächliche Nekrose und die „congestion“. Der Grund des Ulcus ist unregelmäßig, zottig, weist Granulationen auf. Ein starkes Ödem durchsetzt die Cutis auch an den Rändern. Die Gefäße sind stark erweitert, zwischen den Granulationen finden sich kleine Nekroseinseln. An den Rändern ist das Epithel wie abgeschnitten[1]. Streptokokken sind nur auf der Oberfläche vorhanden, nie in der Cutis selbst.

Aus diesen Beschreibungen ist das histologische Geschehen bei dem Ecthyma simplex klar ersichtlich: Pustelbildung (bei SABOURAUD erst der serösen Blase folgend), baldige Verkrustung, eitrige Zerstörung des Epithels, oberflächliche Nekrose der Cutis. Dabei starkes Ödem und starke Infiltration.

[1] Vgl. hierzu die Abbildung bei GANS, Bd. 1, S. 330.

Ich kann den Befunden dieser Autoren die von FREUDENTHAL gegebenen histologischen Protokolle zweier Excisionen anfügen. Das eine Präparat (Abb. 73) stammt aus der Sammlung histologischer Präparate JADASSOHNS, das zweite (Abb. 74) habe ich von einem in der Breslauer Klinik beobachteten Fall mit ausgebreitetem Ecthyma simplex excidieren lassen.

Die in Abb. 73 dargestellte Excision zeigt folgendes:

Die Efflorescenz erhebt sich an dem einen Rande ziemlich steil, an dem anderen Rande flacher über das Niveau der umliegenden Haut.

Diese Erhebung wird aus dem verbreiterten Papillarkörper, einer akanthotischen Epidermis, einer reichlichen Zellinfiltration und einer krustösen Auflagerung gebildet.

An dem steilen Rand der Efflorescenz geht eine dünne losgelöste Hornschuppe in die Höhe, an dem flachen Rande ist diese nur angedeutet.

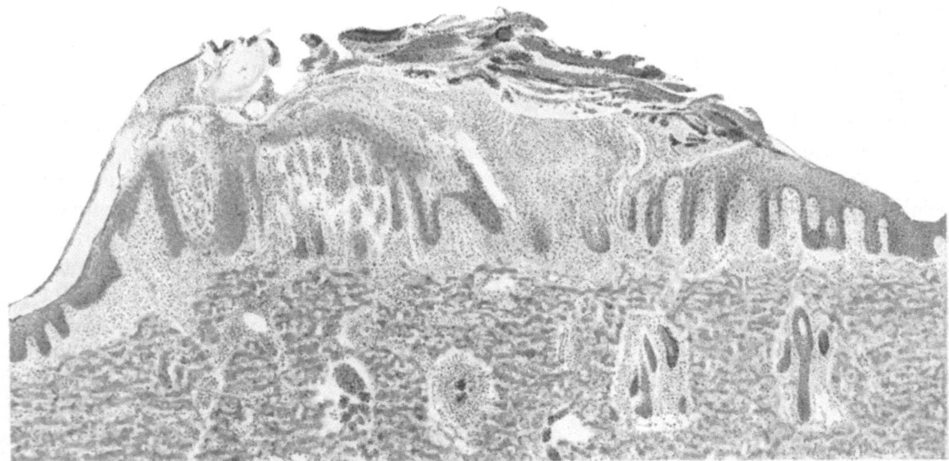

Abb. 73. Ecthyma simplex. Frühes Stadium.

Die Epidermis ist verbreitert, die Retezellen sind teilweise spongiotisch aufgelockert. Die Retezapfen sind verlängert und greifen zwischen die langausgezogenen Papillen eines verbreiterten Papillarkörpers.

Das epitheliale Band ist von den Zellen eines Infiltrates durchsetzt und durch dieses vielfach unterbrochen oder auch zerstört.

Das Infiltrat befindet sich im Bereiche des Papillarkörpers, der verbreiterten Epidermis und oberhalb derselben. Es besteht aus dicht beieinander liegenden Lymphocyten und Leukocyten; letztere überwiegen im allgemeinen. Nahe dem steilen Rande der Efflorescenz ist es zu einer pustelähnlichen Leukocytenansammlung oberhalb einer Epidermiseinsenkung gekommen. Aber auch unterhalb der Epidermis oder vielmehr im Bereiche des Papillarkörpers und der halb zerstörten, lang ausgezogenen Retezapfen finden sich größere Infiltrathaufen, die überwiegend aus Leukocyten bestehen.

Unterhalb der Efflorescenz ist ein mäßiges Lymphocyteninfiltrat um erweiterte Blut- und Lymphgefäße, an Haaren und Schweißdrüsen vorhanden.

An den Rändern der Efflorescenz (klinisch dem roten Hof entsprechend) besteht ein verhältnismäßig sehr geringes Infiltrat im Papillarkörper.

Die elastischen Fasern sind im Bereiche des Infiltrates sehr vermindert; dies gilt in geringerem Maße auch für die eben erwähnten Randstrecken zu beiden Seiten der Efflorescenz (in der Zeichnung nicht mehr enthalten). Dieser Randzone gibt die Verminderung der elastischen Fasern im Papillarkörper viel stärker das Gepräge als das geringe Infiltrat.

Die obere Bedeckung der Efflorescenz bildet eine Kruste, die in zahlreiche schmale Streifen zerfallen ist. Sie besteht aus einer serösen Grundsubstanz, in die zahlreiche dicht aneinander gedrängte Zellen, überwiegend Leukocyten, doch auch einige Züge von Epithelzellen eingebettet sind.

In der Kruste finden sich kleine Haufen von Kokken sowie Kokken in kurzen Ketten; auch in der pustelähnlichen Leukocytenansammlung liegen kurze Ketten von Kokken.

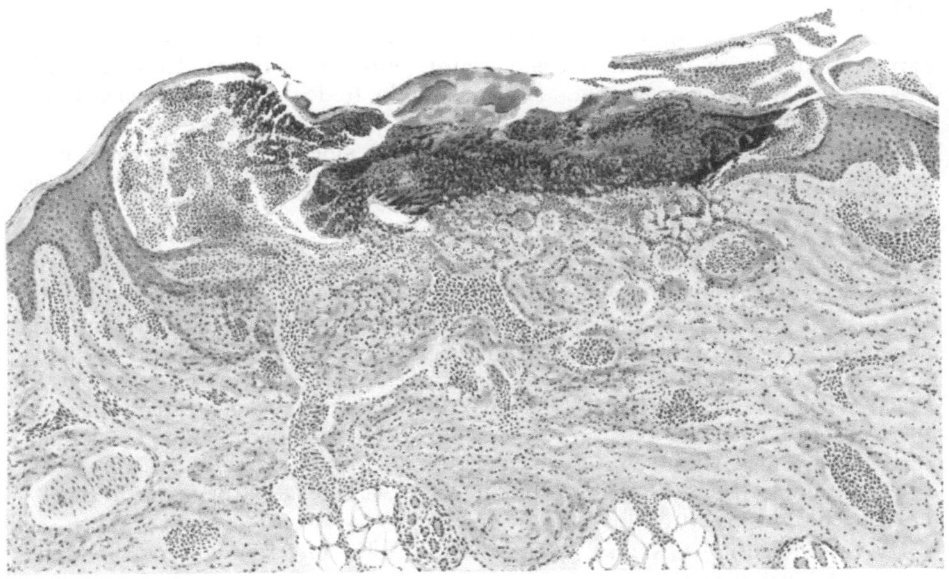

Abb. 74. Ecthyma simplex. Späteres Stadium.

Die Abb. 74 gibt ein etwas späteres Stadium wieder: Das Wesentliche an der Efflorescenz ist ein Substanzverlust der Epidermis und des Papillarkörpers, der durch ein meist eitriges Infiltrat und durch eine Kruste ausgefüllt wird.

Die Epidermis ist an beiden Rändern verbreitert und umschließt Leukocytenanhäufungen. Am linken Rande ist eine solche intraepidermale Pustel sehr deutlich zu erkennen. Als Decke wölbt sich über sie eine kernlose Hornschicht, während die seitliche und untere Begrenzung aus Retezellen besteht, die nur wenig spongiotisch verändert sind. Die Pustel geht nach der Mitte der Efflorescenz zu allmählich in die später zu beschreibende Kruste über.

Am rechten Rande findet sich eine ähnliche, nur kleinere Pustel; die sie bedeckende Hornschicht ist hochgehoben und etwas zurückgebogen.

Der Pustelinhalt besteht in der Hauptsache aus Leukocyten, ferner einigen Epithelien sowie abgestoßenen Hornlamellen.

In der ganzen Cutis einschließlich der angrenzenden Subcutis besteht ein ziemlich beträchtliches, vorwiegend um die erweiterten Blut- und Lymphgefäße, um Haare und Schweißdrüsen lokalisiertes lymphocytäres Infiltrat. Dieses ist nicht nur unterhalb der Efflorescenz, sondern auch ziemlich weit in der Umgebung vorhanden.

Im Bereiche des Infiltrates sind die elastischen Fasern vermindert. Auch an den Rändern der Efflorescenz sind sie im ödematösen Papillarkörper auf eine beträchtliche Strecke hin wesentlich verringert, ohne daß sich dort ein nennenswertes Infiltrat vorfindet.

Das Zentrum der Efflorescenz wird ausgefüllt durch die im Bereich des zerstörten Papillarkörpers und der Epidermis eingesenkte Kruste. Sie geht an beiden Seiten in die vorhin beschriebenen Pusteln über. Die Grundsubstanz der Kruste sind Serumblöcke und wohl auch zerfallene rote Blutkörperchen. Eingelagert sind zahlreiche, zum Teil degenerierte Leukocyten, in dichten Haufen oder Streifen liegend, oder auch einzelne kleine Serumblöcke umschließend.

Auf die Kruste sind einige größere Haufen von Kokken aufgelagert. Ferner finden sich in der Kruste selbst einzelne kleinere Haufen sowie Kokken in ganz kurzen Ketten. In den Pusteln finden sich vorwiegend kurze Ketten.

Auch seitlich und unterhalb der Efflorescenz sind im Bereiche eines perifollikulären Infiltrates vereinzelte kurze Ketten anzutreffen, die am besten bei UNNA-PAPPENHEIM-Färbung zu sehen sind.

Zu diesen beiden Präparaten ist kaum etwas zu erwähnen. Die erste, jüngere Efflorescenz zeigt etwa das gleiche histologische Bild, wie LEWANDOWSKY es für seine „frische Ecthyma-Efflorescenz" gibt, in der zweiten, älteren, ist es bereits zu einer stärkeren Zerstörung des Papillarkörpers gekommen. Hier wird die eingelagerte Kruste deutlich von einem Pustelrand eingefaßt, wie wir dies auch klinisch bei den noch im Wachstum begriffenen Ecthyma simplex-Läsionen zu sehen gewohnt sind. Auffällig erscheint mir nur die in beiden Präparaten auch über den Rand der Efflorescenz hinausgehende Verminderung der elastischen Fasern sowie der Befund von Streptokokken auch in der nichtergriffenen Cutis unterhalb und seitlich der Efflorescenz in dem zweiten Präparat (s. oben, S. 139, die Ansicht SABOURAUDS hierüber).

Das rein ulceröse Stadium (ohne Kruste) ist in einer sehr guten Abbildung in GANS[1] wiedergegeben.

Ätiologie und Pathogenese.

Das Ecthyma simplex ist „im Prinzip eine streptogene Affektion" (JADASSOHN). Diese Tatsache ist heute sichergestellt. Das Verdienst, die Frage der Ätiologie des Ecthyma simplex geklärt zu haben, gebührt in der Hauptsache BALZER und GRIFFON, SABOURAUD und LEWANDOWSKY. BALZER und GRIFFON haben schon 1897 (unter Hinweis auf die kulturellen Ergebnisse von THIBIERGE und BESANÇON) die Streptokokken als Erreger angesprochen, SABOURAUD, für den das Ecthyma sich von der Impetigo contagiosa streptogenes nur dadurch unterscheidet, daß es die Cutis mitergreift (s. oben), fand stets Streptokokken, aber erst LEWANDOWSKY hat die ätiologische Rolle der Streptokokken *bewiesen.* Ihm gelang es, in Selbstversuchen *experimentell mit Streptokokken das klinische Bild eines Ecthyma simplex hervorzurufen.* Ich gebe eines seiner beiden Versuchsprotokolle hier wieder:

„22. 8. Auf den Beugeflächen meiner beiden Vorderarme werden nach vorheriger Desinfektion durch schräges Einstechen einer Lanzette durch die ganze Dicke des Epithels, bis etwa an den Papillarkörper, je zwei kleine Impftaschen gebildet. In die Taschen links werden Streptokokken von Impetigo (frische Agarkultur), rechts Streptokokken von einem Fall von Dermatitis herpetiformis-DUHRING (also Sekundärinfektion) geimpft.

23. 8. Rötung und geringe Infiltration um die Impfstellen.

---

[1] GANS: Histologie der Hautkrankheiten, Bd. 1, S. 330.

24. 8. Beiderseits an jeder Impfstelle ein kleines eitriges Bläschen mit stark gerötetem, mäßig infiltriertem Hof. Kulturen von beiden Seiten ergeben Streptokokken in Reinkultur. Mikroskopisch reichlich Eiterkörperchen und lanzettförmige Diplokokken.

26. 8. Die Pusteln haben sich bis Linsengröße verbreitert, beginnen im Zentrum zu verkrusten.

27. 8. Beiderseits gelbe Krusten mit Pustelsaum und infiltriertem gerötetem Hof. Kulturen: Streptokokken in Reinkultur.

28. 8. Beiderseits Behandlung mit feuchten Verbänden mit Liquor aluminii acetici.

29. 8. Nach Entfernung der Krusten liegen oberflächliche Excoriationen zutage mit unregelmäßigem Grund. Kulturen: Streptokokken in Reinkultur.

3. 10. Läsionen geheilt. Noch am 15. 11. sind die Impfstellen als rötliche Flecke zu erkennen.“

Die Ecthymaefflorescenz ist in diesem, wie in einem zweiten Selbstversuch LEWANDOWSKYs zwar eine relativ oberflächliche (woran das rasche Einsetzen der Behandlung Schuld sein mag), aber es ist ein klinisch typisches Ecthyma simplex.

Die Versuche LEWANDOWSKYs, aus denen zugleich hervorgeht, daß es sich bei dem Ecthyma um die gleichen Streptokokken handelt, wie sie bei der Impetigo contagiosa oder sonst auf der Haut gefunden werden, sind in der Folgezeit dann auch allerseits als beweisend anerkannt worden.

Von den Autoren, die mit moderner bakteriologischer Technik Fälle von Ecthyma simplex untersuchten, möchte ich zunächst diejenigen aufführen, denen eine größere Anzahl von Fällen zur Verfügung stand. Das größte Material verarbeitete DORA FUCHS. Sie fand bei 50 Fällen in den krustösen, ulcerösen und pustulösen Efflorescenzen stets Streptokokken, und zwar in den 6 Fällen von pustulösem und in 7 von 37 Fällen von krustösem Ecthyma in Reinkultur. In den übrigen Fällen von krustösem und in allen Fällen von ulcerösem Ecthyma überwog die Zahl der Streptokokken bei weitem die wenigen Kolonien der Staphylokokken. LEWANDOWSKY untersuchte 32 Fälle und erhielt in 26 (also in 81,2%) Reinkulturen von Streptokokken. In den 6 anderen Fällen waren nur ganz vereinzelte Staphylokokken unzähligen Streptokokkenkolonien beigemischt. Von weiteren Autoren, die nur oder auch Streptokokken fanden, seien noch erwähnt: COLE (in 16 Fällen stets Streptokokken neben Staphylokokken), FLEHME (in 7 Fällen nur Streptokokken aus der Pustel gezüchtet), EHRLICH (in 5 Fällen Streptokokken, zweimal in Reinkultur), BOMMER, HAXTHAUSEN, GILCHRIST (2 Fälle, in beiden Reinkulturen).

Unser von ST. EPSTEIN zusammengestelltes Material (s. Tabelle S. 119) umfaßt 43 Fälle aller Stadien. Bei 38 von ihnen wurden Streptokokken gezüchtet, also in 88,4%, aber nur in 6 Fällen in Reinkultur — was daran liegen mag, daß nur wenige Fälle im pustulösen Stadium untersucht werden konnten.

Aus dieser Tabelle geht aber zugleich hervor, daß in 4 Fällen nur Staphylokokken kultiviert wurden — und damit komme ich zu der Frage, *ob die in den meisten Fällen neben Streptokokken gefundenen Staphylokokken auch hier nur* — wie bei der Impetigo contagiosa streptogenes — *sekundärinfizierende Mikroorganismen sind*, was ich, wie SABOURAUD, LEWANDOWSKY, JADASSOHN, D. FUCHS u. a., annehmen möchte, oder *ob es auch ein staphylogenes Ecthyma simplex gibt.*

JADASSOHN hat (s. oben) seinerzeit das Ecthyma simplex als „im Prinzip“ streptogen angesprochen, aber zugleich erwogen, ob dieser typischen Form nicht analoge Efflorescenzen durch Staphylokokkeninfektion entsprechen. Seit wir wissen, daß es neben einer streptogenen Pyodermia bullosa manuum eine staphylogene, neben der streptogenen Impetigo eine staphylogene gibt, wäre es nicht verwunderlich, wenn es neben dem streptogenen Ecthyma simplex auch ein staphylogenes geben würde. Auch die etwas tieferen Defekte beim staphylogenen

Pemphigoid der Neugeborenen sprechen in diesem Sinne. In manchen Lehrbüchern ist diese Möglichkeit bereits — wenn auch ohne nähere Angaben — erwähnt, so sagt z. B. Zieler, für den die Ursache der gewöhnlichen Form des Ecthyma „meist Streptokokken" sind: „durch Staphylokokken können aber bei gleich tief reichender Einimpfung in die Haut durch das Kratzen wahrscheinlich die gleichen Krankheitsbilder entstehen". Šamberger hält das Ecthyma überhaupt für staphylogen. In der Literatur finden sich auch sonst einzelne kulturell untersuchte Fälle von Ecthyma, die ich für Ecthyma simplex halten möchte, in denen nur Staphylokokken gezüchtet wurden (Dubreuilh und Brandeis [Pipettenmethode!], Sh. Dohi, Werther [neben Impetigoblasen mit Staphylococcus aureus, am Rumpf] u. a.).

In unseren 4 Ecthyma simplex-Fällen, in denen nur Staphylokokken kultiviert wurden (Krystallviolettagar steril) handelte es sich um Kinder. In einem Fall bestand das Ecthyma bei einer juckenden Dermatose (die Schwester war gleichzeitig wegen eines „impetiginisierten" Ohrekzems in Behandlung, von dessen Oberfläche ebenfalls nur Staphylokokken wuchsen), im zweiten neben einem Strophulus, im dritten neben Frostschäden. Im vierten Falle war nur ein Ecthyma simplex vorhanden (bei dem Bruder, der auch an Ecthyma litt, wuchsen Streptokokken und Staphylokokken).

Aber die Zahl der Fälle, die nach modernen Methoden kulturell untersucht wurden, ist noch zu klein, als daß man die Frage, ob es auch ein staphylogenes Ecthyma simplex gibt, mit Sicherheit im positiven Sinne beantworten könnte. Hier müssen weitere Untersuchungen oder Selbstimpfungen — möglichst mit Staphylokokkenstämmen aus staphylogener Impetigo, analog den Versuchen Lewandowskys — abgewartet werden.

Die *Pathogenese* des Ecthyma simplex scheint mir durch die Versuche Lewandowskys geklärt. *Es entsteht dann, wenn die Streptokokken Gelegenheit haben, in die tieferen Epithelschichten oder bis in den Papillarkörper einzudringen.* Dies kann wohl sicherlich — was Sabouraud für alle Fälle annimmt — auch mitunter im Gefolge der ganz oberflächlichen Infektion der Fall sein, die die Impetigo contagiosa hervorruft, in den meisten Fällen aber handelt es sich sicherlich um eine direkte tiefere epidermidale oder epidermido-cutane Infektion. Diese wird nach den klinischen Erfahrungen am häufigsten durch das *Kratzen* bewirkt, sei es, daß mit dem Nagel die Streptokokken direkt inokuliert werden, sei es, daß die auf der Haut vorhandenen Streptokokken die Kratzeffekte — oder sonstige Läsionen — infizieren. Ein schönes Beispiel hierfür bieten die Fälle von Ecthyma simplex, die an den Unterschenkeln solcher Menschen (meist Kinder) auftreten, die ohne Strümpfe über abgemähte Getreidefelder gegangen sind (*„Stoppelblattern"*). Die trockenen scharfen Spitzen der Stoppeln setzen relativ tiefe Läsionen in der Haut, und so kommt es hier durch Infektion mit Streptokokken gewöhnlich nicht zur Impetigo contagiosa, sondern zum Ecthyma simplex.

Die Rolle, welche die herabgesetzte Widerstandskraft in ausgebreiteten Fällen von Ecthyma simplex für die Pathogenese spielt, ist schwer zu beurteilen. Daß sie in vielen Fällen mitwirkt, ist sicher.

Diagnose.

Die Diagnose des Ecthyma simplex bietet gewöhnlich keine Schwierigkeiten, zumal dann, wenn — wie so häufig — noch andere „Pyodermien" vorhanden sind. Differentialdiagnostisch kommen Erscheinungen der *malignen Lues, tertiär-luische Ulcera, tuberkulöse Ulcera, ulceriertes Erythema induratum, papulonekrotische Tuberkulide,* die *ecthymatöse Hautdiphtherie* (s. bei Biberstein),

Milzbrand (Nicolau), abortive Fälle von *Herpes zoster gangraenosus* u. a. in Frage. In den Lehrbüchern und in der sonstigen Literatur wird besonders die Schwierigkeit der Unterscheidbarkeit mancher Fälle von Ecthyma simplex gegenüber dem *Ulcus cruris* und ulcerösen luischen Prozessen betont (außer den Lehrbüchern Fälle von Dubois-Havenith, Reenstierna, Hudelo u. a.).

Es ist wohl unnötig, hier die Merkmale anzuführen, die bei all den genannten Krankheiten differentialdiagnostisch verwertbar sind. In unklaren Fällen wird es doch notwendig sein, das ganze Rüstzeug der modernen diagnostischen Methoden heranzuziehen.

Bezüglich der Unterscheidung des Ecthyma simplex von den *anderen Ecthymaformen* (gangraenosum, cachecticorum usw.) verweise ich auf die am Anfang angeführten Kapitel von Bruck und Leiner.

Prognose und Therapie.

Die *Prognose* des Ecthyma simplex ist, auch bei ausgebreiteten Fällen, fast stets eine gute. Bezüglich der Dauer der Erkrankung ist sie allerdings, insbesondere bei geschwächten Individuen, mit einer gewissen Reserve zu stellen, da sich die Heilung, auch bei zweckmäßiger Behandlung, über eine Reihe von Wochen hinziehen kann. Können die Umstände, die für die Entstehung des Ecthyma simplex praedisponierend eine Rolle gespielt haben, nicht ausgeschaltet werden, so muß man mit Rezidiven rechnen, die wiederum eine mehrwöchige Behandlung erfordern können.

Bei der *Therapie* des Ecthyma simplex sind bei schwereren Fällen, zumal wenn zugleich andere Pyodermien bestehen, *allgemeine roborierende Maßnahmen* von großer Wichtigkeit. Bei geschwächten Individuen gilt es, den allgemeinen Kräftezustand zu heben. *Gute Ernährung,* insbesondere auch *Bettruhe* wird in solchen Fällen allgemein für sehr wichtig gehalten. Bei sehr ausgebreitetem Ecthyma simplex kommen auch *Bäder* mit desinfizierenden Zusätzen (Kal. permangan., Schwefel, Sublimat) in Frage.

Bezüglich der *allgemeinen spezifischen* und *unspezifischen* sowie der *lokalen spezifischen Behandlung* kann ich auf das verweisen, was ich bei der Besprechung der Therapie der Impetigo contagiosa angeführt habe. Auch die *lokale medikamentöse Therapie* wird bei dem Ecthyma simplex in der gleichen Weise durchgeführt wie bei der Impetigo contagiosa. Gut sitzende Verbände, die evtl. 2mal täglich erneuert werden, sind hierbei besonders wichtig. Speziell für die Behandlung des Ecthyma simplex sind aber noch einige besondere Vorschläge gemacht worden, von denen ich folgende erwähnen möchte:

Zur Desinfektion der Umgebung: einmalige Bepinselung mit verdünnter Jodtinktur (3—5%), besonders an den Unterschenkeln, später Anthrarobintinktur (Schäffer-Zieler-Siebert); als Salben zur Behandlung der Ulcerationen: 10%ige Kreolin-Zinkpaste, Granugenpaste (Schäffer-Zieler-Siebert), Ferrum oxyd. fusc.-Vaseline (Lotte nach Sabouraud, 1,0 : 40,0), Schwarzsalbe, eine von Hodara angegebene Salbe (Hg. praec. rubr. 5—10, Acid. boric. 5—10, Minium 5—10, Amylum 35—20, Vaselin und Lanolin āā 25); zur Trockenbehandlung der Ulcerationen: Dermatol, reine Borsäure (Smith); Einpinselung mit reinem Ichthyol, Wattierung und Zinkleimbedeckung (Jadassohn), feuchte Verbände mit Ichthyollösungen (Lutembacher, 1 : 20—1 : 10), feuchte Kammer wie beim Ulcus cruris (Lang, nach vorbereitenden Umschlägen mit $^1/_4$% Arg. nitric.- oder $^1/_2$—2% Kal. permang.-Lösungen); Röntgenbestrahlung (Kromayer, $^3/_4$ E.D.).

Literatur.

Bezüglich der älteren Arbeiten vgl. auch die Literaturverzeichnisse bei Matzenauer (Mračeks Handbuch Bd. 2), bei Lewandowsky (Arch. f. Derm. **94**), sowie in Sabourauds „Pyodermites et Eczémas".

Abe, s. Nakao. — Abel, S.: Hautdiphtherie. Med. Rev. (norw.) **1921**, Nr 1. Ref. Zbl. Hautkrkh. **1**, 348. — Adamson, H. G.: A case of Impetigo circinata with bullous lesions of the hands and feet and subsequent infection of the nail-matrices. Brit. J. Dermat. **16**, 165 (1904). Alderson, H. E.: Einige Fälle aus der dermatologischen Klinik der Leland Standfort gr. University School of Medicine. Amer. Med. Enoc. San Francisco, Juni 1915. Ref. Dermat. Wschr. **62**, 31. — Ambrosoli, Gian Angelo: (a) Iniezioni di arsenobenzoli nella cura delle piodermiti gravi nei bambini debilitati. Terapia **14**, Nr 65, 329—334 (1924). Ref. Zbl. Hautkrkh. **17**, 182; Policlinico, sez. prat. **31**, H. 33, 1079, 1080. Ref. Zbl. Hautkrkh. **15**, 202. (b) Vaccinoterapia e proteinoterapia (sperimentationi e ricerche). Giorn. ital. Mal. vener. e Pelle **65**, 240 (1924). Ref. Zbl. Hautkrkh. **14**, 51 (1924). — Andrews: Streptococcus Infection of the skin. New York. Acad. of med. sect. of dermat. a. syph., Sitzg 5. Jan. 1926. Ref. Arch. of Dermat. **13**, 714. — Aochi, M.: (a) Bacteriological studies of Impetigo. I. Impetigo vulgaris. Dep. of bacteriol. a. clin. f. skin. dis., Kyoto med. coll. Acta dermat. (Kyoto) **9**, H. 6, 507—539 u. englische Zusammenfassung S. 539—540 (jap.). Ref. Zbl. Hautkrkh. **25**, 290 (1928). (b) Bakteriologische Untersuchung über Impetigo. II. Impetigo albostaphylogenes Dohi und Impetigo Bockhart. Acta dermat. (Kyoto) **10**, H. 3, 301—317 (jap.). Ref. Zbl. Hautkrkh. **27**, 68. — Armsrong: A case for diagnosis. Arch. of Dermat. **6**, 648 (1922). — Arning, Ed.: Impetigo contagiosa. Ärztl. Verein Hamburg, Sitzg 16. Febr. 1897. Ref. Dtsch. med. Wschr. **1897**, Ver.Beil. S. 83. — Aron, H.: Die Behandlung der Impetigo contagiosa, impetiginöser und anderer Ekzeme mit Trockenpinselungen. Berl. klin. Wschr. **1917**, Nr 33. — Artom, Mario: (a) Nuovo contributo allo studio delle dermatiti stafilogene vegetanti. Giorn. ital. Dermat. **66**, H. 5, 1338—1348 (1925). Ref. Zbl. Hautkrkh. **19**, 663. (b) Contributo allo studio delle dermatiti stafilogene vegetanti. (Beitrag zum Studium der vegetierenden staphylogenen Dermatitiden.) Giorn. ital. Mal. vener. e Pelle **1923**, H. 1, 43. Ref. Zbl. Hautkrkh. **9**, 36. — Aschner, B.: Über eine schnelle und einfache Behandlungsmethode der Pyodermatosen, insbesondere der Furunkulose. Münch. med. Wschr. **1917**, Nr 17. — Asselbergs: Postimpetiginöse Kahlheit. Presse méd. **1902**, No 23. Ref. Mh. Dermat. **36**, 532. — Ast, A.: Über die Wirkung von Autovaccine bei einer durch Staphylococcus aureus bedingten Hautaffektion (estnisch). Eesti Arst **2**, Nr 11/12, 348 (1923). Ref. Zbl. Hautkrkh. **12**, 48. — Attlee: Zit. nach Donovan. — Azua, J. de: (a) Pyodermitis chronica vegetans papillomatosa en plaques mit epithelialen Horncysten. Actas dermo-sifiliogr. **1910**, Nr 5. Ref. Mh. Dermat. **51**, 515. (b) Pyodermitis vegetans postimpetiginosa. Actas dermo-sifiliogr. **1911**, Nr 5. Ref. Dermat. Wschr. **54**, 209. (c) Impetigo vegetans. Actas dermo-sifiliogr., Dez. **1911**. Ref. Dermat. Wschr. **55**, 886.

Baar u. P. Freud: Pustulosis vacciniformis acuta. Ges. Kinderheilk. Wien, Sitzg 13. Mai 1931. Wien. med. Wschr. **1931 II**, 1157. Ref. Zbl. Hautkrkh. **39**, 534. — Baliña u. Aubrun: Atypische, orbikuläre Impetigo durch Staphylococcus aureus. Rev. argent. Dermato-Sifil. **14**, 170, 171 (span.) (1931). Ref. Zbl. Hautkrkh. **41**, 231. — Baliña, P. L. u. Basombrio: Chronische circinäre Impetigo durch Staphylococcus albus. Rev. dermat. argent. **14**, 170 (1931). Ref. Zbl. Hautkrkh. **40**, 653. — Balmain, A. R.: An investigation into the aetiology of impetigo contagiosa (56 cases) with notes on treatment (263 cases). Lancet **211**, Nr 10, 484—487 (1926). Ref. Zbl. Hautkrkh. **22**, 81. — Balog, Paul: Sur la bactériologie de l'impetigo bullosa et du pemphigoide. Ann. de Dermat. **1**, 1277—1281 (1931). — Balzer, F.: Contribution clinique a l'étude de l'impétigo chronique et des streptococcies cutanées. Paris méd. **1921**, No 38, 221. — Balzer, F. et L. Alquier: Impétigo de Bockhart du cuir chevelu. Med. mod. **1900**, No 63, 497. — Balzer, F. et Griffon: (a) Cicatrices hypertrophiques consécutives à l'impétigo streptococcique. Ann. de Dermat. **1897**, 285. (b) Le streptocoque agent pathogéne constant de l'impétigo et de l'ecthyma. C. r. Soc. Biol. Paris **1897**, 916. (c) Stomatite diphthéroide impétigineuse à streptocoques. Rev. mens. Mal. l'enfance **1898**, 23. Ref. Ann. de Derm. et de Syph. **1898**, 1173. — Barber, H. W.: (a) Case of dermatitis repens and infectious eczematoid dermatitis with involvement of the mucous membranes. Proc. roy. Soc. Med. **16**, Nr 11, 98 (1923). Ref. Zbl. Hautkrkh. **11**, 48. (b) The relationship of dental infection to disease of skin. Proc. roy. Soc. Med. **20**, Nr 9, sect. odontol., 28. Febr. 1927, 39—48. Ref. Zbl. Hautkrkh. **25**, 543. — Barber, H. W. and L. Forman: Streptococcal infections. Diseases of the skin due to streptococcal infection. With some observations on intradermal tests in erythema multiforme a. lupus erythematosus. Guy's Hosp. Rep. **81**, 92—110 (1931). Ref. Zbl. Hautkrkh. **40**, 655. — Barbier: Observations de staphylococcie dans les familles. Bull. Soc. Pédiatr. Paris **24**, No 6/7, 315 bis 320 (1926); Arch. Méd. Enf. **29**, No 11, 650—654 (1926). — Barg, G. S.: Studien über die biologische Eigenschaft der Filtrate nach Besredka. I. Zur Frage der das Mikrobenwachstum in Bouillonkulturfiltraten hemmenden Faktoren. Zbl. Bakter. I, Orig. **102**, 398. — Bass, A.: De la vaccinothérapie au moyen des pansements d'origine microbienne. C. r. Soc. Biol. Paris **89**, 287—289 (1923). — Bass, Soupault et Brouet: Des pansements antimicrobiens dans la pratique humaine. Presse méd. **16**, 1 (1924). Zit. bei Citron u. Picard. — Bazy, Louis: Traitement des infections chirurgicales a staphylocoques par le bactériophage anti-staphylococcique. C. r. Soc. Biol. Paris **92**, No 7, 485, 486 (1925). — Beck: Heilversuche mit der lokalen Immunisierung der Haut nach v. Wassermann. Med. Klin. **1912**, Nr 22. — Beers, N. T.: Impetigo contagiosa. New York. med. J., 18. Juni **1907**. Ref. Mh. Dermat. **46**, 150. — Behrend, G.: Demonstration eines Falles von Impetigo contagiosa mit Herpes tonsurans. Dtsch. med. Wschr. **1884**, Nr 48, 784. — Beinhauer, L. G.: Chronic (streptococcic) hypertrophy of the lower lip. With report of a case. Med. J. a. Rec. **124**, Nr 12, 755, 756 (1926). Ref. Zbl. Hautkrkh. **24**, 393. — Bejarano: Neuer Fall von Pyodermitis chancriformis. Soc. española de dermatol. y sifiliogr., Madrid, 30. Jan. 1925. Acta dermo-sifiliogr. **17**, No 2, 98 (1925). Ref. Zbl. Hautkrkh. **20**, 592. — Benassi, E.: Osservazioni e considerazioni sulla fototerapia dell' impetigine. L'Actinoter. **9**, 128. Ref. Zbl. Hautkrkh. **40**, 360. — Bender, E.: Beiträge zur Ätiologie der Impetigo contagiosa. Arch. f. Dermat. **84**, 59 (1907). — Benjamini, A.: Un cas de pemphigus staphylococcique foudroyant et les manifestations staphylococciques. Rev. franç. Dermat. **2**, No 7/8, 447—449 (1926). — Bercher, J. et P. Krivine: Staphylococcie à manifestations cutanées et buccales. Revue de Stomat. **32**, 296—307 (1930). Ref. Zbl. Hautkrkh. **37**, 375. — Bergeron: Stomatites. Dict. encyclop. d. sciences med. Zit. nach Duprey. — Berkenbusch: Die Behandlung der Furunkel und anderer eitriger Hauterkrankungen mit Salicylsäure. Ther. Mh. **1915**, H. 10. — Bernard: Observations pour servir à l'histoire des pyodermites. Ann. de Dermat. **1899**, 574. — Bernhardt, R.: Über die akute und chronische impetigoartige Hautentzündung auf Streptokokkenbasis. Przegl. dermat. **1924**, Nr 2, 73 (poln.). Ref. Zbl. Hautkrkh. **17**, 448. — Bernhardt, R.: Impétigo vulgaire bulleux des adultes, impétigo vulgaire circiné. Impetigo vulgaris pemphigoides adultorum s. Pemphigoid adultorum. Impetigo vulgaris circinata. Ann. de Dermat. **4**, No 3, 166 (1923). — Besredka, A. L.: (a) De la vaccination locale. Paris méd. **2**, 12 (1922). (b) Immunité générale par immunisation locale. Bull. Inst. Pasteur **20**, 473 u. 513 (1922). (c) Étude sur l'immunité locale. Staphylocoque: cuti-vaccination et cuti-immunité. C. r. Soc. Biol. Paris **88**, 1273 (1923). (d) Pansements spécifiques. Étude sur L'immunité locale. Ann. Inst. Pasteur **38**, No 7, 565—580 (1924). (e) Immunisation locale. Pansements spécifiques. Paris: Masson et Co 1925. (f) Rôle de la peau dans l'infection et l'immunité. Rev. franç. Dermat. **1**, No 8/9, 453—465 (1925). (g) Die klinische Anwendung der lokalen Immunisierung mittels Vaccine und Antivirus. Seuchenbekämpf. **4**, H. 1, 21—29. (h) L'immunisation locale et ses applications pratiques. Presse méd. **1926**, No 86, 1345. — Besredka et Urbain: Étude sur l'immunité locale. Le pansement antistreptococcique. C. r. Soc. Biol. Paris **89**, 506 (1923). — Biberstein, H.: (a) Versuche mit Rivanol bei Gonorrhöe und Pyodermien. Dtsch. med. Wschr. **1922**, Nr 23, 769. (b) Rivanolanwendung in der Dermatologie. Klin. Wschr. **1924**, Nr 36, 1629. (c) Hautdiphtherie. Klin. Wschr. **1927**, Nr 26. — Bizzozero, E.: Sopra l'aglutinazione degli stafilococchi nelle piodermie ed in qualche infezione profonde. Giorn. ital. Mal. vener. e Pelle **1908**, H. 5. — Blaschko: Zur Ätiologie der Impetigo contagiosa auf Grund eigener in Gemeinschaft mit Dr. R. Kaufmann unternommener Versuche. Berl. dermat. Ges., Sitzg 2. Mai 1899. Ref. Mh. Dermat. **28**, 639. — Bommer, Sigwald: Bakteriologische Untersuchungen bei Impetigo contagiosa. Dermat. Z. **39**, 143. — Bonnet: Stomatite impétigineuse et glossite exfoliatrice marginée. Consideration nosographique. Lyon. méd. **131**, 824 (1922). Ref. Zbl. Hautkrkh. **9**, 209. — Boreen: Impetigo bullosa. Minnesota dermat. Soc., 6. Okt. 1926. Arch. of Dermat. **15**, Nr 3, 359 (1927). Ref. Zbl. Hautkrkh. **24**, 233. — Boularan, A.: Étude historique et critique de l'impétigo au point de vue bactériologique. Thèse de Paris **1898**. — Bourdenko et Givago: Traitement des inflammations suppurées par les filtrats d'après la méthode de Besredka. Ann. Inst. Pasteur **40**, No 3, 232 (1926). — Bousquet: Etiologie de l'impétigo. Thèse de Bordeaux **1888**. Zit. nach Boularan. — Breton, M. et V. Grysez: Réactions de défense et d'immunité provoquées par injections intradermiques de microbes vivants ou tués par la chaleur. C. r. Acad. Sci. Paris **174**, 1306 (1922). — Brocher, Frank: Contribution a l'étude de la bactériologie de l'impétigo. Thèse de Genève **1896**. — Brocq, L.: Traité elémentaire de Dermatologie Pratique. Paris: Gaston Doin 1907. — Brocq et Francon: Cas de maladie Hallopeau. Bull. Soc. franç. Dermat. **23**, 230 (1912). — Brodier, M. Z.: Impétigo végétant. Diskussion zu Gaucher, Gougerot und Dubosc. — Brown, W. H.: Eine kleine Studie einiger pyogener, in Frankreich beobachteter Hautveränderungen. Brit. J. Dermat. **1917**. Ref. Dermat. Wschr. **71**, 793. — Bruck, C.: Pyocyaneuserkrankungen der Haut. Handbuch der Haut- und Geschlechtskrankheiten Bd. 9,1 S. 125. — Bruck, C. u. Hidaka: Biologische Untersuchungen über die Rolle der Staphylokokken bei Ekzemen. Arch. f. Dermat. **100**, 165. — Brünauer: Impetigo chronica (Sabouraud-Balzer). Wien. dermat. Ges., Sitzg 20. Okt. 1921. Ref. Zbl. Hautkrkh. **3**, 338. — Buschke: Impetigo oder impetiginös veränderter Lichen. Berl. dermat. Ges., Sitzg 8. Nov. 1921. Ref. Zbl. Hautkrkh. 3, 431. — BUSMAN, G. J. and A. R. WOODBURNE: Impetigo with unusual hyperpigmented residua. Arch. of Dermat. **24**, 152 (1931).

CALLOMON: Impetigo framboesiformis. Verh. Breslau. dermat. Ver., Sitzg 10. Mai **1902**. Ref. Arch. f. Dermat. **64**, 421 (1903). — CALLOW, B. R.: Bacteriophage phenomena with staphylococcus aureus. J. inf. Dis. **30**, Nr 6, 643—650 (1922). Ref. Zbl. Hautkrkh. **7**, 14. — CALVÉ u. MALHERBE: Transmission de l'ecthyma par contagion directe de l'animal à l'homme. J. Mal. cut. et Syph. **1900**, H. 1, 1. — CAROL, W. L. L.: Gangrän an Hand und Füßen nach Impetigo bei einem 5jährigen Kinde. Nederl. Tijdschr. Geneesk. **2**, 4397 (1930). Ref. Zbl. Hautkrkh. **36**, 218. — CASTLE, W. F.: Impetigo with hypertrophic scar-formation. Roy. Soc. of Med. sect. of Dermat., Sitzg 18. Febr. 1926. Ref. Brit. J. Dermat. **38**, Nr 7, 303 (1926). — CÁTTERUCCIA, C.: Contributo alla conoscenza delle nefropatie da piodermiti. Policlinico, sez. prat., **2**, 1653—1657. Ref. Zbl. Hautkrkh. **40**, 359. — CAZENAVE, ED.: (a) Étude bacteriologique et éxperimentale du streptocoque de l'impetigo contagiosa de T. FOX. C. r. Soc. Biol. Paris **88**, No 10, 703, 704. Ref. Zbl. Hautkrkh. **9**, 209. (b) De l'impetigo contagiosa, étude bacteriologique et experimentale. Thèse de Bordeaux **1923**. Ref. Ann. de Dermat. **1924**, 189. — CHIPMAN, E. D.: Streptococcic dermatoses. Arch. of Dermat. **4**, 526 (1921). — CHIURCO, G. A.: Osservazioni cliniche su un nuovo metodo di trattamento delle affezioni stafilococciche. Clin. gen. chir. univ. e istit. sieroterap. toscano, Siena. Atti Accad. Fisiocritici Siena **17**, No 1/2, 71—82 (1925). — CHRISTIE, JOHN: Dermatitis vegetans (report of case). Canad. med. Assoc. J. **17**, Nr 1, 84—86 (1927). Ref. Zbl. Hautkrkh. **24**, 382. — CITRON u. PICARD: Topovaccine Therapie und ihre praktische Bedeutung für die Chirurgie. Med. Klin. **1925**, H. 42/43, 1564. — COLE, H. N.: Bakteriologische, histologische und experimentelle Beiträge zur Kenntnis der Ekzeme und der Pyodermien. Arch. f. Dermat. **116**, 207 (1913). — COMBIESCO, D. et G. CALALB: De l'immunisation contre le staphylocoque pyogene par voie buccale, chez le lapin. C. r. Soc. Biol. Paris **91**, 734 (1924). — COMBY: Note sur quelques formes et localisations de l'impétigo chez les enfants. France méd., 24. Dez. 1887. Zit. nach DUPREY. — CORLETT: Impetigo, Ecthyma und sog. Pemphigus contagiosus. Cleveland J. of Med., Dez. **1898**. Ref. Mh. Dermat. **29**, 281. — COVISA: (a) Pyodermitis vegetans mit epitheliomer Reaktion. Actas dermo-sifiliogr. **1922**, No 1, 361 (span.). Ref. Zbl. Hautkrkh. **12**, 279. (b) Pseudoschanker durch Staphylokokken. Actas dermo-sifiliogr. **1925**, No 1, 67. Ref. Zbl. Hautkrkh. **17**, 448. — COVISA u. BEJARANO: (a) Pathologische Anatomie der schankerartigen Pyodermitiden. Soc. española de dermat. y sifiliogr., Madrid, 13. März 1925. Actas dermo-sifiliogr. **17**, Nr 3, 140—143 (1925). Ref. Zbl. Hautkrkh. **19**, 407. (b) Schankerartige genitale Pyodermitiden der ersten Jugend. Rev. dermat. **11**, Sonder-Nummer 45—52 (1926) (span.). Ref. Zbl. Hautkrkh. **23**, 459. — CROCKER, R.: On the contagium of Jmpetigo contagiosa. The Lancet **1881**. Zit. nach MATZENAUER. — CRUTCHFIELD, E. D. and B. F. STOUT: Treatment of staphylococcic infections of the skin by bacteriophage. Brit. J. Dermat. **22**, 1010—1021 (1930). Ref. Zbl. Hautkrkh. **37**, 376. — CUBERO: Behandlung der Impetigo contagiosa. Ecos españ. Dermat. **7**, 281 (1931). Ref. Zbl. Hautkrkh. **38**, 80. — CUSHING: Stomatitis und Impetigo contagiosa. Arch. of Pediatr., Juni **1904**. Ref. Mh. Dermat. **43**, 312.

DAHMEN, O.: Über klinische Anwendung der WASSERMANN-NEUBERGschen Impfstoffe („Immunoide") bei Staphylomykosen der Haut. Med. Klin. **1927**, Nr 47, 1822. — DARIER, J.: (a) De l'erythème annulaire centrifuge (Erythème papulo-circiné migrateur et chronique). 3. Impétigo circiné à grand anneaux migrateur. Ann. de Dermat. **1916—17**, 72. (b) Précis de Dermatologie. Paris: Masson et Co. 1928. — DAUME, H.: La bactériologie de l'impétigo, étude critique. Thèse de Paris **1894**. Zit. nach BOULARAN. — DAVALOS, J. N.: L'asociacón del bacilo de LOEFFLER al staphilococcus piogenes albus en un caso de impetigo de la cara. Cronica médico-quirurgica de la Habana 1894. Ref. Zbl. Bakter. I. Abt. **17**, 38 (1895). — DEGUY: Die diphtheroide impetiginöse Stomatitis im Kindesalter. J. de pract. **1899**, No 31. — DELATER: De l'immunisation locale à l'immunité générale. Presse méd. 2. Jan. **1924**. Ref. Zbl. Hautkrkh. **12**, 350. — DELBANCO, E.: (a) Impetigo vegetans. Dermat. Ges. Hamburg, Sitzg 15. Juni 1930. Ref. Zbl. Hautkrkh. **35**, 222. (b) Zur Ätiologie der Fingerkuppenimpetigo (TOURNIOLE-SABOURAUD) und des Pemphigus neonatorum. Dermat. Wschr. **72**, 362. — DEL VIVO, G.: Immunità istiogena alla BESREDKA e sua applicazione terapeutica in alcuni casi di dermatosi. (Nota prev.) Giorn. ital. Dermat. **68**, H. 1, 65—71 (1927). — DEMEL, R., DRIAK u. MORITSCH: Behandlung mit einem modifizierten Antivirus „Histan". Wien. klin. Wschr. **1927**, Nr 39, 1225. — DE SIMONE, S.: Su di un case raro di polineurite consecutiva a impetigo penfigoide. Pediatr. prat. **1927**, No 10, 229. Ref. Zbl. Hautkrkh. **26**, 279. — DESAUX, A.: Frühzeitige Behandlung der Dermoepidermitis von streptokokkogenem Ursprung bei Wunden. Presse méd. **1918**, No 54. — DEUSSING: Zur Ätiologie der Impetigonephritis. Klin. Wschr. **1923**, Nr 2, 79 (1923). — DEWÈVRE: Zit. nach DUPREY. — DIETEL, F.: Bacillus abortus BANG-Infektionen beim Menschen. Münch. med. Wschr. **1927**, Nr 40, 1704. — DOBITHAL, E.: Einfache Dermatosenbehandlung im Felde. Mil.arzt **1918**, Nr 4. — DOERR, R.: Über Bakteriophagen. Schweiz. med. Wschr. **53**, Nr 44,

1009—1016 (1923). Ref. Zbl. Hautkrkh. **12**, 245. — DOHI, K. u. SH. DOHI: Zur Klinik und Ätiologie der Impetigo contagiosa. Arch. f. Dermat. **111**, 629 (1912). — DOHI, K. u. KURITA: Beiträge zur Lehre von der Impetigo. Jap. J. of Dermat. **4**, 3, 4 (1904). Ref. Mh. Dermat. **41**, 505. — DOHI, SH.: Vier Fälle von Ecthyma vulgare. Jap. J. of Dermat. **29**, Nr 11, 41—42 (1929). — DOHNSLOVÁ, J.: Impetigo contagiosa generalisata in adulto. Česká Dermat., SAMBERGER-Festschr., S. 451—456 u. französische Zusammenfassung, S. 456 (tschech.). Zbl. Hautkrkh. **44**, 443. — DONNADIEU, I.: Rapports de l'Albuminurie avec l'ecthyma et l'impétigo. Thèse de Paris **1888**. — DONOVAN, W. I.: Impetigo in schools. Lancet **1931 I**, 461. — DOSSENA, GAETANO: Ricerche sulla reazione biologica della cute nelle infezioni streptococciche. Ann. Ostetr. **47**, No 7, 555—564 (1925). Ref. Zbl. Hautkrkh. **19**, 380. — DREYER: (a) Pyodermia vegetans. Köln. dermat. Ges., 28. Mai 1926. Ref. Zbl. Hautkrkh. **21**, 135. (b) Impetigo miliaris. Köln. dermat. Ges., Sitzg 14. April 1930. Zbl. Hautkrkh. **34**, 136. — DROUET et MARTHE LAURENT: Impétigo varioliforme. Bull. Soc. franç. Dermat. **1924**, No 7, 21—23 (1924). — DUBOIS-HAVENITH: (a) Alopecie der behaarten Kopfhaut nach Impetigo. Soc. belge Dermat. et Syph., Sitzg 13. Febr. 1910. Ref. Mh. Dermat. **52**, 373. (b) Postimpetiginöse Alopecie der Kopfhaut. Policlinique **1910**, No 11. Ref. Mh. Dermat. **52**, 403. (c) Fall von Ecthyma. Soc. belg. Dermat. et Syph., Sitzg 10. April 1910. Ref. Dermat. Wschr. **52**, 374. — DUBREUILH, W.: (a) De la nature de l'impétigo et de l'eczéma impétigineux. Ann. de Dermat. **1890**, 289. (b) Pyodermite serpigineuse linéaire. Ann. de Dermat., Aug.-Sept. **1902**. — DUBREUILH, W. u. R. BRANDEIS: Note sur la bactériologie des Pyodermites. Ann. de Dermat. **1910**, 323. — DUBREUILH et IOULIA: Un cas de pyodermite serpigineuse linéaire. J. méd. Bordeaux **94**, 28 (1922). Ref. Zbl. Hautkrkh. **5**, 35. — DUPREY, G. A.: Considérations sur l'impétigo et certaines de ses localisations chez l'enfant. Thèse de Paris **1891**.

EBERSON, F.: Studies on the etiology of pemphigus. I. Bacteriologic findings in a group of cases of pemphigus. Arch. of Dermat. **8**, 204 (1923). — EBERT u. SASCHINA: Experimentalstudie zur Frage über die Wirkung von Staphylokokkenbouillonfiltraten nach BESREDKA. Zbl. Bakter. I Orig. **99**, 259. — EDDOWES, A.: Pigmented Naevy mole benefited by impetigo contagiosa. Proc. roy. Soc. Med., sec. dermat., 15. Mai **1919**. Ref. Ann. de Dermat. **1920**, 218. — EDELSTEIN-HALPERT: Über Flavicid-Behandlung bei Erkrankungen der Haut und Schleimhaut junger Kinder. Med. Klin. **1923**, Nr 20, 685. — EHRLICH, MARTA: Bakteriologische Untersuchungen bei verschiedenen Hautentzündungen. Dermat. Wschr. **56**, 73, 103 (1913). — EICHHORST, H.: Über Impetigo-Nephritis. Dtsch. Arch. klin. Med. **118**, 462 (1916). — EISLER, MICHAEL u. HEINRICH LEHNDORFF: Ein modifiziertes Antivirus (Histan). Vorl. Mitt. Wien. klin. Wschr. **1927**, Nr 33, 1050. — ELEZKIJ, A.: Ein Fall epidemischer Verbreitung der Impetigo bullosa. Venerol. (russ.) **1927**, Nr 1, 36. Ref. Zbl. Hautkrkh. **27**, 647. — ELLISON, J. B.: The treatment of impetigo contagiosa by means of ultra-violet rays. Lancet **212**, Nr 26, 1343—1345 (1927). Ref. Zbl. Hautkrkh. **25**, 785. — ENGELHARDT, W.: Haut und Immunität. Zbl. Ophthalm. **17**, 785. — ENGMAN, M. F.: (a) Bakteriologie der Impetigo contagiosa. Amer. J. Dermat. a. genito-urin. Dis. **1900 III/IV**, 247. — (b) Impetigo contagiosa bullosa and its bacteriology. J. cutan. a. genito-urin. Dis. **1901**, 180. — EPSTEIN, E.: (a) Vorläufige Mitteilung über Heilerfolge mit keimfreien Bakterienfiltraten (Antivirus) nach BESREDKA. Wien. klin. Wschr. **1927**, Nr 3, 80. (b) Theoretisches zur Frage der Spezifität und therapeutischen Wirksamkeit der keimfreien Bakterienfiltrate nach A. BESREDKA (Antivirus). Ges. Ärzte Wien, Sitzg 29. April 1927. Ref. Wien. klin. Wschr. **1927**, Nr 18, 601. (c) Beitrag zum Antivirusproblem. Wien. klin. Wschr. **1927**, Nr 24, 773.

FARLEY, D. L. and F. C. KNOWLES: Impetigo contagiosa. Results of cultures made of thirty cases with spezial reference to the character of streptococci isolated. Arch. of Dermat. **3**, 753 (1921). — FAVRE, M.: (a) Sur une forme particulière de la dyshydrose: La dyshydrose géante à type de pyodermite extensive et son traitement par la teintute d'iode C. r. Soc. Biol. Paris **93**, No 22, 176, 177 (1925). Ref. Zbl. Hautkrh. **19**, 664. (b) Sur une forme rare de la dyshidrose: La dyshidrose uppurée à type de pyodermite extensive, son traitement par les applications iodées. Paris med. **16** No 3, 73—76 (1926). — FEISSLY: Contribution à la question du traitement des plaies atones. (Ulceration à bords cyanotiques traitée per le sérum de cheval en applications locales.) Schweiz. med. Wschr. **53**, Nr 29, 684 (1923). Ref. Zbl. Hautkrkh. **10**, 275. — FELLNER, M. und F. DE VASCONCELLOS: Über larvierte Fälle von Dermatitis herpetiformis Duhring, nebst Bemerkungen über ihre Jodempfindlichkeit und die passive Übertragung derselben. Acta dermato-vener. (Stockh.) **14**, H. 1 (1933). — FINKELSTEIN (s. bei BAAR u. FREUD). — FISCHL, RUDOLF: Über Blasenausschläge im Säuglingsalter. Med. Klin. **20**, Nr 37, 1279—1281 (1924). — FLEHME, E.: Zur Entstehung der Impetigo. Dermat. Z. **31**, 112 (1920). — FONTEYNE: Quelques cas d'impétigo traités par le bouillon-vaccin. Le Scalpel **77**, No 23, 673—675 (1924). — FORNARA, PIERO e MARIO ARTOM: L'autoemoterapia per via intradermica in alcune dermatosi. Gazz. Osp. **46**, No 4, 75—79 (1925). Ref. Zbl. Hautkrkh. **19**, 214. — FOX, H.: Recurrent (streptococcic) dermatitis of face. Arch. of Dermat. **3**, 198

(1921). — FOX, HOWARD: A case for diagnosis. Pemphigoid eruption. N. Y. dermat. Soc., 26. Okt. 1926. Ref. Arch. of Dermat. **15**, 229. — FOX, T. COLCOTT: Vacciniform Ekthyma of infants. Brit. J. Dermat. **19**, 191 (1907). — FOX, TILBURY: On contagious Impetigo. J. of cutan. Med. **1869**, 231. — FRÉDÉRIC, J.: Zur Ekzemfrage. Münch. med. Wschr. **1901**, Nr 38, 1484. — FREUD, PAUL: Über Pustulosis vacciniformis acuta. Mschr. Kinderheilk. **51**, 28—31 (1931). — FRIEBOES, W.: Atlas der Haut- und Geschlechtskrankheiten. Zugleich ein Lehrbuch. Leipzig: F. C. W. Vogel 1927. — FRIEDLÄNDER, W.: (a) Über die MORGENROTHschen Chininderivate bei der Behandlung der Pyodermien. Med. Klin. **1920**, Nr 13. (b) Ergänzung zu der Arbeit: Die MORGENROTHschen Chininderivate bei der Behandlung der Pyodermien. Med. Klin. **1920**, Nr 36. — FUCHS, DORA: Beitrag zur Frage der Impetigo contagiosa und des Ecthyma. Arch. f. Dermat. **139**, 132 (1922). — FULGA, COSTIN: Impétigo circiné prolongé à évolution extensive, simulant la maladie de DUHRING. Bull. Soc. roum. Dermat. **2**, 81, 82 (1931). Ref. Zbl. Hautkrkh. **39**, 416.

GABAY, A.: Lokale Immunitätstherapie nach BESREDKA bei einigen eitrigen Erkrankungen. Zbl. Chir. **1927**, Nr 34. Ref. Dtsch. med. Wschr. **1927**, Nr 41, 1749. — GALEWSKY: Infektiöses Geschwür am Genitale. Ver. Dresdn. Dermat. u. Urol., Sitzg 7. Dez. 1921. Ref. Zbl. Hautkrkh. **14**, 30. — GANS, O.: Histologie der Hautkrankheiten. Berlin: Julius Springer 1925. — GARRÉ: Zur Ätiologie akut eitriger Entzündungen. Fortschr. Med. **3**, Nr 6 (1885). — GATÉ, J. et AULAGNIER: Contribution à l'étude de la stomatite impétigineuse. Lyon méd. **1928 I**, 636—639. Ref. Zbl. Hautkrkh. **30**, 79. — GAUCHER: Die Impetigo. J. des Prat. **1907**, No 12. Ref. Mh. Dermat. **45**, 360. — GAUCHER, GOUGEROT et DUBOSC: Pyodermite impétigineuse verruqueuse (Impetigo verruqueux). Bull. Soc. franç. Dermat. **1911**, No 4, 139. — GAUVAIN: Impetigo contagiosa. Brooklyn. dermat. Soc., 20. Dez. 1926. Arch. of Dermat. **15**, Nr 6, 747 (1927). — GENTILHE: De la stomatite impétigineuse. Thèse de Bordeaux **1894**. Zit. nach TRAUTMANN. — GILCHRIST, T. C.: A bacteriological and microscopical study of over 300 vesicular and pustular lesions of the skin with a research on the etiology of acne vulgaris. Trans. amer. dermat. Assoc. **1899**, 87. Ref. Ann. de Dermat. **1900**, 897. — GLASS: Feuchte Verbände mit abgekochtem Wasser. Dtsch. med. Wschr. **1922**, Nr 8, 259. — GLEMANN: Über Nierenreizungen bei Ekzem, Scabies und Impetigo contagiosa bzw. ihren Mischformen unter Berücksichtigung der bisherigen Literatur und eigener Beobachtungen. Inaug.-Diss. Greifswald 1922. — GOLDSCHMIDT, W. N.: Die Staphylokokken bei Acne vulgaris. Arch. f. Dermat. **149**, 575. — GOUGEROT: Affections tuberculoides dues à des cocci et bactéries pyogènes. 7. internat. Dermat.-Kongr. Rom, 8. April 1912. — GOUGEROT, H.: (a) Traitement des dermo-épidermites microbiennes. Paris méd. **1917**, 28. Ref. Ann. de Dermat. **1916/17**, 539. (b) Dangers des épidermites microbiennes méconnues. Prophylaxie de l'érysipèle, de la furunculose etc. par la destruction des repaires cutanés microbiens. Paris méd. **1918**, 348. Ref. Ann. de Dermat. **1918/19**, 242. (c) Dermoepidermitis durch Staphylo- bzw. Streptokokken und ihre Behandlung (span.). Progr. Clinica **25**, 491 (1923). Ref. Zbl. Hautkrkh. **16**, 575. (d) Pyodermites végétantes des muqueuses simulant le cancer, la tuberculose, la syphilis, l'actinomycose. Arch. dermato-syphiligr. Hôp. St. Louis **3**, 426—435 (1931). Ref. Zbl. Hautkrkh. **43**, 78. — GOUGEROT, H., RENÉ COHEN et POULAIN: Pyodermites végétantes de la peau. Arch. dermato-syphiligr. Hôp. St. Louis **3**, 421—425 (1931). Ref. Zbl. Hautkrkh. **39**, 657. — GRAY, A. M. H.: Skin diseases in childhood. Brit. med. J. **1925**, Nr 3355, 738, 739. — GREENBAUM: (a) Napkin eruption. Arch. of Dermat. **8**, 446 (1923). Ref. Zbl. Hautkrkh. **11**, 47. (b) A case for diagnosis. Philadelphia dermat. Soc., 12. Okt. 1926. Arch. of Dermat. **15**, Nr 2, 218, 219 (1927). — GRINDON, I.: Zwei Fälle von Impetigo contagiosa bullosa. Amer. J. cutan. a. genito-urin. Dis. **19** (1901). Ref. Mh. Dermat. **33**, 27. — GROSSE-OETRINGHAUS: Über Gewebsschäden an der Ohrmuschel von ernährungsgestörten Kindern. Arch. Ohr- usw. Heilk. **125**, 123—127 (1930). Ref. Zbl. Hautkrkh. **34**, 825. — GRÜTER, WILHELM: (a) Zur Ätiologie der Impetigo contagiosa und anderer herpetischer Erkrankungen. Ber. 44. Zusammenkunft dtsch. ophthalm. Ges., Heidelberg **1924**, 220—224. Zbl. Ophthalm. **12**, 327 (1924). (b) Das Herpesvirus, seine ätiologische und klinische Bedeutung. Münch. med. Wschr. **1924**, Nr 31, 1058. — GRZYBOWSKI: Pemphigus seu pyodermia vegetans. Ref. Zbl. Hautkrkh. **39**, 144. — GUINON, L. u. PATES: Nierenerscheinungen im Verlauf des Impetigo und des impetiginösen Ekzems. Rev. mens. Mal. Enf. Nov. **1906**. Ref. Mh. Dermat. **45**, 126. — GUTFELD, FRITZ v.: Lokale Immunisierung und lokale Immunität. Z. ärztl. Fortbildg **1927**, Nr 8, 251.

HAGEN: Über Pyodermia superficialis (erosiva) chronica. Dermat. Wschr. **83**, 1848 (1926). — HALLOPEAU et FOUQUET: Sur un cas de périfolliculites agminées d'origine staphylococcique. Bull. Soc. franç. Dermat. **1901**, 455. — HALLOPEAU et LEREDDE: Traité pratique de Dermatologie. Paris: Baillière & Fils 1900. – HAMMER: Über die Beziehungen der Impetigo zum Ekzem. 13. Kongr. dtsch. dermat. Ges. Arch. f. Dermat. **145**, 137. — HARDAWAY, W. A.: Karbunkel und andere Affektionen, welche bei Barbieren akquiriert werden. St. Louis-Courier Dez. **1903**. Ref. Mh. Dermat. **38**, 573. — HARTMANN, E.: Über endemisches Auftreten von Pityriasis sicca. Dermat. Wschr. **84**, 217 (1927). — HAU, V. u. L. REVOL: Fünf neue Fälle von diphtherischen Panaritien und subepidermischen Diphtherieinfektionen. Lyon méd. **1903**, No 33. Ref. Mh. Dermat. **38**, 89. — HAUDUROY, PAUL, PIERRE CAMUS et ROBERT DALSACE: Le traitement des infections à staphylocoques par le bactériophage de D'HÉRELLE. Presse méd. **34**, No 76, 1195—1197 (1926). — HAXTHAUSEN, H.: (a) Pityriasis simplex capillitii. Dän. dermat. Ges., Sitzg 3. Nov. 1926. Ref. Zbl. Hautkrkh. **22**, 474. (b) Om Forekomsten af Streptokokker paa syg og sund Hud. Undersogelser paa Basis af en ny Dyrkninsmetode. Hosp.tid. (dän.) **1926**, Nr 27 u. 28. Ref. Dermat. Wschr. **1926**, Nr 52a. 2001. (c) Streptococcal pityriasis (Pityriasis streptogenes). Lancet **213**, Nr 8, 370 (1927). (d) Pityriasis streptogenes. Ugeskr. Laeg. (dän.) **89**, Nr 37, 831 (1927). (e) Les streptococcies épidermiques, étudiées par une nouvelle méthode de culture. Ann. de Dermat. **1927**, 201. — HECKER, MARTIN: Über Impetigo bullosa und ihr nahestehende Erkrankungen. Inaug.-Diss. Marburg 1926. — HELLER, J.: Über das gehäufte Vorkommen einer eigenartigen Affektion der Haut der Ohrmuscheln bei den Schülern einer Schule (Dermatitis pustularis, vernalis aurium). Med. Klin. **1907**, Nr 38. — HENDRIOK, A.: Experimentelle Untersuchungen über die präventive und lokaltherapeutische Wirksamkeit feuchter Verbände, insbesondere der sog. spezifischen Verbände BESREDKAS. Zbl. Chir. **1927**, Nr 37, 2325. — HERING, E.: Impetigo-Nephritis. Zbl. inn. Med. **1922**, Nr 39, 633. — HERNIG, H.: Statistik der in der Breslauer Universitätsklinik behandelten Hautkrankheiten. Diss. Breslau 1927. — HERXHEIMER, KARL: Über Impetigo contagiosa vegetans, zugleich ein Beitrag zur Pathologie des Protoplasmas der Epithelzellen. Arch. f. Dermat. **38**, (1897). — HESSE, R.: Über Behandlung impetiginöser Hauterkrankungen mit Sublimatumschlägen. Wien. med. Wschr. **1916**, Nr 27. — HODARA, MENAHEM: (a) Zur Behandlung der Impetigo vulgaris. Mh. Dermat. **33**, 119 (1901). (b) Einige bewährte Rezeptformeln. Dermat. Wschr. **55**, 1329. — HOFFMANN, E.: Die Behandlung der Haut- und Geschlechtskrankheiten. Bonn: Markus u. Weber 1923. — HOFMANN, L.: Zur Kenntnis der Ätiologie des Pemphigoids (Pemphigus neonatorum bzw. infantilis), seiner Beziehungen zur RITTER VON RITTERSHAINschen Dermatitis exfoliativa neonatorum und zur Impetigo contagiosa (s. vulgaris) staphylogenes. Arch. f. Dermat. **118**, 245 (1913). — HOME, G.: Lokale Behandlung der eiternden Hautläsion und Infektion. Brit. med. J. 1. Jan. **1916**. Ref. Dermat. Wschr. **65**, 770. — HONCAMP: Zur Therapie der Impetigines. Mh. Dermat. **39**, 730. — HOPKINS, J.: Dermatitis vegetans. Arch. of Dermat. **22**, 729 (1930). — HUDELO, L. et ROBERT RABUT: Pyodermites ulcereuses syphiloides. Bull. Soc. franç. Dermat. **38**, 464 (1931). — HUFFMANN, O. V.: Impetigo contagiosa, durch Maschinenöl übertragen. N. Y. med. J., Dez. **1910**. Ref. Mh. Dermat. **53**, 236. — HUSLER, J.: Zur Frage der Impetigonephritis. Klin. Wschr. **1**, Nr 37, 1826—1828 (1922). — HUTINEL: Nephritis impetiginosa. J. des Prat. **1908**, No 4. Ref. Mh. Dermat. **47**, 50.

ILITCH, Z. et F. DURAN REYNALS: De l'antivirus staphylococcique et de divers modes de sa préparation. C. r. Soc. Biol. Paris **94**, No 16, 1176, 1177 (1926). — Impetigo. J. des Prat. **1904**, No 44. Ref. Mh. Dermat. **40**, 528. — Impetigo. J. Michigan State med. Soc. **23**, Nr 5, 220 (1924). — INONYI, T.: Fall von Impetigo contagiosa. Acta dermat. (Kioto) **4**, 112 (1924). Ref. Zbl. Hautkrkh. **16**, 789.

JADASSOHN, J.: (a) Über „Stomatitis aphtosa" („fibrinosa", „pyogenes", „impetiginosa"). Vortr. Med. Sekt. Schles. Ges. vaterländ. Kultur, 21. Juni 1895. Sep.-Abdr. Breslau: Grass, Barth u. Co. (W. Friedrich). (b) Einteilung der Hautkrankheiten. Erg. Path. **1896 IV**, 271. (c) Über Pyodermien, die Infektion der Haut mit banalen Eitererregern. Halle: Marhold 1912. — JAUBERT: L'immunité locale et ses applikations. Presse méd. **1925**, 1241. Ref. Zbl. Bakter. Ref. **81**, 146. — JAUSION et DIOT: (a) Les gélovaccins; leur principe, leur technique, leurs avantages dans le traitement des pyodermites. Bull. Soc. franç. Dermat. **32**, No 6, 303—308 (1925). (b) Le traitement des pyodermites par les gélovaccins. C. r. Soc. Biol. Paris **92**, No 19, 1497 (1925). — JAUSION, LARTIGUE et GERVAIS: Acrodermatite staphylococcique et maladie de RAYNAUD. Bull. Soc. franç. Dermat. **38**, No 4, 624—628 (1931). — JAUSION, H., M. VAUCEL et ED. DIOT: Les pansements biologiques par les gélovaccins. Presse méd. **34**, No 41, 642 (1926). — JENKS: Bericht über eine Reihe von Stomatitisfällen. Arch. of Pediatr. Nov. **1905**. Ref. Mh. Dermat. **43**, 312. — JESSNER, MAX: Die Pyodermien und ihre Behandlung. Klin. Wschr. **1927**, Nr 30/31. — JORDAN, PAUL: Über die Häufigkeit des Vorkommens von Streptokokken auf normaler Haut. Arch. f. Dermat. **159**, 152. — JOSEPH, M.: Die WASSERMANNsche Histopintherapie in der Dermatologie. Dtsch. med. Wschr. **1913**, Nr 5, 203. — JOUSSEAUME, R.: Pyodermite à forme pustuleuse limité à une région mastoïdienne ayant apparu à la suite d'une otite moyenne purulente aiguë. Arch. internat. Laryng. etc. **3**, No 4, 447 (1924). — JULIUSBERG, F.: Pustulosis acuta varioliformis. Arch. f. Dermat. **46** (1898). — JUNQUET, H. X. J.: Les pyodermites les plus fréquentes dans l'armée et leur traitement de choix. Arch. Méd. mil. **94**, 753—767 (1931). Ref. Zbl. Hautkrkh. **39**, 80.

KALLMANN, C.: Über die Anwendung von Flavicid in der Dermatologie. Med. Klin. **1921**, Nr 49, 1487. — KAPUŚCIŃSKI, STANISLAW: Eiterkokken bei oberflächlichen Hauterkrankungen. Przegl. dermat. (poln.) **18**, Nr 4, 40 (1923). Ref. Zbl. Hautkrkh. **13**, 365. —

Kasahara, Michio u. Tamotsu Takahaschi: Zur Klinik und Ätiologie der Impetigo contagiosa staphylogenes im Säuglingsalter. Jb. Kinderheilk. **127**, 188—193 (1930). — Kaufmann, R.: Untersuchungen zur Ätiologie der Impetigo contagiosa. Arch. f. Dermat. **49**, 297 (1899). — Kaumheimer, L.: Über akute Nephritis bei Kindern nach impetiginösen Hauterkrankungen. Mschr. Kinderheilk. Orig. **10**, 139 (1912). — Kirch: Zit. nach Studenski. — Kisch, A.: Zur Behandlung der Pyodermatosen. Münch. med. Wschr. **1917**, Nr 20. — Kistjakovskij, E.: Beitrag zur Behandlung der Staphylo- und Streptomykosen der Haut mit Besredka-Filtraten. Sovet. Vestn. Venerol. i. Dermat. **9**, 615—625 (1931). Ref. Zbl. Hautkrkh. **41**, 481. — Kitchevatz, M.: Contribution à l'étude de l'étiologie des lésions cutanées survenues à distance aus cours des infections pyodermiques. Staphylotoxides et streptotoxides cutanées. Bull. Soc. franç. Dermat. **37**, No 1, 139 (1930). Ref. Zbl. Hautkrkh. **34**, 334. — Klein, E.: Über einen für Mensch und Tier pathogenen Mikrococcus. Staphylococcus haemorrhagicus. Zbl. Bakter. **22**, Nr 4, 81. — Knowles, Frank Crozer and Henry G. Munson: Institutional epidemics of bullous impetigo contagiosa in infants. Arch. of Dermat. **7**, Nr 3, 376—378 (1923). — Koch, J.: Über das Vorkommen pathogener Staphylokokken auf der Körperoberfläche des Menschen und seiner Umgebung. Z. Hyg. **58**, 287 (1908). — Kocher u. Tavel: Zit. nach J. Jadassohn: Über Pyodermien, S. 59. Halle a. S.: Carl Marhold 1912. — Kohn, Hans: Impetigo-Nephritis. Berl. klin. Wschr. **1921**, Nr 2, 28, 29; Nr 6, 131. — Kolle, W. u. R. Otto: Die Differenzierung der Staphylokokken mittels der Agglutination. Z. Hyg. **41**, 369 (1902). — Kosmodemjanski, W. u. A. Panina: Zur lokalen Immunisierung bei Staphylokokkeninfektion. Mikrobiol. Ž. (russ.) **1925**, Nr 2. Ref. Zbl. Bakter. Ref. **82**, 317. — Kraus, Alfred: Über Pyodermatose. Münch. med. Wschr. **1917**, Nr 43. — Krecke, A.: Die Behandlung des Paronychiums mit grauer Salbe. Münch. med. Wschr. **74**, Nr 2, 74 (1927). — Kreibich: Auf Impetigo contagiosa aufgesetzte Dermatitis arteficialis. Dtsch. dermat. Ges. tschech.-slov. Republik, Sitzg 9. Nov. 1924. Ref. Zbl. Hautkrkh. **15**, 407. — Kreibich, K.: Zur Eiterung der Haut. Arch. f. Dermat., Festschr. Kaposi (Erg.-Bd.) **1900**, 447. — Kromayer: Ecthyma, eine Kriegsdermatose. Dtsch. med. Wschr. **1915**, Nr 20. — Kronheim, O.: Beitrag zur Salbenbehandlung von Pyodermien. Allg. med. Z.ztg **1920**, Nr 44. Ref. Dermat. Wschr. **72**, 594. — Kropfeld, S. M.: Studien über den Bakteriophagen gegen Staphylokokken. Nederl. Tijdschr. Geneesk. **1923 I**, Nr 12, 1228. Ref. Zbl. Hautkrkh. **10**, 19. — Krösl, H.: Behandlung der Mikrosporie und der Impetigo contagiosa. Mitt. Volksgesdh.amt. Wien **1925**, Nr 7, 306, 307 (1925). Ref. Zbl. Hautkrkh. **18**, 584. — Krzysztalowicz, F.: (a) Über chronische streptogene Hautaffektion subforma einer bullösen Dermatitis (eines Pemphigus). Mh. Dermat. **36**, 165 (1903). (b) Ein Beitrag zur Rolle des Streptococcus in der Pathologie der Haut. Mh. Dermat. **42**, 1 (1906). — Krzysztalowicz, Fr.: (a) Quelques remarques sur les dermatoses bulleuses. Bull. Acad. pol. Sci. méd. **1**, 22 (1921). (b) Die Rolle des Streptococcus in der Hervorrufung von Hautveränderungen. Przegl. dermat. (poln.) **26**, 148—171 u. französische Zusammenfassung S. 171, 172 (1931). Ref. Zbl. Hautkrkh. **39**, 418. (c) Rôle du streptocoque dans la pathogénie des dermatoses. Bull. Acad. pol. Sci., Cl. méd. Nr 3, 61—89. Ref. Zbl. Hautkrkh. **39**, 657. — Kuffler: Über örtliche Immunität. Klin. Mbl. Augenheilk. **1925**, 227. Ref. Zbl. Bakter. Ref. **82**, 246. — Kundratitz, K.: Andriol in der Kinderpraxis. Wien. med. Wschr. **1924**, Nr 43, 2259. — Kurth, H.: Über das Vorkommen von Streptokokken bei Impetigo contagiosa. Arb. ksl. Gesdh.amt **8**, 294 (1893). — Kyrle, J.: Histo-Biologie der menschlichen Haut und ihrer Erkrankungen, Bd. 2. Berlin: Julius Springer 1927.

Lang, M.: Die feuchte Kammer in der Behandlung der Hautulcerationen, besonders der varicösen Unterschenkelgeschwüre. Dermat. Wschr. **79**, 1436 (1924). — Lange, B.: Experimentelle Untersuchungen mit dem sog. Antivirus von Besredka. Dtsch. med. Wschr. **1927**, Nr 17, 714. — Lapowski: (a) A case for diagnosis: Impetigo circinata? New York Acad. Med., sect. Dermat. a. Syph., Sitzg 1. Febr. 1927. Ref. Arch. of Dermat. **16**, 222. (b) Impetigo. New York Acad. Med., sect. Dermat. a. Syph., 7. Dez. 1926. Arch. of Dermat. **15**, 729 (1927). — Larkum, N. W.: Bacteriophage treatment of staphylococcus infectious. J. inf. Dis. **45**, 34—41 (1929). Ref. Zbl. Hautkrkh. **33**, 102. — Laura, T.: Ascesso del fegato in una bambina con tendenza all'apertura spontanea verso la cute del l'addome. Clin. pediatr. **3**, 41 (1921). Ref. Zbl. Hautkrkh. **2**, 70. — Ledo, A.: Pyodermitis chronica papillomatosa vegetans. Actas dermo-sifiliogr. **1913**. Ref. Dermat. Wschr. **60**, 81. — Lehndorff, Heinrich u. Margarete Brumlik: Studien über das Antivirus. Wien. klin. Wschr. **1927**, Nr 15, 483. — Leiner, C.: Hautkrankheiten im Säuglingsalter. Handbuch für Haut- und Geschlechtskrankheiten, Bd. 14, 1. — Leloir, H.: (a) Über die nach Impfung mit eitererregenden Mitteln entstehenden Hautkrankheiten. Mh. Dermat. **13**, 12 (1891). (b) Des Pyodermites. J. mal. cut. et syph. **1893**, 385. — Lereboullet, P.: Traitement des infections cutanées chez l'enfant. Pediatr. prat. **22**, No 31, 285 (1925). — Leredde: s. Hallopeau u. Leredde. — Leroux, Ch.: L'Impétigo des enfants. Acad. de méd. Paris, Sitzg 25. Okt. 1892. Ref. Ann. de Dermat. **1893**, 290. — Lesser, E.: Lehrbuch der Haut- und Geschlechtskrankheiten. Berlin: Julius Springer 1914. — Levin: Impetigo bullosa. Arch. of Dermat. **4,** 262 (1921). — LÉVY, S.: Étude sur l'impétigo contagieux. Thèse de Nancy **1897.** Zit. nach BOULARAN. — LEVY-LENZ: Die Verwendung des Mitigals (BAYER) als Schwefelpräparat. Dtsch. med. Wschr. **1923,** Nr 7, 221. — LEWANDOWSKY, F.: (a) Ein Fall von impetigoartiger Hautkrankheit beim Menschen, verursacht durch Demodex follicularis canis. Dtsch. med. Wschr. **1907,** Nr 20, 801. (b) Über Impetigo contagiosa s. vulgaris. Arch. f. Dermat. **94,** H. 2 u. 3 (1909). (c) Zur Impetigofrage. 12. Kongr. dtsch. dermat. Ges. Hamburg. Arch. f. Dermat. **138,** 438 (1922). — LINDSAY, H. C. L.: Impetigo. A brief review. Urologic Rev. **30,** Nr 4, 215 (1926). Ref. Zbl. Hautkrkh. **21,** 194. LOEB, MELITA: Über den Blutzuckerwert bei Hautkrankheiten. Arch. f. Dermat. **152,** 653. — LOEWY, E.: Zur Behandlung der Pyodermien im Kindesalter. Med. Klin. **1930,** 1367. — LORTAT-JACOB et P. BOURGEOIS: La glycémie dans les dermatoses. Bull. Soc. méd. Hôp. Paris **42,** No 14, 621 (1926). — LORTHIOIR, PAUL: Note sur le pansement antistaphylococcique de BESREDKA. Arch. franco-belg. Chir. **27,** No 3, 263—266 (1924). — LOTTE, F.: (a) Le traitement des pyodermites. Paris méd. **1929 I,** 77—81. (b) La pyodermite végétante de HALLOPEAU. Rev. franç. Dermat. **6,** 215—241 (1930). — LOUROS: Über das BESREDKAsche Antivirus. Berl. med. Ges., 13. Juli 1927. Ref. Klin. Wschr. **1927,** Nr 37, 1777. — LOUROS, N. u. E. GAESSLER: Gibt es ein Streptokokkenantivirus nach BESREDKA? Klin. Wschr. **1927,** Nr 35, 1662. — LUTEMBACHER, R.: Über Ecthyma und Lymphangitis und deren Behandlung mit Ichthyollösungen. Allg. med. Z.ztg **1910,** Nr 23. Ref. Dermat. Wschr. **52,** 334. — LUTZ, G.: Die Brauchbarkeit der Antivirusbouillon nach BESREDKA. Münch. med. Wschr. **1928,** Nr 3, 125.

MACAIGNE: Artikel Staphylococcie. Nouveau Traité méd. **1920,** 265. Zit. nach BALZER. — MACCORMAC, H.: (a) Two cases of acute streptococcal necrosis of the skin and subcutaneous tissues. Brit. J. of Dermat. **1916.** (b) Primäre und sekundäre Impetigo bei Soldaten. Brit. med. J. **1918,** Nr 2979. Ref. Dermat. Wschr. **71,** 516. — MACLESA, J. M. H.: Fall von Alopecie nach intensiver Impetigo der Kopfhaut bei einem einjährigen Mädchen. Proc. roy. Soc. Med., Dermat. Sect., Sitzg 19. Febr. **1914.** Ref. Dermat. Wschr. **58,** 689. — MAIER, F.: Nephritis bei Impetigo contagiosa. Münch. med. Wschr. **1917,** 225. — MAJOCCHI, D.: Azione terapeutica delle acque sulfuree termali in dermatologia. Pisa: Arti grafiche Nistri-Lischi 1923. Ref. Zbl. Hautkrkh. **12,** 30. — MALHERBE, H.: (a) Impetigo und Nephritis. J. Mal. cut. e syph. **1909.** Ref. Mh. Dermat. **50,** 354. (b) Traitement pratique de quelques streptococcies cutanées. Progrès méd. **1930 II,** 1882—1884. Ref. Zbl. Hautkrkh. **36,** 624. — MANDAL, U. N.: Streptococcal affections of the skin. Indian med. Gaz. **58,** 375 (1923). Ref. Zbl. Hautkrkh. **10,** 349. — MANTEGAZZA, N.: Sull' importanza dello stafilococco aureo e del bacillo piocianeo in alcune dermatosi. Cagliari-Sassari, G. Dessi 1904. — MARFAN, A. B.: De la sueur et des éruptions sudorales chez le nourrisson. Rapports des éruptions sudorales et des pyodermites. Presse méd. **33,** No 79, 1313 (1925). — MARTINEZ GARCIA, P. u. ANTONIO PEYRI: (a) Ein Fall von Pyodermitis vegetans bei einem Brustkind. An. Acad. méd.-quir. españ. **14,** 899 (1927). Ref. Zbl. Hautkrkh. **28,** 176. (b) Ein Fall von Pyodermitis vegetans bei einem Brustkind. Rev. méd. Barcelona 8, No 44, 182—186 (1927). Ref. Zbl. Hautkrkh. **27,** 69. — MASIA, A.: Granuloma vegetante pseudotubercolare della regione sottomandibolare sinistra di origine stafilococcica. Giorn. ital. Dermat. **68,** H. 2. 878 (1927). Ref. Zbl. Hautkrkh. **25,** 218. — MATZENAUER, RUDOLF: (a) Impetigo contagiosa. Sonderdruck aus der NEUMANN-Festschrift. Wien u. Leipzig: Franz Deuticke 1900. (b) Impetigo contagiosa (sive vulgaris). MRAČEKs Handbuch der Hautkrankheiten, Bd. 2, S. 725. 1905. — MAXWELL, T. A.: Coccogenic infections. New Orleans med. J. **31,** 575, 576 (1929). Ref. Zbl. Hautkrkh. **30,** 632. — MAZZOLANI, A.: Trichophytien, Pian, Pyodermatosen und andere Hautkrankheiten bei den Eingeborenen in Tripolitanien. Riforma med. **1913,** No 16. Ref. Dermat. Wschr. **57,** 993. — MEASHAM, J. E.: A case of seborrhoea complicated by pyogenic dermatitis. J. Army med. Corps **42,** Nr 3, 216, 217 (1924). Ref. Zbl. Hautkrkh. **14,** 216. — MEŠČERSKIJ, G.: Klinik und Therapie der Impetigo. Venerol. (russ.) **1926,** Nr 2, 234—239 u. französische Zusammenfassung S. 239 (1926). — MĚSKA u. FABIAN: Über Ichthoxyl. Ceská Dermat. **1925,** H. 4, 95. — MESLAY, R.: Ostéomyélite à streptocoques chez un nourrisson. Bull. Soc. anat. Nov. **1897,** 827. Zit. nach BOULARAN. — MILIAN, G.: (a) Pyodermite végétante (maladie de HALLOPEAU). Soc. Dermat. et Syph. 9. Dez. 1926. Bull. Soc. franç. Dermat., Dez. **1926,** 727. (b) Pyodermite végétante (maladie de HALLOPEAU). Rev. franç. Dermat. **3,** No 4, 209 (1927). (c) La dysidrose infectieuse streptococcique. Rev. franç. Dermat. **4,** 19—23 (1928). (d) Impétigo confluent et rebelle du visage; ses réactions biotropiques, prurigo de voisinage. Rev. franç. Dermat. **5,** 23 (1929). (e) Atrophic cutanée secondaire à un impétigo végétant. Rev. franç. Dermat. **5,** 548 (1929). Ref. Zbl. Hautkrkh. **34,** 317. (f) Impétigo; erytheme ostié nummulaire généralisé. Rev. franç. Dermat. **5,** 26 (1929). (g) L'infection cutanée. Rev. franç. Dermat. **7,** 134 (1931). (h) Impétigo du visage. Adéno-phlegmon du cou. Erythème scarlatiniforme génoralisé biotropique dû au traitement par la pomade à l'oxyde jaune. Rev. franç. Dermat. **6,** 146. Ref. Zbl. Hautkrkh. **35,** 275. — MILIAN, G. et M. KITCHEVATZ: Pyodermite papillomateuse et verruqueuse traumatique à staphylocoques. Bull. Soc. franç. Dermat., Dez. **1926,** 731. — MILIAN et PÉRIN:

(a) Teigne amiantacée, impétigo rétro-auriculaire et séborrhéides. Bull. Soc. franç. Dermat. **1927**, No 1, 16. (b) Trisyndrome. Bull. Soc. franç. Dermat. **38**, 852—865 (1931). — MILIAN u. RIVALIER: Gangrène cutanée de la jambe. Bull. Soc. franç. Dermat. **1922**, No 6, 231. — MILLER jr., C. PHILIP: Untersuchungen über die sog. lokale Immunität bei experimenteller Staphylokokken- und Streptokokkeninfektion der Haut. Z. Hyg. **107**, H. 1, 253—264 (1927). — MITCHELL, J. H.: Pyoderma (streptococcus). Arch. of Dermat. **23**, 379 (1931). — MOBERG, L.: Studier over ekzem och impetigo contagiosa. Hygiea (Stockh.) **1905**, Nr 5 u. 6. (Nach LEWANDOWSKY 1909.) — MODEL, MINNA: Staphylo- und Streptokokken bei Scabies und einigen anderen banalen Dermatosen. Inaug.-Diss. Bern 1911. Fortschr. Med. **1913**. — MÖLLER: Impetigo contagiosa bullosa. Dermat. Ges. Stockholm, Sitzg 26. Nov. 1903. Ref. Mh. Dermat. **38**, 183. — MONTGOMERY: Diskussion zu CHIPMAN. — MONTGOMERY, D. W.: The determination of impetigo contagiosa to the mucous membranes. J. cut. Dis. incl. syph. **28**, 445 (1910). — MONTGOMERY, D. W. and G. D. CULVER: Streptodermatitis especially in its relationship to Wounds. Arch. of Dermat. **2**, 649. — MORELLE: Ein Fall von exzentrischer circinärer pustulöser Dermatitis. Presse méd. belge **1898**, No 44. Ref. Mh. Dermat. **28**, 649. — MORGENROTH u. SCHNITZER: Über chemotherapeutische Antisepsis. IV. Mitt. Die Heilung der experimentellen Streptokokkenphlegmone durch Rivanol und Vuzin. Dtsch. med. Wschr. **1923**, Nr 23, 745. — MORGENROTH u. WRESCHNER: Über chemotherapeutische Antisepsis. V. Mitt. Die Wirkung des Rivanols auf Staphylokokken. Dtsch. med. Wschr. **1923**, Nr 42, 1322. — MORITSCH, P. u. R. OPPOLZER: Über die Behandlung eitriger Infektionen mit Antivirus. Wien. klin. Wschr. **1927**, Nr 18, 585. — MORO, E.: Über Dermatitis fibrinosa faciei. Münch. med. Wschr. **1911**, Nr 6, 298. — MORROW: Die Behandlung der Impetigo contagiosa. J. amer. med. Assoc. **69**, Nr 3. Ref. Dermat. Wschr. **70**, 319. — MOTOMURA, G.: Bakteriologische Untersuchungen der Impetigo contagiosa in Formosa. Mitt. med. Ges. Formosa **1911**, Nr 104. Ref. Zbl. Bakter. **52**, 489. — MUCHA, JOH.: Über das gleichzeitige Auftreten von Herpes corneae und Impetigo contagiosa. Diss. Würzburg 1929. — MÜLLER (Moskau): Pemphigus des kleinen Kindes. Méd. mod. **1894**, No 1. Ref. Dermat. Wschr. **20**, 463. — MÜLLER, A.: Entwicklung und Stand der Impetigofrage. Zbl. Hautkrkh. **25**, 385. — MÜNDEL, F.: Ist Aurophos prophylaktisch gegenüber der lokalen experimentellen Streptokokken-, Staphylokokken- und Pneumokokkeninfektion wirksam? Mschr. Kinderheilk. **36**, H. 3, 259 (1927). — MUNRO, N. S.: Pemphigus contagiosus. Brit. med. J. 29. April 1899. Ref. Mh. Dermat. **30**, 549.

NAKAO, ABE: Zur Ätiologie der Impetigo contagiosa. Arch. f. Hyg. **67**, 367 (1908). — NATHAN: Diskussion zu SACHS: Über eine neue Behandlungsart der Impetigo contagiosa. 88. Verh. Ges. dtsch. Naturforsch. Innsbruck 1924. Ref. Dermat. Wschr. **1924**, Nr 50, 1622. — NEUMANN, ANTON: Behandlung mit Zinn. Česká Dermat. **1924**, H. 5, 208. Ref. Zbl. Hautkrkh. **15**, 174. — NICOLAU, S.: Gangrène cutanée extensive de la jambe due au streptocoque. Bull. Soc. roum. Dermat. **1**, 152—156 (1930). Ref. Zbl. Hautkrkh. **35**, 275. — NIKOLAEWA: Essai d'application des vaccins d'après BESREDKA dans des cas d'inflammations locales, aigues et chroniques. Ann. Inst. Pasteur **1926**, No 10, 869. — NIKOLAEVSKAJA, M. u. O. PODVYSOCKAJA: Die Pyodermitis und die Rolle der Streptokokkeninfektion für deren Ätiologie. Russk. Vestn. Dermat. **7**, 907—918 (1929) u. deutsche Zusammenfassung S. 919. Ref. Zbl. Hautkrkh. **34**, 823. — NISHI, S.: An abnormal case of impetigo albostaphylogenes Dohi. Jap. J. Dermat. **26**, Nr 4, 23 (1926). Ref. Zbl. Hautkrkh. **21**, 442. — NOBL, G.: Originäre Kuhpocke oder Impetigo (BOCKHART)?. Dermat. Wschr. **67**, 559 (1918).

OEHLER, R.: Über Impetigo. Allg. med. Zztg. **1900**, Nr 89. Ref. Dermat. Wschr. **33**, 463. — OLTRAMARE, H., I. GOLAY et A. STAROBINSKY: Un cas d'acrodermatite continue guéri par un auto-vaccin. Ann. de Dermat. **1927**, No 4, 193. — OTTO, R.: Weitere Beiträge zur Agglutination der Staphylokokken. Zbl. Bakter. Orig. **34**, **44** (1903).

PACON: Injections sous-cutanées d'huile térebenthinée dans le traitement de quelques infections vénériennes et cutanées. Bull. Soc. franç. Dermat. **1921**, No 6, 268. — PANISSET, L., et J. VERGE: Vaccinothérapie des pyodermites du chien par la voie cutanée. C. r. Soc. Biol. **91**, No 27, 652 (1924). — PANJA, G.: Notes on the aetiology of some skin diseases met with in the tropics. Indian med. Gaz. **59**, 184 (1924); Ref. Zbl. Hautkrkh. **16**, 351. — PAPILIAN, V.: Das sympathische System und die Staphylokokkeninfektion. Zbl. Path. **36**, 564 (1925). — PAUL, N.: A pyogenic verrucose dermatitis. Med. J. Austral. **1928 I**, 240 bis 241. Ref. Zbl. Hautkrkh. **27**, 648. — PAUTRIER, L. M. et GLASSER: Lésions dysidrosiformes des mains dues au staphylocoque doré. Bull. Soc. franç. Dermat. **36**, 1126—1127 (1929). — PERNET, G.: Bericht über eine durch Pediculis capitis bedingte Familienepidemie von Impetigo contagiosa bullosa. Lancet Febr. **1902**. Ref. Mh. Dermat. **35**, 46. — PEYRI: Zur Kenntnis der Pyodermitis vegetans. Ecos españ. Dermat. **2**, No 12, 1063—1070 (1926). Ref. Zbl. Hautkrkh. **24**, 641. — PEYRI, J.: (a) Beitrag zur Kenntnis der Pyodermia vegetans. Med. ibera **19**, No 420, 493—494 (1925). Ref. Zbl. Hautkrkh. **19**, 868. (b) Epidermite végétante papillomateuse (Pseudoepitheliome). 3. Congr. Dermat. et Syph. de langue franç.

Bruxelles 1926. Ref. Ann. de Dermat. **1926**, No 10, 578. (c) Zur Kenntnis der Pyodermitis-vegetans-Formen. Rev. españ. Urol. **29**, No 341, 225 (1927). Ref. Zbl. Hautkrkh. **27**, 648. — PEYTON, T. H.: Stomatitis and foot-and-mouth disease. Brit. med. J. **1924**, No 3292. Ref. Zbl. Hautkrkh. **13**, 366. — PHEMISTER, D. B.: Hematogenous staphylococcus infections secondary to foci in the skin. J. amer. med. Assoc. **78**, 480 (1922). Ref. Zbl. Hautkrkh. **5**, 308. — PHOTINOS, M. TH.: Le streptocoque de la peau normale. Bull. Soc. franç. Dermat. **1927**, No 7, 494. — PICARD: Der Wert örtlicher Immunität für die Chirurgie, insbesondere für den Kampf gegen das Erysipel. Ges. f. Chirurg., Sitzg. v. 11. Okt. 1926. Berlin. Ref. Med. Klin. **1926**, Nr 49. — PICK, W.: Zur Ätiologie der Impetigo vulgaris und der Conjunctivitis eczematosa (seu phlyctaenulosa sive lymphatica). 83. Verslg dtsch. Naturforsch. **1911**, 428; Münch. med. Wschr. **1912**, Nr 4. — PILOT, J. u. M. L. AFREMOW: Studies of Staphylococcus-Filtrates. I. Demonstration of an Exotoxin by Skin Tests in man and its neutralization by antitoxin Serums. J. amer. med. Assoc. **89**, 939 (1927); Ref. Dermat. Wschr. **86**, 81 (1928). — PITSCH, F.: Zur Frage der Staphylokokkenmischinfektion bei Impetigo streptogenes. Arch. f. Dermat. **141**, 204 (1922). — PLICQUE, A. F.: Behandlung der Impetigo ulcerosa, speziell mit Methylenblau. Bull. méd. **1912**, 614. Ref. Dermat. Wschr. **55**, 1734. — POGGE: Zur Pathogenese der Wittower Hautkrankheit. Dtsch. med. Wschr. **1885**, 855. — POGGI: Sulla frequenza dell'impetigo contagiosa nei bambini linfatici e sulla sua cura. Giorn. Clin. med. **3**, 618 (1922). Ref. Zbl. Hautkrkh. **8**, **346**. — POKORNÁ: Pemphigus vulgaris. Tschechoslov. wiss. dermat. vener. Ges. 3. April 1927. Ref. Zbl. Hautkrkh. **25**, 285. — POLLAND, R.: Zur Klinik und Ätiologie der Impetigo gangraenosa KREIBICH. Dermat. Z. **1917**, 286. — POLLET, M. J. H.: Über impetiginöse Nierenentzündungen. Inaug.-Diss. Lille 1911. Ref. Dermat. Wschr. **55**, 1422. — POMUSS: Die lokale Immunisierung der Haut nach BESREDKA bei Pyodermien. Vrač. Gaz. **1927**, Nr 11/12. Ref. Dermat. Wschr. **1927**, Nr 47, 1632. — PORCELLI, R.: Per la conoscenza delle formazioni granulomatose nodulo-gommoidi da communi piogeni. Giorn. ital. Mal. vener. Pelle **63**, 23 (1922). Ref. Zbl. Hautkrkh. **5**, 308. — POULAIN: Contribution à l'étude des stomatites dans l'enfance et en particulier de la stomatite impétigineuse. Thèse de Paris **1892**. (Zit. nach JADASSOHN 1895.) — PUDDICOMBE, T. P.: Bericht über einen Fall von Diphtherie und Impetigo contagiosa bei einem Kinde. Lancet, 8. Aug. **1908**. Ref. Mh. Dermat. **47**, 626. — PUSEY: Fungating dermatitis. Ref. J. cut. Dis. **1906**, 78.

RAJKA, E.: Eitererreger und Hautallergie im chronischen Ekzem. Dermat. Wschr. **81**, 1678 (1925). — RAYER, P.: Theoretisch-praktische Darstellung der Hautkrankheiten (deutsche Übertragung von H. STANNIUS). Berlin: Th. Chr. Fr. Enslin 1838. — RAYMOND, M., A. LACROIX et E. HADIDA: Glycemie et dermatoses. Rev. franç. Dermat. **1926**, No 12, 625. — REENSTIERNA, J.: Kriegs-Läuseekthyma. Nord. med. Ark. (schwed.) **50**, H. 6. Ref. dermat. Wschr. **69**, 568. — RHEE, VAN: Toxic erythema (anaphylactic); Impetigo. Arch. of Dermat. **9**, 141 (1924). — RICHTER, A.: Impetiginöse Hauterkrankungen und ihre Behandlung im Felde. Mil.-Arzt **1915**, Nr 15. — ROCAZ: Manifestations laryngées dans la stomatite impétigineuse. Congr. de Gyn., d'Obstétrique et de Pédiatrie, Bordeaux 1895. Ref. Ann. de Dermat. **1895**, 890. — ROLLESTON, J. D.: Diphtheritisches Nagelgeschwür. Brit. J. Dermat. **1916**, 110. Ref. Arch. f. Dermat. **122**, 913. — ROMANELLI, E.: Il liquido di ZIEHL nella cura dell'impetigine contagiosa. Fol. med. (Napoli) **7**, No 13, 405 (1921). Ref. Zbl. Hautkrkh. **3**, 172. — ROSEN, H. VON: Der jetzige Stand der parenteralen Terpentintherapie. Z. ärztl. Fortbild. **1921**, Nr 19, 548. — ROSSIJANSKI, N.: Reaktionsfähigkeit der Haut und unspezifische Behandlung. Venerol. (russ.) **1924**, Nr 2, 20. Ref. Zbl. Hautkrkh. **16**, 666. — ROST, GEORG ALEXANDER: Hautkrankheiten. (Fachbücher für Ärzte, Bd. XII.) Berlin 1926. — RUSSELL, W. KERR: The elements of artificial light therapy. V. Cases commonly met with in general practice. Brit. J. Actinother. **1**, Nr 12, 21—23 (1927). Ref. Zbl. Hautkrkh. **25**, 196.

SABELLA, P.: Zusammenhang zwischen Pediculosis und impetiginösen Hautmanifestationen. Morgagni, 31. Jan. **1913**. Ref. Dermat. Wschr. **57**, 1141. — SABOURAUD, R.: (a) Pathogénie et traitement de l'Impétigo. Arch. Méd. Enf. **1898**, 21. (b) Etude clinique et bactériologique de l'impétigo. Ann. de Dermat. **1900**, 62, 320, 427. (c) Ecthyma. La Prat. dermat. **1**, 923 (1900). (d) Le streptocoque envisagé comme dermatophyte. Festschrift KAPOSI. Erg.-Bd. zu Arch. f. Dermat. **1900**, 785. (e) Dermatologie topographique. Paris: Masson & Co. 1905. (f) Impetigo. La Prat. dermat. **2**, 856 (1907). (g) Entretiens dermatologiques. Paris: Octave Doin & Fils 1913. (h) Les streptococcies épidermiques. Paris méd. **1913**, No 13, 313. (i) Sur les streptococcides eczématiformes. Ann. de Dermat. **8**, No 6, 321 (1927). (j) Pyodermites et Eczémas. Paris: Masson & Co. 1928. (k) Sur les dermatoses streptococciques. Presse méd. **1930 I**, 33. Ref. Zbl. Hautkrkh. **34**, 824. (l) Les parakératoses microbiennes du bout des doigts. Ann. de Dermat. **2**, 206 (1931). — SACHS: Über eine neue Behandlungsart der Impetigo contagiosa. Wien. klin. Wschr. **1924**, Nr 43, 1116. — SÁINZ DE AJA: (a) Streptokokkendermatitis mit zentrifugaler Ausbreitung. Actas dermosifiliogr. **15**, No 4, 163 (1923). Ref. Zbl. Hautkrkh. **12**, 280. (b) Die Infektionen bei den Ekzemen und die Ekzembildungen bei den Pyodermien. Siglo méd. **75**, No 3731,

605 (1925). Ref. Zbl. Hautkrkh. **18**, 680. — Sáinz de Aja, E. A.: Fieberhafte Impetigo durch Staphylococcus haemolyticus. Actas dermo-sifiliogr. **22**, 63, 464 (1929). Ref. Zbl. Hautkrkh. **37**, 79. — Salkind, E. S.: Milchinjektionen bei Haut- und Geschlechtskrankheiten (Proteintherapie). Vrač. Gaz. (russ.) **1924**, Nr 10, 224. Ref. Zbl. Hautkrkh. **15**, 418. — Salomon, O.: Über eine für Pediculosis capitis charakteristische Hauterkrankung. Münch. med. Wschr. **1912**, Nr 4, 201. — Šamberger, Fr.: Précis de Séméiologie des maladies de la peau. Prag 1925. — Sano, S.: A case of pityriasis rosea with impetigo albostaphylogenes. Dermato-urol. Soc., Osaka, 6. Mai 1923. Jap. J. of Dermat. **24**, Nr 2, 7 (1924). Ref. Zbl. Hautkrkh. **14**, 216. — Schade, H. u. A. Marchionini: (a) Über die Acidose auf der normalen Haut und ihre Bedeutung zur Abwehr der Bakterien. Med. Ges. Kiel, Sitzg. 14. Juli 1927. Ref. Münch. med. Wschr. **1927**, Nr 33, 1435. (b) Der Säuremantel der Haut. Klin. Wschr. **1928**, Nr 1, 12. — Schäffer-Zieler-Siebert: Behandlung der Haut- und Geschlechtskrankheiten. Berlin u. Wien: Urban & Schwarzenberg 1929. — Schmidt: A case for diagnosis. Chicago dermat. Soc., 16. Dez. 1925. Ref. Arch. of Dermat. **14**, 73 (1926). — Schmidt, E.: Fall von vegetierender Dermatose. Med.-naturwiss. Ver. Tübingen, Sitzg 23. Nov. 1925. Ref. Münch. med. Wschr. **1925**, Nr 52, 2236. — Schmidt, Erich: Spezifische und unspezifische Behandlung von Pyodermien. Arch. f. Dermat. **151**, 155 (1926). — Schneider: Zur Kasuistik der Ulcera ad genitale. Zbl. Bakter. Orig. **90**, 261. — Scholtz, W.: Untersuchungen über die Ätiologie der Impetigo contagiosa. Z. prakt. Ärzte **1900**, 401. — Scholtz, W. u. Raab: Recherches sur la nature parasitaire de l'eczéma et de l'impetigo contagiosa. Ann. de Dermat. **1900**, 409. — Schostak, I.: Pustelbildung infolge von Streptococcie und Pseudoanthrax. Russk. Vestn. Dermat. **1924**, Nr 2, 112 (1924). Ref. Zbl. Hautkrkh. **13**, 167. — Schreus: Mitigal zur Herstellung fein verteilter Schwefelsalbe. Dermat. Z. **37**, 57 (1922). — Schreus u. Goehl: Über lichenoide Eruption bei Pyodermien (Lichen pyodermicus). Dermat. Z. **31**, 273 (1920). — Schubert, Martin: Über Impetigo bullosa und ihr nahestehende Erkrankungen. Dermat. Z. **46**, 198 (1926). — Schürch: Über Acrodermatitis continua (Hallopeau). (Ihre Behandlung mit Thorium X.) Acta dermato-vener. (Stockh.) **6**, 518—530 (1925). — Schwarzkopf, E.: Eine neuartige Behandlungsweise bakterieller Hauterkrankungen. Münch. med. Wschr. **1929 II**, 1996. — Schweinburg, Fritz: Über Kulturversuche mit Antivirus. Wien. klin. Wschr. **1927**, Nr 25, 811. — Scomazowsky: Impetigo contagiosa serpiginosa. Kiew. Ges. Haut- u. Geschl.krankh., Sitzg 28. Sept. 1922. Ref. Dermat. Z. **38**, 357 (1923). — Sederholm: Pustulöse Hautkrankheit. Dermat. Ges. Stockholm, Sitzg 15. Dez. 1905. Ref. Mh. Dermat. **40**, 461. — Segawa, Naoshi: Ein Beitrag zur Klinik, Histologie und Ätiologie der Pyodermite végétante (Hallopeau) nebst Bemerkungen über die Frage ihrer Identität mit Pemphigus vegetans (Neumann). Jap. J. of Dermat. **30**, 15—17 (1930). Ref. Zbl. Hautkrkh. **34**, 598. — Selenew: Zur Ätiologie der Pyodermitis. Russ. Z. Hautkrkh. **19** (1910). Ref. Mh. Dermat. **51**, 127. — Semon, H. C. and H. W. Barber: Pyodermie parasitären Ursprungs. Brit. J. Dermat. **1917**. Ref. Dermat. Wschr. **71**, 793. — Serper u. Israelson: Zur Frage der epidermalen Streptokokken (Impetigo contagiosa nebst Variationen). Russk. Vestn. Dermat. **4**, Nr 2 (1926). Ref. Dermat. Wschr. **1926**, 756. — Sevestre et Gastou: Sur une variété de stomatite diphthéroide à staphylocoques (stomatite impétigineuse). Soc. méd. Hôp. Paris, Sitzg 28. Juni 1891. Ref. Ann. de Dermat. **1891**, 868. — Sieben, H.: Zur Frage der Impetigonephritis. Klin. Wschr. **1922**, Nr 18, 896. — Siebert, C.: Die Staphylo- und Streptokokkeninfektionen der Haut (Pyodermien). Z. ärztl. Fortbildg **20**, Nr 6, 167 (1923). — Siemens, H. W.: Pyodermien. Nederl. Tijdschr. Geneesk. **1931 II**, 5694—5703. Ref. Zbl. Hautkrkh. **40**, 652. — Simey, A. J.: Impetigo contagiosa as seen in schools. Lancet **102**, 738 (1922). Ref. Zbl. Hautkrkh. **5**, 479. — Širokov, S.: Die Impetigo contagiosa. Ž. Izuč. rann. det. Vozr. (russ.) **10**, 546 und deutsche Zusammenfassung S. 548 (1930). Ref. Zbl. Hautkrkh. **40**, 90. — Smith, D. T. and E. L. Burky: Impetigo contagiosa in children. Its etiology and treatment. Bull. Hopkins Hosp. **35**, Nr 397, 78 (1924). — Smith, E. C.: Streptococcal dermatitis. Trans. roy. Soc. trop. Med. Lond. **24**, 89—92 (1930). Ref. Zbl. Hautkrkh. **35**, 654. — Smith, W. S.: Principles of colloid therepeutics. Ir. J. med. Sci. **5**, No 7, 293 (1922). Ref. Zbl. Hautkrkh. 8, 26. — Sobernheim, G. u. H. Murata: Vergleichende Untersuchungen über die Bedeutung des Infektionsmodus bei der experimentellen Milzbrandinfektion. Z. Hyg. **103**, 691 (1924). — Solomin, S. P.: Ein Fall von kombinierter Erkrankung an Impetigo contagiosa und Glomerulonephritis acuta bei einem Erwachsenen. Dermat. Wschr. **84**, Nr 13, 433, 434 (1927). — Sommer: Über die Häufigkeit und Eigenart der Impetigonephritis im Kindesalter. Veröff. Heeresan.wes. **1931**, H. 85, 178—186. Ref. Zbl. Hautkrkh. **39**, 79. — Sparkes, W. M. B.: Impetigo. J. Army med. Corps **42**, Nr 2, 145, 146 (1924). — Šrámek, R.: Ein Fall von Impetigo staphylogenes Bockhart mit besonderer Lokalisation und Ausbreitung. Čas. lék. česk. **1913**, Nr 51. Ref. Dermat. Wschr. **60**, 277. — Sutton, R.: Impetigo contagiosa. N. Y. State med. J., Aug. **1908**. Ref. Mh. Dermat. **47**, 626. — Sutton, R. L.: Mögliche Beziehungen zwischen infektiöser ekzematoider Dermatitis, Dermatitis repens und Acrodermaditis perstans. J. Miss. State med. Assoc., Febr. **1913**. — Storp, A.: Positiver Ausfall der

Wa.R. im Verlauf einer Staphylokokkensepsis. Dtsch. med. Wschr. **49**, Nr 31, 1014 (1923). — STRAUSS, M.: Zur Behandlung der Pyodermatosen der unteren Extremitäten im Felde. Dtsch. med. Wschr. **1915**, Nr 52, 1551. — STUDENSKI, J. B.: Über einen seltenen Fall von Staphylokokkenmykosis der Haut bei Diabetes mellitus. Virchows Arch. **174**, 29 (1903). — SYFFERT: Über Pyodermien und ihre Behandlung. Med.-naturwiss. Ver. Tübingen, Sitzg 23. Nov. 1925. Ref. Münch. med. Wschr. **1925**, Nr 52, 2237.

TADA, SH.: Ist die Milzbrandimmunität an das Hautorgan gebunden? Zbl. Bakter. Orig. **91**, 477. — TANAKA, SEIJI: Beiträge zur Kenntnis der Impetigo albostaphylogenes DOHI. Jap. J. of Dermat. **31**, 23 (1930). Ref. Zbl. Hautkrkh. **38**, 641. — THIBIERGE, GEORGES: Les enseignements dermatologiques de la guerre de 1914 à 1918. Ann. de Dermat. **6**, No 8/9, 481; No 11, 641; No 12, 705 (1925). — THIBIERGE et BÉSANÇON: C. r. Soc. Biol. Paris, 11. Juni **1896**. (Zit. nach BALZER u. GRIFFON 1897.) — THIBIERGE, GEORGES et PIERRE LEGRAIN: Traitement de l'impétigo. Clinique **18**, No 22, 262 (1923). — TIMMERMANS, A.: Sur l'origine des noms Impetigo et Pétéchies. J. Mal. cut. et Syph. **1899**, H. 11, 202. — TOBIAS, N.: Infectious eczematoid dermatitis. Arch. of Dermat. 8, 246 (1923). — TOMMASOLI: Impetigo erpetiforme e Piodermite vegetante. Giorn. ital. Mal. vener. e Pelle **33**, 135 (1898). — TÖRÖK, L.: (a) Über den Krankheitserreger der Impetigo circinata (figurata, annularis). Gyógyászat (ung.) **1901**, Nr 31. Ref. Dermat. Wschr. **34**, 149. (b) Über das Verhältnis des Ekzems zur artifiziellen Hautentzündung und zur Impetigo. Dermat. Wschr. **76**, Nr 13, 273 (1923). — TOWLE, H. P.: Ein Fall zur Diagnose. Impetigo oder Impetigo herpetiformis? J. cutan. Dis. incl. Syph., April **1914**. Ref. Dermat. Wschr. **58**, 723. — TOWLE and SWARTZ: A study of the blood in some common diseases of the skin. Arch. of Dermat. **9**, 554 (1924). — TRACY, B., M. D. MALLORY and A. MARBLE: Local immunization of rabbits to cutaneous infection with Staphylococcus aureus. J. of exper. Med. **42**, 465 (1925). — TRAUTMANN, G.: Die Krankheiten der Mundhöhle und der oberen Luftwege bei Dermatosen, 2. Aufl. Wiesbaden: J. F. Bergmann 1911. — TRIBOULET: Die Behandlung der Pyodermitis durch lokale Applikation von ZIEHLschem Fuchsin. Le nourisson, Jan. **1913**. Ref. Dermat. Wschr. **57**, 1011. — TROITZKI: Zur Kasuistik der eitrigen Onychien und Paronychien infolge Autoinfektion bei einem Kranken mit Sykosis. Russ. Z. Hautkrkh. **27** (1914). Ref. Dermat. Wschr **67**, 780. — TROSSARELLO, M.: Su di un'epidemia di „pemfigo epidemico" osservato lungo la Riviere ligure di Ponente nell'estate 1921. Giorn. ital. Mal. vener. Pelle **57**, 98 (1922). — TRUFFI, GIOVANNI: Contributo alla conoscenza delle piodermiti vegetanti. Il Dermosifillogr. **5**, 129—140 (1931). Ref. Zbl. Hautkrkh. **38**, 224. — TRUFFI, M.: Follicolite stafilogena vegetante. Giorn. ital. Mal. vener. Pelle **1906**, H. 3, 327. — TURNHEIM, D.: Über die Pyodermatosen im Felde. Wien. med. Wschr. **1917**, Nr 11. — TSUKUDA, T.: Über Pyodermitis vegetans staphylogenes. Jap. J. of Dermat. **29**, 19 (1929). Ref. Zbl. Hautkrkh. **31**, 349.

UNNA, P.: Pemphigus serpiginosus KAPOSI, bullöse Pyodermie oder Dermatitis herpetiformis. Dermat. Ges. Hamburg-Altona, Sitzg 14. Juni 1925. Ref. Zbl. Hautkrkh. **19**, 194. — UNNA, P. G.: (a) Über die Impetigo contagiosa (FOX) nebst Bemerkungen über pustulöse und bullöse Hautaffektionen. Arch. f. Dermat. **1880**, 13. (b) Impetigo BOCKHART, der durch Eiterkokken verursachte Oberhautabsceß. Berl. Klin. **1892**, H. 46. (c) Histopathologie der Hautkrankheiten. Berlin: August Hirschwald 1894. (d) Histologischer Atlas zur Pathologie der Haut. Hamburg u. Leipzig: Voß 1897. (e) Über Impetigo vulgaris und Impetigo circinata nebst Bemerkungen über die klinisch-experimentelle Epoche der Dermatologie. Dtsch. Mediz.ztg **1899**, Nr 89. (f) Die Eiterkokkenkrankheit der Haut (Staphylodermien). Dtsch. med. Wschr. **1921**, Nr 42, 1251. (g) Streptodermie. Erysipel. Dtsch. med. Wschr. **1921**, Nr 45, 1349. — UNNA, P. G. u. SCHWENTER-TRACHSLER: Impetigo vulgaris. Mh. Dermat. **28**, 229, 333, 385 (1898). — UNNA, K.: Impetigo. EULENBURGS Realencyklopädie der gesamten Heilkunde, 4. Aufl., Bd. 7. — URBAIN, ACHILLE: Essais de vaccination du lapin contre le staphylocoque par la voie cutanée et la voie digestive. C. r. Soc. Biol. Paris **91**, No 24, 341—343 (1924). — URBÁN, J.: Die Pyodermien und deren Behandlung mit Philoninsalbe. Börgyóg. Szemle (ung.) **7**, 227 (1929). Ref. Zbl. Hautkrkh. **34**, 599. — UTENKOW, M. D. u. G. K. HEMPEL: Intracutane Vaccinebehandlung bei Pyodermien. Venerol. (russ.) **1924**, Nr 2, 25—29 (1924). Ref. Zbl. Hautkrkh. **16**, 666. — UTIONKOW u. GEMPEL: Die intravenöse Vaccinetherapie bei Pyodermie. Moskov. med. Ž. **1923**, Nr 3—5. Ref. Dermat. Z. **42**, 240 (1924).

VENTURI, J.: Contributo alla conoscenza della dermatide pustulosa cronica e vegetante su base istologica di pseudo-epitelioma. Il Dermosifilogr. **4**, 449—461 (1929). Ref. Zbl. Hautkrkh. **32**, 618. — VERBIZIER, A. DE: Sur les Pyodermites a Bazilles de LOEFFLER. Ann. de Dermat. **1912**, 82. — Veröff. Med.Verw. **18**, H. 3 (1923): Das Gesundheitswesen des Preußischen Staates im Jahre 1921. — Veröff. Med.Verw. **24**: Das Gesundheitswesen des preußischen Staates im Jahre 1925. — VERSARI, ATTILIO: Piodermite vegetante di HALLOPEAU. Riforma med. **40**, No 34, 795 (1924). — VOLK, RICHARD: Nach welchen Gesichtspunkten sind Pyodermien zu behandeln? Wien. klin. Wschr. **1931**, 1474.

WALTER, FRANZ: Eitererreger und Hautallergie beim chronischen Ekzem. Dermat. Wschr. **81**, 987 (1925). — WASSERMANN, S.: Neue Gesichtspunkte zur Pathogenese der Pyodermatosen im Kriege. Wien. med. Wschr. **1919**, Nr 24/25. — WASSERMANN, v.: Über spezifische Lokaltherapie der Furunkulose. Münch. med. Wschr. **1922**, Nr 16, 596. — WASSERMANN, v. u. LEDERMANN: Über einen Versuch, die lokale Immunität für die Praxis brauchbar zu machen. Med. Klin. **1911**, Nr 13, 479. — WAUGH: Vaccinia, followed by impetigo. Arch. of Dermat. **9**, 799 (1924). — WELANDER, E.: Fall von Ecthyma térébrant de l'enfance. Arch. f. Dermat. **99**, 349 (1910). — WENDT: Impetigo contagiosa. Dermat. Ges. Stockholm, Sitzg 9. Okt. 1929. Zbl. Hautkrkh. **33**, 156. — WERTHEIMER, H. G.: Impetigo contagiosa. Atlantic med. J. **29**, Nr 7, 451, 456 (1926). Ref. Zbl. Hautkrkh. **21**, 194. — WERTHER: (a) Ekthyma vulgare. Lupus vulgaris des Gesichts. Ver. Dresden. Dermat. Sitzg 3. Mai 1921. Ref. Zbl. Hautkrkh. **14**, 28. (b) Impetigo vegetans. Ver. Dresden. Dermat. Sitzg 3. Mai 1921. Ref. Zbl. Hautkrkh. **14**, 28. (c) Diskussion zu GALEWSKY. — WHIPHAM, T. R.: Bullöse Purpura im Gefolge von Impetigo. Proc. roy. Soc. Med. **2**, Nr 6. Ref. Mh. Dermat. **49**, 404. — WHITE, CL.: Superficial bacterial infection of the hand, simulating epidermomycosis. Arch. of Dermat. **23**, 371 (1931). — WHITE, CH. I.: The role of the staphylococcus in skin. diseases. Massachusetts Med. Soc. 13. Juni **1899** (Sep.-Abdr.). — WHITFIELD: Photographs of demodex impetigo. Proc. roy. Soc. Med. **16**, Nr 3, 28. Ref. Zbl. Hautkrkh. 8, 460. — WHITFIELD, A.: Fall von Demodex impetigo. Proc. roy. Soc. Med. 18. März 1920. Ref. Dermat. Wschr. **72**, 148. — WINKLER, M.: Über eine eigenartige benigne Streptomykosis bullosa in der Blindenanstalt Koeniz bei Bern. Korresp.bl. Schweiz. Ärzte **1903**, Nr 17. — WITTER, C. B.: The actinic ray. Streptococci dermatopathies. Article III. Albany med. ann. **43**, 336 (1922). Ref. Zbl. Hautkrkh. **9**, 191.

ZIELER, KARL: (a) Praktische Behandlung der Pyodermien. Dtsch. med. Wschr. **52**, Nr 5, 193 (1926). (b) Lehrbuch und Atlas der Haut- und Geschlechtskrankheiten. 2. Aufl. Berlin u. Wien: Urban u. Schwarzenberg 1928. — ZITT: Arch. Kinderheilk. **1887**. (Zit. nach JADASSOHN 1895.)

Außerdem: JARISCH: Die Hautkrankheiten. Wien und Leipzig: Alfred Hölder 1908. — JESSNER, S.: Lehrbuch der Haut- und Geschlechtsleiden. Leipzig: Kurt Kabitzsch 1923. — KAPOSI: Pathologie und Therapie der Hautkrankheiten. Berlin und Wien: Urban und Schwarzenberg 1899.

Pemphigoid der Neugeborenen und Kinder[1].

(Staphylodermia [bzw. Streptodermia?] superficialis bullosa pemphigoides neonatorum et infantum = einfaches Pemphigoid = Pemphigus contagiosus s. epidemicus neonatorum et infantilis. — Staphylodermia superficialis diffusa exfoliativa = exfoliatives Pemphigoid = Dermatitis exfoliativa neonatorum Ritter von Rittershain.)

Von

Paul Tachau - Braunschweig[2].

Mit 11 Abbildungen.

Geschichte und Nomenklatur. Der sog. Pemphigus neonatorum ist vermutlich schon seit dem Altertum bekannt, wurde jedoch mit den verschiedensten Namen belegt (s. dazu die ausgezeichnete historische Studie von P. Richter 1901). Den ersten leidlich zuverlässigen Angaben begegnen wir im 17. und 18. Jahrhundert (Forestus 1610, Ledelius 1682, Zwinger 1729, Oehme 1773 u. a.). Die Bezeichnung Pemphigus neonatorum seu connatus wird von Osiander 1794 zum ersten Male gebraucht.

Über die Kontagiosität finden wir zunächst widersprechende Angaben. Obwohl Mercuriali (1572), Oehme (1773), Plenck (1777) u. a. bereits Pemphigoidendemien kennen, und obwohl aus dem Anfang des 19. Jahrhunderts Witley Stokes (1809) über endemisches Auftreten in Irland und Hinze (1826) über auffallend häufiges Vorkommen in der Provinz Schlesien berichten — hier erkrankten 40—60% aller Neugeborenen! — wurde die Gefahr der Übertragbarkeit erst allgemein erkannt, als in der zweiten Hälfte des 19. Jahrhunderts zahlreiche größere und kleinere Epi- und Endemien eingehend geschildert wurden.

Während der Pemphigus neonatorum von den meisten älteren Autoren als relativ harmloses Leiden angesehen wurde, war einzelnen schon die *bösartige Form* bekannt. Unter diesen möchte ich speziell Willan erwähnen, der neben seinem Pemphigus infantilis ein Erysipelas neonatorum beschreibt, das aus derselben Ursache entstehen soll und vielleicht mit der Dermatitis exfoliativa neonatorum identisch ist. Fälle, in denen die Haut sich total ablöst und abstreifbar ist, sind ferner schon von Zwinger (1727), Büchner (1729), Beer (1825) u. a. publiziert worden. Der Begriff des Pemphigus neonatorum malignus (im Gegensatz zu dem gewöhnlichen Pemphigus neonatorum benignus) war aber wohl durch die damals ungemein häufige Komplikation mit Gangrän (W. Stokes u. v. a.) nicht genügend präzisiert. Außerdem wurde den spärlichen Mitteilungen darüber an sich wenig Beachtung geschenkt.

So glaubte G. Ritter v. Rittershain eine ganz neue Krankheit vor sich zu haben, als er vom Jahre 1868 an zum ersten Male im alten Prager Findelhause die *Dermatitis exfoliativa neonatorum* (zuerst von ihm Dermatitis erysipelatosa genannt) beobachtete, von der hier in den nächsten 10 Jahren nicht weniger als 297 Fälle auftraten. Die Ritterschen Fälle nehmen durch ihren Beginn lediglich mit einem Erythem und die auffallende Seltenheit der Blasenbildung unbedingt eine Sonderstellung ein, so daß Ritter die Auffassung der Dermatitis exfoliativa als Abart des Pemphigus neonatorum, die sich ihm selbst aufdrängte, ablehnen zu dürfen glaubte. Obwohl sich seither gezeigt hat, daß die Rittersche Krankheit meist wie ein gewöhnlicher Pemphigus neonatorum mit Blasen

[1] Eine kurze Darstellung durch C. Leiner findet sich in Bd. 14, Teil 2, S. 486 und 491 dieses Handbuches.

[2] Herrn Prof. Dr. Max Jessner, Breslau, möchte ich auch an dieser Stelle meinen allerverbindlichsten Dank für die liebenswürdige Unterstützung sagen. Ohne die entgegenkommende Überlassung seiner Literaturkarten zu den Abschnitten **Pemphigoid, follikuläre Pyodermien I und II, Angulus infectiosus** wäre es mir kaum möglich gewesen, die Arbeiten in der kurzen Zeit, die mir zur Verfügung stand, abzuschließen.

beginnt, blieben maßgebliche Autoren bis in die neueste Zeit bei dieser dualistischen Auffassung (s. z. B. Finkelstein 1921).

Demgegenüber haben schon Behrend und Bohn 1879 und 1880, also bereits 1 und 2 Jahre nach der ausführlichen Publikation von Ritter, erkannt, daß die Dermatitis exfoliativa dem einfachen Pemphigus nahesteht, „gleichsam seinen Exzeß darstellend", und daß sie nicht auf eine pyämische Infektion zurückgeführt werden dürfe, wie Ritter glaubte, sondern mit Bestimmtheit als ein „lokaler, zumeist von außen angeregter Hautprozeß" zu betrachten sei. Diese „unitarische" Betrachtungsweise hat sich durchgesetzt, seitdem erwiesen ist, daß sowohl der „Pemphigus neonatorum" als auch die Dermatitis exfoliativa neonatorum Ritter ektogen bedingte Pyodermien sind (S. 192), die, wie später gezeigt wird, in En- und Epidemien regellos nebeneinander auftreten (S. 212), daß die Entwicklung einer Dermatitis exfoliativa aus dem klassischen Pemphigus neonatorum nicht ganz außergewöhnlich ist (S. 174), und daß drittens ausgedehnte Pemphiguserkrankungen vorkommen, die als abortive Dermatitis exfoliativa oder als Übergangsfälle aufgefaßt werden dürfen (S. 175).

Der erste, der Staphylokokken[1] aus dem Blaseninhalt von Pemphigus neonatorum züchtete, war Strelitz (1890 und 1893). Die Zweifel, ob diese banalen Pyokokken tatsächlich die Erreger seien, oder ob sie nicht auf Sekundärinfektionen zurückgeführt werden müssen, wurden zerstreut, als im Laufe der Jahre mit großer Regelmäßigkeit immer wieder Staphylokokken nachgewiesen wurden, nun auch bei der Dermatitis exfoliativa. Wir kommen hierauf ausführlich zurück (S. 185).

Besonders interessant gestalteten sich jetzt die *Beziehungen beider Dermatosen zur staphylogenen Impetigo contagiosa:* Die Beobachtung, daß von Pemphigusfällen Übertragungen auf Erwachsene und ältere Kinder ausgehen können, ist schon sehr alt (Mercuriali, Blagden, Scharlau u. a.). Dabei fiel frühzeitig auf, daß sich bei diesen neben serösen Blasen häufig Erscheinungen zeigen, die durch Krustenbildung der Impetigo contagiosa Tilbury Fox nahestehen. Für diejenigen, die die gewöhnliche Impetigo contagiosa für staphylogen hielten (Unna, Kaufmann, Matzenauer u. a.), war der Zusammenhang leicht zu erklären. Mit der Anerkennung der Streptokokkenbefunde von Sabouraud bei der Impetigo contagiosa schienen sich die Dinge jedoch wesentlich zu komplizieren. Erst als es Dohi, J. Jadassohn, Lewandowsky, D. Fuchs u. a. gelang, *von der klassischen streptogenen Impetigo die staphylogene Abart zu differenzieren* (s. die Darstellung von Jessner), konnte endgültige Klarheit geschaffen werden. Die seitherigen klinischen und bakteriologischen Untersuchungen haben die Vermutung J. Jadassohns bestätigt, daß die Impetigoerkrankungen der Erwachsenen und der älteren Kinder, die nachweislich aus Infektionen von Pemphigus neonatorum herstammen, der staphylogenen Varietät der Impetigo contagiosa zugehören, und daß es sich mit den entsprechenden Infektionen von der Dermatitis exfoliativa aus ebenso verhält.

An dieser Stelle sind einige grundsätzliche Bemerkungen zur **Nomenklatur** notwendig: Der von Osiander zuerst benutzte Name Pemphigus neonatorum s. connatus stammt aus einer Zeit, in der eine ätiologische Klassifizierung der Dermatosen noch nicht möglich war. Er stellt die rein morphologischen Analogien der pemphigoiden Blasen zu denen der Pemphigusgruppe in den Vordergrund. Da es sich beim Pemphigus — wenn man von den seltenen, ätiologisch nicht restlos geklärten, vermutlich septischen Fällen, dem sog. „Pemphigus acutus", der pemphigoiden Sepsis, absieht — um eine exquisit chronische Erkrankung handelt, der sog. Pemphigus neonatorum im Gegensatz dazu einen akuten Verlauf hat, da ferner die Ursache des Pemphigus noch völlig in Dunkel gehüllt ist, während der sog. Pemphigus neonatorum eine Staphylodermie ist, sind keinerlei innere Beziehungen zwischen beiden Erkrankungen zu erkennen. Die Bezeichnung Pemphigus ist daher für die Erkrankung des Neugeborenen durchaus nicht mehr zeitgemäß.

J. Jadassohn hat 1912 als Ersatz dafür den Namen: staphylogenes [und evtl. streptogenes (?)] *Pemphigoid der Neugeborenen und Kinder* vorgeschlagen, der die Abtrennung von der Pemphigusgruppe deutlich zum Ausdruck bringt. Wir können im Sinne seiner früheren Formulierung exakter von *Staphylodermia* [bzw. *Streptodermia* (?)] *superficialis bullosa pemphigoides*

[1] Auf die spärlichen Streptokokkenbefunde gehe ich erst bei der Besprechung der Ätiologie ein, da es mir immer noch zweifelhaft erscheint, ob es neben dem staphylogenen Pemphigoid noch ein streptogenes gibt.

neonatorum et infantum sprechen, doch ziehe ich die erstere Benennung wegen ihrer Prägnanz vor, zumal, da sie sich in den letzten Jahren mehr und mehr eingebürgert hat.

Wie oben bereits kurz ausgeführt, gehört die Dermatitis exfoliativa neonatorum RITTER in jeder Hinsicht so eng mit dem sog. Pemphigus neonatorum zusammen, daß wir sie in das Pemphigoid mit einbeziehen müssen. Der Name, den ihr RITTER v. RITTERSHAIN seinerzeit gegeben hat, und der seither allgemein in Gebrauch ist, ist daher besser durch Bezeichnungen wie *exfoliatives Pemphigoid* (POCKELS) bzw. *Staphylodermia superficialis diffusa exfoliativa neonatorum* zu ersetzen.

In letzter Zeit macht sich, speziell in Amerika, aber auch in England, Holland, Italien, Spanien, das Bestreben geltend, die nahen Beziehungen des Pemphigoids zur staphylogenen Impetigo contagiosa dadurch zum Ausdruck zu bringen, daß man das Pemphigoid in dem Impetigokomplex aufgehen läßt und es als *Impetigo bullosa neonatorum, pemphigoides* usw. bezeichnet (BLAISDELL, DA ROCHA, DICKEY, FOERSTER, HOLDER, MCCANDLISH, MOGGI, REED, RUBBEL, RULISON, SICILIA, SWENDSON und LEE, VAN DER VALK, ZAHORSKI u. a.). Obwohl diese Benennung die ätiologische Zusammengehörigkeit der morphologisch verschiedenen Prozesse zum Ausdruck bringen würde, ist sie meines Erachtens nicht empfehlenswert: Der Impetigokomplex enthält so heterogene Dinge, daß er lediglich noch historische Berechtigung für die Bezeichnung der Impetigo contagiosa TILBURY FOX sensu strictiori hat (s. dazu S. 239 und bei JESSNER in diesem Bande). Selbst wenn man die ätiologische Übereinstimmung des Pemphigoids mit der Impetigo contagiosa staphylogenes ganz in den Vordergrund stellt, wie das in dieser Darstellung geschieht, ergeben sich doch grundsätzliche Unterschiede (Verlauf, Schwere usw.), die nicht übersehen werden dürfen (s. S. 197) und auch in der Benennung irgendwie zum Ausdruck kommen sollten.

Die Durchsicht der einschlägigen Literaturangaben zeigt außerdem, daß die Bezeichnung des Pemphigoids als „Impetigo of the new born“ usw. zu einer grotesken Verwirrung der Begriffe geführt hat. Sie verleitet vielfach zu der suggestiven Voraussetzung, das Neugeborenenpemphigoid sei eine Streptokokkenaffektion, da die Impetigo contagiosa nach SABOURAUD streptogen sei, eine Annahme, die oft ohne genügende Berücksichtigung der seither vorliegenden Arbeiten über die staphylogene Form (s. bei JESSNER) als feststehende Tatsache hingestellt wird. Wir kommen darauf zurück.

Zu erwähnen ist ferner, daß die Dermatitis exfoliativa neonatorum von G. BEHREND u. a., z. B. BRAND, HELLIER, HENKIN, KELLER, mit dem *Pemphigus foliaceus* (CAZENAVE) verquickt worden ist. Daß diese Auffassung von ganz falschen Voraussetzungen ausgeht, dürfte ohne weiteres einleuchten.

Mehrfach sind auch Beziehungen der Dermatitis exfoliativa RITTER zur *Erythrodermia desquamativa* LEINER Gegenstand der Diskussion gewesen. Unter Hinweis auf die ausführlichere Besprechung auf S. 222 sei hier nur gesagt, daß keinerlei engere nosologische Verbindung zwischen diesen beiden Leiden besteht. Daher ist auch die von COMBY vorgeschlagene gemeinsame Benennung „Érythrodermie généralisée des nourrissons“ abzulehnen.

Einteilung. Die älteren Versuche, zu einer befriedigenden Einteilung des „Pemphigus der Kinder“ zu gelangen, waren zum Scheitern bestimmt, da man ganz heterogene Prozesse zusammenwarf. Schon BOHN klagt 1880 darüber, daß man immer noch genötigt sei, in das Kapitel Pemphigus eine Reihe verschiedenartiger Krankheitsbilder und Prozesse zu stellen, die nur durch das Symptom der Blasenbildung äußerlich zusammengehalten werden. Er stellt, lediglich der Übersichtlichkeit halber, einige Typen auf, die sich noch bis vor relativ kurzer Zeit gehalten haben, und die ich deshalb hier kurz aufführen zu müssen glaube:

1. Akuter idiopathischer Pemphigus der Neugeborenen.
2. Akuter idiopathischer Pemphigus der älteren Kinder.

3. Symptomatischer Pemphigus (Pemphigus in Begleitung anderer Krankheiten, Pemphigus cachecticus und Pemphigus syphiliticus).
4. Chronischer idiopathischer Pemphigus.
5. Pemphigoide Prozesse der Neugeborenen (Dermatitis exfoliativa neonatorum).

Für uns scheiden Typus 3 und 4 aus: Typ 4, identisch mit dem chronischen Pemphigus der Erwachsenen, kommt im Kindesalter nur ganz ausnahmsweise vor und ist nach wie vor als echter Pemphigus zu betrachten (in diese Gruppe wurde wohl auch die bei Kindern relativ häufigere Dermatitis herpetiformis einbezogen) und der 3., der symptomatische Pemphigus, ist in seine Komponenten zu zerlegen und den Krankheiten (Syphilis usw.) zuzuteilen, denen er nach ätiologischen Gesichtspunkten angehört[1].

Danach bleiben Typus 1, 2 und 5 übrig, die auch hinsichtlich ihrer Ätiologie eine Einheit bilden. Während STEINER 1869, KLEMM 1871 die Zusammengehörigkeit der Blasenerkrankungen bei Neugeborenen und älteren Kindern erkannt hatten, wird sie von BOHN bestritten, wie dies aus seiner Einteilung hervorgeht. Heute wissen wir, daß die älteren Autoren ganz richtig beobachtet hatten, und daß BOHN irrte: Das Pemphigoid der Neugeborenen und das der älteren Kinder sind ein und dieselbe Affektion. Auch der Dermatitis exfoliativa RITTER ist, wie soeben erörtert wurde, meines Erachtens keine selbständige Stellung mehr zu geben.

Damit kommen wir zu einer Zusammenfassung der Gruppen 1, 2 und 5 BOHNS als **Pemphigoid,** das wir nach der Schwere und den äußeren Erscheinungsformen einteilen können in:

1. einfaches Pemphigoid der Neugeborenen und Kinder,
2. exfoliatives Pemphigoid der Neugeborenen.

Dabei ist zu berücksichtigen, daß zwischen diesen beiden Gruppen keine scharfe Grenze gezogen werden kann. Die *fließenden Übergänge* (sehr ausgedehntes Pemphigoid ohne ausgesprochene Exfoliation, umschriebene exfoliierende Prozesse entsprechend FINKELSTEINS circumscripter Dermatitis exfoliativa neonatorum) sollen in dieser Darstellung beim exfoliativen Pemphigoid ihren Platz finden.

Klinik.

1. Einfaches Pemphigoid der Neugeborenen und Kinder. Staphylodermia (bzw. Streptodermia?) superficialis bullosa pemphigoides neonatorum et infantum. Pemphigus contagiosus (epidemicus) neonatorum et infantilis. Pemphigus simplex s. benignus. Schälblasen.

Das einfache Pemphigoid der Neugeborenen und Kinder ist eine akute, oft sehr kontagiöse Erkrankung. Sein klinisches Bild ist in erster Linie charakterisiert durch das *Aufschießen pemphigoider Blasen.* Diese entwickeln sich sehr rasch, über Nacht, vielfach auf anscheinend normaler oder kaum geröteter Haut, oft auch mit einem kurzen erythematösen Anfangsstadium. In diesem Falle treten, ebenfalls ganz plötzlich, stecknadelkopf- bis linsengroße, leicht gerötete Flecke auf, aus denen sich schon nach wenigen Stunden Blasen entwickeln. Relativ selten kommt es vor der Blasenbildung zu stärkerer Infiltration und Verdickung der Haut, in der Regel ist deren Konsistenz im Bereiche der initialen Flecke nicht vermehrt.

Die *Blasen* haben zunächst ebenfalls nur Linsengröße. Sie haben runde oder ovale Form und sind gewöhnlich von einem schmalen, roten Hof umgeben, der jedoch auch fehlen kann. Die Decke ist sehr dünn und zart und, solange die Blasen noch frisch sind, prall gespannt. Ihr *Inhalt* ist zunächst klar, farblos oder gelblich (serös), trübt sich aber, wenn die Blasen erhalten bleiben, in den

[1] Der Begriff des Pemphigus cachecticus (CAILLAULT) bei Skrophulose, Tuberkulose, Rachitis usw. ist obsolet. BOHN führt als symptomatischen Pemphigus außerdem Blaseneruptionen bei Scharlach, Masern, Variola usw. an, die er aber selbst als dubiös bezeichnet, ferner den Arzneipemphigus.

nächsten Tagen zusehends und wird grau, opak, eitrig. Hand in Hand hiermit geht im allgemeinen eine sehr schnelle Vergrößerung der Blase, die Walnußgröße

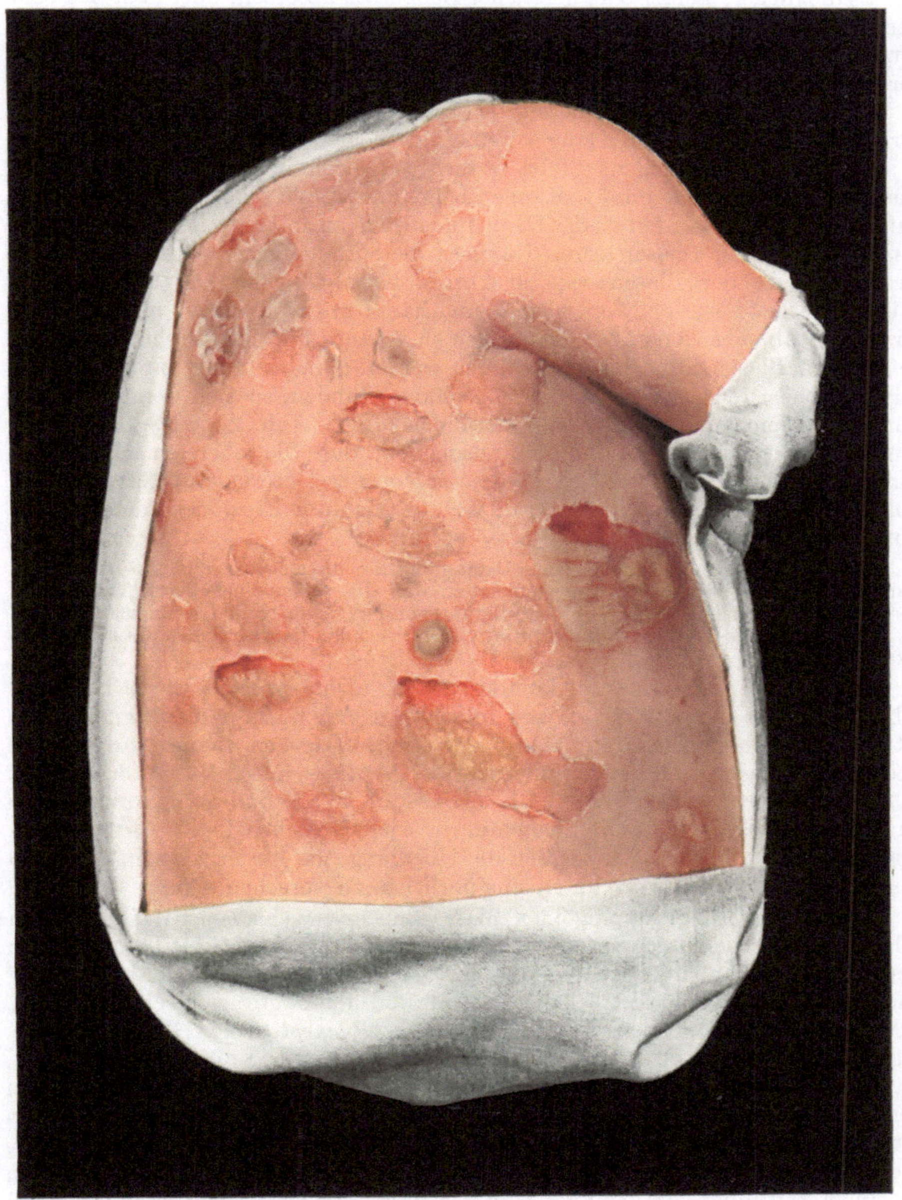

Abb. 1. Pemphigoid des Neugeborenen. (Aus FINKELSTEIN-GALEWSKY-HALBERSTAEDTER, 2. Aufl.)

und noch wesentlich größere Dimensionen (bis zu Hühnereigröße und darüber) erreichen kann, wenn sie nicht schon vorher platzt. Dabei behält sie in der Regel ihre ursprüngliche runde oder ovale Form. Beim Wachsen der Blase läßt die Spannung der Blasendecke gewöhnlich bald nach, so daß größere

Blasen meist schlaff und schwappend sind. Dann sammelt sich die Blasenflüssigkeit in den abhängigen Partien und es kommt oft zu einer Trennung von Eiterzellen und serösen Exsudat in der Weise, daß die schwereren Leukocyten sich als dicklicher, weißer oder gelblicher Bodensatz absetzen, über dem sich eine klare oder wenig getrübte, leicht bewegliche Flüssigkeitsschicht befindet. Der Vergleich mit dem Aussehen eines Hypopyons, der verschiedentlich herangezogen worden ist, ist in diesem Stadium sehr naheliegend.

Da die Blasendecke, wie bereits erwähnt, sehr zart ist, sind mechanische Verletzungen über kurz oder lang selten zu vermeiden. Die Decke kann deshalb in jedem Stadium einreißen. So ist es nicht ungewöhnlich, daß man die ersten Blasen überhaupt nicht intakt zu sehen bekommt, da sie schon kurz nach ihrem Auftreten zerstört worden sind. Dann finden wir an ihrer Stelle *hochrote, stark nässende Erosionen* vor, an deren Rändern die zusammengeschobenen und aufgerollten Reste der Blasendecke in Fetzen herumhängen. Die Größe dieser Substanzverluste ist sehr verschieden und hängt in erster Linie von der Größe der Blasen ab, aus denen sie entstanden sind. Ihre Form ist deshalb vielfach, wie bei den Blasen, rund oder oval, doch werden daneben auch unregelmäßige, polycyclische Grenzen bei größeren Erosionen gefunden, speziell wenn sie durch Konfluenz benachbarter Blasen entstanden sind (Abb. 2). Die Erosionen können sich nachträglich dadurch ausdehnen, daß die obersten Epidermisschichten in der Umgebung sich noch jetzt von der Unterlage ablösen und abstoßen. Nach LEINER soll die Oberfläche ausgedehnter Erosionen sammetartig, fein oder grob punktiert sein.

Unter Hinweis auf die ausführliche Darstellung der histologischen Struktur der Veränderungen (S. 181) sei hier vorweggenommen, daß die vielfach geäußerte Ansicht, die Oberfläche der Erosionen würde von Papillarkörper oder Corium gebildet, unzutreffend ist. Da die Blasendecke lediglich aus der Hornschicht besteht, liegt nur das Rete Malpighii zutage.

Zur Bildung von *Krusten* kommt es oft nicht, speziell nicht bei Neugeborenen. Bei diesen sind sie nur in seltenen Fällen als papierdünne, firnisartige, durchscheinende Häutchen anzutreffen. Dagegen finden sie sich bei älteren Säuglingen und Kleinkindern etwas häufiger (MOLDENHAUER, FABER, LUITHLEN, MATZENAUER, WEYLL, J. JADASSOHN u. a.), und zwar vorzugsweise im Gesicht. Diese krustösen Elemente, die vielfach neben bullösen, nicht verkrustenden festzustellen sind, bilden die Übergänge zur staphylogenen Impetigo contagiosa. Hierüber wird unten ausführlicher zu sprechen sein.

Die *Abheilung* der pemphigoiden Blase kann in verschiedener Weise vor sich gehen: Die Erosion, die nach dem Platzen der Blase zurückbleibt, näßt, wie gesagt, zunächst außerordentlich stark. Nach einigen Tagen läßt die Absonderung nach, die Oberfläche wird trocken, blaßt ab und überhäutet sich relativ schnell, gelegentlich unter geringerer oder stärkerer *Pigmentierung* (FEILCHENFELD, KELLER, KNÖPFELMACHER und LEINER, LANGSTEIN und LANDÉ, LÖWY, NAEGELI, PASINI, STERN, VOGEL, A. WIRZ u. a.), die monatelang sichtbar bleibt[1]. In den ersten Tagen zeigt ein zarter Epidermissaum an, daß hier eine Blase ihren Sitz hatte. In den Fällen, in denen die Erosion sich nachträglich noch vergrößert, ist oft das Zentrum bereits trocken geworden, und überhäutet sich zu einem Zeitpunkt, da der Prozeß in der Peripherie noch nicht zum Stillstand gekommen ist bzw. noch näßt. Auf diese Weise entstehen zirzinäre Erosionen,

[1] Es wäre wichtig, in Zukunft auf die Pigmentierung nach Pemphigoid genauer zu achten, da diese die Analogien zur staphylogenen Impetigo contagiosa bestätigen würde. Bei NAEGELI handelte es sich ausschließlich um ältere Kinder, ebenso bei FEILCHENFELD. Dagegen fand STERN bei seinen Neugeborenen nur rote Flecke als Residuen des Pemphigoids. ANNA WIRZ sah wiederum bei einigen Säuglingen Pigmentierungen, die sie bei älteren Kindern vermißte.

die an ähnliche Elemente der staphylogenen Impetigo erinnern (s. bei JESSNER), und deren Abheilung sich etwas verzögert. Andererseits kommt es vor, daß die Blase überhaupt nicht zerstört wird und allmählich eintrocknet. Der Blaseninhalt wird resorbiert, die Blasendecke bildet ein zartes Häutchen über der sich regenerierenden Hornschicht und wird nach einigen Tagen abgestoßen.

Die *Lokalisation der Blasen* ist ganz willkürlich. Jede Körperstelle kann betroffen werden. Als häufigste Regionen sind Unterbauch (Umgebung des Nabels), Leistengegend, Innenseite der Oberschenkel zu nennen (BOHN, FINKELSTEIN, LEINER u. a.). Aber auch Rücken, Brust, Gesicht, Arme und Beine, auch Finger und Zehen bilden oft genug den Sitz der Blasen. Auf dem Lippenrot, der Mundschleimhaut und am Zahnfleisch kommen zuweilen ebenfalls pemphigoide Blasen oder rote Flecke vor (BOHN, FINKELSTEIN u. v. a.). Lediglich *Handteller und Fußsohlen bleiben in der Regel frei.* Die Angabe mancher Autoren, daß dort nie Blasen beobachtet werden (COMBY u. a.), ist indes falsch, da einwandfreie Fälle von HAGENBACH-BURCKHARDT, HENOCH, RUNGE, WINCKEL u. a. mit Beteiligung der Palma und Planta bekannt sind. Dabei handelte es sich stets um sehr ausgedehnte Eruptionen.

Die Angabe DUBREUILHs, daß die ersten Blasen am häufigsten im Gesicht, am Hals oder an den oberen Rumpfpartien zu finden seien, und die Annahme von SABOURAUD, LE LORIER u. a., daß die ersten Erscheinungen auf dem Gesäß lokalisiert sind, entspricht oft nicht den Tatsachen. Vielmehr scheint die Erkrankung relativ am häufigsten in der Nabelgegend zu beginnen, ohne daß hier jedoch irgendwelche Gesetzmäßigkeiten vorliegen.

Das einfache Pemphigoid der Neugeborenen und Kinder tritt in *Schüben* auf. DUBREUILH meint, daß stets eine einzige Blase den Anfang bilde, deren Sitz vermutlich dem Ort der Inokulation entspreche, und der eine Blasenaussaat auf dem Fuße folge. Die gleiche Beobachtung glaubt PASINI gemacht zu haben. Wenn das auch gelegentlich zutrifft, so sind doch Fälle, die bereits mit einem mehr oder weniger ausgedehnten Blasenschube beginnen, durchaus keine Seltenheit. Dieser ersten Blaseneruption folgen in unregelmäßigen Abständen — bald spärliche, bald massenhafte — Nachschübe. Auch vereinzelte Blasen, gewissermaßen als Nachzügler, sind nicht außergewöhnlich. Oft sind neue Eruptionen täglich festzustellen, in anderen Fällen bestehen zwischen ihnen Pausen von einem oder mehreren Tagen, selten länger. In solchen Fällen hat es gelegentlich den Anschein, als sei die Erkrankung bereits völlig abgeklungen, bis eines Tages, wie aus heiterem Himmel, ein neuer Schub von Blasen auftritt. Andererseits kann es auch beim einmaligen Aufschießen weniger Blasen sein Bewenden haben. So ist der Verlauf ungemein wechselvoll. Die Gründe hierfür besprechen wir noch.

Gelegentlich ist beobachtet worden, daß die Größe der Blasen geringer wird, wenn die Erkrankung ihrer Heilung entgegengeht (BOHN).

Die *Dauer der Erkrankung* ist bedeutenden Schwankungen unterworfen. Als durchschnittliche Dauer werden von BOHN 1—2 Wochen, von LANGSTEIN und LANDÉ 3—4 Wochen angegeben. FINKELSTEIN macht darauf aufmerksam, daß die Bildung neuer Blasen viele Wochen anhalten kann. Noch 2—4 Wochen nach scheinbar völliger Abheilung könne sich ein neuer Schub einstellen, und dieses Ereignis könne sich ausnahmsweise noch ein drittes und viertes Mal wiederholen. Dieser unberechenbare Verlauf hängt in erster Linie von Umständen ab, die sich vielfach der Beurteilung entziehen (Verschmieren des Blaseninhaltes, Gelegenheit zur Reinfektion usw.). Unter den Beobachtungen von DREVES findet sich z. B. ein Fall von vierteljähriger Dauer.

Das Pemphigoid tritt bei weitem am häufigsten in den *ersten Lebenstagen* auf. Nach LEINER soll die erste Attacke „fast ausnahmslos“ zwischen dem

4. und 7. Lebenstage erfolgen. Doch ist der Beginn am 2. und 3. Lebenstage durchaus nichts Seltenes. Im folgenden habe ich die Angaben einiger Autoren, die mir erreichbar waren, über insgesamt 207 Fälle zusammengestellt. Danach erkrankten am:

	E. ALMQUIST		ABEGG	AHLFELD	COLLINS u. CAMPBELL	SUMME	
1. Lebenstag	—		—	—	1	1	
2. „	9	= 32%	—	1	—	10	= 22,7%
3. „	30		1	3	2	36	
4. „	29		—	3	3	35	
5. „	11	= 55%	7	—	6	24	= 54,6%
6. „	13		10	1	10	34	
7. „	13		2	2	3	20	
8. „	11		3	—	8	22	
9. „	3		—	—	2	5	
10. „	2		1	1	6	10	
11. „	—		—	—	1	1	
12. „	—	= 13%	—	—	2	2	= 22,7%
13. „	—		—	—	1	1	
14. „	—		—	1	1	2	
Nach dem 21. Lebenstag	—		—	—	4	4	
Summe:	121		24[1]	12	50	207	

Zwischen dem 4. und 7. Lebenstage wurden demnach zwar bei etwa der Hälfte aller Kinder die ersten Blasen bemerkt, doch traten bei etwa $^1/_3$—$^1/_4$ schon am 1.—3. Tage Erscheinungen auf.

Im übrigen dürfte solchen Ziffern nicht der Wert von Standardzahlen zukommen, schon darum nicht, weil den Entbindungsanstalten, aus denen die Fälle von ALMQUIST, ABEGG und AHLFELD stammen, die Betreuung der Kinder nur für die ersten Lebenstage obliegt. Daher ist wohl auch die auffallend geringe Erkrankungsziffer nach dem 7. Tage (etwa $^1/_7$ aller Fälle) in den 3 ersten Säulen zu erklären. Bei COLLINS und CAMPBELL war z. B. die Hälfte aller Kranken älter als eine Woche. Jedenfalls kann man aber ohne Übertreibung sagen, daß bei weitem die größte Zahl der Erkrankungen auf die Neugeborenenperiode entfällt, so daß das Pemphigoid mit Recht in der Hauptsache als Affektion der Neugeborenen betrachtet wird. Doch kommt es vereinzelt auch bei älteren Säuglingen und Kindern bis etwa zu 5 oder 6 Jahren[2] vor.

Die ersten Angaben über dieses *infantile Pemphigoid* werden gewöhnlich ESCHERICH zugeschrieben, der auf dem Dermatologenkongreß in Graz 1895 darauf aufmerksam machte, doch war seine Existenz schon früher bekannt (STEINER 1869, GOODHART 1870, KLEMM 1871, KLÜPFEL 1875, BOHN 1880 u. a.).

Das Pemphigoid der älteren Säuglinge und Kleinkinder zeichnet sich in der Regel dadurch aus, daß die Blasenschübe nicht so massenhaft sind, und daß sie manchmal zur Bildung von Krusten Veranlassung geben, speziell im Gesicht und auf dem behaarten Kopf (Übergang zur Impetigo contagiosa staphylogenes, s. Abb. 5). Auch konfluieren relativ oft benachbarte Blasen miteinander, so daß umfangreiche polycyclische Erosionen keine Seltenheit sind (Abb. 2 u. 3).

[1] Hier sind die beiden konnatalen Fälle nicht mitgerechnet (s. dazu S. 199).

[2] Die Altersgrenze, die für das Auftreten des infantilen Pemphigoid angegeben wird, ist sehr verschieden. Das ist darauf zurückzuführen, daß die Differenzierung gegen die staphylogene Impetigo wegen der Übergangsfälle immer schwieriger wird, je älter die Kinder werden.

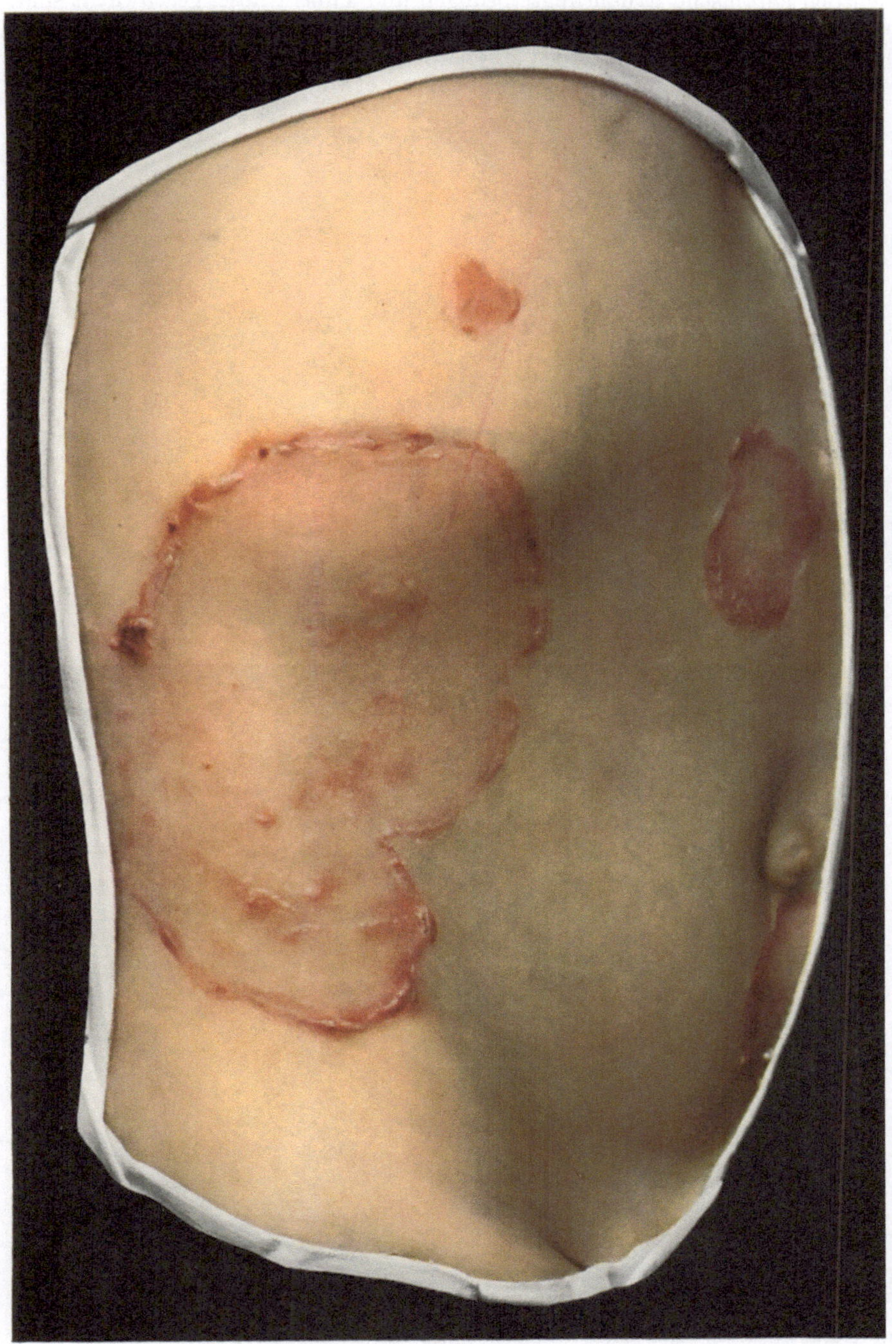

Abb. 2. Pemphigoid bei 2jähr. Kinde. (Univ.-Hautklinik Breslau.)

Nach Finkelstein und Ibrahim werden jenseits der Neugeborenenperiode ganz vorwiegend zarte Kinder befallen, die durch anderweitige Erkrankungen, namentlich chronische Ernährungsstörungen und Tuberkulose, geschwächt sind. Speziell soll die Haut schon vorher geschädigt sein (Miliaria, Maceration durch Umschläge oder ähnliches). Mit Vorliebe beschränke sich danach die Eruption auf Bezirke, die dem macerierenden Einfluß unterworfen waren. Demgegenüber

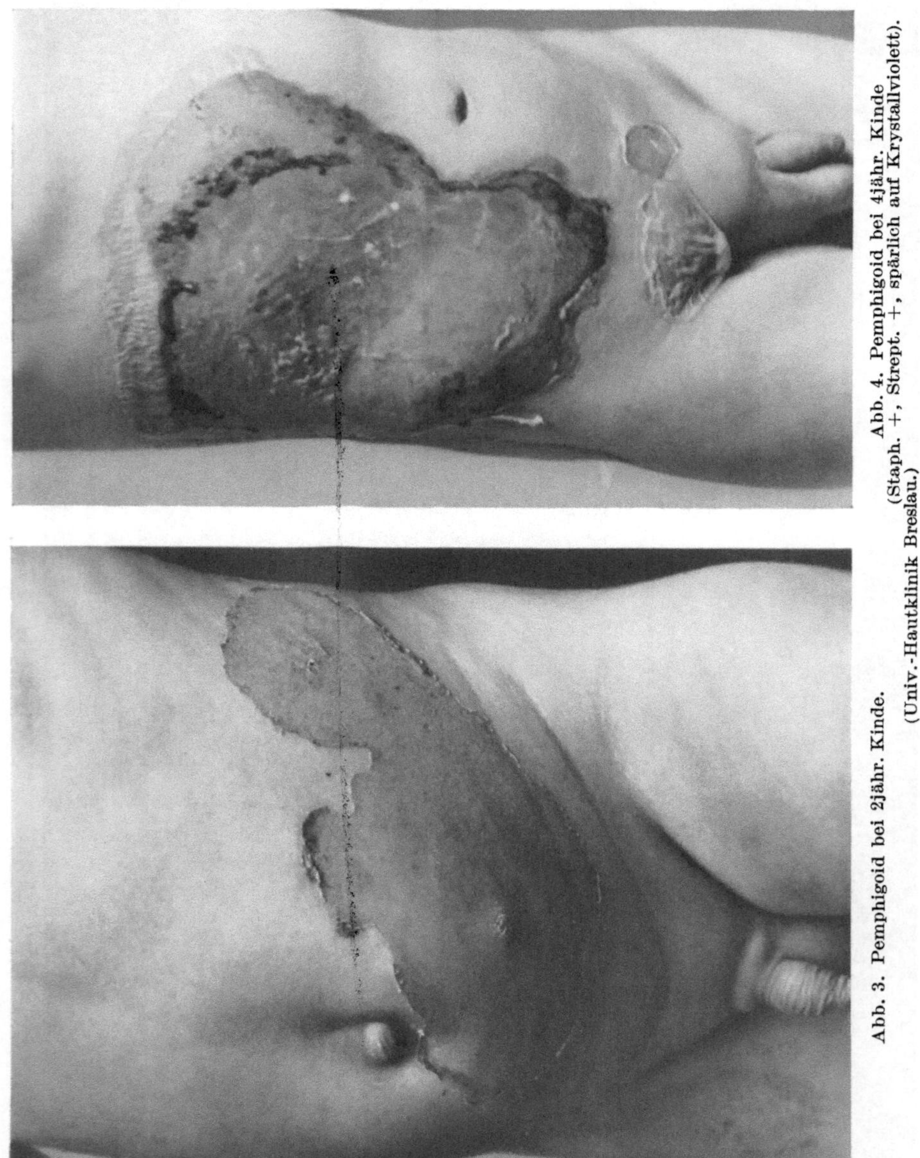

Abb. 3. Pemphigoid bei 2jähr. Kinde.

Abb. 4. Pemphigoid bei 4jähr. Kinde (Staph. +, Strept. +, spärlich auf Krystallviolett). (Univ.-Hautklinik Breslau.)

finden BOHN u. a., daß ältere Kinder, die an Pemphigoid erkranken, vorher meist gesund und recht kräftig gewesen seien.

In ganz vereinzelten Fällen ist das *Pemphigoid bereits bei der Geburt vorgefunden* worden. Ob diese Fälle wirklich mit dem Pemphigoid zu identifizieren sind, ist vorläufig nicht sicher zu sagen. Wir kommen darauf bei der Besprechung der Pathogenese zurück (S. 199).

Der *Allgemeinzustand* der erkrankten Neugeborenen ist nicht gestört. Sowohl natürlich als auch künstlich ernährte Kinder werden unterschiedslos befallen. Die Entwicklung der Kranken ist meist befriedigend. Ein Überwiegen von kachektischen Kindern ist nach den Beobachtungen von LEINER u. a. nicht zu konstatieren. In der Regel ist kein Fieber vorhanden. Höchstens finden sich bei sehr ausgedehnter Blasenbildung vorübergehend leicht erhöhte Temperaturen. Die Trinklust und Trinkfähigkeit ist nicht gemindert, und an den inneren Organen ist kein pathologischer Befund zu erheben. LEINER glaubt sogar öfter beobachtet zu haben, daß die Blaseneruption an Intensität abnahm oder ganz sistierte, wenn interkurrente Krankheiten, z. B. ein Darmkatarrh, zur Verschlechterung des Allgemeinbefindens führten. Im *Blutbild* fand LAUENER keine nennenswerten Abweichungen von der Norm.

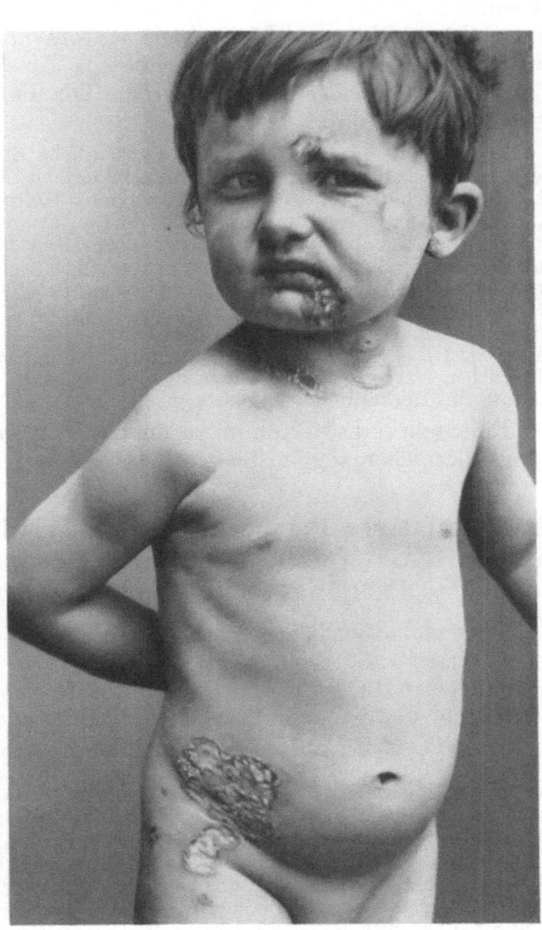

Abb. 5. Pemphigoid, Übergang zu Impetigo contagiosa staphylogenes bei 2jähr. Kinde. (Univ.-Hautklinik Breslau.)

Nur wenn **Komplikationen** hinzutreten, kommt es zu bedrohlicheren, prognostisch infausten Zufällen, die jedoch bei einwandfreier Pflege außerordentlich selten sind. Als Komplikation ist zunächst die relativ häufige *eitrige Conjunctivitis* zu nennen, die in der Regel durch unmittelbare Infektion des Bindehautsackes mit dem staphylokokkenhaltigen Blaseninhalt entsteht, wenn die Blasen ihren Sitz in der Nähe der Lidspalte (Lider usw.) haben. In einem Falle sah SCHUKOWSKY Blasen auf der Conjunctiva. Im Anschluß an das Pemphigoid kann es auch zu *Schweißdrüsenabscessen* kommen. Früher waren diese als Nachkrankheiten gefürchtet. Ihre Häufigkeit dürfte durch den Ausbau der Säuglingshygiene wesentlich abgenommen haben. Vermutlich sind die miliariaähnlichen Pustelchen, die BOHN als relativ häufige Begleiterscheinungen findet, und die feinsten, „mohnkorngroßen eitrigen Bläschen“, die LEINER neben den typischen Elementen beschreibt, mit *Periporitiden* zu identifizieren (vgl. Schweißdrüsen-Pyodermien in diesem Band).

Häufiger tritt eine *Eiterung am noch nicht verheilten Nabelstumpf* hinzu, wenn nämlich Staphylokokken aus dem Blaseninhalt in die Nabelwunde verschleppt werden. Solche Fälle hat wohl TRAUTENROTH im Auge gehabt, als er einen „Pemphigus neonatorum periumbilicalis“ als besondere Form der Erkrankung beschrieb. Diese Abtrennung ist aber in keiner Hinsicht begründet.

Die Nabeleiterung verläuft im allgemeinen gutartig, doch kann von ihr eine eitrige Thrombose der Nabelvenen ausgehen, die zu septischen Erscheinungen und zum Exitus führt (AHLFELD, MAGUIRE). Auch von den pemphigoiden Blasen selbst oder von begleitenden Schweißdrüsenabscessen aus entwickeln sich gelegentlich phlegmonöse Prozesse, die zur Sepsis führen können. Derartige ernste Zufälle sind jedoch an sich selten, wenn sie auch je nach dem Charakter der Epidemien ungleiche Häufigkeit aufweisen. WIELAND u. a. sahen *Knochenpanaritien* im Verlauf des Neugeborenenpemphigoids sich entwickeln, FINKELSTEIN *Osteomyelitis* und *hämorrhagische Nephritis.* LANGSTEIN und LANDÉ führen unter den Komplikationen *Erysipel* an. Eine seltene und interessante Kombination mit *Hautdiphtherie* beschreibt TIÈCHE (Berner Klinik), von der ich hier kurz die Hauptdaten anführe:

Ida G. Am 44. Lebenstage ohne wesentliche Störung des Allgemeinbefindens zahlreiche wasserhelle Blasen von Stecknadelkopf- bis Kirschgröße mit sehr dünner Decke, die schnell schlaff werden und leicht platzen. Kulturell Staphylokokken. Innerhalb der nächsten 6 Tage Fortschreiten der Affektion. Dann Stillstand. Am 10. Krankheitstage findet sich etwas oberhalb des Nabels ein etwa 3 cm langes, 1 cm breites, hufeisenförmiges, fast bis in die mittleren Teile der Cutis reichendes Ulcus mit scharf geschnittenen Rändern und festhaftendem nekrotischem, weißgrauem Belage. Umgebung deutlich infiltriert. In der Nachbarschaft einige kleinere, oberflächlichere Ulcerationen mit dem gleichen weißgrauen Belag. In Abstrich und Kultur Diphtheriebacillen. Leichte Temperaturerhebungen. Auf 1000 I.E. Diphtherieserum Reinigung der Geschwüre, Abheilung mit weißlichen, oberflächlichen Narben. Da Tonsillen und Schleimhäute dauernd frei von Diphtherie waren, konnte die Herkunft der Infektion nicht festgestellt werden.

Eine sehr ernste Komplikation des Pemphigoids der Neugeborenen stellt ferner der Übergang in die schwere, exfoliative oder maligne Form dar.

2. Exfoliatives Pemphigoid. Staphylodermia superficialis diffusa exfoliativa. Dermatitis exfoliativa neonatorum RITTER v. RITTERSHAIN. Pemphigus epidemicus neonatorum malignus.

Das exfoliative Pemphigoid, die Dermatitis exfoliativa neonatorum RITTER v. RITTERSHAIN, beginnt in der Regel wie das einfache Pemphigoid mit **pemphigoiden Blasen.** Typisch soll der Beginn in der Umgebung des Mundes sein, doch sind die ersten Blasen sehr häufig auch an anderen Stellen zu finden.

So sah POCKELS nur bei einem seiner 7 Fälle den typischen Beginn mit Blasen im Gesicht, die übrigen 6 begannen mit Blasen am Rumpf oder an den Extremitäten. Ebenso ist bei SPERK nur einmal (Fall 7) die erste Manifestation im Gesicht notiert. In den anderen 6 Fällen, über die er genaue Angaben macht, hatten die ersten Blasen ihren Sitz auf Handrücken (Fall 2), unteren Extremitäten (Fall 3), Brust (Fall 4), Hals (Fall 8), Oberkörper, Armen und Beinen (Fall 10), Fußsohlen (Fall 11). In 4 Fällen SPERKS fehlen genaue Notizen. WEBER berichtet über 6 Fälle, von denen ebenfalls nur einer mit Blasen am Munde begann. Bei den übrigen 5 waren die ersten Blasen an Hals, Ohr, Hinterkopf oder Rücken lokalisiert. Von 3 Fällen, über die STERN berichtete, begann ebenfalls nur einer in der Umgebung des Mundes. Der Fall HEDINGERS setzte mit Blasen am Nabel ein, ebenso Fall 2 von KNÖPFELMACHER und LEINER. Der 1. Fall dieser Autoren hatte die ersten Blasen auf Bauch und Rücken, WIELANDS Fall 2 am Gesäß, Fall 4 am rechten Ellbogen, der DELBANCOS am Oberschenkel, der von HERZ an Oberschenkel und Genitale, der von FISHER und WITTENBERG an den Fingern usw.

Die Blasen unterscheiden sich von denen des einfachen Pemphigoids durch die *Neigung zu schnellem Wachstum und zum Konfluieren.* So werden in sehr kurzer Zeit Bezirke von Handtellergröße und darüber ergriffen, also von einem Umfange, wie das sonst gar nicht vorkommt. Da die Blasendecke meist schnell zerreißt, kommt es zur Ablösung der obersten Epidermisschichten in großen Lamellen, die sich nun an den Rändern der ausgedehnten, blutroten Erosionen als zusammengerollte Lamellen präsentieren. Im weiteren Verlauf geht die foudroyante Ausbreitung des Prozesses meist außerdem mit diffuser *Rötung*

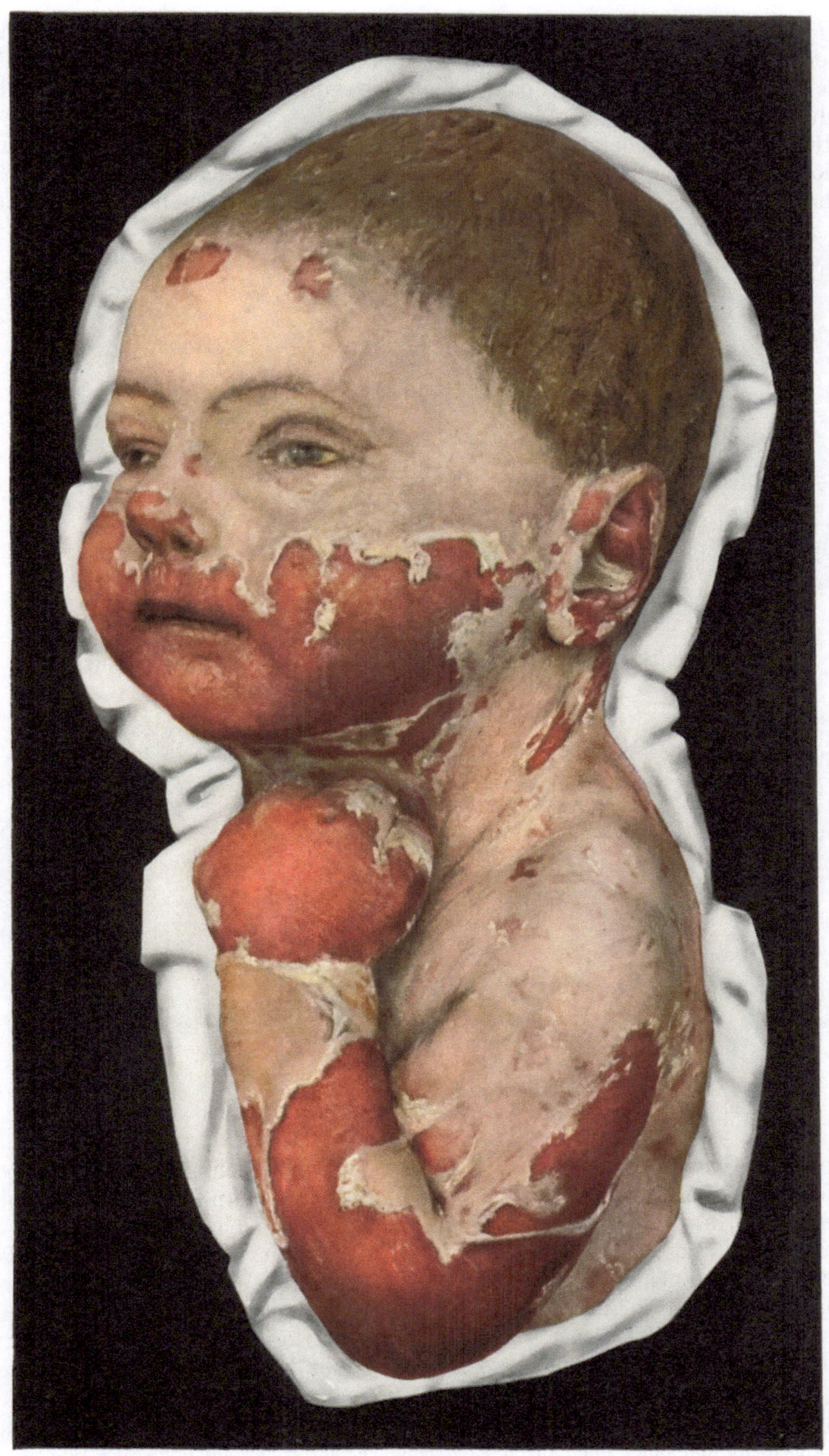

Abb. 6. Exfoliatives Pemphigoid. (Nach v. REUSS.)

der Haut einher, die an der Peripherie mancher Blasen beginnt und sich über kleinere oder größere Hautstrecken ausdehnt. Auf diesen geröteten Herden ist die Hornschicht gequollen, opak, stellenweise von den tieferen Epithelschichten wie durch ein geringes Exsudat abgehoben.

Hier wie auf anscheinend gesunder Haut in der Nähe anderer Blasen und Erosionen tritt eine verminderte Kohärenz der Hornschicht mit dem Rete in Erscheinung, die sich durch das **NIKOLSKYsche Phänomen** nachweisen läßt:

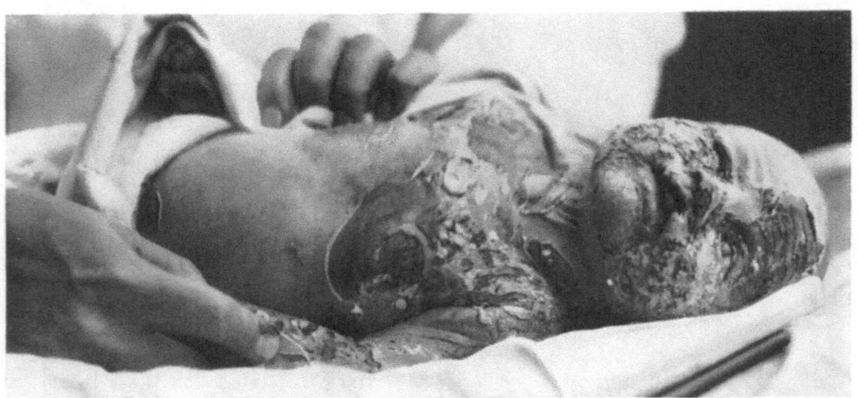

Abb. 7. Exfoliatives Pemphigoid. Staph. aureus und alb. + nach LEWANDOWSKY. (Univ.-Hautklinik Breslau.)

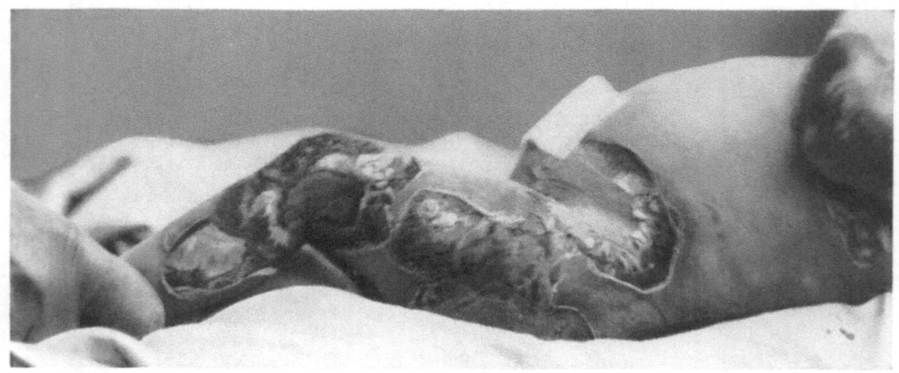

Abb. 8. Exfoliatives Pemphigoid s. Abb. 7. (Univ.-Hautklinik Breslau.)

Schon durch leichten Fingerdruck gelingt es, die Hornschicht von der Unterlage fortzuschieben, wobei sie sich in feine Runzeln legt und einreißt. Das nun freiliegende Stratum spinosum rötet sich und beginnt leicht zu nässen [1].

Dieser Zustand entwickelt sich in der Regel mit außerordentlich großer Schnelligkeit. Manchmal ist über Nacht der größte Teil der ganzen Körperoberfläche betroffen, in anderen Fällen entwickelt sich das schwere Krankheitsbild im Verlaufe von 1—2 Tagen. Auf der Höhe der Erkrankung ist das NIKOLSKYsche Phänomen nicht nur in der Umgebung der Blasen, sondern auch weit

[1] Es ist vielfach üblich, diese Erscheinung als „Epidermolysis" zu bezeichnen. Dieser Ausdruck ist nicht korrekt, denn es handelt sich nur um eine Lockerung und Loslösung der Hornschicht und nicht der ganzen Epidermis. Er ist außerdem unzweckmäßig, da er zu Verwechslungen mit der sog. Epidermolysis bullosa hereditaria führt. Daher wird hier der in der Dermatologie eingebürgerte Name NIKOLSKYsches Phänomen benutzt.

davon entfernt, auf anscheinend gesunder Haut, am ganzen Körper positiv. Durch das Scheuern der Kleidungsstücke wird die Ablösung der Hornschicht auch dort bewerkstelligt, wo keine Blasenbildung eingetreten ist. Auf diese Weise entsteht das bekannte, voll ausgeprägte Bild: Die Haut ist fast am ganzen Körper ihrer Hornschicht beraubt und näßt, das Kind sieht hochrot, wie geschunden, wie verbrannt, „wie ein abgezogener Hase" aus. Vereinzelt finden sich noch kleine Inseln normaler Haut. Sie werden von den abgeschobenen, zusammengerollten Epidermisfetzen begrenzt. Auch in diesem Stadium treten noch Blasen, gelegentlich auch hämorrhagische, auf. Um Mund und Augen, sowie in den Gelenkbeugen bilden sich tiefe, leicht blutende *Rhagaden*. Die Nase wird durch Krusten und abgestoßene Haut verstopft, so daß die Kinder schniefen. Conjunctiven und Mundschleimhaut sind gerötet. Krusten bilden sich nur selten und dann höchstens im Gesicht und auf dem Kopfe. Häufig löst sich an Händen und Füßen die dicke Hornschicht in toto von der Unterlage ab, scheint wie ein mit Flüssigkeit gefüllter Gummihandschuh übergestülpt und wird auch mitsamt den Nägeln im ganzen abgestoßen. ARNING (a) berichtet über 2 Fälle von Dermatitis exfoliativa neonatorum bei Zwillingen, in denen die Hornschicht in toto abgestoßen war und sackförmig lose um den Körper herumhing.

Dabei ist das **Allgemeinbefinden** der so schwer erkrankten Kinder oft tagelang kaum gestört. Die Temperatur bleibt normal oder ist nur wenig erhöht, die Nahrungsaufnahme zufriedenstellend, ja, das Körpergewicht kann sogar geringe Zunahme aufweisen. Die Krankheit nimmt aber trotzdem nicht selten einen letalen Ausgang: Nach einigen Tagen tritt plötzlich hohes Fieber auf, die Kinder verfallen rapide und sterben in wenigen Stunden. In anderen, noch foudroyanter verlaufenden Fällen besteht von Anfang an mehr oder weniger hohes Fieber. Die Kinder verfallen schon früh in einen komatösen Zustand. Erbrechen, Diarrhöen, Muskelhypertonien, Masseterspasmen, Neigung zum Kollaps (FINKELSTEIN) treten hinzu und kündigen das unvermeidliche Ende an.

Auch bei diesem schwersten Verlauf kann jedoch eine Wendung zum Besseren eintreten, die die **Heilung** einleitet: Schon nach 4—5 Tagen blaßt die excoriierte Haut ab, wird trocken und regeneriert sich unter Abstoßung der exfoliierten Hornschicht überraschend schnell. Während BOHN den ganzen Prozeß in 7 bis 10 Tagen ablaufen sieht, kann man nach LEINER erst gegen Ende der 2., nach FINKELSTEIN sogar frühestens um die Mitte oder gegen Ende der 3. Krankheitswoche die volle Wiederherstellung erwarten. 3 Fälle SPERKS kamen nach 2—5 Wochen zur Heilung.

Der hier kurz skizzierte typische Verlauf ist jedoch durchaus nicht allen Fällen eigen. Das klinische Bild der Dermatitis exfoliativa RITTER ist vielmehr außerordentlich wechselvoll. Hauptsächlich finden wir, wie oben bereits erwähnt, die **mannigfachsten Übergänge zum einfachen Pemphigoid,** deren große Bedeutung vor allem darin liegt, daß sie ein wichtiges Glied in der Beweiskette für die einheitliche Auffassung beider Formen geworden sind. Auf der anderen Seite steht die Abart, die RITTER ganz in den Vordergrund stellte, weil er sie am häufigsten sah: diejenige, die ganz ohne Blasenbildung verläuft. *Man kann eine fortlaufende Reihe aufstellen, die vom einfachen Pemphigoid über den eben beschriebenen, häufigsten Typus zu der RITTERschen Originalform führt; eine Reihe, aus der sich die folgenden Varianten herausheben, ohne daß sie sich scharf voneinander abgrenzen lassen*[1].

[1] Man hat das Verhältnis des Pemphigoids zur Dermatitis exfoliativa auch verglichen mit dem des Pemphigus vulgaris zum Pemphigus foliaceus: bei beiden die Blasenbildung auf der einen, die diffuse Exfoliation auf der anderen Seite.

1. Abart: Fehlen der Blasenbildung. RITTER schildert diese in folgender Weise: Vielfach geht dem Ausbruch der Krankheit ein *Prodromalstadium* vorher mit Trockenheit der Haut und kleienförmiger Schuppung. Dieses schließt sich nur gelegentlich unmittelbar an die physiologische Abschilferung der Neugeborenen an, in der Regel tritt es erst später auf. Das Prodromalstadium kann auch ganz ausbleiben. Der Ausbruch der Krankheit kündigt sich nun gewöhnlich durch eine leichte, unscharf begrenzte Rötung der unteren Gesichtshälfte im Bereiche des Mundes an, mit der das *erythematöse Stadium* beginnt. Das Erythem nimmt rasch an Intensität zu. Gleichzeitig oder etwas später verbreitet es sich über größere Hautpartien oder gleich über die ganze Körperoberfläche. Die gerötete Haut macht nach ESCHERICH u. a. einen gedunsenen, geschwollenen, verdickten Eindruck, als sei sie mit Gewebsflüssigkeit durchtränkt oder durch einen feuchten Umschlag maceriert, ohne daß es zur circumscripten Abhebung in Blasenform kommt. An den Mundwinkeln entstehen Rhagaden, die Mundschleimhaut wird vielfach hyperämisch oder der Gaumen bedeckt sich mit miliaren Plaques, die zu größeren, graubelegten Erosionen konfluieren. Jetzt kommt es zur *Exfoliation,* die in der oben geschilderten Weise verläuft (NIKOLSKYsches Phänomen), und der, falls die Kranken durchkommen, das Stadium der *Regeneration* folgt.

Es ist höchst eigenartig, daß diese Abart, die heute eigentlich ziemlich selten angetroffen wird, von RITTER in seinen 297 Fällen fast immer gefunden worden ist. An der Tatsache, daß sie nicht mehr die gewöhnliche Form des exfoliativen Pemphigoids darstellt, ist nicht zu zweifeln. FINKELSTEIN hat sie z. B. nur zweimal unter 33 Fällen (= 6,5%), WEBER einmal unter 7 Fällen (= 14,3%) gesehen. Entsprechende Angaben finden sich bei LEINER. Bei POCKELS, SPERK u. a., die über ein größeres Material berichten, war stets Blasenbildung vorhanden usw. Bei der Durchsicht der Kasuistik, die in reichem Maße in der Literatur niedergelegt ist, sind mir, diesen Angaben entsprechend, ebenfalls nur vereinzelte Fälle begegnet, die ohne Blasenbildung einhergehen. Ich kann hier z. B. — ohne auf Lückenlosigkeit Anspruch zu machen — nur Fälle von ESCHERICH, GUY und COHEN, IBRAHIM, IMSCHENETZKY, MORITA, SUKIGARA, WINTERNITZ anführen, die diesem Typus entsprechen [1], und denen eine bei weitem überwiegende Zahl mit pemphigoidem Beginn gegenübersteht. Daß beide Formen untrennbar zusammengehören, hat RITTER selbst in der Diskussion mit G. BEHREND (1879/80) ausdrücklich unterstrichen, indem er die BEHRENDschen Fälle, die sämtlich mit Blasen begannen, als typische Dermatitis exfoliativa neonatorum anerkannte.

2. Abart: Entwicklung des exfoliativen aus einem anscheinend typischen einfachen Pemphigoid. Auch diese Varietät ist schon RITTER bekannt gewesen. Er schreibt darüber: „Es kommt endlich auch manchmal, doch in relativ seltenen Fällen vor, daß Kinder früher mit Pemphigus behaftet waren und später an Dermatitis exfoliativa erkranken, in deren Bilde die Pemphiguserkrankung jedoch bald spurlos aufgeht." Daß diese Fälle seither häufiger beobachtet worden sind, möge an einigen besonders charakteristischen Beispielen gezeigt werden, die besser als jede zusammenfassende Darstellung eine Vorstellung von der zeitlichen Aufeinanderfolge geben:

WIELAND, Fall 4: Am 5. Lebenstage am rechten Ellbogen eine einzelne, rasch bis zu Walnußgröße anwachsende, helle Blase auf reizloser, blasser Haut, die platzt und rasch eintrocknet. Zwei weitere erbsengroße Bläschen an der Nase und am linken Oberschenkel, die sich rasch vergrößern. Am 11. Lebenstage, bei der Aufnahme im Basler Kinderspital, außerdem am rechten Oberschenkel, am Gesäß und in der Nasengegend mehrere frische, durchsichtige, bis haselnußgroße Blasen. Erst in der nächsten Nacht rapide Ausbreitung der Krankheit vom Gesicht aus über den ganzen Körper unter flächenhafter Ablösung der Epidermis ohne eigentliche Blasenbildung usw. Exitus am Abend des 12. Lebenstages.

Hier behielt also die Erkrankung ihren gutartigen Charakter 6 Tage lang bei, ehe die rapide Entwicklung des exfoliativen Pemphigoids einsetzte, die in etwa 24 Stunden zum Tode führte.

---

[1] Die Fälle 13—15 SPERKS sind nicht als einwandfreie Dermatitis exfoliativa anzuerkennen. Ebenso sind die von BROWN größtenteils zu Unrecht als Dermatitis exfoliativa bezeichnet worden, und auch der von DALLA FAVERA ist diagnostisch unklar.

POCKELS: Am 9. Mai an der rechten Schulter und an beiden Fußgelenken Bläschen, die nicht die geringste Neigung zur Vergrößerung oder zum Konfluieren zeigten. Erst am 13. Mai je eine neue an der linken großen Zehe, beiden Daumen, der Innenfläche des linken Oberschenkels, am Kinn und am rechten inneren Augenwinkel. Am nächsten Tage foudroyante Exfoliation, die nach einem weiteren Tage zum Exitus führte.

Auch hier setzte erst am 5. Krankheitstage die schwere Exfoliation ein, die innerhalb 1 Tages zum Tode führte.

WORINGER: Am 11. Lebenstage mit Blasen erkrankt. Bei der ersten Untersuchung am 8. Krankheitstage wird noch ein typisches, einfaches Pemphigoid vorgefunden. Auch am 10. Krankheitstage gleiches Bild, allerdings sehr ausgedehnte neue Blasenaussaat. Erst in den nächsten beiden Tagen entwickelt sich das schwere Krankheitsbild des exfoliativen Pemphigoids, das sich mit Gangrän am rechten Fuß kompliziert. Das Kind geht am 29. Krankheitstage an Sepsis zugrunde.

GLASSON: Am 3. Lebenstage mit Blasenbildung erkrankt, vom 2.—9. Krankheitstage an sehr massenhafte Blasenschübe über den ganzen Körper. Nach dem 9. Tage Exfoliation der gesamten Haut. Heilung in 3 Wochen.

HERZ: Am 5. Lebenstage Auftreten der ersten Blasen, erst am 13. Lebenstage Blasen im Gesicht, rapide fortschreitende Exfoliation.

GOEDHART: Am 11. Lebenstage erste Blasen. Keine Beteiligung der Mundregion. *Nikolsky* negativ. Nach 2 Tagen Ausbildung einer typischen RITTERschen Krankheit.

Diesen Beispielen ließe sich eine große Reihe anderer an die Seite stellen, über die ich keine Einzelheiten bringe, da ich nur Bekanntes wiederholen würde. Ich begnüge mich mit einem Hinweis auf die Mitteilungen von KNÖPFELMACHER und LEINER, W. BLOCH, ORGLER u. v. a. Auch FINKELSTEIN berichtet summarisch über solche Fälle.

Derartige Formen hat man wohl hauptsächlich im Auge gehabt, wenn man von *Pemphigus neonatorum malignus* oder *exfoliativus* sprach. Schon HEDINGER hat 1906 darauf hingewiesen, daß eine Trennung von der RITTERschen Krankheit objektiv nicht durchführbar ist, daß diese vielmehr dem subjektiven Ermessen des einzelnen überlassen bleibe. Im gleichen Sinne äußern sich KNÖPFELMACHER und LEINER, WINTERNITZ, W. BLOCH u. v. a.

3. Abart: Protrahierter, subakuter Verlauf. Die Blasen treten nur in geringer Zahl oder in langsamer Folge auf, das NIKOLSKYsche Phänomen ist zwar positiv, doch läßt es sich nicht so leicht wie bei den akuten Fällen, sondern nur durch stärkeren Druck auslösen. Diese Fälle, denen hauptsächlich FINKELSTEIN und LEINER ihre Aufmerksamkeit zugewandt haben, verlaufen in der Regel günstiger als die akuten. FINKELSTEIN erklärt das damit, daß Zeit zu reparatorischen Vorgängen gegeben und nicht die Haut in ihrer Totalität auf einmal außer Funktion gesetzt worden ist. Infolgedessen sollen die schweren Allgemeinerscheinungen fehlen oder nur angedeutet sein.

4. Abart: Rudimentäre Formen. Schon RITTER hat beobachtet, daß der Krankheitsprozeß nicht immer mit voller Intensität abläuft, sondern daß wesentliche Schwankungen vorkommen, und speziell auch relativ leichte, abortive Formen beobachtet werden. FINKELSTEIN führt Fälle an, bei denen nur umschriebene Hautpartien in charakteristischer Weise erkrankt sind, die er als *circumscripte Dermatitis exfoliativa* bezeichnet. Für diese muß als charakteristisch betrachtet werden: regionäre Blasenbildung, Erythem und Exfoliation, sowie positives NIKOLSKYsches Phänomen.

In einem Falle FINKELSTEINs war nur Gesicht, rechte Hand und rechtes Knie befallen. Die übrige Haut schien bis auf Andeutung kleienförmiger Schuppung unverändert, doch ließ sich das NIKOLSKYsche Phänomen überall auslösen, wenn auch nur bei starkem Druck. In einem zweiten bildete sich auf der Brust ein leicht geröteter und schuppender Fleck von Kinderhandgröße, auf dem die Hornschicht stellenweise durch eine sehr geringe Exsudation leicht abgehoben zu sein schien und gefältelt war, ohne daß es zur Bildung von Blasen kam. Die anscheinend unveränderte Haut bis zu einer Entfernung von etwa 5 cm vom Rande des Herdes gab auf stärkeren Druck positives NIKOLSKYsches Phänomen. In einem dritten Falle waren am linken Knie Rötung und leichte Abhebung der Hornschicht von der Tuberositas tibiae bis zur Mitte des Oberschenkels festzustellen. NIKOLSKY positiv einerseits bis in die Nähe des Fußgelenkes, andererseits bis zur Leistenbeuge.

In diese Gruppe gehören ferner die Fälle von Pemphigoid, in denen die Blasen relativ große Dimensionen erreichen und die Haut in ihrer nächsten Umgebung ein positives NIKOLSKYsches Phänomen aufweist, ohne daß es zu ausgedehnter, regionärer oder allgemeiner Exfoliation kommt, Fälle, die also im allgemeinen den Charakter des einfachen Pemphigoids wahren, aber durch die Lockerung der Epidermisstruktur in der Umgebung der Blasen als Übergangsformen gewertet werden dürfen.

Auch *die* Pemphigoidfälle dürfen hier eingereiht werden, die KELLER im Auge hat, wenn er davon spricht, daß die Erosionen ausnahmsweise durch immer wieder erneute Blasenbildung an der Peripherie eine stetig um sich greifende Vergrößerung erfahren. Nach KELLERs Erfahrungen kann diese Art der Erkrankung unter den Erscheinungen des allmählichen Kräfteverfalls oder des plötzlichen Kollapses zum Tode führen. Eine entsprechende Erkrankung (mit anscheinend günstigem Ausgang) hat KREIBICH bei einem 2jährigen Kinde beobachtet.

Zum Schluß sei hier nochmals darauf hingewiesen, daß die geschilderten Typen durch fließende Übergänge miteinander verbunden sind.

Das *exfoliative Pemphigoid tritt fast ausschließlich in der Neugeborenenperiode auf.* RITTER selbst sah es selten vor Ablauf der 1. Lebenswoche, am häufigsten in der 2., von da an mit abnehmender Frequenz bis zur Vollendung der 5. Woche. Darüber hinaus beobachtete er nur äußerst wenige Fälle. Über einen dieser letzteren berichtet er 1878: „Ich will es gar nicht mehr verbürgen, ob der da (Jahresbericht der Findelanstalt für 1868, S. 27) angeführte Fall bei einem 7monatigen Kinde auch richtig hierher gehöre. Ich selbst stand ja damals noch am Anfange meiner Beobachtungen. Seit jener Zeit jedoch kam die Erkrankung niemals wieder mit Sicherheit bei einem so alten Kinde vor und gehört daher unzweifelhaft der ersten Lebensperiode an."

Nach diesen Angaben RITTERs, wie auch nach denen vieler anderer Autoren (z. B. SPERK), könnte es den Anschein haben, als trete das exfoliative Pemphigoid überhaupt nicht in den ersten Lebenstagen auf. Dem ist jedoch nicht so. Wir dürfen schon wegen der nahen Beziehungen zum einfachen Pemphigoid die gleichen Anfangsdaten wie bei diesem (S. 166) erwarten. Wenn die exfoliative Form in den ersten Lebenstagen relativ selten beobachtet wird, so ist dies in erster Linie aus der Seltenheit dieser bösartigen Form zu erklären. Immerhin sind in einem Fall von DREVES, der wohl hierher gehört, wenn auch Einzelheiten über den Verlauf fehlen, die ersten Erscheinungen bereits einige Stunden nach der Geburt, in anderen Fällen am 2. (z. B. MAGUIRE, Fall 15; GUY und COHEN) und 3. Lebenstage (MAGUIRE, Fall 17 und 18) aufgetreten. FINKELSTEIN sah allein 15 von seinen 33 Fällen (= 45%) am 4.—5. Lebenstage beginnen. Ein grundlegender Unterschied besteht hier also nicht.

Dagegen wurde die *typische exfoliierende Form bei älteren Säuglingen und im Spielalter bisher nicht mit Sicherheit beobachtet.* Bei den wenigen Fällen, von denen überhaupt Einzelheiten veröffentlicht worden sind, kann meines Erachtens die Diagnose nicht aufrechterhalten werden. Sie bedürfen daher einer kurzen kritischen Besprechung.

BÄUMLER: *Fall I.* $3^1/_2$jähriger Knabe. Wird als Scharlach eingewiesen. Beginn mit Halsschmerzen und Fieber, Mattigkeit, Teilnahmlosigkeit, Schmerzen in Fuß-, Hand- und Schultergelenken. Am 2. Krankheitstage diffuse Rötung der Haut am Hals und in der Achselgegend, die sich in den nächsten Tagen ausbreitet. Neuer Herd am Unterbauch. Bei der Aufnahme an Hals, Nacken, oberen Drittel des Rückens, an beiden Achseln, in der Leistenbeuge und an der Streck- und Innenseite der Oberschenkel Haut diffus scarlatiniform gerötet und serös durchtränkt, in der rechten Achselgegend exfoliierend. Hier liegt das nässende Corium frei. Am ganzen Körper NIKOLSKY +, Gesicht gedunsen, Schnupfen, eitrige krustöse Blepharitis. Um den Mund herum Rhagaden, radiäre Furchen und Einrisse. Kein Juckreiz. Zunge stark belegt, Rachenring gerötet. Auf beiden Tonsillen schmieriger, graugelber Belag mit Pfröpfen. Reichlich vergrößerte Cervical-, Kieferwinkel- und Achseldrüsen. Temperatur 38,3°. — In den nächsten Tagen weitere Ausbreitung der Rötung, die jedoch bereits am 5. Krankheitstage, 2 Tage nach der Aufnahme, wieder verschwindet. Dagegen bleibt das NIKOLSKYsche Phänomen noch überall positiv. An Bauch, Rücken und Füßen treten bis markstückgroße, mäßig gespannte Blasen mit serös-eitrigem Inhalt auf. Bronchitis. In den nächsten 8 Tagen Überhäutung der nässenden Hautpartie. An Händen und Füßen impetiginöse Efflorescenzen. Temperaturkurve septisch mit lytischem Abfall. — In Rachen und Blasenausstrichen hämolytische Staphylokokken, im ersteren außerdem zweimal Streptokokken.

Fall II. $4^3/_4$jähriges Kind, ebenfalls als Scharlach eingewiesen. Beginn mit Fieber und Gelenkschmerzen. Am 2. Krankheitstage roter Ausschlag im Nacken und am oberen Teil des Rückens. Bei der Aufnahme wenig gestörtes Allgemeinbefinden. Oberlippe rüsselförmig geschwollen. Untere Gesichtshälfte, Nacken, Hals und oberer Teil von Brust und Rücken, seitliche Teile des Brustkorbes, von oben nach unten an Intensität abnehmend, ebenso in der Inguinalgegend teils völlig konfluierendes, teils fleckiges Erythem. In den Leistenbeugen und am Hals reichlich kleinste Pustelchen, teils milienartige, wasserklare Bläschen. NIKOLSKY auch an scheinbar gesunder Haut positiv. Epidermis liegt fetzig und aufgerollt dem nässenden Corium auf, ist aufgelockert und serös durchtränkt, jedoch nicht so erheblich wie in Fall I. Lediglich die Partien um den Mund sind stark ödematös, sehen maceriert aus und zeigen radiäre Furchenbildung und Rhagaden. Starker Schnupfen, beiderseitige Blepharoconjunctivitis. Haut des Rumpfes sehr schmerzempfindlich. Gelenkbewegungen frei, nicht schmerzhaft. Beiderseits vergrößerte Kieferwinkel,- Cervical- und Axillardrüsen. Zunge stark belegt, Rachenring gerötet, auf den hyperplastischen Tonsillen vereinzelt grauweißgelbe Beläge. Keine Stomatitis. — In den nächsten 2 Tagen Ausbreitung des Erythems auf Extremitäten, Gesicht und behaarten Kopf. Auf der Stirn dicht beieinanderstehende miliariaähnliche Eruptionen mit klarem Inhalt. Am 6. Krankheitstage Verschwinden der Hautrötung, Überhäutung und Abschilferung. Im Gesicht, an Oberschenkeln, an Waden und in den Kniekehlen gruppenweise stehende Eczema-pustulosum-ähnliche Efflorescenzen neben einzelnen Pyodermien, die bald heilen. Rachenabstrich Staphylokokken, Streptokokken, Blutkultur steril. Von Pustelinhalt und excoriierten Epidermispartien wiederholt Staphylococcus aureus und albus.

Fall I macht durchaus den Eindruck einer *akuten septischen oder infektiös-toxischen Erkrankung,* bei der die Hauterscheinungen hämatogen entstanden sind. Hierfür spricht der Beginn mit fieberhafter Tonsillitis und Gelenkerscheinungen, denen die Hauterscheinungen erst am 2. Krankheitstage folgen, und ebenso die septische Temperaturkurve. Die Hautveränderungen beschränken sich fast vollständig auf ein diffuses Erythem. Nur in einem umschriebenen Bezirk von ganz beschränkter Ausdehnung (rechte Achselgegend) kommt es zur Exfoliation. Auch das schnelle Abklingen spricht gegen die Identifizierung mit dem exfoliativen Pemphigoid: Schon am 5. Krankheitstage war das Erythem verschwunden. Aus der auffallenden Tatsache, daß an den folgenden Tagen das NIKOLSKYsche Phänomen noch positiv war, lassen sich allein unmöglich sichere Rückschlüsse auf die Natur der Erkrankung ziehen, da es nicht für das exfoliierende Pemphigoid pathognomonisch ist. Da in den Blasen, die unmittelbar nach dem Abklingen des Erythems auftraten, Staphylokokken gefunden wurden, entspricht die Annahme einer *gutartigen metastatischen Staphylodermie,* die in die Gruppe der Pyämide gehören würde, in diesem Falle eher den Tatsachen als die Auffassung BÄUMLERS als exogen bedingte Pyodermie.

Auch der II. Fall muß wegen der vorausgehenden Angina und den Gelenkschmerzen entsprechend gedeutet werden. Auch hier vorwiegend fleckiges oder diffuses Erythem — das (wie übrigens im vorigen Falle) die Diagnose Scharlach nahegelegt hatte! —, auf dem regionär angeordnete Pusteln und milienartige Bläschen aufschießen. Wiederum eigenartigerweise weit ausgedehnte Auslösbarkeit des NIKOLSKYschen Phänomens, dessen Bedeutung jedoch fraglich ist.

Diesen Beobachtungen BÄUMLERS ist die von KERLEY als Dermatitis exfoliativa RITTER publizierte an die Seite zu stellen:

Ein 2jähriges Mädchen erkrankt im Anschluß an die Tonsillektomie an Otitis media. Diese zieht sich etwa 4 Wochen hin. Eines Tages dunkelrote Flecke um den Mund, am Kinn und am Kopf. Die Rötung greift in wenigen Tagen auf Brust und Arm über. Am

3. Krankheitstag wird das Kind in komatösem Zustand eingeliefert: Grauweiß belegte, übelriechende Ulcerationen auf Wangen, Lippen und Zunge. An Mund und Kinn kupferrote Verfärbung mit fleckiger, livider Rötung. An beiden Schultern ausgedehnte pemphigoide Herde mit zerrissener Blasendecke. Auf Brust und Extremitäten dunkelrote Läsionen, die auf der Brust mit Resten von Blasen besetzt sind. Kleinere hämorrhagische Flecke in der Temporalregion. Dabei hohes Fieber. Bakteriologische Untersuchung, speziell Blutkultur fehlt.

KERLEY faßt den Fall selbst als septisches Exanthem auf. Damit wird die Diagnose Dermatitis exfoliativa RITTER hinfällig.

Auch bei dem hochinteressanten Fall von MARIE KAUFMANN-WOLF bei einer *Erwachsenen* halte ich die Diagnose eines dem exfoliativen Pemphigoid entsprechenden Prozesses nicht für angebracht:

Bei der 22jährigen Frau stellte sich zunächst einige Tage, nachdem ihr 9 Tage altes Kind an Dermatitis exfoliativa gestorben war, ein eitriger, später krustöser Ausschlag am Kinn und oberhalb des rechten Handgelenkes ein. — 10 Tage nach dem Tode des Kindes fühlte die Patientin an der rechten Brust Schmerzen, ohne daß äußerlich Veränderungen zu sehen waren. Am folgenden Morgen war die Haut auf ihrer Unterlage verschieblich und löste sich stellenweise in Fetzen ab. Am gleichen Tage folgender Befund: Unterhalb der rechten Mamilla ein zweihandtellergroßer Herd, in dessen Zentrum das stark gerötete, feuchtglänzende, bei Berührung sehr schmerzhafte Rete frei zutage liegt. Stellenweise sind Reste der abgelösten Haut in Form von Fetzen vorhanden. Peripherwärts folgt eine mehrere Zentimeter breite Zone, auf der die oberste, leicht gequollene Epidermisschicht von ihrer Unterlage abgelöst und auf ihr verschieblich ist, wobei sie sich in feinste Fältchen legt. Um den ganzen Herd ein etwa 2 cm breiter roter Hof. — Am 5. Krankheitstage werden in der Tiefe des erkrankten Bezirks zwei harte Tumoren von Hühnerei- bzw. Taubeneigröße bemerkt, die in wenigen Tagen spontan zurückgehen.

Obwohl die bakteriologische Untersuchung kein eindeutiges Ergebnis hatte — lediglich von den impetiginösen Stellen am rechten Unterarm wurden Staphylokokken und Streptokokken gezüchtet —, kann man Frau KAUFMANN-WOLF beipflichten, daß hier höchstwahrscheinlich eine Infektion von dem Kinde her vorliegt. Die Bezeichnung Dermatitis exfoliativa RITTER würde ich jedoch für den Prozeß an der Brust lieber nicht anwenden, denn wir verbinden damit doch die Vorstellung eines weit schwereren Krankheitsbildes mit ausgedehnten Hautveränderungen. Meines Erachtens ist hier lediglich eine abnorm große Impetigoblase entstanden, deren Decke im Zentrum schon eingerissen war, als sie entdeckt wurde, deren äußerer Teil aber noch gut erkennbar blieb (ringförmige Zone von mehreren Zentimetern Durchmesser). Die ungewöhnliche Ausdehnung des Herdes läßt sich wahrscheinlich dadurch erklären, daß es sich um eine ausgesprochene Hängebrust handelte, deren untere Hälfte ergriffen wurde. WIELAND hat in einem Fall ebenfalls eine so große (sterile) Impetigoblase an der Brust der Mutter eines Kindes mit Dermatitis exfoliativa gesehen. Auch er steht deshalb der Deutung des KAUFMANN-WOLFschen Falles in deren Sinn ablehnend gegenüber. So ausgedehnte Blasen sieht man ferner auch beim Pemphigoid im Kleinkindesalter durchaus nicht selten, ohne daß man deshalb eine Dermatitis exfoliativa RITTER annimmt! Auffallend ist übrigens noch, daß der Herd erst 10 Tage nach dem Tode des Kindes entstanden ist. Da bereits vorher impetiginöse Stellen am Kinn und am Handgelenk aufgetreten waren, bleibt die Frage offen, ob die Infektion der rechten Brust wirklich unmittelbar von dem Kinde oder vielleicht erst indirekt von den Impetigoherden ausgegangen ist.

Einen ähnlichen Fall hat auch OSTERMEYER beobachtet. Hier waren Warzen und Warzenhöfe beider Brüste excoriiert und näßten. An der Grenze der Herde fand sich ein Ring aus wulstförmigen, miteinander konfluierenden Blasen mit eitrigem Inhalt. Zwischen den Brüsten, über dem Sternum, traten ferner linsen- bis bohnengroße Blasen auf, die unter Hinterlassung von Pigmentierungen abheilten.

Das exfoliative Pemphigoid befällt Brust- und Flaschenkinder ohne Unterschied (FINKELSTEIN 50% Brustkinder, SPERK 54%, demgegenüber RITTER überwiegend Brustkinder, wohl aus der Eigenart des Materials zu erklären). Die Kinder sind meist kräftig. Während die Krankheit in der Regel ohne Vorboten — das Prodromalstadium, das RITTER schildert, und das ihm hauptsächlich in der ersten Zeit seiner Beobachtungen aufgefallen ist, ist später nirgends wieder beobachtet worden —, aus vollem Wohlbefinden und ohne andere Erscheinungen auftritt, wird gelegentlich im Anfang über Erbrechen und Diarrhöe berichtet. In einem Teil der Fälle sind diese bereits vor dem Einsetzen der Hauterscheinungen vorhanden, gehören jedoch nicht zum Krankheitsbilde. Vielfach findet sich eine allgemeine oder fleckige Rötung der *Mundschleimhaut.* Auch umschriebene graue Plaques und Erosionen am Gaumen sind vereinzelt beschrieben worden. Zweifellos kann es auch, ebenso wie beim einfachen Pemphigoid, zur Blasenbildung auf der Mundschleimhaut kommen (s. dort). Dadurch und auch durch stärkere Rhagadenbildung um den Mund kann die Nahrungsaufnahme behindert sein. Außerdem ist auf der Höhe der Erkrankung meist eine *eitrige Conjunctivitis* festzustellen, die, wie die Conjunctivitis beim einfachen Pemphigoid, durch das Einfließen der kokkenhaltigen Absonderungen in den Bindehautsack zu erklären sein dürfte.

ELLIOT glaubt bei einem Falle einen *Defekt im Epithel der Cornea* beobachtet zu haben. Es handelte sich aber zweifellos nicht um ein exfoliierendes Pemphigoid, sondern eher um eine rezidivierende generalisierte Dermatitis, die vielleicht zum ekzematösen Typus gehört. Die Augenaffektion hat wohl mit diesem Prozeß an sich gar nichts zu tun. Der Fall ist, meines Erachtens zu Unrecht, verschiedentlich zitiert worden (GALEWSKY, v. REUSS).

Früher ist die Komplikation durch *gangränöse Prozesse,* speziell an den Extremitäten, häufiger beobachtet worden. Auch jetzt wird das gelegentlich (z. B. im Fall HERZ, PRISSMANN), aber doch wesentlich seltener gefunden.

Fieber fehlt oft, kann jedoch von Anfang an oder im weiteren Verlauf, wie oben bereits erwähnt, jederzeit auftreten. So stehen neben ganz fieberlosen Fällen solche mit hochfieberhaftem Verlauf und solche, bei denen nach einigen Tagen die plötzliche, enorme Temperatursteigerung den sehr akuten Verfall einleitet.

In einem Falle RILLEs schloß sich an eine Einhüllung des ganzen Leibes in Lintstreifen, die mit Olei lini, Aquae Calc. āā getränkt waren, bei dem bis dahin völlig fieberlosen Kinde eine plötzliche Temperaturerhebung auf 42,4° an. In den meisten Fällen fehlt jedoch ein entsprechender äußerer Anlaß.

Das *Blutbild* zeigt nach den spärlichen Berichten, die darüber vorliegen, außer einer Vermehrung der weißen Blutzellen, die meist nicht sehr hochgradig ist, im allgemeinen keine wesentlichen Veränderungen. In einem Falle SPERKs fanden sich nur 2% Polynukleäre. Die von PASINI in seinen schweren Fällen festgestellte Verminderung des Hämoglobins und der Erythrocyten bis auf die Hälfte, Mikro- und Poikilocytose, kernhaltige Erythrocyten usw. ist nirgends bestätigt worden und dürfte eher den septischen Komplikationen zuzuschreiben sein, die in diesen Fällen vorherrschten.

Die *Krankheitsdauer* ist sehr verschieden. Bei dem zuerst geschilderten foudroyanten Verlauf tritt der Tod vielfach bereits nach wenigen Tagen ein, wie z. B. in den Fällen von ORGLER am 1., MAGUIRE (Fall 15), MATTHEWS, SKINNER am 2., FISHER und WITTENBERG, MAGUIRE (Fall 17 und 18), MILLER, SPERK (Fall 8) am 3., GOEDHART, PAISSEAU, TOURNAUT und PATEY, SKINNER, WILLIAMS, WINTERNITZ (Fall 1 und 2) am 4. Krankheitstage.

Andererseits ist der letale Ausgang aber auch oft bei längerer Krankheitsdauer zu registrieren. So starben FINKELSTEINs Kranke zwischen dem 7. und 20. Tage, RILLEs zwischen dem 12. und 22., SPERKs (außer Fall 8, s. oben) zwischen dem 6. und 8. Tage usw.

RITTER hat geglaubt, in einigen sehr seltenen Fällen *Rezidive* von 3—4 Tagen Dauer beobachtet zu haben. Dabei hat es sich aber vermutlich um ganz differente

Prozesse gehandelt. Auch SCHILLER spricht in einem Falle von einem Rezidiv. Hier lag jedoch bei beiden Attacken kein exfoliatives Pemphigoid vor. Die Beschreibung ist nicht genau genug.

Sehr hoch ist, wie ebenfalls bereits erwähnt wurde, die **Mortalität**. Die Angaben darüber schwanken sehr. Sie sind in nachfolgender Tabelle 1 übersichtlich zusammengestellt. Dabei sehe ich von dem Aufzählen zahlreicher Einzelbeobachtungen mit tödlichem Ausgang ab.

Die *unmittelbare Todesursache* ist nicht immer klar. In vielen Fällen finden sich Zeichen der (sekundären!) *Pyämie:* Kleinste, flohstichähnliche Blutungen, größere Ekchymosen, konfluierende Blutungsherde an den inneren Organen (HERZ, SPERK, WIELAND u. a.), hämorrhagische Cyste in der Nebenniere (GUY und COHEN), zahlreiche Abscesse in den inneren Organen, von einer Phlebitis des Nabels ausgehend (FINKELSTEIN), Peritonitis durch Infektion vom Nabel her (LEINER, MAGUIRE), Degenerationserscheinungen der Leber (SPERK, SORGENTE), Nekrose der Milz, Alteration der Harnkanälchen (SORGENTE bei einem protrahiert verlaufenen Fall von etwa 50tägiger Dauer), Degeneration des Myokards (SPERK u. a.) usw. WEIDMAN und GILMAN stellen in 2 Fällen eine Lipoidhypoplasie der Nebennierenrinde fest, die sie als sekundäre Veränderung (terminale Erschöpfung) auffassen. ZOLTAN findet in einem Fall Gewebseosinophilie in den inneren Organen[1]. Dabei können sich im Blut Staphylokokken (L. HOFMANN, HOLT, MILLER, PETER, POCKELS, SORGENTE, VICHYTIL, WIELAND, WIRZ), Streptokokken (W. BLOCH, MILLER), Bacillus pyocyaneus (FINKELSTEIN, GUY und COHEN, KNÖPFELMACHER und LEINER) finden. Häufig ist das Blut aber steril (FINKELSTEIN [2 Fälle] u. a.) und das Ergebnis der Autopsie völlig negativ[2], so daß der Eindruck entsteht, es handele sich um eine schwere *Intoxikation* von den wunden Hautflächen aus (FINKELSTEIN, LEINER u. a.).

Tabelle 1.
Mortalität bei exfoliativem Pemphigoid.

Nr.	Beobachter	Gesamtzahl	Todesfälle	%
1	LANGSTEIN	11	4	36
2	RITTER v. RITTERSHAIN	297	145	48,8
3	FINKELSTEIN	33	?	etwa 65
4	WIELAND	7	5	71,4
5	POCKELS	7	5	71,4
6	SPERK	11	8	72,7
7	W. BLOCH	20	15	75
8	ESCHERICH	6	5	83,3
9	LEINER	20	18	90
10	STERN	3	3	100

Der Tod kann auch durch *interkurrente Krankheiten* wie Pneumonie, schwerste Ernährungsstörungen usw. herbeigeführt werden. FINKELSTEIN verlor ein Kind noch in der Rekonvaleszenz an hämorrhagischer Nephritis.

Das exfoliative Pemphigoid ist eine seltene Krankheit. Die auffallende Tatsache, daß RITTER in 10 Jahren fast 300 Fälle sah, ist wohl nur durch die ungünstigen hygienischen Verhältnisse des alten Prager Findelhauses zu erklären. Nach dem Bericht seines Nachfolgers EPSTEIN hörte mit deren Besserung nicht nur die RITTERsche Krankheit auf, sondern auch das einfache Pemphigoid verschwand gleichzeitig.

---

[1] In einem Falle von WEIDMAN und GILMAN war eine *Thymushyperplasie* vorhanden, in einem anderen derselben Autoren eine *Fibrose* von *Pankreas, Milz, Colon* und *mesenterialen Lymphdrüsen.* Entgegen der Ansicht von WEIDMAN und GILMAN sind diese Befunde als zufällig zu betrachten; sie haben mit dem Wesen der Erkrankung nichts gemein.

[2] Auch in dem auf Abb. 7 und 8 wiedergegebenen Fall der Breslauer Hautklinik war, wie ich der mir freundlichst überlassenen Krankengeschichte entnehme, die Autopsie absolut ergebnislos. Auch die histologischen Präparate sämtlicher untersuchter innerer Organe zeigten keine bemerkenswerten Befunde (einschließlich Bakterienfärbungen).

Pathologische Anatomie beider Pemphigoidformen.

Nach den histologischen Untersuchungen von BIERENDE, BIRCH-HIRSCHFELD, GANS, KYRLE, LUITHLEN, MATZENAUER, PASINI u. a. für das einfache Pemphigoid, von BENDER, CAILLEAU und WALTER, COLE und RUH, DALLA FAVERA, FERRAND, GANS, GUY und COHEN, HANSTEEN, HEDINGER, IMSCHENETZKY, KNÖPFELMACHER und LEINER, KYRLE, LUITHLEN, MARCUSE, RAVOGLI, SKINNER, TAMM-LEWANDOWSKY, TAYA, WEIDMAN und GILMAN, WHITFIELD, WINTERNITZ, WORINGER u. a. für das exfoliative Pemphigoid läßt sich das histologische Bild des Pemphigoids zusammenfassend folgendermaßen skizzieren:

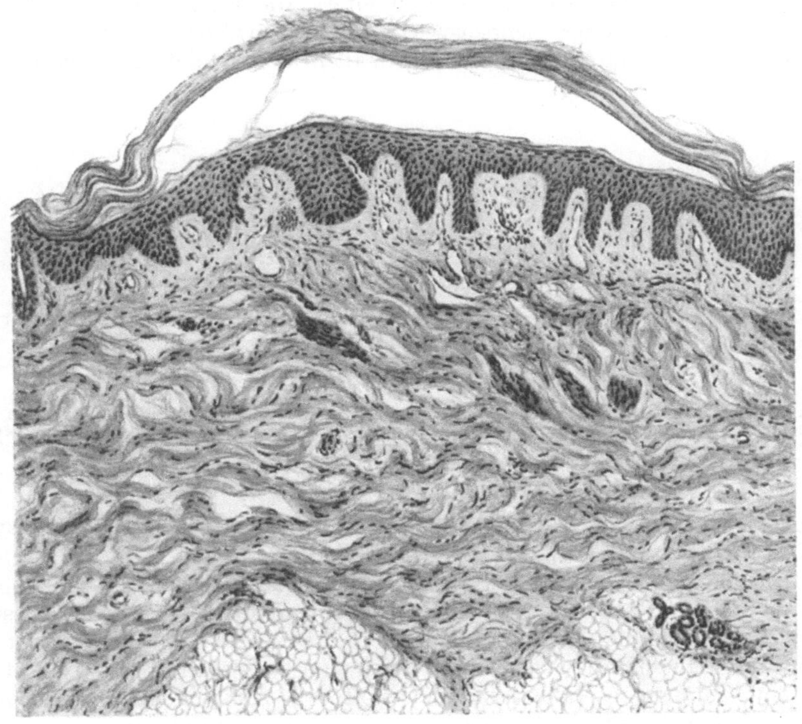

Abb. 9. Blase von Pemphigoid des Neugeborenen. Vergrößerung 85. Abhebung der Hornschicht, im Papillarkörper Gefäßerweiterung. (Nach KYRLE.)

Die **pemphigoide Blase** gleicht in ihrer histologischen Struktur der Blase der staphylogenen Impetigo contagiosa. Ich kann mich hier daher auf eine ganz kurze Wiedergabe der Befunde beschränken: Es handelt sich stets um eine *subcorneale Blase*, deren Decke, die unveränderte Hornschicht, sich ziemlich steil (im rechten oder stumpfen Winkel) von den obersten Reteschichten abhebt.

BIERENDE findet in den meisten Fällen, daß das in seinen Präparaten mit der Hornschicht abgehobene Stratum granulosum sich nach der Blasenmitte zu wieder ablöst und die Blase ungefähr in mittlerer Höhe als Scheidewand durchzieht, so daß eine mehrschichtige Blase entsteht.

Der Blasenboden wird von der Stachelschicht gebildet, deren obere Lagen leicht gequollen sind. Zum Teil haften ihr noch einzelne Zellen der Keratohyalinschicht an, in der die Abhebung erfolgte. In den mittleren und tiefen Reteschichten sind in der Regel keine Degenerationserscheinungen festzustellen, kein Ödem, nur leukocytäre Infiltration. Bei erhaltener Blasendecke ist der

Blasenboden herabgedrückt, eingedellt, ohne jedoch im Bereiche der Depression abgeplattet zu sein.

In der Blase finden sich meist ziemlich reichlich Leukocyten, abgestoßene, hyalinisierte Retezellen und deren Zerfallsprodukte. Diese Zellen liegen am Blasenboden dichter. Hier sieht man auch Fibrinablagerungen.

Staphylokokken sind im Beginn nur unmittelbar unter der Blasendecke anzutreffen, zum Teil in Form von grampositiven Diplokokken, auch in größeren Gruppen und Haufen, extra- und intracellulär. Je länger die Blase besteht, desto mehr liegen die Staphylokokken in der Tiefe der Blase.

Der *Papillarkörper* ist an der Stelle der Depression etwas flacher als in der Umgebung, die Papillen sind leicht verbreitert, die Papillargefäße erweitert. Während manchmal keine nennenswerten reaktiven Vorgänge in der Cutis gefunden werden, kommt es in anderen Fällen zu reichlichen perivasculären

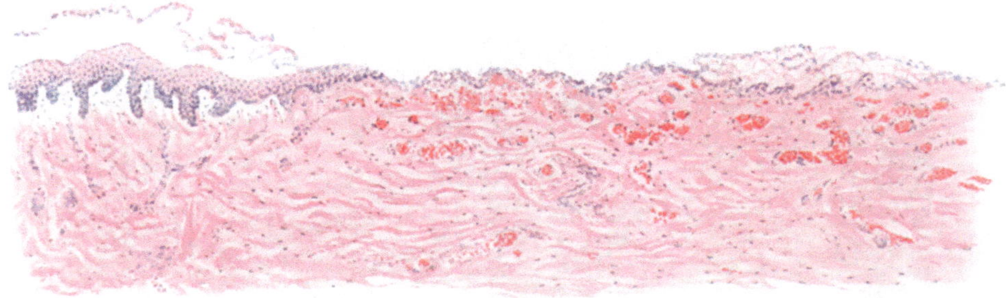

Abb. 10. Exfoliatives Pemphigoid. Übersichtsbild. Abhebung der oberen Epidermisschichten bzw. der ganzen, hier gewucherten Epidermis. Ödem im Papillarkörper und oberen Corium, stark gefüllte, erweiterte Gefäße, Hämorrhagien. Geringfügige entzündliche Veränderungen im Corium. Hämatoxylin-Eosin. O 66:1; R 66:1. (Nach GANS.)

Infiltrationen, die sich vorwiegend aus fixen Bindegewebszellen, Leukocyten und Mastzellen zusammensetzen.

In den obersten Schichten der eigentlichen Cutis können ebenfalls reichlich Infiltrate um die stark erweiterten Blutgefäße auftreten. Außerdem besteht Lymphgefäßerweiterung, vereinzelt kleine Blutaustritte. Im übrigen ist die Struktur unverändert, die elastischen Fasern sind gut erhalten. In den tieferen Schichten der Cutis absolut normale Verhältnisse. An Follikeln und Schweißdrüsen höchstens gelegentlich stärkere entzündliche Veränderungen.

Beim **exfoliativen Pemphigoid** erfahren diese Vorgänge, entsprechend der größeren Intensität des Prozesses, eine Steigerung. Während im initialen Stadium der Blasenbildung, histologisch ebenso wie klinisch, keine Abweichungen von dem eben beschriebenen einfachen Pemphigoid festzustellen sein dürften, finden sich im Blütestadium der Exfoliation sehr hochgradige *Veränderungen der Epidermis:* Die *Hornschicht* ist an relativ wenigen Stellen als dünne, kernlose, unregelmäßig abgehobene, gefaltete und zerfaserte Membran erhalten oder angedeutet. Auf großen Strecken fehlt sie und läßt sich höchstens an den Rändern der Herde als abgehobenes, aufgerolltes Häutchen finden. In den Resten der Epidermis bilden sich *Risse* und *Spalten*, die je nach der Höhe, in der sie entstehen, zur teilweisen oder vollständigen Abhebung des Stratum spinosum führen. Zwischen den so entstehenden Epithellamellen sammelt sich ein seröses oder serös-eitriges Exsudat, in dem Leukocyten und Epithelzellen, sowie deren Bruchstücke gefunden werden (intraepitheliale Spalten- bzw. Blasenbildung). Auch *Blutungen* in die mehr oder weniger tiefen Spalten sind nicht ganz ungewöhnlich. WINTERNITZ glaubt, daß diese den Grund zur Rißbildung abgeben, doch dürfte für diese Annahme wohl kein objektiver Beweis zu geben sein. Nur selten wird die Ausbildung großer *hämorrhagischer Blasen* beschrieben (MARCUSE, PASINI). Außerdem hat WINTERNITZ gelegentlich eine (postmortal entstandene?) Abhebung des verschmächtigten Epithels in toto vom Papillarkörper beobachtet, doch war der Ausgangspunkt der Epidermisabhebung in seinen Fällen an den meisten Stellen oberflächlich. Oft kommt es nun zur Abstoßung der Lamellen, und so entstehen Defekte von verschiedener Tiefe, deren Grund entweder von wenigen Schichten der Stachelzellen oder lediglich von einem schmalen Saum von Retezellen gebildet wird. Ja, auch dieser kann fehlen, so daß die Retezapfen oder selbst der ödematöse, abgeflachte Papillarkörper frei zutage liegen.

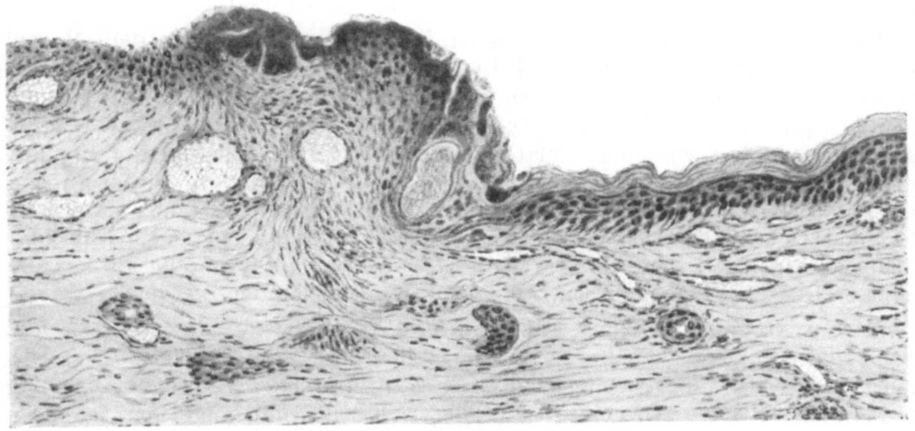

Abb. 11. Exfoliatives Pemphigoid. Vergrößerung 110.
Rechterseits im Präparat Epidermis erhalten, links fehlt sie. Detritusmassen bedecken hier die Oberfläche; im Papillarkörper mächtige Erweiterung der Gefäße. (Nach KYRLE.)

Hand in Hand hiermit gehen Prozesse, die gewissermaßen als Reparationsvorgänge am Epithel zu deuten sind. Nicht selten kommt es zum Ersatz der Hornschicht durch *Parakeratose*. Unter den parakeratotischen Zellagen kann eine rudimentäre Keratohyalinschicht entstehen (WINTERNITZ). Außerdem wird vielfach auch *Hyperkeratose* gefunden (GUY und COHEN, HEDINGER, IMSCHENETZKY). Die wesentlichsten reparatorischen Vorgänge bestehen aber in der für die RITTERsche Krankheit sehr charakteristischen *Akanthose*, vorzugsweise dort, wo die Cutis in höherem Grade an den krankhaften Veränderungen teilnimmt (s. unten). An der Epithelwucherung sind speziell die Zellen des Stratum spinosum beteiligt, was nicht nur in der Vermehrung der Stachelzellschichten, sondern auch in zahlreichen Mitosen zum Ausdruck kommt. Auch die Verbreiterung und unregelmäßige Wucherung der Retezapfen, sowie die anscheinend reichliche Bildung neuer (sekundärer) Retezapfen (WINTERNITZ) zeugt von der hier obwaltenden Proliferationstendenz. Durch das Nebeneinander von Akanthose und Reduktion des Rete infolge der Abstoßung der obersten Schichten usw. wird das Relief der Epidermis sehr unregelmäßig. Manchmal finden sich vereinzelt Leukocyten im Rete zerstreut, speziell in den unteren Lagen.

WINTERNITZ, HANSTEEN sowie TAMM-LEWANDOWSKY beschreiben *hydropische Veränderungen* an einzelnen Epithelzellen, die die Spalten begrenzen oder an der Oberfläche der Defekte liegen. In dem Falle HEDINGERs waren diese in großer Ausdehnung vorhanden:

HEDINGER fand unmittelbar über den Retezapfen eine bandartige Zone, in der die Zellen sich durch eine geringere Affinität zu Protoplasma- und Kernfarbstoffen auszeichneten.

Diese Zone war nach unten fast gradlinig begrenzt und bis zu 3 mm breit. In ihrem Bereich waren die Zellen bedeutend größer als in der Norm und von polyedrischer Gestalt. Die Kerne hatten etwa doppelt so großen Durchmesser als die der Retezapfen, zeigten polyedrische oder rundliche Form, meist ziemlich stark ausgeprägte Kernmembran, oft ein kleines Kernkörperchen und ein sehr feines Chromatinnetz. In den peripher gelegenen Teilen der hellen Zone waren die Kerne wieder kleiner, chromatinreicher. In ihrer Umgebung traten kleine, rundliche oder unregelmäßig geformte, mit Hämalaun und Methylenblau intensiv färbbare Körner auf, die meist keinen Zusammenhang mit dem Kern erkennen ließen, sondern frei im Protoplasma lagerten, andererseits aber auch nach den zur Darstellung des Keratohyalins angegebenen Spezialmethoden nicht darstellbar waren. Das Protoplasma machte den Eindruck einer starken hydropischen Degeneration. Die Zellgrenzen waren vielfach undeutlich. Protoplasmafasern fehlten vollständig.

Hedinger vergleicht diesen Befund mit einem ähnlichen, den K. Herxheimer bei einem Fall von Impetigo contagiosa vegetans beschrieben hat. Etwas Analoges ist bei der Ritterschen Krankheit meines Wissens nicht wieder gesehen worden.

Die *Cutis* nimmt auch jetzt noch häufig auffallend wenig an dem Prozeß teil (Boeck, Knöpfelmacher und Leiner u. a.). Manchmal findet sich nur starkes *Ödem der Papillen*, die enorm verbreitert sein können, sowie Erweiterung der Blut- und Lymphgefäße und Hyperämie auch in den oberen Cutisschichten. Durch die außergewöhnliche Dilatation der Blutgefäße erhalten die Papillen oft förmlich ein poröses Aussehen. In der Regel sind Bindegewebsfasern und Elastica nicht alteriert, nur können sie — speziell die elastischen Fasern — durch das Ödem auseinandergedrängt, mehr gestreckt, manchmal auch schlechter färbbar werden. Ferner können kleine *Hämorrhagien* im Papillarkörper und an der Grenze zwischen diesem und dem Rete angetroffen werden.

Hierzu treten in vielen Fällen *infiltrative Prozesse.* In Papillen und subpapillärem Bindegewebe sehen wir stellenweise sehr verschieden starke, meist nicht besonders hochgradige *zellige Infiltration.* Während Hedinger in den Infiltraten überwiegend fixe Bindegewebszellen mit länglichen, schmalen Kernen und nur spärlich Lymphocyten sieht, Tamm-Lewandowsky nur geringe Vermehrung der fixen Bindegewebszellen und kein nennenswertes Infiltrat von Lymphocyten und Leukocyten feststellen, finden Bender, Gans, Hansteen, Luithlen, Weidman und Gilman, Winternitz u. a. neben spindeligen Zellen reichlicher Rundzellen, dagegen meist nicht besonders viel Leukocyten. Auffallend ist manchmal die Vermehrung der Mastzellen, während Plasmazellen stets fehlen (Bender, Hansteen, Imschenetzky, Luithlen). Die Infiltrate sind zunächst perivasculär, erlangen aber gelegentlich auch eine solche Ausdehnung, daß sie das ganze Bindegewebe völlig ausfüllen. Dann ist das Grundgewebe kaum noch zu erkennen. Bindegewebsfasern und Elastica sind auch dann nicht alteriert.

Die Veränderungen gehen nur selten bis in die Tiefe der Cutis. Luithlen und Winternitz finden dort allerdings noch Gefäßerweiterung und Mastzellen. Auch Follikel und Schweißdrüsen sind unbeteiligt. Sind sie von Infiltraten eingescheidet, die sich meist nur aus Rundzellen zusammensetzen (Gans), aber auch den oben beschriebenen gleichen können, so ist dies als Zufallsbefund zu deuten, dem keine Bedeutung für den Prozeß zukommt. Auch die beginnenden nekrobiotischen Veränderungen an den Follikelostien, auf die Wintenitz und Gans hinweisen, sind als sekundäre Ernährungsstörungen aufzufassen.

Bei Bakterienfärbungen findet man massenhaft grampositive Kokken an der Oberfläche, zwischen den parakeratotischen Lamellen und in den oberflächlich gelegenen Epidermisspalten. Skinner sowie Weidman und Gilman finden in ihren Präparaten außerdem bakterielle Thrombose in den tieferen Gefäßabschnitten, letztere auch an verschiedenen inneren Organen. Diese sind jedoch, wie auch Weidman und Gilman meinen, sekundär.

Ätiologie und Pathogenese beider Pemphigoidformen.

Die Beobachtung von zahlreichen Pemphigoidendemien[1] und von Infektionen Erwachsener durch Pemphigoidkinder, über die weiter unten noch ausführlich gesprochen werden muß, legten schon vor der Begründung der modernen Bakteriologie den Gedanken nahe, daß das auslösende Agens ein Contagium vivum sein müsse. Als in den achtziger Jahren des verflossenen Jahrhunderts die Kulturmethoden ROBERT KOCHs bekannt wurden, ging man mit ihrer Hilfe bald auf die Suche nach dem Erreger. Seither haben unzählige Untersuchungen fast ausnahmslos mit so großer Regelmäßigkeit **Staphylokokken** im Blaseninhalt und in dem Exsudat der Erosionen ergeben, daß das allein mit größter Wahrscheinlichkeit für die ätiologische Bedeutung dieser Keime spricht. Ich weise hier auf die bakteriologischen Befunde von E. ALMQUIST, BECK, BENIANS und JONES, BIDDLE, BIERENDE, BROSIN, COLE und RUH, DICKEY, ESCHERICH, FABER, FELSENTHAL, GAWALOWSKI, IMRE, KIEN, KLAMANN, KOBLANCK, KOEHLER, KREIBICH, LABHARDT und WALLART, LEWANDOWSKY, LE LORIER, H. LÖWY, LUITHLEN, MCCANDLISH, MARFAN, MAGUIRE, MATZENAUER, MOGGI, NAUJOKS, PETER, POCKELS, REED, P. RICHTER, RUBELL, SCHULTHEISS, SCHWARTZ, M. M. SMITH, SOLTMANN, STERN, STRELITZ, STROEDER, SZARKA, TRAUTENROTH, VAN DER VALK, VORSTER, WIELAND u. v. a. für das *einfache Pemphigoid*, die von ASPERGER, W. BLOCH, COLE und RUH, DELBANCO, HANSTEEN, HAZEN, HEDINGER, L. HOFMANN, HOLT, HOTZ, KNÖPFELMACHER und LEINER, MILLER, MYRICK, POCKELS, PRZEDBORSKI, RAVOGLI, REINHARDT, SORGENTE, SPERK, SZARKA, TAMM, VICHYTIL, VONNO, VAN DER VALK, WIELAND, WINTERNITZ, A. WIRZ, WORINGER u. a. für das *exfoliative Pemphigoid* hin; mit diesen Autoren dürfte aber die Reihe noch keineswegs erschöpft sein. Während *die Mehrzahl der Untersucher Staphylokokken in Reinkultur* nachweisen konnte — und zwar vielfach nur Staphylococcus aureus, oft neben ihm in geringerer Menge Staphylococcus albus und citreus — sind diese öfter *mit Streptokokken vermengt* (z. B. DICKEY, HERZ, HOTZ, LABHARDT und WALLART, LEWANDOWSKY, MARFAN, SZARKA u. a.), wobei in der Regel Staphylokokken wesentlich vorherrschen und nur wenige Streptokokkenkolonien angehen.

Während diese Staphylokokkenbefunde also an einem sehr umfangreichen Material erhoben sind, da die meisten Untersucher über größere Reihenuntersuchungen verfügen, sind in ganz wenigen Einzelfällen *Streptokokken allein* nachgewiesen worden, über die weiter unten eingehend referiert wird.

Über die Rolle, die den Staphylokokken zuzuschreiben ist, war man sich zunächst im unklaren, da es sich um ubiquitäre Mikroorganismen handelt, die massenhaft als anscheinend harmlose Schmarotzer auf jeder gesunden Haut zu finden sind, und die überall dort, wo sie pathogen werden, nach der herrschenden Ansicht Eiterung (und Nekrose) verursachen sollten. Die seröse Exsudation, wie sie beim Pemphigoid im Beginn vorherrscht, schien die Domäne der Streptokokken zu sein.

Demgegenüber haben wir heute zahlreiche zwingende **Beweise dafür, daß der Staphylococcus der wahre Erreger des Pemphigoids ist:**

1. Der Staphylococcus — vorwiegend aureus allein oder gemeinsam mit albus bzw. citreus — wird, wie aus obiger Zusammenstellung hervorgeht, so gut wie immer im Inhalt der pemphigoiden Blasen gefunden (Ausnahmen s. unten).

Besonders überzeugend ist die *Reinzüchtung aus ganz frisch entstandenen Eruptionen.* Durch sie wird der oft erhobene Einwand entkräftet, die Anwesenheit der Staphylokokken allein lasse keine Rückschlüsse darüber zu, daß sie

[1] Ich spreche im folgenden im allgemeinen von Endemien und nicht, wie bisher üblich, von Epidemien. Näheres hierzu s. S. 204.

auch wirklich die Erreger seien, weil unter anderem auch in Brandblasen und durch Medikamente (Vesicantien Teer, Quecksilber usw.) erzeugten Blasen Staphylokokken anzutreffen seien (z. B. Reinhardt). Im frischen Zustande sind Brandblasen usw. bekanntlich stets steril (J. Jadassohn, Cole, M. Ehrlich, Frédéric, Lewandowsky, Pasini, Roth, Török u. v. a.). Einige Autoren haben zwar auch beim Pemphigoid die frischen Blasen steril befunden (W. Bloch, Koblanck, Labhardt und Wallart, Lereboullet und Brizard, Reed, Rubell u. a.), allerdings auffallend häufig bei dubiösen, konnatalen Fällen (S. 202). Dies beweist jedoch nichts gegenüber den positiven Resultaten, die nicht nur in dem interessanten, nach allen Richtungen sehr eingehend untersuchten Fall von L. Hofmann gelungen sind, sondern über die unter anderen auch Benians und Jones, Bierende, W. Bloch, Le Lorier, Lewandowsky, Marfan, Moggi, Reinhardt, Schultheiss berichten.

In diesem Zusammenhang sei erwähnt, daß Bierende und Koblanck angeben, daß die Kokken aus älteren Blasen anfangs langsamer wachsen und schwerer zu kultivieren sind, und daß sich auch in den Ausstrichpräparaten von älteren Blasen auffallend wenig Kokken finden.

2. *Dieselben Staphylokokken, die sich in den Blasen des Neugeborenenpemphigoids finden, können aus den Blasen gewonnen werden, die durch spontane Infektion bei Erwachsenen entstehen, die mit den Kranken in unmittelbare Berührung kommen* (Arning, Brosin, Delbanco, D. Fuchs, Herz, L. Hofmann, Koblanck, Matzenauer, Tamm, van der Valk u. a.). Alle Versuche, die Staphylokokken der Pemphigoidkinder von denen der letzteren zu differenzieren, sind als gescheitert zu betrachten (s. dazu Pockels).

3. Sehr aufschlußreich sind die positiven Resultate der *Inokulation von Staphylokokken aus Pemphigoidblasen beim Menschen.* Da diese für die Beurteilung der Ätiologie und Pathogenese von entscheidender Bedeutung sind, gebe ich nachstehend einige charakteristische Beispiele wieder:

Almquist I: Am 22. 2. 1891 2 Impfstiche an der Streckseite des eigenen linken Unterarmes mit einer Lanzette, die mit einer 6 Tage alten Bouillonkultur des Staphylococcus aureus aus Pemphigoidblasen beschickt ist. Am nächsten Morgen um die Stiche breiter roter Hof. Am 24. 2. abends beginnende Blasenbildung, am nächsten Tage um den einen Stich eine zentimetergroße, um den anderen eine etwas kleinere Blase mit spärlichem, fast klaren Inhalt. In Strichpräparaten zahlreiche Staphylokokkenhäufchen und Zellen. In 3—4 Tagen Vertrocknen der Blasen mit geringer Krustenbildung.

Almquist II: Am 22. 3. 1891 gleiche Inokulation am rechten Unterarm mit Material aus Gelatine-Stichkultur. Am folgenden Tage roter Hof um jeden Stich, der am 2. Tage 1—2 bzw. $^1/_2$ cm Durchmesser hat. Am 3. Tage Abhebung der Hornschicht durch milchiges Exsudat an mehreren Stellen, aus dem wieder Staphylokokken gezüchtet werden. Auch in der Kruste, die sich nach dem Eintrocknen der Blase bildet, kulturell Staphylococcus aureus.

Bierende kommt bei zahlreichen Impfungen an sich selbst zu dem Ergebnis, daß auf der unverletzten Haut des Unterarmes Erwachsener keineBlasen angehen. Wird dagegen die Haut „nach vorhergegangener Desinfektion mit einer sterilen Bürste in geeigneter Weise geschädigt“, so beobachtet er 20 Stunden nach dem ausgiebigen Einreiben von Reinkulturen der Staphylokokken „Pemphigusblasen“. Je nach der verschiedenen Schädigung treten die Blasen verschieden groß und zahlreich auf. Im Verhältnis zur Fülle des verimpften Materials geht meist nur eine geringe Anzahl von Blasen an. Die Blasen haben keinen geröteten Hof und keine Allgemeinstörung im Gefolge. Nach dem Platzen bleibt ein schmaler Epidermissaum um den feuchtglänzenden Blasengrund zurück. Krusten bilden sich in keinem seiner Fälle. Bei einem Versuch an seinem Oberarm gehen etwa 30 Blasen auf.

Auch bei *Säuglingen* hat Bierende Impfungen mit Blaseninhalt und den daraus gewonnenen Reinkulturen von Staphylococcus aureus vorgenommen. Diese fallen nur bei „wenig kräftigen, schlaffen Säuglingen“, die mit einer anderweitigen Hautkrankheit behaftet sind, positiv aus, dagegen gelang es nicht, auf der Haut eines kräftigen, gesunden Säuglings Blasen zu erzeugen.

In den Retrokulturen findet Bierende, genau wie Almquist, die gleichen gelben Staphylokokken in Reinkultur wieder.

Strelitz konnte an seinem Arm Blasen erzeugen, die bei der ersten Nachschau, nach 30 Stunden, bereits voll entwickelt waren. Trotz sorgfältiger antiseptischer Reinigung nach dem Platzen der Blasen konnte nicht verhindert werden, daß 4 Wochen lang neue Blasennachschübe folgten, anscheinend infolge der Reizung durch das Gummipapier, mit dem die Impfstelle bedeckt war. Auch an einer anderen Versuchsperson konnte er eine reichliche Blasenaussaat erzeugen.

Hansteen erhielt bei Armimpfungen mit Staphylokokken, die von exfoliierendem Pemphigoid gezüchtet waren, meist nach 2 Tagen eine kleine Pustel, die nach kurzer Zeit eintrocknete. Dreimal bildeten sich aber größere Bläschen, die eine helle, seröse oder milchweiße Flüssigkeit enthielten, in welcher wiederum Staphylokokken gefunden wurden.

Der Impfversuch von Löwy mit Reinkultur eines aus Pemphigoidblasen gewonnenen Staphylococcus aureus auf die bis zu den Papillen abgeschabte Haut ergab miliare Bläschen, aus denen die Retrokultur die gleichen Staphylokokken ergab.

Matzenauer impfte sich selbst mit Blaseninhalt und den daraus gewonnenen Staphylokokkenkulturen von einer Frau mit sehr ausgedehnter staphylogener (vorwiegend zirzinärer) Impetigo, die von ihrem neugeborenen Kind infiziert worden war. Da das Kind ein typisches Pemphigoid hatte und die Staphylokokken von denen aus den Efflorescenzen der Mutter nicht zu unterscheiden waren, darf der Versuch hier verwertet werden. Besonders wichtig erscheint mir, daß nur dann ausgesprochene Blasen entstanden, wenn ganz oberflächliche Impfschnitte gemacht wurden, die ausschließlich die obersten Schichten der Epidermis verletzten. Dabei bildete sich innerhalb 24—30 Stunden ein stecknadelkopf- bis hanfkorngroßer Fleck, über welchem sich wenige Stunden später die Epidermis zu einer zarten Blase abhob. Nach dem Bersten bildeten sich in der Mitte goldgelbe Krusten.

Matzenauer erhielt übrigens beim Überimpfen von Blaseninhalt auch dann positive Resultate, wenn die Haut durch einen feuchten Umschlag maceriert wurde, ohne daß vorher ein Schnitt gemacht worden war.

Nakao Abe hat ebenfalls Inokulationen mit Staphylokokken vorgenommen, die vermutlich aus einer Epidemie von Pemphigoid und Impetigo stammten. Die Resultate sind nicht klar genug beschrieben. Es sollen sich „Pusteln" gebildet haben, die etwas kleiner als bei natürlich erkrankten Kindern waren, in denen sich aber immer Staphylococcus aureus in Reinkultur fand.

Gegenüber diesen positiven Impfexperimenten sind die negativen oder unsicheren Resultate von Faber, Felsenthal, Kreibich u. a. ohne Bedeutung.

Zum Schluß sei die viel zitierte Erzeugung von Blasen durch Inokulation beim *Schimpansen* und bei einigen niederen Affen erwähnt, die Landsteiner, Levaditi und Prasek gelungen ist. Die knappen Mitteilungen über den Kranken, von dem das Material stammt, sprechen allerdings nicht dafür, daß ein echtes, staphylogenes Pemphigoid vorlag. Außerdem wurde der Blaseninhalt, der zur Impfung verwendet wurde, nicht vorher bakteriologisch untersucht. Doch wurden aus den experimentell erzeugten Blasen Staphylokokken gezüchtet, mit denen ihrerseits wieder Blasen hervorgerufen werden konnten: Es handelte sich um ein 6jähriges Kind, das an Keuchhusten und Röteln erkrankt war. Am handelte sich um ein 6jähriges Kind, das an Keuchhusten und Röteln erkrankt war. Am 4. Tage nach der Einlieferung Auftreten pemphigoider Blasen im Gesicht, an den Achseln, am Rücken. 39,8°. 5 Tage später neue Blasenaussaat, von der die Inokulationen gemacht wurden. Am folgenden Tage Exitus. Bei den an Ohrmuschel und Augenbrauen inokulierten Affen kam es zum schubweisen Auftreten von Blasen. Abstriche hiervon enthielten zahlreiche grampositive, zum Teil intraleukocytär gelegene Diplokokken. Kulturell Staphylokokken und wenig Streptokokken. Mit Reinkulturen der Staphylokokken erzeugten die Autoren sowohl bei sich selbst als auch beim Schimpansen Blasen, mit Streptokokken und Kulturfiltraten gelang dies dagegen nicht.

Interessant ist übrigens, daß dasselbe Ausgangsmaterial beim Schimpansen große seröse Blasen hervorrief, die sich durch Autoinokulation schubweise vermehrten, bei niederen Affen (Macacus rhesus, Macacus nemestrinus, Cynocephalus hamadrias) nur zu „diskreten" Blasen führte, die schnell abheilten, ohne Neigung zur Aussaat zu dokumentieren.

Die übrigen zahlreichen Tierversuche interessieren uns in diesem Zusammenhang weniger, da sie nur ergaben, daß es sich um menschen- und tierpathogene Staphylokokken handelt, ohne daß es je zur Erzeugung von pemphigoiden Blasen gekommen ist.

Haben die bisherigen Untersuchungen gezeigt, daß der Staphylococcus tatsächlich befähigt ist, das Bild des Pemphigoids hervorzurufen, so fragt es sich, ob andere Mikroorganismen dazu ebenfalls imstande sind. Wir müssen uns deshalb zunächst den **Streptokokkenbefunden** zuwenden. Die Möglichkeit eines streptogenen Pemphigoids wird auf Grund von Analogien mit anderen Pyodermien (Impetigo, Erysipel) von J. Jadassohn und Lewandowsky zwar erwogen, doch fehlen bisher schlüssige Beweise für seine Existenz.

Bei der Diskussion über diese Frage gehe ich von den Fällen aus, bei denen *Streptokokken neben Staphylokokken* gefunden werden. Ich halte es für sehr wahrscheinlich, daß es sich bei dieser Konstellation, wie bei der staphylogenen Impetigo contagiosa (s. dort), *primär um Staphylokokkenaffektionen* handelt, und daß die *Streptokokken* erst nachträglich durch *Superinfektion* hinzugetreten sind. Das läßt sich vielleicht schon deswegen annehmen, weil in den Kulturen die Staphylokokken stets wesentlich überwiegen; denn auch bei Verwendung der Spezialmethoden von SABOURAUD, LEWANDOWSKY und HAXTHAUSEN pflegen, wenn überhaupt, meist nur spärliche Streptokokkenkolonien anzugehen.

LEWANDOWSKY (a, b) erhielt z. B. bei seinen 7 Berner Fällen nach seiner Methode in 4 Fällen Reinkulturen von Staphylokokken, in 3 Fällen Staphylokokken mit Streptokokken gemischt, wobei die Staphylokokken weit überwogen, in 15 Fällen, die er in Hamburg untersuchte, lediglich Staphylokokken. POCKELS züchtete in 70 Fällen *nur* Staphylokokken in Reinkultur usw.

Für das Neugeborenenpemphigoid würde demnach die Lehre SABOURAUDS, *daß staphylogene Affektionen sich nicht nachträglich mit Streptokokken infizieren, ebensowenig Geltung haben wie für die staphylogene Impetigo.* Übrigens ist die Superinfektion mit Streptokokken beim Pemphigoid sehr selten (wahrscheinlich noch viel seltener als bei der staphylogenen Impetigo) im Vergleich zu der großen Zahl von reinen Staphylokokkenfällen (vgl. zu dieser Frage die Bemerkungen JESSNERS). Die *bakteriologische Untersuchung frischer Blasen* hat außerdem niemals Mischkulturen, sondern immer Staphylokokken allein ergeben (s. oben). Es ist meines Wissens bisher übrigens auch nicht gelungen, durch Streptokokkeninokulation größere seröse (pemphigoide) Blasen experimentell zu erzeugen.

Vereinzelt ist in den Publikationen *lediglich von Streptokokkenbefunden die Rede, ohne daß die Staphylokokken überhaupt erwähnt werden.* Diese Mitteilungen sind einer kritischen Besprechung zu unterziehen, besonders von dem Gesichtspunkte aus, ob sie die Annahme rechtfertigen, daß ein Teil der Pemphigoidfälle, vielleicht ein besonderer Typus, auf Streptokokkeninfektionen zurückzuführen ist. Zunächst möchte ich zu den Mitteilungen SABOURAUDS über das streptogene Pemphigoid Stellung nehmen. SABOURAUD setzt sich mit dem ganzen Gewicht seiner Autorität für die Streptokokkenätiologie des Pemphigoids an sich ein. Es ist jedoch nicht zu verkennen, daß SABOURAUD dabei ein ganz anderes Krankheitsbild im Auge hat.

Unter der Bezeichnung „Pemphigus épidémique des nourrissons" bespricht SABOURAUD im Anschluß an die Impetigo contagiosa streptogenes eine mehr oder weniger ausgedehnte und generalisierte Blaseneruption, die *gewöhnlich am Gesäß beginnen soll.* Immer werde sie angekündigt durch eine Serie von durchsichtigen Blasen, die trübe werden, leicht aufplatzen und daher durch die „soins de toilette" zerreißen. Nach SABOURAUD gibt es zwei Formen:

1. Die *abortive Form* entspricht den *„Syphiloïdes postérosives circinées"* von SEVESTRE und JACQUET. Sie beginnen fast konstant rings um den Anus und sind vielleicht einer „rectalen Infektion" zuzuschreiben. Die wenigen Fälle, die SABOURAUD nach seinen eigenen Angaben in der Klinik gesehen hat, machten den Eindruck einer Impetigo der Gesäßregion, die nur durch die Lokalisation und das permanente erosive Aussehen ihren besonderen Charakter hatte, da das häufige Waschen verhinderte, daß sich Krusten bilden.

2. Der *„grand pemphigus infectieux épidémique des nourrissons"* scheint SABOURAUD durch die floride Weiterentwicklung aus der vorigen Affektion zu entstehen. Er soll nach ihm mit einem vesiculösen Erythem der Glutäalregion anfangen, sich dann sprunghaft (à distance) ausbreiten und sogar auf das Gesicht übergreifen, sowie namentlich von Paronychien begleitet sein, die der typischen Tourniole entsprechen. Ferner könne diese Affektion *in Ecthyma übergehen.* Einen solchen Fall mit oberflächlichen Ulcerationen bildet SABOURAUD auf S. 124 der „Pyodermites et eczémas" ab. Da SABOURAUD in den wenigen Fällen, die er selbst untersuchen konnte, mit seiner Methode stets Streptokokken nachweisen konnte, steht für ihn fest, daß diese Form des sog. Pemphigus epidemicus nur eine ausgedehnte streptogene Impetigo ist.

Es ist nicht recht einzusehen, welche Gründe SABOURAUD dazu veranlaßt haben, das hiermit umschriebene Krankheitsbild als Repräsentanten des Neugeborenenpemphigoids schlechthin aufzustellen, in dessen Komplex es sich überhaupt nicht ohne Zwang einordnen läßt. Die Abweichungen — speziell der Beginn mit einem Erythem der Glutaealregion und der Übergang in ecthymatöse, d. h. ulceröse Prozesse — sind so außerordentlich, daß selbst der Gedanke, die Affektion als streptogene Abart des Neugeborenenpemphigoids neben das typische staphylogene zu stellen, nicht genügend begründet ist. So verlockend diese Klassifikation wäre, weil sie für das Pemphigoid ähnliche Verhältnisse schaffen würde wie für die Impetigo, so sehe ich schon in der außerordentlichen Seltenheit derart ausgedehnter Streptokokkenaffektionen bei Neugeborenen ein wesentliches Hindernis [1].

Außerdem entwickelt sich diese Affektion doch nur sekundär aus der „Dermite infantile simple" JACQUETs (dem sog. Erythema glutaeale), also auf dem Boden einer Irritation der Haut durch mechanische und chemische Insulte (Stuhl, Urin usw.), die ich als Abart des Eczema intertrigo auffassen möchte (vgl. z. B. DARIER). Denn, soweit ich sehe, ist auch die Deutung der Dermites infantiles simples JACQUETs als eine besondere Form der streptogenen Impetigo contagiosa, als welche sie von SABOURAUD, GOUGEROT u. a. angesehen werden, noch keineswegs allgemein anerkannt.

Aus allen diesen Gründen halte ich es für berechtigt, das von SABOURAUD geschilderte Krankheitsbild vom Pemphigoid ganz zu trennen. Es dürfte meines Erachtens eher als eine sehr ausgebreitete, streptogene Impetigo, die sekundär auf einer Syphiloide postérosive entstanden ist und sich nachträglich generalisiert, anzusehen sein.

Es sind hier nun noch einzelne Streptokokkenbefunde bei anscheinend typischem Pemphigoid zu besprechen:

Bei einem 17 Tage alten Kinde fand WHITFIELD eine Anzahl dünnwandiger, praller Blasen von Hanfkorn- bis Erbsengröße mit klarem, gelblichen Inhalt ohne roten Hof. Die Mutter hatte auf der Stirn eine „typische Impetigoefflorescenz" mit schlaffer, grauer Decke und krustösem Zentrum. Aus den intakten Blasen des Kindes wurde eine Reinkultur von Streptokokken erhalten [2], von den unterminierten Rändern der Efflorescenz der Mutter Streptokokken und daneben wenige Staphylokokkenkolonien. WHITFIELD erwähnt im Anschluß hieran einen anderen Pemphigoidfall, von dem er ebenfalls Streptokokken erhielt, ohne Einzelheiten anzugeben.

MACLEOD spricht in der Diskussion zu den Fällen MAGUIREs von einem schweren Pemphigus neonatorum, bei dem er mit der SABOURAUDschen Methode Reinkulturen von Streptokokken erhielt. Näheres über diesen Fall ist nicht bekannt.

M. M. SMITH fand im Ausstrich von Erosionen bei einem Pemphigus malignus nach dem Tode Streptokokken. Die Kultur aus intakten Blasen ergab hier (NB. ebenfalls 2 Tage post mortem!) wie in einem anderen Falle SMITHs Staphylococcus aureus.

SKINNER untersuchte ein Hautstückchen histologisch, das einem an Dermatitis exfoliativa neonatorum verstorbenen Kinde post mortem entnommen war. Im Schnitt fand er an der Hautoberfläche eine reiche Bakterienflora. Anscheinend handelte es sich um kleine grampositive Kokken in kurzen Ketten, manchmal nur mit 3 oder 4, manchmal aber auch mit 20 und mehr Gliedern. Die Anordnung war meist dadurch maskiert, daß die Kokkenketten dicht neben- und übereinander lagen und dadurch den Eindruck erweckten, als seien es Staphylokokken. Nur aus der Kleinheit der Kokken und aus der Kettenform glaubt SKINNER auf die Streptokokkennatur schließen zu dürfen. Kulturen konnten nicht angelegt werden.

NAUJOKS wies im Bläscheninhalt eines Pemphigoidkindes, bei dem die Diagnose Dermatitis exfoliativa neonatorum gestellt war, Streptokokken nach. Über die Methode

[1] Soviel ich weiß, ist über solche Prozesse außer von SABOURAUD bisher von keiner Seite berichtet worden. Vielleicht hat LE LORIER ähnliche Fälle im Auge, wenn er behauptet, das Neugeborenenpemphigoid beginne in der Gesäßgegend als vesiculöses Erythem. Er fand jedoch in seinen Fällen im Gegensatz zu SABOURAUD Staphylokokken.

[2] WHITFIELD macht in der Originalarbeit keine Angaben über die benutzte Methode. ADAMSON (a) behauptet, daß WHITFIELD die SABOURAUDsche Bouillonpipettenmethode benutzt habe; DUBREUILH zitiert diesen und knüpft daran mit Recht die kritische Bemerkung: „Mais cette méthode a l'inconvénient de ne mettre en évidence que le streptocoque, lors même qu'il n'exsiste qu'à titre tout à fait accessoire."

wird nichts gesagt. Wichtig ist, daß bei einem anderen Neugeborenen, das im gleichen Zimmer lag und ebenfalls an Pemphigoid erkrankte (Fall 3), Staphylokokken festgestellt wurden. Da beide Erkrankungen von der gleichen Quelle aus infiziert worden waren — einer Mutter mit einer Affektion der Brust, die klinisch als staphylogene Impetigo contagiosa gedeutet werden muß, und deren Neugeborenes als erstes ein vereinzeltes Bläschen am linken Daumen bekam —, liegt in den verschiedenen Befunden ein Widerspruch.

Einen ähnlichen Fall verzeichnet DICKEY inmitten einer Pemphigoidepidemie, in der bei allen anderen (7) bakteriologisch untersuchten Fällen lediglich Staphylokokken gefunden wurden. Über den Fall sind nur kurze, tabellarische Notizen veröffentlicht, aus denen nichts weiter zu entnehmen ist.

Noch auffallender ist eine Beobachtung von BUNCH: Bei einem 7jährigen Mädchen mit typischem Pemphigoid wuchs auf Serum und Bouillon aus der einen Blase ein Staphylococcus, aus einer anderen ein Streptococcus, der in Bouillon kurze Ketten bildete, und den BUNCH als Streptococcus salivarius identifizieren zu können glaubt. Obwohl er annimmt, daß er die Krankheit mit einer Vaccine aus diesem Keim geheilt hat, ist eine pathogene Wirkung desselben nicht erwiesen.

URBACH stellte in der Wiener dermatologischen Gesellschaft vom 13. 3. 31 ein Kind mit exfoliativem Pemphigoid vor, das beide Eltern und eine Tante infizierte. In einer Blase am Zeigefinger der Tante wurde kulturell Streptococcus haemolyticus nachgewiesen (Angabe der Methode fehlt). Der Fall ist von ZAKON kurz in den Archives of Dermatology and Syphilology publiziert worden.

Bei einem Pemphigoidkinde von WILLIAMS, das am 4. Lebenstage mit Blasen am Mund und Kinn erkrankte und nach weiteren 4 Tagen, über und über bedeckt mit Blasen, starb, hatte die Mutter eine pemphigoide Sepsis und starb am 27. Krankheitstage. In Lochien und in histologischen Präparaten wurden Streptokokken nachgewiesen. Dagegen fehlt die bakteriologische Untersuchung des Blaseninhaltes bei Mutter und Kind.

REED hat Streptokokken in den Pusteln eines Neugeborenen gefunden, bei dem die Diagnose Pemphigoid abzulehnen ist. Das Kind war mit 15 gedellten Pusteln am Scrotum geboren worden.

Als letzter sei FREEMANS Fall II angeführt. Es handelte sich um ein Kind mit anscheinend angeborenem Pemphigoid (s. unten), in dessen Blasen nach den Angaben von Dr. S. E. SWEITZER Diplokokken gefunden wurden, die wahrscheinlich Streptokokken gewesen sein sollen.

Außerdem berichtet KRZYSZTALOWICZ, in einigen Pemphigoidfällen Streptokokken nachgewiesen zu haben, ohne irgendwelche Einzelheiten anzugeben[1].

Soweit die dürftige Kasuistik, die ich in der Literatur gefunden habe. Die Analyse der 12 Fälle ergibt folgendes: Da durchweg Angaben darüber fehlen, ob und wieviel Staphylokokken vorhanden waren, sind keine sicheren Schlüsse über die Bedeutung der Streptokokken zu ziehen. Beim Pemphigoid beweist eben — entgegen der Annahme SABOURAUDS — die bloße Anwesenheit der Streptokokken nichts für einen Kausalnexus! Ist schon dadurch die Verwertbarkeit des Materials wesentlich eingeschränkt, so fällt zunächst der Fall von REED wegen der anfechtbaren Diagnose aus (primär Pusteln!), die von SKINNER und SMITH, da nur mikroskopisch untersucht worden ist, die von WHITFIELD, McLEOD, FREEMAN, da die SABOURAUDsche Methode allein benutzt wurde, bei der evtl. vorhandene Staphylokokken überhaupt nicht in Erscheinung zu treten brauchen. Beim Fall URBACH-ZAKON sind die Streptokokken nicht bei dem Pemphigoidkinde, sondern bei der Tante gefunden worden. Dadurch wird ein unsicherer Faktor in die Untersuchung gebracht, wenn auch die Annahme naheliegt, daß sich die Tante bei dem Kinde infiziert hat. Derselbe Einwand ist im Falle WILLIAMS' zu machen, wo Streptokokken lediglich in den Lochien der Mutter nachgewiesen wurden. Die Fälle von NAUJOKS und DICKEY sind anfechtbar, weil in den gleichen Epidemien bei anderen Kindern Staphylokokken gefunden worden sind; nicht zu verwerten ist auch der Befund von Strepto-

[1] In einer Mitteilung in „The Urologic and Cutaneous Review" 1928 hat GAWALOWSKI ein Pemphigoidkind erwähnt (Fall 2), bei dem er aus den Blasen Streptococcus viridans gezüchtet hat. Während in dem Referat hierüber im Zbl. Hautkrkh. (**29**, 436) lediglich über diese Tatsache berichtet wird, geht aus der Originalarbeit hervor, daß in den ersten Kulturen *neben Staphylococcus albus* grampositive Diplokokken gefunden wurden, die kurze Ketten bildeten usw.

kokken einerseits, Staphylokokken andererseits in verschiedenen Blasen bei dem gleichen Kranken durch BUNCH.

Außerdem kann ich noch auf Mitteilungen von KETRON und OPPENHEIM hinweisen, die ohne Angabe ihrer Unterlagen behaupten, das Pemphigoid sei eine Streptokokkenerkrankung, und ADAMSON, der auf Grund der Fälle von WHITFIELD und MACLEOD (s. oben) diese Annahme für wahrscheinlich hält.

Zu erwähnen ist hier ferner die Hypothese von W. BLOCH, das exfoliative Pemphigoid (Pemphigus malignus) sei auf eine Mischinfektion mit Staphylokokken und Streptokokken zurückzuführen: In 8 Fällen von malignem Pemphigus, die unter septischen Erscheinungen zugrunde gingen, fand BLOCH in den Blasen stets Staphylokokken, in dem post mortem durch Herzpunktion entnommenen Blut dagegen Streptokokken in Reinkultur. Dieser auffallende Befund, der vielfach ungenau zitiert wird, hauptsächlich der alleinige Befund von Staphylokokken im Blaseninhalt, spricht meines Erachtens in sehr überzeugender Weise für eine Superinfektion mit Streptokokken, der doch bei der exfoliativen Form Tür und Tor geöffnet sind.

Ähnliche Verhältnisse scheinen bei den Untersuchungen von SCHIPERSKAJA vorgelegen zu haben, die mir nur in Referaten zugänglich sind. Soviel ich daraus sehe, wurden in 5 Pemphigoidfällen aus dem Blut Streptokokken kultiviert.

Wenn wir hiernach **zusammenfassend die Streptokokkenbefunde beim Pemphigoid überblicken,** so ist festzustellen, daß sie bisher keineswegs irgendwelche sicheren Schlüsse über die pathogenetische Bedeutung der Streptokokken beim Pemphigoid zulassen, geschweige denn den Beweis erbringen, daß es ein streptogenes Pemphigoid gebe. Sichere Unterlagen dafür müßten erst geschaffen werden.

Die *übrigen bakteriologischen Befunde* lassen sich summarisch erledigen:

PASINI hat einen kapsellosen Diplococcus aus Blasen und Blut von 8 Pemphigoidkindern gezüchtet, den er als *Diplococcus pemphigi neonatorum* bezeichnet. Dieser war grampositiv, hatte eine Größe von 0,7—1 μ, bildete auf Agar und Glycerinagar runde, glänzend weiße Kolonien von etwa 2 mm Durchmesser, entwickelte sich aerob und anaerob gut, bildete kurze 2—3gliedrige Ketten, aber auch Haufen. Es ist schwer zu sagen, wie die Befunde PASINIS einzuordnen sind[1]. Zweifellos zeigt der Diplococcus in manchen Zügen Ähnlichkeit mit dem Staphylococcus. Andererseits halte ich es für denkbar, daß es sich in den Fällen PASINIS vielleicht um septische Erkrankungen gehandelt hat, die vom Pemphigoid zu trennen wären. Auffallend ist mindestens die große Zahl älterer Säuglinge bei den schweren, letal verlaufenen Fällen (8 von 16 tödlich erkrankten Kindern waren älter als 2 Monate, darunter zwei 6 Monate, eins 7 Monate, eins $9^1/_2$ Monate alt) und die Häufigkeit hämorrhagischer Blasen. Ich gebe deshalb die Befunde PASINIS hier wieder, ohne zu ihnen weiter Stellung zu nehmen. TROSSARELLO hat übrigens diesen Diplococcus bei seinen Pemphigoidfällen wiedergefunden. Auch auf den von MARTHA RICHTER neuerdings in 5 Fällen gefundenen grampositiven, vielfach intracellulär gelagerten Diplococcus sei hingewiesen. Da die Mitteilungen über das Wachstum in der Kultur sehr kurz sind, sind sie vorläufig nicht zu verwerten. Daß die Schlüsse RICHTERS auf eine Identität mit den Befunden von FALKE und NAGELL beim Pemphigus vulgaris abwegig sind, hat bereits HASSELMANN betont.

Nachzutragen wäre noch, daß ALMQUIST seinerzeit annahm, der von ihm gefundene und als Micrococcus pemphigi neonatorum bezeichnete Organismus müsse von dem Staphylococcus aureus unterschieden werden. Die Gründe, die er hierfür anführt, erscheinen jedoch nicht mehr stichhaltig (s. unten).

TSCHUPRINA glaubt, in einer Reihe von Pemphigoidfällen typische *Gonokokken* gefunden zu haben. Sie sollen die häufigste Ursache der Erkrankung sein. Schon PULVERMACHER (1885) hatte auf das Vorkommen von Diplokokken hingewiesen, die innerhalb der Leukocyten zu finden sind und dem Gonococcus ähneln. Über intracelluläre, grampositive Diplokokken berichten BIERENDE, W. BLOCH, KIEN, KOEHLER, MACCANDLISH, VAN DER VALK u. a., letztere stellten aber kulturell stets Staphylokokken fest. Vermutlich handelt es sich hier um nichts weiter als um Staphylokokken, deren intracelluläre Lagerung in Diplokokkenform zu Irrtümern Anlaß gab.

Kurze, den *Influenzabacillen* ähnliche Stäbchen erwähnt als Nebenbefund SOLTMANN, *Pneumokokken* neben Staphylo- und Streptokokken MARFAN.

[1] PASINI neigt dazu, seinen Diplococcus mit dem von DEMME (1886) gefundenen zu identifizieren. Der Fall DEMME, der auch sonst vielfach in Verbindung mit dem Pemphigoid zitiert wird, gehört aber gar nicht hierher. Es handelte sich um einen 13jährigen Knaben, der an wiederholten Fieberanfällen litt, die jedesmal mit Blaseneruptionen verbunden waren.

Guy und Cohen glauben in ihrem Falle von exfoliativem Pemphigoid den *Bacillus pyocyaneus* als Erreger ansprechen zu dürfen. Es handelt sich aber um eine Sekundärinfektion. Zu erwähnen ist ferner der bekannte *Pilzbefund* von Riehl in der Blasendecke eines Pemphigoidkindes.

Irgendwelche spezielle Bedeutung kommt allen diesen Befunden nicht zu.

Auch Beziehungen zu *Varicellen*, die von Tordeus, Kaupe u. a. vermutet worden sind, sind abzulehnen.

Reinhardt hat ferner bei der Färbung der Ausstriche des Blaseninhaltes nach Giemsa im Inhalt aller untersuchten Blasen sehr kleine, bei Betrachtung mit Ölimmersion an der Grenze der mikroskopischen Sichtbarkeit stehende, hellrot gefärbte, *acidophile Körperchen* gefunden. Die einzelnen zeigten unregelmäßige, runde Gestalt, sie lagen in größeren und kleineren Haufen beisammen, ohne in ihrer Anordnung eine Zugehörigkeit zu irgendeiner Zelle zu zeigen. Im hängenden Tropfen waren sie unbeweglich. Reinhardt wagt nicht zu entscheiden, ob es sich um spezifische Mikroorganismen, um Degenerationsprodukte oder um die von Lipschütz als *Anaplasma liberum* bezeichneten Gebilde handle, die den Protozoen nahestehen sollen (vgl. Lipschütz, Bd. 2 dieses Handbuches). Die ätiologische Bedeutung dieses ganz vereinzelten Befundes ist vorläufig nicht klar.

Die Vermutung Przedborskis, daß neben den Staphylokokken — die auch von ihm regelmäßig gefunden worden sind — ein *filtrierbares Virus* im Spiele sein könne, ist als Hypothese, für die sich keinerlei Unterlagen finden, und die auch entbehrlich ist, abzulehnen (s. a. Benians und Jones). Dagegen sprechen auch die mißlungenen Inokulationen mit Kulturfiltraten von Landsteiner, Levaditi und Prasek.

Damit kommen wir zu dem Schluß, daß *bisher lediglich Staphylokokken als Erreger des Pemphigoids einwandfrei nachgewiesen* sind, daß die Existenz eines streptogenen Pemphigoids vorläufig fraglich ist, und daß alle anderen Befunde noch keinerlei Beweiskraft haben.

Wenn Tschuprina u. a. zu der Überzeugung kommen, daß das Pemphigoid von den verschiedensten Mikroben hervorgerufen werden könne (von Staphylokokken, Streptokokken, Pilzen, am häufigsten aber nach Tschuprina von Gonokokken), so kann das nicht als begründet angesehen werden.

Mit der Sicherstellung der mikrobischen Natur des Pemphigoids können alle früheren Spekulationen über vermeintliche Ursachen als erledigt betrachtet werden. Sie brauchen daher hier nicht im einzelnen angeführt zu werden. Erwähnt sei lediglich, daß das Pemphigoid, speziell das exfoliative, lange als *Auswirkung von zu heißen Bädern* betrachtet wurde, eine Annahme, der sogar Bohn sich nicht verschließen zu können glaubte. Auf die hieraus resultierenden gerichtlichen Folgen komme ich weiter unten zu sprechen.

Ich kann hier auch nicht auf den Versuch von Weidman und Gilman eingehen, das exfoliative Pemphigoid auf „nicht vitale, lytische Vorgänge“ zurückzuführen, die primär nichts mit entzündlichen Veränderungen zu tun haben sollen. Wenn ich die Ausführungen recht verstehe, denken diese Autoren an eine rein physiko-chemische Erklärung der Exfoliation, etwa auf Grund von fermentativen Prozessen („die Mundsekrete könnten lytische Prinzipien enthalten...“) oder durch seröse Exsudation infolge von Gefäßblockade (Thrombose). Diese Vorstellungen fußen lediglich auf anatomisch-pathologischen und histologischen Erhebungen an zwei sehr sorgfältig durchuntersuchten Fällen. In welcher Weise man sie mit der meiner Ansicht nach erwiesenen staphylogenen Natur auch des exfoliativen Pemphigoids in Einklang bringen könnte, steht dahin.

Wir gehen nun zur Besprechung der **Pathogenese** über. Die bisherigen Ausführungen dürften bereits gezeigt haben, daß das Pemphigoid auf **exogener Infektion** *mit Staphylokokken* beruht.

Auf die allgemeine Begründung dieser Auffassung brauche ich nur kurz einzugehen, da hierüber, wie ich sehe, im wesentlichen Einigkeit zu bestehen scheint, wenigstens soweit das einfache Pemphigoid in Frage kommt. Auch für das exfoliative Pemphigoid liegen zahlreiche Beweise vor, die meines Erachtens eine andere Deutung kaum zulassen. Wir kommen hierauf noch verschiedentlich zurück. Hier genüge die Feststellung folgender *Tatsachen, die für das Vorliegen einer exogen bedingten Staphylodermie sprechen:*

1. Die Erkrankung verläuft bei unkomplizierten Fällen *ohne jede Allgemeinstörung, ohne Fieber.* Das einzige, in jeder Hinsicht vorherrschende Krankheitszeichen ist die mehr oder weniger reichliche Blasenbildung, mit derem Aufhören die Krankheit erlischt. Selbst beim exfoliativen Pemphigoid ist oft tagelang kein Fieber vorhanden, und auch der Allgemeinzustand ist unverhältnismäßig gut. Erst kurz vor dem Exitus pflegen schwere toxische oder septische Erscheinungen hinzuzutreten.

2. Die *endemische Ausbreitung* des Pemphigoids in Findelhäusern, Entbindungsanstalten, Kinderkliniken, im Wirkungsbereich einzelner Hebammen und in Familien. Daß diese lediglich durch exogene Infektionen entstehen, geht eindeutig aus der Art der Übertragung hervor. Wir sprechen darüber im Zusammenhang ausführlich (S. 205). Hier genüge der Hinweis auf einige besonders instruktive Beispiele: Von den vielen Endemien im Aktionskreis einer einzigen Hebamme zeigen einzelne mit fast experimenteller Präzision, daß Neuerkrankungen nicht mehr vorkommen, sobald die Hebamme ihre Tätigkeit aufgibt, daß die Epidemie aber nach der Wiederaufnahme der Arbeit durch die Hebamme wieder aufflackert. Ich verweise speziell auf die Mitteilungen von Dohrn, Heubner, Peiper u. a. Auch bei Endemien in Entbindungsanstalten ist oft der Nachweis zu führen, daß alle oder der überwiegende Teil der Infektionen von einer einzigen Hebamme aus erfolgt (Maguire, Reinhardt u. a.). Sehr eindeutig waren ferner die Zusammenhänge bei der von Schultheiss beobachteten Endemie in der Basler Frauenklinik März-April 1922, wo nachgewiesen werden konnte, daß eine Angestellte der Wäscherei die Ansteckung verschuldet hatte, die die Säuglingswäsche sortierte, und die an einem Panaritium litt.

3. Die *Infektion von Personen in der Umgebung,* besonders von solchen, die mit der Pflege des Kindes betraut sind, deren Haut also mit dem staphylokokkenhaltigen Blaseninhalt sehr intensiv in Berührung kommt. Sitz der hierdurch entstehenden impetiginösen — bullösen und krustösen — Elemente sind vorwiegend die am meisten exponierten Körperstellen:

a) Bei der stillenden Mutter oder Amme die *Brust* (Almquist, Bierende, Bodenstab, Corlett, Delbanco, Finkelstein, Knöpfelmacher und Leiner, Koch, Maguire, Mettenheimer, Nesemann, Ostermeyer, Wieland).

b) Bei der Mutter, Amme, Schwester, Wärterin, beim Arzt usw. vielfach *Finger, Hände, Arme* (Brosin, Da Rocha, Delbanco, Finkelstein, D. Fuchs, Herz, Klamann, Löwy, Maguire, Palmer, Plieninger, Ravogli, Rubell, Urbach).

c) Im *Gesicht,* speziell in der *Umgebung des Mundes* (durch Küssen usw.) bei Angehörigen (Bahr, L. Hofmann, Faber, Kaupe, Nesemann u. a.).

Finkelstein berichtet ferner über einen Arzt, der sich beim Auskultieren der Kinder mit direkt aufgelegtem Ohr auf der Wange ansteckte. In der von Rigby (1836) beobachteten Epidemie infizierte sich ebenfalls ein Arzt — hier bei der Sektion eines Pemphigoidkindes am Finger.

Wieland referiert über einen Fall (Nr. 12), in dem die *Mutter,* nachdem sie von dem Kinde infiziert worden war, das *Kind anscheinend reinfizierte.*

Mit Rücksicht darauf, daß manche Autoren immer noch glauben, dem exfoliativen Pemphigoid eine Sonderstellung geben zu müssen, halte ich es für sehr angebracht, die *Infektion von Erwachsenen und älteren Kindern durch Neugeborene mit exfoliativem Pemphigoid* nochmals gesondert zusammenzufassen:

HERZ: Krankenschwester, die das Kind pflegt, bekommt am linken Zeigefinger eine bohnengroße Blase mit gelblichem Inhalt. Kulturell reichlich Staphylococcus aureus. (Beim Kind aus intakter Blase reichlich Staphylococcus aureus, daneben vereinzelt hämolytische Streptokokken.)

OSTERMEYER: Mutter an beiden Brüsten Erosionen mit Blasensaum. Auf dem Sternum vereinzelte Blasen, die nach Abheilung braune Pigmentierung hinterlassen (s. auch S. 178).

DELBANCO: Mutter an der Kuppe des rechten Zeigefingers große eitrige Blase, in Abstrich und Kultur Staphylokokken.

L. HOFMANN: Mutter weist in der Umgebung des linken Mundwinkels und am Kinn etwa 8 scharf abgesetzte, ungefähr linsengroße Efflorescenzen auf, die mit einer ganz dünnen, gelblichen, serösen Kruste bedeckt sind. Auf Glycerinagar stets Staphylokokken in Reinkultur. Abheilung mit bräunlicher Verfärbung.

TAMM: Mutter hat an der Stirn eine pfenniggroße, an der Wange eine etwas kleinere, mit dünnen gelben Krusten bedeckte Efflorescenz, aus der Staphylokokken in Reinkultur wachsen. Von der Mutter wird ein 2jähriges Töchterchen mit Impetigo staphylogenes infiziert (kulturell sichergestellt).

D. FUCHS[1]: Fall 9a: Mutter am Gesäß handtellergroßer serpiginöser Herd, Zentrum abgeheilt. Dünne graugelbliche Krusten, an der Peripherie deutlicher Rest einer serösen Blase. Staphylokokken in Reinkultur. Fall 19: Mutter zirzinärer Herd, von rechter Wange auf den Nasenrücken übergreifend, dünne honiggelbe Krusten. Am Rande deutlicher Rest einer serösen Blase. Im weiteren Verlauf über dem rechten Auge bohnengroße seröse, schlaffe Blase. Staphylokokken in Reinkultur.

VAN DER VALK: Pflegerin von Zwillingen mit einfachem bzw. exfoliativem Pemphigoid bekommt am rechten Daumen eine isolierte, schnell wachsende Blase. Kulturell Staphylococcus aureus.

WIELAND: Fall 4: Mutter bekommt im Anschluß an das Stillgeschäft große Blase an der Brust, in der keine Bakterien festgestellt werden konnten, und die mit Pigmentierung abheilt. Fall 12: Bei stillender Mutter an beiden Brüsten zahlreiche Blasen, teils mit serösem Inhalt, teils eitrig. Inhalt steril. Abheilung mit bräunlicher Pigmentierung.

4. Die Erzeugung pemphigoider Blasen durch *experimentelle Inokulation von Staphylokokken oder Blaseninhalt:* Außer den auf S. 186 bereits ausführlich beschriebenen Impfungen sind hier diejenigen zu nennen, bei denen nicht Reinkulturen von Staphylokokken, sondern Blaseninhalt verwendet wurde (BLOMBERG, DOHRN, HUART, KOCH, MOLDENHAUER, RÖSER, SCHARLAU).

Die *Frage, ob den Staphylokokken, die beim Pemphigoid gefunden werden, eine Sonderstellung zukomme*, ob sie sich also in bezug auf Virulenz und sonstiges biologisches Verhalten von den Erregern des Furunkels, Karbunkels usw. unterscheiden, ist vielfach aufgeworfen worden, ohne daß bisher exakte Anhaltspunkte für ihre Beantwortung zu finden sind. Die Argumente, die z. B. ALMQUIST seinerzeit veranlaßten, die von ihm gefundenen Kokken für weniger virulent als die gewöhnlichen Staphylokokken zu halten und von diesen abzusondern (Blasenbildung statt Eiterung usw.), können nicht anerkannt werden, auch wenn sich vereinzelt andere Autoren im gleichen Sinne aussprechen (NAKAO ABE u. a.). Auch die Auffassung BIERENDES ist unbegründet, daß die Staphylokokken des Pemphigoids durch die mangelnde Fähigkeit zur Ausbildung von Krusten von anderen Stämmen zu unterscheiden sind. Es ist wohl auf unkontrollierbare Zufälligkeiten zurückzuführen, daß BIERENDE bei den Inokulationen nach dem Platzen der Blasen stets nässende Erosionen ohne Krusten bekam, auch bei sich selbst. Andere Autoren erhielten bei Erwachsenen, wenn bullöse Elemente entstanden waren, auch Krusten (s. oben).

Ich halte es nicht für notwendig, hier allen Angaben darüber nachzugehen, gerade weil sich die Vermutungen niemals bestätigt haben, begnüge mich viel-

[1] Von den beiden Kindern wird nur berichtet, daß sie wenige Tage vorher an Pemphigoid gestorben seien.

mehr damit, noch auf die sehr eingehenden Untersuchungen von POCKELS hinzuweisen.

Dieser konnte UNNAs Beobachtung bezüglich der „kegelförmigeren Verflüssigung" im Gelatinestich bei Anwendung zahlreicher Kontrollen nicht bestätigen. Die Farbnuancen der Pemphiguskokken auf Schrägagar, LÖFFLERs Hammelserum und Kartoffel glichen in jeder Hinsicht denen der Aureusstämme aus Abscessen usw. Wachstum auf den verschiedensten Nährböden (auch Bouillon und Peptonwasser), Milchkoagulation, Hämolyse ohne jeden Unterschied. Prüfung auf Indolbildung bei allen Stämmen negativ.

Tierversuche (Kaninchen, Meerschweinchen) intradermal, percutan, auf gereizter Haut mit verschiedenen Stämmen ohne jede Differenzierungsmöglichkeit, auch bei Cornealimpfungen. Agglutination mit Staphylokokkenserum und Eigenserum von Pemphigoidrekonvaleszenten zeigten sehr geringfügige und in sich widerspruchsvolle Ergebnisse (Pemphiguskokken durch Staphylokokkenserum meist etwas weniger und feinflockiger agglutiniert als die übrigen Staphylokokken, dagegen zeigte sich beim Pemphigoidserum kein Unterschied). Prüfung auf Staphylokinase und andere Fermentreaktionen ergaben ebenfalls keine Unterschiede.

Trotzdem wir also nicht in der Lage sind, etwas Sicheres hierüber auszusagen, müssen wir LEWANDOWSKY beipflichten, daß es durchaus möglich ist, daß es sich um verschiedene Arten von Staphylokokken handelt, da seine Beobachtung, daß die einzelnen Stämme z. B. von Impetigo (Pemphigoid) und Furunkel ihre spezifische Virulenz für die menschliche Haut ziemlich konstant festzuhalten scheinen, im großen ganzen bestätigt gefunden wird. Dem scheint die Tatsache, daß Pemphigoidepidemien durch Staphylokokken ausgelöst und unterhalten werden, die aus Panaritien, Abscessen, Furunkeln usw. stammen (s. die Epidemie von SCHULTHEISS-WIELAND), entgegenzustehen. Trotzdem gibt es eine Anzahl von Tatsachen, welche die Annahme einer gewissen biologischen Sonderstellung unabweisbar erscheinen lassen (vgl. die Ausführungen bei JADASSOHN und JESSNER).

Zunächst sind die *Differenzen hinsichtlich der Kontagiosität* doch sehr auffallend (s. S. 209/10). Auch finden sich neben Endemien mit sehr bösartigem Verlauf solche, die sehr gutartig sind, und schließlich sporadische Erkrankungen, bei denen die Kontagiosität wohl sehr gering sein muß. Wie unberechenbar die hier obwaltenden Umstände sind, geht z. B. aus Beobachtungen von BIDDLE sowie BLAISDELL u. a. hervor, über die wir auf S. 210 noch einmal sprechen werden.

In einzelnen Pemphigoidendemien ist ferner festzustellen, daß die Erkrankungen im Anfang einen schwereren Charakter haben als gegen Ende der Endemie. So begann z. B. die Endemie von MACCANDLISH mit drei unmittelbar aufeinanderfolgenden, letal verlaufenden Fällen von exfoliativem Pemphigoid. Die nächsten verliefen zwar nicht tödlich, aber mit großen konfluierenden Blasen und mit Exfoliation. Je länger die Endemie dauerte, desto seltener wurde das Konfluieren der Blasen; sie wurden kleiner, die Blasenschübe diskret. Zum Schluß entwickelten sich nur ganz wenig kleine Blasen. Ähnlich war es in der alten LITTENschen Endemie (s. G. BEHREND), wo zunächst 5 tödliche Erkrankungen an exfoliativem Pemphigoid auftraten, denen 2 Pemphigoiderkrankungen mit günstigem Ausgang folgten. ANNA WIRZ beschreibt eine Endemie von 6 Fällen in einem Entbindungsheim in Zürich. Das erste Kind starb an exfoliativem Pemphigoid, ein zweites bekam ein ausgedehntes einfaches Pemphigoid, die vier folgenden nur abortive Blaseneruptionen. Auch die Beobachtung von BOHN sei hier eingefügt, daß gelegentlich die Blasen kleiner werden, wenn die Krankheit ihrer Heilung entgegengeht.

Demgegenüber berichten andere Autoren über eine Zunahme der schweren Erkrankungen mit der Dauer der Endemie (KRIGBAUM, RULISON). RULISON sah z. B. im Beginn einer Endemie lediglich abortive Fälle, teilweise auch nur Paronychien. Im folgenden Monat kam es zu ausgesprochenen Pemphigoiderkrankungen, und dann traten schließlich exfoliative Formen auf, die aber alle in Heilung ausgingen. STERN hat andererseits bei der kleinen Endemie in St. Ursanne ein Ansteigen, dann einen Kulminationspunkt und ein Absinken der Virulenz bemerkt: die beiden ersten Kinder kamen mit dem Leben davon, dann starben zwei, und die beiden letzten Fälle verliefen abortiv.

Solche Beobachtungen sind schwer zu deuten. Sehr anfechtbar ist mindestens die Auffassung, das exfoliative Pemphigoid sei durch Staphylokokken erzeugt, deren Vitalität größer sei als die der Erreger des einfachen Pemphigoids. In den meisten Endemien ist außerdem im Gegensatz hierzu ein ganz willkürliches Durcheinander von leichten und schweren Fällen zu konstatieren. Von einem gesetzmäßigen Ablauf der Endemien in der einen oder anderen Richtung kann daher keine Rede sein.

NAEGELI hat starke biologische Schwankungen auch experimentell bestätigt gefunden. Gerade anfänglich sehr virulente Pyokokken aus Pemphigoid und Impetigo können nach diesen Untersuchungen in kürzester Zeit auf demselben menschlichen Milieu, namentlich aber auf künstlichen Nährböden ihre krankmachenden Eigenschaften verlieren.

Unzweifelhaft ist auch die **Art der Inokulation** mit maßgebend für die Verschiedenheiten der Efflorescenzen. Wie die Experimente ergeben, entstehen bei intradermaler (subcornealer) Einverleibung große seröse Blasen, dagegen durch cutan-subcutane Impfung bzw. Eindringen der Kokken in den Follikel- oder Schweißdrüsenapparat entwickeln sich follikuläre oder porale Pusteln, Abscesse und Furunkel. Hierauf hat speziell J. JADASSOHN seit langem immer wieder hingewiesen. Vorläufig ist die Bewertung dieser verschiedenen Komponenten nicht einwandfrei möglich, da uns die Unterlagen dazu fehlen.

Schwer zu entscheiden ist ferner die Frage nach der speziellen **Disposition,** die zum Haften der Infektion und für die universelle Ausbreitung des Neugeborenenpemphigoids unbedingt notwendig zu sein scheint. Da erste Vorbedingung für die Entwicklung der pemphigoiden Blasen eine (unter Umständen minimale) Verletzung oder sonstige Schädigung der Hornschicht (durch Maceration usw.) sein dürfte, spielt wohl unzweifelhaft die *leichte Verletzlichkeit der Haut des Neugeborenen* infolge ihrer zarten, saftreichen, lockeren Hornschicht eine große Rolle. Daher auch die von einigen Autoren beobachtete besondere Neigung der Haut von Frühgeburten mit ihrer krebsroten, ungemein zarten, stark durchbluteten Haut zum Pemphigoid. In diesem Zusammenhang kommt wohl auch dem physiologischen Erythem der Neugeborenen und der darauffolgenden Schuppung eine gewisse Bedeutung zu (ULLRICH, VICHYTIL u. a.). Aber daneben müssen noch andere Faktoren im Spiele sein, die die Eigenart des Krankheitsbildes, besonders die regelmäßige Bildung pemphigoider Blasen und das Fehlen von Krusten bedingen. Vermutlich ist das nicht so sehr auf morphologische, mit bloßem Auge wahrnehmbare Strukturfehler oder Besonderheiten der Haut zurückzuführen als auf biochemische Eigenheiten der Neugeborenenhaut, evtl. in Verbindung mit spezifischen Charakteren von Staphylokokkenrassen — doch können wir beides, wie bei anderen Infektionskrankheiten, noch nicht analysieren. Das Fehlen von Krustenbildung kann zum Teil vielleicht auch an den Milieuverhältnissen liegen (Retention von Feuchtigkeit und Wärme bei den eingewickelten Neugeborenen, Schwitzen usw.).

Daß eine **Altersdisposition** gegeben ist, geht aus den klinischen Differenzen zwischen dem Neugeborenenpemphigoid einerseits und dem Pemphigoid älterer Kinder, sowie der Impetigo contagiosa staphylogenes andererseits hervor. Bei der Darstellung des klinischen Krankheitsbildes wurde bereits darauf hingewiesen, daß das Pemphigoid beim Neugeborenen in der Regel mit ausgedehnterer

Blaseneruption einhergeht als bei älteren Säuglingen und Kindern. Es wurde auch schon betont, daß das Pemphigoid der Kinder häufiger als das der Neugeborenen zur Bildung von Krusten Anlaß gibt, daß auch bei dem gleichen Individuum die Blasen im Gesicht wesentlich kleiner sein können als an Rumpf und Extremitäten, und daß sie hier mehr zur Krustenbildung neigen als am Körper, so daß bei älteren Kindern häufig beide Arten nebeneinander gefunden werden, wie z. B. Abb. 5 und folgende Beobachtung FINKELSTEINS zeigt:

$3^1/_2$ Monate altes Mädchen. Am Rumpf und an den Gliedern reichlich schlaffe, zum Teil geplatzte pemphigoide Blasen ohne jede Spur von Krustenbildung. Im Gesicht, auf dem Kopf und an den Handgelenken zahlreiche linsen- bis pfenniggroße, zum Teil konfluierende, krustöse Efflorescenzen.

Ähnliche Fälle finden sich in den Arbeiten von FEILCHENFELD, GAWALOWSKI u. a. Sie bilden, wie bereits mehrfach erwähnt, die *Übergänge zur Impetigo contagiosa staphylogenes.* Ein Vergleich mit der staphylogenen Impetigo, hauptsächlich der der Erwachsenen, zeigt nun wiederum sehr charakteristische Differenzen: Obwohl die staphylogene Impetigo bekanntlich dadurch charakterisiert ist, daß — im Gegensatz zur streptogenen Impetigo — relativ oft größere seröse, bis zu einem gewissen Grade pemphigoide Blasen auftreten, unterscheidet sie sich doch vom Pemphigoid schon dadurch, daß diese Efflorescenzen meist nur spärlich sind, vorwiegend an der nicht von der Kleidung bedeckten Haut gefunden werden und im allgemeinen hier lokalisiert bleiben. Eine universelle Aussaat erfolgt nur in ganz außergewöhnlichen Fällen. Hierzu kommt, wie erwähnt, die ziemlich regelmäßige Ausbildung dünner, firnisartiger Krusten (s. bei JESSNER). Daher auch die Entstehung lediglich einzelner oder weniger Blasen oder krustöser Elemente bei Erwachsenen, die sich an Pemphigoidkindern infizieren. Übrigens scheinen ähnliche Bedingungen wie bei den Erwachsenen in der Gesichtshaut älterer Kinder vorzuliegen (s. o), die auch hier die Bildung krustöser Efflorescenzen begünstigt.

Bei den Endemien fällt immer wieder auf, daß nur ein — allerdings sehr unterschiedlicher — Teil derjenigen Neugeborenen erkrankt, die der Infektion ausgesetzt sind. Ob hierbei die individuell verschiedene Disposition eine Rolle spielt, oder ob dies lediglich von äußeren Faktoren abhängt, ist nicht zu entscheiden (Näheres darüber S. 208).

Jedenfalls ist kein Anhaltspunkt für eine Verallgemeinerung der Erfahrung PLATENGAS zu finden, daß die Neigung zur Ausbreitung und verzögerten Heilung des Pemphigoids bei „fettdisharmonischen" Kindern beobachtet werde, d. h. solchen, die tierisches Fett nicht gut vertragen.

Auch die Beobachtung BIERENDES, der das Pemphigoid unverhältnismäßig häufig bei Frühgeburten und künstlich ernährten, in ihrem Allgemeinbefinden geschädigten Kindern sieht, bei letzteren mit besonders hartnäckigem Verlauf, dürfte wohl auf Besonderheiten seines Materials zurückzuführen sein. Zu einer entsprechenden Auffassung bekennen sich übrigens auch COLLINS und CAMPBELL.

Demgegenüber stehen die meisten Autoren auf dem Standpunkt, daß *in den ersten Lebenswochen die Empfänglichkeit für das Pemphigoid allgemein* ist (FINKELSTEIN, LEINER, MARFAN, MOGGI, v. REUSS u. a.). FINKELSTEIN macht aber *für ältere Säuglinge* die Einschränkung, daß unter den Erkrankenden verhältnismäßig selten gesunde Kinder seien; fast immer seien die befallenen durch anderweitige Erkrankungen, namentlich chronische Ernährungsstörungen und Tuberkulose, geschwächt, besonders befinde sich die Haut in einem krankhaften Zustande (Maceration, Miliaria). Ich glaube nach den Erfahrungen bei der staphylogenen Impetigo contagiosa diese Äußerung mit Vorbehalt wiedergeben zu müssen, zumal da BOHN u. a. ausdrücklich sagen, daß auch ältere Säuglinge und Kinder mit Pemphigoid in der Regel sonst durchaus gesund sind.

Die Beobachtung von NEFF, daß in seiner Klinik nur bei Weißen Pemphigoid auftrat, dagegen in der Abteilung der Farbigen bei 300 Geburten nie beobachtet wurde, beruht wohl auf Zufälligkeiten, ebenso wie die von Clegg und Wherry, die in Manila Pemphigoid nur bei Europäer, nie bei Eingeborenenkindern sahen. Wahrscheinlich waren die betreffenden Entbindungsstationen aus äußeren Gründen so streng voneinander getrennt, daß allein dadurch ein Übergreifen der Epidemie vermieden wurde.

Daß eine *rassische Disposition* vermutlich nicht in Betracht kommt, geht aus dem Vorkommen des Pemphigoids bei der eingeborenen Bevölkerung in Japan (Dohi, Morita, Sukigara, Taya), Indien (Kenardath), Ägypten (Balog) usw. hervor.

Zur Ausbildung des *exfoliativen Pemphigoids* müssen wohl ebenfalls besondere, in der Beschaffenheit der Haut selbst begründete Eigentümlichkeiten vorliegen, über die wir uns vorläufig keine exakten Vorstellungen machen können. Man kann nicht gut die physiologischen Besonderheiten der Neugeborenenhaut, wie dies vereinzelt geschehen ist, schlechthin für die universelle Ausbreitung des Krankheitsprozesses verantwortlich machen. Dagegen mag die *Schädigung der Haut infolge von „Schweißmaceration"*, auf die speziell Leiner und Sperk hinweisen, wohl eine Rolle spielen, sicher aber nicht die einzige. Dieser Ansicht ist auch Leiner, der übrigens unverkennbare Schweißmaceration bei Fällen von einfachem Pemphigoid sah. Es sind wohl wieder biochemische Faktoren im Spiel, deren Wesen uns noch unbekannt ist; aber auch hier muß noch an Besonderheiten der Stämme gedacht werden (vgl. die ersten Erfahrungen in Prag).

Besonders interessant dürfte in diesem Zusammenhang sein, daß Orgler, Szarka sowie van der Valk über je ein *Zwillingspaar* berichten, von denen nur der eine Partner ein exfoliatives Pemphigoid bekam, der andere aber die gewöhnliche Krankheitsform. Demgegenüber dürfte die Beobachtung Arnings (a), daß *beide Zwillinge an exfoliativem Pemphigoid erkrankten*, eine Rarität darstellen. Solche Erfahrungen lehren, wie zurückhaltend man mit Hypothesen über die disponierenden Faktoren sein muß, denn man sollte doch annehmen, daß die Bedingungen, welche die Staphylokokken hier vorfinden, bei beiden Partnern etwa gleich sein dürften.

Es sei hier auch noch darauf hingewiesen, daß es nach den auf S. 195 erwähnten Beobachtungen von Litten (bei G. Behrend), MacCandlish und Stern offenbleiben muß, ob und in welchem Maße die *Virulenz der Staphylokokken* beim Zustandekommen des exfoliativen Pemphigoids mitwirkt. Es ist jedenfalls auffallend, daß in den von diesen Autoren geschilderten Endemien zunächst schwerste exfoliative Erkrankungen auftraten, denen leichtere folgten, so daß bei MacCandlish und Stern die Krankheit gegen Ende der Endemie fast abortiv verlief. Wir müssen diese Tatsachen vorläufig registrieren, ohne dazu in eindeutiger Weise Stellung nehmen zu können.

Übrigens sprechen einzelne Beobachtungen von Wieland dafür, daß vielleicht auch äußere Umstände für die Ausbildung des exfoliativen Pemphigoids eine ausschlaggebende Rolle spielen könnten.

Im Anschluß hieran sei ganz kurz auf die Frage eingegangen, ob für gewisse Fälle die **hämatogene Infektion** eine Rolle spielen könne. Bekanntlich haben sich Ritter selbst, sowie Pick, Escherich u. a. für das *exfoliative Pemphigoid* die Deutung als pyämische Erkrankung zu eigen gemacht (s. auch unten).

Wenn diese im großen ganzen auch verlassen worden ist — schon G. Behrend und Bohn hatten sie zurückgewiesen —, so glaubt W. Bloch doch noch 1900 seine Beobachtungen zu ihren Gunsten ins Feld führen zu können: Er fand (s. oben) Streptokokken im Blute, während er aus Blasen stets Staphylokokken züchtete. Die Auslegung dieser Befunde durch Bloch als Zeichen einer hämatogenen Mischinfektion mit Staphylo- und Streptokokken beruht aber doch wohl auf einem Fehlschluß. Nur wenn beide Mikroorganismen gemeinsam sowohl im Blasenausstrich als auch im Blute gefunden worden wären, spräche das für die Auffassung des Autors. Da jedoch im Blaseninhalt nur Staphylokokken nachgewiesen worden sind, so ist in Übereinstimmung mit allen sonstigen, seither bekanntgewordenen Tatsachen eine primäre exogene Infektion mit Staphylokokken unzweifelhaft erwiesen. Daß hier in sämtlichen 8 Fällen eine sekundäre Streptokokkensepsis entstanden zu sein scheint, ist zwar auffallend, aber nicht unerklärlich.

Auch LUITHLEN neigt noch 1899 und 1902 dazu, gewisse Fälle von „malignem Pemphigus" mit Puerperalsepsis der Mutter und Nabelsepsis in Verbindung zu bringen und als pyämische Prozesse zu deuten[1].

Ferner haben GUY und COHEN ihren Fall von RITTERscher Krankheit als primäre Pyocyaneussepsis aufgefaßt.

Nach den vorstehenden Erörterungen braucht auf diese und ähnliche Äußerungen jetzt nicht mehr eingegangen zu werden.

Die Frage der hämatogenen (diaplacentaren) Infektion ist außerdem für jene seltenen Fälle diskutiert worden, die schon bei der Geburt manifest sind. Dieses **konnatale staphylogene (nicht syphilitische) Pemphigoid** ist eine äußerst merkwürdige Erscheinung, die nur schwer zu deuten und der gegenüber äußerste Skepsis am Platze ist. Ich habe in der Literatur 43 Fälle gefunden, die als angeborenes, nichtsyphilitisches Pemphigoid veröffentlicht worden sind: ABEGG (2 Fälle), BAR, CATHALA, DUGÈS (2 Fälle), FABRE und BOUGET, FREEMAN (2 Fälle), HENOCH (2 Fälle), HERVIEUX, KOBLANCK, LABHARDT und WALLART (3 Fälle), LEGG, MARSHALL (2 Fälle), OSIANDER (5 Fälle), REED (11 Fälle), REINHARDT, RUBELL (3 Fälle), SIEBOLD, STROEDER, WINCKEL, ZARFL). Von diesen ist jedoch eine ganze Reihe von vornherein abzulehnen, da sie dem Pemphigoid gar nicht zugerechnet werden dürfen.

Dies trifft hauptsächlich für den Fall von LEGG und die beiden HENOCHschen Fälle zu, die bereits von MACLEOD, LUITHLEN, sowie LABHARDT und WALLART als *Epidermolysis bullosa hereditaria* gekennzeichnet worden sind (jahrelange Dauer, gleiche Neigung zu Blasenbildung bei den Angehörigen). Auch die beiden Geschwister, über die MARSHALL berichtet, gehören hierher. Von den 5 Fällen OSIANDERS (1794) haben P. RICHTER sowie LABHARDT und WALLART 4 als syphilitisch bzw. dubiös abgelehnt. LABHARDT und WALLART sind geneigt, den 5. Fall OSIANDERS als echtes angeborenes Pemphigoid anzuerkennen. Nach den dürftigen Aufzeichnungen, die wir über ihn besitzen, möchte ich doch auch von diesem Fall keine sicheren Schlüsse ableiten[2].

Die übrigen 33 Fälle glaube ich nach ihrer historischen Aufeinanderfolge kurz wiedergeben zu müssen:

1. DUGÈS (1821) I[3]: Gesunde, kräftige junge Frau wird von einem großen und starken Knaben entbunden, der mit zahlreichen, roten, stecknadelkopfgroßen Knötchen bedeckt ist. Diese wandeln sich in Blasen mit wasserhellem Inhalt um und heilen in 5—6 Tagen unter kompletter Abschuppung ab.

2. DUGÈS II[3]: Schwächliche, aber gesunde Frau wird von einem sechspfündigen Kind entbunden, das im Gesicht und am Körper über 100 runde, erbsengroße Blasen mit gelblichem Inhalt aufweist, die auf fast normaler Haut stehen. Am Abend des 3. Tages sind sie abgetrocknet.

3. SIEBOLD (1831)[3]: Ein Zwillingskind brachte einen pemphigusartigen Ausschlag mit zur Welt. Die Blasen waren zum Teil schon im Mutterleibe geplatzt. Nach Anwendung von Bädern verging das Exanthem.

4. ABEGG (1873) I: Am 26. 12. 1871 wurde in der Hebammen-Lehranstalt zu Danzig ein Kind mit deutlichsten Spuren des in utero schon überstandenen Pemphigus geboren, das am nächsten Tage schon starb. An der Haut des Rumpfes und der Gliedmaßen waren zahlreiche runde, und am Halse längliche, dunkler als die übrige Haut gerötete Stellen zu finden, die zwar bereits mit frischer Oberhaut bekleidet, aber ganz scharf durch einen Rand abgelöster Oberhaut begrenzt waren, welche zum Teil noch in längeren Fetzen herabhing. 4 Tage später erkrankten 2 in demselben Zimmer befindliche Kinder an Blasenausschlag, und damit nahm eine Pemphigoidepidemie ihren Anfang, die im Laufe von 11 Monaten 26 Neugeborene ergriff.

---

[1] In diesem Sinne ist wohl auch die Äußerung LUITHLENS zu verstehen, daß die RITTERsche Krankheit im wesentlichen als ein im Corium sich abspielender entzündlicher Prozeß zu betrachten sei. Die Veränderungen im Rete sollen nur die Folgezustände dieses Vorganges sein. Diese Auffassung und alle daran geknüpften Hypothesen müssen als unbegründet bezeichnet werden, seitdem nachgewiesen ist, daß bei der RITTERschen Krankheit, ebenso wie beim einfachen Pemphigoid, die Vorgänge im Epithel (intraepitheliale Blasen- und Spaltenbildung usw.) das Primäre sind.

[2] Ebenso führe ich einen Fall von LACASSE (1905) nicht mit auf, bei dem die Möglichkeit eines angeborenen „Pemphigus universalis" ins Auge gefaßt wurde, und der in diesem Sinne auch von REINHARDT zitiert worden ist. Hier hat unzweifelhaft eine konnatale Syphilis vorgelegen (völlige Maceration der Frucht, schwere Placenta, Exitus nach 20 Stunden; Autopsie nicht vorgenommen). [3] Nach P. RICHTER.

5. ABEGG II: Am 10. 10. 1872 wurde eine 8monatige, 45 cm lange, 1850 g schwere Frühgeburt geboren, die nach 10 Minuten starb. An beiden Unterschenkeln, Unterarmen und Unterleib zusammen 7 erbsengroße Blasen, ferner auf beiden Fußrücken deutliche Reste früherer Blasen. Handteller und Fußsohlen frei.

6. HERVIEUX (1879)[1] sah Zwillinge, die mit generalisiertem Pemphigus geboren wurden. Freibleiben der Handflächen und Fußsohlen sowie Ausgang in Heilung sprachen gegen Syphilis, ebenso das Fehlen syphilitischer Erscheinungen bei der Mutter.

7. WINCKEL (1879)[1] berichtet über einen intrauterin entstandenen Pemphigus bei einem kräftigen, sonst gesunden Knaben einer 20jährigen, nichtsyphilitischen Primipara. Heilung am 5. Tage ohne Nachschübe. Mutter hatte keine Blasen.

8. BAR (1904): Bei der Geburt des Kindes, 10 Minuten nach dem Blasensprung, wurden Blasen gefunden, die sich noch in der Entwicklung befanden, und Reste von Blasen. Am 6. Lebenstage neue Blasen. Im Laufe von 6 Wochen von Zeit zu Zeit neue, sehr große Blasen, die innerhalb weniger Stunden auf gerötetem Grunde aufschießen. Tod an Gastroenteritis. *Kultur von Blaseninhalt steril.* BAR hält Identität mit dem Pemphigoid („Dermatite bulleuse contagieuse") für erwiesen.

9. KOBLANCK (1906): Mutter, II-para, hatte leichten Scheidenkatarrh. Die Geburt dauerte 16 Stunden und begann mit vorzeitigem Fruchtwasserabgang. Innere Untersuchung fand nicht statt. Bei dem schwächlichen Knaben auf Rumpf und Oberarmen hanfkorngroße seröse Blasen. Handteller und Fußsohlen frei. Im Gesicht und am behaarten Kopf Spuren von älteren Blasen. Keine Zeichen von Syphilis. Die Blasen heilten in wenigen Tagen ab. Bakteriologische Untersuchung liegt nicht vor.

10. LABHARDT und WALLART (1908) I: Gesunde VII-para wird von einem kräftigen, 3950 g schweren Kind entbunden. Fruchtwasserabgang $1^3/_4$ Stunden vor der Geburt. Beim Kind stecknadelkopfgroße, seröse, serös-eitrige und eitrige Bläschen mit rotem Hof im ganzen Gesicht, auf behaartem Vorderhaupt, Hals, Nacken, oberen Extremitäten, am Rumpf, an den unteren Extremitäten, am Scrotum und um den Anus. Handteller und Fußsohlen frei. Mikroskopisch in den Blasen zerfallene Leukocyten. In Bouillon wachsen nach 24 Stunden Staphylokokken und einige vielgliedrige Streptokokken. Für Syphilis keine Anhaltspunkte. Abheilung in 4 Tagen, gute Entwicklung. Keine Nachschübe usw. Bei der Mutter Puerperium afebril.

11. LABHARDT und WALLART II: Gesunde II-para mit eiternder Schnittwunde am linken Zeigefinger und vergrößerten Cubital- und Axillardrüsen. Spontane Geburt 10 Minuten nach dem Blasensprung. Das vollgewichtige Kind hat im Gesicht, am Nacken, an den Extremitäten und in der Umgebung des Afters stecknadelkopf- bis reiskorngroße gelbliche oder opake Bläschen mit serösem bis eitrigem Inhalt. Umgebung leicht gerötet. Mikroskopisch im Bläscheninhalt meist gut erhaltene Leukocyten. *Bouillonkultur steril.* Heilung in 6 Tagen mit Eintrocknung der Bläschen. Keine Nachschübe. Puerperium, bis auf eine einmalige Temperaturerhöhung auf 38,1° ohne nachweisbare Ursache, normal.

12. LABHARDT und WALLART III: Gesunde Frau, ohne irgendwelche für Syphilis belastende Anzeichen. Zwillingsgeburt. Bei dem zuerst geborenen Knaben auf dem einen oberen Augenlid zwei dicht nebeneinander gelegene rötliche Flecke von der Größe eines Erbsendurchschnitts, an deren Rändern die Epidermis in Fetzen herunterhängt. Auf dem anderen Oberlid gleich großer Fleck und daneben eine stark erbsengroße Blase mit serösem Inhalt. Übriger Körper frei. Nach 5—6 Tagen bis auf feine Schuppung und „stärker tingierte Flecke" geheilt. Keine Nachschübe. Bakteriologische Untersuchung fehlt.

13. CATHALA (1911): Bei der Geburt etwa 50 über den ganzen Körper zerstreute Blasen. Handteller und Fußsohlen frei. Syphilis abzulehnen. Abheilung ohne Behandlung in 9 Tagen.

14. ZARFL (1913): Das Kind kam erst am 10. Lebenstage in Beobachtung. Bei der Geburt sollen zahlreiche hanfkorn- bis erbsengroße Blasen vorhanden gewesen sein. Bei der ersten Untersuchung (am 10. Tage) abheilende Blasen. An Fingern und Zehen auch größere Epidermisfetzen. Neben den abheilenden einige frische Bläschen. In den nächsten Tagen Nachschübe. Keine bakteriologische Untersuchung.

15. REINHARDT (1914): Geburt und Wochenbett normal. Sofort nach der Geburt wurden mehrere pemphigoide Blasen am rechten Handrücken und Unterarm festgestellt. Heilung in 2 Tagen. Der Fall war der letzte (23.) einer sich etwa $^1/_2$ Jahr hinziehenden Pemphigoidepidemie. Ob eine bakteriologische Untersuchung vorgenommen wurde, geht aus den summarischen Angaben nicht einwandfrei hervor.

16. FABRE und BOUGET (1921): Befallen sind Gesicht, Rücken, linker Arm, Gesäß und Lenden. Handteller und Fußsohlen frei. Tod unter Dyspnoe am 4. Lebenstage. Autopsie außer frischen Lungenveränderungen o. B. Mutter anscheinend durch das Kind infiziert mit zwei kleinen pemphigoiden Blasen am Daumen, die spontan abheilen. Bakteriologischer Befund fehlt, soweit sich den sehr knappen Notizen entnehmen läßt.

[1] Nach P. RICHTER.

17. STROEDER (1928): Ausgetragenes, kräftiges, 3350 g schweres Kind gesunder Eltern. Geburt $^1/_2$ Stunde nach Blasensprung. Auf der Dorsalseite der Fingerendglieder linsengroße, von Epidermis entblößte, nässende, nicht infiltrierte Wunden, die mit Blasenresten umsäumt sind, und auf denen Staphylokokken nachgewiesen werden. In den nächsten Tagen zahlreiche linsen- bis pfenniggroße Blasen, die zum Teil konfluieren und große Erosionen verursachen. In den Blasen immer Staphylococcus aureus. Wa.R. bei Eltern und Kind negativ. Blut kulturell beim Kind steril. In den nächsten Wochen immer wieder neue Eruptionen. Nach 8 Wochen Tod an Entkräftung. Autopsie ergebnislos.

18.—25. REED (1929) I—VIII: REED gibt zunächst summarisch an, von 1925—1928 8 Fälle von angeborenem nichtsyphilitischem Pemphigoid in Wesley Hospital Maternity in Chicago beobachtet zu haben. Die Kinder waren alle mit Blasen und Pusteln behaftet. Die beiden ersten Fälle wurden nicht genau untersucht. Daher liegen bakteriologische Befunde nur von 6 Kindern vor. In 5 von diesen Fällen waren Blasen und Pusteln steril, in dem 6. fanden sich Staphylokokken in den Pusteln. Mehr ist der Mitteilung REEDs nicht zu entnehmen.

26. REED IX: Es handelt sich um ein 5000 g schweres Kind mit leichter Hypospadie. Am geschwollenen Scrotum 15 zentral gedellte Pusteln von 2—5 mm Größe, dunkelgelb, anscheinend schon in Rückbildung. KAHN und Wa.R. bei Mutter und Kind negativ. 12 Stunden nach der Geburt ist der behaarte Kopf mit kleinen serösen Blasen bedeckt. Am Ende des 1. Lebenstages hat sich eine große, subcutane, fluktuierende Masse über der linken Scheitelgegend gebildet. Nach weiteren 12 Stunden erscheinen auf Brust und Bauch mehrere miliare (punktförmige) Pusteln. Dabei keine Störung des Befindens, kein Fieber, gute Nahrungsaufnahme und Gewichtszunahme. Am 8. Lebenstage tritt auf der linken Wange ein harter, bohnengroßer Knoten auf, der nach weiteren 8 Tagen ohne Eiterung verschwindet. Der Fall ist auf S. 190 bereits erwähnt und als dubiös bezeichnet worden. Ich komme auf ihn nochmals zurück.

27/28. REED X und XI: Es handelt sich um 2 Fälle, von denen REED auf eine Umfrage im Fifth Avenue Hospital, New York, Kenntnis erhielt. Er referiert lediglich, daß die Blasen vor der Abnabelung entdeckt worden seien.

29. RUBELL (1931) I: Kopf, Rumpf, Scrotum und Extremitäten sind von Pusteln und Erosionen bedeckt. Die Pusteln enthalten grünlichen Eiter. Handteller und Fußsohlen frei. Abheilung in 9 Tagen. Wochenbett der Mutter ohne Störung. Wa.R. und KAHN bei Mutter und Kind negativ. Keine bakteriologische Untersuchung.

30. RUBELL II: Im Gesicht, auf Brust, Mons pubis und Scrotum 11 Pusteln von 1 mm Durchmesser mit eitrigem Inhalt. Staphylococcus albus +. In wenigen Tagen Heilung.

31. RUBELL III: An der Dorsalseite des rechten Mittel- und Ringfingers und am Scrotum 6 Pusteln mit grünlichgelbem Inhalt, von 1—2 mm Durchmesser. Staphylococcus albus +.

32. FREEMAN (1931) I: Normale, nicht besonders lange dauernde Geburt. Bei der Übergabe an die Hebamme zwecks Unterbringung in der Nursery bemerkt diese eine Anzahl wohlgeformter, kleiner Blasen auf der Streckseite des linken Armes, nahe am Ellbogen, sowie am rechten Handgelenk. Sonst gesund. Temperatur normal. Als das Kind nach 3 Tagen besichtigt wird, ist es von zahlreichen Bläschen und schlaffen Blasen bedeckt. Kulturell Staphylococcus aureus. Wa.R. bei der Mutter negativ. Keine puerperale Infektion bei der Mutter. Nach der Entlassung infiziert das Kind 3 Geschwister mit Impetigo.

33. FREEMAN II: Nach den Mitteilungen von Dr. SWEITZER kann FREEMAN folgendes berichten: Bei der Geburt wird von der Hebamme festgestellt, daß Arme und Beine von zahlreichen kleinen, tiefliegenden, sagokornartigen Bläschen von Erbsen- bis 10-Centstückgröße bedeckt sind. Bald nach der Geburt sollen sich gleiche Läsionen entwickelt haben. Kultur ergibt Diplokokken, die „nach SABOURAUD *wahrscheinlich Streptokokken* sind". Wa.R. negativ. Unter Lokalbehandlung prompte Heilung. Nach der Entlassung aus der Klinik entwickelt sich bei der älteren Schwester des Kindes eine typische Impetigo contagiosa. Mutter während Schwangerschaft, Geburt und Wochenbett wohl. Keine Puerperalinfektion.

Zusammenfassend ergibt sich aus diesen Beobachtungen folgendes: Von den 33 Kindern sind *4 mit Sicherheit als nicht zum Pemphigoid gehörig auszuschließen, da es sich primär um pustulöse Ausschläge gehandelt haben muß* (REED IX, sämtliche 3 Fälle von RUBELL). Von den bleibenden 29 starben 4 (ABEGG I und II, FABRE und BOUGET, STROEDER), davon 3 vermutlich nicht am Pemphigoid.

Bei den 25 gutartig verlaufenen Fällen, deren Zugehörigkeit zum Pemphigoid zunächst offenbleibe, finden sich auffallend viele, die in wenigen Tagen abheilen: REINHARDT in 2, DUGÈS II trotz der großen Zahl der Blasen (über 100) in 3, DUGÈS I, WINCKEL, LABHARDT, und WALLART I—III in 4—6, CATHALA in

9 Tagen. Auch Koblancks Fall gehört hierher. Da bei 16 Fällen keine genauen Angaben über die Abheilung gemacht werden, und da nur in 3 Fällen (Freeman I, Stroeder, Zarfl) über Nachschübe berichtet wird, also bei 9 von 12 Fällen die Heilung in wenigen Tagen erfolgte, darf dies vielleicht als Regel betrachtet werden.

Sehr auffallend ist ferner, daß sich in einigen Fällen bei der Geburt Efflorescenzen finden, die bereits in voller Rückbildung begriffen sind (Abegg II, Bar, Koblanck). Die Erkrankung muß hier also schon einige Zeit vor der Geburt entstanden sein.

Besonders wichtig sind die *bakteriologischen Befunde*. Nach Ausmerzung der 4 Fälle von Reed und Rubell bleiben nur 11 Fälle mit verwertbaren Angaben (Freeman I, Labhardt und Wallart I—III, Reed III—VIII, Stroeder). *Während nur in 4 Fällen Staphylokokken durch die Kultur sichergestellt wurden, gelang der Nachweis von Mikroorganismen in den übrigen 7 Fällen nicht.* Obwohl bei den negativen Befunden natürlich methodische Mängel eine Rolle gespielt haben können, ist es doch sehr auffallend, daß z. B. Reed allein in 5 von 6 Fällen über sterilen Blaseninhalt berichtet.

Bedauerlicherweise findet sich in dem gesamten Material nicht ein einziger Fall, bei dem der Mitteilung zu entnehmen ist, daß intakte pemphigoide Blasen *sofort nach der Geburt* mit allen Kautelen kulturell untersucht worden wären. Solange diese Lücke nicht ausgefüllt ist, ist der ganze Komplex des konnatalen, nichtsyphilitischen Pemphigoids dubiös.

Auch in anderer Weise ist das Material lückenhaft. So kann man sich von den 10 Fällen Reeds, die nach Abzug des Streptokokkenfalles bleiben, sowie von dem Reinhardtschen, überhaupt kein Bild machen, da die Notizen sehr dürftig sind. Der Fall Zarfls, der mir an sich fraglich erscheint, wurde erst am 10. Tage ärztlich untersucht, die Angaben über das Bestehen der Blasen bei der Geburt sind also erst aus zweiter Hand. Auch bei den beiden Fällen Freemans stammen die Notizen über die bei der Geburt vorgefundenen Blasen von der Hebamme. Ferner erscheinen mir der 3. Fall von Labhardt und Wallart und der von Reinhardt wegen der Geringfügigkeit der Erscheinungen sehr zweifelhaft. Bei Cathala fällt auf, daß die Erkrankung ohne Behandlung in 9 Tagen heilte, ohne daß es zu Nachschüben kam, ebenso im Falle von Siebold, daß sie nach Anwendung von Bädern verging (1831!). Überhaupt sind die alten Fälle (Dugès, Hervieux, Winckel) wohl nur bedingt verwertbar.

Dagegen macht z. B. der Fall Stroeders durchaus den Eindruck eines echten Pemphigoids, und bei Abegg I ist die im Anschluß an die Erkrankung einsetzende Pemphigoidepidemie natürlich sehr auffallend.

Ergibt sich hieraus an sich recht wenig Positives, so kann man sich andererseits *über die Art, wie die Infektion in solchen Fällen zustande kommen soll*, keine rechte Vorstellung machen. Die *hämatogen-infektiöse Entstehung ist für typische Pemphigoidfälle recht unwahrscheinlich*, einmal wegen des ungestörten Allgemeinbefindens, des Fehlens von Fieber usw. bei den Kindern, dann aber auch, weil Prozesse bei der Mutter, die eine diaplacentare Infektion des Fetus nahelegen würden, vollständig fehlen. Lediglich bei Labhardt und Wallart II hatte die Mutter eine eiternde Schnittwunde am Finger, die zur Vergrößerung der regionären Lymphdrüsen führte, sonst aber glatt heilte. Für das Bestehen einer Sepsis lassen sich keine Anhaltspunkte finden, und gerade bei diesem Kinde wurden die Blasen steril befunden.

In dieser Hinsicht ist früher speziell der *Puerperalsepsis der Mutter* übertriebene Bedeutung beigelegt worden, nicht nur für die konnatalen Fälle, sondern für das Neugeborenenpemphigoid schlechthin (Brown, Luithlen, Peter, Staub u. a.). Da im allgemeinen doch erst die Geburt die Sepsis auslöst, kann letztere nicht wohl schon zu einer Infektion des Fetus in utero Anlaß geben! Außerdem ist der Verlauf des Puerperiums in den meisten Fällen überhaupt ungestört (s. oben)[1].

Für die Annahme einer *exogenen Infektion*, die hiernach in Frage kommen würde, fehlen andererseits die Voraussetzungen. Man hat vielfach daran gedacht, daß bei vorzeitigem Blasensprung eine Infektion unter der Geburt erfolgen könne. Gesetzt den Fall, dies träfe wirklich zu, so müßte sich die Geburt wohl übermäßig lange hinziehen. Von der Infektion bis zum Aufschießen der Blasen dürften nämlich schätzungsweise mindestens 12—24 Stunden verfließen (siehe dazu die Erörterung über die Inkubation S. 207). In dem Fall KOBLANCKs, in dem die Austreibungsperiode nach dem Blasensprung noch 16 Stunden dauerte, wären also ausnahmsweise *frische* Blasen vielleicht durch eine exogene Infektion intra partum erklärlich, nicht aber die älteren Efflorescenzen! Da die unverletzten Eihäute für Mikroben undurchgängig sind, haben LABHARDT und WALLART, STROEDER u. a. die Möglichkeit einer abnormen Beschaffenheit der Membranen erörtert (Riß der Decidua und evtl. des Chorions am unteren Eipol, Epithelläsionen des Amnions). Wenn hierdurch bereits vor der Geburt Staphylokokken in den Eisack eindringen könnten, wäre die intrauterine Infektion vielleicht denkbar. Man kann dies vorläufig aber nur mit größter Reserve hypothetisch erwägen, da entsprechende Unterlagen vollkommen fehlen.

Meines Erachtens ist weder die eine noch die andere Deutung besonders überzeugend. Dagegen könnte man noch eine Möglichkeit in Erwägung ziehen, die bisher kaum beachtet ist. Fälle, in denen der Blaseninhalt steril ist, lassen daran denken, ob nicht *alle Blasen, die bei der Geburt bestehen*, ohne Mitwirkung von Mikroorganismen zustande kommen, d. h. *auf hämatogen-toxische Einwirkungen zurückzuführen* wären. Die Entwicklung bis zur Geburt würde dann derjenigen entsprechen, die z. B. Fr. BLUMENTHAL in einem Falle von anscheinend toxischem (Atoxyl-?) Exanthem beobachtet hat.

Die Mutter leidet an Dermatitis herpetiformis DUHRING und hat in den letzten 12 Tagen vor der Geburt 4,3 g Atoxyl bekommen ohne irgendwelche Nebenwirkungen. Das 2050 g schwere Kind hat bei der Geburt auf dem behaarten Kopf und im Gesicht serpiginöse Erythemherde, und an Armen und Beinen, auf Beuge- und Streckseiten gleichmäßig verteilt, eine größere Anzahl von stecknadelkopf- bis linsengroßen Blasen mit teils serösem, teils getrübtem Inhalt. Auch um die Analöffnung finden sich Blasen. Sie sind girlandenförmig von Erythemringen umgeben, die denen des Gesichtes usw. entsprechen. Wo die Blasen geplatzt sind, hat sich eine gelbeitrige Borke gebildet. An den Fingern, der Beugeseite des Handgelenkes, auf den Fußrücken und den inneren Knöcheln hat sich die Hornschicht in Fetzen abgelöst und läßt die stark hyperämischen, leicht blutenden tieferen Lagen der Epidermis zutage treten. In den nächsten Tagen Ausbreitung der Bläscheneruption über den ganzen Körper, während die älteren Efflorescenzen abtrocknen. Auch im Gesicht treten Blasen auf. Schleimhäute dauernd frei, Abheilung in 14 Tagen. Bakteriologische Untersuchung fehlt.

[1] Man muß allerdings theoretisch die Möglichkeit zugeben, daß im Blut der Mutter sehr wenig virulente Keime selbst ohne nachweisbaren Primärherd und ohne klinisch manifeste Erkrankung kreisen und in den Fetus übergehen können. So sehr auch im Allgemeinen an der ektogenen Infektion beim Pemphigoid festzuhalten ist, so kann doch die Möglichkeit nicht absolut geleugnet werden, daß der hämatogene Transport von Kokken eine Rolle spielen kann, einmal in dem Sinn, daß diese von vornherein von der Mundhöhle oder von kleinen Wunden in die Zirkulation eindringen und überhaupt erst vom Blut aus die Hauterscheinungen bedingen, dann aber auch in dem Sinn, daß von einer oder einigen wenigen ektogen entstandenen Blasen aus die Blutinfektion stattfindet und zu Disseminierung der Blasen führt. Das ist gewiß a priori sehr unwahrscheinlich — auch wegen der Oberflächlichkeit der Blasen. Aber die doch zunächst sehr überraschenden Erfahrungen bei den Trichophytiden, die ja auch bei oberflächlicher Erkrankung gelegentlich vorkommen, müssen uns auch hier vor absoluter Negation warnen. Das Fehlen von Allgemeinerscheinungen (bei Mutter und Kind) dürfte bei der geringen Virulenz der Impetigokokken nicht unbedingt gegen eine solche — wie gesagt unwahrscheinliche — Annahme sprechen (JADASSOHN).

Der weitere Verlauf könnte so vor sich gehen, daß die Blasen entweder steril bleiben und nach Fortfall der toxischen Einwirkung in wenigen Tagen abheilen, ohne daß neue auftreten. Oder es könnte sich eine Sekundärinfektion mit Staphylokokken einstellen und ein echtes Pemphigoid sich anschließen. Ließe sich ein solcher Zusammenhang einwandfrei nachweisen, so würden diese Fälle natürlich nicht primär zum Pemphigoid zu stellen sein. *Es wäre also erforderlich, daß in Zukunft in jedem Falle sofort nach der Geburt Kulturen vom Blaseninhalt angelegt werden,* wobei so viel Röhrchen wie möglich zu beschicken wären, am besten nach den Methoden von LEWANDOWSKY und HAXTHAUSEN, so daß Streptokokken und Staphylokokken gleich sicher nachgewiesen würden. — Daneben müßte auf medikamentöse und toxische Einwirkungen bei der Mutter gefahndet werden. Nur so kann es gelingen, die alte Streitfrage zu lösen.

Epidemiologie.

Auf Grund der gewonnenen Kenntnisse über die Pathogenese des Pemphigoids können wir nun die Besonderheiten seiner Epidemiologie würdigen. Sie sind nicht nur vom wissenschaftlichen Standpunkt, sondern mehr noch für die praktische Prophylaxe außerordentlich wichtig.

Das Pemphigoid kann *sporadisch, endemisch* und *epidemisch* auftreten. Früher gehörten sporadische Pemphigoidfälle zu den alltäglichen Vorkommnissen. WINCKEL sah z. B. in der Entbindungsanstalt zu Dresden 39 (= 3,64%) sporadische Fälle im Jahre 1876, 16 (= 1,4%) im Jahre 1877, dann schnellte die Krankheitsziffer im nächsten Jahre infolge endemischer Häufung empor, so daß sie allein im November 1878, als die Endemie auf ihrem Höhepunkt angelangt war, 38 (von 78 Geburten = 48,7%) betrug. KNUD FABER beobachtete in der Entbindungsanstalt zu Kopenhagen um 1890 jährlich 10 bis 20 Pemphigoidfälle, teils sporadisch, teils „in kleinen Epidemien".

Damals waren auch **große Pemphigoidepidemien** nichts Außergewöhnliches. Ich weise auf die von OLSHAUSEN und MEKUS 1869 in Halle, von AHLFELD Juli bis September 1872 in Leipzig, von TROITSCH 1896—1898 in Roßlau a. Elbe beobachteten Epidemien mit ihren außerordentlich großen Krankheitsziffern hin.

Dem Ausbau der aseptischen Geburtshilfe und Säuglingspflege ist es zu verdanken, daß die Häufigkeit des Pemphigoids wesentlich abgenommen hat. Der Fortschritt, der darin zum Ausdruck kommt, daß Epidemien in großem Stil überhaupt nicht mehr vorkommen, daß Endemien sich gewöhnlich in Schranken halten und alsbald unterdrücken lassen, und daß auch die sporadischen Pemphigoidfälle auf ein Mindestmaß reduziert sind, ist nicht hoch genug anzuschlagen.

Wenn heute in Gebäranstalten, Säuglingsabteilungen usw. Massenerkrankungen auftreten, die im wesentlichen auf diese beschränkt bleiben, wie z. B. in den Beobachtungen von BIERENDE, POCKELS, SCHULTHEISS, WEBER u. a., so möchte ich lieber von **Endemien** sprechen und nicht, wie üblich, von Epidemien und ebenso, wenn im Bannkreis einer einzelnen Hebamme Pemphigoidfälle gehäuft auftreten. Die Unterschiede zwischen solchen Endemien und den alten Epidemien sind offensichtlich.

Als Beispiel diene folgende Gegenüberstellung: Bei der von OLSHAUSEN und MEKUS kurz beschriebenen Epidemie in Halle trat die Krankheit massenhaft in der ganzen Stadt auf. Nach und nach erkrankten Hunderte von Kindern, davon ein großer Teil in der Klientel von mindestens 6 Hebammen. Da die Krankheit vermutlich noch durch andere Personen usw. verschleppt sein dürfte, so wären durch die Vielheit der Infektionsquellen und die schier unübersehbare Zahl der Kranken Verhältnisse geschaffen, die die Bezeichnung Epidemie im wahren Sinne des Wortes verdienen. Zwischen dieser und den als Endemien zu bezeichnenden rein lokalen Häufungen — bei denen sich fast immer der Nachweis führen läßt, daß alle Fälle von einer einzigen Infektionsquelle herrühren — bestehen grundsätzliche Unterschiede, nicht nur in der Art der Ausbreitung, sondern auch in der Möglichkeit und in den Methoden, sie zu bekämpfen. Das gilt für alle in den letzten Jahren erlebten Hausendemien, für die ein besonders prägnantes Beispiel die von SCHULTHEISS beschriebene Endemie der Basler Frauenklinik ist, genau ebenso wie z. B. für die alte, aus dem Jahre 1876/77 stammende Beobachtung von DOHRN, der im Laufe von 10 Monaten in der Praxis einer einzigen Hebamme allein 54 Pemphigoidfälle sah.

1. Infektionsquelle.

Da es sich um eine *exogene Infektion* handelt, ist auf die Ermittlung der Infektionsquelle besondere Sorgfalt zu verwenden. Die Infektion kann erfolgen:

a) durch eitrige Prozesse beim Kranken selbst,
b) durch Mittelspersonen,
c) durch unbelebte Gegenstände.

a) Fälle, in denen eine *Nabeleiterung beim Neugeborenen* selbst zum Ausgangspunkt der Erkrankung wird (GOEDHART, TRAUTENROTH u. a.), dürften selten sein. Vielfach ist umgekehrt die Eiterung am Nabelstumpf erst die Folge der Infektion mit Pemphigoid (s. oben). Auch *Paronychien* und *Schweißdrüsenpyodermien* der Neugeborenen und Säuglinge könnten natürlich theoretisch zur Entstehung eines Pemphigoids beim gleichen Kinde Anlaß geben, doch ist dies ungewöhnlich. Nur für die Neubildung pemphigoider Blasen im weiteren Verlauf der Krankheit spielt die Autoinokulation durch Verschmieren des Blaseninhaltes eine sehr große Rolle.

b) Auch *Kontaktinfektionen von anderen pemphigoidkranken Neugeborenen* aus dürften selten sein, da in diesem Lebensabschnitt eine so intensive Berührung der Kinder miteinander, wie sie zur Übertragung erforderlich wäre, nur durch ganz grobe Fahrlässigkeit und unter besonders ungünstigen hygienischen Bedingungen denkbar ist. Dagegen sind *direkte Übertragungen von älteren Kindern auf Neugeborene, Säuglinge oder Kleinkinder* nicht ungewöhnlich (s. unten, Fall WINTERNITZ).

Als **Mittelspersonen** kommen zweifellos häufiger *Erwachsene mit staphylogenen Hautaffektionen* verschiedenster Art in Frage. Derartige Beobachtungen sollen hier zusammen mit denen betrachtet werden, bei denen ältere Kinder die Infektion vermittelt haben.

So hatten bei den Fällen von ADAMSON, RAVOGLI, POETTER u. a. die Hebammen *Paronychien* an den Fingern.

Bei NAUJOKS war eine Puerpera mit einer *Impetigo bullosa* an der Brust behaftet. Deren Kind bekam lediglich eine Blase am Daumen. Dann aber traten im gleichen Saal vier Pemphigoiderkrankungen auf. Die gleiche Beobachtung haben GROSZ in einem Wöchnerinnenheim und RULISON in seiner Entbindungsanstalt gemacht. Hierher gehört ferner der Fall von MATZENAUER. Bei dem 1. Falle von KNUD FABER hatte die Mutter 3 Tage vor Auftreten des Pemphigoids einen Ausschlag an der Wange bekommen, der sich als *zirzinäre* (also höchstwahrscheinlich staphylogene) Impetigo erwies. Bei WINTERNITZ (Fall I) sollen zwei Geschwister 14 Tage vor der Geburt des dann erkrankten Kindes ein juckendes Exanthem gehabt haben, das einige große Eiterblasen erzeugte. Da von dieser Erkrankung bei dem einen eine etwa guldenstückgroße, bräunliche Pigmentierung zurückblieb, hat es sich vermutlich um eine mit staphylogener Impetigo contagiosa einhergehende Affektion gehandelt. Auch in einem Falle KLAMANNS hatte eine ältere Schwester noch vor der Erkrankung des Neugeborenen einen blasenartigen Ausschlag im Gesicht gehabt.

In anderen Fällen werden als Infektionsquellen Impetigokranke namhaft gemacht, bei denen es sich wegen der Kürze des Berichtes nicht entscheiden läßt, ob staphylogene Prozesse vorgelegen haben. So bei van der Valk, in dessen Fällen anscheinend die Geschwister die Infektion vermittelten, und bei Finkelsteins Beobachtung, bei der ein Arzt mit einer Impetigo der Wange zur Ansteckungsquelle für mehrere Kinder wurde. Da die Impetigo in diesem letzten Falle durch Infektion von einem Pemphigoidkind entstanden war, ist es naheliegend, eine staphylogene Impetigo anzunehmen. Nach den experimentellen Ergebnissen Lewandowskys wäre es aber auch denkbar, daß Staphylokokken, die durch Superinfektion in eine streptogene Impetigo gelangt sind, selbständig ein Pemphigoid erzeugen.

Viel häufiger ist es, daß sich ein direkter Zusammenhang nicht nachweisen läßt. Hebammen, Pflegepersonal, Familienangehörige sind frei von jeder eitrigen Erkrankung, und trotzdem kommt es zu örtlich gehäuften Pemphigoidfällen, die durchaus den Eindruck erwecken, sie seien von einer Person, meist einer Hebamme, aus verbreitet worden. Man hat die verdächtigen Personen geradezu als „*Bacillenträger*" bezeichnet. Ich halte es für zweifelhaft, ob die Bezeichnung in dem Sinne gerechtfertigt ist, wie z. B. bei Diphtherie- und Typhusbacillenträgern. Auf alle Fälle dürften die Befürchtungen übertrieben sein, die manche Autoren an die Anwesenheit von *Staphylokokken in Tonsillarabstrichen* knüpfen. Zweifelhaft dürfte auch die Rolle der *Muttermilch* als Infektionsquelle sein, der Benians und Jones, Dudgeon und Jewesbury, Mellon und Caldwell, Peter u. a. besondere Aufmerksamkeit zuwenden. Auch das *Lochialsekret* der Wöchnerin wird nicht selten als Vermittler angeschuldigt (Benians und Jones, Koblanck, Peter, Reed, Rubell, Staub u. v. a.), speziell bei den konnatalen Fällen. Wenn in diesem auch vielfach Staphylokokken anwesend sind, so ist deren Rolle doch sehr dubiös (s. auch v. Reuss). Es erscheint mir auch fraglich, ob den — allen desinfizierenden Maßnahmen zum Trotz — *auf der gesunden Haut vegetierenden Staphylokokken* die Fähigkeit zugeschrieben werden darf, zu einer epidemischen Häufung von Neugeborenenpemphigoid Anlaß zu geben. Wäre dies der Fall, so müßten wir doch mit noch viel häufigeren Pemphigoidepidemien rechnen. Ablehnen kann man derartige Eventualitäten allerdings nicht absolut.

Die epidemiologischen Verhältnisse sind in dieser Hinsicht nicht ganz übersichtlich. Während z. B. die meisten Endemien zwar nach sorgfältiger Desinfektion und nach längerer (etwa 8tägiger) Suspendierung der Hebamme zum Stillstand kommen, ist in anderen, allerdings seltenen Fällen auch mit peinlichster Gewissenhaftigkeit keine Abhilfe zu schaffen[1].

c) Bei dieser Sachlage muß man daran denken, daß auch **unbelebte Gegenstände zur Vermittlung der Infektion beitragen können.** Am eindruckvollsten hat dies Schultheiss bei einer Endemie in der Basler Frauenklinik im Frühjahr 1922 zeigen können. Hier hatte sich zunächst ergeben, daß niemand von dem sorgfältig kontrollierten und isolierten Wartepersonal als Infektionsquelle in Frage kommen konnte, da immer weiter Pemphigoid in den verschiedensten, voneinander unabhängigen Krankensälen, selbst auf der Privatabteilung, vorkam. Nun gab das Auftreten einer staphylogenen Impetigo bei einer Wöchnerin, die gar nicht stillte, den Hinweis auf ein *Brusttuch* als Zwischenträger, das anscheinend die Infektion beim Aufbinden der Brust vermittelt hatte. Die Vermutung erwies sich als richtig, denn mit dem Augenblick, in dem man

[1] *Tiere sind als Infektionsquelle für das Pemphigoid* von älteren Autoren mehrfach angegeben worden, doch ist der Zusammenhang wohl überall abzulehnen. Pulvermacher (1885) beobachtete ein 14 Tage altes Pemphigoidkind, dessen Vater 14 Tage vorher an einem eigentümlichen, angeblich von einem Pferde übertragenen Ausschlag gelitten hatte. P. Richter gibt, hieran anknüpfend, entsprechende Beobachtungen von Gibier, Ballard, Schönberg, Ablaire an, die aber teilweise nicht hierhergehören, da sie Erwachsene betreffen und zum Teil auch auf unrichtigen Beobachtungen beruhen.

begann, die ganze Spitalwäsche nach dem Waschen nochmals trocken zu sterilisieren, hörte die Endemie auf. Weitere Nachforschungen führten zu dem wichtigen Ergebnis, daß *ein Mädchen der Spitalwäscherei seit längerer Zeit an einem schweren, eiternden Panaritium litt und wochenlang die frische Säuglingswäsche, die sie zu sortieren hatte, infiziert haben mußte.*

In derselben Weise entstand anscheinend ein Fall von DREVES durch *Leihen der Leibwäsche für das Neugeborene* aus einer Familie, in der vor kurzem ein Kind an Pemphigoid gestorben war. Eine Übertragung, vermutlich durch geliehenes *Taufzeug*, erwähnt MULERT. RIVIÈRE (zit. bei DUBREUILH) verdächtigt die *zum Abbinden des Nabels benutzte Schnur, die nicht sterilisiert war.* Hierher gehört auch die Beobachtung GELPKEs, daß ein Kind mit exfoliativem Pemphigoid nicht nur die Mutter und zwei Krankenschwestern infizierte, sondern daß auch die *Hausgehilfin an staphylogener Impetigo erkrankte, die die Windeln wusch.* Eine analoge Infektion sah MAGUIRE. KOCH berichtet über eine Übertragung auf das Gesicht einer erwachsenen Frau, die sich *mit dem von der Hebamme benutzten Handtuch abgetrocknet hatte. Waschlappen, Badeschwämme, Handtücher, Fieberthermometer, medizinische Apparate* (z. B. Elektroden) sind vielfach als Gegenstände namhaft gemacht worden, die die Ansteckung vermitteln können. WICHMANN beschuldigt die *wollenen Handschuhe einer Hebamme,* die Infektion bei 22 Pemphigoidfällen in ihrer Klientel verursacht zu haben. Von FISCHL, KNÖPFELMACHER und LEINER, P. RICHTER u. a. wurde die *gemeinsam benutzte Badewanne* als Infektionsquelle ermittelt. Nach gründlicher Desinfektion derselben hörte bei FISCHL eine Epidemie auf.

Außergewöhnlich ist der Fall URBACH-ZAKON, bei dem sich im Anschluß an die *Durchstechung des Ohrläppchens mit einer unsauberen Nähnadel* ein tödlich verlaufendes exfoliatives Pemphigoid entwickelte. Die Prozedur wurde am 3. Lebenstage des Kindes durch die Hebamme vorgenommen. Kurz darauf bildeten sich um die Stichöffnungen impetiginöse Krusten, und schon nach 48 Stunden traten Erythem und Blasenbildung im Gesicht auf. Gleiches wurde früher gelegentlich bei *Pockenimpfungen* beobachtet (EICHSTEDT, FRIESE, HUTCHINSON u. a.; s. auch die Ergebnisse des Impfgeschäftes im Deutschen Reich 1885 bzw. 1888 in Arbeiten aus dem Kaiserlichen Gesundheitsamte 1889 und 1890).

BALOG und LE LORIER glauben, daß die Übertragung des Pemphigoids auch durch *Fliegen* erfolgen könne.

2. Inkubation.

Die Frage der Inkubation spielt beim Pemphigoid eine relativ untergeordnete Rolle. Lediglich für die angeblich konnatalen oder in den ersten Stunden nach der Geburt beginnenden Fälle (ein solcher findet sich z. B. bei DREVES) würde sie interessieren. Die wenigen Angaben, die hierüber zu erhalten sind — die meisten Autoren haben der Frage überhaupt keine Beachtung geschenkt — gehen sehr auseinander. ZAŘFL behauptet, die Inkubation betrage 36 Stunden, DICKEY schätzt sie auf mindestens 2 Tage, OLSHAUSEN und MEKUS sowie MOGGI auf 5 Tage, KLEMM 8 Tage. MAGUIRE hat an seinen Fällen genaue Berechnungen darüber angestellt, wann diese mit der vermutlichen Infektionsquelle in Berührung gekommen sind, und hat folgende Daten erhalten: Bei 1 Fall betrug die Inkubation 2 Tage, bei 5 Fällen 3 Tage, bei 4 Fällen 4 Tage, bei 3 Fällen 6 Tage, bei 3 Fällen 7 Tage, bei je 1 Fall 8 und 9 Tage.

Einwandfreien Aufschluß kann man von den experimentellen Inokulationen von Staphylokokken bzw. Blaseninhalt erwarten; die Angaben darüber weisen relativ große Differenzen auf: BIERENDE erhielt nach 20 Stunden Blasen, MATZENAUER nach 24—30 Stunden, STRELITZ fand bei der ersten Nachschau nach 30 Stunden voll entwickelte Blasen, ALMQUIST sowie HANSTEEN geben 2 Tage an; dagegen traten z. B. bei DOHI bei Inokulationen aus Impetigomaterial bereits nach 12 Stunden Blasen auf.

3. Morbidität.

Die Tatsache, daß bei Pemphigoidendemien nur ein Teil derjenigen Neugeborenen erkrankt, die anscheinend unter annähernd gleichen äußeren Bedingungen der Infektion ausgesetzt sind, wurde oben bereits kurz erwähnt. Zweifellos spielt dabei die verschiedene *Exposition* eine wesentliche Rolle, wenn auch die einzelnen Faktoren, die hierbei in Betracht kommen, nicht exakt faßbar sind. Schon die Gelegenheit zu minimalen Hautverletzungen bei Manipulationen des Pflegepersonals hängt ja von allen möglichen Zufälligkeiten ab, die selbst bei Versorgung durch die gleiche Person ständig wechseln. Außerdem ist die Berührung mit den (speziellen?) Staphylokokken, hauptsächlich da, wo unbelebte Gegenstände als Infektionsvermittler in Betracht kommen, nicht kontinuierlich gegeben. Daß ferner gewisse dispositionelle Faktoren von Bedeutung sein können, ist nach Analogie mit den Verhältnissen beim epidemieartigen Auftreten der staphylogenen Impetigo wahrscheinlich, wenn auch die Empfänglichkeit für die Infektion gerade in der Neugeborenenperiode relativ sehr groß ist. Jedenfalls *schwankt die Erkrankungsziffer in einzelnen Epidemien in weiten Grenzen*, worüber Tabelle 2 Aufschluß gibt:

Tabelle 2. Morbidität in verschiedenen Pemphigoidepidemien.

Nr.	Jahr	Beobachter	Ort der Beobachtung	Geburten	Erkrankt	Morbidität in %
1.	1899	BROSIN I	Hebamme I, Dresden	64	9	14
2.	1876	RÖSER	Maternité, Paris	214	35	16,4
3.	1874	MOLDENHAUER	Entbindungsanstalt Leipzig	400	98	24,5
4.	1879	WINCKEL	Entbindungsanstalt Dresden	615	166	25,4
5.	1877	HUART	Hôpital St. Louis, Paris	395	87	26
6.	1925	MACCANDLISH	Bellevue-hospital, New York	608	175	28,7
7.	1929	RULISON	Entbindungsheim Sacramento, Calif. (U.S.A.)	90	27	30
8.	1873	AHLFELD	Frauenklinik Leipzig	80	25	31,3
9.	1891	ALMQUIST II	Eine Hebamme, Göteborg	21	7	33,3
10.	1910	M. M. SMITH	Eine Hebamme, Manchester	11	4	36,4
11.	1887	ZECHMEISTER	Eine Hebamme, Landau	76	28	36,8
12.	1896	KUHNT	Eine Hebamme, Neu-Zittau	28	11	39,3
13.	1826	HINZE	In der Provinz Schlesien	?	?	40—60
14.	1870	OHLSHAUSEN und MEKUS	Hebamme V, Halle	41	18	43,9
15.	1878	A. SCHMIDT	In Bischofsheim	18	8	44,4
16.	1905	DREVES	Hebamme in Walsrode	18	9	50
17.	1892	Miss TWINNING	Mehrere Hebammen, Plaistow	40	20	50
18.	1876	DOHRN	Eine Hebamme, Wiesbaden	101	59	58,4
19.	1891	ALMQUIST I	Entbindungsanstalt Göteborg	216	134	62
20.	1890	BODENSTAB	Eine Hebamme, Halle	12	10	83,3
21.	1903	MAGUIRE	Richmond Lying-in Charity	20	18	90
22.	1899	BROSIN II	Hebamme II, Dresden	9	9	100
23.	1892	HUTCHINSON	St. Pancras Board of Guardians	alle		100
24.	1905	FOLEY	Entbindungsanstalt Montreal	alle		100

Die Bedingungen für die Morbidität und den Ablauf der Endemien ganz allgemein können wir nicht immer klar erkennen. Ich möchte als lehrreiches

Beispiel Einzelheiten aus den Beobachtungen von DOHRN anführen, die bereits summarisch in Tabelle 2 (lfd. Nr. 18) wiedergegeben sind:

In der Klientel der betreffenden Hebamme brach die Pemphigoidepidemie am 25. 3. 1876 aus. Nachdem bis zum 17. 7. 36 Erkrankungen mit 8 Todesfällen vorgekommen waren, unterbrach die Hebamme ihre Tätigkeit bis zum 12. August. Da dann sofort wieder neue Fälle auftraten, pausierte sie vom 3.—30. September nochmals. Nach der Aufnahme der Tätigkeit wiederum Pemphigoidfälle, so daß von Mitte Oktober bis zum 24. 11. von neuem ausgesetzt wurde. Aber auch darnach trat die gefürchtete Krankheit sofort wieder auf, so daß die Hebamme vom 15. 1. 1877 an in der Marburger Frauenklinik zur Pflege der Neugeborenen verwendet wurde. Auch hier kam es zu einigen Erkrankungen. Dann erlosch die Epidemie. Über die Einzelheiten gibt nebenstehende Tabelle 3 eine Übersicht.

Tabelle 3. Morbidität bei der gleichen Endemie (DOHRN 1876) in einzelnen Abschnitten.

Datum	Geburten	Erkrankt	Morbidität in %
25. 3.—17. 7. 1876	65	36	55,4
13. 8.—3. 9. 1876	9	3	33,3
1. 10.—11. 10. 1876	6	3	50
24. 11. 1876—15. 1. 1877 . .	14	12	85,7
Ab 15. 1. 1877 (an der Marburger Klinik)	7	5	71,4

Es ist bemerkenswert, daß die Endemie ohne erkennbaren äußeren Anlaß plötzlich erlosch, nachdem die Morbidität aus unbekannten Gründen gerade in den letzten Monaten zugenommen hatte. DOHRN gibt diesem Ausklang eine groteske Erklärung: Die sehr beschäftigte Hebamme habe sich schnelle und daher nicht immer sanfte Manipulationen angewöhnt. Seitdem ihre Bewegungen ruhig seien, hätten die Infektionen aufgehört!

Ein plötzliches Erlöschen der Endemie beobachtete ferner SCHULTHEISS. Hier war jedoch der *äußere Anlaß des Abbruches exakt nachzuweisen:* Nachdem SCHULTHEISS erkannt hatte, daß die Übertragung durch die Säuglingswäsche vermittelt wurde, ordnete er an, daß diese vor dem Gebrauch sterilisiert wurde; darnach kam kein neuer Fall mehr vor!

Wenn ein solcher äußerer Eingriff am richtigen Orte nicht erfolgt, dürfte ein „allmähliches Absterben der Endemie" häufiger sein, wie es z. B. von DREVES, HUTCHINSON, MACCANDLISH, STERN, A. WIRZ u. a. gesehen wurde.

Die sprunghafte, launische Entwicklung der Endemien geht aus vielen anderen Mitteilungen hervor. Um mich nicht zu sehr in Einzelheiten zu verlieren, möchte ich nur auf die Veröffentlichungen von ABEGG, COLLINS und CAMPBELL, DOHRN (s. oben), OLSHAUSEN und MEKUS, MAGUIRE, SWENDSON und LEE, WINCKEL u. v. a. hinweisen, speziell aber auf den sorgfältigen Bericht von DREVES über die kleine Pemphigoidendemie der Hannoverschen Kreisstadt Walsrode und deren nächster Umgebung, die sich von 1897—1904, also über 7 Jahre hinzog, ohne daß es in der langen Zeit gelungen wäre, der Ausbreitung Herr zu werden, obwohl größte Sorgfalt auf die Verhütung von Neuerkrankungen verwendet wurde.

4. Kontagiosität.

Das Vorkommen sporadischer Pemphigoiderkrankungen außerhalb der Endemien, sowie die verschieden hohe Morbidität innerhalb der Endemien (Tabelle 2, S. 208) gibt Aufschluß über die großen Unterschiede, die zu verschiedenen Zeiten und je nach den äußeren Umständen hinsichtlich der Ansteckungsfähigkeit des Pemphigoids bestehen. Diese Differenzen hängen zwar in hohem Maße von dem Grade der *Exposition* ab, deren eminente Bedeutung speziell bei den Endemien mit hoher Morbidität nicht zu verkennen ist (Prager Findelhaus, s. EPSTEIN).

Daneben dürfte jedoch mit der verschiedenen, im allgemeinen relativ großen *Kontagiosität der Erreger* als maßgeblicher Tatsache unbedingt zu rechnen sein, obwohl diese nicht exakt faßbar ist. Ich verweise auf die Ausführungen auf S. 195, sowie auf die entsprechenden Verhältnisse bei den Epidemien von staphylogener Impetigo contagiosa (s. Jessner in diesem Bande).

Auch die *verschiedene Empfänglichkeit der Haut* ist hier zu berücksichtigen: In den Endemien erkranken in der Regel ganz überwiegend Neugeborene. Ältere Kinder beteiligen sich wegen der geringeren Disposition nur selten in größerem Prozentsatz, z. B. in der kleinen Endemie, über die Hagenbach-Burckhardt 1903 berichtet, und in der von Naegeli 1915 in Aarburg beobachteten, in der Arbeit von Stern kurz referierten.

Bei Berücksichtigung aller dieser Faktoren läßt sich folgende Reihe aufstellen: *Die größte Kontagiosität besteht zweifellos dort, wo Pemphigoid und Impetigo contagiosa staphylogenes gemeinsam in epidemischer Häufung vorkommen.* Hier sind selbstverständlich auch die Bedingungen für das Auftreten des Pemphigoids bei älteren Kindern sehr günstig. *Weniger kontagiös sind im allgemeinen Fälle aus Endemien, in denen lediglich oder überwiegend Neugeborene befallen werden, und ältere Kinder und Erwachsene nur sporadisch erkranken.* Daß auch hier die Kontagiosität noch relativ groß sein kann, geht aus der Beobachtung Schultheiss-Wielands hervor, wonach die Epidemie durch eine Angestellte der Wäscherei unterhalten wurde, also indirekt durch Vermittlung der Leibwäsche. *Am geringsten dürfte die Kontagiosität beim sporadischen Auftreten des Pemphigoids sein.*

Zur Vervollständigung der von Jessner besprochenen Impetigoepidemien seien hier einige *Familien- und Hausendemien* kurz skizziert, bei denen die außerordentliche Kontagiosität besonders deutlich ist:

Klemm beobachtete in 2 Sommermonaten 1870 eine Endemie von 26 Fällen, darunter 3 Erwachsene, die in 2 nebeneinanderliegenden Häusern wohnten.

Padova berichtet 1876 über eine Endemie in Pavia, bei der im ganzen 10 Personen erkrankten. Zuerst wurde ein 7 Tage altes Kind ergriffen, dann die Mutter, die Amme, deren Säugling und 6 ältere Kinder beider Frauen.

Blomberg 1884: Ein Neugeborenes erkrankt am 6. Lebenstage. 3—6 Tage später werden 3 Dienstmädchen ergriffen, am 10. Krankheitstage die Mutter und die beiden jüngsten von 4 Geschwistern.

Gelpke 1929: Ein Kind, das an exfoliativem Pemphigoid stirbt, hat die Mutter, 2 Krankenschwestern und 1 Dienstmädchen infiziert, letzteres durch Vermittlung der Windeln, die von ihm gewaschen wurden.

Hauck, 1897, sah in einer Familie eine Übertragung der Erkrankung durch den (ebenfalls infizierten) Vater, der Friseur war, auf einen Kunden. Der letztere verbreitete die Impetigo anscheinend weiter auf Frau, Hausangestellte und Kind.

5. Mortalität.

Die Sterblichkeit weist in verschiedenen Epi- und Endemien große Schwankungen auf. Manche Pemphigoidendemien verlaufen so milde, daß überhaupt kein Fall der bösartigen Form vorkommt, so z. B. die von Bierende, die anscheinend größeren Umfang annahm, über die jedoch keine statistischen Daten vorliegen, die kleine Endemie von Hagenbach-Burckhardt (7 Fälle), die von Blaisdell (I) in einem Summer hospital-camp beobachtete, und ältere von Biddle II, Knud Faber, d'Haenens, Hutchinson, Immermann, Kielham, Koch II, Twinning, Vidal. Tabelle 4 orientiert über die großen Differenzen, die hier vorliegen.

Hieraus geht hervor, daß im allgemeinen Endemien mit relativ gutartigem Verlauf vorherrschen. Die Todesursachen sind vielfach nicht registriert. Sehr oft dürfte die exfoliative Form den letalen Ausgang verursacht haben (z. B. bei Behrend-Litten, Pockels, Schultheiss-Wieland). Bei manchen alten Endemien haben zweifellos Komplikationen der verschiedensten Art (Gängrän, Sepsis usw.) und interkurrente Krankheiten vorgeherrscht.

Tabelle 4. Mortalität in verschiedenen Pemphigoidendemien.

Nr.	Jahr	Beobachter	Gesamt	Gestorben	Mortalität in %
1	1924	Blaisdell I	83	0	0
2	1873	Koch II	23	0	0
3	1876	Vidal	20	0	0
4	1892	Twinning	20	0	0
5	1889	d'Haenens	16	0	0
6	1914	Biddle II	12	0	0
7	1915	Naegeli	12	0	0
8	1889	Kielham	11	0	0
9	1903	Hagenbach-Burckhardt	7	0	0
10	1890	Faber	?	0	0
11	1892	Hutchinson	?	0	0
12	1921	Bierende	?	0	0
13	1929	Rulison	90	0	0
14	1879	Winckel	166	1	0,6
15	1868	Hervieux	150	1	0,7
16	1925	McCandlish	224	3	1,3
17	1870	Olshausen und Mekus	Hunderte	2?	?
18	1873	Ahlfeld II	fast 100	2	etwa 2
19	1891	Almquist I	134	4	3
20	1872	Klemm	23	1	4,3
21	1898	Troitsch	200	10—12	5—6
22	1904	Call	19	1	5,6
23	1929	Pockels	70	5	7,1
24	1924	Blaisdell II—VIII	61	6	9,8
25	1896	Bahr	10	1	10
26	1929	Collins und Campbell	50	5	10
27	1921	Peiper	17	2	11,8
28	1873	Ahlfeld I	25	3	12
29	1874	Moldenhauer	98	12	12,5
30	1923	Schultheiss-Wieland	21	3	14,3
31	1893	Behnke	21	3	14,3
32	1876	Dohrn	54	9	16,7
33	1891	Schukowsky	12	2	16,7
34	1922	Weber	6	1	16,7
35	1916	A. Wirz	6	1	16,7
36	1876	Röser	35	7	20
37	1897	Hauck	10	2	20
38	1923	Knowles und Munson	10	2	20
39	1905	Dreves	38	8	21
40	1887	Zechmeister	28	6	21,4
41	1887	Wichmann	22	5	22,7
42	1873	Koch I	8	2	25
43	1908	Schwartz	27	7	25,9
44	1890	Bodenstab	10	3	30
45	1914	Biddle I	?	?	etwa 30
46	1927	Stern	6	2	33,3
47	1896	Kuhnt	11	4	36,4
48	1899	Brosin	18	7	38,9
49	1889	Nesemann	12	5	41,7
50	1891	Almquist II	7	3	42,9
51	1903	Maguire	18	8	44,4
52	1877	Huart	87	40	46
53	1879	Behrend-Litten	7	5	71,4
54	1845	Corrigan	?	?	93

Ich möchte noch darauf hinweisen, daß die Beobachtungen von Almquist erkennen lassen, daß die Endemie in der Entbindungsanstalt Göteborg (mit I bezeichnet, lfd. Nr. 19) milder verlief als die außerhalb der Klinik (II, lfd. Nr. 50), während das interessanterweise bei Ahlfeld nicht zutrifft. Hier war die Sterblichkeit in der Entbindungsanstalt Leipzig mit 12% (I, lfd. Nr. 28) wesentlich größer als in der Stadt (II, lfd. Nr. 18) mit 2%.

6. Das exfoliative Pemphigoid im Rahmen der Pemphigoidendemien.

Das Vorkommen des exfoliativen Pemphigoids innerhalb von Endemien, die sich fast ausschließlich oder vorwiegend aus einfachen Pemphigoidfällen rekrutieren, ist, wie bereits mehrfach betont, eine beachtenswerte Stütze für die Identifizierung beider Dermatosen. Während diesen Verhältnissen früher kaum Beachtung geschenkt wurde, hat sich in den letzten Jahrzehnten darüber ein sehr zuverlässiges Material angesammelt, das in Tabelle 5 übersichtlich zusammengestellt ist.

Tabelle 5. Exfoliatives Pemphigoid im Rahmen der Pemphigoidendemien.

Nr.	Beobachter	Gesamt	Exfoliativ. Pemphigoid	In %
1	McCandlish	224	3[1]	1,3
2	Holder	115	2	1,7
3	Pockels	70	7	10
4	Cole und Ruh	9	1	11,1
5	Wirz	6	1	16,7
6	Mulert	5	1	20
7	Klumper	5	1	20
8	Garot	9	2	22,2
9	Schultheiss (Wieland)	21	5	23
10	Reinhardt	23	mindest. 6[2]	26
11	Stern	6	2	33,3
12	Hotz	5	2	40
13	Behrend (Litten)	7	5	71,4

Hierzu ist zu bemerken, daß der Begriff des exfoliativen Pemphigoids (bzw. der Dermatitis exfoliativa neonatorum) von den einzelnen Beobachtern nicht immer gleich weit gefaßt ist. So zählen Pockels und Schultheiss-Wieland die Übergangsformen zum exfoliativen Pemphigoid hinzu, während Reinhardt u. a. den Begriff des Pemphigus malignus oder der Ritterschen Krankheit sehr eng fassen.

Sieht man von diesen subjektiven Momenten ab und prüft man das Material genauer, so findet man überall dort, wo genügend Einzelheiten angegeben sind, die oben begründete Ansicht bestätigt, daß in den Endemien fließende Übergänge von den leichtesten, oft abortiven Fällen bis zur schwersten, foudroyant verlaufenden exfoliativen Form gefunden werden, und daß es sich nicht etwa ausschließlich um extreme Gegensätze handelt. Hierauf hat mit besonderem Nachdruck Wieland hingewiesen, der gerade in dieser Hinsicht über ein sehr lehrreiches, gut beobachtetes Material verfügt. Auch bei MacCandlish, Pockels, Rulison, Stern, A. Wirz u. a. finden wir Anhaltspunkte hierfür. Gerade dies spricht dafür, daß die alte Betrachtungsweise, die diesen Übergangsfällen überhaupt keine Beachtung schenkte, sondern nur die Endglieder der Reihe berücksichtigte, ein schiefes Bild gab.

Anzufügen wären Mitteilungen über *exfoliatives Pemphigoid in der Klientel einzelner Hebammen oder in Familien, in denen gleichzeitig Fälle von einfachem Pemphigoid auftraten:* Delbanco, Finkelstein, Hedinger, Knöpfelmacher und Leiner, Przedborski, Ravogli, Sperk, Woringer, Zahorski u. a. haben Mitteilungen hierüber gemacht. Orgler, Szarka und van der Valk sahen, wie bereits erwähnt, *Zwillinge, von denen der eine ein einfaches, der andere ein exfoliatives Pemphigoid bekam.*

[1] Nur die extremen, tödlich verlaufenen Fälle. Unter den restlichen befinden sich gewiß noch weitere exfoliative Fälle, doch sind darüber keine Mitteilungen gemacht.

[2] Zu den 5 von Reinhardt als „universeller Pemphigus“ bezeichneten Fällen kommt mindestens als 6. noch Reinhardts Fall 7, was aus der Abbildung dieses Kindes (Abb. 3 auf S. 18 der Arbeit) unzweifelhaft hervorgehen dürfte.

Das exfoliative Pemphigoid kann übrigens, wenn auch relativ sehr selten, in „fast epidemischer Häufung" vorkommen. Dies geht schon aus den Beobachtungen von RITTER hervor. Auch FISCHL berichtet aus Prag hiervon. FINKELSTEIN spricht von auffallend vielen Fällen, die in den Sommern 1896 und 1899 in Berlin vorgekommen seien. Aus diesen Jahren stammen auch die Fälle von W. BLOCH (Berlin). Schließlich verdient hier nochmals festgehalten zu werden, daß ARNING (a) einmal Zwillinge mit schwerstem exfoliativem Pemphigoid sah. Man sollte denken, daß gerade diese Beobachtung — so außergewöhnlich sie ist — geeignet sei, FINKELSTEINS Skepsis den unitarischen Bestrebungen gegenüber zu bezwingen. Auf seine Frage, weshalb noch niemals auf einer Säuglingsstation eine solche Ansteckung durch einen neu aufgenommenen exfoliativen Fall gesehen wurde (Lehrbuch der Säuglingskrankheiten, 2. Aufl., S. 826), läßt sich nur antworten, daß die Vorbedingungen für die Entstehung des exfoliativen Pemphigoids so selten gegeben sind.

7. Impetigo contagiosa staphylogenes und Pemphigoidendemien.

Da über das epidemische Auftreten der Impetigo contagiosa staphylogenes an anderer Stelle dieses Bandes berichtet wird, kann ich mich auf den Hinweis beschränken, daß in diesen Epidemien stets reichlich Pemphigoidfälle bei Neugeborenen und Kleinkindern vorkommen (s. dort).

Umgekehrt treten bei Pemphigoidendemien, wie schon mehrfach erwähnt, sporadisch Impetigo staphylogenes-Fälle auf. Das hierüber vorliegende, wichtige Material ist größer als im allgemeinen angenommen wird. Ich gebe in Tabelle 6 eine gedrängte Übersicht darüber, soweit mir die Angaben zugänglich waren:

Tabelle 6. Impetigo contagiosa staphylogenes und Pemphigoid.

a) Bei Pemphigoidepi- und -endemien.

Nr.	Jahr	Beobachter	Zahl der Fälle	Impetigo
1	1835	RIGBY	?	Einzelne Mütter hatten Blasen. Dr. DALRYMPLE infizierte sich bei Sektion.
2	1898	TROITSCH	etwa 200	Übertragung auf Pflegerinnen und Geschwister der erkrankten Neugeborenen.
3	1879	WINCKEL	166	3 Mütter, 3 Pflegerinnen bekamen Blasen.
4	1891	ALMQUIST	134	2 Mütter bekamen „Pemphigus mammae".
5	1870	OLSHAUSEN und MEKUS	Hunderte	a) Mutter 3 große Blasen auf rechtem Oberschenkel, außerdem mehrere auf der rechten Mamma. b) Mutter große seröse Blase auf der rechten Mamma. c) Mutter etwa 20 Blasen an Gesäß und Innenfläche der Oberschenkel; 18jähriges Mädchen, das das schwerkranke Kind badete, sechsergroße Blase am rechten Zeigefinger. d) 2- und 4jährige Schwester Blasen an den Fingern. e) 6jährige Schwester große Blase an der Unterlippe (durch Kuß übertragen). f) Mutter 4—5 Blasen an der Innenseite beider Oberschenkel. g) Mutter zahlreiche sehr große Blasen in Kreuzgegend und an Oberschenkeln.
6	1874	MOLDENHAUER	98	3 Wöchnerinnen erkranken an „Pemphigus acutus".
7	1877	HUART	87	3 Mütter bekamen Blasen.
8	1892	HUTCHINSON	?	Einzelne Mütter erkrankten.
9	1873	AHLFELD	25	1 Mutter bekam Blasen.
10	1929	BENIANS und JONES	25	a) Pflegerin Serie von Blasen. b) Pflegerin Blasen auf der Hand. **Staphylokokken + in Reinkultur.** c) Mutter 4 Tage vor Erkrankung des Kindes Blase am Finger. **Staphylokokken + in Reinkultur.**

Nr.	Jahr	Beobachter	Zahl der Fälle	Impetigo
11	1872	KLEMM	23	Übertragung auf 3 Erwachsene.
12	1875	KOCH	23	2 Mütter bekamen Blasen auf der Brust, eine erwachsene Person durch Handtuch der Hebamme im Gesicht infiziert.
13	1887	WICHMANN	22	5mal Übertragung auf ältere Individuen beobachtet.
14	1923	SCHULTHEISS-WIELAND	21	2mal Mutter Blasen auf Brust, s. S. 194. 1mal Übertragung durch Brusttuch auf nichtstillende Wöchnerin. **Heilung mit brauner Pigmentierung.**
15	1903	MAGUIRE	18	a) Mutter, Bruder und Angestellte, die die Wäsche wusch, wurden infiziert. b) Mutter bekam 2 Flecken unter dem Kinn. c) Übertragung auf 2jährigen Bruder. d) Mutter an der Hand Blasen. e) Pflegerin an der Hand, Kind aus Nachbarhaus. f) Mutter. g) Mutter an der Hand Blase, **Staphylokokken** +. h) Übertragung auf 2jährigen Bruder, am Arm erkrankt. i) Mutter an der Brust Blasen.
16	1889	NESEMANN	12	Amme bekam Blase an der Brust, dann auch im Gesicht.
17	1899	BROSIN	18	a) Hebamme Blasen an den Fingern. **Staphylokokken** +. b) $1^1/_2$jähriges Kind.
18	1891	SCHUKOWSKY	12	In 2 Fällen wurden Mutter und ältere Geschwister befallen.
19	1914	BIDDLE	12	3 Pflegerinnen, 2 stillende Mütter vom Blasenausschlag ergriffen. Nur exponierte Körperstellen ergriffen (Finger, Ohren, Gesicht bei den Pflegerinnen, Brust, Gesäß bei den Müttern).
20	1896	KUHNT	11	Einzelne Mütter und Geschwister, welche kranke Kinder gewartet hatten, wurden von „Schälbläschen" befallen.
21	1896	BAHR	10	a) Mutter an Hand und Armen kleine, konfluierende Bläschen, dicke gummiartige Borken. — 13jähriger Bruder Bläschen im Gesicht und am Hals. Krusten. — 9jähriger Bruder Blasen und Krusten im Gesicht. — 4jährige Schwester Bläschen und Krusten im Gesicht, durch Kratzen neue Stellen. — 5jähriger Bruder vereinzelte Krusten im Gesicht. — Vater 3 Bläschen im Gesicht, Krusten. b) Mutter durch Küssen des Kindes 4 hirsekorngroße Bläschen an Unterlippe und Kinn. c) Tochter des Verfassers infizierte Mutter am Kinn und Unterlippe, konfluierende Bläschen, Krusten. — $2^3/_4$jährige Schwester Bläschen und Krusten im Gesicht. — $1^3/_4$jährige Schwester dgl. — Vater 1 Blase, Krusten am Hals.
22	1897	HAUCK	10	In 3 Fällen Ansteckung der Mutter, 1mal Ansteckung von 4 Familienmitgliedern. — Der Vater eines erkrankten Kindes war Friseur. Einer seiner Kunden erkrankte an Impetigo contagiosa und infizierte Frau, Hausangestellte und Kind.
23	1890	BODENSTAB	10	a) Mutter an der Brust einzelne Blasen. b) Mutter, Wartefrau und deren 3jähriges Kind, Hausmädchen und deren Schwester, außerdem eine Frau, die das kranke Kind nur 2mal besucht hatte. Bei einem außerhalb dieser Endemie beobachteten Fall wurde die Erkrankung auf Mutter, 16- und 12jährige Schwester und 7jährigen Bruder übertragen.
24	1922	WEBER	6	a) Stationsschwester bekommt 2 „impetiginöse Efflorescenzen" im Gesicht. b) Pemphigoidkind infiziert nach der Entlassung sein 2jähriges Schwesterchen mit „typischer Impetigo" am Ohr.

b) Einzelfälle.

Nr.	Jahr	Beobachter	Impetigo
25	1841	Scharlau	Ein Kind, das in gleicher Wanne gebadet wurde (Alter?), Mutter, 12jährige Schwester und Scharlau selbst infiziert.
26	1854	Plieninger	a) Mutter am rechten Oberschenkel und beiden Handgelenken Blasen, die nach einigen Tagen eine **flache dünne Kruste** bilden. Am linken Daumen ebenfalls Blase. — 5jähriger Bruder Blasen im Nacken, die mit Krustenbildung heilen. — Kindermädchen Blase am Oberschenkel. (Außerdem 1jährige Schwester typisches Pemphigoid.) b) Mutter Blasen am rechten Zeigefinger und an Vorderarmen. — 7-, 5- und 2jährige Geschwister Blasen, vorwiegend an unbedeckter Haut.
27	1873	Mettenheimer	Mutter kleinere Blasen an den Brüsten, da, wo das Gesicht anlag, ebenso im Gesicht und an Händen.
28	1875	Klüpfel	Mutter und Großmutter bekamen Blasen, 2 ältere Geschwister litten an „gewöhnlicher Impetigo“.
29	1875	Faloy	a) Mutter an der linken Lippencommissur Blase mit rotem Hof, an der linken Labiomentalfalte erythematösen Fleck. b) Infektion der Mutter.
30	1876	Padova	Siehe S. 210. Einzelheiten nicht bekannt.
31	1884	Blomberg	Siehe S. 210. Einzelheiten nicht bekannt.
32	1885	Pulvermacher	Mutter einige Blasen an Fingern und Unterarmen, die schnell eintrocknen. — (4jährige Schwester 15 erbsengroße, prall gespannte Blasen.)
33	1890	Faber	Mutter am unteren Teil der Wange Blase, die sich sehr schnell aus rotem Fleck entwickelt. Leicht gelbliche Kruste von Pfenniggröße. Nachträgliche Vergrößerung, Bildung eines leicht erhabenen Randes. Heilung in wenigen Tagen unter Hinterlassung eines roten Fleckes. An Unterlippe gleichzeitig ähnliche Kruste, die nach einigen Tagen abfällt, indem sie sich zuerst in der Mitte löst.
34	1890	Salvage	Mutter Blasen auf Brust und Unterarmen.
35	1892	P. Richter	8jähriger Bruder erkrankt unter Erscheinungen, die als typische Impetigo contagiosa imponieren.
36	1893	Klamann	a) Mutter am rechten Daumen einige Blasen. b) Bei älterer Schwester soll nach Aussage der Mutter vor der Erkrankung des Neugeborenen ein blasenartiger Ausschlag im Gesicht bestanden haben.
37	1898	Kornalewsky	Mutter erkrankt.
38	1899	Bernstein	Mutter am linken Mundwinkel und am linken 4. Finger je eine Kruste, letztere sicher aus einer Blase entstanden. — 7jährige Schwester am linken Vorderarm solitäre, zweimarkstückgroße, krustöse Efflorescenz mit rotem Hof. Nachträglich entstehen gleiche Elemente am linken Ellbogen, auf dem Rücken, in der Achselhöhle, am linken Mundwinkel. Außerdem etwa 8 stecknadelkopf- bis pfenniggroße wasserhelle Blasen auf normaler Haut am Bauch und linken Unterschenkel. — 4jährige Schwester je 1 Kruste am Knie und Mons pubis und 2 am Gesäß. — 3jähriger Bruder 20—30 kreisrunde, pfennig- bis zweimarkstückgroße, mit bräunlichschwarzen Krusten bedeckte Herde über den ganzen Körper zerstreut. Bläschen und Blasen nicht sichtbar.
39	1899	Koehler	Übertragung auf 3 Erwachsene und 3 Kinder, die in kurzer Zeit geheilt wurden.
40	1900	Winternitz	Siehe S. 205. Infektion durch Geschwister mit einer Dermatose, die durch **Blasenbildung und Hinterlassung brauner Flecke** ausgezeichnet war.

Nr.	Jahr	Beobachter	Impetigo
41	1900	LÖWY	LÖWY selbst dünnwandige Blase an der Ohrmuschel, nach deren Zerstörung dicke, gummiartige, gelbe Krusten. Im Bart ebenfalls Blase und gelbe Borken, ferner **zirzinäre Elemente** und erythematöse Herde von Linsengröße, über denen die Hornschicht bereits frühzeitig verschieblich war, so daß sie entweder zerstört wurde oder als feines Häutchen darüber eintrocknete. — 18jähriges Fräulein, das den Jungen wartete, bekam kreuzergroße Blase am rechten Vorderarm. — 6jährige Schwester Blasen um den Mundwinkel und am Lippenrot, die kaum hellergroß wurden, zarte Decke hatten und ohne Krustenbildung abheilten.
42	1900	MATZENAUER	Mutter mit sehr ausgedehntem Exanthem behaftet, das mit Blasenbildung einhergeht Die frischen, etwa stecknadelkopfgroßen Blasen enthalten seröse Flüssigkeit, die sich später trübt, Anwachsen bis zu Haselnußgröße. Durch Konfluieren entstehen ausgedehnte landkartenähnliche Herde mit **zirzinärem Blasensaum,** sowie ring- und scheibenförmige Efflorescenzengruppen. Bildung von gelben Krusten. **Staphylokokken +.** (Infiziert ihr 4 Tage altes Kind mit Pemphigoid.)
43	1902	NOBL	Vater auf Wange Impetigo, dgl. 8jährige Schwester.
44	1903	OSTERMEYFR	Siehe S. 178 u. 194. Mutter Erosionen und Blasen an beiden Brüsten, **Abheilung mit Pigmentierung.**
45	1903	WHITFJELD	Mutter am Vorderhaupt „typische Impetigo contagiosa" mit schlaffer grauer Decke und krustösem Zentrum. Streptokokken und Staphylokokken +. Siehe S. 189.
46	1904	KNÖPFELMACHER und LEINER	Mutter an beiden Brüsten in der Umgebung der Mamillen leicht rot verfärbte, linsengroße Herde, teilweise mit geringer Epidermisabhebung durch seröses Transsudat. Epidermis leicht gefältelt, matt durchscheinend. Am linken Handrücken linsengroße schlappe Blase mit getrübtem Inhalt und geröteter Umgebung.
47	1906	KOBLANCK	2mal Infektion der Mutter bei 14 sporadischen Pemphigoidfällen. Bakteriologische Untersuchung bei der einen Mutter **Staphylokokken** +.
48	1907	KAUPE	Mutter hat „vesikulopustulösen Ausschlag" fast ausschließlich am Gesäß und Unterleib, ganz vereinzelte Efflorescenzen auch am übrigen Stamm.
49	1910	MULERT	Mutter, Tante und 3 Geschwister infiziert. Einzelheiten fehlen.
50	1914	HOFMANN	Übertragung auf Mutter. (Siehe S. 194.) **Dünne Krusten. Abheilung mit Pigmentierung, Staphylokokken** +.
51	1914	TAMM	Übertragung auf Mutter und 2jährige Schwester. **Staphylokokken +. Dünne Krusten.**
52	1915	KAUFMANN-WOLF	Mutter an der Brust große Blase, im Gesicht und an Armen krustöse Efflorescenzen. In letzteren Staphylokokken und Streptokokken. (Siehe S 178.)
53	1921	DELBANCO	a) Übertragung auf Mutter. (Siehe S 194.) **Staphylokokken** +. b) Mutter dicht an der Mamilla 4 kirschkerngroße Blasen mit rein serösem Inhalt.
54	1921	FABRE und BOUGET	Mutter am Daumen 2 kleine Blasen, die spontan heilen.
55	1921	FINKELSTEIN	Mutter an Kinn und Brust „impetiginösen Ausschlag".
56	1922	FUCHS	Infektion von 2 Müttern durch Pemphigoidkinder. (Siehe (S. 194.) **Klinisch staphylogene Impetigo, Staphylokokken** +.
57	1924	PRZEDBORSKI	Vesikulöse und impetiginöse Efflorescenzen bei Mutter und 4 Personen aus der Umgebung (Staphylokokken + ?).
58	1925	HERZ	Krankenschwester am linken Zeigefinger Blase. (Siehe S. 194.) **Staphylokokken** +.

Nr.	Jahr	Beobachter	Impetigo
59	1926	Völckers	Mutter im Gesicht und an der rechten Brust einige kleine Herde, die den Charakter der Impetigo contagiosa tragen (keine Blasenbildung beobachtet).
60	1928	van der Valk	Übertragung auf Hand der Pflegerin. **Staphylokokken** +.
61	1929	Gelpke	4 Personen bekamen eine oder mehrere klare, später sich trübende Blasen an den Fingern, und zwar Mutter, 2 Krankenschwestern, Dienstmädchen. (Siehe S. 210.) Mikroskopisch große grampositive Diplokokken.
62	1929	Da Rocha	Bei Mutter und Tante, die mit dem Kinde in enge Berührung kamen, zeigten sich auf Vorderarmen und Hals einzelne Blasen.
63	1931	Urbach (Zakon)	Mutter bekommt an der Innenseite der Oberschenkel zahlreiche schlaffe, kirschgroße, konfluierende Blasen mit klarem Inhalt. Nach einigen Tagen zahlreiche Bläschen im Gesicht, anscheinend ohne Neigung zu Krustenbildung. Auch an Brustwarze große Blase, anschließend schwere Mastitis. — Tante am rechten Zeigefinger linsengroße Blase, aus der Streptokokken gezüchtet werden. (Siehe auch S. 190.) — Vater im Gesicht Blasen.
64	1931	Blatt	Mutter im Gesicht „Impetigo contagiosa".

Die Kasuistik spricht für sich selbst. Vielfach ist die Zugehörigkeit zur staphylogenen Impetigo contagiosa auch dort aus der Eigenart des klinischen Bildes zu erkennen, wo die bakteriologische Identifizierung fehlt: Häufigkeit der Blasen, Bildung zirzinärer Elemente, dünner Krusten, Sitz auf exponierten und nicht von der Kleidung bedeckten Stellen, Abheilung mit Pigmentierung usw.

Es sei noch darauf hingewiesen, daß eine große Reihe dieser Impetigo-staphylogenes-Fälle von Neugeborenen mit *exfoliativem Pemphigoid* übertragen worden sind. Es sind dies mindestens die Fälle 40, 44, 46, 50, 51, 52, 53a, 54, 55, 56, 57, 58, 60, 61, 63; ferner die beiden Fälle aus der Schultheissschen Endemie (14), sowie wahrscheinlich 5c, 12, 26a, 28, 36a.

Diagnose und Differentialdiagnose.

Das Pemphigoid ist durch das schubweise Auftreten großer seröser (pemphigoider) Blasen auf normaler oder kaum geröteter Haut gekennzeichnet. Die nach dem Platzen der Blasen entstehenden Erosionen haben im allgemeinen keine Neigung zur Krustenbildung und heilen in der Regel in wenigen Tagen ab. Allgemeinstörungen, Fieber usw. pflegen zu fehlen. Auch das exfoliative Pemphigoid entwickelt sich in dieser Weise und führt erst nach kürzerer oder längerer Zeit zu ausgesprochener Exfoliation mit Nikolskyschem Phänomen usw., zu Fieber und Koma.

Früher hat man bekanntlich zwischen beiden Formen diagnostische Schranken errichten zu können geglaubt. Wie bereits aus der Darstellung der Klinik hervorgeht, hat sich dies jedoch als unhaltbar erwiesen: Fälle, die ohne Blasenbildung beginnen, wie die Ritterschen, sind außergewöhnlich (s. S. 174). Die Annahme, daß das exfoliative Pemphigoid stets im Gesicht, um die Mundregion, beginne, trifft ebenfalls nicht zu. Die ersten Blasen haben ihren Sitz beim exfoliativen Pemphigoid ebenso häufig am übrigen Körper (S. 170), wie sie beim einfachen Pemphigoid im Gesicht lokalisiert sein können. Man hat ferner die eigentümliche Lockerung der Hornschicht, die sich in dem positiven Ausfall des Nikolskyschen Phänomens kundtut, als besonderes Kennzeichen des exfoliativen Pemphigoids hingestellt. Aber auch das entspricht nicht den tatsächlichen Verhältnissen: Das Nikolskysche Phänomen ist durchaus nicht etwa für das exfoliative Pemphigoid pathognomonisch, sondern kommt auch bei der Epidermolysis bullosa hereditaria (Bullosis mechanica hereditaria), beim Pemphigus vulgaris und bei der Dermatitis herpetiformis vor, ja, es ist auch in manchen Fällen, die völlig die Charaktere des Neugeborenenpemphigoids tragen, in der Umgebung größerer Blasen auszulösen. Die mannigfaltigen Übergänge vom einfachen zum exfoliativen hat man früher überhaupt nicht beachtet. Dies mußte, wie Wieland speziell gezeigt hat, zu einem schiefen Urteil führen.

Nachdem dies erkannt ist, und die Identität auch hinsichtlich der histologischen Struktur und der Ätiologie einwandfrei nachgewiesen sein dürfte, nachdem ferner die epidemiologischen Verhältnisse völlig aufgeklärt sind, dürften die letzten Zweifel beseitigt sein, die über die Zusammengehörigkeit beider Formen bestanden haben.

Differentialdiagnostisch kommt in erster Linie die **konnatale pemphigoide Syphilis** *(Pemphigus syphiliticus congenitalis)* in Betracht. Bei dieser haben die Blasen bekanntlich ihren Sitz zunächst in der Regel auf *Handtellern* und *Fußsohlen,* die beim Pemphigoid gewöhnlich frei bleiben. Von dieser, für die Differentialdiagnose außerordentlich wichtigen Regel gibt es jedoch Abweichungen: Auch beim Pemphigoid bilden sich in jener Lokalisation — allerdings selten und nur bei sehr ausgedehnter Aussaat — Blasen. Dann kommt uns aber zu Hilfe, daß die Blaseneruption bei der konnatalen Syphilis meist symmetrisch und daß ein syphilitisches Exanthem von großer Ausdehnung stets vielgestaltig ist: Neben Blasen finden sich Flecke und Papeln von oft sehr charakteristischem zinnober- bis braunrotem Kolorit, häufig auch die spezifische Infiltration der Handteller und Fußsohlen, die ihnen das blaurote, glänzende, wie lackierte Aussehen verleiht, daneben Rhagaden um Mund, Augen usw. Außerdem sind die Blasen im allgemeinen kleiner als beim Pemphigoid. Wenn sie platzen, bedecken sich die zurückbleibenden Erosionen im Gegensatz zu denen beim Pemphigoid schnell mit Krusten. Sie zeigen nicht die geringste Heilungstendenz, wenn nicht rechtzeitig eine antisyphilitische Behandlung eingeleitet wird. — Auch die Tatsache, daß die *pemphigoide Syphilis vielfach bereits bei der Geburt manifest* ist, läßt sich für die Differenzierung vom Pemphigoid verwerten, wenn auch vereinzelt über angeborene Pemphigoidfälle berichtet worden ist, deren Zugehörigkeit zum Pemphigoid allerdings immer noch nicht über alle Zweifel erhaben sein dürfte (S. 201f.). Wären sie anzuerkennen, so würden sie als außerordentliche Seltenheiten nur ausnahmsweise ins Gewicht fallen. — Auch die *Familienanamnese* gibt wertvolle Anhaltspunkte, ebenso wie die Untersuchung der Mutter auf manifeste syphilitische Erscheinungen. — Umgekehrt können die *Rhagaden um Mund und Augen bei schweren Fällen von exfoliativem Pemphigoid* zunächst den Verdacht auf Syphilis erwecken. Die genaue Analyse der Hauterscheinungen allein führt hier jedoch ebenfalls eine Klärung herbei. Die universelle Exfoliation, der Verlust der Hornschicht auf ausgedehnten Hautpartien, sowie das Nikolskysche Phänomen sind der Syphilis völlig fremd. — Bei der konnatalen Syphilis finden sich andererseits schwerste Dystrophie, Coryza, Milztumor, Parrotsche Lähmung, Osteochondritis (röntgenologischer Nachweis!), während beim Pemphigoid meist gar keine Veränderungen an den inneren Organen gefunden werden, höchstens ausnahmsweise septische Prozesse.

In jedem verdächtigen Falle ist man ferner mit Hilfe des Nachweises der *Spirochaeta pallida* jederzeit in der Lage, die Situation sofort zu klären, da gewöhnlich im Blaseninhalt, und besonders in dem vom Blasengrunde abgeschabten Gewebspartikeln zahlreiche Spirochäten zu finden sind. Daneben ist selbstverständlich auch der Ausfall der *Serumreaktionen* bei Mutter und Kind von spezieller Bedeutung.

Demgegenüber kann die endemische Häufung des Pemphigoids und der Nachweis von Staphylokokken in frischen Blasen die wesentlichsten Anhaltspunkte geben.

Nach dem Ausschluß der konnatalen Syphilis kommt speziell gegenüber dem infantilen Pemphigoid eine große Reihe **anderweitiger bullöser Erkrankungen** differentialdiagnostisch in Frage. Zunächst sei die Differentialdiagnose gegen

Strofulus bullosus, Erythema exsudativum multiforme bullosum, Dermatitis herpetiformis und *Scabies* besprochen. Bei diesen Affektionen herrscht die Blasenbildung niemals vor. Stets finden sich daneben, meist in überwiegender Zahl, typische Primärefflorescenzen: die derben Knötchen des Strofulus, die zunächst auf erythematöser bis urticarieller Basis entstehen, cyclisch ablaufende erythematöse, scheiben-, ring- und girlandenförmige Elemente beim Erythema exsudativum multiforme, bzw. sehr polymorphe erythematöse, urticarielle, papulöse und pustulöse Efflorescenzen mit ausgesprochener Neigung zur Gruppierung bei der Dermatitis herpetiformis. Wenn bei Scabies des Säuglings das Auffinden von typischen Scabiesgängen Schwierigkeiten bereitet, so ist die Polymorphie der Erscheinungen (sekundäre Pyodermien, Kratzeffekte, ekzematöse Eruptionen usw.), zwischen denen größere Blasen nur vereinzelt zu finden sind, ausreichend, um die Differenzierung gegen das Pemphigoid stets ohne jede Schwierigkeit zu ermöglichen. Die genannten Affektionen zeichnen sich außerdem dadurch aus, daß die Blasen in der Regel kleiner sind als beim Pemphigoid, daß sie beim Strofulus und bei der Scabies ihren Sitz fast ausschließlich auf Händen und Füßen haben, daß bei ihnen und auch bei der Dermatitis herpetiformis gewöhnlich starker Juckreiz besteht. Die Scabies ist ferner auch bei den nächsten Angehörigen, speziell bei der Mutter, zu finden.

Mit Bildung größerer Blasen sollen zuweilen *Varicellen* einhergehen (FINKELSTEIN). Auch hier sind sie jedoch nur ganz selten vereinzelt zwischen den dieser Krankheit eigentümlichen kleinen, zentral gedellten Bläschen und Pusteln zu finden.

Bei anderen akuten exanthematischen Infektionskrankheiten, besonders bei *Masern* und *Scharlach*, ist von älteren Autoren über ausgedehntere Blasenschübe berichtet worden (BOHN, HENOCH, KLÜPFEL, LÖSCHNER, STEINER u. a.), doch ist die Annahme naheliegend, daß es sich bei diesen, früher als „symptomatischer Pemphigus" bezeichneten Affektionen lediglich um eine zufällige Kombination der betreffenden Krankheiten mit echtem Pemphigoid gehandelt hat (HENOCH, FINKELSTEIN, LEINER).

Die Unterscheidung des Pemphigoids von *bullösen Arzneiexanthemen* ist im allgemeinen nicht schwierig, da die letzteren meist keine rein bullösen Exantheme darstellen, sondern neben Blasen fast stets erythematöse und urticarielle Elemente von geringerer oder größerer Ausdehnung zeigen, wie z. B. der auf S. 203 angeführte Fall von F. BLUMENTHAL. FINKELSTEIN erwähnt zwei von ihm beobachtete Salvarsanexantheme bei Säuglingen, bei denen zahlreiche, perlmutterglänzende, von einem Erythemring umgebene Blasen vorhanden waren. Mit Blasenbildung gehen bekanntlich relativ oft auch Jod-, Brom-, Arsen- und Antipyrinexantheme einher.

Auch die *pyämischen Dermatosen* sind durch die Polymorphie der Erscheinungen (Erythem, urticarielle und nodöse Elemente, Pusteln und Abscesse, daneben meist in relativ geringer Menge größere Blasen) vom Pemphigoid zu unterscheiden. Hierher gehört unter anderem die seltene *pemphigoide Sepsis*, der sog. *akute Pemphigus*, der schon durch die schwere Beeinträchtigung des Allgemeinbefindens, den hochfieberhaften, meist letalen Verlauf zur Genüge charakterisiert ist.

Das *bullöse Erysipel* unterscheidet sich durch die fortschreitende diffuse Rötung der Haut und das hohe Fieber vom Pemphigoid. Irrtümer wären möglich, wenn sich ein Pemphigoid nachträglich mit Erysipel kompliziert. Dann gestattet aber die zeitliche Folge der Erscheinungen, sowie der häufige Beginn des Erysipels vom Nabel aus stets eine scharfe Differenzierung. Vom exfoliativen Pemphigoid unterscheidet es sich hauptsächlich durch das Fehlen der Exfoliation und des NIKOLSKYschen Phänomens. Dagegen spricht das hohe

Fieber nicht unbedingt gegen das bösartige Pemphigoid, das ja gelegentlich schon von Anfang an mit Temperaturerhöhung verläuft.

Das *Ecthyma simplex* unterscheidet sich vom Pemphigoid dadurch, daß es nicht mit Blasen, sondern mit Pusteln beginnt und daß die Pusteln nie so große Dimensionen annehmen wie die pemphigoiden Blasen. Außerdem ist das pustulöse Stadium ephemer. Sehr schnell bildet sich die bis in die Cutis reichende Ulceration aus, die höchstens Fünfpfennigstückgröße erreicht und sich stets mit dicken Krusten bedeckt. Das Ekthyma bleibt auch in der Regel lokalisiert und erreicht nur selten universelle Ausbreitung, die beim Pemphigoid durchaus nichts Ungewöhnliches darstellt.

Ich möchte an dieser Stelle auf die Differentialdiagnose zur *Epidermolysis bullosa hereditaria* (Köbner), die *Bullosis mechanica hereditaria* (Siemens) [1] eingehen, die trotz ihrer Seltenheit im konkreten Falle leicht zu Verwechslungen Anlaß geben kann, wenn man nur das momentane klinische Bild ins Auge faßt. Ich habe diese Frage bereits bei der kritischen Besprechung des konnatalen Pemphigoids gestreift (Fälle von Henoch und Legg). Bei der Epidermolysis bullosa hereditaria sind Blasen vorwiegend an denjenigen Stellen zu finden, an denen die Haut mechanischen Schädigungen ausgesetzt ist. Beim Neugeborenen können dies zunächst die Partien sein, die von Geburtstraumen betroffen sind, also meist Kopf, Schultern, obere Extremitäten, aber auch Hüften, Rücken (bei Steißlage). Schon die Lokalisation der Blasen vermag deshalb wertvolle Anhaltspunkte für die Differenzierung zu geben. Außerdem ist selbstverständlich das Nikolskysche Phänomen stets auslösbar, da ja die Haut auf jede mechanische Irritation wie Reiben, Kneifen, seitlichen Fingerdruck, mit Blasenbildung reagiert. Als drittes, wichtiges diagnostisches Merkmal ist die *Heredität* zu betrachten, die sich häufig leicht nachweisen läßt. Oft wissen die Eltern schon Bescheid. Wo die hereditären Verhältnisse nicht bekannt sind, ist ferner die immer wieder folgende Blasenaussaat an den exponierten Stellen, also die Chronizität des Leidens, diagnostisch verwertbar.

Der *Pemphigus vulgaris* kommt im frühen Kindesalter sehr selten vor. In der Neugeborenenperiode wird er wohl überhaupt nicht beobachtet. Außerdem ist er durch die stetige Wiederholung der Blasenschübe und den gelegentlich positiven Ausfall des Nikolskyschen Phänomens unschwer vom Pemphigoid zu unterscheiden.

Früher hat das Pemphigoid vielfach zu Verwechslungen mit **Verbrennungen II. Grades** Anlaß gegeben. Handelt es sich um ausgedehnte Blasenschübe, so kann die Ähnlichkeit auf den ersten Blick allerdings frappant sein. Hat man dagegen Gelegenheit gehabt, die Entwicklung des Krankheitsbildes von Anfang an zu verfolgen, oder kann man sie an der Hand von anamnestischen Angaben rekonstruieren, so fallen die Unterschiede sehr deutlich ins Auge. Bei der Verbrennung entsteht im gesamten Bereich der durch die Wärmeeinwirkung geschädigten Haut häufig zunächst ein Erythem, auf dem, speziell wenn größere Hautpartien betroffen sind, partielle blasige Abhebungen der Hornschicht manifest werden. Außerdem wird der ganze Hautbezirk momentan pathologisch verändert, während beim Pemphigoid die schubweise Blasenbildung erst allmählich zur Ausbildung des schweren Zustandes führt. Ferner ist bei ausgedehnten Verbrühungen das Allgemeinbefinden stets schwer in Mitleidenschaft gezogen: Es ist von Anfang an hohes Fieber vorhanden, infolge der Intoxikation sind die

[1] Unter Hinweis auf die Anmerkung auf S. 172 möchte ich darauf aufmerksam machen, daß der eingebürgerte Name *Epidermolysis* auch hier nicht korrekt ist, da es sich nur um eine Abhebung der Hornschicht handelt, nicht um die der ganzen Epidermis. Daher ist der von Siemens eingeführte Name Bullosis usw. vorzuziehen.

Kinder benommen, komatös, nehmen keine Nahrung zu sich und gehen in der Regel in wenigen Stunden oder Tagen zugrunde.

Auch die Ähnlichkeit der Verbrühung mit dem *exfoliativen Pemphigoid* beruht lediglich auf Äußerlichkeiten. Selbst wenn dieses sich ganz ohne Blasen entwickelt, was doch sehr selten ist, beginnt es mit einem umschriebenen Erythem (oft der Mundregion), das sich erst im Laufe der nächsten 12—24 Stunden über große Partien des Körpers ausbreitet und zur Ausbildung der Exfoliation führt. Im Blütestadium ist es zwar der ausgedehnten Verbrühung äußerlich sehr ähnlich, doch fehlt im Anfang die schwere Beeinträchtigung des Allgemeinbefindens oft noch völlig. Die Kinder sind relativ agil, nehmen die Nahrung gut und sind gänzlich fieberfrei. Erst kurz vor dem Tode tritt meist Koma mit hohen und höchsten Temperaturerhebungen ein. Das NIKOLSKYsche Phänomen, das beim exfoliativen Pemphigoid schon frühzeitig auf anscheinend noch normaler Haut auslösbar ist, ist bei Verbrennungen auf der ungeschädigten Haut nicht vorhanden. — Weit häufiger ist der Beginn mit Blasenbildung wie beim einfachen Pemphigoid, und dadurch wird selbstverständlich die Differenzierung erleichtert. Entscheidende Aufschlüsse kann ferner manchmal das gleichzeitige Auftreten von Pemphigoidfällen in der Umgebung des erkrankten Kindes oder in der Praxis der betreffenden Hebamme geben.

Da diese Dinge heute allgemein bekannt sind, und da ihrer Bedeutung auch bei der Ausbildung der Hebammen in jeder Weise Rechnung getragen wird, sind Verwechslungen nicht mehr besonders zu fürchten. Dagegen waren sie bis in die neunziger Jahre des vorigen Jahrhunderts nicht ungewöhnlich und gaben zu schweren *Justizirrtümern* Anlaß, die allerdings auch dadurch begünstigt wurden, daß man damals geneigt war, die Entwicklung des Pemphigoids auf zu heiße Bäder zurückzuführen. Ich gehe kurz auf die einschlägigen Veröffentlichungen ein, soweit sie mir zugänglich sind:

DAWOWSKY berichtet 1867 von einer Hebamme, die in erster Instanz zu 2 Jahren Gefängnis verurteilt wurde, weil 2 Gerichtsärzte ein Gutachten abgegeben hatten, dem Kinde sei von der Hebamme gleich nach der Geburt ein zu heißes Bad bereitet worden, so daß das Kind verbrüht und an allgemeinen Konvulsionen gestorben sei. In zweiter Instanz wurde sie auf ein Gutachten DAWOWSKYs freigesprochen.

In MASCHKAs Fall (1880) gaben die Gerichtsärzte auf Grund der nach der Exhumierung vorgenommenen Autopsie folgendes Gutachten ab: Der Tod des (unehelichen) Kindes sei durch Verbrühung eingetreten, das lebende Kind sei in ein Gefäß mit siedendem Wasser (!) gelegt worden. Zu der Angabe der Mutter, daß sich Blasen entwickelt hätten, äußerten sie, daß wohl durch Unreinlichkeit Hautentzündungen, aber niemals Blasen von dem Umfang der hier beobachteten entstehen könnten. Da die Blasen am 2. Lebenstage zuerst an den Genitalien aufgetreten waren und sich erst in den nächsten Tagen über den ganzen Körper ausgebreitet hatten, der Tod erst am 12. Krankheitstage eingetreten war, stellte MASCHKA die Diagnose Pemphigus neonatorum und erreichte, daß die Mutter freigesprochen wurde.

E. STERN hat 1895 in einem Falle ein ähnliches Gutachten abgegeben, in dem es zum Schluß heißt, das Kind sei an seinem 3. Lebenstage in Wasser gebadet worden, dessen Temperatur die vom preußischen Hebammenlehrbuch vorgeschriebenen Badetemperatur für Kinder übertraf. Der Wasserstand betrug nur wenige Zentimeter. Das Kind befand sich in halb sitzender, halb liegender Stellung im Bade. So sei es gekommen, daß vorwiegend nur die abhängigsten Teile der Körperfläche verbrüht oder in entzündlichen Reizzustand versetzt wurden usw. Die betreffende Hebamme habe beim Anrichten des Bades zweifellos fahrlässig gehandelt. — Die daraufhin in erster Instanz wegen fahrlässiger Tötung zu 4 Monaten Gefängnis verurteilte Hebamme wurde bei der Revision ohne weitere Verhandlung freigesprochen, nachdem „wirklich Sachverständige“ ihr Gutachten abgegeben hatten (s. SCHÖNFELD).

ADICKES teilt 1896 „zur Warnung für die Herren Kollegen“ folgendes mit: Eine Hebamme war angeklagt, ein 5tägiges, bis dahin gesundes Kind durch ein zu heißes Bad verbrüht zu haben. Am folgenden Tage sei die Haut nach der Aussage des Vaters wie „abgepellt“ gewesen, und am 2. Tage danach erfolgte der Tod. Das vorläufige Gutachten, das ADICKES auf Grund der von ihm selbst vorgenommenen Autopsie ausstellte, bestätigte die Diagnose des unmittelbar vor dem Tode zugezogenen Arztes, daß der Tod durch ausgedehnte Verbrennung erfolgt sei. Nachträgliche Erhebungen ergaben, daß der genannte Arzt sich erinnerte, ihm sei von der Hebamme 1—2 Tage vor dem Tode des Kindes mitgeteilt worden, das Kind habe ein paar Blasen am Körper. Ehe die Erhebungen abgeschlossen waren, etwa 4 Wochen nach dem Tode des Kindes, meldete die Hebamme, sie habe bei einem Neugeborenen ihrer Praxis jetzt dieselben Hautveränderungen bemerkt wie an dem angeblich verbrannten Kinde. Hier konnte sofort ein typisches exfoliatives Pemphigoid festgestellt werden. Außerdem ergaben die Ermittlungen, daß die Hebamme inzwischen 2 gutartig verlaufende Pemphigoidfälle gehabt hatte. Das endgültige Gutachten ADICKES' stellte den Irrtum richtig, und es kam anscheinend überhaupt nicht zur Gerichtsverhandlung.

Man sieht hieraus, welches Unglück derartige Gutachten auf Grund ungenügender Erhebungen und falscher Diagnosen über Personen bringen können, von denen immer wieder in den Veröffentlichungen hervorgehoben wird, daß es sich um gewissenhafte, pflichtbewußte Hebammen handelt, denen ein Verschulden nicht gut vorgeworfen werden kann.

Sehr wichtig ist die Unterscheidung des exfoliativen Pemphigoids von der **Erythrodermia desquamativa LEINER.** Letztere gehört zum seborrhoischen Ekzem. Sie entwickelt sich nicht, wie das Pemphigoid, in den ersten Lebenstagen oder in der 2. Lebenswoche, sondern beginnt im allgemeinen erst in der 3. oder 4. Lebenswoche. Während das exfoliative Pemphigoid in der Regel mit Blasenbildung beginnt und sich dann meist außerordentlich schnell über den ganzen Körper ausbreitet, fängt die LEINERsche Dermatose entweder mit einem schweren, von mächtigen, fettigen, gelben Schuppenkrusten bedeckten seborrhoischen Ekzem des behaarten Kopfes oder mit diffusen entzündlichen Prozessen der Genitoanalregion an, die den Eindruck eines schweren, jeder Therapie trotzenden intertriginösen Ekzems machen. Die Generalisation der Erythrodermie geht in wesentlich langsamerem Tempo vor sich als beim exfoliativen Pemphigoid. Im Blütestadium zeigen beide Dermatosen dementsprechend ein sehr verschiedenes Bild, das jeder, der sie nur einmal nebeneinander gesehen hat, auf den ersten Blick wiedererkennt: Im Gegensatz zu der Exfoliation beim Pemphigoid steht die meist großlamellöse, stellenweise auch kleienförmige Schuppung bei der Erythrodermia desquamativa. Während die von der Hornschicht entblößten Hautpartien beim Pemphigoid eine tiefdunkle, blutige Rötung zeigen, wie verbrüht aussehen und stark nässen, ist der Farbton bei der LEINERschen Krankheit mehr gelblichrot. Nässen fehlt bei ihr meist völlig oder ist nur in ganz geringem Grade vorhanden. Das NIKOLSKYsche Phänomen ist nicht auszulösen. Der behaarte Kopf und die Augenbrauen sind gewöhnlich in ganzer Ausdehnung von den charakteristischen dicken, fettigen, gelben Schuppenkrusten bedeckt, während beim exfoliativen Pemphigoid im Gesicht und auf dem behaarten Kopf höchstens stellenweise umschriebene, dünne, firnisartige Krusten zu finden sind. Auffallend groß ist ferner der Prozentsatz der ernährungsgestörten Brustkinder bei der LEINERschen Erythrodermie (Fettdiarrhöen, Ödeme) und die Dystrophie, während das Pemphigoid häufiger kräftige Neugeborene befällt.

Obwohl die Unterschiede in Aussehen und Verlauf, also in jeder Hinsicht so groß sind, daß beide Dermatosen überhaupt nicht miteinander verwechselt werden können, finden sich schwere diagnostische Irrtümer in dieser Hinsicht gelegentlich in der Literatur, vorzugsweise in der älteren, vor der ersten Beschreibung der LEINERschen Erythrodermie im Jahre 1908 (s. z. B. BROWN). Da auch in ätiologischer Hinsicht nicht die geringsten Beziehungen zwischen beiden bestehen — die eine ist eine exogen bedingte Staphylodermie, die andere gehört als generalisiertes „seborrhoisches Ekzem" in die unmittelbare Nachbarschaft der Psoriasis — ist eine Identifizierung nicht möglich, eine Verwechslung ausgeschlossen.

DALLA FAVERA, der als erster (1909) die Identifizierung zu begründen versuchte, hat augenscheinlich die Beschreibung des klinischen Bildes durch LEINER mißverstanden. Der Fall, den er zur Stütze seiner Auffassung ausführlich publiziert, ist kein typisches Pemphigoid, noch viel weniger lassen sich die Züge der LEINERschen Erythrodermie darin wiederfinden. Die Fälle, die COMBY als Repräsentanten seiner alles umfassenden Gruppe der „Érythrodermies généralisées des nourrissons“ angeführt hat, haben meines Erachtens mit beiden nichts gemeinsam. Auch den Fällen von RONCHI und SORGENTE fehlen wesentliche Charakteristika nach beiden Richtungen hin.

In den letzten Jahren ist in Anlehnung hieran die Ansicht ausgesprochen worden, die beiden Dermatosen entstünden durch verschiedene Reize auf dem gleichen Terrain. HOTZ, IBRAHIM, SPERK (Fall 12), ULLRICH, URBANITZKY geben z. B. Beobachtungen wieder, in denen nach der Abheilung eines exfoliativen Pemphigoids eine Erythrodermia desquamativa aufgetreten sein soll. Ein solches Nacheinander in einzelnen wenigen Ausnahmefällen würde an sich natürlich gar nichts beweisen. Nun ist aber auch die Kasuistik, worauf schon LEINER (e) hingewiesen hat, durchaus nicht überzeugend: In dem Falle von HOTZ handelte es sich nicht um eine LEINERsche Erythrodermie, sondern es zeigten sich kurz nach dem Abheilen des Pemphigoids lediglich geringfügige schuppende Prozesse auf dem Kopf und im Gesicht. Auch die beiden Fälle von ULLRICH sowie die von SPERK und URBANITZKY sind nach keiner Richtung hin typisch. Über den IBRAHIMschen Fall existiert nur die Notiz, daß der Übergang einer Dermatitis exfoliativa in eine typische Erythrodermia desquamativa LEINER beobachtet worden sei. Um Mißverständnisse zu vermeiden, sei hier nochmals gesagt, daß ein derartiges Zusammentreffen an sich durchaus möglich ist, daß aber die daraus von manchen Autoren gezogenen Schlüsse auf eine Zusammengehörigkeit abwegig sind. Wenn man, wie z. B. ULLRICH, das Pemphigoid als einheitliche Staphylodermie ausdrücklich anerkennt, kann man sich nicht für eine Verkuppelung mit der LEINERschen Erythrodermie aussprechen, deren konstitutionelle Bedingtheit trotz aller Hypothesen über Status seborrhoicus (im frühen Säuglingsalter!) und exsudative Diathese keineswegs enträtselt ist. Diese Auffassung ist daher auch allgemein abgelehnt worden (s. dazu ARTOM, BLECHMANN und HALLEZ, BRDLIK, FERRI, FRAGULE, GAROT, HALLEZ, HÜGEL, KATAYAMA, LEINER, MORO, PACHECO, WORINGER u. v. a.).

Auch der *Érythrodermie ichthyosiforme congénitale* muß in diesem Zusammenhange gedacht werden. Diese verhältnismäßig seltene Erkrankung ist in den typischen Fällen schon bei der Geburt vorhanden, kann aber auch in den ersten Lebenswochen oder -monaten (sehr selten später) auftreten. Sie zeichnet sich durch eine diffuse, zarte Rötung der Haut und allgemeine Hyperkeratose aus, die speziell an den Gelenkbeugen und an Handtellern und Fußsohlen besonders stark ausgebildet ist und vielfach zu „Hornkämmen“ und papillären, zottigen Exkreszenzen führt. Meist ist die Kopfhaut mit starken seborrhoischen Auflagerungen bedeckt, Haare und Nägel wachsen auffallend schnell. Gelegentlich (nach MACKEE und ROSEN in etwa $^1/_3$ der Fälle) kommt es zur *Blasenbildung*, die sich nach BRUHNS besonders dort entwickelt, wo die Haut mechanischen Insulten ausgesetzt ist, namentlich in der Nachbarschaft von Gelenken, am Hals usw. Obwohl das klinische Bild also von dem des exfoliativen Pemphigoids sehr verschieden ist und auch die chronische Entwicklung dagegen spricht, kommen im Anfangsstadium gelegentlich Verwechslungen vor (z. B. in dem Fall von WHILE).

Eher könnten die von LEINER, SPERK u. a. beschriebenen *Schweißmacerationsveränderungen der Neugeborenen* bei großer Ausdehnung zu Verwechslungen mit dem exfoliativen Pemphigoid Anlaß geben. Die Tatsache, daß eine Wärmestauung vorgelegen hat, die Lokalisation der ersten Veränderungen an den Partien, die von den Windeln bedeckt sind, und die absolute Harmlosigkeit der Affektion führen hier jedoch im allgemeinen recht bald auf den richtigen Weg. Die Haut ist zwar, ähnlich wie beim exfoliativen Pemphigoid, mattgrau, wie nach protrahierten feuchten Umschlägen, die Epidermis aufgelockert, es bilden sich manchmal in sehr reichlicher Menge schlaffe Blasen, die aber selten über linsengroß werden. Sie enthalten nur geringe Mengen Flüssigkeit. Bilden sich dann kleine, rundliche Epitheldefekte, an deren Rändern die Hornschicht in Fetzen herumhängt, so können diese sowie die leichte Ablösbarkeit und Verschieblichkeit der Hornschicht über den erkrankten Hautpartien natürlich im

Augenblick zu Täuschungen Anlaß geben, doch wird das regelmäßige Verschontbleiben des Gesichtes, das Fehlen des Nikolskyschen Phänomens auf der nicht von der Maceration betroffenen Haut, das Fehlen großer seröser Blasen sowie die sofortige Heilung nach Fortbleiben der Maceration rasch die Klärung herbeiführen.

Ausgebreitete Ekzeme lassen sich stets vom exfoliativen Pemphigoid ohne Schwierigkeiten differenzieren, wenn man die Entwicklung des Krankheitsbildes genau verfolgt. Auf der Höhe der Erkrankung ist bei noch so starkem Nässen niemals eine entsprechende Exfoliation zu finden, und auch das Nikolskysche Phänomen ist nicht auszulösen.

Das absolut belanglose *Erythema neonatorum toxicum* Leiners, das lediglich mit fleckiger Rötung oder kleinen erythematösen Papeln einhergeht und in wenigen Tagen spontan heilt, nenne ich nur der Vollständigkeit halber.

Auch die *Syphiloïde postérosive* (das sog. *Erythema glutaeale*) sei hier nur erwähnt. Schon durch die Beschränkung auf die Genitoanal- und Glutaealregion, sowie durch die Papeln unterscheidet sie sich zur Genüge vom Pemphigoid.

Prognose.

Die Prognose des gewöhnlichen Pemphigoids ist im großen und ganzen günstig, doch ist sie stets mit gewisser Reserve zu stellen. Komplikationen von ernster Bedeutung sind zwar relativ selten, soweit das einfache Pemphigoid in Betracht kommt, dagegen ist der Übergang in die exfoliative Form stets sehr ernst, denn deren Mortalität ist ja außerordentlich hoch. Die von Ritter angegebene Sterblichkeit von etwa 50% scheint nach den seitherigen Erfahrungen eher zu niedrig zu sein (s. Tabelle 1, S. 180). Da der Übergang in diese bösartige Form noch nach längerem gutartigen Verlauf erfolgen kann, und da der Prozentsatz der exfoliativen Pemphigoidfälle in den verschiedenen Endemien — und wohl ebenso bei den sporadischen Fällen — wechselt (Tabelle 5, S. 212), ist der Ausgang der Erkrankung niemals von Anfang an zu übersehen. Es hat wohl den Anschein, als ob unter anderem die äußeren Bedingungen (allgemeine Hygiene, Schweißmaceration) auf die Ausbildung des exfoliativen Pemphigoids Einfluß haben, und man muß hinsichtlich der prognostischen Schlüsse hierauf sicher bis zu einem gewissen Grade Rücksicht nehmen. Zweifellos sind dabei aber auch andere Faktoren im Spiele, die wir nicht kennen, was sehr deutlich aus den Beobachtungen an Zwillingen hervorgehen dürfte, von denen der eine an einfachem, der andere an exfoliativem Pemphigoid erkrankt.

Prophylaxe.

Die Prophylaxe des Pemphigoids hat seit der Einführung der Asepsis außerordentlich große Erfolge zu verzeichnen. Sie zeigen sich nicht nur darin, daß große Epidemien von Pemphigoid überhaupt nicht mehr vorkommen: Durch peinlichste Asepsis gelingt es heute in vielen Fällen auch, den Endemien sofort ein Ende zu bereiten, wie das besonders schön an dem Beispiel der Hausendemie im Basler Frauenspital 1922 (Schultheiss) zu erkennen ist.

Eine der wichtigsten prophylaktischen Maßnahmen war die Einführung der *Meldepflicht für die Hebammen.* Während Zechmeister noch 1887 darüber klagt, daß es ihm trotz aller Vorstellungen bei den sächsischen Behörden nicht gelungen sei, das zu erreichen, schritten 1896 verschiedene Polizeibehörden (Berlin, Hamburg, Aachen, Lüneburg usw.[1]) zu einer örtlichen Regelung, die

[1] Z. Med.beamte **9**, Beilage: Rechtsprechung und Medizinalgesetzgebung, S. 180, 187 usw. (1896).

inzwischen im wesentlichen in ganz Deutschland ziemlich einheitlich durchgeführt sein dürfte. Danach sind die Hebammen verpflichtet, jeden Fall von „Schälblasen", der in ihrer Praxis auftritt, dem zuständigen Kreisarzt zu melden und ihre Tätigkeit auszusetzen, bis dieser ihnen Verhaltungsmaßregeln gegeben hat[1]. Seither haben auch die deutschen Hebammenlehrbücher, in denen man früher vergeblich nach dieser Krankheit suchte, eine ausführliche Darstellung der einschlägigen Verhältnisse aufgenommen.

Es ist bestritten worden, daß die Auswirkung der Meldepflicht den Erwartungen entspricht, die auf sie gesetzt worden sind. Sie werde in praxi nicht beachtet! Sicher trifft das teilweise zu, hauptsächlich, wenn es sich um leichte sporadische Fälle handelt. Häufen sich aber die Erkrankungen und kommen exfoliative Formen mit tödlichem Ausgang vor, so wird die Hebamme schon durch die Haltung des Publikums zur Meldung gezwungen, speziell in ländlichen Gegenden, in denen die Verhältnisse übersichtlicher sind als in der Großstadt. Auch von ärztlicher Seite und von den Kliniken aus wird dann nicht selten eingegriffen und dem Kreisarzt Mitteilung gemacht.

Für die Hebammen genügt im allgemeinen ein kurzes Aussetzen der Tätigkeit, vorausgesetzt, daß für sorgfältige Sterilisierung ihrer Kleider, Wäsche und Geräte, sowie für peinlichste Asepsis bei Geburt und Neugeborenenpflege (Schürzenwechsel usw.) Sorge getragen wird.

In einer sehr schwierigen Lage befinden sich *Entbindungsanstalten*, die von einer Pemphigoidendemie heimgesucht werden. Hier wird das Auftreten von Massenerkrankungen durch die äußeren Umstände zweifellos besonders begünstigt. Daher kommt vor allem anderen der *Aufdeckung der Infektionsquelle* die allergrößte Bedeutung zu. Manchmal ist das relativ einfach: Wie in den Hausendemien von Maguire, Reinhardt u. a., so ist in vielen anderen eine einzige Hebamme, Schwester oder Pflegerin für die Weiterverbreitung der Krankheit verantwortlich zu machen. Daß die Verhältnisse aber wesentlich komplizierter sein können, zeigen schon die allgemeinen Ausführungen über Infektionsquellen auf S. 205. Wenn es nicht gelingt, die Herkunft der Infektionen von einer einzigen Stelle aus mit Sicherheit nachzuweisen, so kann, wie die Beobachtungen von Swendson und Lee sowie viele andere lehren, die Endemie, allen Vorkehrungen und Nachforschungen zum Trotz, immer wieder aufflackern, bis sie schließlich spontan, oft ohne ersichtlichen Grund, erlischt. Bei der mehrfach zitierten Basler Endemie von Schultheiss wurde man übrigens nur durch einen Zufall auf das Mädchen in der Wäscherei aufmerksam: Wäre nicht die eine Wöchnerin an staphylogener Impetigo erkrankt, die überhaupt nicht stillte und daher nur durch das Brusttuch infiziert sein konnte, so wäre man vermutlich nicht zur Sterilisierung der Wäsche vor dem Gebrauch übergegangen, und die Krankheit hätte weitere Opfer gefordert. Das Pemphigoid ist daher mit Recht als der „Schrecken der Entbindungsanstalten" gefürchtet.

Die Maßnahmen, die außerdem notwendig sind, ergeben sich von selbst: Isolierung der Pemphigoidkinder, Entfernung aus der nächsten Umgebung der Mutter, evtl. Verbot des Anlegens (Verabreichung abgezogener Muttermilch, s. v. Reuss), reichliche Versorgung durch eigenes Pflegepersonal, das von den übrigen Pflegerinnen möglichst ferngehalten werden soll, am besten auch für die gefährdeten Neugeborenen („3-nursery-system" nach Swendson und Lee sowie anderen), Sterilisation der Wäsche, Verbot von Besuchen usw. Alle Badewannen sind gründlich zu desinfizieren. Daß jedes Kind eigenes Thermometer, Waschzeug, Waschschüssel usw. haben muß, ist heute Allgemeingut aller klinischen Anstalten. Die Räume, in denen Pemphigoidfälle vorgekommen sind, sind einer gründlichen Desinfektion zu unterziehen, ehe sie wieder freigegeben werden (Wände waschen, möglichst auch neu streichen, Bettgestelle desgl. usw.). Vielfach wird

[1] Siehe hierzu den neuesten Runderlaß des preuß. Minist. d. Inneren vom 20. XII. 1933, Reichsgesundheitsblatt **1934**, 103.

auf den Vorteil kleiner Säuglingszimmer (für 2 bzw. 4 Neugeborene) aufmerksam gemacht. RULISON bezeichnet Einzelboxen mit Bad und eigener Wäsche usw. als wünschenswert. Sehr wichtig ist, daß Arzt und Pflegerin die Mäntel regelmäßig wechseln, wenn sie die kranken Kinder versorgt haben.

In *Säuglingsheimen* und *Kinderkliniken*, in denen die ganz jungen Kinder nicht mehr überwiegen, ist die Gefahr der Übertragung geringer. Nach FINKELSTEIN kann man die kranken Neugeborenen unbesorgt zwischen ältere Säuglinge oder größere Kinder legen, die für die Infektion ja weniger empfänglich sind. Man darf sich aber nicht verhehlen, daß trotz aller Umsicht und Hygiene, ebenso wie bei den Familienendemien (S. 215) Übertragungen möglich sind.

Therapie.

Für die Behandlung des einfachen Pemphigoids gelten die gleichen Grundsätze wie für die Impetigo contagiosa. Ich kann mich daher hier auf das Notwendigste beschränken. Wir müssen das Eintrocknen von Blasen und Erosionen sowie die Überhäutung zu beschleunigen suchen und die Entstehung neuer Blasen durch Autoinokulation verhüten.

Für ausgedehnte Erkrankungen wird von pädiatrischer Seite zur Zeit fast ausschließlich die *Puderbehandlung* geübt. FINKELSTEIN hat die früher in seiner Klinik übliche, von BALLIN bekanntgegebene Ichtharganbehandlung (Ichthargan. 5,0, Tragacanth. 15,0, Aqua dest. ad 50,0, darüber dünne Watteschicht), die sich übrigens auch v. REUSS bewährt hat, als zu umständlich verlassen. Er empfiehlt jetzt, nach Pinseln der Erosionen mit 3—5% Argent. nitric., reichlich austrocknenden Puder aufzustreuen: sterile Bolus alba, Lenicet, Zinkperhydrol usw. IBRAHIM benutzt die gleichen Puder mit Nutzen, außerdem Vasenol. Auch COMBY empfiehlt die Puderbehandlung (steriles Talcum), COLLINS, und CAMPBELL empfehlen Bor- und Zinkpuder, WIELAND neben Bolus alba Dermatol, Vioform und Xeroform, auch LANGSTEIN und LANDÉ nehmen Dermatol, v. REUSS benutzt Zinktalk, Vasenol, Lenicet, Bolus, Dermatoltalk, LEINER Tannoform usw., VÖLCKERS 1% Rivanolpuder, MACCANDLISH Kalomel, Aristol, Albolen, STAJIC Formadermin usw. Die Einpuderung muß ein- bis zweimal täglich wiederholt werden.

Nur bei Borkenbildung und bei fortschreitender Heilung wird von Salben und Pasten in größerem Maße Gebrauch gemacht: weiße Präcipitatsalbe, LASSARsche Zinnoberschwefelsalbe (FINKELSTEIN), Zinkpaste, Schwefelzinkpaste, evtl. mit Zusatz von etwas essigsaurer Tonerde (v. REUSS), 1—2%ige Pellidolsalbe, 10%ige essigsaure Tonerdesalbe (LANGSTEIN und LANDÉ), 1%ige Rivanolsalbe (Rivanol. 1,0, Glycerin. pur. 30,0, Lanolin. ad 100,0 (VÖLCKERS), Zink-, Bor-, Wismut-, Dermatolsalbe (KELLER), Ol. lini, Aqu. calc. zu gleichen Teilen (KELLER, DA ROCHA), Borschwefelvaseline 2 : 2 : 30 bzw. Salicylschwefelvaseline 1,3 : 2 : 30 (BLAISDELL), 2%ige gelbe Quecksilberoxydsalbe (LANE) usw.

Außerdem werden empfohlen: Abtupfen mit 1% Salicylspiritus (KELLERT, MOGGI u. a.), 5—10% Tanninlösung mit $^1/_2$% Salicylsäure (A. PHILIPPSON), Alkohol (IBRAHIM, BIERENDE), Thymolspiritus (IBRAHIM), Sublimatlösung (BIERENDE, LEINER), 5% Ichthyollösung mit 5—10% Glycerinzusatz (REICHE), Borglycerin (DA ROCHA), Tinct. Ratanhiae (LEINER), 3% Wasserstoffsuperoxyd (LEINER), 1% Flavizidspiritus oder 1% Flavizidglycerin (EDELSTEIN-HALPERT), 1% Rivanollösung (VÖLCKERS), 2% wäßrige Gentianaviolettlösung (als sehr gut bezeichnet von HOLDER), 1% Mercurochromlösung (HOLDER) usw.

Während einige Autoren (z. B. COMBY, LEINER, ULLRICH) auf dem Standpunkte stehen, daß Bäder und Waschungen ganz oder wenigstens im ersten Stadium zu vermeiden seien, werden meist täglich desinfizierende und adstringierende Bäder verabreicht: Kalium permang. (Collins und Campbell, Finkelstein, Langstein und Landé, v. Reuss, Wieland), Sublimat (Foulkrod, Keller, Reiche, v. Reuss), Tannin oder Eichenrinde (Finkelstein, Ibrahim, Keller, Langstein und Landé, v. Reuss, Ullrich, Wieland), $^1/_2{}^0/_{00}$ Rivanol (Völckers) usw.

Für das *exfoliative Pemphigoid* gilt Entsprechendes wie für ausgedehnte Fälle der einfachen Form. Lagerung auf der Schwebe (Finkelstein, v. Reuss), Verzicht auf jede Bekleidung, dickes Einpudern und Einwickeln in lockere, sterile Mulltücher (Finkelstein, Bierende, Ibrahim), oder in Windeln, die mit Zinköl oder Parafin. liqu. getränkt sind (Leiner), sind empfehlenswert. Dagegen dürften Umschläge mit essigsaurer Tonerde, die von Langstein, v. Reuss u. a. empfohlen werden, wegen der Macerationswirkung weniger ratsam sein (s. auch Finkelstein).

Von *Höhensonnenbestrahlungen* hat zuerst Gralka mit gutem Erfolg Gebrauch gemacht. Die günstige Wirkung wird bestätigt von Collins und Campbell, Foulkrod, Gregerson, Ito, Rubell, Schreiber u. a. Allina verwendet den Mollschen Wärmeschirm.

Cole und Ruh glauben von *Autovaccine* Gutes gesehen zu haben, ebenso sprechen sich Falls und Foulkrod lobend darüber aus. Saitz glaubt, von 16 Ritter-Fällen 12 durch Aviril (antivirushaltigen Puder) durchgebracht zu haben. Reed gibt Vaccine sogar prophylaktisch. Schricker lobt neuerdings *Omnadin.* Viel dürfte bei der Oberflächlichkeit der Affektion und der geringen Fähigkeit der Säuglingshaut zur Antikörperbildung wohl von all diesen spezifischen und unspezifischen Mitteln nicht zu erwarten sein. Moggi sah von Autovaccine nichts Lobenswertes. Ebenso versagten in dem Falle L. Hofmanns Vaccine und Normalserum.

Besonders wichtig ist gerade beim exfoliativen Pemphigoid die pflegliche Behandlung der gesamten Haut. Die Berührung des Kindes ist auf das Allernötigste zu beschränken, da bei jedem Trauma die Gefahr besteht, daß die gelockerte Hornschicht abgestreift wird. Jedes Reiben und Scheuern ist zu vermeiden.

Auch der Allgemeinzustand bedarf bei schweren exfoliativen Pemphigoidfällen größter Beachtung. Stets ist Frauenmilch zu verabreichen. Reichliche Flüssigkeitszufuhr zum Ersatz für den Flüssigkeitsverlust und Analeptica sind meist nicht zu entbehren.

Literatur[1].

Adamson, H. G.: Pemphigus neonatorum in the light of recent research. Brit. J. Dermat. **15**, 447 (1903). — Allina, M.: Über die günstige Einwirkung des Wärmeschirmes (nach Moll) bei der Behandlung von Hautkrankheiten des Säuglings. Mschr. Kinderheilk. **32**, 400 (1926). — Almquist, E.: Pemphigus neonatorum, bakteriologisch und epidemiologisch beleuchtet. Z. Hyg. **10**, 253 (1891). — Ambrosoli, G. A.: Iniezioni di arsenobenzoli nella cura delle piodermiti gravi dei bambini debilitati. Riforma med. **40**, 1192 (1924). Ref. Zbl. Hautkrkh. **16**, 789; Policlinico, sez. prat., **31**, 1079 (1924). Ref. Zbl. Hautkrkh. **15**, 202; Terapia **14**, 329 (1924). Ref. Zbl. Hautkrkh. **17**, 182. — Arning, E.: (a) Diskussion über Dermatitis exfoliativa. 6. Kongr. dtsch. dermat. Ges. Straßburg 1898, S. 249. (b) Demonstr. Dermatitis exfoliativa neonatorum Ritter (Fall Tamm). Wissenschaftl. Abend allg. Krkh. St. Georg Hamburg, 15. Mai 1914. Hamb. Ärztekorresp. **1914**, Nr 21. — Arnt, A.: Pemphigus der Neugeborenen. Angeborenes teilweises Fehlen der Haut. Arch. Pediatr. (portug.) **3**, 8 (1930). — Artom, M.: Eritrodermia desquamativa (Leiner) e dermatite esfogliativa (Ritter). 22. Riun. Soc. ital. Dermat. Roma, 19. Dez. 1925. Giorn. ital. Dermat. **67**, 807 (1926). Ref. Zbl. Hautkrkh. **22**, 57. — Asperger, Hans: Über einen Fall von Dermatitis exfoliativa und Pemphigus. Arch. Kinderheilk. **97**, 167 (1932).

[1] Ein sehr vollständiges Verzeichnis der **älteren Literatur**, die hier mit wenigen Ausnahmen nicht aufgenommen ist, findet sich bei P. Richter. Außerdem sei auf die ausführlichen Literaturangaben von Luithlen (c) und (d) sowie Wieland (b) hingewiesen.

BABONNEIX, CAYLA et FAYOT: Un cas de dermatite exfoliatrice des nouveau-nés (maladie de RITTER). Bull. Soc. Pédiatr. Paris **29**, 546 (1931). Ref. Zbl. Hautkrkh. **41**, 731. — BÄUMLER, O.: Dermatitis exfoliativa jenseits des Säuglingsalters. Jb. Kinderheilk. **123**, 170 (1929). — BAKER, B. M.: Dermatitis exfoliativa beim Neugeborenen (RITTERsche Krankheit). N.Y. med. J., 9. Juni **1906**. Ref. Mh. Dermat. **44**, 254. — BALLIN, L.: Über die Behandlung des Pemphigus neonatorum. Ther. Gegenw., Juli **1904**. — BALOG, P.: Sur la bactériologie de l'impétigo bullosa et du pemphigoide. Ann. de Dermat. **1930**, 1277. — BAR: Pemphigus dit épidémique des nouveau-nés, dermatite herpétiforme ou pemphigus à kystes épidermiques? Bull. Soc. Obstétr. Paris **7**, 213 (1904). — BARBER, H. W.: Staphylococcal infections of the skin. Guy's Hosp. Rep. **80**, 152 (1930). Ref. Zbl. Hautkrkh. **37**, 78. — BAUER, L.: Über Pyodermien Neugeborener. Gyógyászat 1910, Nr 32. Ref. Mh. Dermat. **52**, 375. — BELDING, D. L.: Notes on the etiology and epidemiology of impetigo contagiosa neonatorum. Amer. J. Obstétr. **11**, 70 (1926). Ref. Zbl. Hautkrkh. **20**, 456. — BELLOCQ, G. PH., LAUTIER et R. MEYER: Aspect de la cystostéatonécrose dans un cas de maladie de RITTER chez un nourrisson. Rev. franç. Pédiatr. **7**, 489 (1931). Ref. Zbl. Hautkrkh. **40**, 654. — BENDER, O.: Beiträge zur Histologie der Dermatitis exfoliativa. Virchows Arch. **159**, 86 (1900). — BENIANS, T. H. C. and B. H. JONES: Pemphigus neonatorum. Lancet **1929**, 174. — BIDDLE, A., PORTER: A consideration of two outbreaks of so-called pemphigus neonatorum. J. cutan. Dis. incl. Syph. **32**, 268 (1914). — BIERENDE, F.: Pemphigus neonatorum. Arch. Gynäk. **114**, 411 (1921). — BLAISDELL, J. H.: The management of impetigo contagiosa in maternity hospitals. J. amer. med. Assoc. **83**, 833 (1924). Ref. Zbl. Hautkrkh. **16**, 576. — BLATT: Pemphigus neonatorum. Impetigo contagiosa. Lemberg. dermat. Ges., 29. Okt. 1931. Zbl. Hautkrkh. **40**, 162. — BLECHMANN et HALLEZ: Erythrodermie desquamative ou dermatite exfoliante du nourrisson. J. des Prat. **1921**, **631**. Ref. Zbl. Hautkrkh. **3**, 292. — BLOCH, W.: Über Pemphigus acutus malignus neonatorum (non syphiliticus). Arch. Kinderheilk. **28**, 61 (1900). — BLUMENTHAL, FRANZ: Über eine Form von intrauterin entstandenem toxisch-bullösen Exanthem. Arch. f. Dermat. **93**, 43 (1908). — BOHN: Die Hautkrankheiten. GERHARDTs Handbuch der Kinderkrankheiten, Bd. 6, Nachtr. Tübingen 1880. — BOLDRINI, B.: Un caso di eritrodermia esfoliativa. Contrib. diagnosi differenz. tra malat. pelle e ustione. Zacchia **5**, 6 (1925). Ref. Zbl. Hautkrkh. **22**, 778. — BOUTELIER, A.: Die vesiculösen Dermatosen des Säuglings. Rev. méd. Barcelona **6**, 232 (1926); Crón. méd. mexic. **26**, 183 (1927). Ref. Zbl. Hautkrkh. **23**, 221; **25**, 676. — BRAND, G. H.: Pemphigus foliaceus bei einem Kinde. Brit. med. J., 7. Juni **1902**. Ref. Mh. Dermat. **36**, 532. — BRANDWEINER, A.: Hautkrankheiten im Kindesalter, S. 9 u. 12. Leipzig-Wien 1910. — BRDLIK, I.: (a) Dermatitis exfoliativa RITTER und Erythrodermia desquamativa LEINER. Česká Dermat. **4**, 280 (1923). Ref. Zbl. Hautkrkh. **11**, 35. (b) Dermatitis exfoliativa RITTER und die Erythrodermia desquamativa LEINER. Bratislav. lék. Listy **3**, 255 (1924). Ref. Zbl. Hautkrkh. **13**, 258. — BRIAND, F. u. MICHEL: Kongenitaler, nicht syphilitischer Pemphigus. Med. Niñ **32**, 103 (1931). Ref. Zbl. Hautkrkh. **39**, 63. — BROCQ, L.: Les pemphigus. La prat. dermat. **3**, 721. Artikel Pemphigus épidémique, p. 829. Paris 1902. — BROWN, W. M.: Dermatitis exfoliativa neonatorum. J. amer. med. Assoc. **49**, 1670 (1907). Ref. Mh. Dermat. **47**, 48. — BUNCH, J. L.: On pemphigus in children. Brit. J. Dermat. **20**, 336 (1908).

CAILLIAU, F. et WALTER: Deux cas de dermatite exfoliatrice du nouveau-né. Bull. Soc. franç. Dermat. **35**, 241 (1928). — CAIRNS, RONALD MC D.: A case of RITTERs disease Brit. med. J. **1923**, Nr 3240, 186. Ref. Zbl. Hautkrkh. **8**, 178. — CALL, E. L.: Pemphigus neonatorum. Amer. J. Obstetr., Okt. **1904**. Zit. bei BIDDLE. — CARLTON, E. P.: Dermatitis exfoliativa neonatorum. N. Y. med. J., 28. Sept. 1907. Ref. Mh. Dermat. **46**, 147. — CARLYLL, H. B.: Notes on an anormalous case of dermatitis. Brit. J. Dermat. **22**, 44 (1910). — CATHALA: Pemphigus congenitalis. Paris. geburtsh. Ges., 16. März 1911. Zbl. Gynäk. **36**, 207 (1912). — CLEGG, M. T. and W. R. WHERRY: The etiology of pemphigus contagiosus in tropics. J. inf. Dis. **3**, 165 (1906). Zit. bei SWENDSON u. LEE. — COLE, H. N. u. H. O. RUH: Pemphigoid der Neugeborenen (Pemphigus neonatorum). J. amer. med. Assoc., 3. Okt. **1914**. Ref. Dermat. Wschr. **62**, 310. — COLLINS, F. G. and H. CAMPBELL: Pemphigus neonatorum, a serie of fifty cases. Lancet **1929**, 227. — COMBY, J.: (a) Dermatite exfoliatrice des nouveau-nés. Traité des maladies de l'enfance de GRANCHER, COMBY et MARFAN 1898. Zit. nach DALLA FAVERA. (b) Erythrodermies généralisées des nourrissons. Arch. Méd. Enf. **1918**, 393. Zit. nach ULLRICH. (c) Diskussion zu LE LORIER, Traitement prophylactique et curatif des infections cutanées du nourrisson. Bull. Soc. Pédiatr. Paris **24**, 147 (1926). Ref. Zbl. Hautkrkh. **22**, 357.

DALLA FAVERA, G. B.: Über Dermatitis exfoliativa neonatorum (RITTER). Arch. f. Dermat. **98**, 231 (1909). — DA ROCHA, jun., M.: Ein Fall von Impetigo bullosa. Arch. pediatria (port.) **2**, 265 (1929). Ref. Zbl. Hautkrankh. **33**, 101. — DELBANCO, E.: Zur Ätiologie der Fingerkuppenimpetigo (Tourniole - SABOURAUD) und des Pemphigus neonatorum. Dermat. Wschr. **72**, 362 (1921). — DICKEY, LOYD B.: A studie of an epidemic of impetigo in new born infants. Arch. of Pediatr. **43**, 145 (1926). — DOHI, SH.: On dermatitis exfoliativa neonatorum and erythrodermia desquamativa of infants. Jap. J. of Dermat. **23**, 51 (1923).

Ref. Zbl. Hautkrkh. **10**, 350. — DREVES: Zum Pemphigus neonatorum. Z. Med.beamte **18**, 689 (1905). — DUBREUILH, W.: Pyodermites. La Prat. Mal. Enf. **9**, 92—99. Paris 1925. — DUDGEON and JEWSBURY: The bacteriology of human milk. J. of Hyg. **1924**. Zit. nach MELLON u. CALDWELL.

ELIAS, H.: Un cas de maladie de RITTER. Bull. Soc. Pédiatr. Paris **30**, 434 (1932). Ref. Zbl. Hautkrkh. **43**, 676. — ENGMAN: Impetigo contagiosa bullosa; its relation to pemphigus neonatorum, with bacteriology of eight cases. Med. Rev., 10. Nov. **1900**. Zit. nach BROCQ.

FABRE et BOUGET: Un cas de pemphigus épidémique mortel du nouveau-né constaté après la naissance. Lyon méd. **130**, 614 (1921). — FALLS, F. H.: The pathogenesis of pemphigus neonatorum. Amer. J. Obstetr. **13**, 774 (1926). Ref. Zbl. Hautkrkh. **25**, 317. — FEER, E.: Diagnostik der Kinderkrankheiten. 3. Aufl. Berlin: Julius Springer 1924. — FEILCHENFELD, BR.: Beitrag zu den Beziehungen zwischen Pemphigus neonatorum und Impetigo contagiosa. Berl. klin. Wschr. **1921**, 1436. — FERRI, U.: Contributo allo studio della dermatite esfoliativa del RITTER e della eritrodermia desquamativa del LEINER. Pediatria **36**, 843 (1928). Ref. Zbl. Hautkrkh. **29**, 68. — FINKELSTEIN, H.: Lehrbuch der Säuglingskrankheiten, 2. Aufl., S. 816 u. 822. Berlin: Julius Springer 1921. — FISCHL, R.: (a) Pemphigus neonatorum. Traité des malad. de l'enfance, herausgeg. von GRANCHER, COMBY und MARFAN. Tome 1, p. 469. Paris: Masson & Cie. 1897. (b) Über Blasenausschläge im Säuglingsalter. Med. Klin. **1924**, 1279. — FISHER, J. E. and S. S. WITTENBERG: Dermatitis exfoliativa neonatorum. Report of a case. Arch. of Dermat. **10**, 289 (1924). — FOERSTER, H. O.: Pemphigus neonatorum oder Impetigo bullosa contagiosa der Neugeborenen. J. amer. med. Assoc. **53**, Nr 5. Ref. Dermat. Wschr. **50**, 227 (1910). — FOLEY, J. L.: Pemphigus neonatorum. Brit. med. J. **1905 I**, 770. — FORNARA, P.: Guarito di dermatite esfogliativa dei neonati. Giorn. ital. Dermat. **68**, 1064 (1927). — FOSTER, B.: Dermatitis exfoliativa. J. cutan. Dis. incl. Syph., April **1907**. — FOULKROD, C.: Pemphigus neonatorum contagiosus. Atlantic. med. J. **29**, 454 (1926). Ref. Zbl. Hautkrkh. **21**, 832. — FRAGALE, V.: Beitrag zur Kenntnis der LEINERschen Erythrodermia desquamativa. Gazz. internaz. med.-chir. **1913**, No 29. Ref. Dermat. Wschr. **58**, 130. — FREEMAN, CH. D.: Pemphigus neonatorum congenitus or impetigo neonatorum congenita. Arch. of Dermat. **24**, 1058 (1931). — FREUND, HINKO: Zur Behandlung des Pemphigus neonatorum. Münch. med. Wschr. **1932**, 478. — FRUHINHOLZ, A. et J. WATRIN: Pemphigus congénital grave. Bull. Soc. franç. Dermat. **1924** (Réun. Nancy), 10. — FUCHS, D.: Beitrag zur Frage der Impetigo contagiosa und des Ekthyma. Arch. f. Dermat. **139**, 132 (1922).

GALEWSKY, E.: Die wichtigsten Erkrankungen der Haut. Handbuch der Kinderheilkunde von PFAUNDLER und SCHLOSSMANN, 1. Aufl., Bd. 2/2, S. 915. Leipzig 1906. — GANS, O.: Histologie der Hautkrankheiten, Bd. 1, S. 362. Berlin: Julius Springer 1925. — GAROT, L.: Observations nouvelles sur le pemphigus épidémique des nourrissons. Rev. franç. Pédiatr. **3**, 353 (1927). Ref. Zbl. Hautkrkh. **25**, 317. — GATÉ, J. et G. MASSIA: Un cas de dermatite exfoliatrice des nouveau-nés. Bull. Soc. franç. Dermat. **38**, 138 (1931). — GAWALOWSKI, K.: Pemphigus acutus and impetigo contagiosa. On the question of the identity of the two diseases in childhood. Urologic Rev. **32**, 435 (1928). — GELDER, R. J. VAN: Dermatitis exfoliativa neonatorum. Nederl. Tijdschr. Geneesk. **65**, 1627 (1921). — GELPKE, A. S.: Beiträge zur Kenntnis der Ätiologie der Dermatitis exfoliativa neonatorum (RITTER VON RITTERSHAIN). Nederl. Tijdschr. Geneesk. **1929**, 2949. Ref. Zbl. Hautkrkh. **32**, 218. — GISMONDI, A.: Le malattie pemfigoidi del neonato. Prat. pediatr. **4**, 237 (1927). — GLASSON, C. J.: Ein Fall von Pemphigus neonatorum bei einem 3 Tage alten Kinde. Lancet, 9. März **1901**. Ref. Mh. Dermat. **33**, 464. — GOEDHART, C.: (a) Dermatitis exfoliativa neonatorum. Nederl. Tijdschr. Geneesk. **1929 I**, 1842. Ref. Zbl. Hautkrkh. **32**, 218. (b) Ein Fall von Pemphigus neonatorum acutus mit Übergang in Dermatitis exfoliativa neonatorum. Nederl. Tijdschr. Geneesk. **1930 II**, 5147. Ref. Zbl. Hautkrkh. **36**, 598. — GRALKA, R.: Künstliche Höhensonne bei Pemphigus neonatorum. Mschr. Kinderheilk. **23**, 413 (1922). — GREGORSON, A. W.: A note on ultraviolet radiation in the treatment of pemphigus neonatorum. Lancet **1928 I**, 703. Ref. Zbl. Hautkrkh. **27**, 780. — GROSZ: Diskussion zu KREIBICH, Pemphigus infantum. Wien. dermat. Ges., 16. April 1902. Arch. f. Dermat. **63**, 272. — GUY, W. H. and COHEN: Dermatitis exfoliativa neonatorum (RITTERS disease). Arch. of Dermat. **19**, 425 (1929).

HAGENBACH-BURCKHARDT: Über Pemphigus contagiosus. Jb. Kinderheilk. **57**, 520 (1903). — HALLEZ, G. L.: Étude critique sur certaines dermatoses desquamatives du nourrisson. Nourrisson **10**, 6 (1922). Ref. Zbl. Hautkrkh. **5**, 299. — HANSTEEN, H.: Histologische und bakteriologische Momente zur Ätiologie der Dermatitis exfoliativa neonatorum RITTER. Arch. f. Dermat. (Festschrift für KAPOSI) **1900**, 135. — HARTZELL: Pemphigus neonatorum. Zit. bei BIDDLE. — HASSELMANN, C. M.: Zur Bakteriologie des Pemphigus. Münch. med. Wschr. **1927 II**, 1716. — HAZEN, H. H.: Ein Vergleich von Pemphigus foliaceus und Dermatitis exfoliativa neonatorum (RITTER) mit Bemerkungen über die Ätiologie. J. of cutan.

Dis. incl. Syph. **30**, 325 (1912). Ref. Dermat. Wschr. **55**, 1131. — HEDINGER, E.: Über den Zusammenhang der Dermatitis exfoliativa neonatorum mit dem Pemphigus acutus neonatorum. Arch. f. Dermat. **80**, 349 (1906). — HELLIER: A case of pemphigus foliaceus in the new-born. Brit. J. Dermat. **11**, 1899. Ref. Arch. f. Dermat. **53**, 455. — HENGGE: Pemphigus neonatorum. Z. Geburtsh. **19**, 299 (1904). — HENKIN, N. L.: Pemphigus foliaceus neonatorum. Med. Rec. Jan. **1915**. Ref. Dermat. Wschr. **65**, 744. — HERZ, O.: Über Dermatitis exfoliativa neonatorum. Mschr. Kinderheilk. **31**, 60 (1925). — HEUBNER, O.: Lehrbuch der Kinderkrankheiten, Bd. 1, S. 113. Aufl. 1911. — HODGSON, V. J.: Ein Fall von Pemphigus neonatorum bei einem 3 Tage alten Kinde. Lancet, 30. März **1901**. Ref. Mh. Dermat. **33**, 464. — HOFMANN, L.: Zur Kenntnis des Pemphigoids, seiner Beziehungen zur RITTER VON RITTERSHAINschen Dermatitis exfoliativa neonatorum und zur Impetigo vulgaris staphylogenes. Arch. f. Dermat. **118**, 245 (1913). — HOLDER, H. G.: Treatment of impetigo contagiosa with gentian violet. Amer. J. Obstetr. **15**, 857 (1928). Ref. Zbl. Hautkrkh. **29**, 88. — HOTZ, A.: (a) Über Dermatitis exfoliativa. Jb. Kinderheilk. **107**, 259 (1924). (b) Dermatitis exfoliativa. Schweiz. med. Wschr. **1925**, 176. — HÜGEL, G.: Un cas d'érythrodermie exfoliative du nouveau-né. Bull. Soc. franç. Dermat. **1924**, Réun. Strasbourg, p. 3.

IBRAHIM, J.: Krankheiten der Neugeborenen. Handbuch der Geburtshilfe von DÖDERLEIN, Bd. 3, S. 605f. 1920. — IMRÉ: Epidemie von Pemphigoid. Budapesti Orv. Ujsag **1928**, Nr 8. Zit. nach BALOG. — IMSCHENETZKY, A.: Über Dermatitis exfoliativa neonatorum (RITTER). Acta dermato-vener. (Stockh.) **11**, 149 (1930). — ITO, M.: Fall von Dermatitis exfoliativa neonatorum. Jap. J. Dermat. **30**, 45 (1930). Ref. Zbl. Hautkrkh. **35**, 495.

JADASSOHN, J.: (a) Über Pyodermien. Slg Abh. Dermat. **1**, H. 2 (1912). (b) Bemerkungen zu der deutschen Übersetzung von DARIERs Grundriß der Dermatologie, S. 83, 114, 125. Berlin: Julius Springer 1913.

KATAYAMA, Y.: Über Erythrodermia desquamativa (LEINER) besonders über die Unterscheidung von Dermatitis exfoliativa neonatorum (RITTER). Acta dermat. (Kioto) **18**, 34 (1931). Ref. Zbl. Hautkrkh. **40**, 491. — KAUFMANN-WOLF, M.: Zur Frage der Übertragbarkeit der Dermatitis exfoliativa neonatorum. Jb. Kinderheilk. **82**, 303 (1915). — KAUPE: Zur Ätiologie des Pemphigus neonatorum. Münch. med. Wschr. **1907**, 1036. — KEHO, J. A.: Epidemic pemphigus neonatorum (impetigo?). Northwest med. **28**, 37 (1929). Zit. bei SWENDSON u. LEE. — KELLER, C.: Die Krankheiten des Neugeborenen in den ersten Lebenstagen. Deutsche Klinik am Eingang des 20. Jahrhunderts, Bd. 7, S. 767. 1905. — KELLERT, E.: On the control of epidemic impetigo neonatorum by means of Glycerine. Amer. J. Obstetr. **18**, 426 (1929). Zit. bei SWENDSON u. LEE. — KENARDATH, D.: Dermatitis exfoliativa neonatorum (RITTERsche Krankheit). Lancet, 28. Juli **1899**. Ref. Mh. Dermat. **30**, 240. — KENNAN, H.: A fatal case of congenital bullous eruption in an infant. Dublin J. med. Sci. **1900**, 241. Zit. nach BROCQ. — KERLEY, J. H.: Exfoliative dermatitis with fatal termination following tonsillectomy. Arch. of Pediatr. **39**, 462 (1922). — KETRON, L. W.: Diskussion zu GUY und COHEN, Dermatitis exfoliativa. Arch. of Dermat. **19**, 436 (1929). — KIEN, G.: Über den nicht syphilitischen Pemphigus der Säuglinge. Med. Klin. **1905**, 1437. — KLUMPER, L.: Pemphigus neonatorum acutus und Dermatitis exfoliativa. Nederl. Tijdschr. Geneesk. **1929**, 2861. Ref. Zbl. Hautkrkh. **32**, 218. — KNÖPFELMACHER u. LEINER: Dermatitis exfoliativa neonatorum. Jb. Kinderheilk. **60**, 178 (1904). — KNOWLES, F. C. and H. G. MUNSON: Institutional epidemies of bullous impetigo contagiosa in infants. Arch. of Dermat. **7**, 376 (1923). — KOBLANCK: Über Pemphigus neonatorum. Z. Geburtsh. **57**, 339 (1906). — KOWNATZKI: Zur Verbreitungsweise des Pemphigus neonatorum. Münch. med. Wschr. **1907**, 1923. — KRECKELS: Fall zur Diagnose. Demonstrationsabende Chemnitzer Hautärzte, 8. April 1932. Zbl. Hautkrkh. **42**, 47. — KREIBICH: Pemphigus infantum. Wien. dermat. Ges., 16. April 1902. Arch. f. Dermat. **63**, 271. — KRIGBAUM, R. E.: On a possible cause for pemphigus neonatorum. A preliminary report. Amer. J. Obstetr. **11**, 494 (1926). Ref. Zbl. Hautkrkh. **21**, 67. — KRZYSZTALOWICZ, F.: (a) Beitrag zur Rolle des Streptococcus in der Pathologie der Haut. Mh. Dermat. **42**, 1 (1906). (b) Rôle du streptocoque dans la pathogénie des dermatoses. Bull. Acad. Sci. et Lettres. (pol.), März **1931**, 61. — KYRLE, J.: Vorlesungen über Histobiologie der menschlichen Haut und ihrer Erkrankungen, Bd. 2, S. 99. Berlin: Julius Springer 1927.

LABHARDT u. WALLART: Über Pemphigus neonatorum simplex congenitus. Z. Geburtsh. **61**, 600 (1908). — LACASSE, R.: Maceriertes Kind usw. Bull. Soc. Anat. Paris, April **1905**. Ref. Zbl. Gynäk. **30**, 415 (1906). — LANDSTEINER, K., C. LEVADITI et E. PRASEK: (a) Étude expérimentale du pemphigus infectieux aigu. C. r. Soc. Biol. Paris **70**, **643** (1911). (b) Contribution à l'étiologie du pemphigus infectieux aigu. C. r. Soc. Biol. Paris **70**, 1026 (1911). — LANGSTEIN, L.: Notiz über die Behandlung der Dermatitis exfoliativa. Ther. Mh. **1907**, 632. — LANGSTEIN, L. u. LOTTE LANDÉ: Krankheiten des Neugeborenen. PFAUNDLER-SCHLOSSMANNs Handbuch der Kinderheilkunde, 3. Aufl., Bd. 1. Leipzig 1924. — LAUENER, P.: Blutuntersuchungen bei hautkranken Kindern. Jb. Kinderheilk. **83**, 316

(1916). — Laurentie: Pemphigus généralisé d'origine syphilitique; recherche négative du tréponème au niveau des lésions. Bull. Soc. Obstétr. Paris **16**, 569 (1927). Ref. Zbl. Hautkrkh. **25**, 735. — Leiner, C.: (a) Pemphigus contagiosus bei Masern. Impetigo contagiosa. Jb. Kinderheilk. **55**, 315 (1902). (b) Pemphigus acutus contagiosus occuring in febrile diseases. Brit. J. Childr. Dis. **5**, 371 (1908). (c) Über eigenartige Erythemtypen und Dermatitiden des frühen Säuglingsalters. Wien 1912. (d) Über universelle Säuglingsdermatosen. Wien. klin. Wschr. **1922**, 751. (e) Dermatitis exfoliativa (Ritter) und Erythrodermia desquamativa (Leiner). Mschr. Kinderheilk. **42**, 331 (1929). — Le Lorier, V.: Le traitement prophylactique et curatif des infections cutanées du nourrisson. Bull. Soc. Pédiatr. Paris **24**, 147 (1926). Ref. Zbl. Hautkrkh. **22**, 357. — Lereboullet, P. et J. Brizard: Un cas de maladie de Ritter (Dermatite exfoliatrice du nouveau-né). Bull. Soc. Pédiatr. Paris **29**, 485 (1931). Ref. Zbl. Hautkrkh. **41**, 731. — Lewandowsky, F.: (a) Über Impetigo contagiosa s. vulgaris. Arch. f. Dermat. **94**, 163 (1909). (b) Zur Impetigofrage. 12. Kongr. dtsch. dermat. Ges. Hamburg 1921. Arch. f. Dermat. **138**, 438 (1922). — Lindsay, H. C. L.: „Impetigo". A brief review. Urologic Rev. **30**, 215 (1926). Ref. Zbl. Hautkrkh. **21**, 194. — Luithlen, Fr.: (a) Pemphigus neonatorum. Wien. klin. Wschr. **1899**, 69. (b) Dermatitis exfoliativa. Arch. f. Dermat. **47**, 323 (1899). (c) Pemphigus neonatorum s. contagiosus. Mračeks Handbuch der Hautkrankheiten Bd. 1, S. 723. Wien 1902. (d) Dermatitis exfoliativa Ritter. Mračeks Handbuch der Hautkrankheiten, Bd. 1, 757. Wien 1902. (e) Diskussion zu Kreibich, Pemphigus infantum. Wien. dermat. Ges., 16. April 1902. Arch. f. Dermat. **63**, 272.

McCandlish, H. S.: Report of 224 cases of impetigo in the newborn. Amer. J. Obstetr. **9**, 228 (1925). Ref. Zbl. Hautkrkh. **18**, 894. — McLeod, I. M. H.: (a) Diskussion zu Maguire, Pemphigus in newly born. Obstetr. Soc. Lond., 4. Nov. 1903. Brit. med. J. **1903 II**, 1278. (b) Die pemphigoiden Eruptionen. Brit. J. Dermat., Juni/Juli **1915**. Ref. Dermat. Wschr. **61**, 1111. — Maguire, G. J.: Acute contagious pemphigus in the newly born. Brit. J. Dermat. **15**, 427 (1903). — Marcuse: Demonstration histologischer Präparate eines Falles von Pemphigus malignus haemorrhagicus. Berl. dermat. Ges., 6. März 1900. Dermat. Z. **7**, 536 (1900). — Marfan, A. B.: Le pemphigus épidémique des nouveau-nés et des nourrissons. Paris méd. **1923**, 353. Ref. Zbl. Hautkrkh. **12**, 162. — Matthews, J. C.: Dermatitis exfoliativa congenita. J. amer. med. Assoc. **53**, Nr 10. Ref. Mh. Dermat. **50**, 186. — Matzenauer, R.: (a) Zur Frage der Identität des Pemphigus neonatorum und der Impetigo contagiosa. Wien. klin. Wschr. **1900**, 1077. (b) Diskussion zu Kreibich, Pemphigus infantum. Wien. dermat. Ges., 16. April 1902. Arch. f. Dermat. **63**, 271. — Meara, F.: Two fatal cases in infant. Pemphigus and erysipelas. Med. News **1901**, 333. Zit. nach Brocq. — Mellon, R. R. and D. W. Caldwell: Further observations on the epidemiology of pemphigus neonatorum. Amer. J. med. Sci. **169**, 736 (1925). Ref. Zbl. Hautkrkh. **19**, 125. — Mellon, R. R., D. Caldwell and W. W. Winnans: The mothers milk as a source of infection in epidemic pemphigus neonatorum (impetigo contagiosa bullosa). Amer. J. med. Sci. **169**, 419 (1925). Ref. Zbl. Hautkrkh. **19**, 124. — Mellon, R. R., W. S. Hastings and D. W. Caldwell: Observations on the epidemiology of pemphigus neonatorum. Proc. Soc. exper. Biol. a. Med. **20**, 531 (1923). Ref. Zbl. Hautkrkh. **10**, 261. — Miller, J. C.: Ein Fall von Pemphigus neonatorum, vergesellschaftet mit einer Allgemeininfektion von Staphylococcus pyogenes. Cleveland med. J., Juni **1903**. Ref. Mh. Dermat. **38**, 86. — Moggi, D.: Due piccole epidemie ospitaliere impetigine bollosa in lattanti. Atti Congr. pediatr. ital. **1928**, 847. Ref. Zbl. Hautkrkh. **32**, 617. — Morita, H.: Fall von Dermatitis exfoliativa neonatorum. Jap. J. of Dermat. **30**, 22 (1930). Ref. Zbl. Hautkrkh. **34**, 578. — Moro, E.: Über die Stellung der Erythrodermia desquamativa (Leiner) im Krankheitssystem. Münch. med. Wschr. **1911**, 499. — Mraček: Diskussion zu Kreibich, Pemphigus infantum. Wien. dermat. Ges., 16. April 1902. Arch. f. Dermat. **63**, 272. — Müller, Egon: Zur Kenntnis der Kontagiosität des Pemphigus neonatorum. Diss. Erlangen 1909. Ref. Dermat. Wschr. **54**, 481 (1912). — Mulert: Über Pemphigus neonatorum. Z. Med.beamte **23**, 520 (1910). — Munro, G.: Pemphigus contagiosus. Brit. med. J. **1899 I**, 1021. Zit. nach Brocq. — Myrick: Dermatitis exfoliativa neonatorum. J. of cutan. Dis. incl. Syph. **60**, 534 (1909). Ref. bei L. Hofmann; s. a. Arch. f. Dermat. **105**, 505.

Naegeli, O.: (a) Pemphigoidendemie in Aarburg. Zit. bei Ed. Stern. Schweiz. med. Wschr. **1927**, 36. (b) Dermatosen im schulpflichtigen Alter. Schweiz. Z. Hyg. **1932**. — Nakao, Abe: Zur Ätiologie der Impetigo contagiosa. Arch. f. Hyg. **67**, 367 (1908). — Nast: Pemphigus bei einem Kinde. Zbl. Hautkrkh. **32**, 320 (1930). — Naujoks, H.: Seltenere Formen puerperaler Brustentzündung (nebst Bemerkungen über eine Pemphigusepidemie). Arch. Gynäk. **133**, 776 (1928). — Navarro, M. A.: Zwei Fälle von Ritterscher Dermatitis exfoliativa neonatorum. Actas dermo-sifiliogr. **23**, 560 (1931). Ref. Zbl. Hautkrkh. **39**, 399. — Neff, F. C.: Epidemic pemphigus of the newly born. Arch. of Pediatr. **46**, 24 (1929). Ref. Zbl. Hautkrkh. **30**, 608. — Nobl, G.: (a) Belege für die Unität von Pemphigus infantum und Impetigo contagiosa Fox. Med. Bl. **1902**, Nr 31. Ref. Mh. Dermat. **36**, 533.

(b) Diskussion zu Kreibich: Pemphigus infantum. Wien. dermat. Ges., 16. April 1902. Arch. f. Dermat. **63**, 272.

Ohmstedt, H. C.: Impetigo contagiosa neonatorum, a present day hospital nursery problem. Northwest med. **29**, 166 (1930). Zit. bei Swendson u. Lee. — Oppenheim, M.: Diskussion zu Urbach: Dermatitis exfoliativa usw. Wien. dermat. Ges., 18. März 1931. Zbl. Hautkrkh. **38**, 585 (1931). — Oppenheim, R.: Einige Bemerkungen zur Ätiologie, Differentialdiagnose und Therapie im Anschluß an einen Fall von Dermatitis exfoliativa neonatorum (Ritter). Diss. Freiburg 1911. — Orgler, A.: Über Dermatitis exfoliativa. Mschr. Kinderheilk. **57**, 312 (1933). — Ostermeyer, N.: Ein Fall von Pemphigus neonatorum P. Richter (Dermatitis exfoliativa neonatorum Ritter) mit Infektion der Mutter und Tod des Neugeborenen. Arch. f. Dermat. **67**, 109 (1903); Orv. Hetil. (ung.) **1903**, Nr 22. Ref. Mh. Dermat. **39**, 681.

Pacheco, M.: Geheilte Dermatitis exfoliativa des Neugeborenen. Semana méd. **1931 II**, 1472; Rev. Especial. méd. **6**, 913 (1931). Ref. Zbl. Hautkrkh. **41**, 225. — Paisseau, G. P., Tournant et G. A. Patey: (a) Un cas de maladie de Ritter. Bull. Soc. Pédiatr. Paris **30**, 357 (1932). Ref. Zbl. Hautkrkh. **43**, 302. (b) Dermatite exfoliative des nourrissons (maladie de Ritter). Arch. Méd. Enf. **36**, 81 (1933). — Pallesen, I.: Über akute Infektionen Neugeborener (Stomatitis, Pemphigus, Furunkulose) nach dem Material der Kieler Frauenklinik, 1900—1910. Diss. Kiel 1913. Ref. Dermat. Wschr. **57**, 993. — Pasini, A.: (a) Il pemphigo epidemico del neonati. Giorn. ital. Mal. vener. Pelle **1903**, 226, 273. (b) Aussprache über Pemphigus und Pemphigoide 27. Riun. soc. ital. Dermat. Genua, 21.—23. Okt. 1931. Giorn. ital. Dermat. **73**, 253 (1932). Ref. Zbl. Hautkrkh. **41**, 599. — Patek: Dermatitis exfoliativa neonatorum oder Rittersche Krankheit. J. of cutan. Dis. incl. Syph. **22** (1904). Ref. Mh. Dermat. **39**, 341. — Pemphigus neonatorum. Lancet **208**, 1256 (1925). Ref. Zbl. Hautkrkh. **19**, 125. — Philippson, A.: Diskussion zu Pockels: Pemphigoid und Dermatitis Ritter. Dermat. Ges. Hamburg-Altona, 26. Nov. 1927. Zbl. Hautkrkh. **27**, 343. — Plantenga, B. P. B.: Pemphigus neonatorum und Konstitution. Mschr. Kindergeneesk. **2**, 407 (1933). Ref. Zbl. Hautkrkh. **47**, 168. — Pockels, W.: (a) Untersuchungen bei Pemphigoid der Neugeborenen und exfoliativem Pemphigoid. Dermat. Wschr. **1928 II**, 1279, 1323. (b) Über eine Epidemie von Pemphigoid der Neugeborenen und Dermatitis Ritter. Dermat. Ges. Hamburg-Altona, 26. Nov. 1927. Zbl. Hautkrkh. **27**, 343. — Poetter: Zit. bei Wilms. — Prissmann, S.: (a) Ein Fall von Dermatitis exfoliativa neonatorum. Petersburg. med. Wschr. **1898**, Nr 50. Ref. Mh. Dermat. **29**, 279. (b) Beitrag zur Kasuistik des Pemphigus. Dermat. Zbl. **1903**, 292. — Przedborski, J.: Rittersche Krankheit. Warszaw. Czas. lek. **1**, 15 (1924). Ref. Zbl. Hautkrkh. **15**, 191. — Pusey: Pemphigus neonatorum. Zit. bei Biddle.

Raschkes, L.: Zur Frage der Dermatitis exfoliativa neonatorum. Arch. Gynäk. **139**, 669 (1930). — Ravogli, A.: Ein Fall von Dermatitis exfoliativa neonatorum (Ritter). Cleveland med. Gaz., Aug. **1901**. Ref. Mh. Dermat. **35**, 41; **36**, 526. — Reed, Ch. B.: (a) Impetigo or pyodermatitis neonatorum. Arch. of Dermat. **18**, 26 (1928). (b) Impetigo or pyodermatitis neonatorum. Amer. J. Obstetr. **17**, 49, 133 (1929). Ref. Zbl. Hautkrkh. **31**, 591. — Reiche, A.: Die Behandlung der Furunkulosis im Kindesalter und des Pemphigus neonatorum mit Schwitzpackungen und Sublimatbädern. Ther. Mh. **1909**, 258. — Reinhardt: Über Pemphigus neonatorum contagiosus. Z. Geburtsh. **76**, 14 (1914). – Reuss, A. v.: Die Krankheiten des Neugeborenen, S. 358. Berlin: Julius Springer 1914. — Richter, Martha: Bakteriologische Befunde bei Säuglingspemphigus. Münch. med. Wschr. **1927**, 194. — Richter, P.: Über Pemphigus neonatorum. Dermat. Z. **8**, 507 (1901), auch als Monographie bei Karger 1902. — Ritter von Rittershain, G.: Die exfoliative Dermatitis jüngerer Säuglinge. Z.ztg Kinderheilk. **2**, 3 (1878). — Ritters disease (Dermatitis gangraenosa infantum). Ir. J. med. Sci., V. s. **1923**, Nr 18, 195. Ref. Zbl. Hautkrkh. **10**, 261. — Rivière: Pemphigus neonatorum. Zit. bei Dubreuilh. — Roi, G.: Su die un caso di dermatite esfogliativa a de corso atipico. Clin. ed Igiene infant. **2**, 357 (1927). Ref. Zbl. Hautkrkh. **26**, 388. — Ronchi, A.: (a) Dermatite exfoliativa generalizata dei piccoli lattanti. Pediatria **1923**, 1289. Ref. Zbl. Hautkrkh. **12**, 36. (b) Sulla unicità della dermatite esfolgiativa di Ritter e della eritrodermia di Leiner. Pediatria **33**, 131 (1925). Ref. Zbl. Hautkrkh. **17**, 69. — Rubell, I.: Impetigo contagiosa neonatorum. Arch. of Pediatr. **48**, 777 (1931). — Rulison, E. T.: Control of impetigo neonatorum. Advisibility of a radical departure in obstetric care. J. amer. med. Assoc. **93**, 903 (1929).

Sabouraud, R.: Pyodermites et eczémas, p. 122. Paris: Masson & Co. 1928. — Saitz, C.: Antivirusbehandlung bei Säuglingsdermatosen. Čas. lék. česk. **1931 II**, 1777. Ref. Zbl. Hautkrkh. **42**, 108. — Schäffer, J.: Die bullösen Hautaffektionen. Die deutsche Klinik am Eingang des 20. Jahrhunderts, Bd. 5/2, S. 281. 1905. — Schiller, A. E.: Dermatitis exfoliativa neonatorum. Urologic Rev. **27**, 748 (1923). — Schiperskaja: Zur Frage der Streptodermien. Dermatologia (Budapest) **1914**, Nr 5. Ref. Dermat. Wschr. **59**, 970; Arch. f. Dermat. **119**, Teil 2, 328. — Schreiber, G.: Diskussion zu Le Loriers Infections cutan. du nourrisson. Bull. Soc. Pédiatr. Paris **24**, 147 (1926). Ref. Zbl. Hautkrkh. **22**, 357. — SCHRICKER, H.: Zur Behandlung des Pemphigus neonatorum gravis. Münch. med. Wschr. **1932**, 67. — SCHULTHEISS, H.: Über eine Pemphigusepidemie. Schweiz. med. Wschr. **1923**, 171. Ref. Zbl. Hautkrkh. **8**, 339. — SCHULTZ, W.: Zur Kasuistik des Pemphigus neonatorum acutus in Greifswald und Umgegend. Diss. Greifswald 1924. — SCHWARTZ, H. J.: An epidemic of pemphigus neonatorum. Bull. lying-in hosp. (N. Y.) **5**, 1 (1908). Zit. bei SWENDSON u. LEE. — SICILIA: Besondere Form einer allgemeinen Impetigo bei einem Brustkind mit hämorrhagischer Colitis. Rev. Med. Malaga **1**, 64 (1921). Ref. Zbl. Hautkrkh. **3**, 234. — SKINNER, E. F.: A note on the histology of dermatitis exfoliativa neonatorum. Brit. J. Dermat. **22**, 75 (1910). — SMITH, M. M.: Pemphigus neonatorum in einer Hebammenpraxis. Brit. med. J. **1910 I**, 198. — SORGENTE, P.: (a) Über einen Fall von Morbus RITTER (Dermatitis exfoliativa neonatorum). 7. Congr. pediatr. ital., April 1911. Ref. Dermat. Wschr. **54**, 473. (b) Sulla unicita della dermatite esfogliativa di RITTER e della eritrodermia di LEINER. Pediatria **33**, 372 (1925). Ref. Zbl. Hautkrkh. **17**, 871. — SPERK: Klinische Beobachtungen über Dermatitis exfoliativa neonatorum RITTER. Z. Kinderheilk. **11**, 57 (1914). — STAJIĆ, ST.: Dermatitis exfoliativa RITTER. Arch. lekarst. **34**, 564 (1932). Ref. Zbl. Hautkrkh. **43**, 302. — STERN, ED.: Über eine kleine Endemie von Pemphigus neonatorum gravis. Schweiz. med. Wschr. **1927**, 36. — STROEDER: Pemphigus neonatorum congenitus non syphiliticus. Geburtshilfl. Ges. Hamburg, 26. April 1928. Zbl. Gynäk. **1928**, 2423. Ref. Zbl. Hautkrkh. **29**, 437. — SUKIGARA, F. A.: A report on the RITTERs disease (Dermatitis exfoliativa neonatorum). Jap. J. of Dermat. **29**, 635 (1929). Ref. Zbl. Hautkrkh. **32**, 801. — SWENDSON, J. J. and S. R. LEE: Impetigo neonatorum contagiosa. With a report of four epidemics. J. amer. med. Assoc. **96**, 2081 (1931). — SYMON, O. J.: Ein komplizierter Fall von RITTERscher Krankheit. Arch. chilen. Pediatr. **4**, 714 (1927). Ref. Zbl. Hautkrkh. **28**, 688. — SZARKA, W.: Zur Pathogenese der Dermatitis exfoliativa neonatorum. Mschr. Kinderheilk. **32**, 253 (1926); Orv. Hetil. (ung.) **69**, 841 (1925).

TAMM, F.: Ein Beitrag zur Ätiologie der Dermatitis exfoliativa RITTER und ihrer Beziehungen zur Impetigo contagiosa staphylogenes. Dermat. Z. **21**, 670 (1914). — TATE, M. A.: Dermatitis gangrenosa (bullous) in a newborn infant. Amer. J. Obstetr. **1**, 724 (1921). Ref. Zbl. Hautkrkh. **2**, 174. — TAYA, T.: Ein Beitrag zur Kenntnis der Dermatitis exfoliativa neonatorum RITTER. Jap. J. of Dermat. **28**, 1002 (1928). Ref. Zbl. Hautkrkh. **31**, 323. — TAYLOR, R.: The prevention of pemphigus neonatorum in hospitals. Amer. J. Dis. Childr. **38**, 437 (1929). Zit. bei SWENDSON u. LEE. — THIBIERGE, G. et J. STIASSNIE: Dermatite exfoliatrice du nouveau-né, avec fissures étendues des lèvres et du menton. Bull. Soc. franç. Dermat. **28**, 15 (1921). — TIÈCHE, M.: Ein Fall von multiplen diphtherischen Ulcerationen der Haut nach Pemphigus neonatorum bzw. infantilis. Correspbl. schweiz. Ärzte **1908**, Nr 19. — TROSSARELLO: Pemphigus epidemicus. 17. Kongr. ital. Ges. Dermat., Dez. 1921. Giorn. ital. Mal. vener. Pelle **63**, H. 2 (1922). Ref. Dermat. Wschr. **75**, 1120 (1922). — TSCHUPRINA: Zur Ätiologie des Pemphigus neonatorum. Med. Obozr. Nižn. Povolzja (russ.) **1905**, Nr 21. Ref. Mh. Dermat. **43**, 313.

UJJ, G.: Zwei interessante Fälle von Dermatitis exfoliativa neonatorum. Orv. Hetil. (ung.) **1912**, Nr 43. Ref. Dermat. Wschr. **57**, 933. — ULLRICH, O.: (a) Dermatitis exfoliativa (RITTER) und Erythrodermia desquamativa (LEINER). Z. Kinderheilk. **40**, 644 (1926). (b) Über die Behandlung einiger kindlicher Hautkrankheiten. Klin. Wschr. **1926**, Nr 22. — URBACH, E.: Dermatitis exfoliativa beim Säugling, Impetigo bullosa bei den Eltern und bei der Pflegeperson. Wien. dermat. Ges., 18. März 1931. Zbl. Hautkrkh. **38**, 585 (1931). — URBANITZKY, E.: Über einen Fall von Aufeinanderfolge von Maläna, Dermatitis exfoliativa neonatorum (RITTER) und einem erythrodermieähnlichen Krankheitsbilde mit Ausgang in Heilung. Z. Kinderheilk. **39**, 179 (1925).

VALK, J. W. VAN DER: Ein Beitrag zur ätiologischen Identität der Impetigo bullosa, des Pemphigus neonatorum und der Dermatitis exfoliativa RITTER VON RITTERSHAIN. Dermat. Z. **53**, 668 (1928). — VALLOIS: Pemphigus contagiosus des nouveau-nés. Montpellier Méd. **1903**, No 21. Zit. nach v. REUSS. — VÖLKERS, H.: Zur Behandlung des Pemphigus neonatorum und der Dermatitis exfoliativa mit Rivanol. Med. Klin. **1926**, 1337. — VONNO, N. C. VAN: Über einen Fall von Morbus RITTER (Dermatitis exfoliativa neonatorum). Nederl. Tijdschr. Geneesk. **1931 I**, 1932. Ref. Zbl. Hautkrkh. **38**, 339. — VORSTER: Über Pemphigus neonatorum, seinen Zusammenhang mit Dermatitis exfoliativa neonatorum und Impetigo contagiosa. Diss. Rostock 1907. — VYCHYTIL, O.: Dermatitis exfoliativa RITTER. Čas. lék. česk. **1931 I**, 560, 605. Ref. Zbl. Hautkrkh. **38**, 618.

WEBER, O.: Über die Beziehungen der Schälblasen zur Impetigo contagiosa und Dermatitis exfoliativa. Z. Krk.pfl. **44**, 121, 139 (1922). — WEIDMAN, F. D. u. R. L. GILMAN: Pathologisch-anatomische Veränderungen bei allgemeiner Exfoliation der Haut bei Neugeborenen, mit besonderer Berücksichtigung der RITTERschen Krankheit. Arch. f. Dermat. **167**, 491 (1933). — WHITFIELD, A.: Zwei Fälle von akutem Pemphigus neonatorum. Brit. J. Dermat. **15**, 218 (1903). — WIELAND, E.: (a) Über Dermatitis exfoliativa (RITTER VON

Rittershain). Schweiz. med. Wschr. **1922**, 1165, 1274; Rev. méd. Suisse rom. **1922**, 758. (b) Dermatitis exfoliativa (Ritter von Rittershain) und Pemphigus neonatorum. Erg. inn. Med. **24**, 47 (1923). — Williams, E.: A case of pemphigus in mother and child associated with uterine sepsis. Proc. roy. Soc. Med. **17**, Nr 9, sect. obstetr., 70. — Wilms, F.: Der Einfluß der Infektionserreger auf den Verlauf des Pemphigus neonatorum. Diss. Göttingen 1921. — Winternitz, R.: (a) Ein Beitrag zur Kenntnis der Dermatitis exfoliativa neonatorum (Ritter). Arch. f. Dermat. (Festschrift für Pick) **43**, 397 (1898). (b) Über Dermatitis exfoliativa Ritter. Arch. f. Dermat. **48**, 241 (1899). — Wirz, Anna: Über einen Fall von Dermatitis exfoliativa neonatorum und seine Beziehungen zum Pemphigus neonatorum. Korresp.bl. Schweiz. Ärzte **1916**, 1685. — Woringer, P.: Contribution à l'étude de la maladie de Ritter. Dermatite exfoliatrice du nouveau-né. Nourrisson **21**, 266 (1924); Arch. Méd. Enf. **27**, 445 (1924). Ref. Zbl. Hautkrkh. **15**, 192.

Zahorsky, J.: Über Impetigo neonatorum. St. Louis Courier, Aug. 1905. Ref. Mh. Dermat. **42**, 181. — Zakon, S. J.: The relationship of dermatitis exfoliativa neonatorum Ritter and impetigo bullosa in the adult. Arch. of Dermat. **24**, 830 (1931). — Zarfl, M.: Pemphigus beningnus congenitus. Ver. inn. Med. u. Kinderheilk. Wien, 12. Juni 1912. Wien. klin. Rdsch. **1913**, 488; J. Kinderheilk. **77**, 92. — Zoltan, J.: Zur pathologischen Anatomie und Histologie der Dermatitis exfoliativa Ritter. Gyórgyászat (ung.) **66**, 249 (1926). Ref. Zbl. Hautkrkh. **21**, 437.

Follikuläre Pyodermien I.

Staphylodermia follicularis superficialis (Folliculitis staphylogenes), Staphylodermia follicularis et perifollicularis profunda necrotica (Furunkel), Karbunkel.

Von

PAUL TACHAU-Braunschweig.

Mit 8 Abbildungen.

Klinik.

Staphylodermia follicularis superficialis, Furunkel und Karbunkel bilden hinsichtlich ihrer Ätiologie, Pathogenese, Anatomie und Klinik einen eng zusammengehörigen Komplex, der hier im Zusammenhang besprochen werden soll, um Wiederholungen nach Möglichkeit zu vermeiden. Ihnen schließt sich die *Sykosis vulgaris (staphylogenes)* an. Da wir diese letztere auf eine ungewöhnliche Reaktionsart der Haut zurückführen, und sie infolge ihrer Eigenart spezielle Berücksichtigung verlangt, wird sie in einem gesonderten Abschnitt angegliedert.

1. Staphylodermia follicularis superficialis, Folliculitis staphylogenes, Impetigo BOCKHART.

Die oberflächliche staphylogene Folliculitis vom Typus WILSON-BOCKHART *bildet eine kleine, nur einen bis wenige Millimeter im Durchmesser haltende, in der Epidermis der Follikelöffnung gelegene Pustel.* Sie entwickelt sich in wenigen Stunden, über Nacht, nach BOHN „blitzartig", meist um ein Lanugohaar, und erreicht die Größe eines Stecknadelkopfes oder höchstens einer Linse. Ein weiteres Wachstum findet nicht mehr statt. Man sieht eine flache, in ihrem Zentrum ein wenig zugespitzte Pustel, die in ihrer Mitte oft von einem Haar durchbohrt wird, und die von einem schmalen roten Hof umgeben ist. Auf dieser Entwicklungsstufe bleibt die Pustel mehrere Tage unverändert stehen. Wegen der Festigkeit der Blasendecke neigt sie nicht zu spontanen Läsionen. Sticht man sie an, so kann man ein Tröpfchen dicken, rahmigen, gelben Eiter entleeren. Nach solchen Verletzungen schließt sich die Pusteldecke gewöhnlich wieder, die Pustel füllt sich von neuem mit Eiter und trocknet erst nach einigen (etwa 5) Tagen allmählich unter Bildung eines gelben oder bräunlichen Krüstchens ein. Schreitet der Prozeß nicht in die Tiefe des Follikels fort, so heilt die Affektion ohne Narbenbildung aus. Lediglich ein bläulichroter, anfangs noch etwas eingesunkener Fleck läßt erkennen, daß hier eine Folliculitis ihren Sitz hatte. Auch dieser verschwindet in wenigen Wochen.

Die Staphylodermia follicularis superficialis kann sich an allen behaarten Hautstellen ausbilden. Als *selbständige Krankheit* wird sie ziemlich selten gefunden, relativ am häufigsten *bei Kindern auf dem behaarten Kopf.*

Hier tritt sie gelegentlich *schubweise* mit einer größeren Zahl von Einzelefflorescenzen auf, die entweder regionär begrenzt oder über den ganzen Kopf verteilt sind. In leichteren Fällen kann man 20 und mehr, in schweren 100, ja 200 Pusteln zählen (SABOURAUD). Die Erkrankung neigt zu Rückfällen. Nach SABOURAUD kündigen sich die Schübe öfter durch schmerzhafte Anschwellung der regionären Lymphknoten (Occipital- und Nackendrüsen) an, die der Eruption einen Tag vorhergeht. Bei genauer Inspektion der Kopfhaut sieht man noch nichts Abnormes, oder höchstens eine Aussaat miliarer Pusteln von der Größe eines Nadelöhrs. Am nächsten Tage aber sind, mehr oder weniger dicht gesät, die fertig ausgebildeten Pusteln da, alle

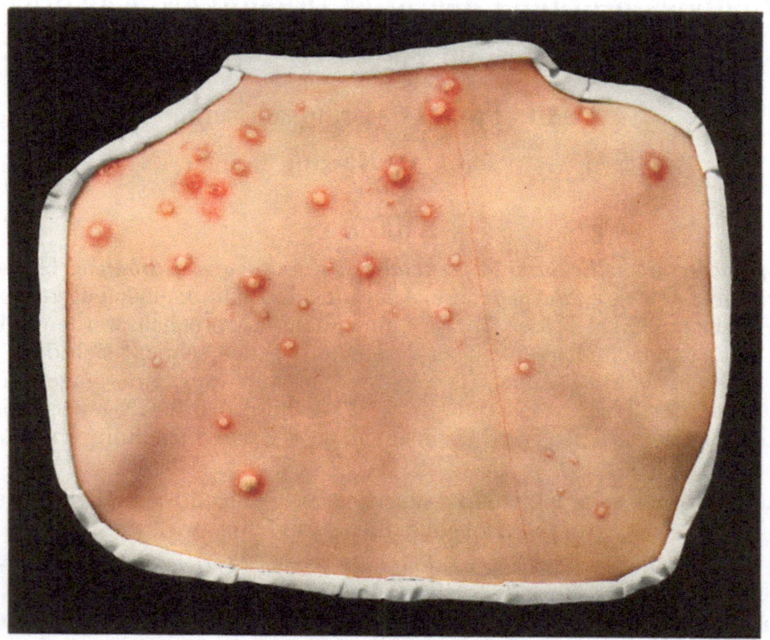

Abb. 1. Staphylodermia follicularis superficialis (Rücken). (Nach ROST.)

gleich groß, alle von gleichem Aussehen. Nur vereinzelt treten neue Pusteln hinzu, so daß man alle Entwicklungsstadien nebeneinander antreffen kann. Benachbarte Efflorescenzen können konfluieren, auch können sich an einzelne Pusteln tiefere, furunkulöse Prozesse anschließen. Etwa 2 Wochen nach der Eruption, wenn diese wieder abgeheilt ist, kann ferner nach SABOURAUD ein *multipler, kleinfleckiger Haarausfall* — etwa nach Art der Alopecia parvimaculata — auftreten, der mit völliger Restitution der Haare wieder verschwindet [1].

Während diese Affektion der Kinderköpfe sich durch Schmerzhaftigkeit auszeichnet, wird die idiopathische Folliculitis staphylogenes beim *Erwachsenen* wegen ihrer Unscheinbarkeit und wegen des Fehlens jeglicher Beschwerden oft gar nicht beachtet. Die Pusteln treten hier nämlich in der Regel nur vereinzelt, disseminiert am Stamm und an den Extremitäten auf, mit Vorliebe in stärker behaarten Hautregionen, aber fast nie auf dem behaarten Kopf.

[1] Siehe dazu auch GALEWSKY: Dieses Handbuch Bd. 13/I, S. 377.

Wir dürfen daher wohl annehmen, daß die kindliche Haut jenseits des Säuglingsalters für das primäre Auftreten der Staphylodermia follicularis superficialis in höherem Grade disponiert ist als die Haut des Erwachsenen.

Häufiger als das selbständige Vorkommen der BOCKHARTschen Folliculitis ist ihr Aufschießen als Sekundärläsion bei *chemischen Schädigungen der Haut,* bei *tiefen Pyodermien,* bei *juckenden Dermatosen:* So kommt es zu einer regionär beschränkten, dichteren Aussaat unter dem Einfluß von feuchten Verbänden, Kataplasmen, Pflastern, die zu Maceration der Haut oder zu Dermatitis Anlaß geben, ferner bei Furunkulose sowie als Zeichen der Sekundärinfektion (Kratzen) bei Scabies, Pediculosis, Ekzem, Pruritus, Prurigo usw.). Charakteristisch für die sekundäre Manifestation ist die Tatsache, daß neben der

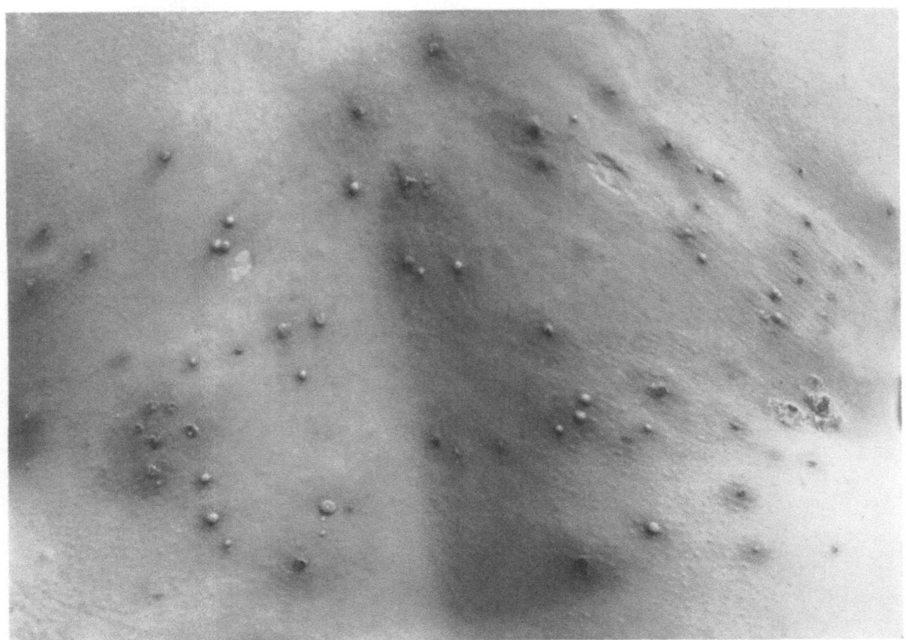

Abb. 2. Staphylodermia follicularis superficialis (Rücken). (Aus der Univ.-Hautklinik Breslau.)

Staphylodermia follicularis superficialis fast stets andere Pyodermien, speziell Furunkel, gefunden werden.

Besonders eingehend hat sich SABOURAUD mit diesen sekundären Pusteleruptionen befaßt. Bei *Pediculosis capitis* findet man immer eine Mischung von streptogener Impetigo und staphylogener Folliculitis. Bei der *Thrombididiasis* sind vorwiegend die Beine befallen, wo die Milben in die Follikelöffnungen eindringen. Bei der *Scabies* entsteht, wie bei der Pediculosis capitis, eine „Impétigo mixte", d. h. neben streptogenen, zum Teil ekthymatösen Elementen finden sich staphylogene Follikulitiden. Auch beim *Favus* sind follikuläre Staphylokokkenpusteln häufig zu finden. Sie können die primäre Pilzerkrankung lange überdauern, während bei der *Trichophytie,* speziell bei der Trichophytie der Kinderköpfe, nach SABOURAUD seltener staphylogene Pusteln auftreten. Meist sind sie dann auf therapeutische Maßnahmen zurückzuführen.

Als sekundäre Pusteleruption ist hier ferner die *„miliaire pustule épilatoire"* (BESNIER, SABOURAUD) zu nennen: Nach der Epilation eines infizierten Hautbezirks (Favus, Sykosis vulgaris usw.) kommt es fast immer 12 Stunden bis 2 Tage später zur Entstehung von miliaren Pusteln, die nach Sabouraud als abortive Staphylodermia follicularis superficialis aufzufassen sind. Nach 2 Tagen sind sie bereits wieder spurlos verschwunden. Auch bei Frauen, die sich das Kinn bzw. die Oberlippe epilieren, können solche miliaren Pusteln auftreten, wenn die Epilation nicht mit peinlicher Sauberkeit durchgeführt wird.

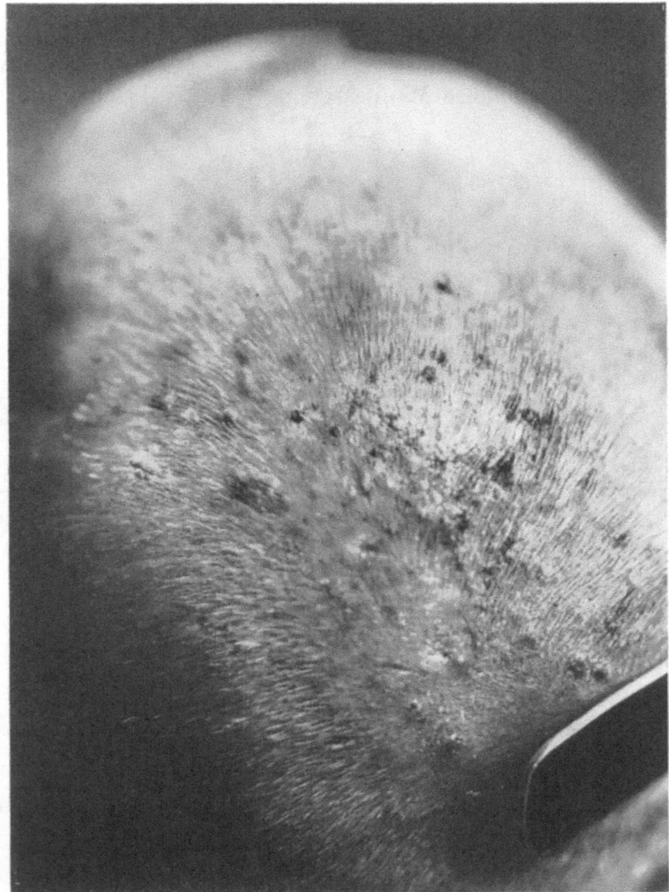

Abb. 3. Staphylodermia follicularis superficialis (behaarter Kopf). (Aus der Univ.-Hautklinik Breslau.)

Gelegentlich entwickeln sich aus solchen miliaren, postepilatorischen Pusteln Furunkel.

Sabouraud führt ferner im Zusammenhang mit der Staphylodermia follicularis superficialis *follikuläre Pusteleruptionen nach medikamentösen Einwirkungen* auf, speziell nach Teer, Quecksilber, Petroleum, Petroläther, Benzin, Terpentin, Crotonöl, Thapsia usw. Hierzu ist zu sagen, daß unter der Einwirkung solcher Medikamente an sich sterile Pusteln entstehen (J. Jadassohn, Frédéric, Lewandowsky, Cole u. a.), die selbstverständlich sekundär mit Staphylokokken infiziert werden können und dann bekanntlich vielfach zur Entstehung von Furunkeln Anlaß geben.

Auch die *„Miliaire pustuleuse récidivante des extrémités“*, speziell die *„Dermite pustuleuse miliaire staphylococcique“* SABOURAUDS (Prat. Dermat. 2, 676/77) sei hier erwähnt, weil sie vielleicht als sekundäre Follikeleruption auf Grund einer artefiziellen Dermatitis aufzufassen ist. Ich werde darauf bei der Besprechung der ekzematoiden Pyodermien zurückkommen (S. 420).

Zur Geschichte und Nomenklatur ist kurz folgendes zu bemerken: Die Staphylodermia follicularis superficialis ist von ERASMUS WILSON zum ersten Male beschrieben, genau definiert und mit dem Namen Impetigo belegt worden. Als später TILBURY FOX das Krankheitsbild der Impetigo contagiosa, die noch heute seinen Namen trägt, aus dem Wust der Porrigines herauskrystallisierte, mußte es notwendigerweise durch Verwechslung der beiden absolut nicht zusammengehörigen Krankheitsbilder zu Mißverständnissen verschiedenster Art kommen. Der Verwirrung, die hierdurch entstanden war (s. UNNA und SCHWENTER-TRACHSLER) machte erst BOCKHART ein Ende. Es ist sein Verdienst, der WILSONschen Impetigo simplex wieder zur Anerkennung verholfen und ihre Unterscheidung von der FOXschen Impetigo strikte durchgeführt zu haben. Er wies nach, daß es sich bei der WILSONschen Impetigo um eine follikuläre Affektion handle, während die FOXsche Impetigo nicht an den Hautorganen lokalisiert ist. Man folgte ihm auf diesem Wege allgemein, und so haben sich bis heute die Bezeichnungen Impetigo BOCKHART (= E. WILSON) und Impetigo contagiosa (T. FOX) in der Literatur nebeneinander erhalten (s. hierzu bei JESSNER).

Speziell von der Pariser Schule (DARIER) wird die Staphylodermia follicularis superficialis als Typ der staphylogenen Impetigo bezeichnet, während für die Impetigo T. FOX die Streptokokkenätiologie (SABOURAUD u. a.) allgemein anerkannt ist. Auf Grund seiner kritischen Arbeiten hat JADASSOHN nun bereits seit langem (1912) darauf aufmerksam gemacht, daß auch dies nicht zweckmäßig ist. Wie im Abschnitt Impetigo ausführlich dargestellt ist, haben die Untersuchungen von DOHI, JADASSOHN, LEWANDOWSKY u. a. zu der Erkenntnis geführt, daß es neben der gewöhnlichen streptogenen Form der FOXschen Impetigo eine seltenere, klinisch von der gewöhnlichen Form oft unterscheidbare, ebenfalls nicht an den Follikeln lokalisierte staphylogene Impetigo (Typ T. FOX) gibt. Diese staphylogene Form der FOXschen Impetigo ist durch die verschiedensten neueren Arbeiten bestätigt worden. *Wenn man demnach logischerweise diese staphylogene Abart der* FOX*schen Impetigo heute als Typus der staphylogenen Impetigo bezeichnen muß, so halte ich es mit* JADASSOHN *u. a. für wünschenswert, die Benennung als Impetigo* (der Name ist wohl kaum mehr auszumerzen) *für die streptogene und staphylogene* FOX*sche Impetigo zu reservieren und auf die Bezeichnung der Staphylodermia follicularis superficialis, der Folliculitis staphylogenes als Impetigo* WILSON-BOCKHART *möglichst zu verzichten,* wie das hier geschieht.

2. Furunkel. Staphylodermia follicularis et perifolliculitis necrotica profunda.

Als Furunkel bezeichnen wir eine abscedierende, mit zentraler Nekrose (Sequestrierung) einhergehende, eitrige Entzündung des Follikels und seiner nächsten Umgebung, bei der der Follikel in seiner ganzen Ausdehnung erkrankt. Der Furunkel gehört zu den häufigsten Pyodermien. Er ist daher auch schon sehr früh bekannt gewesen (HIPPOKRATES, PLINIUS).

Bis vor wenigen Jahrzehnten wurden die *Pyodermien der Schweißdrüsen,* vielfach auch die *staphylogenen Unterhautabscesse* mit einbezogen, und es bedurfte erst langwieriger analytischer Arbeit, ehe sich die Differenzierung nach dieser Richtung hin allgemein durchsetzte (s. S. 359).

Auch die *Talgdrüsen* sind vielfach als Sitz der furunkulösen Entzündung bezeichnet worden. Sie sind jedoch nach dem heutigen Stande der Forschung nicht direkt mit ihr in Verbindung zu bringen.

Daher sind Bezeichnungen wie Talgdrüsenfurunkel, Schweißdrüsenfurunkel, Zellgewebsfurunkel heute zu verwerfen.

Die Entstehung des Furunkels nimmt sehr häufig ihren Ausgang von der Staphylodermia follicularis superficialis. Betrachten wir die Entwicklung eines einfachen, kleinen, etwa kirschkern- bis haselnußgroßen Furunkels aus der Folliculitis, so müssen wir folgendes feststellen: Zunächst nimmt die Rötung in der Umgebung der oberflächlichen Pustel zu. Es entsteht ein derbes, oberflächliches, auf der Unterlage frei verschiebliches Knötchen, das spontan das Gefühl leichter Spannung verursacht und auf Druck schmerzhaft ist. Im Laufe von wenigen Tagen vergrößert sich dieser Knoten, breitet sich mehr nach der Tiefe der Cutis zu aus und beginnt auch spontan stärker zu schmerzen. Gleichzeitig wird der rote Hof breiter, es kommt zu einer umfangreichen, diffusen entzündlichen Schwellung um den eigentlichen Krankheitsherd herum, die mit unscharfer Begrenzung in die Umgebung übergeht. Dabei wölbt sich der Furunkel relativ wenig vor. Er bildet einen ganz flachen Kegel, aus dessen Spitze oft das Haar hervortritt, in dessen Follikel er entstanden ist. Zu diesem Zeitpunkt kann die oberflächliche follikuläre Pustel immer noch in voller Blüte stehen. Sie kann jedoch auch schon in Rückbildung begriffen sein, so daß der voll entwickelte Furunkel nur von einem Krüstchen bedeckt ist.

Die Reifung des einfachen, kleinen Furunkels geht in bekannter Weise vor sich: In wenigen Tagen, mit fortschreitender Absceßbildung und Demarkation des Sequesters (Pfropfes), kommt es zur Erweichung (Fluktuation) und zum Durchbruch nach außen. Dieser kann entweder an der Stelle der ursprünglichen follikulären Pustel oder auch in deren Umgebung erfolgen. Es entsteht eine scharf begrenzte, wie mit dem Locheisen ausgestanzte Durchbruchstelle von wenigen Millimetern Durchmesser, durch die man mit einer Sonde durch einen etwas weiteren fistulösen Kanal in die Absceßhöhle gelangt. Zunächst wird aus dieser Öffnung nur wenig Eiter entleert. In den nächsten Tagen nimmt die Eiterabsonderung aber mehr und mehr zu. Gleichzeitig erweitert sich die Durchbruchstelle. Man sieht nun in der Tiefe den nekrotischen Pfropf, der sich zunächst nicht ohne Gewalt entfernen läßt, weil er sich von der Umgebung noch nicht völlig gelöst hat. Erst wenn die Abstoßung des sequestrierten Follikels beendet ist, gelangt er spontan mit dem nun in großer Menge gebildeten Eiter zum Vorschein oder läßt sich durch leichten Zug mit einer Pinzette entfernen.

Nach dem Abstoßen des Pfropfes geht die Rückbildung und Heilung schnell vor sich. Die Schmerzen verschwinden sofort. Aus der kraterförmigen Wundhöhle, deren Wandung sich mit frischem Granulationsgewebe bedeckt, erfolgt zunächst noch eine geringfügige seröse oder blutig-seröse Absonderung, die sich in dem Maße verliert, in dem die Vernarbung erfolgt. Die reaktive Entzündung der Umgebung geht ebenfalls sofort zurück, und in wenigen Tagen schließt sich die Wunde, wobei an der Durchbruchstelle eine livid verfärbte Narbe zurückbleibt.

Die Zeit, in der ein solcher kirschkern- bis haselnußgroßer Furunkel diese Entwicklung durchläuft, beträgt etwa ein bis zwei Wochen.

Von dem hier skizzierten Verlauf gibt es mancherlei Abweichungen: Der Furunkelbildung braucht z. B. keine oberflächliche Folliculitis vorherzugehen. Manche Furunkel entstehen in der Weise, daß sich sofort ein schmerzhafter Knoten in der Tiefe der Cutis bildet, über dem die Haut zunächst völlig unverändert ist. Dieser Knoten macht in genau gleicher Weise die oben beschriebene Entwicklung durch (Vergrößerung, Erweichung, Demarkation, Abstoßung des Sequesters, Heilung). In diesem Falle muß man annehmen, daß die Erreger, die Staphylokokken, bis in die mittleren oder tiefen Teile des Follikels gelangen, bevor sie ihre pathogenen Eigenschaften geltend machen (s. u.).

Bekanntlich nehmen viele Furunkel auch größere Dimensionen an. Hier handelt es sich um die gleichzeitige oder kurz aufeinander folgende Infektion mehrerer oder vieler Follikel. So können Knoten und Abscesse von Pflaumengröße und größerer Ausdehnung entstehen. Im Prinzip bleibt der Verlauf der gleiche. Nur erreicht der Pfropf, der Ausdehnung der Sequestrierung entsprechend, größere Dimensionen. Auch können sich mehrere Pfröpfe in dem gleichen Furunkel finden. Die Infiltration setzt sich in solchen Fällen über die Grenze der Cutis in die Subcutis fort. Bei größeren Furunkeln kommt es außerdem vielfach auch zu multiplen Durchbrüchen nach außen. Ein derartiges Gebilde verursacht heftigere lokale Beschwerden. Zu den großen Schmerzen können Allgemeinerscheinungen hinzutreten: Temperatursteigerung, Pulsbeschleunigung, Abgeschlagenheit usw.

Furunkel können an jeder beliebigen Hautstelle auftreten. Nur Handteller und Fußsohlen bleiben stets davon frei, weil sich an diesen Stellen keine Follikel finden, die ja unerläßliche Vorbedingung für die Entstehung von Furunkeln sind.

Siemens hat vor einigen Jahren einen Patienten vorgestellt, der als Kuriosum hier erwähnt sei: Ein Student, dem nach einer Verletzung der Hand als Kind ein Stück der Bauchhaut auf die Vola manus transplantiert war, auf dem damals (vor der Pubertät) Haarwachstum festgestellt worden war, litt seit einem Jahre an Furunkulose des Nackens und am Gesäß. Seit einigen Wochen bildeten sich auf dem Transplantat am Handteller (also auf der früheren Bauchhaut) Follikulitiden und kleinere Furunkel.

Relativ häufig werden Stellen befallen, an denen die Haut der Reibung und dem Scheuern der Kleidung in höherem Maße ausgesetzt ist (s. u.): Bei Männern sind der Nacken (Kragen), die Stellen der Schultern und des Rückens, auf denen der Hosenträger scheuert, Gesäß und Oberschenkel (Reiten, Radfahren), die Gürtelgegend, die Inguinalregion (Bruchband!), Handrücken und Unterarme bevorzugt. Bei Frauen, bei denen früher wegen der halsfreien Kleidung der Nacken ganz bedeutend seltener Sitz von Furunkeln war[1], werden diese neuerdings infolge des Haarschnittes und der eng anliegenden Kopfbedeckung am Ansatz des Nackenhaares ebenfalls häufiger gefunden. Bei ihnen ist ferner die Gegend des Hüftgürtels, die Genitalregion und das Perineum (Menstruationsbinde) mehr gefährdet. Auch in der Achselgegend sind Furunkel nicht ganz selten zu finden. Hier kombinieren sie sich häufig mit Schweißdrüsenabscessen (s. S. 376).

Je nach der befallenen Hautregion, dem „Terrain", sind die Begleiterscheinungen verschieden: In Bezirken, wo durch die besonders straffe Befestigung der Haut auf der Unterlage die Ausdehnung des Furunkels nach der Seite und nach unten zu gehemmt wird (behaarter Kopf, Finger, Knöchel usw.), sind die Schmerzen bedeutender als an Körperstellen mit reichlich entwickeltem Fettgewebe. Sehr schmerzhaft sind ferner in der Regel Furunkel an den Extremitäten, in den Gelenkbeugen usw., wo die Haut andauernd Zerrungen ausgesetzt ist. Andererseits entsteht in denjenigen Regionen, wo die Hautstruktur weitmaschig ist, stärkere kollaterale Schwellung. Ja, im Gesicht, speziell an der Oberlippe und an den Lidern, kommt es sehr regelmäßig zu ausgedehntem Ödem, das oft einen so enormen Grad erreicht, daß das ganze Gesicht stark gedunsen ist, daß das Auge zuschwillt, und die Lider nicht oder kaum geöffnet werden können, auch dann, wenn der Furunkel relativ weit vom Auge entfernt ist. Furunkel kommen in jedem Lebensalter vor mit Ausnahme des Säuglingsalters, in dem die Schweißdrüsenabscesse ihren Platz einnehmen (s. S. 361, 368). Das mittlere Lebensalter ist besonders bevorzugt.

Schon von alters her hat man versucht, die Furunkel nach der Schwere und den verschiedenen Erscheinungsformen voneinander zu unterscheiden. Weder die Größe noch die Art des Durchbruchs (einfache oder multiple Durchbruchstellen) noch das begleitende Ödem u. a. m. bietet irgendwelche grundsätzliche Unterscheidungsmerkmale. So hat sich denn auch die Einteilung Aliberts in Furunculus vulgaris (simplex), vespajus (wespennestförmig),

[1] Götze fand 1910 bei einem Material von fast 100 000 Furunkeln bei *Männern* 31,55% am Hals und im Nacken lokalisiert, dagegen bei *Frauen* nur 7,98%.

panulatus (weberschiffförmig) und atonicus[1] ebensowenig zu halten vermocht wie unzählige andere, weil sie nur auf relativ unwesentlichen Äußerlichkeiten fundiert war.

Wenn überhaupt eine Unterteilung gerechtfertigt ist, so kann man, wie dies Melchior u. a. neuerdings vorgeschlagen haben, *umschriebene* und *phlegmonöse, zum Fortschreiten neigende Furunkel* voneinander unterscheiden.

Eine gewisse Sonderstellung nimmt der **Gesichtsfurunkel,** speziell dessen besonders wichtiger Vertreter, der **Oberlippenfurunkel** ein. Der Lippenfurunkel unterscheidet sich zwar durch seinen Beginn nicht im mindesten von den Furunkeln anderer Lokalisation: Es entsteht eine Pustel, aus der sich ein oberflächliches, cutanes, schmerzhaftes Knötchen entwickelt. Dann kommt es aber unter dem Einfluß von mechanischen Insulten (Aufkratzen, Ausdrücken, Bewegungen der mimischen Muskulatur beim Essen, Sprechen usw.) gewöhnlich schon nach kurzer Zeit zur Progredienz: Unter großen Schmerzen und schweren Allgemeinstörungen (Fieber, Schüttelfrost, Erbrechen, Benommenheit usw.) schwillt die Oberlippe enorm an. Sie steht rüsselartig vor und ihre Oberfläche ist rot und glänzend. Die ursprüngliche Pustel ist kaum noch zu erkennen oder mit einer Kruste bedeckt. Die Schwellung zieht in schwereren Fällen weiter an der Nasolabialfalte zu den Augenwinkeln, ja, schließlich kann die ganze Gesichtshälfte oder das ganze Gesicht derartig gedunsen sein, daß die bedauernswerten Kranken die Augen nicht öffnen können, und daß sie völlig entstellt sind. Dicke blaurote Stränge liegen auf der Stirn.

Ist dies Krankheitsbild auch noch so schwer, so kann jetzt noch völlige Rückbildung eintreten. In diesen gutartigen Fällen treten früher oder später die Charakteristica des gewöhnlichen Furunkels deutlich hervor: Trotz der stärkeren Beteiligung der Umgebung kommt es zu circumscripter Abscedierung mit Pfropf, nach dessen Ausstoßung das Ödem prompt verschwindet, und alle übrigen Erscheinungen zurückgehen. In anderen Fällen treten aber bedrohliche Komplikationen hinzu: Die ganze Lippe ist bretthart und äußerst schmerzhaft. In dem ödematösen Gewebe fühlt man (bei vorsichtigster Palpation!) harte Stränge und Infiltrate, die besonders in der Richtung nach dem Nasen-Augenwinkel zu fortschreiten. Die Temperatur bewegt sich in hohen und höchsten Graden, oft als Continua, oft remittierend, nur selten intermittierend. In diesen Fällen kann es zu umfangreichen Einschmelzungen kommen. Die Haut wird livide, ja sogar blauschwarz (Roedelius) und macht den Eindruck einer beginnenden Gangrän. In diesem Stadium ist das subcutane Gewebe, vielfach auch die Muskulatur, oft in großer Ausdehnung von kleinsten Abscessen durchsetzt, die sich bei etwas protrahiertem Verlauf vergrößern und stellenweise konfluieren. Hier finden wir also einen Prozeß, der schon als Karbunkel (s. u.) zu bezeichnen ist. Auch dann kann es noch zur Demarkation kommen, die mit siebartiger Perforation der Haut und Abstoßung des ganzen nekrotischen Gewebes zur Reinigung und Abheilung kommt.

Gerade in diesen schwersten Fällen tritt aber oft eine Thrombose der zahlreichen, oberflächlich gelegenen Venen (s. u.) hinzu, die zum Einbruch der Eiterung in die Blutbahn führt, es tritt Somnolenz ein, und unter den Symptomen der Meningitis oder der allgemeinen Sepsis geht der Kranke in wenigen Tagen zugrunde.

Manchmal zieht sich der Prozeß wochenlang hin, ehe sich septische Erscheinungen zeigen. Dabei kann der Furunkel selbst schon in Heilung begriffen sein, plötzlich kommt es zu neuer, starker Schwellung, hohem Fieber, Allgemeininfektion und Exitus.

---

[1] Aliberts Furunculus atonicus entspricht den Schweißdrüsenabscessen der Säuglinge.

Die Besonderheiten im klinischen Bilde des Gesichtsfurunkels sind durch die *anatomischen Verhältnisse* des Gesichts bedingt. Die relativ lockere Struktur der Cutis an den Weichteilen des Gesichts, das dichte elastische Polster der Gesichtshaut, ihr inniges Verwobensein mit der mimischen Muskulatur (M. quadratus, zygomaticus, orbicularis), deren fortwährende Bewegungen ein Hineinpumpen des infektiösen Materials in die tieferen Gewebsmaschen begünstigen, das alles sind Momente, die die Leichtigkeit der Ausbreitung des Prozesses und die Entstehung des enormen Ödems verstehen lassen.

Besonders verhängnisvoll und *Ursache für die relative Häufigkeit der pyämischen Allgemeinerscheinungen* ist aber die *dichte Ausbildung des oberflächlichen Venennetzes* mit unzähligen Anastomosen: Die Vena facialis anterior, die von der Nasenwurzel bis zum Unterkiefer zieht und durch die Vena facialis communis in die *Vena jugularis externa* einmündet, empfängt ihren Zufluß aus allen Gebieten der Gesichtsmitte, von den Augenbrauen, der Oberlippe und der Unterlippe. Die wichtigste ihrer Stammvenen, die am häufigsten bei Gesichtsfurunkeln thrombosiert, ist die Vena angularis, die vom Augenwinkel aus zu ihr hinuterzieht, andererseits durch die Vena nasofrontalis mit der Vena ophthalmica superior und dem *Sinus cavernosus* in Verbindung steht[1].

Es ist unmöglich, in diesem überaus bunten Bilde exakte *Anhaltspunkte für die Bösartigkeit des Prozesses* zu finden. Die Kriterien, die in vielen Arbeiten hierfür angegeben werden, kranken alle daran, daß sie mehr oder weniger willkürlich sind. Wie subjektiv solche Einteilungsversuche sind, geht aus der Kritik hervor, die WREDE seinerzeit an dem Material der BIERschen Klinik geübt hat, das von KEPPLER veröffentlicht wurde. Von den 12 Fällen, die KEPPLER als maligne bezeichnet, erkennt WREDE nur 4 an.

ROEDELIUS, dem wir eine interessante Studie über die einschlägigen Verhältnisse verdanken, und der sich auf ein großes, sorgfältig beobachtetes und kritisch gesichtetes Material stützt, weist darauf hin, daß der Umfang des Ödems an sich niemals als Zeichen der Bösartigkeit aufgefaßt werden dürfe. *Ominös wird das Ödem, wenn es unter starker Spannung steht, sich durch besondere Härte und besondere Schmerzhaftigkeit auszeichnet,* wenn ferner im Ödem *harte Stränge* und Infiltrate fühlbar werden, *die besonders in der Richtung nach dem Nasen-Augenwinkel zu fortschreiten.* Lidödem, Chemosis und Infiltration am inneren Augenwinkel sprechen für *Thrombophlebitis der Vena angularis.* Treten noch Exophthalmus, Venendilatation im Augenhintergrund, Trigeminusneuralgie, Trochlearis-, Abducens- oder Oculomotoriusparese hinzu, so ist die gefürchtete *Thrombose des Sinus cavernosus* fast mit Sicherheit anzunehmen. Sehr wichtig ist ferner, daß in den von ROEDELIUS als maligne bezeichneten Fällen *anhaltendes Fieber bis 40 oder 41°* besteht (Continua oder remittierend, selten intermittierend). Sehr wesentliche Anhaltspunkte für die Bösartigkeit der Erkrankung gibt ferner die *Blutkultur,* deren Anlegung beim Oberlippenfurunkel nie versäumt werden darf, und die in den malignen Fällen stets ein positives Resultat hat. Alle diejenigen Fälle, in denen die Temperatur trotz schweren lokalen Befundes 38° nicht wesentlich überschreitet, bezeichnet ROEDELIUS als Übergangsformen.

Von Interesse sind einige statistische Daten über die verschiedene Lokalisation der Gesichtsfurunkel. Ich gebe hier eine Nebeneinanderstellung der Zahlen von ROEDELIUS, W. HOFMANN und DITTRICH, die bis auf unwesentliche Abweichungen (Fehlerquellen durch kleines Material, speziell bei DITTRICH) gut miteinander übereinstimmen (s. nachstehende Tabelle).

Danach sind allein auf der Oberlippe etwa die Hälfte aller Gesichtsfurunkel lokalisiert: 45% bei ROEDELIUS und DITTRICH, etwa 54% bei W. HOFMANN. MORIAN stellte in der Leipziger chirurgischen Klinik 103 Gesichtsfurunkel zusammen, davon waren 48 = 47% an der Oberlippe lokalisiert. 50% aller

[1] Die Thrombose des Sinus cavernosus kann nach NONNE und ENGELHARDT (zit. bei DEMEL und HEINDL) auch über die Vena frontalis und den Sinus longitudinalis oder drittens durch die Vena jugularis und den Sinus petrosus inferior zustande kommen, doch werden diese beiden Wege weniger häufig betreten.

Gesichtsfurunkel fand auch Nowicki auf der Oberlippe bei einer Gesamtzahl von 62 Fällen. In der Gesichtsmitte finden sich nach der obigen Zusammenstellung etwa 75—90%. Wir werden darauf bei der Besprechung der Komplikationen zurückkommen.

		Roedelius	W. Hofmann[1]	Dittrich
1	Oberlippe . .	218	135	40
2	Wangen . . .	93	49[2]	14
3	Nase	57	23[3]	12
4	Kinn	35	6	8
5	Unterlippe . .	33	27	3
6	Commissur . .	0	7	0
7	Augengegend .	18	1	3
8	Stirn	17	0	8
9	Schläfe	13	3	0
	Summe	484	251	88[4]

Der *Furunkel des Naseneingangs* bietet insofern besonders eigenartige Verhältnisse dar, weil er aus Follikulitiden der *Vibrissen* entsteht, jenen Haaren, die in den sog. Spitzentaschen des Vestibulums ihren Sitz haben. Charakteristisch ist das frühzeitige Auftreten äußerst starker Schmerzen, die durch die straffe Befestigung der Haut auf dem Nasenknorpel und dem besonders großen Nervenreichtum derselben zu erklären sind (Unna). Er ist, wie alle Furunkel der Gesichtsmitte, eine sehr ernst zu nehmende Erkrankung, die nicht selten mit lebensgefährlichen Komplikationen einhergeht. Die Follikulitiden der Vibrissen kommen nach Unna und Sabouraud nur bei älteren Männern vor. Sie führen zu einer stärkeren Schwellung der Nasenflügel oder der Nasenspitze, zu der sehr bald eine intensive und ausgedehnte diffuse Rötung tritt. Beim Epilieren findet man die äußere Wurzelscheide gequollen, glasig. Meist tritt auch ein Tröpfchen Eiter mit hervor.

Beim ausgebildeten Furunkel des Naseneingangs findet man meist eine Vorwölbung nach innen und nach außen, so daß man zunächst im Zweifel sein kann, nach welcher Seite der Durchbruch erfolgen wird (O. Seifert).

Auch am Nasenseptum sind Furunkel nichts Außergewöhnliches.

Culver hat kürzlich eine nach außen durch die Nasenspitze perforierende Folliculitis der Vibrissen beschrieben, von der er in kurzer Zeit 3 Fälle gesehen hat. Auch Sutton hat 3—4 ähnliche Fälle beobachtet. Charakteristisch soll sein, daß das Haar nicht mit der Spitze, sondern mit dem Bulbus in der äußeren Öffnung erscheint. Nach Suttons Meinung beginnen diese Prozesse mit kleinen Furunkelchen im Vestibulum. Bakteriologische Untersuchungen liegen nicht vor, so daß die Zugehörigkeit zu den Staphylodermien nicht absolut sicher ist.

Ein Durchbruch durch die Weichteile in umgekehrter Richtung findet dagegen gelegentlich beim *Kinnfurunkel* statt. Hoenig hat z. B. bei 6 von 25 Fällen einen *Durchbruch in den Mundvorhof* beobachtet. Über die anatomischen Vorbedingungen, die hierzu führen, wird weiter unten eingehend gesprochen (S. 247).

Auch der *Furunkel des äußeren Gehörgangs* bedarf hier einer besonderen Erwähnung. Zwar steht er den eigentlichen Gesichtsfurunkeln an Gefährlichkeit weit nach, aber er ist doch ein äußerst quälendes Leiden, besonders durch

[1] Bei der Zusammenstellung von W. Hofmann sind die Fälle der Klinik Bier von 1907—1921 (unter Fortlassung von 2 Milzbrandfällen 180) und die von Hofmann angegebenen Vergleichsfälle der Klinik v. Bergmann von 1890—1905 (71), ingesamt 251 Fälle gezählt. [2] Wange und übriges Gesicht [3] Nase und Nasolabialfalte. [4] 24 Furunkel des äußeren Gehörganges sind unberücksichtigt geblieben.

die heftigen Schmerzen, die in die Scheitel- und Augengegend oder in die Zähne ausstrahlen können, bei Kaubewegungen zunehmen, wenigstens wenn der Furunkel seinen Sitz an der vorderen Gehörgangswand hat, und die nachts gewöhnlich exacerbieren. Je tiefer der Furunkel im Gehörgang sitzt, desto stärker pflegen die Schmerzen zu sein. Fast stets ist auch Fieber vorhanden, das sehr hoch sein kann. Durch die Schwellung ist der Gehörgang verengert oder verschlossen. In letzterem Falle kommt es zu mehr oder weniger starker Beeinträchtigung der Hörfähigkeit. Bei der Spiegeluntersuchung, die erschwert und für den Kranken sehr schmerzhaft ist, findet man nicht selten mehrere Furunkel nebeneinander, die sich gegenseitig abplatten. Gelingt es bis zum Trommelfell zu inspizieren, so findet man an diesem eine Injektion in seinem oberen Teil und längs des Hammergriffes. Wenn schon Eiter da ist, ist auch das Stratum cutaneum getrübt und aufgequollen. Oft ist eine sehr schmerzhafte Anschwellung des Tragus vorhanden, oft auch kommt es zu enormem Ödem an der Rückseite der Ohrmuschel auf dem Warzenfortsatz. Dieses ist in der Regel schmerzlos, kann aber auch, wenn der Furunkel unmittelbar darunter liegt, druckschmerzhaft sein, wodurch die Differenzierung von der Mastoiditis bisweilen erschwert wird. Im Anschluß an die erste Erkrankung entwickelt sich nicht selten eine langwierige, schmerzhafte Furunkulose des Gehörganges. Vielfach wird die ganze Erkrankung durch eine Mittelohreiterung provoziert. Oft tritt sie auch sekundär zu einem Ekzem des äußeren Gehörgangs.

Auf den *Augenlidern* sind Furunkel ebenfalls häufiger anzutreffen. Sie haben ihren Sitz meist in der Gegend des Lidrandes, besonders in der Nähe des äußeren Augenwinkels, weniger häufig auf der Lidfläche. Dabei kann die Bindehaut, speziell die Conjunctiva sclerae, starke kollaterale Reaktionserscheinungen (Schwellung, Rötung) zeigen.

Auch an der *Caruncula lacrimalis*, auf der, wie auf der Haut, Follikel zu finden sind, kommen Furunkel — allerdings selten — vor.

In diesem Zusammenhange sei auch das *Hordeolum* genannt, das dem Furunkel sehr nahe steht. Es entsteht durch Infektion der großen Talgdrüsen des Lidrandes, der ZEISSschen (H. externum) und der MEIBOMschen Drüsen (H. internum). Die Eigenart dieser Drüsen gibt dem Prozeß ein spezielles Gepräge. Deshalb nimmt das Hordeolum eine Sonderstellung ein.

Hier sind wenige Worte über die **Furunkulose** anzufügen: Während bei den meisten Menschen nur gelegentlich Furunkel auftreten, mit deren akutem Ablauf in 1—2, selten mehr Wochen die Krankheitserscheinungen endgültig behoben sind, ist bei anderen die Haut zur Bildung von Furunkeln besonders disponiert (s. u.). Treten bei diesen Furunkeln in größerer Zahl neben- oder nacheinander auf, so pflegen wir von *Furunkulose* zu sprechen. Je nach der Ausbreitung der Erkrankung unterscheiden wir *regionäre* und *universelle* Furunkulose. Während der Solitärfurunkel eine akute Erkrankung darstellt, kann die Furunkulose zu einem überaus quälenden, chronischen Leiden werden, das die Kranken in ihrer Arbeitsfähigkeit ganz wesentlich beeinträchtigt.

Gerade für die Furunkulose sind *die* Hautregionen als Prädilektionsorte anzusehen, die auch von einzelnen Furunkeln mit Vorliebe befallen werden (s. o.).

Die Furunkulose ist übrigens bei weitem nicht so häufig wie die Erkrankung an Solitärfurunkeln. GÖTZE fand z. B. unter 94572 Furunkelkranken nur 2522 = 2,67% mit Furunkulose.

Ebenso wie der Solitärfurunkel ist die Furunkulose beim *männlichen Geschlecht* infolge der stärkeren Behaarung wesentlich häufiger anzutreffen als beim weiblichen. GÖTZE fand z. B. bei einer Gesamtzahl seiner 2522 Furunkulosefälle 1883 bei Männern (75%) gegenüber 639 bei Frauen (25%).

Auch die Bevorzugung des *mittleren Lebensalters* können wir bei der Furunkulose wieder konstatieren. HALLAM sah z. B. bei 164 Furunkulosekranken allein 49 = 30% zwischen dem 21. und 30. Lebensjahr, fast $^3/_4$ seiner Fälle, nämlich 119 (= 72,6%), entfiel auf die Zeit zwischen dem 11. und dem 40. Lebensjahr.

Furunkel und Furunkulose sind als selbständige Krankheitserscheinungen absolut und relativ bedeutend häufiger als die Staphylodermia follicularis superficialis, die allerdings in ihrem vereinzelten Auftreten sehr häufig nicht zu ärztlicher Kenntnis kommt. Ihr sekundäres Auftreten bei juckenden Dermatosen, speziell bei Scabies, Pediculosis, Ekzem, Prurigo, Pruritus, ist keineswegs ungewöhnlich. Gelegentlich wird auch angegeben, daß bei Seborrhöe und Ichthyosis Furunkel häufiger sein sollen.

Der **Karbunkel** kann hier nur kurz erwähnt werden, weil er eine chirurgische Erkrankung bildet. Die Ansicht, daß es sich beim Karbunkel lediglich um einen besonders großen Konglomeratfurunkel handelt, der auf gleichzeitige oder unmittelbar aufeinander folgende Infektion vieler Haarbälge zurückzuführen ist, wird heute noch vielfach vertreten, sei es für alle Karbunkel (DARIER, ENDERLEN, JORES, SABOURAUD, SCHLATTER u. a.), oder nur für die kleineren (PHILLIPS, RIEDER u. a.). Demgegenüber haben v. WINIWARTER, UNNA und mit ihnen viele andere schon seit Jahrzehnten die Auffassung vertreten, daß das wesentliche Charakteristicum des typischen Karbunkels nicht die Entzündung, sondern die eigentümliche *Neigung zu umfangreicher Nekrose in der Tiefe des subcutanen Bindegewebes* ist, die bis zur Fascie, ja oft auch auf die Muskulatur übergreift, also in tiefere Schichten als die, in der die Follikel liegen. Hierzu tritt erst nachträglich die multiple Abscedierung. Zu dieser Auffassung bekennen sich heute wohl die meisten Autoren. MELCHIOR machte z. B. kürzlich wieder darauf aufmerksam, daß man mitunter mehrere Furunkel dicht nebeneinander stehen sieht, ohne daß das typische Bild des Karbunkels entsteht.

Der Karbunkel entwickelt sich also in anderer Form als der Furunkel. Er kann zwar ebenso wie jener mit oberflächlicher follikulärer Pustelbildung beginnen und über ein kurzes furunkulöses Stadium zu tiefer Nekrose Anlaß geben. Ebenso häufig bildet sich jedoch ohne jede Veränderung der Haut ein cutan-subcutanes Knötchen, das außergewöhnlich schmerzhaft ist. Schon sehr frühzeitig tritt meist hohes Fieber auf. Im Gesicht und am behaarten Kopf wird die Entstehung des Karbunkels oft durch einen Schüttelfrost eingeleitet. In wenigen Tagen wächst das Infiltrat bis zu Kleinapfel- und Handtellergröße, ja im Nacken und auf dem Rücken oft bis zu ganz exorbitanten Dimensionen. Die Haut wird meist beträchtlich vorgewölbt und rötet sich, und erst ganz allmählich, mit der von unten her fortschreitenden multiplen Abscedierung, tritt eine siebartige Perforation der Haut ein. Durch Konfluieren der Perforationsöffnungen entstehen mehr oder weniger große Hautdefekte, aus denen sich unter allmählich zunehmender Eiterproduktion im Laufe von einigen Wochen die nekrotischen Fetzen, teils als einzelne Pfröpfe, teils als größere zusammenhängende sequestrierte Gewebsbezirke, entleeren.

Der Karbunkel kommt in der Regel nur im höheren Lebensalter vor. Männer werden bedeutend häufiger als Frauen befallen. RIEDER fand in seinem Material z. B. nur $8^2/_3$% der Karbunkel bei Frauen (s. a. PHILLIPS).

Über die *Lokalisation* besitzen wir sehr genaue Statistiken. Über die Hälfte aller Karbunkel sitzen im Nacken. Während RIEDER unter 373 Karbunkeln allein 205 Nackenkarbunkel (= 55%) findet, verzeichnet LEVIT unter 78 Fällen sogar 72,8%. Bei RIEDER folgen der Häufigkeit nach die Extremitäten mit $8^1/_2$%, das Gesicht mit $6^2/_3$%, Hals 13,4% und Kopf $^1/_4$%.

Daß der Karbunkel viel seltener ist als der Furunkel, ist ebenfalls allgemein bekannt. Von Interesse sind die Zahlen, die RIEDER hierfür angibt: Auf der SICKschen Abteilung des Eppendorfer Krankenhauses in Hamburg wurden in den Jahren 1890—1922 im ganzen 1474 Furunkel und 373 Karbunkel behandelt. Auf etwa 4 Furunkel käme demnach 1 Karbunkel. Das gibt aber kein zutreffendes Bild von den tatsächlichen Verhältnissen, da Furunkelkranke ja bei weitem nicht so häufig der klinischen Behandlung bedürfen wie Karbunkelkranke. Dadurch dürfte sich das Verhältnis beider Affektionen zueinander bedeutend verschieben.

In den vorstehenden Ausführungen ist verschiedentlich auf die **Komplikationen** hingewiesen worden, die beim Furunkel und Karbunkel auftreten können. In dieser Hinsicht sind speziell die Gesichtsfurunkel und -karbunkel gefürchtet. Es wird jedoch oft gar nicht bedacht, daß *auch von dem kleinsten Solitärfurunkel ernste Komplikationen ausgehen* können. Je nach ihrer Entstehung müssen wir grundsätzlich drei verschiedene Arten von Komplikationen unterscheiden:

1. Komplikationen durch Fortschreiten des Entzündungsprozesses per contiguitatem auf die Umgebung (Muskel, Knochen usw.).
2. Komplikationen durch Verschleppung von infektiösem Material auf dem Lymphwege.
3. Komplikationen durch Einbruch der Infektion in die Blutbahn.

1. Ein *Übergreifen der Entzündung auf die Umgebung* ist im allgemeinen nicht besonders häufig. Nur ausnahmsweise geht von einem Furunkel eine ausgedehntere Phlegmone aus. Ebenso außergewöhnlich ist das Fortschreiten eines Karbunkels auf benachbarte Knochenteile. So erwähnt MELCHIOR (a) z. B. die Arrosion der Wirbelsäule bis auf den Wirbelkanal durch einen Rückenkarbunkel und als weitere Folge Meningitis mit tödlichem Ausgang. KALLENBACH sah nach Karbunkeln im Nacken dreimal ein Übergreifen auf das knöcherne Schädeldach.

Auffälligerweise wird die direkte Fortleitung der Infektion auf den Knochen neuerdings als ein durchaus nicht seltenes Vorkommnis beim *Kinnfurunkel* gesehen: DEPENDORF (1906) 1 Fall, PERTHES (1907) 2 Fälle, RIEDEL (1915) 2 Fälle, GREVE (1923) 5 Fälle, DITTRICH (1924) 3 Fälle, HOENIG (1931) 12 Fälle. Diese merkwürdige Tatsache wird durch die von HOENIG genau studierte anatomische Struktur am Kinn erklärlich. In der Kinngegend ist nämlich die Haut mit dem Periost der Mandibula durch straffe Bindegewebssepten verbunden, die von der Haut aus senkrecht und schräg in die Tiefe ziehen und mit dem Periost verschmelzen. Dadurch ist das Übergreifen der Infektion auf Periost und Knochen sehr einfach zu erklären. Wenn demgegenüber von RIEDEL, HOFRATH u. a. hämatogene Verschleppung und Metastasenbildung (s. u. Ziff. 3b, S. 249) angenommen wird, so kann mit HOENIG darauf hingewiesen werden, daß die Gefäßversorgung in der Kinngegend nicht besonders reichlich ist, und daß, wie die klinische Beobachtung lehrt, auch entzündliche Prozesse von periodontitisch erkrankten unteren Schneidezähnen sehr häufig nach genau derselben Stelle der Haut sich einen Weg bahnen und eine Kinnfistel verursachen. Der Übergang der Infektion auf den Knochen ist also gewissermaßen anatomisch präformiert (HOENIG).

Wie häufig dieses Ereignis eintritt, ist wohl noch nicht mit Bestimmtheit zu sagen. Ich habe nur die Zusammenstellung von HOENIG gefunden, der 25 Fälle von Kinnfurunkeln der Berliner Zahnklinik aus den Jahren 1910—1930 gesammelt hat. Von diesen hatten 12, also 48%, eine Kieferosteomyelitis im

Gefolge. Hierzu kommen übrigens noch 6 Fälle, bei denen es lediglich zum Durchbruch in den Mundvorhof kam, ohne daß der Knochen tangiert wurde, d. h. 18 Fälle = 72%.

HESSE hat neuerdings gerade unter Bezugnahme auf die Arbeit von HOENIG die Möglichkeit des Übergreifens von Kinnfurunkeln auf den Unterkiefer bestritten und will alle derartigen Beobachtungen als periodontische Prozesse aufgefaßt wissen, die von innen nach außen durchgebrochen sind. Ohne hier auf Einzelheiten eingehen zu können, möchte ich mir nur die Bemerkung gestatten, daß HESSE in seinen Schlußfolgerungen meines Erachtens zu weit geht.

LEUTERT beobachtete in 2 Fällen den *Durchbruch von Furunkeln des äußeren Gehörgangs* durch seinen häutigen Teil und die *Bildung eines periaurikulären Abscesses*. Dieses Ereignis dürfte äußerst selten sein. Ebenso dürfte eine von

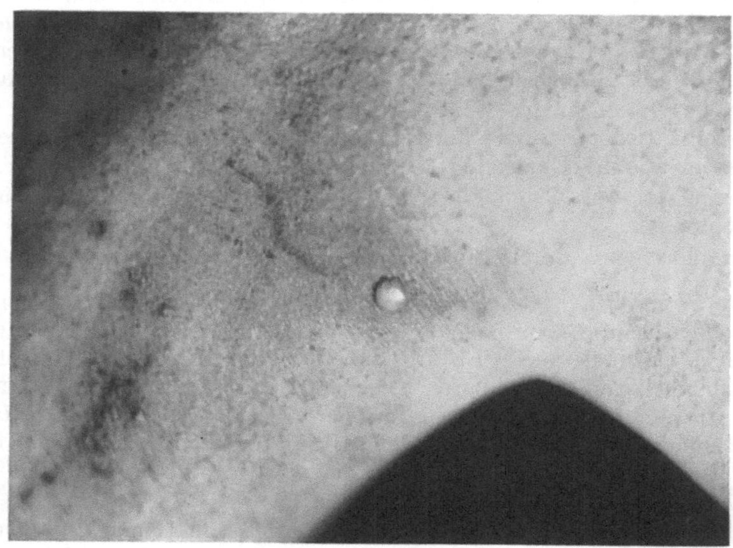

Abb. 4. Staphylodermia follicularis superficialis mit Lymphangitis. (Aus der Univ.-Hautklinik Breslau.)

BEYNES beschriebene, ebenfalls außergewöhnliche Osteoperiostitis des Warzenfortsatzes bei diffuser Furunkulose des äußeren Gehörgangs per contiguitatem entstanden sein.

Eine direkte (toxische ?) Schädigung der umgebenden Haut ist bei der nach miliaren Follikulitiden und Furunkeln des behaarten Kopfes auftretenden *kleinfleckigen Alopecie* anzunehmen, die stets etwas über den erkrankten Bezirk hinausgreift.

2. *Verschleppung von infektiösem Material auf dem Lymphwege* ist nicht ganz außergewöhnlich bei Furunkeln an den Extremitäten. Über ihre Häufigkeit werden keine einheitlichen Angaben gemacht. Während KAUFFMANN sie nicht so selten sieht, ein Eindruck, den übrigens auch ich habe, ist sie nach ENDERLEN, MELCHIOR, RIEDEL u. a. nicht häufig. Meist kommt es nur zu einer mehr oder weniger ausgedehnten Lymphangitis und relativ geringer schmerzhafter Schwellung der regionären Lymphknoten. Dagegen sind umfangreichere Einschmelzungsprozesse an den Lymphknoten sehr viel seltener anzutreffen. Auch zur staphylogenen Folliculitis kann sich, wie Abb. 4 zeigt, gelegentlich eine Lymphangitis gesellen.

3. Der *Einbruch der Infektion in die Blutbahn* durch eitrige Thrombophlebitis kann zu zweierlei Erscheinungen führen:

a) Es entsteht eine **allgemeine Septicopyämie.** Diese schwerste Komplikation herrscht bei den *malignen Gesichtsfurunkeln* vor. Grund dafür ist, daß gerade die relativ sehr häufige Lage eines Gesichtsfurunkels direkt auf einer der enorm zahlreichen oberflächlichen großen Venen der Gesichtshaut die denkbar günstigsten Vorbedingungen für den Übergang der Eiterung auf die Vene schafft [1]. Hierzu kommt, daß diejenigen Gesichtsfurunkel, die mit Thrombophlebitis einhergehen, fast ausnahmslos im Frühstadium durch Quetschen und Drücken malträtiert worden sind. Auch die Gesichtsmuskulatur spielt, wie auf S. 243 bereits ausgeführt wurde, bei dem Hineinpressen des infektiösen Materials in tiefere Gewebsschichten und in die Gefäße eine nicht zu vernachlässigende Rolle (ROSENBACH). Ist aber eine Thrombose entstanden, so wird die Gefahr der Sepsis so groß, weil der Weg in die großen Venenstämme nur sehr kurz ist. Die Strecke, die die Infektion durch die Vena facialis anterior bis zur Vena jugularis einerseits oder bis zum Sinus cavernosus andererseits zurückzulegen hat, beträgt nur wenige Zentimeter. WREDE weist speziell darauf hin, daß dieser kurze Abschnitt am Arm oder Bein ohne jegliche Schädigung des Gesamtorganismus betroffen sein könnte, während er hier im Gesicht zu einer allgemeinen Weiterverbreitung der Embolie genügt.

Septische Komplikationen können selbstverständlich auch von Furunkeln in jeder beliebigen anderen Lokalisation aus entstehen. Doch sind sie hier bei weitem nicht so häufig.

Für die Entwicklung der allgemeinen Sepsis sind nach SCHOTTMÜLLER neben der Art des Erregers folgende Gesichtspunkte ausschlaggebend: Von der Eingangspforte aus, in unserem Falle also vom Furunkel oder Karbunkel aus, gelangen die Staphylokokken (direkt oder auf dem Umwege durch das Lymphsystem) in den Kreislauf. Sie können dort eine Zeitlang kreisen und dann vernichtet werden. In diesem Falle brauchen überhaupt keine klinischen Erscheinungen zu resultieren, nur der Nachweis der Staphylokokken im Blut weist auf die Komplikation hin. Wird ein Kokkenthrombus jedoch in irgendein Organ verschleppt, wo er günstige Bedingungen zur Ansiedlung und Vermehrung findet, so kann sich ein **Sepsisherd** ausbilden. Dieser ist dadurch charakterisiert, daß die Keime sich dort nicht nur vermehren und das betroffene Organ selbst mehr oder weniger zerstören, sondern daß sie *von ihm aus kontinuierlich oder in Intervallen wieder in den Blutstrom gelangen.* Beinahe jedes Organ und jede Körperstelle können Sitz des Sepsisherdes werden. Für die *Gesichtsfurunkel* kommen vorwiegend die *Meningen* (Thrombose des Sinus cavernosus) und die *Lungen* (Thrombose der Vena jugularis externa) als Sepsisherde in Betracht. Im Krankheitsbilde können dann die Erscheinungen an diesen Organen vorherrschen. Es kann sich jedoch auch ein außerordentlich buntes Bild der septischen Allgemeininfektion entwickeln, das zu schildern nicht meine Aufgabe ist [s. dazu FELSENTHAL, JOCHMANN, JOCHMANN-HEGLER, LENHARTZ, MELCHIOR (a), OTTEN, SCHOTTMÜLLER u. a.].

b) Gerade bei den Staphylokokkenerkrankungen tritt aber sehr häufig eine zweite Form der hämatogenen Infektion ein, die **Metastasenbildung.** Bei dieser kommt es, wie oben, nach dem Einbruch der Infektionsmasse in die Blutbahn

[1] Die Frage des direkten Überganges der Eiterung auf größere Venenstämme ist kürzlich von LÄWEN und KÖNIG sowie LÄWEN und PAULUS experimentell geprüft worden. Es zeigte sich, daß zwar ein Durchtritt der Bakterien (Staphylokokken, Streptokokken) durch die Venenwand von außen nach innen auch nach längerer (bis zu 47stündiger) Einwirkung nicht festzustellen ist (Blutkultur steril), daß sich jedoch eine Lähmung der Venenmuskulatur nachweisen läßt, die wohl bei der Entstehung einer Thrombose eine Rolle spielen könnte. Daneben ist aber oft auch die Ausbreitung des Prozesses durch die perivenösen Bindegewebsräume und Lymphspalten für die Entstehung septischer Komplikationen verantwortlich zu machen.

zu einer Staphylokokkenembolie eines oder mehrerer Organe. Finden die Keime hier günstige Entwicklungsbedingungen, so geben sie *lediglich zu lokaler Einschmelzung Anlaß, ohne wieder in die Blutbahn zu gelangen.* Im klinischen Bilde zeigt sich also nur die lokalisierte Erkrankung des sekundär betroffenen Organs ohne septische Allgemeinerscheinungen. Von allen Bakterienarten neigen gerade die Staphylokokken am häufigsten zur Metastasenbildung. Es ist unmöglich und auch nicht erforderlich, im Rahmen meiner Darstellung die umfangreiche Literatur über diesen Gegenstand eingehend zu berücksichtigen. Ich muß mich vielmehr auf eine kurze Übersicht beschränken:

Der Nachweis, daß ein Eiterherd im Knochen, im Muskel usw. als Furunkelmetastase anzusprechen ist, ist nicht immer leicht zu führen. Sehr oft ist man auf die Angaben der Kranken angewiesen, deren Subjektivität und Unsicherheit auf der Hand liegt. Es ist aber auch *fraglich, nach welcher Latenzzeit noch Metastasen auftreten können.* Die Angaben, die hierüber gemacht werden, lassen einen ziemlich weiten Spielraum. Intervalle von mehreren Wochen werden allgemein anerkannt. RIEDEL u. a. geben noch wesentlich längere Zeiten an.

Als Beispiele für die hierbei entstehenden Schwierigkeiten mögen zwei Fälle dienen, die ich aus der großen Kasuistik herausgreifen will:

LENHARTZ: Ein junges Mädchen bekommt im Anschluß an einen Oberlippenfurunkel eine Thrombophlebitis der V. facialis und ophthalmica und zeigt meningitische Erscheinungen. Nach dreimonatiger Behandlung wird die Kranke ohne irgendwelche Zeichen der Metastasenbildung mit leichter linksseitiger Facialisparese aus der Behandlung entlassen. *5 Monate später* kommt sie aber mit schweren Symptomen der Meningitis erneut zur Aufnahme und geht nach wenigen Tagen zugrunde. Die Autopsie ergibt außer Residuen der alten Meningitis *zwei Abscesse im linken Schläfenlappen.*

FELSENTHAL: Ein 48jähriger Schreiner, der seit 5 Jahren an Furunkulose, besonders am Halse leidet, wird mit der Angabe aufgenommen, daß er seit 14 Tagen mit Völlegefühl im Leib, schlechtem Appetit, großem Durst und Nachschweißen erkrankt sei. Die Untersuchung ergibt neben frischen Furunkelnarben am Halse *Nierenabscesse,* durch Cystoskopie und Ureterenkatheterismus sichergestellt, einen *paravertebralen Absceß,* der zum Spontandurchbruch ins Rectum kommt, und *Orchitis.* Nach der klinischen Heilung bleibt ein *latenter Herd in der Wirbelsäule* (Spondylitis des 10. und 11. Brustwirbels) zurück, der sich in den nächsten Jahren nur gelegentlich durch rheumatische Beschwerden im Kreuz bemerkbar macht und *erst nach vierjähriger Pause aufflackert* und zu neuer schwerer Erkrankung führt.

Wäre in dem zweiten Falle der Herd in der Wirbelsäule, von dem FELSENTHAL annimmt, daß er sich 4 Jahre lang der Feststellung entzogen hatte, als einzige Metastase gebildet worden, so wäre nach dieser langen Latenzzeit an einen Zusammenhang mit der damaligen Furunkulose natürlich nicht mehr gedacht worden.

Vielfach wird dem Primärinfekt, in unserem Falle also irgend einem kleinen Furunkel, von dem Kranken gar keine Beachtung geschenkt. So kommt es häufig vor, daß, wie z. B. in einem Falle RESCHKES, erst bei genauer Untersuchung Furunkelchen oder frische Narben solcher unbedeutender Furunkel (hier auf dem Gesäß) gefunden werden.

Aus Beobachtungen dieser Art läßt sich der Schluß ziehen, daß unzweifelhaft auch *ein gewisser Prozentsatz der kryptogenetischen Staphylokokkenerkrankungen von Furunkeln ausgeht.*

Für die spezielle *Lokalisation der Metastasen* lassen sich mehrfache Gründe finden. In vielen Fällen werden Organe befallen, die durch ein *Trauma* geschädigt worden sind. Daß durch Traumen ein Locus minoris resistentiae geschaffen wird, an dem die im Blute kreisenden Mikroben günstige Ansiedlungsbedingungen finden, ist auch experimentell von RIBBERT, SCHNITZLER u. a. erwiesen. Dabei scheint die *Hämorrhagie* eine wesentliche Rolle zu spielen. Ferner können Krankheitsprozesse an den Gefäßen die Ansiedlung begünstigen. Wahrscheinlich genügen schon geringfügige Capillarblutungen, wie sie z. B. nach Hustenstößen in den Nieren und in anderen Organen auftreten können. Harnstauung, vielleicht auch Gallestauung kann die Entstehung von Metastasen begünstigen. Daß eine Virulenzsteigerung der Staphylokokken eine Rolle dabei spielt, ist abzulehnen. Dagegen ist die *Ausdehnung des Primärinfektes* wohl insofern von Bedeutung, als in 75% der Fälle multiple Furunkel oder Karbunkel und nur in 25% der Fälle Solitärfurunkel vorliegen. Das Verhältnis Furunkulose : Karbunkel war bei dem Material H. KAUFFMANNS 3 : 1. Die Art der Therapie (konservativ oder chirurgisch) soll keinen Einfluß auf die Metastasenbildung haben.

Die Bedeutung der mechanischen Momente für die Entstehung der *Metastasen* gibt eine Erklärung dafür, daß solche *meist nur in einem einzigen Organ* auftreten. Doch wird auch multiple Metastasenbildung nicht ganz selten gefunden.

Gewisse Organe und Organsysteme haben ferner in verschiedenen Lebensaltern eine unterschiedliche Disposition zur Metastasenbildung. So sind bei jugendlichen Individuen die Knochen relativ häufig betroffen, während bei älteren Menschen Muskelmetastasen vorherrschen (RIEDEL, H. KAUFFMANN, MELCHIOR usw.).

Von den übrigen Metastasen, über die ich nur einen ganz summarischen Überblick geben kann, ohne dabei irgendwie auf Vollständigkeit Anspruch zu machen, stehen die der *Nieren* und des *perirenalen Gewebes* (Nierenkarbunkel, miliare Abscesse der Niere, paranephritische, perirenale Abscesse) an oberster Stelle.

Relativ häufig werden auch *Prostataabscesse* gefunden [BERG, BETTAZI, FELSENTHAL, GRANDINEAU, H. KAUFFMANN, NICOLICH, G. A. ROST (a), SÖHNGEN u. a.]. Gelegentlich sind ferner Metastasen im *Hoden* und *Nebenhoden* festgestellt worden (FELSENTHAL, RIEDEL).

Leberabscesse scheinen dagegen seltener zu sein (FELSENTHAL, OTTEN), ebenso *subphrenische* (CANON, MANASSE). Einen *Absceß der Schilddrüse* sah RIEDEL, *Parotitis* WALTERS, COOMBE und SOLLY einmal nach schwerem Wangenkarbunkel (Metastase oder Kontaktinfektion ?).

Hirnabscesse als Metastasen von Furunkeln wurden von K. FISCHER, LENHARTZ, LYMPIUS, RIEDEL gefunden, sind jedoch relativ selten.

Dagegen ist die *Leptomeningitis* mehr bei allgemeiner Sepsis anzutreffen. Im übrigen sind mehrfach *Kompressionsmyelitiden* (bei Herden der Wirbelsäule) beschrieben. Auch ausgesprochene Psychosen sind vereinzelt beobachtet worden.

Panophthalmie sahen RIEDEL, SCHLIPPE; *Iritis* SCHMELZING; *Episkleritis* KRAINER; intralamelläre Hornhautabscesse MOORENS.

Lungenabscesse kommen ebenfalls weniger als Metastasen (NICOLICH, RIEDEL), denn als Sepsisherde im Rahmen der Septicopyämie zur Beobachtung. *Pleuraempyem* ist als Metastase von FELSENTHAL, RIEDEL u. a. beschrieben worden.

Auch *Endokarditis* ist nicht selten, doch meist bei dem voll ausgeprägten Bilde der Sepsis zu finden, weil die Staphylokokken aus den hochinfektiösen Thromben auf den Herzklappen natürlich immerfort an das Blut abgegeben werden. Dagegen sind gelegentlich Herzmuskelabscesse beschrieben worden.

Hautmetastasen treten gelegentlich nach Furunkeln auf. Da diese *Pyämide* in einem besonderen Abschnitt dieses Bandes von D. FUCHS dargestellt werden, brauche ich hier nicht darauf einzugehen.

Als *seltene, besonders interessante Komplikationen* seien hier zum Schluß noch einige Beobachtungen erwähnt:

J. MEYER fand bei einem 20jährigen Mädchen unter dem rechten Warzenfortsatz einen Furunkel. Als Folge bildete sich eine etwa bohnengroße, sehr schmerzhafte Lymphknotenvergrößerung über dem Foramen styloideum, die hier gerade auf die Austrittstelle des N. facialis drückte und eine *rechtsseitige Facialisparese* zur Folge hatte. Heilung unmittelbar nach Incision.

GINSBURG fand bei einer rezidivierenden Furunkulose des äußeren Gehörgangs eine *seröse Labyrinthitis:* Ein 36jähriger Mann kam am 28. 2. 25 mit einem Furunkel im äußeren Gehörgang in Behandlung. Heilung in 4 Tagen. Am 7. 3.25 Rezidiv, schwere Allgemeinstörung, Erbrechen, rotatorischer Nystagmus. Dabei Hörvermögen intakt. In wenigen

Tagen völlige Heilung. Die Diagnose der serösen Labyrinthitis stützt sich auf die plötzliche Vestibularreizung bei völliger Erhaltung des Gehörs. Ihre Entstehung kann nach Ginsburg entweder auf hämatogene Staphylokokkeninvasion oder durch Vermittlung einer vorhergegangenen toxisch-exsudativen Otitis media erklärt werden.

Eine sehr seltene Komplikation lag in dem Falle von Buchaly vor: Ein 20jähriges Mädchen mit abheilender Gesichtsfurunkulose erkrankt nach einem anstrengenden Fahrradausflug mit Schmerzen in der Nierengegend. Nach 14 Tagen, auf dem Transport in die Klinik, plötzlicher Verfall, Exitus. Bei der Sektion fand sich ein metastatischer *retroperitonealer Absceß*, der durch *Arrosion der Bauchaorta* zur *eitrigen Panaortitis* geführt hatte. In der kurzen Zeit hatte sich ein *Aneurysma spurium* entwickelt, aus dem nach Ruptur die *tödliche Blutung in den linken Pleuraraum* erfolgte. Hier fanden sich bei der Autopsie 3 Liter Blut.

Diesen Fällen sei eine Beobachtung von Milian angereiht, bei der sich im Anschluß an einen Furunkel eine *Urticaria* entwickelte, die Milian als staphylogen betrachtet, ohne jedoch dafür einen zwingenden Beweis zu liefern.

Felsenthal berichtet über eine 39jährige Frau, die 10 Tage nach einer normalen Geburt eingeliefert wurde. Sie hatte einen großen Furunkel auf der rechten Gesäßhälfte, der nach Angabe der Hebamme bereits vor dem Partus bestanden hatte und sehr mißhandelt war. 4 Tage vor der Aufnahme Schüttelfrost usw. Das Kind soll mit einer ausgedehnten „Furunkulose" geboren worden sein, an der es nach wenigen Tagen zugrunde ging. Felsenthal diskutiert die Möglichkeit einer placentaren Übertragung, obwohl das Endometrium und die Adnexe der Mutter klinisch und bei der Autopsie absolut intakt gefunden wurden, und die Placenta nicht untersucht worden war. Eine definitive Entscheidung wagt er nicht zu treffen. Es ist meines Erachtens zweifelhaft, ob es sich hier überhaupt um eine Staphylodermie handelt.

Schließlich sei ein Fall von Kubig erwähnt, bei dem ein *Furunkel an der großen Labie* den Grund für einen *Kaiserschnitt* abgab. Es handelte sich um eine Frau mit Zwergwuchs und allgemein verengtem Becken. Die vaginale Operation wurde aus Furcht vor der Infektion der Geburtswege verworfen.

In welchem Maße *Furunkel und Karbunkel als Eintrittspforten für die Entwicklung von Sepsisherden oder Metastasen* in Betracht kommen, mag aus den folgenden Daten entnommen werden. Lenhartz sah bei 28 Fällen von Staphylokokkensepsis 13mal Furunkel als Eintrittspforte = 46%; Otten unter 16 Fällen 5mal Furunkel = 31%; Bertelsmann unter 15 Fällen 10mal Furunkel = 67%; Felsenthal unter 62 Fällen 19 Furunkel = 31%. Aus diesen 121 Fällen würde sich im Durchschnitt eine Zahl von 39% ergeben. Unter 76 Fällen von eitriger Paranephritis und Nierenkarbunkel fand Reschke 23mal Furunkel als Eintrittspforte = 30%.

Die Frage der **Mortalität der Furunkelkranken,** hauptsächlich infolge septischer Komplikationen und Metastasen, muß für die Gesichtsfurunkel und diejenigen in anderer Lokalisation getrennt beantwortet werden. Für *alle Furunkel mit Ausnahme der Gesichtsfurunkel* gibt Roedelius (1784 Fälle) 1,67%, Dittrich entsprechend 1,6% an. Beide Angaben dürften den tatsächlichen Verhältnissen nicht entsprechen, da ja unzählige Menschen mit leichten Furunkeln sich überhaupt nicht ärztlich behandeln lassen.

Bei den *Gesichtsfurunkeln* ist die Mortalität wesentlich größer. Roedelius kommt bei 528 Fällen zu einer Zahl von 8,71%, Dittrich zu 8,8%, W. Hofmann zu 8,6%, Melchior zu 7% usw. Die Zahlen ändern sich aber bedeutend, sobald man die Fälle nach der Schwere gruppiert. So kommt z. B. Roedelius für die schweren Fälle zu 30% und für die schwersten sogar zu 65%.

Beim *Karbunkel* gibt Rieder eine Mortalität von 7,8% an (29 von 373 Fällen), also kaum weniger als bei der Gesamtzahl der Gesichtsfurunkel. Bemerkenswert ist, daß bei Frauen nur 1% Todesfälle festgestellt wurden. Die Todesursache war 16mal allgemeine Pyämie, 9mal Metastasen, 4mal interkurrente Krankheiten (Tabes, Phthise, Myodegeneratio, Pneumonie).

In diesem Zusammenhang mögen schließlich noch einige Daten über die Sterblichkeit aller Furunkelkranken mit hinzugetretener Sepsis bzw. mit Metastasen angeführt werden. Riedel erlebte bei 54 Furunkelkranken mit Metastasen 13 Todesfälle = 24%, Felsenthal von 19 Furunkelmetastasen 16 = 84%, Lenhartz sah bei 13 Furunkelmetastasen alle 13 zugrunde gehen (100%) usw. *Die Sterblichkeit nach Auftreten von Metastasen ist demnach außerordentlich hoch.*

Pathologische Anatomie.

Das typische Bild der **Staphylodermia follicularis superficialis** der **staphylogenen Folliculitis** ist die *subcorneale Pustel* (BOCKHART, GANS, J. JADASSOHN, KYRLE, SABOURAUD, P. G. UNNA u. a.).

Schon im Beginn der Erkrankung findet sich an der Follikelmündung, um das Haar herum, eine Eiteransammlung unmittelbar unter der Hornschicht, die halbkugelig emporgehoben und vom Stratum spinosum abgedrängt wird. Dieses ist abgeflacht und ebenfalls etwas gegen den Papillarkörper zu ausgebuchtet. Hierdurch erhält die Pustel die Gestalt einer flachen Linse, deren

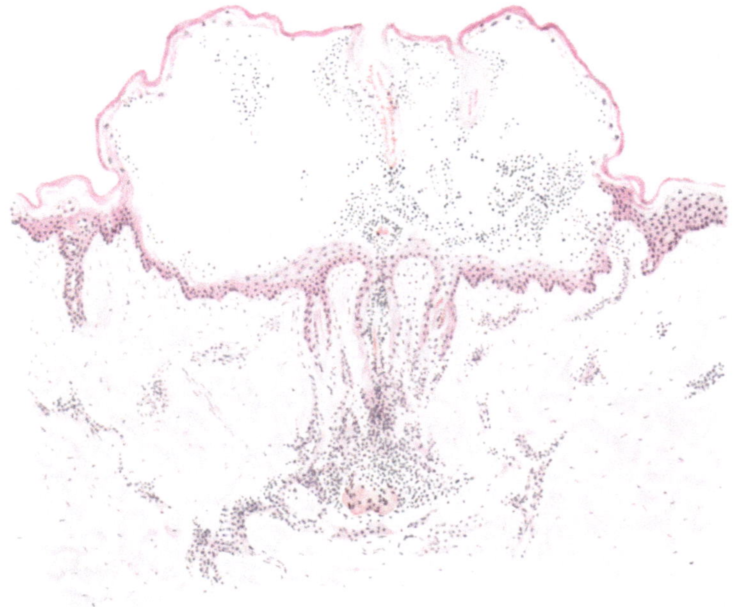

Abb. 5. Staphylodermia follicularis superficialis. (♂, 23jähr., Unterarm, Streckseite.) Ausgebildete epidermale Pustel zwischen Stratum spinosum und granulosum, ausgegangen von einer Folliculitis und Perifolliculitis dreier, nebeneinander gelegener Haarfollikel. Pustel mäßig leukocytenreich. Eiterzellen in die Follikel hinabreichend bis zum Papillarkörper und das diesen umgebende Gewebe. Um das abgestorbene Haar (rotgefärbte) Kokkenmassen. Methylengrün-Pyronin. O 66:1; R 60:1. (Nach GANS.)

Höhe schon am zweiten Tage die 2—4fache Dicke der Hornschicht aufweist (UNNA). In der so entstandenen linsenförmigen subcornealen Pustel findet sich dicht gedrängt eine große Menge von Leukocyten und zwischen diesen Epithelzellen aus der Stachelschicht, einzeln oder in kleinen Verbänden. Diese sind teilweise gequollen und nehmen Formen an, die an ballonierende Degeneration erinnern (UNNA). Ein zartes Fibrinnetz läßt sich speziell an den Stellen erkennen, an denen die Abdrängung der Hornschicht vom Epithel beginnt. Dieses ist in der Pustel nicht so deutlich zu erkennen als zwischen den Epithelien der unmittelbaren Umgebung und läßt sich auch bis zu den benachbarten Lymphspalten in die Cutis hinein verfolgen (GANS). In der Nachbarschaft der Pustel finden sich ferner im Epithel zahlreiche Mitosen, die gewissermaßen eine wallartige, wenn auch nur wenig auffallende Verdickung des Epithels erzeugen, die nach GANS schon als Beginn des Heilungsprozesses zu betrachten ist.

Die Cutis ist an dem Prozeß fast unbeteiligt: Mäßige Erweiterung der Capillargefäße und einige wenige, das Bindegewebe in der Richtung zur Pustel hin durchwandernde Leukocyten sind das einzig Bemerkenswerte. Die Heilung, die bereits mit der Ausbildung des „Epithelwalles" beginnt, geht nach GANS in der Art vor sich, daß die Pustel mit der ihr unmittelbar anliegenden Schicht von Stachelzellen zu einer Kruste eintrocknet, die von dem verbreiterten, sich reichlich regenerierenden Stratum spinosum emporgehoben wird, bis sie sich schließlich abstößt.

Staphylokokken sieht man in der frischen Pustel besonders zahlreich an der Unterseite der Blasendecke, die sie fast in ihrer ganzen Ausdehnung bedecken. Von hier aus dringen sie in die Tiefe, nehmen aber mit der Entfernung von der

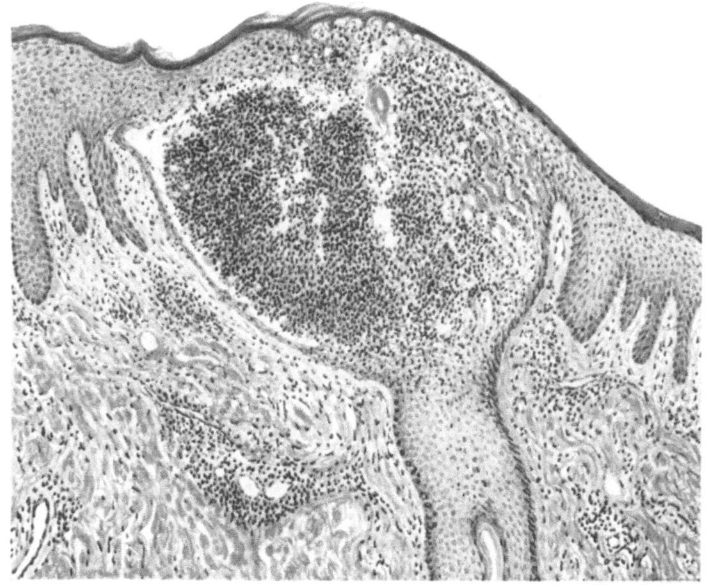

Abb. 6. Staphylodermia follicularis superficialis. Vergrößerung 60. Sitz der Pustel im Bereich des Follikels. Destruktion der Epidermis bis auf die Hornschicht. (Nach KYRLE.)

Oberfläche immer mehr ab und erreichen nur manchmal den Pustelboden. Je älter die Pustel wird, desto mehr werden die Kokken wieder zurückgedrängt. Am Pustelboden findet sich dann eine breite kokkenfreie Schicht, die aus gut erhaltenen Leukocyten besteht. Phagocytierende Leukocyten werden stets vermißt (UNNA).

Besonders interessant und für die Pathogenese des Furunkels bedeutungsvoll sind die Bilder, die UNNA, GANS, SABOURAUD u. a. von dem *Übergang der Staphylodermia follicularis superficialis in den Furunkel* schildert: Wenn die Kokken zwischen Follikelwand und Haar in die tieferen Abschnitte des Follikels eindringen (s. u.), findet man bereits eine eitrige Folliculitis und Perifolliculitis, die verschieden weit in die Cutis hinabreicht. Während die oberflächliche Pustel schon Symptome der Rückbildung aufweist, kommt es zur entzündlichen Leukocyteneinwanderung und Vereiterung der tieferen Follikelabschnitte, wobei das Haar mit der Wurzelscheide noch gut erhalten ist, während das Follikelepithel von Eiterzellen durchsetzt ist und, ebenso wie bei entsprechender Tiefenausdehnung, die Talgdrüse eitrig eingeschmolzen wird.

In dieser Weise kann es in halber Höhe des Follikels zur Abscedierung kommen, ein Vorgang, dem SABOURAUD den treffenden Namen „*abscès folliculaire en sablier*“ oder auch „*abscès en bouton de chemise*“ gegeben hat. Man findet dann zwei Abscesse, die durch einen engen Kanal, die follikuläre Passage, miteinander in Verbindung stehen: den oberflächlichen der BOCKHARTschen Folliculitis und den tieferen, in der Cutis gelegenen.

Der **Furunkel** entsteht durch einen ganz analogen Mechanismus. Die Staphylokokken dringen von der oberflächlichen Pustel her am Haar entlang, zwischen der Wurzelscheide und dem Haarbalg bis in die Tiefe des Follikels vor. Sie umhüllen das Haar in der Form eines dicht zusammengepreßten Kokkenhohlzylinders (UNNA) schlauchförmig, sie sind, wie SABOURAUD sich sehr anschaulich ausdrückt, gewissermaßen an das Haar angeklebt, wie Efeu an einen Baumstamm[1]. Nach SABOURAUD erzeugen sie erst ganz in der Tiefe des Follikel die wesentlichen Veränderungen. Diese bestehen in der Mehrzahl der Fälle, speziell bei größeren Furunkeln, in einer *Kombination von Nekrose mit Eiterung*.

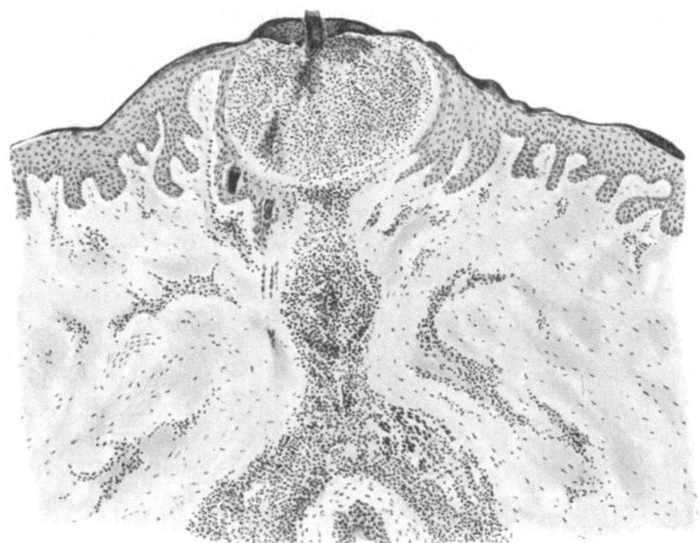

Abb. 7. Beginnender Furunkel. (♂, 18jähr., Rücken). Oberflächliche Pustel, Kokkenzylinder im Zentrum des eingeschmolzenen Follikelostium; in der Tiefe Folliculitis und beginnende Perifolliculitis. O 35:1; R 35:1. (Nach GANS.)

Betrachten wir zunächst die *Nekrose:* Die enorme Vermehrung der Staphylokokken an Ort und Stelle bringt das ganze Gewebe in großem Umkreis zum Absterben. Die Ausbildung des Sequesters, des Pfropfes, wird durch diese Mortifikation en bloc eingeleitet. Um den Staphylokokkenherd bildet sich eine Hülle von nekrotischem Gewebe, von dem SABOURAUD sagt, daß es den Herd umschließt wie das Fleisch einer Aprikose den Kern, und das aus dem ganzen Gewebe besteht, das den Follikel umgibt: Bindegewebe und elastische Fasern, ferner aus einem Fibrinnetz, in dessen Maschen Tausende von eingewanderten Leukocyten ihr Grab finden. Wenn man einen in toto ausgestoßenen Pfropf mikroskopiert, sieht man, wie die Leukocyten in der Nähe des Mikrobenherdes

[1] Neben diesem Durchbruch der Staphylodermia follicularis superficialis in den Follikelschaft erwähnt UNNA übrigens einen direkten Durchbruch in die Cutis, abseits von den Follikeln, hält ihn aber für selten.

zerstört sind, „reduits en poussière" (SABOURAUD). Je mehr man sich der Peripherie des Pfropfes zuwendet, desto besser erhaltene Leukocyten findet man.

Bei kleinsten Furunkeln, bei denen die Nekrose absolut vorherrscht, findet SABOURAUD diesen Vorgang in reinster Form: Zentraler Mikrobenherd, Nekrose en bloc, Ausstoßung des Pfropfes in toto. SABOURAUD spricht in diesem Falle von einem „trockenen Prozeß", bei dem ein leichter Druck auf die Umgebung der Durchbruchstelle keine Spur von Eiter austreten läßt. Es ist wesentlich, daß hier die gesamte Masse der Mikroben im Zentrum des Pfropfes geblieben ist, und daß an den Leukocyten, soweit sie erhalten sind, keine Phagocytose zu erkennen ist. Sie können die Staphylokokken nicht phagocytieren, da sie von ihnen durch einen Wall von zerstörten Zellen getrennt sind, den die Mikroben nicht zu durchdringen vermögen.

Bei größeren Furunkeln tritt zu dieser Nekrose stets die *Eiterung* hinzu. In diesem Falle ist nach SABOURAUD das perifokale Gewebe nicht in so großem Umfange mortifiziert. Man findet intakte Leukocyten und daneben Makrophagen schon ganz in der Nähe der Mikroben. Diese phagocytieren und verschleppen nun auch die Staphylokokken in die periphere Zone des furunkulösen Abscesses, der sich inzwischen gebildet hat. Gehen sie hier zugrunde, so werden die Mikroben frei, und es bilden sich neue Staphylokokkenkolonien, die wiederum zu Gewebseinschmelzung führen können. Im Gegensatz zu dem oben beschriebenen Vorgang sind die Pfröpfe größerer Furunkel daher gewissermaßen von Eiter durchwühlt und durchsetzt von kleineren und größeren Staphylokokkenherden.

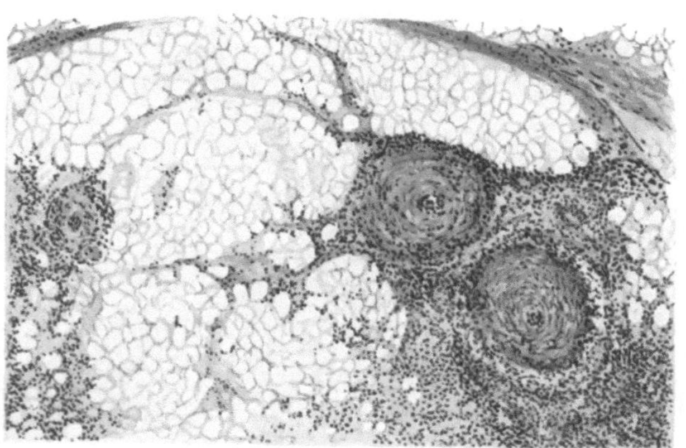

Abb. 8. Furunkel. (♂, 25jähr., Unterarm, Beugeseite.) Phlebitis und Periphlebitis im subcutanen Fettgewebe. O 66:1; R 66:1. (Nach GANS.)

UNNA und GANS geben von der Entwicklung des Furunkels aus der BOCKHARTschen Pustel eine abweichende Schilderung. Nach ihnen brechen die Kokken schon frühzeitig von dem das Haar umgebenden Mikrobenschlauch durch die Follikelwand in die Cutis ein und erzeugen eine Perifolliculitis, die durch Leukocytenansammlung und Ödem charakterisiert wird. Es kommt zur Verflüssigung des kollagenen Gewebes, das allmählich ganz eingeschmolzen wird. Auch die Talg- und Schweißdrüsen gehen relativ früh zugrunde, während elastische Fasern und Follikelgerüst, speziell das der langen Haare, ferner Muskeln, Nerven und Blutgefäße der Zerstörung länger standhalten. Ist die Grenze zur Subcutis überschritten, so erfolgt die Vereiterung sehr schnell. Innerhalb des eingeschmolzenen Gewebes finden UNNA und GANS die *Staphylokokken* haufenweise zusammenliegend, stets in der Mitte, seltener am Rande des Herdes, am dichtesten in den ältesten Eiterherden, hier wie dort nie in den Zellen, sondern stets zwischen ihnen.

In der *Umgebung des Herdes* sind Blut- und Lymphgefäße stark erweitert und gefüllt. Die Bindegewebszellen schwellen an. Sie bilden zusammen mit Leukocyten und wenigen Lymphocyten ein Infiltrat um den eigentlichen Eiterherd, in welchem nur selten, in torpiden, mehr subakut verlaufenden Fällen Plasmazellen auftreten. Ausdehnung des Infiltrats und Stärke des Ödems sind sehr verschieden.

Das starke Ödem führt am Rande des Einschmelzungsherdes nach GANS zu einer Verflüssigung der Eitermassen. Dadurch wird der zentrale Eiterpfropf mitsamt dem nekrotischen Gewebe vom Gesunden abgelöst.

Vor dem Durchbruch nach außen wölbt sich die Haut vor. Auf der Spitze der Vorwölbung tritt eine Verdünnung der Deckschicht ein. Entweder kommt es dann sofort zur eitrigen Einschmelzung, oder die Epidermis wird im ganzen in eine trockene, nekrotische Masse verwandelt, die von kleinen intraepithelialen Absceßchen durchsetzt werden kann und schließlich durchbrochen wird.

Über die Entleerung und Heilung des Furunkels ist dem oben Gesagten nichts hinzuzufügen.

Die vor dem Durchbruch nach außen entstehende intraepitheliale Pustel unterscheidet sich von der primären Staphylodermia follicularis superficialis in sehr markanter Weise. Während jene subcorneal liegt, liegt diese innerhalb des Stratum spinosum. Auch fehlt ihr der für die Staphylodermia follicularis superficialis charakteristische Kokkenrasen unter der Hornschicht (UNNA, GANS).

NEUBERGER hat im Eiter von Furunkeln METSCHNIKOFFsche Makrophagen gefunden.

Die anatomischen Veränderungen des **Karbunkels** brauche ich nur kurz zu besprechen. Während die Nekrose beim Furunkel, wie wir sahen, auf die Follikel und ihre nächste Umgebung beschränkt bleibt, schreitet sie beim Karbunkel in der Subcutis unaufhaltsam in flächenhafter Ausbreitung, weniger nach der Tiefe zu, fort. Erst wenn diese Nekrose weiter entwickelt ist, kommt es zur Demarkation und eitrigen Einschmelzung. In den nekrotischen Gewebsteilen finden sich nur kollagene und elastische Fasern sowie Fibrin.

Ätiologie und Pathogenese.

Die Untersuchungen von PASTEUR, LENHARTZ, LEXER, KRAUSE, ROSENBACH, GARRÈ, BOCKHART, UNNA, SCHIMMELBUSCH, SABOURAUD u. a., speziell die heroischen Selbstimpfungen von GARRÈ, BOCKHART, SCHIMMELBUSCH u. a. haben über jeden Zweifel sichergestellt, daß der **Staphylococcus pyogenes aureus** (wesentlich seltener der **albus**), der Erreger der hier besprochenen Krankheitsbilder ist.

Der Weg, den die Infektion nimmt, ist durch den Verlauf des Follikels vorgezeichnet: *Die Kokkeninvasion kommt stets von außen.* Die alte Annahme, daß die Staphylodermia follicularis superficialis und der Furunkel von innen her, auf dem Blut- oder Lymphwege, sich bilden können, ist endgültig widerlegt. Die erste Manifestation ist, wie bereits gezeigt wurde, die subcorneale Pustel am Follikeleingang, die Staphylodermia follicularis superficialis. Hier liegen die Staphylokokken zunächst unter der Blasendecke und wandern von dort in die Tiefe. In den meisten Fällen gelangen sie aber nicht über die Pustelgrenze hinaus. Nur wenn es ihnen gelingt, die Pustelwand zu durchwandern, oder wenn diese einreißt, dringen sie in die tieferen Teile des Follikels, wo sie sich stark vermehren und, ähnlich wie die Dermatomyceten, am Haar hinabkriechen, Da das Follikelepithel keine schützende Hornschicht besitzt, ist es begreiflich, daß es der Kokkeninvasion keinen großen Widerstand entgegensetzen kann.

Trotzdem über diese Dinge Klarheit herrscht, harren viele Fragen noch der Aufklärung. Bekanntlich sind gerade die Follikelmündungen Schlupfwinkel für unzählige Staphylokokken, die sich hier auch beim Hautgesunden monatelang halten können, ohne an Vitalität einzubüßen. Aus welchem Grunde erzeugen sie nicht häufiger die subcornealen Pusteln der Staphylodermia follicularis superficialis, weshalb nicht häufiger Furunkel? Nicht einmal das Eindringen von Staphylokokken in die Tiefe des Follikels an sich führt zur Erkrankung. Man findet in der furunkulösen Haut immer Follikel, die mit Kokkenschläuchen bis unten hin vollgestopft sind, ohne daß auch nur die geringste pathologische Veränderung zu erkennen wäre (Unna). Durch welchen Mechanismus das pathologische Geschehen in Gang gesetzt wird, ist uns unbekannt. Unna glaubt, daß die Diffusion des Eitergiftes aus dem Follikel in die Umgebung nötig sei, Kyrle ist überzeugt, daß die entzündliche Reaktion usw. auf reflektorischem Wege, durch Capillarerregung, zustande kommt. Andere wieder nehmen an, daß eine unbedeutende Verletzung des Follikelepithels infolge von Zerrung, Reibung usw. erst die günstigen Vorbedingungen für die Entfaltung pathogener Eigenschaften durch die Staphylokokken gibt.

Daß dies letztere eine Rolle spielt, ist unzweifelhaft. Ich weise z. B. auf die miliare Pustel nach der Epilation hin (S. 237), die in erster Linie solchen traumatischen Insulten ihre Entstehung verdankt. Gerade diese zeigt jedoch, daß das Trauma an sich nicht alles zu erklären vermag, denn es entsteht doch nur ein ephemeres Pustelchen, das selten zur Ausbildung eines Furunkels führt.

Es ist ferner völlig dunkel, aus welchem Grunde die tiefe follikuläre Entzündung beim Furunkel mit *Nekrose* einhergeht, und weshalb der Entzündungsherd unter so großer Spannung steht. Wie kommt es ferner, daß ein und derselbe Staphylococcus einmal einen Furunkel, ein andermal einen Karbunkel erzeugt? v. Winiwarter hat die Entstehung der subcutanen Nekrose beim Karbunkel auf Embolie durch Staphylokokken zurückgeführt. Aber damit allein ist die Ursache des schweren, immer weiter fortschreitenden Zerstörungsprozesses natürlich nicht restlos aufgeklärt. Es handelt sich bei all diesen Vorgängen um ungemein komplizierte Reaktionen, die wir mit unseren heutigen Hilfsmitteln nicht zu analysieren vermögen.

Die Ansätze, die hierzu heute vorhanden sind, reichen in keiner Weise aus, um eine Theorie der furunkulösen Entzündung jetzt schon aufzustellen. Speziell baut sich der Versuch Unnas (g), die Vorgänge auf einfachste chemische Reaktionen zwischen Bakterien und Gewebe zurückzuführen, auf Voraussetzungen auf, deren Richtigkeit nicht zu beweisen ist.

Nach Unna soll das Sauerstoffbedürfnis des Staphylococcus nicht sehr groß sein. Unna glaubt daraus ableiten zu dürfen, daß die Ausbreitung der Staphylodermia follicularis superficialis unmittelbar unter der Hornschicht der Hautoberfläche erfolgt, in einer seiner Ansicht nach sauerstoffarmen Gewebsschicht, und daß gerade der Follikel als „Reduktionsort ersten Ranges“ günstige Bedingungen für das Gedeihen des Staphylococcus bietet. Dessen Vordringen in der Haarspalte glaubt Unna erklären zu können mit den stark reduzierenden Fähigkeiten sowohl des Haarschaftes als auch der Wurzelscheide. Die konzentrierte Abgabe von Toxin soll zur Lähmung der Capillaren und durch Chemotaxis zur Anlockung der Leukocyten führen. Die Abtötung der Leukocyten in nächster Nähe des Kokkenherdes soll, wie Unna aus dem Rongalitweißbild schließen zu können glaubt, auf Sauerstoffentziehung, also ebenfalls auf Reduktion beruhen. Durch Sauerstoffentziehung sollen ferner die Kerne des Follikelepithels geschädigt werden. Dieser Mechanismus soll mit mathematischer Genauigkeit funktionieren: Der asphyktische Leukocytenwall mit seinen sauerstoffreichen, polymorphkernigen Leukocyten sucht nach dieser Theorie jeden reduzierenden Eindringling zu neutralisieren, oder, wenn dies nicht gelingt, zu sequestrieren.

Ich glaubte, dies etwas ausführlicher bringen zu müssen, weil die Ausführungen Unnas vereinzelt von anderen Autoren kommentarlos übernommen worden sind. Nun ist jedoch die Methodik, mit der Unna zu dieser, in ihrer Einfachheit gewiß bestechenden, aber gar zu telelogischen Konstruktion gelangt ist, absolut unzuverlässig. Schon die Annahme Unnas, daß seine Färbungen mit der Kaliumpermanganatmethode und der Leukobase des Methylenblaus (Rongalitweißbild) am lebenden Gewebe ausgeführt werden, entspricht nicht den Tatsachen. Sowohl das Einfrieren als auch die Einwirkung der konzentrierten

Farblösungen führt zur Schädigung des Gewebes. Die mit Kaliumpermanganat gewonnenen Bilder sind daher ebensowenig beweisend für die normale Reduktion wie das Verhalten des Leukomethylenblaus für die normale Oxydation im lebenden Gewebe. Das Leukomethylenblau wird schon durch den Sauerstoff der Luft allein so leicht wieder in Methylenblau übergeführt, daß dazu eine Aktivierung durch ein Ferment überhaupt nicht notwendig ist [1].

Die Überprüfung der UNNAschen Methodik hat denn auch zu grotesken Widersprüchen geführt, die die völlige Ablehnung zur Folge hatten. Ich kann auf diese hochinteressanten Probleme hier unmöglich ausführlicher eingehen und muß mich daher darauf beschränken, auf die Arbeiten von v. MÖLLENDORFF, OELZE, W. H. SCHULTZE u. a. hinzuweisen [ausführliche Literatur bei v. MÖLLENDORFF (b)].

Ist uns so die Erkennung der ungemein komplizierten chemischen Vorgänge noch ganz verschlossen, so hat man die physikalisch-chemische Seite des Problems mit mehr Erfolg in Angriff genommen. Aber auch von hier aus sind bisher nur Teilfragen gelöst, so daß wir von einer lückenlosen Übersicht noch weit entfernt sind. Ich kann diese Dinge nur so weit erörtern, wie sie mir für das Verständnis der furunkulösen Entzündung, bei der die Untersuchungen zum großen Teil ausgeführt wurden, notwendig zu sein scheinen. Dabei folge ich im großen ganzen der Darstellung von BECHHOLD und SCHADE.

Wenn bei dem furunkulösen Prozeß die Entzündung durch die bakterielle Schädigung des Gewebes ausgelöst wird, nimmt zunächst das Phänomen der *Chemotaxis* unsere Aufmerksamkeit in Anspruch, denn die ersten Symptome bestehen in Capillarerweiterung und Wanderung der Leukocyten durch die Gefäßwände zum Entzündungsherd hin. Das Wesen der Chemotaxis ist trotz aller Mühe, die darauf von vielen Seiten verwendet worden ist, nicht enträtselt. Wenn auch dieser exquisit vital-zelluläre Vorgang sehr eng an physikochemische Zustandsänderungen gebunden ist (SCHADE), so dürfte es doch kaum möglich sein, eine unizentrische Erklärung dafür zu geben (s. BECHHOLD). Die Vermutung, daß dabei *Veränderungen der Oberflächenspannung* eine sehr wesentliche Rolle spielen, ist durch die minutiösen Untersuchungen von SCHADE und MAYR an menschlichen Leukocyten bestätigt worden. Es hat sich gezeigt, daß das chemotaktische Wandern der Leukocyten dann zustande kommt, wenn an der der Wanderrichtung zugekehrten Seite der Zelle eine Herabsetzung der Oberflächenspannung erzeugt wird. Die von Chemotaxis gelenkte Zelle wandert immer dorthin, wo die Oberflächenspannung ihrer Grenzschicht zu dem Milieu den kleinsten Betrag hat. Die Ursache der natürlichen Anregung der Leukocytenwanderung vermutet SCHADE in dem Zerfall bzw. in der fermentativen Spaltung von Protoplasmamaterial. Von der Chemotaxis werden nach SCHADE und MAYR anscheinend nur die neutrophilen Granulocyten beeinflußt, während Lymphocyten nicht wandern und auch Eosinophile und Monocyten eine Sonderstellung einzunehmen scheinen. Die Chemotaxis wäre demnach an das stoffliche Substrat gebunden. Der Versuch, sie auf elektrische Potentialdifferenzen zurückzuführen (SCHWYZER, FERINGA), wird von SCHADE und MAYR abgelehnt. Die Verhältnisse sind jedoch unübersichtlich. BECHHOLD macht speziell darauf aufmerksam, daß sich beim höheren Tier verschiedene Faktoren überdecken. Es kann z. B. eine Substanz, in unserem Falle das bakterielle Toxin, selbst chemotaktisch wirken. Dieses könnte aber auch an sich unwirksam sein, jedoch das nächstliegende Gewebe nekrotisieren, das dann chemotaktisch wird und eine entsprechende Wirkung des Toxins vortäuscht.

Schon während der ersten Entwicklung des Prozesses läßt sich ferner eine erhöhte Permeabilität der Gefäßwände feststellen, die nun einen *selektiven Durchtritt von Plasmabestandteilen* durch die Capillarwand gestattet. Diese verhält sich gewissermaßen wie ein dichtes Ultrafilter, das durch den Entzündungsprozeß leichter durchlässig wird. Die Reihenfolge, in der dieser Durchtritt vor sich geht, ist nach A. OSWALD folgende: Albumin > Globulin > Fibrinogen, also umgekehrt wie die Aussalzbarkeit und die Viskosität der Lösungen Im akuten Stadium finden sich im allgemeinen alle Eiweißarten im entzündlichen Erguß· während mit der Dauer der Entzündung erst Fibrinogen, dann Globuline abnehmen.

Parallel mit diesen Erscheinungen geht eine *Kolloidänderung*, eine *Zell-* und *Molekelzertrümmerung*, die vermutlich von den autolytischen Fermenten der Leukocyten verursacht wird. Aus den grobdispersen Kolloiden der Gewebe und des Plasmas entstehen molekular- und ionendisperse (lösliche) Stoffe. Es kommt zu einer H- und K-Hyperionie. Die Folge ist

[1] Hier sei übrigens auf die neueren Untersuchungen von HIRSCH und BUCHMANN über die Rongalit-Eiweißreaktion hingewiesen (Z. Zellforsch. 11, 255 (1930).

eine *Steigerung des osmotischen Drucks* (osmotische Hypertonie). SCHADE konnte z. B. am Furunkeleiter eine Gefrierpunkterniedrigung von 0,6—1,4° messen (gegenüber 0,55—0,58° in der Norm), was einer Erhöhung des Lösungsdruckes um 7,5—11 Atmosphären entspricht. Vermutlich ist die Erhöhung des osmotischen Drucks am Krankheitsherd selbst noch bedeutender [1]. Die bei der Aufspaltung kolloider Gebilde hier entstehenden Stoffwechselprodukte haben *sauren Charakter* (p_H = 6,5—5,8 gegenüber 7,4—7,15 in der Norm) [2]. Die Säuerung des Gewebes führt zusammen mit dem erhöhten osmotischen Druck zur Schwellung, zum *Ödem*, rings um den Entzündungsherd. Über die Grenzen des ödematösen Bezirkes hinaus breiten sich die leichter diffusiblen Stoffe aus, so daß sich elastometrisch noch ein latentes Ödem in der Peripherie nachweisen läßt, wo klinisch und histologisch keine Veränderungen mehr zu finden sind.

Auch die Art der Nekrobiose hat durch die Untersuchungen von SCHADE und MAYR eine physikochemische Erklärung gefunden, die ich hier noch erwähnen möchte: Während im neutralen und schwach sauren Milieu, bis zu etwa p_H = 6,5, die Leukocyten zugrunde gehen und dabei der Flüssigkeit ein weißes, schleimig-rahmiges Aussehen verleihen (Pus bonum et laudabile!), verhalten sie sich bei einem nur etwas mehr nach der sauren Seite hin verschobenen p_H = 5,5 völlig anders. Sie kommen schnell zur Gerinnung, ebenso gerinnt die Serumflüssigkeit, so daß das Ganze trüb, dünnflüssig, mehr grau aussieht. Diese Unterschiede sind auch beim Furunkeleiter deutlich zu erkennen, wenn auch die Verhältnisse hier durch das Hinzutreten der Nekrose verschleiert werden.

Bei der Heilung des Furunkels und dem Versiegen der Eiterung dürfte, wie hier kurz bemerkt sei, die *negative Chemotaxis* eine Rolle spielen, über deren Wesen die Untersuchungen von SCHADE und MAYR zum ersten Male orientiert haben. Unsere Kenntnisse darüber sind noch sehr dürftig.

Es war naheliegend anzunehmen, daß die *Virulenz der Erreger* bei der Entstehung der Staphylodermien eine wesentliche Rolle spielt. Es wäre durchaus möglich, daß Staphylokokken, die monatelang in den Follikelöffnungen vegetiert haben, eines Tages durch einen äußeren Anstoß eine Virulenzzunahme erfahren, die sie aus harmlosen Saprophyten zu hochvirulenten Parasiten macht und ihnen die Möglichkeit verleiht, Pusteln und Nekrose zu erzeugen. Aber uns fehlen schlüssige Beweise, die die Unterscheidung zwischen saprophytären und parasitären Keimen gestatten. Der Grad der Hämolysinbildung (FROMME) und die Fähigkeit der Agglutinin- und Leukocidinbildung bieten keinen zuverlässigen Maßstab für die Virulenz und sind zur Differenzierung zwischen saprophytischen und pathogenen Staphylokokken nicht brauchbar (GEISSE, KLOPSTOCK und BOCKENHEIMER, KOCH, KUTSCHER und KONRICH, MICHAEL, PRÖSCHER, VEIEL u. a.), obwohl es den Anschein hat, daß Hämolysinbildung und Agglutinierbarkeit durch hohe Serumverdünnungen mit einer gewissen Wahrscheinlichkeit für den pathogenen Charakter der Staphylokokken sprechen.

VEYRIÈRES und GUIBERT denken daran, daß die Erreger des Furunkels usw. Abarten des gewöhnlichen Staphylococcus seien, ohne aber plausible Gründe dafür anführen zu können.

---

[1] Von der tatsächlichen Drucksteigerung im Zentrum eines Furunkels kann man sich überhaupt keine exakte Vorstellung machen, weil das entzündete Gebiet kein statisches (ruhendes) System vorstellt. Es handelt sich vielmehr um ein lebhaft bewegtes Flüssigkeitssystem, bei dem durch Diffusion, Dialyse und Osmose ein ständiger Ausgleich geschaffen wird. SCHADE vergleicht den Abstrom von dem stark hypertonischen Zentrum zur isotonischen Umgebung sehr anschaulich mit den Strömungsverhältnissen an einer Flußmündung, wo das salzreiche Meerwasser mit dem salzärmeren Flußwasser zusammentrifft. Aus diesem Grunde kann man sich auch nur schwer ein Bild von dem Umfang der Stoffwechselstörung machen, die dieser Drucksteigerung zugrunde liegt. Einen ungefähren Begriff vermag nach SCHADE etwa folgende Überlegung zu geben: Der Abbau des Eiweiß geht zum Teil sehr weit, bis zu Aminosäuren und Ammoniak. Nimmt man hypothetisch an, daß durchschnittlich Abbauprodukte von der Molekülgröße des Harnstoffs (Molekulargewicht 60) entstünden, so würde sich bei einem Molekulargewicht des Eiweiß von annähernd 15 000 ergeben, daß allein aus einem Eiweißmolekül 250 Moleküle Abbauprodukte hervorgehen. Aus einem einzigen Lösungsteilchen wären darnach 250 entstanden! Dabei nimmt diese Berechnung nicht einmal Rücksicht auf die Aufspaltung in Ionen, durch die die Zahl der Lösungsteilchen und damit der osmotische Druck natürlich noch mehr anwächst.

[2] Nach v. GAZA und BRANDI ist die Schmerzhaftigkeit der furunkulösen Entzündung auf die Säuerung zurückzuführen. BOMMER sowie HÄBLER wiesen nach, daß dabei nicht nur die H-Hyperionie sondern in gleicher Weise die K-Hyperionie eine Rolle spielt.

Den relativ seltenen Befunden von anderen Bakterien (Streptokokken, Pyocyaneus, B. prodigiosus, Typhusbacillen, paratyphusähnlichen Bacillen, Micrococcus catarrhalis usw.) im Furunkeleiter kommt nicht die geringste ätiologische Bedeutung zu, auch wenn in einzelnen Fällen Agglutination usw. positiv war.

Unzweifelhaft spielt aber das *Terrain* eine große Rolle. Die Bedeutung der **Disposition** ist besonders bei der Furunkulose und dem Karbunkel nicht zu leugnen.

In erster Linie ist als disponierendes Moment der **Diabetes mellitus** zu nennen. Es ist eine sehr alte Erfahrungstatsache, daß Diabetiker besonders leicht an Furunkulose und an Karbunkeln erkranken, daß die Prozesse bei ihnen vielfach einen bösartigen Verlauf haben, und daß sie andererseits durch antidiabetische Diät gut zu beeinflussen sind. Nach v. NOORDEN erkrankt $^1/_{10}$—$^1/_4$ aller Diabetiker an Furunkulose und Karbunkel.

Die nächstliegende Annahme ist die, daß die *abnorm zuckerreichen Gewebe* einen günstigen *Nährboden für die Staphylokokken* abgeben. WOLFSOHN glaubt aus seinen Untersuchungen über den opsonischen Index des Serums von Diabetikern den Schluß ziehen zu dürfen, daß die *Minderwertigkeit der Leukocyten Zuckerkranker* die geringere Resistenz des diabetischen Gewebes erklärt.

BIRT, BRUNNER, HUANG vertreten die Auffassung, daß nicht der abnorme Zuckerreichtum der Gewebe an sich, sondern eine *Acidose* die Neigung zu Furunkulose usw. bedinge, ohne jedoch den Versuch zu machen, den Nachweis dafür zu liefern.

Man hat mehrfach versucht, die klinische Erfahrung durch *experimentelle Befunde* zu ergänzen.

BUJWID spritzte Kaninchen Traubenzuckerlösungen ein und stellte fest, daß die Tiere schon durch Staphylokokkenmengen geschädigt wurden (Absceßbildung), die sie vorher ohne Schaden vertragen hatten. Wurden die Gewebe bei Anwesenheit von Staphylokokken mittels Zuckerlösungen irritiert, so entstand ein Absceß, der ausblieb, wenn die Zuckerlösung nach dem Verschwinden der Staphylokokken aus dem Gewebe zugeführt wurde. Nach Einspritzung der Zuckerlösung in die Ohrvene und subcutaner Injektion von Staphylokokken bildete sich bei den Versuchstieren eine lokale Hautgangrän, die an die Gangrän der Diabetiker erinnert.

Dagegen findet SCHILLER, daß die Infektion des hyperglykämischen Tieres genau wie beim Kontrolltier verläuft, und SHIMADA stellt sogar fest, daß Traubenzuckerinjektionen beim Kaninchen die Abwehrfähigkeit der Subcutis gegen Staphylokokken erhöhen, und daß durch sie die Bactericidie des Rivanols deutlich gesteigert werde.

Die widersprechenden Ergebnisse dieser Versuchsreihen lassen schon deswegen keine sicheren Rückschlüsse auf die Verhältnisse beim Menschen zu, weil sie nicht am diabetischen Versuchstier ausgeführt worden sind.

Eine kritische Besprechung erfordern die Ergebnisse der *Blutzuckeruntersuchung,* die in den letzten Jahren in großem Umfange durchgeführt worden sind: ANTUOFERMO, ARROYAVE und ROLDAU, BIEBER, BINET und NEPVEUX, CAMPBELL, CAMPBELL und BURGESS, DEVOTO, ESCUDERO und PUCHULO, J. E. FISHER, H. FREUND, HERMANS, HUDELO und KOURILSKY, LEVIN und KAHN, LOEB, LORTAT-JACOB und BOURGEOIS, MCGLASSON, MATSUMOTO, MONCORPS, A. MÜLLER, NARDUCCI, NISSLE, PICARD, W. PICK, RAYMOND, LACROIX und HADIDA, G. A. ROST, SCHAMBERG und BROWN, SEITZ, SOMMERFORD, SPARACCIO, THALHIMER, TONIJAN und LEVIN, URBACH, URBACH und REJTÖ, URBACH und SICHER u. a. Die Ergebnisse sind überaus widerspruchsvoll. Vielfach sind Methoden zur Blutzuckerbestimmung verwendet worden, deren Exaktheit zu wünschen übrig läßt. In manchen Untersuchungsreihen fehlt der Nüchternwert. Oft ist die obere Grenze des Normalwertes zu niedrig angesetzt. Die mannigfachen Fehlerquellen sind ungenügend berücksichtigt: Fieber, Infektionskrankheiten verschiedenster Art, Leber- und Nierenstörungen, Affektionen des vegetativen Nervensystems, ja selbst psychische Insulte, Menses usw. können zur Vermehrung des Blutzuckers Anlaß geben.

Wenn wir dies alles berücksichtigen, bleibt immerhin *ein bescheidener Prozentsatz von Fällen übrig, in denen bei fehlender Glykosurie der Nüchternwert des Blutzuckers vermehrt ist.* Damit ist aber bei diesen positiven Fällen noch lange *nicht bewiesen, daß der Hyperglykämie irgendeine ätiologische Bedeutung* zukommt. Es ist umgekehrt durchaus denkbar, daß die *Furunkulose ihrerseits, ebenso wie andere Infektionskrankheiten, zur Vermehrung des Blutzuckers Anlaß geben kann.* Die Beobachtungen von PICARD sowie HUDELO und KOURILSKY, die in einem Teil ihrer Fälle die Hyperglykämie nach der Heilung verschwinden sahen, bilden hierfür eine wichtige Stütze. In diesem Zusammenhang möchte ich übrigens auf einige seltene, bisher kaum beachtete Fälle von O. ROSENBACH aufmerksam machen, in denen sogar eine Zuckerausscheidung im Urin im Laufe der Erkrankung auftrat, die später wieder völlig verschwand.

Die gar zu hoch gespannten Erwartungen, die man auf die Ergebnisse der Blutzuckeruntersuchung gesetzt hatte, haben sich also nicht bestätigt. Und doch ist die sachgemäß durchgeführte Untersuchung sowohl theoretisch wie praktisch durchaus nicht bedeutungslos, denn mit ihrer Hilfe gelingt es, wenn auch nur in einem sehr geringen Prozentsatz von Fällen, einen latenten Diabetes mellitus als Ursache einer Furunkulose zu ermitteln.

Dazu ist aber, wie auch URBACH in den letzten Jahren immer wieder betont hat, erforderlich, sich nicht auf die Bestimmung des Nüchternwertes zu beschränken, sondern die *Blutzuckerkurve nach Kohlehydratbelastung* zu verfolgen. Selbstverständlich muß man sich durch eine sorgfältige Untersuchung der inneren Organe überzeugen, daß bei der Beurteilung der Blutzuckeruntersuchung Fehlerquellen ausgeschlossen werden. URBACH hat auch auf die wichtige Tatsache hingewiesen, daß der *Zuckergehalt der Haut* erhöht sein kann, und daß gelegentlich bei Zuckerbelastung die *Hautzuckerkurve dem diabetischen Typus entsprechen* kann, ohne daß der Blutzucker und seine Belastungskurve pathologische Veränderungen zu zeigen brauchen. Eine derartige Konstellation beruht zweifellos auf sehr komplizierten Reaktionsmechanismen, über die wir nichts Sicheres wissen. Deshalb ist auch von FALTA und DEPISCH zunächst bezweifelt worden, ob die Deutung, die URBACH und SICHER gerade den letzten Bildern gegeben haben, wirklich das Richtige trifft. Ich möchte hier nicht näher auf diese Frage eingehen und verweise auf die einschlägige Literatur und auf die Ausführungen von LUTZ in Band 3 dieses Handbuches.

Neben dem Diabetes sind außerordentlich viele *andere Allgemeinstörungen* angeschuldigt worden, eine spezielle Disposition zur Furunkulose zu verursachen.

Als sichergestellt kann gelten, daß schwere **Ernährungsstörungen im Gefolge von Infektionskrankheiten** (Rekonvaleszenz von Abdominaltyphus usw.) die Entstehung einer Furunkulose begünstigen.

CAMPANI und GROSSI glauben Furunkel häufiger bei Kranken mit *Lungentuberkulose* gefunden zu haben. Nach ihnen soll besonders die erkrankte Seite disponiert sein.

Ferner hat das häufige Auftreten der Furunkulose in den Kriegs- und Nachkriegsjahren die alte Erfahrung bestätigt, daß die **Unterernährung** eine besondere Empfänglichkeit bedingt.

Daneben wurden früher die **Diathesen** in erster Linie angeschuldigt. Noch heute wird dem Komplex des *Neuro-Arthritismus* und dem *Herpetismus* von manchen Autoren in Frankreich große Bedeutung zugeschrieben. Auch *Gicht, Steindiathese* und *Fettsucht* werden vereinzelt unter den disponierenden Ursachen genannt. VEYRIÈRES und GUIBERT behaupten (1928), es komme vor, daß Gichtanfälle sofort aufhören, wenn Furunkel auftreten. SAVINI will bei 13 von 35 mit Furunkulose behafteten Individuen Zeichen von Arthritismus gefunden haben, die sich mit denen des *Hyperthyreoidismus* deckten. *Anämie, Alkoholismus, Verdauungsstörungen* der verschiedensten Art, speziell *habituelle Obstipation, Stoffwechsel-*

störungen (Diätfehler), bei der Frau namentlich *Störungen von seiten der Genitalorgane* (Brocq), *Aufregungen, Sorgen, geistige Überbürdung, mangelnde Bewegung, sexuelle Abstinenz* (Moscowicz), *ungenügende oder übermäßige Fleischzufuhr* (Miller) usw. vervollständigen die Reihe.

Wirz hat 1926 auf einige Fälle hingewiesen, bei denen die *Furunkulose möglicherweise von einem versteckten Eiterherd aus unterhalten* wurde:

In einem Falle verschwand die Furunkulose erst nach der Beseitigung einer chronischen Appendicitis, in einem anderen nach Heilung von Analfissuren und Oxyuriasis, in einem dritten nach operativer Behandlung einer Kieferhöhlenvereiterung, in einem vierten nach chirurgischer Behandlung einer chronischen Schweißdrüsenentzündung.

In dem gleichen Sinne sprechen die Erfahrungen von Toussey u. a., die in *infektiösen Prozessen an den Zähnen (focal infection)* disponierende Momente sehen.

Ferner muß hier erwähnt werden, daß Stahl auf Grund seiner Untersuchungen annimmt, die Furunkulose beruhe auf einem *latenten Mikrobismus.*

Er fand bei 150 Fällen von Furunkulose und Acne nach Anreicherung stets Staphylococcus aureus im Blute. Die Anreicherung wurde so erzielt, daß einige Kubikzentimeter Blut mit Serumbouillon 48 Stunden bebrütet wurden. Von dieser Anreicherung wurden einige Tropfen auf Serum- oder Blutagar verimpft.

Diese auffallenden Ergebnisse, die vorläufig von keiner Seite bestätigt worden sind, dürfen jedoch, ebensowenig wie die klinischen Erfahrungen von Wirz, Toussey usw. zu einer Wiedererweckung der alten, längst widerlegten Lehre von der hämatogenen Entstehung der Furunkulose verleiten. Es kann nicht oft genug darauf hingewiesen werden, daß der Furunkel *nur* von außen her entstehen kann. Wo pyämische Prozesse zu Hauterscheinungen führen, bilden sich stets Abscesse ohne Beziehungen zu den Follikeln und ohne die für die furunkulöse Entzündung charakteristische zentrale Nekrose (s. dazu den Abschnitt über die Pyämide von D. Fuchs in diesem Bande).

Im übrigen kann es bei der Furunkulose zu einer Bakteriämie kommen, ohne daß diese irgendwelche wesentliche Bedeutung zu haben braucht, weder im Sinne einer voll ausgeprägten Sepsis, noch derart, daß sie, soweit wir wissen, besonders für die Entstehung neuer Furunkel disponiert.

Ein flüchtiger Rückblick auf die vorstehend aufgezählten Zustände, denen eine erhöhte Disposition zur Furunkulose zugeschrieben wird, zeigt, daß mit Ausnahme des *Diabetes,* der *Rekonvaleszenz von schweren Krankheiten* und der *Unterernährung* nichts Sicheres angegeben werden kann. *Bei allen übrigen oben aufgeführten konstitutionellen und anderen Leiden, einschließlich des latenten Mikrobismus ist man auf trügerische Eindrücke angewiesen, die der zuervlässigen Grundlage entbehren.*

Wenn demgegenüber festzustellen ist, daß bei weitem der größte Prozentsatz von Personen, die an Furunkulose erkranken, absolut gesund, kräftig und von Konstitutionsanomalien völlig frei ist, so liegt es nahe, die Disposition zur Furunkulose in *immunbiologischen Besonderheiten* zu suchen.

Die spärlichen Untersuchungen in dieser Richtung haben leider bisher zu keinem verwertbaren Ergebnis geführt. Daß bei vielen Menschen in hohem Grade eine *natürliche Immunität* gegen die Staphylokokken besteht, dürfte allgemein angenommen werden. Ohne diese müßten, bei der großen Verbreitung der Staphylokokken und der sehr intensiven Berührung vieler Menschen mit ihnen, die Furunkel usw. wesentlich häufiger sein. Eine freilich noch kaum abzuschätzende Rolle dürfte dabei die Phagocytose spielen. Wolfsohn hat z. B. bei Diabetikern, die im infektionsfreien Stadium einen normalen opsonischen Index hatten, eine Herabsetzung der phagocytären Zahl festgestellt. Von den 8 untersuchten Fällen zeigten allerdings 3 nahezu normale Werte für die Phagocytose. Die Untersuchung der *bactericiden Fähigkeiten des Serums,* die übrigens bei gesunden Personen wesentlichen individuellen Schwankungen unterliegen, durch BERNUCCI nach der WRIGHTschen Methode ergab, daß diese bei chronischer Furunkulose nicht herabgesetzt ist. Dagegen fand PFAHL (bei gynäkologischen Erkrankungen!) einen Anstieg des bactericiden Titers nach der Entfieberung. Der *Antitoxintiter* des Serums ist nach DANBOLT bei Furunkulose nicht verändert. Der Versuch MICHAELs u. a., durch Komplementbindung *Antikörper* nachzuweisen, hatte keine verwertbaren Ergebnisse [1]. MICHAEL sah eine Steigerung der *Agglutinine* im Serum von Personen mit Pyodermien, die gerade bei Furunkulose besonders ausgesprochen war (bis 1 : 5000 gegenüber 1 : 10 bis 1 : 40 bei den Kontrollseren). Die Steigerung des Agglutinationstiters kann nach MICHAEL die Erkrankung selbst monatelang überdauern. Im Gegensatz hierzu konnte BERNUCCI im Blutserum von Pyodermien keinen höheren Agglutinationstiter feststellen (1 : 10 bis 1 : 60 ebenso wie bei den Kontrollen). In seinen Versuchen erwies sich der *Agglutiningehalt im Inhalt ven Hautblasen* erhöht (bis 1 : 10 000 gegen 1 : 1000 bei den Kontrollen). DANBOLT fand, daß der Agglutinationstiter bei Furunkulose langsam ansteigt, daß dagegen der *Antitoxingehalt* unverändert bleibt.

Im Anschluß an diese kärglichen Ergebnisse sei noch kurz erwähnt, daß die Feststellung einer Allergie mittels der *Staphylokokken-Cutireaktion* verschiedentlich versucht worden ist, jedoch nie zu irgendwie zuverlässigen Ergebnissen geführt hat.

Neben der Virulenz der Staphylokokken und der speziellen Disposition kommt den **auslösenden Gelegenheitsursachen** ebenfalls eine nicht unwesentliche Bedeutung zu.

Am deutlichsten tritt diese bei der Entstehung der miliaren follikulären Staphylodermie nach der Epilation (S. 237) in Erscheinung: Beim Epilieren kommt es zur traumatischen Läsion des Follikels. Das Tröpfchen Serum, das darnach in den Follikel austritt, genügt nach SABOURAUD, um den im Follikelostium ruhenden Staphylokokken günstige Bedingungen zur Vermehrung und zur Entfaltung pathogener Eigenschaften zu geben. So bildet sich die Pustel aus.

Es ist ferner allgemein bekannt, daß Furunkel gerade an denjenigen Stellen mit Vorliebe entstehen, die stärkeren mechanischen Insulten ausgesetzt sind (s. o.): Reibung des Kragens im Nacken (Uniformkragen, steife hohe Leinenkragen der Männer), Satteldruck bei Reitern (Gesäß und Oberschenkel), Druck und Reibung durch Traglasten auf Schulter und Rücken bei Transportarbeitern, Kohlenträgern, Maurern usw. ARNING mißt dem Haarschnitt besondere Bedeutung zu.

Hier ist auch der verhängnisvollen Rolle zu gedenken, die das Bohren mit dem Finger in der Nase für die Entstehung der Furunkel im Naseneingang spielt, ferner der Unsitte der Entfernung des Cerumen aus dem Gehörgang mittels Haarnadeln, Ohrlöffeln u. ä., die so häufig die auslösende Ursache für schmerzhafte Furunkel des Gehörgangs ist.

Weiter muß auf die große Gefahr hingewiesen werden, die das Betasten, Ausquetschen und Herumdrücken an Furunkeln in sich birgt. Dadurch kann infektiöses Material in die Umgebung verschleppt werden, eine akute Verschlimmerung ist die unmittelbare Folge. Es ist erwiesen, daß gerade die Gesichtsfurunkel durch solche Manipulationen bösartig werden. Auch die Entstehung von Metastasen wird durch sie begünstigt.

[1] SCHREUS fand bei röntgenbestrahlten Furunkulosefällen oft kurz nach der Bestrahlung eine positive Komplementbindungsreaktion, die vor der Bestrahlung negativ ausgefallen war [s. SCHREUS und GOEHL: Dermat. Z. 31, 277 (1920)].

Alle die oben aufgeführten Faktoren führen zu einem rein mechanischen Hineinpressen von Staub und infektiösen Keimen in die Follikel. Daneben spielen aber wohl auch die durch sie verursachten kleinsten Verletzungen des Follikelepithels durch Zerrung an den Haaren usw. eine Rolle. Unzweifelhaft wirkt auch stärkeres Schwitzen fördernd auf die Entstehung von Furunkeln, und zwar durch die Auflockerung der Epidermis, die dadurch für mechanische Verletzungen empfänglicher wird.

S. W. FISHER beobachtete z. B. eine besondere Häufung von Furunkulose in einer bestimmten Kohlenzeche, in der eine Temperatur von 90° F (= 32° C) herrschte, und die er auf die starke Schweißabsonderung durch die Hitze, gemeinsam mit der herabgesetzten Resistenz infolge von Unterernährung schiebt.

Hier ist ferner auf das *sekundäre Auftreten von Follikulitiden und Furunkeln bei juckenden Hautkrankheiten* hinzuweisen. Manche dieser primären Dermatosen bedingen schon durch die ihnen eigene Hautschädigung eine gesteigerte Empfänglichkeit für die Follikelerkrankung: Eine akute Dermatitis (nach einem feuchten Verband, einem reizenden Pflaster usw.) z. B. durch Auflockerung und ödematöse Durchtränkung des Epithels. Bei der Thrombididiosis soll z. B. nach SABOURAUD durch das Eindringen des Parasiten in den Follikel an sich der Pustelbildung Vorschub geleistet werden. Viel wesentlicher ist aber oft die Verletzung der Haut und des Follikels durch die kratzenden Fingernägel. Dazu kommt die Mazeration durch Sekrete (Fluor, Rhinitis, Otitis media usw.), die Stauung bei Hämorrhoiden u. a. m.

Diagnose und Differentialdiagnose.

Die Diagnose der **Staphylodermia follicularis superficialis** ist unschwer zu stellen, wenn man sich vergegenwärtigt, daß die stecknadelkopf- bis linsengroße oberflächliche Pustel meist von einem Haar durchbohrt wird.

Von der *Periporitis* unterscheidet sich die staphylogene Folliculitis durch ihren follikulären Sitz und die daraus resultierende Häufigkeit, mit der sie von einem Haar zentral durchbohrt wird. Auch die etwas stärkere, kegelförmige Vorwölbung der Pustel wäre zu beachten, obwohl diese bei den geringen Dimensionen, die beide Affektionen haben, wohl nur in die Augen fällt, wenn man beide Affektionen im konkreten Fall miteinander vergleichen kann. Die Periporitis wird durch eine flacher gewölbte Pustel gebildet. Ihr Eiter hat eine mehr weißliche Farbe, während der Eiter der BOCKHARTschen Folliculitis gelb oder sogar grünlichgelb ist. Die Periporitis kommt nur im Säuglingsalter vor, in dem die staphylogene Folliculitis überhaupt nicht zu finden ist. Neben ihr sind fast immer ausgesprochene Schweißdrüsenabscesse vorhanden, vielfach bei dystrophischen Säuglingen: ein ungemein charakteristisches Krankheitsbild. Andererseits kommt die staphylogene Folliculitis nicht selten mit einer ausgeprägten, chronischen Furunkulose zusammen vor. Auch bildet ihr sekundäres Auftreten bei juckenden Dermatosen — ebenfalls zusammen mit Furunkeln — etwas durchaus Gewöhnliches. Das selbständige Vorkommen der BOCKHARTschen Folliculitis beim Erwachsenen ist relativ so selten, und dabei sind die Pusteln meist so spärlich zu finden, daß auch dies schon diagnostisch beachtenswert ist.

Die *Acnepustel* beginnt als Knoten um einen Comedo und unterscheidet sich von der Staphylodermia follicularis superficialis dadurch in fundamentaler Weise, daß es erst im Laufe der weiteren Entwicklung zur Pustelbildung kommt, während die staphylogene Folliculitis als Pustel entsteht. Außerdem erreicht die letztere in wenigen Stunden ihre endgültige Größe, die nur wenige Millimeter im Durchmesser beträgt, während die Acnepustel weiter wächst und größere Dimensionen erreicht. Für das ausgeprägte Bild der Acne vulgaris ist ferner das Nebeneinander der verschiedensten Entwicklungsstufen charakteristisch: Demgegenüber ist die BOCKHART-Pustel meist durch ihre Unscheinbarkeit und die absolute Gleichförmigkeit der einzelnen Elemente gekennzeichnet, soweit sie nicht mit Furunkeln vergesellschaftet ist. Auch die Lokalisation der Acne im Gesicht erleichtert ihre Unterscheidung von der Folliculitis BOCKHART.

Kleinpustulöse Syphilide unterscheiden sich von ihr dadurch, daß sie ebenfalls nicht als Pusteln beginnen, sondern als entzündliche, konisch über das Hautniveau sich erhebende Infiltrate. Tritt die Pustelbildung hinzu, so haben wir im Gegensatz zur Staphylodermia follicularis superficialis eine konische Erhabenheit von der Größe einer Stecknadelspitze vor uns, die in ihrem Zentrum eine Pustel trägt. Die derbe Randzone hat meist schon das für die papulösen Syphilide typische braunrote Kolorit. Während das Pustelchen in wenigen Tagen zu einer Kruste eintrocknet, bleibt die Papel wochenlang bestehen. So ist die Unterscheidung der Einzelefflorescenz von der Staphylodermia follicularis superficialis leicht. Außerdem treten die kleinpustulösen Syphilide aber symmetrisch und in großer Zahl auf und sind häufig gruppiert. Das alles ist der staphylogenen Folliculitis fremd.

Eher könnten *papulonekrotische Tuberkulide* gelegentlich zu Verwechslungen Anlaß geben, zumal da sie meist, wie die Staphylodermia follicularis superficialis, nur in wenigen Exemplaren auftreten. Auch die papulonekrotischen Tuberkulide beginnen jedoch als Papeln und entwickeln sich sehr langsam. Auf der Höhe des Verlaufs bildet sich in ihrem Zentrum eine Nekrose, die zwar den Eindruck einer Pustel machen kann, aus der man beim Einstechen jedoch keinen Eiter entleert. Hat man die zähe nekrotische Masse ausgedrückt, so bleibt ein kleines, kreisrundes Geschwür zurück, das sich mit einer bräunlichen Kruste bedeckt und erst ganz allmählich mit Narbenbildung ausheilt. Schließlich sind auch das Auftreten besonders bei jugendlichen Personen, ausgesprochene Bevorzugung bestimmter Stellen (Handrücken, Finger, Streckseiten der Vorderarme, Knie) sehr charakteristisch, die die Differenzierung von der staphylogenen Folliculitis erleichtern.

Die Abgrenzung von der *streptogenen Impetigo* ist ebenfalls auf den ersten Blick möglich. Die Impetigo ist nicht an den Follikeln lokalisiert und beginnt mit einem serösen Bläschen, nicht mit einer Pustel. Schon nach kurzer Zeit ist dieses jedoch zerstört, und wir finden die bekannten Krusten schon zu einem Zeitpunkte, zu dem die Pustel der Staphylodermia follicularis superficialis noch absolut intakt sein müßte. Auch die Lokalisation im Gesicht ist diagnostisch verwertbar.

Zu Fehldiagnosen geben nicht ganz selten auch staphylogene Follikulitiden der Kinderköpfe Anlaß, und zwar sind speziell Verwechslungen mit der *Seborrhoea sicca* nicht außergewöhnlich, wenn die Erkrankung bereits im Rückgang ist, die Pusteln eingetrocknet sind und die Krustenbildung gegenüber der Schuppung in den Hintergrund tritt. SABOURAUD macht darauf aufmerksam, daß man in solchen Fällen zwischen den Schuppen charakteristische lentikuläre Krusten findet. Ferner sind gewöhnlich ganz vereinzelt verspätete Pustelchen intakt anzutreffen. Diagnostisch wichtig sind auch die schmerzhaften, stark vergrößerten Lymphknoten im Nacken, die die Pusteleruption lange überdauern, und die bei der Seborrhöe völlig fehlen.

Hier wäre vielleicht noch die *Miliaria rubra* zu nennen, die aber massenhaft in Schüben auftritt und den Charakter eines Exanthems hat, der der Staphylodermia follicularis superficialis niemals zukommt, ferner deutlich erhabene rote Papelchen bildet, die an ihrer Spitze Bläschen tragen, welche erst im weiteren Verlauf eitrig werden.

Die Diagnose des **Furunkels** gründet sich auf die typische perifollikuläre, mit zentraler Nekrose einhergehende Abscedierung. Das klinische Bild ist durch die akute Entwicklung charakterisiert, die in wenigen Tagen zur Ausbildung von verschieden großen (kirschkern- bis etwa pflaumengroßen) schmerzhaften, zunächst derben, nach einigen Tagen erweichenden, nur wenig über die Haut erhabenen, flachkegelförmigen Infiltraten mit einem breiten, unscharf gegen die Umgebung abgesetzten hyperämischen Hof führt. In der Mitte findet sich vielfach ein Haar und oft auch eine oberflächliche follikuläre Pustel oder deren Reste. Nach der Reifung erfolgt unter allmählich zunehmender Eiterung und Ausstoßung des Pfropfes Abheilung mit Narbenbildung.

Dieses überaus charakteristische Krankheitsbild wird nur nachgeahmt von der *Trichophytie* und von der *Diphtherie*.

Die *Trichophytie* kommt für die Differentialdiagnose gegen Furunkel in ihrer *furunkuloiden Form* in Betracht, die vorwiegend im Bart gefunden wird. Bei dieser handelt es sich aber um einen chronischen Prozeß, der zur Bildung umschriebener Knoten führt, welche gewöhnlich nicht besonders schmerzhaft sind und daher wesentlich weniger Beschwerden machen als der Furunkel. Auch ist die Haut über den Knoten in der Regel nur wenig gerötet. Nur selten kommt es zum spontanen Durchbruch, und dann entleert sich auffallend wenig Eiter, in dem der Pilznachweis gelingt. Noch mehr unterscheiden sich die Kerionformen von den Furunkeln.

Von der *furunkuloiden Hautdiphtherie* sind überhaupt nur 2 Fälle bekannt. In dem ersten von M. Winkler publizierten standen neben furunkelartigen Gebilden an der Hüfte andere Formen der Hautdiphtherie im Vordergrunde des Krankheitsbildes, und bei Lenz handelte es sich um ein furunkelähnliches Gebilde unterhalb des Nabels, das sich in wenigen Tagen zu einem karbunkelähnlichen Herd entwickelte, dann aber keinen Eiter entleerte, sondern nur einen flachen eingesunkenen Krater mit einer zähen, gelben nekrotischen Membran bildete, dessen Umgebung schwach hellrot verfärbt und wenig schmerzhaft war. Bei einem weiteren Falle von C. Meyer, den Biberstein (dieser Band Teil 1, S. 177) zum „Diphtheriefurunkel" hinzuzurechnen geneigt ist, handelte es sich um einen Säugling von 8 Wochen (!), bei dem auf dem linken Scheitelbein eine Nekrose von Erbsengröße auftrat. Nach Entfernung der Nekrose zeigte sich ein tiefgehendes Geschwür mit schmierig belegten Wundrändern. Die Umgebung schwoll stark an, aber auch hier wurde die Eiterung vermißt. Wie in den vorigen Fällen gelang der Nachweis von Diphtheriebacillen ohne weiteres.

Hier sind auch die Fälle von Blastomykose zu nennen, die Castellani als *Furunculosis cryptococcica* oder *Pseudofurunculosis blastomycetica (decalvans)* bezeichnet hat. Bei ihnen treten am Rumpf, im Gesicht und vornehmlich am behaarten Kopf pustulöse, eiterig sezernierende follikuläre Veränderungen auf, die durch infiltrative Prozesse flachen Karbunkeln ähnlich werden können, erweichen und aus mehreren Öffnungen Eiter entleeren. Die Affektion soll sich klinisch von der gewöhnlichen Furunkulose nicht wesentlich unterscheiden. Im Eiter ließen sich kulturell hefeähnliche Erreger nachweisen. Castellani hat von dieser Erkrankung 7 Fälle beobachte (s. dazu auch Re). Die ätiologische Rolle der Monilien, die von Buschke und Joseph (dieses Handbuch Bd. 11, S. 849) anerkannt wird, dürfte doch wohl noch nicht unzweifelhaft erwiesen sein.

Sehr wichtig ist die Differenzierung zwischen Furunkel und *Schweißdrüsenabsceß*, auf die hier besonders eingegangen werden muß, weil beide Affektionen heute immer noch zusammengeworfen werden. Die Schweißdrüsenabscesse bieten ein ganz anderes klinisches Bild dar. Sie stellen cutan-subcutane, bis halbkugelig über das Hautniveau erhabene, haselnuß- bis pflaumengroße, livid verfärbte Knoten dar, die in toto erweichen, ohne einen nekrotischen Pfropf zu bilden. Es entleert sich daher aus ihnen nach der spontanen oder chirurgischen Eröffnung sofort eine große Menge Eiter. Danach versiegt die Absonderung sehr bald, und es erfolgt Abheilung mit Narbenbildung. Demgegenüber steht beim Furunkel die geringe, kegelförmige Vorwölbung, der breite, hyperämische Hof, die follikuläre Lokalisation. Beim Erwachsenen sind diese Unterschiede besonders deutlich ausgeprägt, wenn es sich um solitäre Schweißdrüsenabscesse am Anus, in der Mamillarregion, am Mons pubis, an den großen Labien und an ihrer Prädilektionsstelle, in der Achselhöhle, handelt. Hier werden sie allerdings oft multipel gefunden und bilden dann ein chronisches, sehr schmerzhaftes Leiden, in dem der Charakter des einzelnen Schweißdrüsenabscesses sich nicht immer gut erkennen läßt, das aber in seiner Gesamtheit doch überaus charakteristisch ist: brettharte Infiltration, aus der sich die halbkugeligen Tumoren der Schweißdrüsenabscesse deutlich hervorwölben; dazwischen fistulöse Gänge usw. Ich verweise auf die eingehende Schilderung auf S. 375 dieses Bandes.

Die multiplen Schweißdrüsenabscesse der Säuglinge zeigen das typische Bild in ganz reiner Form. Für sie ist übrigens gerade in differentialdiagnostischer Hinsicht bedeutungsvoll, daß Furunkel im Säuglingsalter überhaupt nicht vorkommen.

Von den *Unterhautabscessen* wie von den von den Lymphdrüsen ausgehenden unterscheiden sich die Furunkel durch die Lokalisation an den Follikeln, meist auch durch die oberflächlichere Lage und durch die zentrale Nekrose.

Gelegentlich können *multiple Abscesse infolge unsauberer subcutaner Injektionen bei Morphinisten* für eine Furunkulose gehalten werden (FUHS, SCHERBER). Bei diesen handelt es sich jedoch um typische Unterhautabscesse, die nicht an den Follikeln lokalisiert sind, dünnflüssigen Eiter ohne nekrotische Massen entleeren und hauptsächlich eine ganz typische Lokalisation aufweisen. Sie finden sich nur an denjenigen Körperstellen, an denen der Kranke bequem die Injektion machen kann, an Beuge- und Streckseiten der Unterarme, Beugeseiten der Oberarme, Streckseiten der Oberschenkel, Brust, Bauch.

Einige Worte seien an dieser Stelle der Differenzierung zwischen Furunkeln und *Karbunkeln* gewidmet. Da beide Prozesse ätiologisch und pathogenetisch eine Einheit bilden, ist es nicht sehr bedeutungsvoll, ob man größere phlegmonöse Prozesse furunkulöser Natur noch als phlegmonöse Furunkel oder bereits als kleine Karbunkel bezeichnet. Grundsätzlich ist jedoch daran festzuhalten, daß beim Karbunkel die ausgedehnte, fortschreitende tiefe Nekrose das Wesentliche ist. Daher ist es nicht angängig von Karbunkeln zu sprechen, wenn diese Eigentümlichkeit fehlt, wie das manchmal bei umfangreicheren Gesichtsfurunkeln mit hochgradigem kollateralen Ödem geschieht.

Im Anfang kann zur Unterscheidung zwischen Furunkel und Karbunkel mit einer gewissen Reserve ungewöhnlich *starke Schmerzhaftigkeit* und hohes Fieber beim *beginnenden Karbunkel* dienen.

Beim **Oberlippenfurunkel** und -karbunkel kommt in erster Linie die Abgrenzung gegen die *Milzbrandpustel* praktisch in Frage. Beim Milzbrand bildet sich eine Pustel, die rasch zerfällt und den bekannten zentralen schwarzen, nekrotischen Schorf bildet, an dessen Rand neue Bläschen aufschießen. Die Schmerzhaftigkeit der Pustula maligna ist weit geringer, und das Ödem, das sich rapider ausbreitet als das des Lippenfurunkels, ist absolut schmerzlos und mehr schwappend, nicht so derb wie bei schwereren Furunkeln. Da im Pustelinhalt Milzbrandbacillen mikroskopisch stets leicht festzustellen sind, ist die Entscheidung nach der einen oder anderen Richtung nicht übermäßig schwierig.

Sehr selten dürfte, wie in einem Falle von F. FREUND, die Differentialdiagnose zwischen Oberlippenfurunkel und *syphilitischem Primäraffekt* bzw. *Syphiloma diffusum hypertrophicum* Schwierigkeiten bereiten:

Die Oberlippe der 56jährigen Patientin ist rüsselartig verdickt, blaurot verfärbt, derb ödematös. In dem ödematösen Bezirk sind harte Stränge fühlbar. Die Affektion setzt sich an den Nasolabialfalten scharf ab und zeigt am Lippenrot flache, fibrinös belegte Erosionen. Kein Spontan- oder Druckschmerz, kein Fieber, keine Veränderungen im morphologischen Blutbild. Spirochäten und Wa.R. negativ, kulturell Staphylococcus aureus. Unter heißen Umschlägen Abstoßung eitrig-nekrotischer Massen am Rande des Lippenrots. Gleichzeitig rascher Rückgang der Schwellung.

Der **Furunkel am Kinn** kann gelegentlich mit *Entzündungsprozessen* verwechselt werden, *die von den Zähnen ausgehen* und zur Bildung einer *Kinnfistel* oder eines *Kinnabscesses* führen. Da diese interessanten Dinge im allgemeinen, speziell den Dermatologen, nicht sehr geläufig sind und in den letzten Jahren zu einer scharfen Polemik geführt haben, sei hierauf in gedrängter Kürze eingegangen.

Eine Kinnfistel kann von den unteren Frontzähnen ausgehen. Die Fistelbildung erfolgt, wie jede andere Fistelbildung, allmählich von innen nach außen. Wenn man die Entwicklung selbst verfolgen kann, sieht man, daß sich zunächst in der Tiefe ein schmerzhaftes Infiltrat bildet, das auch vom Mundvorhof aus zu palpieren ist. Dieses bricht allmählich durch und bildet einen ,,Granulationskopf", der bestehen bleibt, solange die Fistel absondert. Dabei kann die entzündliche Reaktion um die Durchbruchstelle zunächst, ebenso wie beim Furunkel, bedeutend sein. Ist die Perforation erfolgt, so geht die perifokale Entzündung zurück. Sie ist dann weniger ausgedehnt als beim Furunkel. Verwechslungen sind leichter möglich, wenn man die Entwicklung nicht von Anfang an verfolgen konnte. Schwierigkeiten können besonders bei der Entscheidung der Frage entstehen, ob ein primär odontogener Prozeß mit Durchbruch nach dem Kinn vorgelegen hat, oder ob von einem Kinnfurunkel aus eine Infektion des Unterkieferknochens stattgefunden hat, wie dies auf S. 247 ausführlich geschildert wurde. Gerade in solchen Fällen steht man vor der unangenehmen Situation, daß der Beginn der Affektion nicht von ärztlicher Seite beobachtet worden ist, und daß man auf die — oft wenig kritischen — Angaben der Kranken angewiesen ist. Wie schwierig die Entscheidung sein kann, zeigt der jüngst von HESSE veröffentlichte Fall, in dem die Frage: Kinnfurunkel oder odontogener Prozeß zu einem Rattenschwanz von Gutachten geführt hatte, in denen Chirurg und Zahnarzt zu extrem divergenten Schlüssen kamen. Man muß HESSE beipflichten, daß bei diesem Falle im Beginn mehrere grobe Fehler gemacht worden sind, auch wenn man seine weitgehende Kritik, speziell an den Fällen von HOENIG, ablehnt. In diesem Falle war hauptsächlich eine gründliche Untersuchung der Zähne versäumt worden und daher retrospektiv der Beweis nicht mehr zu erbringen, daß es sich wirklich um einen Furunkel gehandelt hat.

Gerade der *sorgfältigen Untersuchung der Zähne mit allen Mitteln der modernen Zahnheilkunde* kann bei dieser Situation nie genug Bedeutung — nicht nur für die Differentialdiagnose, sondern auch für Prognose und Therapie — beigemessen werden. Es genügt nicht, die Zähne zu besichtigen und zu beklopfen, da Verfärbungen, die Verdacht auf Pulpentod wecken, sowie Klopfempfindlichkeit vermißt werden können. Auch die Lockerung der unteren Schneidezähne beweist nichts. Sie kann sich bei ganz gesunden Zähnen finden und war sogar in denjenigen Fällen von HOENIG festzustellen, in denen der Furunkel bei völlig intaktem Kieferknochen nur in den Mundvorhof durchgebrochen war. Unbedingt notwendig ist vielmehr außerdem der Nachweis der Vitalität durch *elektrische Untersuchung der Pulpa* und der Nachweis eines Einschmelzungsherdes an der Wurzelspitze durch die *Röntgenuntersuchung*.

Bei beginnenden **Furunkeln der Nase**, speziell bei den von den Vibrissen ausgehenden Prozessen kann es zunächst zweifelhaft sein, ob nicht ein beginnendes *Erysipel* vorliegt, das ja gerade von dieser Stelle aus mit Vorliebe entsteht. Dies wird besonders durch die schmerzhafte Schwellung und diffuse Röte des betroffenen Nasenflügels vorgetäuscht. Hier kann schon von Anfang an die Körpertemperatur wertvolle Fingerzeige geben. Während das Erysipel sehr oft mit einem Schüttelfrost beginnt, der das hohe, mäßig remittierende Fieber einleitet, ist beim Furunkel die Temperatur vielfach gar nicht oder nur wenig erhöht. Außerdem fühlt man bei vorsichtiger Palpation die umschriebene Infiltration. Die weitere Beobachtung läßt dann bald jeden Zweifel schwinden.

Der **Furunkel des äußeren Gehörganges** gibt gelegentlich zu Verwechslungen mit *Erkrankungen des Warzenfortsatzes* Anlaß. Besonders schwierig kann die Differentialdiagnose werden, wenn ein Furunkel bei Kranken mit chronischer Mittelohrvereiterung entsteht. Dabei ist auf folgende Einzelheiten zu achten: Für den *Furunkel* des äußeren Gehörganges ist charakteristisch: Gefühl der

Völle und Jucken, Taubheit, Schmerzen beim Kauen, Empfindlichkeit des Ohrläppchens, des Tragus, der Mastoidealregion oder der Ohrspeicheldrüse, Schwellung der Haut und der Drüsen in der Umgebung des Ohres, Abstehen der Ohrmuschel, Ödem des Warzenfortsatzes, Verengerung des Gehörganges durch Schwellung, besonders am Eingang des knorpeligen Teiles. Dabei ist das Trommelfell bis auf geringfügige Veränderungen intakt. Demgegenüber bei der *Mastoiditis:* Schmerz auf geringes Berühren des Gehörganges und der Parotis, keine oder nur wenig Schmerzen beim Kauen, Verengerung des Gehörgangs höchstens im Fundus, Empfindlichkeit des Warzenfortsatzes, dagegen Ohrläppchen nicht druckempfindlich. Die Haut ist überall frei beweglich, das Trommelfell perforiert, Eiterabsonderung. Pathognomonisch für den Furunkel ist speziell der Kauschmerz. Wie groß die Schwierigkeiten trotzdem sein können, geht aus Veröffentlichungen von BROCA, GLASSBURG, O'MALLEY, VUES u. v. a. hervor.

In dem oben bereits zitierten Falle von LEUTERT, in dem der Eiter den häutigen Gehörgang durchbrochen und zur Bildung eines periaurikulären Abscesses Anlaß gegeben hatte, wurde durch das hohe Fieber eine *Sinusthrombose* vorgetäuscht.

Es erübrigt sich, auf die Differentialdiagnose gegen *kolliquative Tuberkulose, gummöse* und *tubero-ulceröse Syphilide, Aktinomykose, Sporotrichose* usw. einzugehen, die alle gelegentlich in Betracht kommen dürften. Ernstliche Schwierigkeiten ergeben sich hier wohl nur ganz selten.

Bei der **Furunkulose** können, abgesehen von den bereits erwähnten Fällen, einige andere Dermatosen zu Verwechslungen Anlaß geben. Ich erwähne hier nur die *Dermatitis papillaris capillitii* (KAPOSI)[1], die gelegentlich von der Furunkulose des Nackens differenziert werden muß, ferner die *Folliculitis et Perifolliculitis suffodiens et abscedens* (E. HOFFMANN), die bei der Furunkulose des behaarten Kopfes in Betracht kommt[2], die Acne *conglobata*[3], gewisse Formen der *Chlor-, Jod-,* und *Bromdermatosen, Erythema nodosum, Erythema induratum* u. a. m. Auf Einzelheiten brauche ich nicht einzugehen.

Dagegen sind zwei Punkte bei der Diagnose der Furunkulose besonders zu beachten. Zunächst ist die Feststellung sehr wesentlich, ob die Furunkulose sich *sekundär zu einer anderen Dermatose* hinzugesellt hat. Wie oft heilt eine hartnäckige Furunkulose in dem Augenblick, in dem die zugrunde liegende *Scabies* oder *Pediculosis* erkannt und behandelt wird, die vorher ignoriert war! In gleichem Maße muß auch auf andere juckende Dermatosen geachtet werden, die auf S. 265 aufgeführt worden sind.

Ferner ist bei jeder Furunkulose auf disponierende Erkrankungen und konstitutionelle Leiden zu achten. Insbesondere muß *bei jeder Furunkulose grundsätzlich sofort der Urin auf Zucker untersucht* werden. Die Unterlassung dieser Untersuchung kann zu Verschleppung und zu schwersten Schädigungen für den Kranken führen. Vielfach wird ein bis dahin nicht bemerkter Diabetes mellitus erst durch die Furunkulose entdeckt. Hat die Urinuntersuchung ein negatives Ergebnis, so ist nach Möglichkeit eine *Blutzuckeruntersuchung* vorzunehmen, die sich nicht auf die Feststellung des Nüchternwertes beschränken soll, sondern auch die *Zuckerbelastungskurve* zu berücksichtigen hat. Daß hierbei mancher latente Diabetes diagnostiziert und damit zur Beschleunigung der Heilung beigetragen werden kann, geht aus folgendem Fall von URBACH hervor:

Ein 61jähriger Mann mit Furunkulose, der keine Glykosurie hat, und bei dem auch der Nüchternwert des Blutzuckers an der oberen Grenze des Normalen gefunden wird,

[1] GALEWSKY: Dieses Handbuch Bd. 13, Teil 1, S. 388.
[2] GALEWSKY: Dieses Handbuch Bd. 13, Teil 1, S. 395.
[3] Dieser Band S. 392.

reagiert auf Zufuhr von 100 g Glucose per os mit hohem, verspätet einsetzendem Maximum und verzögertem Absinken des Blutzuckers, also mit einer „Diabeteskurve". Noch nach 3 Stunden wird ein hoher Zuckerwert gefunden. Gleichzeitig erscheint Zucker im Urin.

Betreffs der übrigen konstitutionellen Störungen gilt Entsprechendes. Besonders wichtig dürfte die Beachtung der *Unterernährung* als Ursache der Furunkulose sein.

Auf die Differentialdiagnose zwischen der *Alopecie der Kinderköpfe nach massenhafter Aussaat der* B*OCKHART*s*chen Impetigo* sowie der *postfurunkulösen Alopecie* gegen die *Alopecia parvimaculata* und die *Alopecia areata* sei nur kurz hingewiesen. Bei dem herdförmigen Haarausfall nach Pyodermien finden wir in der Mitte des kahlen Herdes, der immer beschränkte Dimensionen hat, einen roten Fleck bzw. eine frische, oft noch nicht entfärbte Narbe. Es fehlen die für die Alopecia areata charakteristischen Kolbenhaare. Auch nehmen die Herde bei der Alopecia areata meist wesentlich größeren Umfang an. Im übrigen verweise ich auf die Darstellung von GALEWSKY [1].

Die Diagnose und Differentialdiagnose des **Karbunkels** kann ich mit wenigen Worten abtun. Dieser ist von anderen gangränösen Prozessen wie *diabetische Gangrän, Noma, Nosocomialgangrän, Decubitalulcerationen, syphilitischen und tuberkulösen Zerstörungen* größeren Umfanges, *Kerion Celsi* u. a. m., denen sie in irgendeinem Stadium gelegentlich ähnlich sehen können, durch die Schwere der Allgemeinerscheinungen, den akuten Ablauf und die Abheilung in einigen Wochen sehr wohl zu trennen. Für die Abgrenzung gegen *Milzbrand* gilt das auf S. 268 Gesagte.

Ferner ist alles das, was über die diagnostische Bedeutung der *konstitutionellen Disposition* zur Furunkulose gesagt wurde, sinngemäß auch für den Karbunkel gültig. Ganz besondere Aufmerksamkeit erfordert auch hier der *Diabetes,* der als Ursache für die Karbunkelbildung ja hinlänglich bekannt ist. Den obigen Ausführungen über diesen Punkt ist nichts hinzuzusetzen.

Prognose.

Die Prognose der *Staphylodermia follicularis superficialis* ist stets gut. Wenn sich aus ihr ein *Furunkel* entwickelt, so ist dieser je nach dem Sitz verschieden zu beurteilen.

Der *Gesichtsfurunkel,* besonders der *Oberlippenfurunkel* ist stets ernst zu nehmen, auch wenn er noch so klein ist. Glücklicherweise sind die meisten Gesichtsfurunkel gutartig. Selbst wenn sie von ausgedehntem, hochgradigem Ödem begleitet werden, das womöglich das ganze Gesicht schwer entstellt, braucht man die Kranken nicht zu beunruhigen, solange nicht Zeichen der Thrombophlebitis zu konstatieren sind (harte Stränge). Trotzdem sollte man bei jedem Gesichtsfurunkel durch vorsichtige Prognosenstellung und Warnung vor unüberlegtem Ausdrücken und Herumquetschen nach Möglichkeit vorbeugen, daß nicht bei unzweckmäßigem Verhalten Komplikationen heraufbeschworen werden. Denn selbst von dem kleinsten Gesichtsfurunkel können, wenn auch selten, schwere septische Prozesse ausgehen. Viel größer ist die Gefahr, wenn aus dem kleinen Knötchen, das vielleicht schon in Heilung begriffen ist, plötzlich ein maligner Furunkel wird. Die Feststellung von thrombophlebitischen Strängen ist stets von böser Vorbedeutung, obwohl auch dann noch eine Wendung zum Guten nicht ausgeschlossen ist. Ja, selbst bei manifesten septischen Erscheinungen werden gelegentlich Heilungen gesehen. Doch ist in allen diesen Fällen, wie aus den oben wiedergegebenen Zahlen ersichtlich ist, der Prozentsatz tödlicher Komplikationen erschreckend hoch. Besondere Bedeutung kommt in

[1] In Bd. 13, Teil 1 dieses Handbuches.

prognostischer Hinsicht der Temperaturkurve und dem Resultat der Blutkultur zu (s. o.).

Bekanntlich sind die Furunkel der Gesichtsmitte die gefährlichsten. V. W. M. WRIGHT hat deshalb die Gegend zwischen Augenbrauen und Kinn als „dangerous circle of the face" bezeichnet. Unter den Gesichtsfurunkeln nehmen außerdem die Furunkel der Oberlippe einen besonderem Platz schon wegen ihrer Häufigkeit ein. Sie sind gleichzeitig auch wegen ihrer besonderen Schwere gefürchtet. An allen übrigen Körperstellen ist der Furunkel zwar prognostisch sehr günstig zu beurteilen, doch muß man immer wieder davor warnen, Furunkel zu vernachlässigen, weil schließlich von jedem Furunkel aus, wie oben gezeigt wurde, ernste Komplikationen ausgehen können (Metastasenbildung).

Bei der *Furunkulose* hat die Prognose speziell auf einen evtl. vorhandenen *Diabetes mellitus* Rücksicht zu nehmen. Gelingt es nicht mit Diät und Insulin der Stoffwechselstörung Herr zu werden, so ist die Prognose quoad sanationem dementsprechend ungünstig. Aber auch ohne Stoffwechselstörung ist nie mit absoluter Sicherheit vorauszusehen, wie der weitere Verlauf sich gestaltet. Man sollte also mit Äußerungen über die Heilungsaussichten und die Dauer der Behandlung immer etwas zurückhaltend sein.

Ähnlich ist es beim *Karbunkel.* Auch hier hat ein zugrunde liegender Diabetes ernste prognostische Bedeutung. Im übrigen sind die Aussichten nicht so schlecht wie vielfach angenommen wird. So soll z. B. die Neigung zu septischen Komplikationen und zur Metastasenbildung beim Karbunkel nicht so groß wie beim Furunkel sein (RIEDEL). Immerhin gibt z. B. RIEDER eine Mortalität von 7,8% an, eine Zahl, die also nicht wesentlich niedriger ist als die der gesamten Gesichtsfurunkel. Die Prognose ist in hohem Grade von dem Sitz des Karbunkels abhängig. Besonders gefährlich sind, wie bei den Furunkeln, die malignen Gesichts- und Oberlippenkarbunkel. Im übrigen hat nach RIEDER die lokale Progredienz des Prozesses einen wesentlichen Einfluß auf den Verlauf. Man sei deshalb auch in der Voraussage der Erkrankungsdauer nicht gar zu optimistisch und behalte sich stets einen Spielraum von mehreren Wochen vor.

Therapie.

Die Behandlung der *Staphylodermia follicularis superficialis* deckt sich mit der kleinster Furunkel. Auch die Behandlung des *Karbunkels* hat sehr vieles mit der Behandlung des Furunkels gemeinsam. Daher möchte ich hier zunächst über alle diese Prozesse gemeinsam sprechen.

Wer sich der undankbaren Aufgabe unterzieht, die Literatur über die Behandlung der Furunkel zu sichten, wird sich eines geheimen Grauens nicht erwehren können. Der eine schneidet z. B. jeden Furunkel grundsätzlich auf, der andere ist nicht nur gegen jede Incision, sondern prophezeit, daß eine Zeit komme, in der jede Operation eines Furunkels oder Karbunkels als „strafbarer Kunstfehler" angesehen werde.

Kein Gebiet der medizinischen Literatur krankt so sehr wie das der Furunkeltherapie daran, daß jeder sich berufen fühlt, seine Methode als die allein heilbringende anzupreisen. Dabei sind *Furunkel ein sehr schlechtes Objekt für die Wertbestimmung neuer Methoden,* weil sie sehr oft unter indifferenter oder ohne jede Behandlung heilen. Allein daraus wäre die Einseitigkeit, die in vielen Arbeiten zum Ausdruck kommt, genügend zu erklären. Es kommt hinzu, daß manche Autoren aus unzureichenden Beobachtungen Schlußfolgerungen ziehen, deren Kritiklosigkeit auf der Hand liegt.

Ich halte es daher nicht für zweckmäßig, hier auf jede Methode einzugehen. Viel wichtiger dürfte es sein, im Rahmen einer Übersicht über die allgemein bewährten Richtlinien auch abweichende Ansichten nach Möglichkeit zu streifen, ohne jedoch dabei erschöpfend vorzugehen. Ich werde bestrebt sein, möglichst objektiv zu verfahren, ohne mir zu verhehlen, daß dies vielen Methoden gegenüber schwierig ist. Die folgende Übersicht dürfte durch das Übermaß an Eindrücken verwirren. Ich bringe daher zum Schluß nochmals eine kurze Zusammenfassung.

Lokalbehandlung des einzelnen Furunkels.

Die sorgfältige Lokalbehandlung des Furunkels ist nach wie vor die *wichtigste Grundlage der ganzen Furunkeltherapie.* Oberster Grundsatz muß dabei sein, *alle traumatischen Schädigungen peinlichst zu vermeiden.* Über diesen wichtigsten Punkt herrscht völlige Einigkeit. Jedes Betasten, jedes Herumquetschen an dem Furunkel ist zu verbieten, da hierdurch die Gefahr des Hineinpressens von Eitermaterial in tiefere Gewebsschichten gefördert wird. Wenn wir uns klar machen, daß in kleinen Furunkeln die Staphylokokken lediglich im Zentrum des nekrotischen Follikels sitzen und dort gewissermaßen gegen die Umgebung hermetisch abgeschlossen sind, so müssen die Ausführungen SABOURAUDs ohne weiteres einleuchten, daß das Zerquetschen des Sequesters durch grobe mechanische Maßnahmen die bereits unschädlich gemachten Staphylokokken in die Umgebung hineinmassiert. Von ganz besonderer Bedeutung ist diese Prophylaxe beim *Oberlippenfurunkel.* Gerade hier ist die deletäre Wirkung aller Manipulationen offensichtlich, und bei allen malignen Oberlippenfurunkeln läßt sich feststellen, daß sie erst nach Quetschen und Drücken durch den Kranken selbst schlimm geworden sind. Hinzu kommt das dauernde Bewegen und Zerren der Haut durch Minenspiel, Sprechen und Kauen. Die Rolle der mimischen Muskulatur für die Entstehung schwerster Komplikationen wurde bereits oben gewürdigt. Daher genügt beim Oberlippen- und Gesichtsfurunkel im allgemeinen nicht die Parole: Finger weg; sondern es ist weiter notwendig, durch strengstes Sprechverbot und die Verordnung flüssiger Kost, die evtl. durch ein Glasrohr zugeführt werden soll, die mimische Muskulatur nach Möglichkeit stillzulegen. Bei *Furunkeln an den Extremitäten* ist ebenfalls Ruhigstellung durch einen gut sitzenden Schienenverband, bei Furunkeln an den Beinen durch Bettruhe geboten. Alle anliegenden Kleidungsstücke, die an den furunkulösen Stellen auf der Haut scheuern, sind fortzulassen (Rock- und Leinenkragen, Hosenträger, Hüftgürtel usw.). Evtl. ist Reiten und Radfahren zu verbieten. Die Haare in der Umgebung des Furunkels sind vorsichtig zu kürzen, und zwar nicht durch Rasieren, sondern besser mit der Schere.

Gehen wir jetzt zu den Einzelheiten der örtlichen Behandlung über, so tritt uns sofort die Kontroverse entgegen: *chirurgische oder konservative Behandlung?* Wenn es auch heute immer noch einzelne Ärzte gibt, die bei jedem, auch dem kleinsten Furunkel sofort zum Messer greifen, so läßt sich doch nicht verkennen, daß die chirurgische Behandlung die herrschende Stellung, die sie noch vor wenigen Jahrzehnten einnahm, zugunsten der konservativen Methoden eingebüßt hat. Das entspricht der Entwicklung, die die Chirurgie im ganzen in den letzten Jahrzehnten durchgemacht hat. Dafür ist es charakteristisch, daß z. B. in dem Buche über die Methoden der Wundheilung von SCHLEICH (1890) u. v. a., ja sogar noch in den Lehrbüchern der allgemeinen Chirurgie von TILLMANNS (Auflage von 1904), LEESER (Auflage von 1908), die Incision für jeden Furunkel als beste Behandlungsmethode empfohlen wird, selbst wenn noch keine Erweichung eingetreten ist, während z. B. MELCHIOR in seinem Grundriß der allgemeinen Chirurgie (1925) viel zurückhaltender ist und die chirurgische Eröffnung lediglich für phlegmonöse Furunkel vorbehalten wissen will.

Diesen Standpunkt hat sich heute der bei weitem größte Teil der Chirurgen und Dermatologen zu eigen gemacht, da durch die Incision die Behandlungszeit nicht im mindesten verkürzt wird (SCHLATTER), und auch die Exstirpation der Infektionspforte die Bildung von Metastasen und septischen Komplikationen nicht verhindert (KRECKE). Die „*Frühincision*" des Furunkels wird von den meisten *verworfen* (BRANDWEINER, BUSCHKE und LANGER, KRECKE, J. JADASSOHN, JARISCH-MATZENAUER, E. LESSER, KRECKE, PERLS, RIEHL, SCHLATTER u. v. a.), und die *Exstirpation* erst recht als ein ungerechtfertigt großer Eingriff *a limine abgelehnt*. Dagegen treten diejenigen ganz zurück, die auch heute noch von Anfang an für das Schneiden sind, z. B. F. FRANKE, HEINLEIN, MOSKOWICZ. Wieder andere verpönen jede chirurgische Behandlung wie DARIER, K. W. FRÄNKEL, GALLOIS, JUNKERMANN, O. L. LEVIN, MAUTÉ. Auch diese sind jedoch in der Minderheit. Demgegenüber gibt eine Reihe von Autoren zu, daß sie von dem früher geübten radikal-chirurgischen Vorgehen abgekommen sind (HEDDÄUS, PERLS u. a.), ein Geständnis, dem sich viele Ärzte vorbehaltlos anschließen werden. LOTSCH rät, die Furunkelkuppe zur Entspannung durch einen horizontalen Schnitt abzutragen. KRECKE ist demgegenüber gegen jeden Entspannungsschnitt.

Die Art der Eröffnung hat im Laufe der Jahre ebenfalls Modifikationen erfahren. Der alte, ausgiebige Kreuzschnitt bis ins Gesunde ist von vielen verlassen worden, speziell wegen der häßlichen Narben[1]. MOSCOWICZ empfiehlt kürzlich für kleine Furunkel eine spezielle Furunkelstanze. AXHAUSEN schneidet mit einem schmalen, beidseitig geschliffenen Messer einen Gewebskegel heraus, dessen Spitze nicht größer als die Perforationsöffnung ist. CROPFER benützt das GRÄFEsche Kataraktmesser, THILENIUS macht einen Fächerschnitt mit dem Bistouri usw.

Für den *Oberlippenfurunkel* empfiehlt MELCHIOR, falls erforderlich, eine Spaltung an der Grenze des Lippenrots parallel zur Hautoberfläche anstatt der früher üblichen, schwer entstellenden Incisionen. Dabei ist darauf zu achten, daß das Messer möglichst scharf ist, um jeden unnötigen Druck zu vermeiden. Die Anwendung von Wundhaken ist aus dem gleichen Grunde tunlichst einzuschränken. Stets ist der Vena angularis besondere Aufmerksamkeit zu schenken. Um sie quer zu durchtrennen, geht MELCHIOR unter dem Augenwinkel in die Tiefe bis auf den Knochen.

Den *Furunkel im Naseneingang* soll man stets von der Schleimhaut her inzidieren, damit nicht, wie in einem Fall von MÜHLENKAMP, eine Fistel entsteht.

Welcher Methode man sich auch bedienen mag, wenn man sich zum chirurgischen Vorgehen entschlossen hat, stets ist die ausgiebige Eröffnung des Eiterherdes notwendig: *Es ist ein schwerer Kunstfehler, sich mit zu kleinen Incisionen zu begnügen,* es sei denn, daß man neben der Eröffnung eine Röntgenbehandlung (bzw. eine „Tiefenantisepsis") einleitet (S. 283 u. 294).

Hier ist noch die Frage der *Anästhesie* bei chirurgischem Vorgehen kurz zu streifen. Bei Furunkeln mittlerer Größe hat sich die örtliche Betäubung durch Vereisung mit *Chloräthylspray* bewährt. Sie scheint neuerdings etwas in Mißkredit geraten zu sein (HORN), wird jedoch von LOTSCH rehabilitiert. RIEDEL, F. FRANKE u. a. empfehlen statt des Chloräthyls den *Ätherspray,* weil sich damit eine bessere Tiefenwirkung erzielen lasse. Dazu muß das Gewebe jedoch vorher blutleer oder blutarm gemacht werden. Für große Furunkel ist der Spray kaum anwendbar. Hier tritt die *Infiltrationsanästhesie* in ihre Rechte, die von AXHAUSEN, KAPPIS, KIRSCHNER, SCHLATTER, USADEL, VIDAKOVITS u. a. als durchaus ungefährlich bezeichnet wird. Die Angst vor der Ausbreitung der Infektion in den infiltrierten Bezirk, die viele von ihrer Verwendung abhält (LOTSCH, V. M. WRIGHT u. a.), scheint auch nach den experimentellen Untersuchungen von USADEL unberechtigt zu sein. Da die Injektion in den Herd außerordentlich schmerzhaft ist, muß man sich auf die Umspritzung in entsprechender Entfernung beschränken. Die *Allgemeinnarkose* (Lachgas, Ätherrausch) ist dagegen für Oberlippenfurunkel und große Karbunkel doch wohl immer noch nicht entbehrlich.

Viele Freunde hat sich das Vorgehen UNNAS erworben, anstatt des Messers den *Pacquelin* oder den *Galvanokauter* zu benutzen (ARNING, BAROZZI, JORDAN,

[1] Ebenso dürfte das gewaltsame Ausdrücken, Auskratzen und Auslöffeln des Herdes nach der Incision wegen der Gefahr der Verschleppung von infektiösem Material völlig aufgegeben sein (SCHLATTER).

Kritzler, Lotte, Riehl, G. A. Rost, Schnitzler, Schüle, Ulrichs, Völker, Zieler u. v. a.). Loeb hat einen eigenen Galvanokauter mit Zielvorrichtung konstruiert, die es erleichtern soll, kleine Furunkel genau im Zentrum zu treffen.

F. Koch bedient sich einer glühenden Sonde von Stricknadeldicke, die mehrmals eingestochen wird, um den Pfropf schnell zur Nekrose zu bringen. Am nächsten und übernächsten Tage wird diese Prozedur wiederholt. Koch gibt selbst zu, daß das sehr schmerzhaft ist, glaubt aber, daß die Methode allen anderen überlegen sei.

Statt des Kauters wird der *Kaltkauter* von Halla, Margo, Willmoth u. a. angewandt.

Auch die *Elektrolyse* hat sich als Ersatz für das Messer einen bescheidenen Platz in der Furunkelbehandlung erobert (Becker (a), Marcus, Morian, Pulay, Weidenfeld u. a.). Marcus geht z. B. zur Coupierung kleiner Furunkel im Stadium der Infiltration folgendermaßen vor: Eine Epilationsnadel wird zentral eingestochen, mit dem negativen Pol verbunden und 1—3 Minuten mit 1—10 MA. belastet. Der Wasserstoff, der sich hierbei entwickelt, soll den Schmutz und die Kokken heraustreiben. Dann wird mit dem positiven Pol verbunden. Der Sauerstoff, der sich hier entwickelt, desinfiziert das Gewebe energisch. Zum Schluß wird wieder umgeschaltet, damit durch den Wasserstoff des negativen Pols das durch Sauerstoff verätzte Gewebe „herausgespült" wird. Die Methode leistet dem Erfinder auch bei Karbunkeln gute Dienste.

Das Brennen ist von Schlatter einer scharfen Kritik unterzogen worden. Bei fortgeschrittenen Fällen sieht Schlatter eine Gefahr darin, daß durch partielle Verschorfung der Neuinfektion der Nachbarschaft und der Ausbreitung auf dem Lymphwege Vorschub geleistet, da der freie Abfluß des Wundsekrets verhindert wird. Er will deshalb den Kauter nur für das Frühstadium reserviert wissen. Bei der Abortivbehandlung des Furunkels, speziell durch den Unnaschen Mikrobrenner oder entsprechende Apparate, gelingt es aber häufig nicht, den Pfropf in seiner ganzen Ausdehnung zu zerstören, wenn man nicht ganz genau in der Richtung des Haarbalges einsticht. Damit ist ihr Erfolg illusorisch (J. Jadassohn, Sabouraud u. a.).

Vielfach wird der *Spitzbrenner* auch nur dazu benutzt, um den Eiterabfluß bei reifen Furunkeln zu erleichtern, wenn sich der Durchbruch verzögert oder die Perforationsöffnung sehr klein ist (Rabut).

Gewissermaßen als Ersatz für die chirurgischen Methoden wird, speziell in Dermatologenkreisen, von der *Carbolsäurepunktur des Furunkels* häufig Gebrauch gemacht (Adamson, Dunham, Hans, M. Jessner, Junkermann, Kritzler, Lewis, Löhr, Melchior, Neuwelt, Perret, Riehl, Skillern, Schlatter, Unna, Vörner, V. W. M. Wright, W. Wolff, Zieler u. a.). Diese soll erst vorgenommen werden, wenn bereits eine Perforation eingetreten ist. Man nimmt ein zugespitztes Hölzchen oder eine spitze Sonde, taucht diese in konzentrierte Carbolsäure, führt sie in die Perforationsöffnung ein und wischt die ganze Absceßhöhle vorsichtig und sorgfältig damit aus. Da der Carbolsäure eine ausgezeichnete anästhetische Wirkung zukommt, ist das Verfahren schmerzlos. Es beschleunigt die Einschmelzung und führt zur prompten Ausstoßung der nekrotischen Gewebsmassen. In Verbindung mit der Carbolsäurepunktur wird empfohlen die *Eröffnung des Furunkels* durch vorsichtiges *Auftupfen von Acid. carbol. liquef.* auf die Mitte des Furunkels zu fördern. Das gleiche wird von anderen durch die Abtragung der Furunkelkuppe bewirkt. Perret hat dem Verfahren die Bezeichnung „incision chimique" gegeben.

Riehl empfiehlt, statt der Carbolsäure Chlorzink zu nehmen.

Neuerdings hat J. Schütz ein entsprechendes Verfahren beschrieben. Er benutzt statt der Carbolsäure Jod-Phenyl-Terpen und bedient sich zur sanften Sondierung und Dilatation sämtlicher Perforationsöffnungen, die vorhanden sind, bleistiftdicker Glassonden mit birnenförmiger, längskannelierter Spitze. Bei größeren Furunkeln führt Schütz „Bewegungen eines ausgehenden Brummkreisels" aus. Die Methode wird von Braun, R. Kaufmann, Kollecker, C. Stern als schmerzlos, prompt und sicher, als „weitaus die beste Methode" usw. gerühmt.

Fisanovič punktiert den Furunkel mittels Spritze. Er saugt solange Eiter an, bis diese sich mit Blut zu füllen beginnt, und glaubt, dem Blutaustritt aus dem Gewebe einen kurativen Effekt zuschreiben zu dürfen.

Wir kommen nun zu den eigentlichen **konservativen Behandlungsmethoden.** Ihre Zahl ist so groß, daß es nicht möglich ist, jede Einzelheit hier zu berücksichtigen.

Zur **Abortivbehandlung** sind empfohlen worden:

Pinselungen mit Jodtinktur: Barber, Barozzi, Buschke und Langer, Darier, Faure, Feldstein, Horn, Pfahler, Rabut, Riehl, Schlatter, P. Unna jun.; Jodaceton: Gallois, Darier, Riehl, Unna jun.; Jodspiritus 1%: Sabouraud, Junquet, Lotte; Jodbenzin: Kaspar; Lugolsche Lösung: Buschke und Langer; Jodoformkollodium 5%: Carrington; Salicylkollodium 15—20%: Kritzler; Thymolspiritus: J. Jadassohn; Epicarinspiritus 2—5%: J. Jadassohn, M. Jessner; Salicylspiritus 2%: Frank, Arning; Campherspiritus: Dianderas; Phenolcampher: Kaspar; reines Chloroform: Lorber; Mentholbenzin: Pfahler; Providoformtinktur: Franke; Formalinlösung 10%: Aschner, Buschke und Langer, L. Hirsch, Schlatter; Resorcin $^1/_2$—2%: Buschke und Langer, Darier; Ichthyol in verschiedenster Anwendungsform (s. dazu unten): Ajnberg, Andrews, Berger, Bruch, Buschke und Langer, Griesbach, Hodara, Horn, M. Jessner, Kissmeyer, Lotsch, Maschkilleison, C. Stern, Zieler u. v. a.; Argentum nitricum: Veyrières; Borspiritus 5%: M. Jessner: gesättigte alkoholische Borlösung: Brocq, Barozzi, Vidal u. a.; Liquor van Swieten (Hydr. bichloratum corrosivum, Ammonium hydrochloricum āā 1,0, Aqua destillata 480,0, mit lauwarmem Wasser verdünnt): Barozzi usw.

Manche dieser Mittel sind abzulehnen, weil sie die Haut reizen. So übt z. B. das von Gallois zuerst empfohlene Jodaceton eine stark kaustische Wirkung aus. Die Irritation durch Jodtinktur ist bekannt. Unangebracht ist ferner die Anwendung wässeriger Lösungen zu feuchten Verbänden, weil sie die Haut macerieren und dadurch der Ausbreitung der Infektion Vorschub leisten.

Zur Abortivbehandlung sind ferner *Salben* der verschiedensten Art empfohlen worden. Das einfachste ist, den Furunkel mit einem Borsalbenläppchen zu bedecken. Außerdem werden Ichthyolsalbe und -paste, gelbe Quecksilbersalbe, Unguentum cinereum, Salicylsalben usw. verwendet. Ich beabsichtige, weiter unten darauf in anderem Zusammenhang einzugehen.

Sehr wichtig scheint mir zu sein, die Salbenverbände nach Möglichkeit nicht mit einem Pflaster zu fixieren, das die Haut reizt. Ich pflege daher das Salbenläppchen durch Mastisol, Bonnaplast, Zinkguttablast oder Elastoplast festzulegen, das besser vertragen wird als Leukoplast usw., oder auch durch $2^1/_2$ bzw. 5%iges Salicyltrikoplast (Beiersdorf).

Vielfach wird empfohlen, kleinere Furunkel einfach mit einem *Pflaster* zu bedecken. Manche Autoren beschränken sich auf einen Leukoplastverband. Dagegen wird mit Recht geltend gemacht, daß die Entfernung eines derartigen Pflasters mit traumatischen Einwirkungen verbunden ist, die unterbleiben sollten. Auch die nicht seltene Reizwirkung der Kautschukpflaster auf die Haut spricht m. E. gegen ihre Verwendung. Das von P. G. Unna eingeführte *Carbol-Quecksilber-Guttaplast* hat viele begeisterte Anhänger: Buschke und Langer, Griesbach, Kaspar, Schlatter, P. Unna jun. u. v. a. Fabry verwendet Quecksilberguttaplast ohne Carbolzusatz und das Quecksilber-Leukoplast von Beiersdorf. Riehl, Forssmann u. a. benutzen Emplastrum Hydrargyri, sehr Gutes sahen Arning, Brandweiner, Fried, Fuhs, O. L. Levin, Perls, Riehl, P. Unna jun., Zieler u. a. von Salicylseifenpflastern, speziell von dem Beiersdorfschen *Salicylsäureseifentrikoplast,* das auch ich in der $2^1/_2$—5%igen Form gern verwende. Es werden aber auch stärkere Salicylpflaster gebraucht (10 bis 20%). Auch das Salicylkreosot-Guttaplast hat sich bewährt (BRANDWEINER, UNNA jun.).

Andere Maßnahmen, die zur Abortivbehandlung empfohlen worden sind: BIERsche Saugglocke, Vereisung mit Chloräthyl (BOCKENHEIMER), mit Kohlensäureschnee (RIEHL u. a.), sollen bei der Besprechung des ausgebildeten Furunkels ausführlicher berücksichtigt werden.

Zum Schluß sei hier noch auf einige neuere Verfahren zur Abortivheilung aufmerksam gemacht:

PERRET läßt die alte Methode der Carbolsäureinjektion in Form der „*chémopuncture préventive*" wieder aufleben. Er benetzt die Spitze einer Pravaznadel mit einem Tröpfchen konzentrierter Carbolsäure und sticht die Furunkelspitze damit an. Die Methode hat etwa die gleiche Wirkung wie die von UNNA, DARIER, SCHÜLE u. a. angegebene Abortivbehandlung mit dem Mikrobrenner, über die oben berichtet wurde.

BAEYER klebt ein nagelgroßes Stück Toilettenseife mit Heftpflaster auf den beginnenden Furunkel und glaubt dadurch eine Erweichung und gewisse Entkalkung zu erzielen.

TOUSSEY empfiehlt als „beste und einfachste Abortivmethode" folgendes: Man befeuchtet ein Tuch mit Alkohol und Seife und reibt damit den Furunkel zweimal täglich ab. Dabei muß das Tuch durch die Eröffnung der Furunkelspitze blutig werden. Diese Methode steht zu den oben gegebenen allgemeinen Richtlinien in krassem Widerspruch. Durch das starke Reiben muß das infektiöse Material in die Umgebung geradezu hineinmassiert werden. Sie ist daher, wie alle Methoden, die mit festerem Einreiben verbunden sind (s. a. PFAHLER), zu verwerfen. Man lernt daraus allerdings, daß auch unzweckmäßige Maßnahmen nicht immer Schaden anrichten.

Die **konservative Behandlung des ausgebildeten Furunkels** bewegt sich zum Teil in denselben Bahnen. Von dem Grundsatze, daß jede mechanische Schädigung zu vermeiden ist, ist die Forderung herzuleiten, nach der Eröffnung ebenfalls *nicht zu drücken oder an dem Pfropf zu zerren.* Das einzige, was erlaubt ist, ist ein ganz vorsichtiger Zug mit der Pinzette, wenn der Pfropf völlig gelöst ist, um ihn zu entfernen. Bei all diesen Maßnahmen, speziell auch bei jedem Verbandwechsel, ist dafür Sorge zu tragen, daß *die Umgebung nach Möglichkeit vor der Beschmutzung durch Eiter geschützt wird.* Das kann durch Auftragen einer dicken Salbenschicht geschehen, viele Autoren tupfen die Umgebung auch mit spirituösen Lösungen ab, ehe sie den neuen Verband anlegen.

Im einzelnen ist über die verschiedenen Behandlungsmethoden folgendes zu sagen:

Feuchte Verbände sind heute von vielen Autoren verlassen worden, weil sie durch die Maceration der Haut die Entstehung neuer Furunkel in der Umgebung begünstigen (SCHLATTER, CASTAING). Man kann dieser Gefahr dadurch begegnen, daß man die Haut mit einer indifferenten Salbe einfettet und darüber die feuchte Kompresse legt. Verwendet werden: steriles Wasser (BAROZZI), Wasserstoffsuperoxyd (BAROZZI), Liquor aluminii acetic. 1%, Alsol 1—2% (O. SEIFERT, VOSS), Carbolwasser, Borwasser 1%, Sublimat 1:1000, Hydrargyrum oxycyanatum 1:5000, Eau d'Alibour (Cupr. sulfur., Zinc. sulfur., Croci, Aqu. camphorat. 2:7:0,4:200) (FUHS, VOLK), Resorcinwasser $^1/_2$—2%, Bleiwasser, Liqueur VAN SWIETEN (Zusammensetzung s. S. 276), Chlorkalklösung 3% (SALZWEDEL), PREGLsche Pepsinlösung (PAYR, v. HEDRY).

Mehr bewährt als wässerige Lösungen haben sich zu feuchten Verbänden *alkoholische Mischungen:* Die Verwendung des reinen Spiritus ist beim Furunkel weniger empfehlenswert als bei der Lymphangitis. Dagegen wird von E. HOFFMANN essigsaure Tonerde und Spiritus dilut. āā part. empfohlen (auch BESCHOVEN). FABRY verwendet Ichthyol. 10,0, Resorcin. 5,0, Spirit. dilut. 100,0, Aqu. dest. ad 200,0; CARLE Spiritus camphorat., Spirit. coloniensis oder Spiritus aethereus sowie eine Mischung von Acid. salicyl. 1,0, Xylol. 20,0, Spirit. aether. 100,0. Resorcinspiritus benutzen BACHMANN, KASPAR u. a. Ich habe von der

UNNAschen Formel: Resorcin., Glycerin. pur. āā 10,0, Spirit. dilut. ad 200,0, mit 4 Teilen Wasser verdünnt, bei regionärer Furunkulose oft Gutes gesehen.

Sehr bewährt haben sich in den letzten Jahren die verschiedenen *Acridinpräparate:* Trypaflavin: BUSCHKE und LANGER, FABRY, MANNINGER, SCHULTZE, WERNER u. a.; Rivanol 1:1000: BIBERSTEIN, STAROBINSKI, BUSCHKE und LANGER; Acriflavin, Proflavin: BENNET, BLACKLOCK und BROWNING, KISSMEYER; Sinflavin.

Ich erwähne ferner Kalium permanganicum 5—10% : BUSCHKE und LANGER, FRIES, GRIN, MANINGER, NEUSSER, STEIN, WEDERHAKE u. a.; Ichthyolwasser: AJNBERG, GRIESBACH u. a.

Einer größeren Beliebtheit erfreuen sich zur Zeit **Pasten, Salben** und **Trockenpinselungen:**

Nehmen wir zuerst die indifferenten Salben: viele Autoren finden ihr Auskommen mit 3% Borvaseline. LOTTE empfiehlt folgendes Rezept: Coldcreame 40,0, Glycerin. pur. 18,0, Zinc. oxydat. 2,0, Tinctur. benzoes gtt. XXX.

Viel gerühmt wird die Wirkung der offizinellen *grauen Salbe,* des *Unguent. cinereum:* BERGER, JUNKERMANN, KASTAN, MIRAMOND, TATSUMASA SUGA, VIRY, ZECHLIN u. a.

W. MEYER verwendet in seinem „Kammerpflaster" die graue Salbe kombiniert mit Campher, Carbolsäure, Alkohol, Ichthyol und einer indifferenten Salbengrundlage. Der Komposition hat er den Namen *Pechonsalbe* gegeben. Sie wird in einer Filzkammer verwendet, die ganz mit der Pechonsalbe angefüllt ist (Fabrikant Lohmann A.G., Fahr a. Rh.). Das Kammerpflaster soll aktive und passive Hyperämie erzeugen. Spannung und Schmerzen sollen sofort verschwinden. KRAFFT, F. ROST und RUF konnten die Erfolge bestätigen.

ZINSSER und WEIS empfehlen 10%ige Hydrarg.-oxydat.-flav.-Salbe, KASPAR Präcipitatsalbe 5—10%.

Vielfach wird *Ichthyol* angewandt. BUSCHKE und LANGER bevorzugen 2 bis 25% Ichthyolsalben oder Ichthyolvasogen, JUNKERMANN 40%iges Ichthyollanolin, M. JESSNER Ichthyol-Borpaste 3 : 10 : 100, ULLMANN das Ichthyol in Kombination mit der SCHLEICHschen Paste: Pepton. sicc., Amyli, Zinc. oxydat. āā 15,0, Gummi arabic. 30,0, Ichthyol. 10,0, Aqu. destill. qu. sat. ut. f. past. VOLK benutzt die BROOKEsche Paste: Hydrarg. oleinic. 5%, Acid. salicyl., Ichthyol. āā 0,5, Zinc. oxyd., Amyl. āā 3,5, Vaselin. 7,0, zu der er je nach Bedarf 1—3% Teer, Lenigallol oder Pyrogallol zusetzt. — Von vielen Seiten wird *reines Ichthyol* außerordentlich gelobt (BACHMANN, BERGER, BRUCH, HODARA, M. JESSNER, KISSMEYER, LOTSCH, MASCHKILLEISON, C. STERN, P. G. UNNA, ZIELER). Das Ichthyol wird in dicker Schicht aufgepinselt und mit einer dünnen Lage Watte bedeckt, die antrocknet und mit dem Ichthyol zusammen entfernt wird. HODARA empfiehlt statt der Watte Zigarrettenpapier. Für den Furunkel im äußeren Gehörgang empfiehlt BRUCH 50%iges Ichthyolglycerin, das sich O. SEIFERT auch beim Furunkel des Naseneinganges bewährt hat.

Ein weites Anwendungsgebiet findet auch der *Schwefel:* Die WILKINSONsche Salbe (KOLB), die LASSARsche Zinnoberschwefelsalbe 1 : 10—20 : 100 (VOLK), Schwefeltrockenpinselung 10% (BACHMANN), auch mit Zinnoberzusatz 1% (BUSCHKE und LANGER, VOLK). BOWEN gibt folgendes Rezept an: Acid. boric., Sulfur. praecipit. āā 4,0, Carbol. petrolat. 32,0; ARNING: Sulfur. praec., Camphor. tritic. āā 1,0, Acid. boric. 8,0, Zinc. oxydat., Amyli tritic. āā 20,0, Vaselin. flav. ad 100,0. BENINGSON hat vom Catamin Gutes gesehen. Auch bei der Schälbehandlung der in Abheilung begriffenen regionären Furunkulose (RIEHL, HEUSNER u. a.) sind schwefelhaltige Salbenkombinationen zu verwenden. HERXHEIMER, ULLMANN und HAPPEL lassen den Schwefel durch

Vernebelung, also durch Verteilung in feinster Form, auf die Furunkel einwirken.

Ferner seien hier *Thigenol* (DÜKER, KUHN, SACAZE), *Perubalsam* (HAEGLER, O. SEIFERT), und von *Teerpräparaten* Pitralon (HANSELMANN), Cehasol (MOSCOWICZ), außerdem auch die ARNINGsche Tinktur: Anthrarobin. 2,0, Tumenol ammon. 8,0, Aether. sulfuric. 30,0, Tinct. benzoes 20,0 (ARNING, ZIELER u. a.) genannt.

Bewährt hat sich neuerdings das *Rivanol* in Salben und Pinselung. BIBERSTEIN empfiehlt es als 1%igen Zusatz zur Zinktrockenpinselung, speziell für die staphylogene Folliculitis. Auch als halb- bis einprozentiger Zusatz zur gewöhnlichen Zinkpaste hat es mir gute Dienste getan. Ebenso ist das *Trypaflavin* 1- bis 2%ig zu der LASSARschen Zinnobersalbe (s. o.) verwendbar. SCHLUNK benutzt die trypaflavinhaltige Philoninsalbe: Cupr. jod-ortho-oxychinolin. sulfuric., Argent. nitric. āā 0,1, Acid. boric., Trypaflavin. āā 1,0, Balsam. peruv. 10,0, Past. Zinci ad 100,0. Auch F. URBAN hat sie sich bewährt.

Andere *Farbstoffe,* die sich früher großer Beliebtheit erfreuten, sind heute mehr oder weniger verlassen worden. Ich nenne hier hauptsächlich das *Pyoctanin* (Methylviolett Merck), das von ARNING, MOSER, SCHULTZE, TRENITÉ, TÜRSCHMID in verschiedener Form empfohlen worden ist.

Zum Schluß noch eine kurze Aufzählung anderer Präparate. Es berichten über günstige Erfahrungen mit Furunkulinsalbe (hefehaltig) GOLDONYI, POLLAND; Pankreasdispertsalbe MARCUSE, KATZ; Unguentum enzymi compositum (aus Pankreas gewonnen) KNOCH; Antiphlogistin ACHLEITHNER, F. BRUCK; Analgit (ein nach besonderem Verfahren sensibilisiertes, tiefgehende Hyperämie erzeugendes Allylsenföl) BRAMER, CRAMER; 5—10% Eucupinsalben FRIEDLÄNDER; Panthäsinbalsam LUTZ und KELTERBORN sowie KATZ. NEUMANN benutzt eine zinnhaltige Stannidsalbe und -paste (hergestellt bei Pragochemia); Ilonabsceßsalbe (bestehend aus Olivenöl, Sebum ovile, Colophonium, Cera flava, Terpentin, Carbolsäure usw.) empfehlen TEBRÜGGE, ZIEGELMEYER; Salolsalbe FAURE; Ichthargansalbe 1—5—10%ig M. COHN. LORBER gibt folgendes Rezept bekannt: Chloroform puri 10,0, Acid. salicyl. 0,5, Vaselin. flav. 10,0, Calc. carbon. laevis qu. sat. ut f. past. Die Paste ist nur 3—4 Tage haltbar und muß kühl aufbewahrt werden. THOREK ist von der Beobachtung, daß Kaliumnitrat zum Konservieren des Fleisches geeignet ist, zur Verwendung von *Aluminium-Kaliumnitrat* bei Furunkeln gekommen. Er mischt das Präparat mit Hafermehl (3%), sterilisiert im Autoclaven und macht unter Hinzufügung von Wasser einen Brei, den er bis zu 36 Stunden auf dem Furunkel liegen läßt. Darüber kommt BILLROTH-Batist, kein Mull. Das ist nach Ansicht des Erfinders einfach und billig.

W. FUCHS, HAUFFE, ROBBINS empfehlen die Anlegung eines *Kollodiumringes,* der sich HAUFFE auch beim Furunkel bewährt. Dabei wird mehrmals täglich Kollodium ringförmig um den Herd gepinselt, wodurch es allmählich zu einer ringförmigen Depression der Haut kommt.

Im Anschluß hieran möchte ich noch erwähnen, daß neuerdings die *Iontophorese* (*Kataphorese*) *mit Zinn, Kupfer* und *Natrium salicylic.* empfohlen worden ist, die sich vornehmlich für die Behandlung der *Ohrfurunkel* eignet (McAULIFFE, MARQUÉ, MADON und PECH, NORIE, RAUSCH. WILLIAMS u. a.).

Auch *Puder* sind vielfach in Verwendung: ARNING benutzt Dermatol, Amyloform, Pyoctaninwismutpuder, GERSTLE Jodofan, ANKELEN, SELLEI Salol, ULLMANN 5% Borsäure-Ichthyolpuder, KROIMOFF Natrium salicylicum in Pulverform.

Über die Verwendung von *Pflastern* ist dem auf S. 276 Gesagten nichts Wesentliches hinzuzufügen. Die Frage, ob es zweckmäßig ist, bei offenen

Furunkeln eine zentrale Öffnung zu lassen, wird verschieden beantwortet. Ich halte sie mit vielen anderen für unzweckmäßig.

Antiseptische Bäder waren früher ebenfalls beliebt, sind aber jetzt, wenigstens in Deutschland, nicht mehr so viel in Gebrauch. Mit M. JESSNER, KASPAR, MOSKOWICZ u. a. möchte ich davon abraten, sie zu verordnen, solange noch Furunkel vorhanden sind, die eitern, da durch das Bad die Haut erweicht und für die Infektion empfänglich wird, und da außerdem beim Abtrocknen eine Verschleppung des Eiters gar nicht zu vermeiden ist. Sie sollten also nur beim Abklingen einer Furunkulose verordnet werden.

Sublimat- und Kaliumpermanganatbäder sind nicht mehr viel in Gebrauch. Dagegen erfreuen sich *Schwefelbäder* noch eines guten Rufes bei der Furunkulose, besonders wenn diese über den Höhepunkt fort ist. Hier ist die Solut. Vlemingkx (200 g pro balneo, für Kinder 40—50 g, keine Zinkwanne!), Kalium sulfuratum (150 bzw. 20 g), KLOPFERS Schwefelbad, Thiopinol u. a. zu nennen. ARNING empfahl 1901 Kreolinbäder (20—25 g p. b.), M. COHN Ichthyolbäder (teuer!). In Frankreich und Spanien sind Kupfervitriolbäder und Zinksulfatbäder (beide 300—500 g p. b.) sehr beliebt (BARBER, SABOURAUD, VEYRIÈRES und GUIBERT). HETHERINGTON gibt bei Folliculitiden Senfbäder (8 Teelöffel einer besonderen Art von Senf, die weniger flüchtiges Öl enthält und die Augen nur wenig reizt).

Zu *Badekuren* sind empfohlen die Wildbader Thermen (GÜNZBURGER), die Schlammbäder von Pistyan (WOHLSTEIN) sowie die Schwefelquellen von Aachen, Bad Nenndorf (WEILER), Eilsen, Leuk (KOCHER, BARDELEBEN). Die Wirkung ist aber nicht sicher.

Ebenso wie Bäder sind auch *medikamentöse Seifen* nur zu verwenden, wenn keine Verschleppung des Eiters mehr zu befürchten ist, hauptsächlich prophylaktisch. Hier sind zu nennen BLASCHKOS Sapalcole, besonders Furunkelsapalcol, Nenndorfer Schwefelseife, Beiersdorfs überfettete Seife mit 10% Sulfur. praecipit., Furunkulinseife usw.

Ich komme nun zur **BIERschen Methode der Hyperämiebehandlung,** die seinerzeit einen wesentlichen Fortschritt auf dem Wege zur konservativen Behandlung der Furunkel bedeutete. Schon früh machten sich jedoch Stimmen geltend, die vor einer Überschätzung warnten (WREDE). Ich kann hier leider nicht näher auf die theoretische Begründung der Hyperämiebehandlung eingehen, sondern muß mich darauf beschränken, auf die Arbeiten von BIER und seiner Schule sowie die kritischen Gegenäußerungen (LEXER, WREDE u. a.) zu verweisen. Während die Hyperämie vor 20 Jahren geradezu eine Modetherapie geworden war, ist ihre Anwendung seither entschieden ganz wesentlich eingeschränkt worden. Das liegt wohl hauptsächlich daran, daß die Technik der Stauung und der Anlegung der Saugglocke nicht so einfach ist, wie es im ersten Augenblick scheint.

Was zunächst die *Stauung* anbetrifft, so liegt die Hauptschwierigkeit in der richtigen Dosierung. Der Anfänger neigt dazu, die Binde zu fest anzulegen. Der gestaute Körperteil soll zwar blaurot werden, darf sich aber nicht kalt anfühlen. Die Schmerzen sollen nach einiger Zeit verschwinden. Ihr Wiederauftreten ist ein Zeichen dafür, daß die Binde zu fest liegt. Wegen der Schwellung sollen Verbände nicht zu eng angelegt werden. Am besten sind zirkuläre Verbände überhaupt zu vermeiden. Wer die Technik nicht richtig beherrscht, wird schwerste Enttäuschungen erleben. Übrigens ist die Stauungsbehandlung für viele Furunkel nicht durchführbar, weil die Binde wegen der Lokalisation gar nicht anzulegen ist. Am ehesten ist sie an den Extremitäten zu verwenden. Günstige Erfahrungen bezüglich der Furunkel liegen u. a. vor von BURK,

Burry, Lotsch, Rieder, Riehl, Sick, Stich, Viry, Zeller. Dagegen teilen Buschke und Langer sowie Horn[1] mit, daß sie die Stauung aufgegeben haben.

Nur in der Behandlung der Gesichtsfurunkel hat die Bier*sche Stauungsbehandlung ihren Platz zu behaupten gewußt.* Die Halsstauung wird mit einem 3 cm breiten Baumwollgummiband mit Haken und Öse ausgeführt, das wegen des außerordentlichen Blutreichtums des Kopfes nur ganz lose umgelegt werden darf (fast Kragenweite), wobei die Halsvenen durch untergelegte Filzplättchen vor zu starkem Druck geschützt werden. Dieses bleibt täglich 20—22 Stunden liegen. Falls Kopfdruck oder Schwere im Kopf auftreten, muß die Binde gelockert werden. Bei richtigem Sitz schwinden die Schmerzen prompt. Das Gesicht schwillt enorm an, so daß die Kranken beängstigend entstellt werden. In der 2—4stündigen Pause, die täglich eingeschoben wird, geht das Ödem wieder zurück. Die Stauungsbehandlung muß selbstverständlich sorgsam überwacht werden, ist daher nur klinisch durchzuführen. Man soll sie nicht zu früh fortlassen, da sonst Rückfälle zu fürchten sind. Über günstige Ergebnisse mit ihr berichten: Friedemann, Heddäus, W. Hofmann, Hoppe, Horn, Keppler, Krecke, Lossen, Rieder, Schiefferdecker, Sénèque, Seifert, Sick, Zeller u. a. Gegen sie nehmen Stellung Goetze, Melchior, Wrede. Letzterer macht der Methode zum Vorwurf, daß sie durch das starke Stauungsödem das Bild verschleiert, so daß das Hinzutreten einer Thrombose übersehen und der richtige Augenblick für ein operatives Vorgehen versäumt werden kann.

Auch die Technik der *Saugbehandlung* erfordert eine gewisse Übung: Hauptsächlich muß davor gewarnt werden, zu stark zu saugen. Die Saugglocke muß so ausgesucht werden, daß sie überall im Gesunden liegt, da sonst durch den Druck auf die infiltrierte Haut Verschlechterungen provoziert werden können. Im Gesicht ist die Saugbehandlung auch von der Bierschen Klinik völlig aufgegeben worden, weil man schlechte Erfahrungen mit ihr gemacht hat. Über gute Erfolge berichten u. a. Enderlen, Faure, Filbry, Franke, Fuhs, Junkermann, Klapp, Mauté, Ottenfeld, Schlatter, Silberstein, Skillern, Stich. Fabry hat die Methode völlig verlassen, Brandweiner hält sie für überflüssig, Buschke und Langer benutzen sie nur gelegentlich zur rascheren Entleerung. Auch Schlatter wendet sie nur bei Furunkeln mit bereits gelöstem Pfropf an. Gegen die Saugbehandlung wenden sich Kaspar, Wilms u. a. Colley (zit. bei Krecke) sowie Riedel sahen in einigen Fällen ausgedehnten Zerfall des Gewebes nach Saugung, Wrede häßliche ringförmige Pigmentierungen.

Das Vorgehen von Kuhn, der die Saugglocke mit 100—200 mm Hg Unterdruck anlegt, den Druck auf 500—600 mm oder sogar 1 Atmosphäre steigert und die Glocke $^1/_2$—2 Stunden liegen läßt, in der Absicht, Hämorrhagien zu erzeugen, entfernt sich von den Bierschen Vorschriften sehr weit. Die Methode ist mit Recht als Mißhandlung der Kranken bezeichnet worden.

Zum Schluß soll hier die *Sauerstoffbehandlung der Furunkel* kurz erwähnt werden. Sie ist von Thirairs 1899 eingeführt worden, wurde seinerzeit aber nicht beachtet. Erst in den letzten Jahren hat sie durch de Keyser, Fidanza und Carrillo, Pasquini, Salzmann in etwas anderer Form wieder Verwendung gefunden. Sie soll erst nach der Perforation begonnen werden, die evtl. durch Umschläge mit Wasserstoffsuperoxyd beschleunigt werden kann. Mit einem Troikar, der enger ist als die Durchbruchsöffnung, wird aus einer Sauerstoffbombe Gas eingeführt. Täglich werden 3—4 Inflationen gemacht. In 3—4 Tagen soll Abheilung eintreten. Die Methode soll schmerzlos sein. Komplikationen sind nicht beobachtet worden. Angeblich wirkt sie nicht unmittelbar auf die Staphylokokken, sondern durch Anregung der Phagocytose. Reclus hatte mit ihr (in der ursprünglichen Form) keine guten Erfolge.

[1] Letzterer nur mit Ausnahme der Halsstauung.

Wir kommen nun zu Methoden, die man zusammenfassend als **physikalische Heilmethoden** bezeichnen kann.

Die Anwendung der **Wärme** steht von jeher bei der Behandlung der Furunkel in gutem Ruf. Zu den alten Kataplasmen, die immer noch angewandt werden, obwohl die macerierende Wirkung auf die Epidermie ihren Nutzen aufwiegt, kommen Thermophor, Heißluftdusche (SALLÈS), Solluxlampe (SAALBERG, CIPRIANI, HEDDÄUS u. a.).

Demgegenüber wird von anderen Autoren die **Kälte** gerühmt. F. v. HEBRA hat schon empfohlen, kleine Eisstücke, mit Kochsalz gemischt (Temperatur — 13°), 10 Minuten auf den Furunkel zu legen. RIEHL läßt den Furunkel mehrere Sekunden bis 1/2 Minute mit Kohlensäureschnee einfrieren. BOCKENHEIMER nimmt zur Vereisung Chloräthyl, das er dreimal täglich hintereinander mit Pausen von einer Minute einwirken läßt. Auch HORN und TH. SACHS haben davon Gutes gesehen. KROH läßt Kohlensäureschnee 2—3 Minuten unter Druck einwirken und erhält dadurch Blasen und Nekrose. Diese brüske Methode hat, soviel ich sehe, keine Nachahmung gefunden.

Die **Elektrizität** ist in Form des einfachen *galvanischen Stromes* 1900 von LANGMANN empfohlen worden. LANGMANN setzt die Kathode auf den Furunkel, die Anode in die Nachbarschaft und läßt einen Strom von 2—5 MA. 5—10 Minuten täglich einwirken. Er rühmt der Methode nach, daß sie den Schmerz schnell zum Schwinden bringt und die Heilung abkürzt.

Über die Verwendung der *Elektrolyse* und der *Iontophorese* wurde bereits oben berichtet (S. 275 und 279).

LÖWENSTEIN und STIEBÖCK, SCHLIEPHAKE, CAPALDI[1] u. a. haben neuerdings mit der *Kurzwellenbehandlung* beim Furunkel gute Erfahrungen gemacht. Dabei soll außer der antibakteriellen Wirkung der Strahlung eine „resonatorisch bedingte elektrische Steuerung des pathologischen Geschehens überhaupt" von Einfluß sein. Es bleibt abzuwarten, ob diese Erfahrungen bestätigt werden. Nachprüfungen liegen zur Zeit noch nicht vor.

Das führt uns zur **Strahlentherapie,** die sich einen hervorragenden Platz in der Therapie der Furunkel und Karbunkel gesichert hat, und zwar speziell die **Röntgenbehandlung.** Die Röntgenstrahlen sind schon sehr früh zur Behandlung von schwereren furunkulösen Prozessen und Karbunkeln angewandt worden: L. FREUND, W. I. MORTON (1903), EVLER (1905), RIEDEL (1914), H. E. SCHMIDT (1914), DUNHAM (1916), SCHREUS (1920). Aber erst die systematischen Untersuchungen von HEIDENHAIN und FRIED (1924) einerseits und PORDES (1924) andererseits haben zu der allgemeinen Anwendung der Strahlenbehandlung Anlaß gegeben, die heute festzustellen ist. Aus den Mitteilungen von ABBATI, ANDREWS, ARCHANGELSKY, BAUER, BERNDT, H. BLACK und P. BLACK, BOEHNER, BORAK, BUCKY, BUSCHKE und LANGER, CARP, CURTH, DEBICKI, DUJARDIN, EMMERICH, FRAENKEL und NISSNJEWITSCH, L. FREUND, C. FRIED, FUHS, GABRIEL, GERBER, HAGEMANN, HEDFELD, HEIDENHAIN, HEIDENHAIN und FRIED, HODGES, HOLFELDER, HOLZKNECHT, JERUSALEM, v. KÉMERI, KEMP, KINGREEN, KLÖVEKORN, KNOFLACH, KOHLER, LAWSON, LEWIS, LEUCUTIA, LIGHT und SOSMAN, LOTSCH, LUKOWSKY, P. S. MEYER, MITTERMAIER, PORDES, ROTHMAN, RYBAK, SABLUDOVSKIJ, SALOMON, SCHAEFER, SOLOMON und BLONDEAU, STAIGER, STOKEBY, TAFT, v. TEMPSKY, VESSELY, VIETHEN, ULLMANN u. v. a. läßt sich summarisch folgender Schluß ziehen:

Als Strahlung wird, wie bei allen akut entzündlichen Erkrankungen, eine mittlere Strahlenqualität bevorzugt, die von manchen durch Schwerfilter (1/2 mm Kupfer bzw. 1/2 mm Zink + 1 mm Aluminium: HEIDENHAIN und FRIED, HOLZKNECHT, PORDES u. a.) verabreicht wird. Die starke Filterung ist jedoch durch-

[1] Zbl. Chir. 1933.

aus nicht nötig. So haben z. B. HEIDENHAIN und FRIED mit 5 mm, SCHREUS mit 4 mm, CURTH, KINGREEN, KNOFLACH mit 3 mm, P. S. MEYER mit 1—3 mm, SCHUBERT mit 1—2 mm Aluminium gearbeitet. Nach meinen Erfahrungen genügt eine Filterung mit 1—3 mm, und ich sehe nicht recht ein, welchen Nutzen eine noch stärkere Filterung haben soll.

Die *Dosierung* wird seit der ersten Veröffentlichung von HEIDENHAIN und FRIED von fast allen Autoren einheitlich gehandhabt. Es werden etwa 10 bis 20% der Erythemdosis, also etwa 50—100—120 r verabreicht. Größere Dosen sollen mehr schaden als nützen. Nach BUCKY ist das aber nicht zu beweisen. So sehen z. B. auch SCHUBERT bei 200 R, LEWIS bei $^2/_3$ der HED, KEMP 20—40% der HED, P. S. MEYER 5—10—15 x, SCHREUS bei 10—15 x gute Erfolge. Wesentlich ist die Verabreichung auf ein *großes Feld*. Sehr oft genügt eine einzige Bestrahlung, hauptsächlich bei Solitärfurunkeln (Gesicht!) und Karbunkeln. Bei regionärer Furunkulose muß die Behandlung jedoch gelegentlich nach 7—10tägiger Pause wiederholt werden.

Die Berichte lauten fast übereinstimmend günstig. HEIDENHAIN sah in 33 von 34 Fällen Günstiges = 97%, LIGHT und SOSMAN in 34 von 50 = 78% (nur Karbunkel), EMMERICH in 46 von 65 = 71%, LUKOWSKY in 24 von 34 = 70%, BAUER in 9 von 14 = 64%, SCHÜLER in 5 von 8 = 62% usw. Nur MARTENS hatte in 39 Fällen stets Mißerfolge.

Die Urteile der einzelnen Autoren über den Wert der Methode weisen immerhin einige Unstimmigkeiten auf. Begeisterten Lobpreisungen stehen vereinzelt zurückhaltende Äußerungen gegenüber. Häufig werden dabei an das Verfahren gar zu hohe Anforderungen gestellt, häufig mag es auch an der Auswahl des Materials, dem Zeitpunkt der Bestrahlung und nicht zuletzt an der Zuverlässigkeit der Apparatur liegen. Würden in dieser Hinsicht nicht Unterschiede bestehen, so wäre gar nicht zu begreifen, weshalb z. B. MARTENS (wohl als einziger) 100% Mißerfolge bucht! Übrigens deutet MARTENS selbst an, daß seine Apparatur nicht ganz in Ordnung war.

Eine Methode, die 20—30% überraschend schnelle Heilungen ergibt, wie das von der Röntgenbehandlung der Furunkel ohne Übertreibung behauptet werden darf, dürfte ihre Existenzberechtigung bewiesen haben. Es mag sein, daß viele der „guten“ Erfolge auch ohne Bestrahlung hätten erreicht werden können, aber das sind Eindrücke, die nichts beweisen. Dagegen bleiben etwa 30% aller bestrahlten Fälle tatsächlich unbeeinflußt, und jeder, der Furunkel bestrahlt, wird den Eindruck haben, daß die Wirkung der Strahlen nicht so sicher ist, wie z. B. bei den Schweißdrüsenabscessen (ROTHMAN, v. TEMPSKY).

Die günstigsten Resultate erzielt man im infiltrativen Stadium vor Beginn der Erweichung. Daher ist die möglichst frühzeitige Bestrahlung der des reifen Furunkels vorzuziehen. Aber auch bei bereits eröffneten Furunkeln lassen sich oft überraschende Wirkungen erreichen. Irgendwelche Anhaltspunkte dafür, ob der betreffende Fall auf die Röntgenbehandlung ansprechen wird, gibt es nicht. Man kann 2 Arten von Reaktionen unterscheiden: Entweder kommt es zu schneller, oft zu überraschend schneller Rückbildung oder zu beschleunigter und weniger umfangreicher Einschmelzung. Dabei wird meist eine vorübergehende Zunahme der Entzündungserscheinungen beobachtet, der jedoch Rückbildung oder Einschmelzung auf dem Fuße zu folgen pflegt. Die Temperatur fällt in den erfolgreich bestrahlten Fällen in 1 bis 2 Tagen ab. Besonders angenehm wird von dem Kranken die prompte schmerzstillende Wirkung der Strahlen empfunden.

Tritt Erweichung ein, so muß der Herd rechtzeitig durch *Stichincision* eröffnet werden, die jedoch möglichst erst nach der Bestrahlung vorgenommen werden soll (Holzknecht). Vor ausgiebigen Schnitten ist zu warnen, wenn nicht rapides Fortschreiten der Infektion von der Wirkungslosigkeit der Bestrahlung überzeugt, und damit die Regeln der rein chirurgischen Behandlung in ihre Rechte treten. Auch allzuviel *Wärmeeinwirkungen* vor oder nach der Behandlung sind zu *vermeiden* (C. Fried).

v. Kémeri sowie Rapaport glauben, noch günstigere Ergebnisse zu erhalten, wenn sie neben der lokalen *Milz-* und *Leberbestrahlungen* vornehmen.

Welche Fälle sind der Strahlenbehandlung zu unterziehen? Den Gedanken, jeden Furunkel zu bestrahlen, wird kein Arzt gutheißen. Genau so verkehrt wäre es aber, die Bestrahlung als Ultima ratio zu betrachten. Meines Erachtens sind die Indikationen klar gegeben:

In erster Linie kommen die *Gesichtsfurunkel* in Frage. Hier sind die Erfolge ganz außergewöhnlich gut. Hedfeld bestrahlte z. B. 17 Gesichtsfurunkel, darunter 5 Oberlippenfurunkel, sämtlich mit ausgezeichnetem Effekt. Er glaubt, daß die Röntgenbehandlung allen anderen Methoden überlegen sei, auch der Läwenschen Eigenblutumspritzung (S. 293). Emmerich bestrahlte 7 Fälle und bezeichnet das Resultat bei allen als sehr gut, Knoflach 24 Fälle, von denen 15 ohne jeden Eingriff heilten, 9 mit ganz geringfügigen Eröffnungen der Einschmelzungsherde, Staiger ebenfalls 24 Fälle; er rühmt die Strahlenbehandlung als bedeutenden Fortschritt. Auch Berndt, Borak, Heidenhain und Fried, Lukowsky berichten über Erfolge bei Gesichtsfurunkeln, Holfelder beobachtete die gute Wirkung der Bestrahlung bei sich selbst usw.

Außerdem sind *torpide, derb infiltrierte Solitärfurunkel mit verzögerter Einschmelzung* ein dankbares Objekt für die Röntgenbehandlung. Emmerich sah bei 20 derartigen Fällen 7mal nach 2 Tagen Heilung, 7mal eine gute Beeinflussung.

Sehr überzeugend sind ferner die Erfolge bei *chronisch-rezidivierender Furunkulose,* besonders bei den lokalisierten Formen. Speziell die Furunkulose der Genitalregion bei Frauen reagiert sehr gut. Aber auch bei universellen Formen kann durch Bestrahlung eines einzigen Feldes von 30—40 cm Durchmesser ein günstiger Einfluß auf den gesamten Krankheitsablauf erzielt werden (Schreus).

Schließlich ist beim *Karbunkel* durch die Radiotherapie eine ganz bedeutende Abkürzung des Verlaufes zu erreichen. Auch hier ist möglichst früh mit der Bestrahlung zu beginnen (Light und Sosman). Lewis bestrahlte 16 Karbunkel und hebt die Promptheit der Wirkung sowie das gute kosmetische Resultat hervor. Weitere günstige Mitteilungen liegen vor von Berndt, H. Black und P. Black, Borak, Evler, Hodges, Kingreen, Taft u. a.

Der Wirkungsmechanismus der Röntgenbehandlung der Furunkel und Karbunkel ist noch nicht geklärt (Wirkung auf die Leukocyten, immunisatorische Einflüsse, Erhöhung der Bactericidie des Gewebes?). Es würde zu weit führen, darauf hier ausführlicher einzugehen. Ich verweise daher auf die Darstellung in Bd. 5, Teil 2 dieses Handbuches.

Demgegenüber wird **Radium** zur Behandlung der Furunkel kaum verwendet. Ich habe lediglich die Mitteilung von Taft gefunden, der einen Fall mit 50 mg durch Silberfilter aus 1 cm Abstand bestrahlte und dabei einen ebenso guten Erfolg hatte wie mit Röntgenstrahlen.

Dagegen hat sich die *Grenzstrahlenbehandlung* nach Bucky in den letzten Jahren als brauchbar erwiesen. Nach Fuhs und Konrad sind die Erfolge annähernd wie bei den Röntgenstrahlen. Auch Bucky, Scholtz, Spiethoff berichten über befriedigende Ergebnisse. Verwendet werden relativ kleine Dosen (300—500 r).

Auch die **Ultraviolettbestrahlung** wird selbstverständlich viel zur Behandlung der Furunkulose angewandt (Andrews, Bordoni, Buschke und Langer, Charpy, Fuhs, Guhrauer, Heusner, O. L. Levin, Jean Meyer, J. Meyer und NICOLLE, MORIAN, PICARD, SCHLATTER, STEWART u. a.). Zur Unterstützung der Lokalbehandlung sind *Ganzlichtbäder* mit der künstlichen Höhensonne oder starken Kohlenbogenlampen von Vorteil, wenn ihr Nutzen auch nicht so sicher wie der der Röntgenbehandlung abzuschätzen ist. Dabei bleiben viele Autoren unterhalb der Erythemschwelle (CHARPY, O. L. LEVIN u. a.). Andere bezwecken eine Schälung und gehen deshalb bis zum Erythem (FUHS, HEUSNER u. a.). JEAN MEYER gibt sogar die 6fache Erythemdosis. Er verwendet den „Arc polymetallique“ von SAIDMANN, eine Kohlenbogenlampe mit Metallelektroden, deren Licht auch infrarote Strahlen enthält. Ob sich die etwas gewalttätige Methode, für die MEYER ganz detaillierte Vorschriften gibt, durchsetzt, bleibt abzuwarten.

FUHS hat einzelne torpide Furunkel mit der KROMAYER-Lampe (Kompressionsbestrahlung) behandelt und kam zum Teil zu recht befriedigenden Ergebnissen, die indes nicht besser waren als die mit den altbewährten Methoden.

WALKE empfiehlt statt Hitze **Infrarotbelichtung** anzuwenden. Er gibt daneben zur Hebung des Calciumspiegels Ultraviolettstrahlen.

Allgemeinbehandlung der Furunkulose.

Bisher wurde im großen und ganzen die örtliche Behandlung des einzelnen Furunkels bzw. der furunkulösen Haut besprochen. Wie bereits gesagt, stellt eine sorgfältige Lokalbehandlung immer die wichtigste Grundlage auch der Therapie der Furunkulose dar. Daneben tritt hier jedoch die Allgemeinbehandlung in den Vordergrund, die darauf abzielt, die Haut für die stete Neuinfektion weniger empfänglich zu machen.

Unbestreitbar ist der Erfolg der **Diätbehandlung,** wo es sich darum handelt, offensichtliche Stoffwechselstörungen zu beseitigen. Wer es einmal erlebt, wie ein Furunkulosekranker nach langer Leidenszeit als *Diabetiker* entlarvt wird, und wie bei antidiabetischer Diät die Furunkulose mit einem Schlage heilt, der ist ein für allemal davon überzeugt, wie wichtig es ist, diesen disponierenden Faktoren in therapeutischer Hinsicht gerecht zu werden. Auch das *Insulin* hat sich bei Furunkulose und bei Karbunkeln auf diabetischer Grundlage sehr bewährt (MINKOWSKI). Die Frage, ob es gerechtfertigt ist, bei langwierigen Fällen von Furunkulose ohne Diabetes eine kohlehydratarme Kost zu geben (NEISSER u. v. a.), ist schwer zu beantworten. Hier gibt die kritisch durchgeführte Blutzuckeruntersuchung (mit Berücksichtigung der Zuckerbelastungskurve) wichtige Hinweise. BIEBER, DABASI, JAUSION, O. L. LEVIN, PICARD, STÖRMER haben neuerdings gute Resultate mit Insulin auch bei Furunkulose ohne Diabetes gehabt, ja bei Personen, die sogar nicht einmal einen hohen Blutzuckerwert hatten. Die Angaben bedürfen jedoch einer Nachprüfung, besonders unter dem Gesichtspunkte, ob ein latenter Diabetes vorgelegen hat.

Neben dem Diabetes ist auf andere Stoffwechselleiden zu achten: Habituelle Obstipation, konstitutionelle Fettsucht, Unterernährung usw. sind nach den speziellen Richtlinien der inneren Medizin zu behandeln. Bade- und Trinkkuren in Kissingen, Neuenahr, Homburg, Wiesbaden, Karlsbad, Marienbad, Vichy, Tarasp usw. können dabei von Nutzen sein.

Dagegen dürften dogmatische Diätvorschriften (vegetarische Diät, Milchdiät, Yoghurt u. a.) ebenso wie kritikloses Purgieren von zweifelhaftem Wert sein.

Die **medikamentöse, interne Behandlung** der Furunkulose erfreut sich von alters her großer Beliebtheit. Immer wieder werden neue Mittel auf den Markt gebracht oder alte neu entdeckt, ohne daß man bei den meisten sicher sagen könnte, ob sie überhaupt wirken und wie die Wirkung zustande kommt.

Besonders interessant ist durch die Anregungen BIERS heute die Frage der *internen Schwefelmedikation* geworden. Man gab dem Schwefel stets eine bevorzugte Stellung in der inneren Behandlung der Furunkulose, besonders weil man annahm, daß er abnorme Gärungen im Darm beheben könne. Auch heute noch erfreuen sich der Sulfur depuratus, das Calcium sulfuratum in der UNNAschen Formel: Calcii sulfurat. 0,25, Carbon. medicalis 1,0, Radic. liquiritiae, Extract. gentianae qu. sat. ut f. massa dur. ex qua form. pil. Nr. L, keratino obduc, großer Beliebtheit, obwohl es schwer ist, sich über die Erfolge Rechenschaft abzulegen. Neuerdings hat das Detoxin, ein Schwefel-Eiweißpräparat einen gewissen Ruf bekommen (GUMPERT, MARTIN u. a.). Bei der von HERXHEIMER, UHLMANN und HAPPEL geübten Schwefelvernebelung wird Schwefel durch die Atmung zugeführt.

BIER hat vor einigen Jahren in sehr geistvoller Weise für die Verabreichung von *homöopathischen Schwefelgaben* plädiert. Angewandt werden vorwiegend die Präparate der Firma Willmar Schwabe, Leipzig: Sulfur jodatum D 3 und D 6 [1] sowie Sulfur colloo D 3 [1].

BIER hat damit gerade in schweren Fällen, die vorher jeder Therapie trotzten, glänzende Erfahrungen gemacht. W. RICHTER erzielte in 174 Fällen die gleichen nachhaltigen Erfolge. Im günstigen Sinne äußern sich ferner HEINEMANN, HOPPE, SIEBERT, L. STEIN, ZALKIND. Nicht ganz so günstig, aber immerhin anerkennend ist das Urteil von GOTTRON, ROSENAU, ZIELER. Dagegen konnten sich BERDE, C. BRUCK, V. D. HÜTTEN, M. JESSNER, KLEIN, S. LEVY, LOTSCH, V. REDWITZ, O. ROSENTHAL, SCHOLTZ, WIRZ nicht von der Wirksamkeit überzeugen. In den letzten Jahren ist es wieder ganz still davon geworden. Ich gehe daher auf Einzelheiten der Dosierung usw. nicht ein.

EISNER hat, durch die Mitteilungen der BIERschen Klinik angeregt, Kal. jodat., Kal. bromat., Natr. jodat., Natr. bromat. ää. 0,1:300 3mal täglich 1 Kaffeelöffel verordnet und glaubt damit Erfolge erzielt zu haben, die er auf homöopathische Jodwirkung zurückführt.

Nun zur *Hefe:* Als Volksmittel ist die Hefe bereits seit alter Zeit bekannt. BROCQ hat sich dann sehr für ihre Anwendung bei der Furunkulose eingesetzt, da er sich an einem großen Material sowie am eigenen Leibe von ihrer Wirksamkeit überzeugt zu haben glaubte. Er bezeichnet die Hefe, besonders die frische Bierhefe, als Specificum gegen Furunkulose, das den Vergleich mit dem Hg bei Syphilis und mit dem Chinin bei Malaria aushalte! Auch prophylaktisch soll die Hefe wirksam sein. Hefe vom Bäcker und Trockenhefe soll nicht so wirksam sein. Wie bei vielen empirischen Methoden, denen die exakten Grundlagen fehlen, lauten die Nachprüfungen von anderer Seite sehr widerspruchsvoll: BARBER, BAROZZI, BURRY, BUSCHKE und LANGER, CARRINGTON, DARIER, KASPAR, V. KIRCHBAUER, KRIKORZ, LASSAR, LÖHR, LOTSCH, PANICHI, PICADO, RABUT, ROBIN, SEMBRITZKI, SCHLATTER, SCHWEITZER u. a. In neuerer Zeit wird darauf hingewiesen, daß die frische Hefe reichlich Vitamin B enthält. Auch die modernen Hefepräparate sollen sich durch ihren hohen Vitamingehalt auszeichnen.

Viel angewandt wird in Deutschland Levurinose: BÄUMER, BRUCK-Berlin, M. COHN, GROSSER, HELLMER u. a.; Furunkulin Zyma: GALDONYI, POLLAND, SCHLATTER; Neuracen: BUSCHKE und LANGER, RINGLER; Cerolin (Fettsubstanz aus Hefe in Pillenform): MEISELS und BRAUNER; Fermocyltabletten: OSTERWEIL. Während manche Autoren ebenso begeistert sind wie BROCQ, fehlt es nicht an zurückhaltenden, die zwar gelegentlich sehr Gutes

---

[1] D 3 und D 6 gibt die Verdünnung an, so daß die Zahl hinter dem D (= Dezimale) der Zahl der Nullen entspricht, die vor der 1 stehen. Es entspricht also die Potenz D 3 einem Milligramm, die Potenz D 6 einem Millionstel Gramm.

sehen, aber in der Mehrzahl ihrer Fälle durch die Unzuverlässigkeit der Wirkung enttäuscht sind (Buschke und Langer, Fuhs, Lotsch, Schlatter u. a.). Ganz ablehnend äußern sich Blum, Brandweiner, Carle, de Keyser, Riehl u. v. a.

Von ihren Erfahrungen bei experimentellen Staphylokokkeninfektionen ausgehend, haben Pfannenstiel und Scharlau empfohlen, bei Furunkulose *Levurinose (Vitamin B) und Vigantol (Vitamin D)* zu geben. Bei 6 Fällen, die sie dieser Behandlung unterzogen, die außerdem noch Calcium Sandoz und spezifische Vaccine erhielten, hatten sie einen günstigen Eindruck.

Die Tierexperimente hatten ergeben, daß *bei intracutaner Staphylokokkeninfektion* (Katze und Kaninchen) die Zufuhr von *Vitamin B (Levurinose) + Vitamin D (Vigantol)* Entzündungshemmung und beschleunigte Heilung herbeiführt. Durch diese Behandlung wurde eine *leichte D-Hypervitaminose* erzeugt, die bereits eine Schädigung bedeutet, welche öfter zur Unterbrechung zwang. Der gute Effekt der Kombination von Hefe und Vigantol erfuhr eine bedeutende Steigerung durch Vorbehandlung mit spezifischer Vaccine. Auch intravenöse Calciumzufuhr wirkte bei experimenteller intracutaner Staphylokokkeninfektion entzündungswidrig, jedoch ergab sich eine Verzögerung der Heilung.

Schubert konnte diese Befunde unter etwas veränderten Versuchsbedingungen nicht bestätigen (Zufuhr des Vigantols in der schwächeren standardisierten neuen Handelsform, nicht mit der Pipette, sondern mit dem Futter; dadurch Möglichkeit der Oxydation? Calcium nicht intravenös, sondern per os; Fortlassung der Vaccine).

Pfannenstiel hat weiter das Präparat „pro Ossa", das die Vitamine gemeinsam mit Calcium enthält, im Tierversuch erprobt, hat aber trotz hoher Dosen nicht annähernd eine solche Entzündungshemmung erreicht wie in den früheren Versuchen unter der leichten D-Hypervitaminose, obwohl bei den mit Vaccine vorbehandelten Tieren sich therapeutische Wirkungen zeigten.

Es ist verfrüht, aus diesem Material eine günstige Einwirkung der Vitaminzufuhr auf die Furunkulose mit Bestimmtheit abzuleiten. Die Erzeugung einer Hypervitaminose, die sich in den Versuchen von Pfannenstiel und Scharlau als notwendig erwies, kann selbstverständlich beim Menschen nicht nachgeahmt werden. Dazu wird durch die Kombination der verschiedenen Heilstoffe, von denen jedem eine gute Einwirkung zugeschrieben wird, die Übersicht gehindert. Die klinische Erprobung an dem kleinen Material von 6 Fällen ist außerdem in jeder Hinsicht ungenügend.

Die Hefetherapie bleibt daher vorläufig eine empirische Methode, die der experimentellen Begründung dringend bedarf. —

Seit 1917 Frouin und Grégoire das *Zinn* in die Therapie der Furunkulose eingeführt haben, ist dieses häufiger angewandt worden. Die Präparate Stannoxyl (Natrium metastannat + 4 Teile Phosphatide in isotonischer Lösung), Stannid, Bardanol (kolloidales Zinn mit Zusatz von Heilkräutern, u. a. Bardana), Stannobiol, Lerastan (enthält Zinn, Zinnoxyd und Bardana) sind fremdländischen Ursprungs, das Hordostan ist wohl das einzige deutsche Präparat. Sie werden intravenös, intramuskulär oder per os gegeben. Aus den Mitteilungen der Autoren, die das Mittel anwenden (Barber, Berde, Carle, Castañs, Drouin, Hübschmann, de Keyser, S. Levy, Oliver, Orbach, Peyri, Poliakoff u. a.), gewinnt man den Eindruck, daß es sich lediglich um eine Modetherapie handelt, deren Wert noch nicht erwiesen ist. Berde, Carle, de Keyser, Levy sind jedenfalls von den Resultaten unbefriedigt.

Das gleiche dürfte auf das *Mangan* (meist kolloidales Mangan) zutreffen, das Hallam, McDonagh, Morris, Touhy und Young loben, während Barber findet, daß es überschätzt wird.

Phosphor wird von Lévi-Franckel, Milian, Toussey u. a. gegeben. Milian hat außer Acidum phosphoricum (60—80 Tropfen täglich) das französische Präparat *Gallyl* verwandt, das die Formel $C_{24}H_{22}O_3N_4P_2As_4$ hat, das also Phosphor- und Arsenwirkung miteinander vereinigt. Das Mittel wird alle 5 Tage in Dosen von 0,2—0,3 g intravenös injiziert. Milian rühmt die schlagartige Wirkung, die er mit der des Salvarsans bei Syphilis vergleicht.

Mercurochrom ist von Th. J. Harris, Young, Hill und Denny gegeben worden, *Novasurol* von Stappert, *Wismutinjektionen* von Lévy-Franckel, *Salvarsan* von Birt, Heusner, Huang, *Carbolsäure* subcutan von Horalek, ein *Kupfercholesterinpräparat* ,,Rame Coleolo Serono" von Scognamigio. Ich erwähne alle diese Mittel, ohne darüber ein Werturteil zu fällen.

Von *Hormonpräparaten* sind ebenfalls günstige Resultate gesehen worden: Savini hatte mit der Schilddrüsentherapie in 35 Fällen ,,unzweifelhafte Erfolge", R. Freund findet Pankreasdispert sehr gut, das er mit dem Yoghurtpräparat Glycerinjocur kombinierte. O. L. Levin und Sutton machten einen Versuch mit Lebertherapie. Über Insulin wurde oben bereits gesprochen (S. 285). Es ist unmöglich, zu all diesen Versuchen Stellung zu nehmen.

Daneben soll das von alters her benutzte *Arsen* nicht vergessen werden, das bei der Behandlung der Furunkulose immer noch viel verwendet wird, und dem unbedingt eine gewisse unterstützende Allgemeinwirkung zuzuschreiben ist; ebenso das *Ichthyol,* dessen innere Verabreichung auch heute noch beliebt ist, wenn gleich über die Art seiner Wirkung (auf abnorme Darmgärung ?) nichts Sicheres gesagt werden kann.

Damit sei die Erörterung über die medikamentöse Behandlung der Furunkulose abgeschlossen.

Die spezifische **Immuntherapie** hat seit der Jahrhundertwende, als A. E. Wright die ersten Mitteilungen über die Vaccinebehandlung erscheinen ließ (1902), außerordentlich große Verbreitung gefunden, ohne daß man sagen könnte, daß die großen Erwartungen, die man auf sie setzte, ganz erfüllt worden sind. Es ist wohl zuzugeben, daß sie in vielen Fällen wirksam zu sein scheint, doch läßt sie mindestens ebensooft im Stich, so daß gezweifelt werden konnte, ob ihr überhaupt die ihr zugeschriebene *spezifische* Wirkung zukommt. Ihre Begründung ist gerade bei den Staphylokokkenerkrankungen immer noch nicht über alle Zweifel erhaben, da die immunbiologischen Verhältnisse bei den Staphylodermien durchaus nicht geklärt sind. Außerdem wird die Beurteilung der Erfolge durch den Umstand sehr erschwert, daß spontane Remissionen und Heilungen bei der Furunkulose nicht ungewöhnlich sind, besonders wenn die Hautpflege mit dem Eintritt der Kranken in ärztliche Behandlung einwandfrei geregelt wird. Die Bestimmung des opsonischen Index nach der Wrightschen Methode ist in der Praxis der Vaccinetherapie längst überflüssig geworden.

Die Anwendung der Vaccine kann intravenös, intramuskulär, subcutan, intradermal und percutan geschehen. Die intravenöse Einverleibung führt zu heftigen Allgemeinreaktionen, deren Wert zweifelhaft ist, und ist daher wohl allgemein verlassen worden, zumal da sich gezeigt hat, daß sie praktisch den anderen Applikationsweisen gegenüber keine Vorteile zu bieten vermag. Von vielen Autoren wird die intradermale und percutane Anwendung bevorzugt, wobei die Vorstellung von immunisatorischen Fähigkeiten der Haut eine große Rolle spielen soll.

Es ist unmöglich, der enorm großen Literatur über die Vaccinetherapie hier gerecht zu werden, die im Laufe der Jahre mehr und mehr angeschwollen ist. Hier nur einige summarische Angaben:

Gelobt wird im allgemeinen die *Autovaccinetherapie* von Barber, Begg, de Blasi, Brunner, Buschke und Langer, Buzello, Carle, Coulet und Simonin, Fabry, Friesleben, Fuhs, Heusner, Heyberg, Hilgermann, Horn, J. Jadassohn, Jausion, Jenkins, Junquet, Kaspar, Kolmer, Lepp, O. L. Levi,

MAUTÉ, MESSERSCHMIDT, PORCELLI, RABUT, RENAUD-BADET, RIMPAU und KECK, TH. SACHS, SCHLATTER, SELLEI, STAHL, TIETZ, UTENKOFF und HEMPEL, VOSS, WILLMES, WINTER, YERSIN. Die Autovaccine hat vor den Stockvaccinen den unbestreitbaren Vorzug, daß sie nicht nur auf die eigenen Staphylokokken der Kranken eingestellt ist, sondern daß sie auch immer frisch zur Hand ist. CARLE findet, daß die Erfolge wechseln und schwer zu beurteilen sind. FUHS klagt darüber, daß die Autovaccine ihn oft im Stich lasse.

Von den Stockvaccinen nenne ich hier: Leukogen (Höchst), BUSCHKE und LANGER, BRANDWEILER, FABRY; Opsonogen: F. BECKER, O. FRIED, FEJTÖ, FRÄNKEL, HEUSNER, M. JAEGER, KREKELER, LINDER, NEUMAYER, ODSTRÇIL, OSTMANN, RAHM, SCHULTZE, SIEBEN, SIEBERT, SPAAR, ZWEIG; Staphar („Mast-Staphylokokken-Einheitsvaccine", das mit Lipoiden angereichert sein soll, während die toxische Eiweißkomponente, das Staphyloalbumin, vermindert ist): DIENEMANN, GALEWSKY, GUHRAUER, KASPAR, KITTINGER, KREBS, ROSENBERGER, STRUBELL; Polystaphylin (Hersteller Rosenberg, Freiburg): REINHOLD; Opsodermin: GERBER; Delbetvaccine „Propidon" (enthält 1 Monat alte, bei 65° abgetötete Kulturen von Staphylokokken, Streptokokken und Pyocyaneus im Verhältnis von 2:1:5) BLANCO, DELBET, MOCQUOT und MONARD, DERISI, DESCOMPS, GRUCA, HICGUET, MOURE, NARIO, OMBRÉDANNE u. a.; Lysovaccin: FLANDIN und DUCHON, JAUSION, DIOT und VAUCEL; Mycolysat (eine von GRATIA und DATH eingeführte Emulsion von Staphylokokken, die durch Streptothrix aufgelöst sind und atoxisch sein sollen, ohne ihre antigenen Fähigkeiten verloren zu haben): GRATIA und JAUMIN; Anatoxin und Mikrobenlysat nach JAUBERT (Emulsion zahlreicher verschiedener Staphylokokken, die mit Jod und Natriumhyposulfit behandelt und durch abwechselndes Erwärmen auf 37° und Einfrieren atoxisch gemacht sind): JAUBERT; Staphylocin: GREENBAUM und HARKINS; Exotoxin nach PARKER (5 Tage alte Kulturen von Staphylococcus aureus, durch Berkefeldfilter filtriert): E. C. WEISE; Staphylokokkenhaptinogen MENDEZ: TORVISO und CASTOLDI.

MAUTÉ benutzt eine Staphylokokkenlösung, die durch Digerieren einer Mischung von 100 verschiedenen Staphylokokkenkulturen (24stündig) mit $^1/_{10}$ Normal Natronlauge mit Zusatz von $^1/_2$% Phenol gewonnen wird. 10 mg Bakteriensubstanz kommt auf 1 ccm Lauge. Das Ganze wird 24 Stunden bei 36° gehalten. Dann wird vorsichtig mit Salzsäure neutralisiert (bis zur leichten Alkalescenz) und durch ein Papierfilter filtriert. Der Impfstoff wird zur intravenösen Injektion mit physiologischer Kochsalzlösung im Verhältnis 1 : 10 verdünnt. MAUTÉ glaubt nicht, daß diese Staphylokokkenlösung antigene Eigenschaften habe, sie soll eher als chemotherapeutisches Mittel wirken. Mit der Wirkung auf Furunkel usw. ist MAUTÉ sehr zufrieden. Erst nach dem Überschreiten des Höhepunkts der Erkrankung hält MAUTÉ Autovaccine für angebracht (mehr prophylaktisch).

Die *Kombination von spezifischer Vaccine mit der unspezifischen Reiztherapie* wird ebenfalls viel angewandt:

Staphylo-Yatren (Behringwerke) wird im allgemeinen gelobt von BÖHNER, BRANDWEINER, BUSCHKE und LANGER, DANBOLT, GRIESBACH, A. JORDAN, KEINING, A. KOCH, K. J. MAYR, POPPER, RIESE, RUETE, SAUDEK, SCHUM, M. WOLFF. Antipyogen-Yatren-Vaccin (enthält Staphylokokken, Streptokokken Pneumokokken + 3% Yatren, Hersteller ebenfalls Behringwerke): FENYES.

HECHT verwendet in der gleichen Spritze Opsonogen + Caseosan und sieht danach weniger Versager als nach Opsonogen allein. R. KAUFMANN kombiniert Leukogen oder Opsonogen mit Olobintin oder Terpichin und läßt diese Mischungen von der pharmazeutischen Fabrik Pharmagans als Terapin-Vaccine herstellen. Jausion sowie Jausion und Lenègre geben, ebenfalls in einer Spritze zusammen, 15 Insulineinheiten mit Vaccine, unabhängig davon, ob eine Hyperglykämie vorliegt oder nicht.

Seit die große Rolle der Haut beim Zustandekommen immunbiologischer Vorgänge erkannt worden ist, hat nicht nur die intradermale Vaccininjektion, sondern auch die *percutane Applikation* Verbreitung gefunden. Schon im Jahre 1905, als diesen Dingen kaum Aufmerksamkeit geschenkt wurde, haben v. Wassermann und Citron ihre Topovaccine herausgebracht, die v. Wassermann zur Herstellung des Histopins (Histopingelatine, Histopinsalbe und Histoplast) führten, das heute viel verwendet wird: Bernheim, Brandweiner, Chiari, F. Franke, Edmund Hofmann, Kaspar, Kleeberg, Ledermann, Lotsch, v. Mahrenholtz, Oberndorfer, Reiter, E. Saalfeld, Sonntag, P. Unna jun., Voss u. a. Andere Präparate sind: Cuti-Leukogen-Guttaplast (Höchst): Griesbach; Staphyril (Firma Woelm, Spangenberg): Balint; Staphinum (Firma Grombacher u. Co., Offenburg): Wiegand; Propidonsalbe (Propidon s. o. S. 289): Delbet und Mitarbeiter; Gélose-Vaccin, ein „vaccinierter Nährboden": Jausion und Diot.

Zu einer sehr umfangreichen und theoretisch außerordentlich interessanten Debatte hat die Verwendung der *Antistaphylokokken-Bouillon-Vaccine*, des sog. *Antivirus* von Besredka, und des *Bakteriophagen* nach d'Hérelle gegeben.

Besredka machte die Beobachtung, daß Serumbouillon, auf der 8—10 Tage ein Staphylococcus gewachsen ist, nach dem Filtrieren durch Berkefeldfilter bei erneuter Beimpfung schwächeres Wachstum zeigt, und daß nach wiederholter Filtration und Beimpfung schließlich das Wachstum aufhört. Die wiederholte Beimpfung hat sich hinsichtlich des therapeutischen Effektes als überflüssig erwiesen (Epstein u. a.).

Die Annahme Besredkas, daß es sich dabei um die Wirkung eines *belebten Agens* handelt, von ihm „Antivirus" benannt, hat sich *als irrig erwiesen.* Schweinburg glaubt, die Wachstumshemmung einfach auf Nährbodenverschlechterung zurückführen zu können. Ihm schließen sich Epstein und Lorenz an. Sie finden in dem Filtrat keine antigenen Eigenschaften mit immunisierender Wirkung. Die Nachuntersuchungen an der Breslauer Hautklinik haben ergeben, daß die Wachstumshemmung, die übrigens nicht regelmäßig zu konstatieren war, sofort wieder paralysiert werden konnte durch Angleichung der Wasserstoffionenkonzentration (M. Jessner). Louros und Gaessler glauben ebenfalls an eine einfache Säurevergiftung, die durch Neutralisation mit Phosphatpuffern wieder aufgehoben werden könne. Auch Dold und Müller finden keine Stütze für die Annahme eines neuen, aus den Bakterien abspaltbaren und mit besonderer Affinität zu den Hautzellen begabten Antikörpers usw.

Demnach wäre die spezifisch-therapeutische Wirkung, die Besredka und mit ihm viele andere dem Filtrat zuschreiben, nicht anzuerkennen. Bei den von M. Jessner summarisch wiedergegebenen Versuchen der Breslauer Klinik waren im Tierexperiment mit gewöhnlicher Bouillon, eingeengtem Fleischwasser, Pferdeserum usw. percutan und intracutan die gleichen Wirkungen zu erzielen. Nach Louros und Gaessler wäre die therapeutische Wirkung auf unspezifische saure Eiweißkörper zurückzuführen. Epstein und Lorenz fanden keine Stütze hierfür, da sie nur Eiweißabbauprodukte niederster Ordnung feststellen konnten, die keine Biuretreaktionen gaben. Auch sie sind davon überzeugt, daß es sich nur um eine unspezifische Reizkörperwirkung handeln könne. Dold und Müller sprechen die feuchte Wärme als wirksames Agens an.

Danach sind die Ergebnisse der Tierversuche von Ebert und Saschina, sowie Urbain u. a., die für die Auffassung von Besredka eine Stütze abzugeben schienen, einer Revision zu unterziehen.

Bei den *Bakteriophagen-Präparationen* benutzt d'Hèrelle eine Aufschwemmung des infektiösen Materials in Bouillon, die durch Chamberlandkerzen filtriert ist. Die Annahme eines belebten, invisiblen Virus konnte bei den Nachuntersuchungen ebenfalls im allgemeinen nicht bestätigt werden.

Aus den therapeutischen Erfahrungen mit *Antivirus* von Arutjunov und Gurvič, Bass, Bonaduce, Bourdenko und Givago, Brandweiner, Carle,

Chausse, Declich und Ciani, Dubus, Epstein und Lotheisen, Flarer, Greenbaum und Harkins, M. Jessner, Kistjakovsky, Kurzhals, Lehndorff und Brumlik, Lorthior, O. Mayer, Moritsch und Oppolzer, H. Picard, R. Müller, P. Pick, Popovic, Schweinburg sowie mit dem *Bakteriophagen* von Appelmans, Bazy, Cipollaro, Crutchfield und Stout, Danbolt, Dubus, E. Fischer, Gougerot und Peyre, Grindon, Hauduroy, Cannes und Dalsace, B. L. Kahn, Lamare, Larget und Moreau, Larkum, Mc Kee, Moure, Pacetto, Raiga, Rice, Sanz und Benitez, Shimizu u. a. erhält man den Eindruck, daß die Wirkung im allgemeinen befriedigend, ja gelegentlich überraschend gut ist. Doch fehlt es nicht an Autoren, die nicht zufrieden sind: M. Jessner hatte nie einen therapeutischen Erfolg, in einem Falle trat sogar eine wesentliche anhaltende Verschlimmerung auf. P. Pick sah bei 64 incidierten und nicht incidierten Furunkeln mit dem Besredkaschen Filtrat in keinem Falle Überzeugendes, Lehndorff und Brumlik keine ermutigenden Erfolge. Brandweiner hat gelegentlich eine Zunahme der Schmerzen beobachtet. Moritsch und Oppolzer haben bei 62 eröffneten Eiterungsprozessen gute Resultate, besonders auffallend hinsichtlich der Schmerzstillung und der Sekretionsverminderung, doch sind auch Fälle dabei, wo das Antivirus versagte und Pusteln erzeugte. Der Effekt verschiedener Präparate ist ungleich. Auch Flarer findet die Wirkung inkonstant.

Mit dem Bakteriophagen hatte Alderson wechselnde Resultate, aber die guten überwogen. Auch Mc Kee hatte zuerst nicht so günstige Ergebnisse wie später und vermutet, daß die Herstellung dabei eine Rolle spielt.

Nachdem sich die theoretischen Voraussetzungen von Besredka als falsch erwiesen hatten und die Wirkung der Bakterienfiltrate auf unspezifische Komponenten zurückgeführt worden war, sind Eisler und Lehndorf dazu übergegangen, Bakterienaufaufschwemmungen in Kochsalzlösungen zu verwenden, die einige Tage autolysiert, filtriert und erhitzt worden sind. Sie nennen das so gewonnene Mittel *modifiziertes Antivirus „Histan"*. Die klinischen Erfahrungen von Demel, Driak und Moritsch sind günstig, doch war die Tiefenwirkung mangelhaft

P. Pick ist von den gleichen Gesichtspunkten aus zur lokalen Verwendung von *heißer Milch* gekommen und ist damit sehr zufrieden.

Es müssen zum Schluß noch ganz kurz einige Methoden der Immuntherapie besprochen werden, gegen die von vornherein Bedenken geltend zu machen sind:

Makai hat als erster den Mut aufgebracht, Furunkelkranken ihren eigenen Eiter subcutan einzuspritzen. Um das zu begründen, stellt er die Behauptung auf, daß im eigenen Eiter außer den Erregern sämtliche Stoffwechselprodukte der Körperzellen und der Bakterien enthalten seien, und daß gerade diese eine Reiztherapie im weitesten Sinne des Wortes ermöglichen, die die Vaccinetherapie an Spezifizität, Intensität und Vielseitigkeit weit übertreffe. Die Abscesse, die an der Injektionsstelle entstehen, sollen ähnlich wie Fixationsabscesse wirken. Makais Erfolge sind sehr gut, hauptsächlich rühmt er die schlagartige Wirkung auf das Allgemeinbefinden. Andere, die diese Autopyotherapie angewandt haben, sind nicht so glücklich. Saathoff bekam in einem Falle eine phlegmonöse Eiterung, die breit eröffnet werden mußte. Barfurth provozierte durch die intradermale Injektion seines eigenen Eiters einen bohnengroßen Absceß und noch drei neue Furunkel dazu. In einem anderen Falle Barfurths hörte die Furunkulose allerdings nach Injektion von 0,1 ccm Eiter auf. Treplin sah nach subcutaner Injektion stets Abscesse. Lutz hatte nie einen Erfolg und lehnt daher die Methode ab. Nur Lodato erzielte bei 5 farbigen Soldaten Gutes. Er gibt jeden 2. Tag 1 ccm bis zu 18 Injektionen! Die Methode mag sich vielleicht für andere Krankheitsprozesse eignen, für die Staphylodermien sollte man lieber ganz davon absehen.

Ebenso dürfte die *Injektion lebender Staphylokokkenkulturen,* von der Boardman bei einem Falle Erfolg gehabt zu haben glaubt, riskant sein.

Die Orsos-*Vaccine* dürfte sich aus dem gleichen Grunde nicht einbürgern. Orsos verdünnt Eiter mit sterilem Wasser und versetzt die Verdünnung mit Yatren zum Abtöten der Staphylokokken. Nach 8–10 Minuten ist die „Vaccine" verwendungsbereit. Berde hat festgestellt, daß die Orsos-Vaccine nicht steril ist. Reis berichtet über gute Resultate.

Auch auf die Erfahrungen mit sog. „*Heterotherapie*" kann ich hier nur kurz hinweisen: LAUTMAN beobachtete bei einem großen Oberlippenfurunkel nach $3^1/_4$ ccm Antipneumokokkenvaccine MINET Heilung. SEEDORF sah von Colotoxin, einer Colivaccine, besonders schöne Resultate bei Furunkulose, SCHDANOWA und ROMEIKOWA von Tebelon, MINAMI und OHMICHI von der Pockenimpfung.

Auch die **unspezifische Reiztherapie** hat in der Behandlung des Furunkels und Karbunkels ein dankbares Anwendungsgebiet gefunden. Auf die theoretischen Vorstellungen, die man sich von der Wirkung der hierzu benutzten Stoffe macht (Protoplasmaaktivierung usw.), kann ich hier nicht eingehen (s. WINTERNITZ[1]). Es ist unmöglich, auf die Frage, was die unspezifische Reiztherapie praktisch im Vergleich zu der spezifischen Immuntherapie leistet, eine klare Antwort zu geben. Beiden Methoden ist gemein, daß man von ihnen gelegentlich einen vorzüglichen Eindruck bekommt (der nach Lage der Dinge stets subjektiv ist und deshalb täuschen kann!), daß sie aber häufig versagen. Die Vorstellung, daß die spezifische Therapie gerade durch die *spezifische* Komponente der unspezifischen überlegen sei, hat sich jedenfalls nicht als unbedingt richtig erwiesen. Ja es ist nicht einmal sicher, ob die theoretischen Voraussetzungen der Vaccinebehandlung gerade für die Staphylodermien Geltung haben. So bleibt es dem Belieben des einzelnen überlassen, wie er zu den Problemen Stellung nehmen will.

Bekanntlich werden die verschiedensten Mittel verwandt:

Über günstige Resultate mit *Milch* und *Milchpräparaten*: abgekochter Kuhmilch, Aolan (keim- und toxinfreies Milcheiweiß, Beiersdorf), Protasin (steriles Lactalbumin, Hersteller Troponwerke), Caseosan (5% Caseinlösung, Hersteller v. Heyden), Aktoprotin (4% Caseinlösung, Hersteller Chinoinwerke) usw. berichten ANKELEN, G. BLOCH, BONNET, BUSCHKE und LANGER, CORRALLÁ und CORALLÁ, DUHOT, GARRIGA, HALL, ISAACSOHN, KRÖSL, LIPPERT, E. F. MÜLLER, H. MÜLLER, R. MÜLLER, SALVADOR GALLARDO, STÖBER, ZIELER u. a.

Yatren-Casein wird empfohlen von ROLLY, ZIELER, ZIEMANN.

Die *parenterale Terpentinbehandlung* ist von KLINGMÜLLER eingeführt worden und hat sich gut eingebürgert. Die Berichte über die verschiedenen Präparate: 10—40% Terpentinöl in Olivenöl, Olobintin, Terpichin (Terpen und 0,5% Chinin und 0,5% Anästhesin), Novoterpen (Terpentinöl mit Novocain) lauten im großen ganzen günstig: APPEL, BUSCH, BUSCHKE und LANGER, GRABISCH, ISACSOHN, KLINGMÜLLER, LANDA, O. L. LEVIN, LÜTH, F. M. MEYER, OPPENHEIM, ROSEN, TH. SACHS, H. E. SCHMIDT, E. SCHNEIDER, H. SCHÜTZ, SELLEI, STÜMPKE, TENNENBAUM, ZIELER.

WEDERHAKE gibt große Dosen Campher (5 g Ol. camphor. fort.) und glaubt, daß dieser durch seinen Terpengehalt wirkt. 5% Terpentin + 10% Eucalyptol benutzt MAZZINI. Auch das Präparat Olyptol enthält diese Kombination (10% Terpentin, 1% Eucalyptusöl, 5% Vuzin, Hersteller Labopharma). Über Erfolge damit berichtet MOOS. LENZMANN verwendet Caseoterpol (25% Terpentinöl + Caseosan, Hersteller v. Heyden).

Omnadin (Stoffwechselprodukte apathogener Bakterien + Lipoidgemisch aus Galle + animalisches Fett, angegeben von MUCH) wird von FRÄNKEL, KARPATI, ROSENAU, WEICHHERZ gelobt, Phlogetan (abgebaute Nucleoproteide) empfehlen KÖNIGSTEIN, WEICHHERZ.

Zur *percutanen Reiztherapie* bei Furunkulose wird Dermaprotin (Casein + ätherische Öle + Bakterieneiweiß) verwandt von GIESEMANN, SACHS.

Großer Beliebtheit erfreut sich ferner die **Eigenblutbehandlung:** BRUCE, BUFFLER, BUSCHKE und LANGER, BUZELLO, CARP, COVISA, DUBARD, FRIEDMANN, GLASER, L. HIRSCH, JUNQUET, F. LÉVI, LINHART, LUMIÈRE und

[1] WINTERNITZ: Dieses Handbuch Bd. 5, Teil 1, S. 614.

Montoloy, Merklen und Hirschberg, Nicolas, Gaté und Dupasquier, Nourney, Poljak, Ruszynski, Saradkew, Salša, Schiller (b), Schirjak, Sirokov, Tenckhoff, Vulfson, Weinberg-Niklas.

Das Blut wird der Vene entnommen und sofort wieder injiziert. Am häufigsten wird die intramuskuläre, seltener die subcutane (1—25, meist 5 bis 10 ccm), mehrfach auch die intradermale (0,1—0,3 ccm) Einspritzung (Buschke und Langer, Ruszynski) geübt. Die Resultate werden im allgemeinen als befriedigend bezeichnet. Buschke und Langer sind jedoch z. B. nicht von der Wirksamkeit (der intradermalen Injektion!) überzeugt.

Im Jahre 1923 hat Läwen seine Methode der *Eigenblutumspritzung (Umwallung) für maligne Gesichtsfurunkel* angegeben. Die Methode hat sich gut bewährt, wenn auch ein endgültiges Urteil über ihre Leistungsfähigkeit nicht abgegeben werden kann: Böhner, Buchholz, Chiari, Ebers, Erb, Hauber, Hinze, Kappis, Linhart, Lotsch, Nowicki, Seifert, Slätis, Steichele, Vorschütz, Wich. Läwen geht von der Idee aus, den Eiterherd durch lückenlose, pralle Um- und Unterspritzung mit Eigenblut „abzuriegeln". Daneben soll das Blut auch bactericide antitoxische Kräfte anregen und eine allgemeine aktivierende Wirkung nach Art der Proteintherapie haben. Entsprechend den Ergebnissen von v. Gaza und Brandi glaubt Läwen ferner annehmen zu können, daß die Eigenblutumwallung eine Absättigung der sauren Valenzen im Entzündungsgebiet bewirkt, zumal da das körpereigene Blut eine ideale Pufferlösung darstelle. Die Blutmenge, die zur Um- und Unterspritzung erforderlich ist, ist je nach der Größe des Furunkels verschieden. In der Regel genügen 30—40 ccm, oft müssen aber wesentlich größere Mengen verwendet werden. Das ist nur möglich, wenn der Operateur mit einem Assistenten Hand in Hand arbeitet, der das Blut entnimmt und die gefüllte Spritze (10—20 ccm) zureicht, so daß die Injektion schnell erfolgen kann. Nach 3—4 Tagen ist die Umwallung, falls erforderlich, zu wiederholen. Über Einzelheiten herrscht noch keine Einigkeit. Zusatz von Natrium citricum, den Läwen zuerst verwendet, erscheint nicht notwendig. Wich warnt vor einem übermäßigen Zusatz, da dieser nicht indifferent ist. Gelegentlich wird das Blut mit Novocain oder Tutocain gemischt. Neuerdings durchtränken Läwen, Erb das Gewebe von der Incisionswunde her mit Rivanollösung und glauben hierdurch eine Tiefenantisepsis zu erzielen, die den Ablauf beschleunige (s. dazu die experimentellen Untersuchungen von Biebl und Barth). Läwen legt besonderen Wert darauf, daß die Blutumspritzung mit breiter Eröffnung des Furunkels kombiniert wird. Hinze, Kappis halten das nicht für erforderlich und sehen auch ohne diese Kombination Günstiges. Ebers hält es nur für erforderlich, das Blut in möglichst nahe Berührung mit dem Eiterherd zu bringen und unterspritzt den Furunkel, so daß er auf einen flachen Blutkuchen zu liegen kommt. Linhart hält es für genügend, wenn in Herdnähe mehrere Depots intramuskulär angelegt werden (20—120 ccm). Demgegenüber bleibt Läwen nach wie vor bei seiner Originalmethode.

Die Befürchtung, daß die Infektion auf das künstlich gesetzte Hämatom leicht übergreifen würde, eine Annahme, die durchaus nahe lag, hat sich in jahrelanger klinischer Erfahrung, sowie in den Tierexperimenten von Hilgenberg und Thomann sowie in den histologischen Untersuchungen von Thomann als unbegründet erwiesen.

Die Läwensche Blutumwallung hat sich auch bei Furunkeln in anderer Lokalisation als nützlich erwiesen: Ebers, Kappis, O. Mayer sahen bei größeren fortschreitenden Furunkeln an den verschiedensten Körperstellen gute Erfolge. Carp, Hauber sowie Läwen haben sie auch bei Nackenkarbunkeln angewandt, doch wollen Läwen und Erb die Methode nur für die schweren, fortschreitenden Karbunkel verwendet wissen.

Kehren wir zur Allgemeinbehandlung mit Eigenblut zurück:

Hämolysiertes Eigenblut verwenden Brünner und Breuer, Descarpentries, Sáinz de Aja. Vorschütz empfiehlt *defibriniertes Eigenblut.* Er spritzt dies intravenös und sieht sehr heftige Allgemeinreaktionen, die nach seiner Ansicht erwünscht sind.

Von der *Hetero-Hämotherapie* (Menschenblut, Blut von Meerschweinchen, Kaninchen) sind Nicolas, Gaté und Dupasquier, sowie Ravaut und Huguenin begeistert.

Bellaux hält die *Autohämotherapie durch Schröpfkopf* für die Methode der Wahl bei der Furunkulose, Kuhn und Düker die „hämorrhagische Vakuumbehandlung“ mit der Bierschen Saugglocke, die auf S. 281 bereits kritisiert wurde. Die Autoren schreiben dem bei diesem Verfahren ins Gewebe austretenden Blut eine Rolle zu, ebenso Fisanovič bei seiner oben genannten Aspirationsmethode (S. 276).

Eigenserum wird von R. Müller, Wepperowna, Yersin u. a. gelobt. R. Müller spritzt es in Herdnähe, etwa zwei Finger breit davon entfernt.

Mit *Pferdeserum* haben Benedek, Go Kee und Santillan, Hansen, Lorey, Müller und Peiser, Rieder gute Erfahrungen gemacht. Von ganz besonderem Interesse ist die von Rieder für Gesichtsfurunkel und Karbunkel angegebene *Kombination von chirurgischer Behandlung mit der örtlichen Anwendung von Pferdeserum.* Benedek konnte nachweisen, daß Normal-Perdeserum sich durch einen besonders hohen Gehalt an Antistaphylolysin auszeichnet. Gerade diese Eigenschaft macht es zum idealen Mittel zur Bekämpfung der Staphylodermien. Wichtig ist, daß das Normal-Pferdeserum unmittelbar mit dem erkrankten Gewebe in Berührung kommt. Rieder geht in der Weise vor, daß er in der Mitte des Karbunkels einen ausgiebigen Kreuzschnitt macht, die 4 Ecken freipräpariert, ohne dabei in die Tiefe zu gehen und neue Blutbahnen zu eröffnen. Das ganze Infiltrationsgebiet wird dann mit einem Gazestreifen austamponiert, der mit 2—4 ccm Pferdeserum getränkt ist. Benedek beschränkt sich auf den Kreuzschnitt, tamponiert die Incisionswunde locker mit einem in Normal-Pferdeserum getränkten Gazestreifen und bedeckt das Ganze mit einer Pferdeserumkompresse. Rieder und Benedek berichten, daß schon nach 2—3 Stunden die Spannung im erkrankten Gebiet nachläßt. Die nekrotischen Massen stoßen sich je nach der Größe des Herdes in 12—48 Stunden ab. Nach 2—3 Tagen haben sich in der Tiefe frische Granulationen gebildet, die Wunden heilen rascher als bei irgend einer anderen Methode mit zarter, weicher Narbe. In etwa 1000 Fällen hat sich das Verfahren Rieder gut bewährt (persönliche Mitteilung). Hansen lobt die Pferdeserumtamponade ebenfalls.

Rieder hat auch mit Diphtherieserum gute Erfolge gehabt, doch hat Benedek darauf hingewiesen, daß der Gehalt des Normal-Pferdeserums an Antistaphylolysin den des Diphtherieserums wesentlich übertrifft.

Ganz zum Schluß möchte ich mit einigen Worten auf die Methode der **Tiefenantisepsis** mit *Vuzin* und *Rivanol* eingehen, die vor etwa 15 Jahren von Klapp ins Leben gerufen wurde, und an die man mit großen Erwartungen heranging (Eden, Iimory, Klapp, Lotsch, Mühsam und Hillejahn, Petermann, Rosenstein, Sattler, Schneider, Siebrecht und Ujhelyi). Für Furunkel und Karbunkel ist vorwiegend Rivanol 1 : 1000 oder 1 : 500 verwendet worden. Iimori sowie Schneider ziehen 2—4% Yatrenlösung vor. Man geht in der Weise vor, daß man das Antisepticum in den Herd injiziert und gleichzeitig eine Um- und Unterspritzung macht. Das Gewebe muß prall infiltriert werden. Man soll erst aufhören, wenn die Injektionsflüssigkeit aus der zentralen Perforationsöffnung im Strahl wieder herausspritzt (ROSENSTEIN). SATTLER sah bei Furunkeln und Karbunkeln niemals einen Erfolg. EDEN sowie PETERMANN (beide zitiert bei KRECKE) erlebten in einzelnen Fällen schwere Gewebsschädigungen durch das injizierte Rivanol. So stehen auch KRECKE und LOTSCH der Anwendung der Tiefenantisepsis bei den Staphylodermien ablehnend gegenüber. Das Verfahren ist für diese heute wohl nur noch ganz ausnahmsweise in Gebrauch.

Es ist übrigens ganz interessant, daß die Tiefenantisepsis einen Vorgänger gehabt hat: Die alte Methode der intrafokalen Carbolsäureinjektion (1 ccm 2—3%ige Carbolsäure o. ä.), die von BIDDER geradezu als „subcutane Desinfektion" bezeichnet worden ist. Sie war schmerzhaft und gefährlich und ist daher allgemein verlassen worden (s. dazu JARISCH, RIEHL, TRENITÉ).

In diesem Zusammenhang ist ferner auf die von v. GAZA und BRANDI inaugurierte *Methode der „Gewebsalkalisierung"* hinzuweisen, die durch ihre physikalisch-chemische Begründung besser fundiert ist und zweifellos eine Zukunft hat. Streng genommen handelt es sich nicht um eine Gewebsalkalisierung, sondern um eine Absättigung der im Entzündungsherd angehäuften sauren Valenzen durch Phosphatpufferlösungen. v. GAZA und BRANDI verwenden m/15 Phosphatpufferlösungen, die durch Kochsalzzusatz isotonisch gemacht sind. Die Wasserstoffionenkonzentration einer solchen Lösung, die auf 1 Liter Wasser 6,49 g sekundäres Natriumphosphat und 6,44 g Kochsalz enthält, beträgt im allgemeinen $p_H = 9{,}1$. Der Furunkel wird punktiert, der Eiter nach Möglichkeit aspiriert, und die Absceßhöhle mehrfach mit der Phosphatlösung gespült, bis die Spülflüssigkeit klar ist. Die in dieser Weise behandelten 16 furunkulösen und phlegmonösen Abscesse kamen ausnahmslos ohne Incision schnell zur Heilung.

Als Beispiel führen v. GAZA und BRANDI einen Fall von furunkulösen Absceß auf dem Gesäß an, der zur Infiltration der ganzen Gesäßhälfte geführt hatte. Bei der Punktion konnten nur einige Tropfen Eiter entleert und 15 ccm Pufferlösung injiziert werden. Schon nach wenigen Minuten Verschwinden der Schmerzen. In wenigen Tagen Heilung ohne Fistelbildung.

Nach diesem Prinzip soll übrigens auch der *Panthäsinbalsam* (SANDOZ) wirken, der aus N-diäthylleuzinolester der p-Amidobenzoesäure besteht, welcher an eine besondere pflanzliche Base gebunden ist. Die Salbe soll die Gewebsreaktion nach der alkalischen Seite hin beeinflussen und besonders leicht resorbiert werden, weswegen ihr eine spezielle Tiefenwirkung zugeschrieben wird. Bei etwa 50 Furunkelkranken stellten LUTZ und KELTERBORN schnelles Nachlassen der Schmerzen und Beschleunigung der Heilung fest. KATZ konnte diese Beobachtungen bestätigen. Bei einigen Kranken von LUTZ und KELTERBORN traten infolge von Sensibilisierung gegen Panthäsin im Laufe einer längeren Behandlung Ekzeme auf.

Zusammenfassender Rückblick auf die Therapie.

Behandlung des Solitärfurunkels: Die große Zahl der angegebenen Methoden darf nicht zu einem unfruchtbaren, ziel- und planlosen Herumprobieren verleiten. Jede Polypragmasie ist strengstens zu vermeiden. Man suche mit ganz wenigen Mitteln auszukommen. mit denen man gut eingearbeitet ist. Es kommt nicht so sehr darauf an, was man macht, sondern viel mehr, wie man es macht. Je nach dem Stadium, in dem der Furunkel in Behandlung kommt, und je nach der Entwicklung, die er während der Behandlung nimmt, werden die Mittel wechseln. Operativ sollten nur Furunkel mit Neigung zum Fortschreiten (phlegmonöse Furunkel) behandelt werden. Unter den chirurgischen Methoden sind speziell die von Läwen und Rieder immer mit in Betracht zu ziehen. Auch die Röntgenbehandlung kann bei phlegmonösen sowie bei torpiden und besonders schmerzhaften Furunkeln unbedingt empfohlen werden. Wenn man sich dazu entschließt, warte man nicht, sondern bestrahle möglichst früh.

Eine Sonderstellung nehmen hinsichtlich der Therapie die **Gesichtsfurunkel** ein, weil sie so viel gefährlicher sind. Aus diesem Grunde hat sich die operative Behandlung hier viel länger als einzig mögliche behaupten können. In letzter Zeit haben sich jedoch auch hier zweifellos die konservativen Grundsätze mehr und mehr durchgesetzt. Das ist nicht nur der allgemeinen Tendenz, die die moderne Chirurgie beherrscht, sondern auch ganz wesentlich dem Ausbau der konservativen Methodik zu verdanken. In erster Linie ist die prompt wirkende *Röntgen-Frühbestrahlung* eine äußert wertvolle Bereicherung des therapeutischen Rüstzeuges. Auch die *Stauung der Halsvenen* darf als Fortschritt gebucht werden, wenngleich ihre Erfolge nicht allgemein anerkannt werden.

Hier ist jedoch, ebenso wie bei den Furunkeln im allgemeinen, jede Ausschließlichkeit von Nachteil. Die konservative Behandlung bedarf der Ergänzung durch chirurgisches Vorgehen. Bei den leichteren, günstig verlaufenden Fällen soll nur eingegriffen werden, wenn es zur Absceßbildung kommt, und der spontane Durchbruch auf sich warten läßt. Wenn eine Röntgenbestrahlung vorhergegangen ist, begnüge man sich mit relativ geringen Eingriffen. Bei schweren, phlegmonösen Furunkeln ist dagegen radikales operatives Vorgehen angezeigt, wenn das Fortschreiten der Infiltration in die Umgebung, das Auftreten von thrombophlebitischen Strängen und Allgemeinstörungen ernster Art Lebensgefahr befürchten lassen.

Die Bestimmung des Zeitpunktes, an dem die konservative Therapie im Gesicht zu verlassen ist, ist eine exquisit chirurgische Angelegenheit. Hierüber werden immer Meinungsverschiedenheiten bestehen bleiben, da die Beurteilung der Bösartigkeit bei den Gesichtsfurunkeln ja ungemein schwierig ist. Außerdem spielt aber bei dem Entschluß zum aktiven Vorgehen auch die Vorliebe für das Operieren eine gewisse Rolle, die doch nun einmal Sache des Temperaments ist.

Neben den Autoren, die in den letzten Jahren das eklektische Verfahren empfehlen, gibt es immer noch solche, die sehr aktiv vorgehen, und andere, die die Incision absolut verpönen. Mit den letzteren hat sich Melchior ausführlich auseinandergesetzt. Die Statistiken, die von den Vertretern der alleinigen, streng konservativen Behandlung zugunsten ihrer Auffassung aufgestellt werden, sind zur Entscheidung der Frage oft gar nicht brauchbar, weil die chirurgisch angegangenen Fälle von vornherein schwerer zu sein pflegen. Melchior selbst hat auf diese Weise bei den operativ behandelten Fällen eine Mortalität von 10,8% gegenüber 2,8% bei konservativem Vorgehen errechnet. Die Todesfälle sind aber nicht der chirurgischen Behandlung zuzuschreiben, sondern sind *trotz operativen Eingreifens* nicht zu retten gewesen. Sie wären bei konservativer Therapie voraussichtlich ebenfalls unvermeidlich gewesen. Der Vorwurf, den die Verfechter der alleinigen, streng konservativen Behandlung dem chirurgischen Vorgehen machen, daß durch die Eröffnung neuer Blutbahnen der Allgemeininfektion Vorschub geleistet werde, ist ebenfalls von Melchior mit dem Hinweis widerlegt worden, daß man beim Operieren in einem Bezirk mit erhöhtem Blutdruck arbeite: Das unter Druck austretende Blut schwemmt das Infektionsmaterial fort. Schon rein theoretisch sei daher die Vorstellung, daß infektiöses Material in die Blutbahn eingesogen wird, unhaltbar. Wenn das nicht so wäre, dürfte man überhaupt keinen Furunkel incidieren!

Ich schließe mich also den Autoren an, die beim Gesichtsfurunkel genau wie bei den Furunkeln anderer Lokalisation, ein streng *konservatives Verfahren* empfehlen, solange nicht die absoluten Indikationen zum operativen Eingreifen gegeben sind, wie sie oben skizziert wurden. Ehe diese nicht vorliegen, sollte man meines Erachtens noch strenger konservativ verfahren als bei anderen Furunkeln. Außer vollständiger Ruhe, Sprechverbot, Verabreichung flüssiger Kost durch Glasrohr, Salbenläppchen, Wärme, evtl. feuchte Verbände der gut eingefetteten Haut, möglichst frühzeitiger Röntgenbehandlung, evtl. Halsstauung ist alles zu unterlassen. Ich halte das Kauterisieren, die Carbolsäurepunktur usw. beim Gesichtsfurunkel für ebenso gefährlich wie die ungenügende chirurgische Eröffnung. E. SEIFERT verwirft auch das Einfrieren.

Zur Beschleunigung der Abheilung nach der chirurgischen Behandlung bedient man sich heute der LÄWENschen Blutumspritzung oder der Pferdeserumtamponade nach RIEDER.

Die operative Inangriffnahme der Thrombose der Vena angularis und der Sinusthrombose (Unterbindung der Vena angularis, Aufklappung der Orbita, Freilegung des Ganglion Gasseri usw.) sei nur zwecks Orientierung erwähnt.

Einige Worte sind auch über die spezielle Therapie des **Furunkels im äußeren Gehörgang** am Platze: Die engen örtlichen Verhältnisse und die dadurch erleichterte Entstehung neuer Furunkel in der unmittelbaren Umgebung des ersten durch Autoinokulation geben der Lokalbehandlung ein besonderes Gepräge. Im infiltrativen Stadium macht KÖRNER Spiritusverbände derart, daß ein mit Spiritus getränkter Gazestreifen in den Gehörgang eingelegt wird und die Ohrmuschel mit spiritusgetränkter Gaze gut aus- und unterpolstert wird. Darüber BILLROTH-Batist. VOSS zieht essigsaure Tonerde oder 2%ige Alsollösung vor. BRUCH legt Tampons mit Ichthyolglycerin ein. LÖWENSTEIN benutzt gesättigte alkoholische Borsäurelösung abwechselnd mit 20% Mentholöl. LERMOYEZ ist für Jodtinktur oder Campheröl, MANDL für 10% Argentum nitricum-Lösung, die auf Wattebausch eingeführt wird. Auch die Salben- und Pflasterbehandlung bewährt sich hier (Salicylsäureseifentricoplast $2^1/_2$—5%, Carbol-Quecksilber-Guttaplast usw.). Dabei unterstützt Wärme die Reifung wesentlich (Breiumschläge, Thermophor, Solluxlampe, letztere von NOLTENIUS und PEROV empfohlen). In letzter Zeit hat sich auch die Iontophorese mit Zinn (MCAULIFFE, WILLIAMS) oder Natrium salicylicum (NORIE) Freunde erworben. HUNTER sieht von Diathermie Gutes. Auch die Röntgenbehandlung leistet Ausgezeichnetes bei rezidivierender Furunkulose des Gehörganges. IMHOFER hat eine besondere Saugglocke für den äußeren Gehörgang konstruiert. Die Lokalbehandlung mit Staphylokokkenbouillonfiltraten nach BESREDKA wird gelobt von DEL PIANO, POPOVIC u. a. VOSS lobt Histopin. Außerdem wird selbstverständlich auch die operative Therapie viel geübt.

Bei der **Furunkulose** tritt, wie bereits oben betont, neben der sorgfältigen lokalen Behandlung die Allgemeintherapie in den Vordergrund. Es ist immer noch fraglich, ob die interne Therapie, die ja auch heute noch viel geübt wird, die ihr zugeschriebene, günstige Wirkung hat. Deshalb bevorzugen viele, je nach Geschmack, die spezifische oder unspezifische Reizkörpertherapie. Die große Anzahl der Vorschläge zeigt, daß sie alle nicht ideal sind. Dagegen kann bei regionärer Furunkulose die *Röntgenbehandlung* unbedingt empfohlen werden, die übrigens gelegentlich auch (durch Fernwirkung) bei universeller Furunkulose Gutes leistet.

Die Behandlung des **Karbunkels** bewegt sich in denselben Bahnen wie die des Furunkels. Auch für ihn ist die Tendenz zu einer mehr konservativen Therapie fühlbar. Das Vorgehen ist indessen individuell verschieden. So rät MELCHIOR bei Neigung zu Demarkation und lokaler Einschmelzung abzuwarten, dagegen bei rasch fortschreitenden nekrotischen Prozessen frühzeitig aktiv einzugreifen. Während HANS, HRYNTSCHAK, HUNTINGTON, MADELUNG, MOSCOWICZ, PARKER, SCHLATTER u. a. für die Exstirpation nach BARDENHEUER-RIEDEL sind, geben F. HONIGMANN, MELCHIOR, RIEDER, TISCHER der breiten Eröffnung den Vorzug. RIEDER tamponiert mit Pferdeserum und erreicht damit schnelle Demarkation und Abstoßung der Nekrose. Auch MADELUNGS „Abschälungsmethode" (Bildung eines zungenförmigen Lappens, Tamponade) hat viele Freunde. Besonders gute kosmetische Resultate werden den Methoden von BERNDT und DREWITZ (parallele Längsschnitte) nachgerühmt (s. dazu CURRI, SPRENGELL u. a.).

Die LÄWENsche Eigenblutumspritzung hat sich bei schweren, fortschreitenden Karbunkeln ebenfalls bewährt (CARP, ERB, HAUBER, LÄWEN), nur KAPPIS erlebte oft Versager (ohne Incision!).

Außerdem leistet die Röntgenbestrahlung für den Karbunkel sehr Gutes (s. S. 282). Gerade die Frühbestrahlung scheint berufen, die chirurgische Therapie noch mehr zurückzudrängen.

WILLMOTH zieht der Excision die Elektrokoagulation vor. Gleichzeitig umsticht er den Herd im Gesunden und löffelt ihn aus. Nachbehandlung mit Ultraviolettlicht beschleunigt die Heilung.

GERLACH injiziert *Arnusit* (ein Präparat aus Arnica montana) in Herdnähe und wiederholt dies in 1—2tägigen Abständen. In der Umgebung entstehen Eiterpusteln. Außerdem soll eine eigenartige Neigung zu Hautblutungen festzustellen sein.

Mit diesen grundsätzlichen Bemerkungen schließe ich die Besprechung ab, ohne auf alle Einzelheiten nochmals einzugehen.

Über die **Prophylaxe** der Furunkel usw. brauche ich dem im Laufe der Darstellung Gesagten nichts Wesentliches hinzuzufügen. Medikamentöse Seifen, Bäder, spirituöse Einreibungen genügen im allgemeinen vollauf. Hauptsächlich nach einer Furunkulose ist eine Zeitlang der Hautpflege volle Aufmerksamkeit zu schenken. Alles übrige versteht sich von selbst.

Literatur.

ABBATI: Röntgen bei Furunkel und Karbunkel. 8. Congr. ital. Rad. med. 1928. Zit. nach KLÖVEKORN. — ACHLEITHNER: Lippenfurunkel. Demonstr. Ver. Ärzte Oberösterr., 18. Nov. 1925. Wien. klin. Wschr. **1926**, 145. — ADAMSON, H. G.: Sykosis und andere Staphylokokkeninfektionen der Haut. Brit. med. J. **1918**, Nr 2975. Ref. Dermat. Wschr. **71**, 516 (1920). — AFZELIUS: Disk. zu KRIKORZ, Furunkulose. Dermat. Ges. Stockholm, 26. März 1903. Ref. Mh. Dermat. **37**, 270. — AHLSWEDE, E.: Non specific protein therapy. Arch. of Dermat. **5**, 568 (1922). Ref. Zbl. Hautkrkh. **6**, 24. — AJNBERG, A.: Über lokale Behandlung der Furunkulose. Vrač. Delo (russ.) **15**, 673 (1932). Ref. Zbl. Hautkrkh. **45**, 66. — ALDERSON, H. E.: (a) The bacteriophage in pyogenic infections of the skin. Arch. of Dermat. **21**. 197 (1930). Ref. Zentralbl. Hautkrkh. **34**, 298. (b) Disk. zu CRUTCHFIELD u. STOUT: Bacteriophagebehandlung. Arch. of Dermat. **22**, 1010 (1930). Ref. Zbl. Hautkrkh. **37**, 376. — ANDERSON, A. J.: Großer Nackenkarbunkel, geheilt dnrch hochfrequente Ströme. Amer. J. dermat. genito-urin Dis. **13**, H. 5 (1908). Ref. Mh. Dermat. **49**, 26. — ANDREWS, G. C.: The Treatment of boils and carbuncles. Amer. J. Surg. **6**, 458 (1929). Ref. Zbl. Hautkrkh. **31**, 615. — ANKELEN, F.: Über Karbunkelbehandlung. Arch. Soc. méd. Valparaiso **1**, 265, (1927). Ref. Zbl. Hautkrkh. **26**, 280. — ANTUOFERMO, A.: Ricerche sulle variazioni quantitativo dello zucchero des sangue e della cute in condizioni normali e patologiche. Il Dermatosifiliogr. **8**, 1 (1933). Ref. Zbl. Hautkrkh. **44**, 733. — APPELMANS, R.: Au sujet de la valeur du bactériophage. Arch. internat. Pharmacodynamie **27**, 85 (1922). Ref. Zbl. Hautkrkh. **6**, 13. — ARCHANGELSKY: Röntgen bei Furunkel und Karbunkel. 4. allruss. Röntgenkongr. Ref. Zbl. Radiol. **2**, 203. Zit. nach KLÖVEKORN. — ARENZ, E.: Moderne Behandlung der Gesichtsfurunkulose. Diss. Würzburg 1922. — ARNING, E.: Therapeutische Details bei der Behandlung der Furunkulosis. Mh. Dermat. **33**, 309 (1901). ARROYAVE y ROLDAN: Die Kurve von Glykämie, Cholesterinämie und Blutdruck bei Dermatosen. Actas dermo-sifiliogr. **21**, 7 (1928). Ref. Zbl. Hautkrkh. **31**, 693. — ARUTJUNOV, G. u. J. GURVIČ: Lokale Vaccinetherapie der Staphylokokkenerkrankungen der Haut mit spezifischen Kompressen nach der Methode von BESREDKA. Russk. Vestn. Dermat. **6**, 136 (1928). Ref. Zbl. Hautkrkh. **27**, 368. — ASCHNER: Über eine schnelle und einfache Behandlungsmethode der Pyodermatosen, insbesondere der Furunkulose. Münch. med. Wschr. **1917 I**, 565. — AST, A.: Über die Wirkung von Autovaccin bei einer durch Staphylococcus aureus bedingten Hautaffektion. Eesti arst **2**, 348 (1923). Ref. Zbl. Hautkrkh. **12**, 48. — ATTILJ u. CARDINALE: Röntgen bei Furunkel und Karbunkel. Riforma med. **44**, 925 (1928). Zit. nach KLÖVEKORN. — AUERBACH, S.: Über einen Fall von rezidivierender Osteomyelitis centralis des Radius nach Furunkel im Nacken. Zbl. Chir. **1900**, Nr 3. — AUSTERHOFF, J.: Vergleichende Betrachtungen über die Therapie der malignen Oberlippenfurunkel während der letzten 27 Jahre an der chirurgischen Universitätsklinik in Marburg. Diss. Marburg 1927. — AXENFELD: Die Bakteriologie in der Augenheilkunde. Jena 1907. — AXHAUSEN, G.: (a) Zur Furunkelbehandlung. Med. Klin. **1924**, 340. (b) Kinnfurunkel und Kieferosteomyelitis. Zbl. Chir. **1930**, 2870.

BACHMANN, W.: L'influence de certains médicaments sur l'évolution du furoncle. Rev. méd. Suisse rom. **52**, 418 (1932). Ref. Zbl. Hautkrkh. **43**, 78. — BAENSCH: Die Ergebnisse der Röntgentherapie chirurgischer Erkrankungen. Arch. klin. Chir. **135**, 567 (1925). — BAERENS: Verhältnis des Karbunkels zum Furunkel. Amer. J. dermat. genito-urin. Dis. **3**, H. 3 (1899). Ref. Mh. Dermat. **29**, 189. — BÄTZNER: Disk. zu CHIARI, Behandlung des Lippenfurunkels. Ver.igg bayer. Chir., 25. Juli 1925. Münch. med. Wschr. **1925**, 1314. — BÄUMER, E.: Dermatologische Erfahrungen mit Levurinose nebst Beitrag zur Geschichte der Hefetherapie. Med. Klin. **1913**, Nr 16. — BAEYER, H. v.: Behandlung von Furunkeln mit Seife. Münch. med. Wschr. **1932 I**, 677. — BALINT, G.: Lokalbehandlung von Pyodermien mit vaccinhaltiger Salbe (Staphyril). Börgyógy Szemle (ung.) **6**, 240 (1928). Ref. Zbl. Hautkrkh. **30**, 80. — BALZER: L'impétigo de BOCHHART et son traitement. Bull. méd. **1902**, 830. (Zit. nach SABOURAUD (c). — BARBIER, H.: Observations de staphylococcies dans les familles. Arch. Méd. Enf. **29**, 650 (1926); Bull. Soc. Pédiatr. Paris **24**, 315 (1926). Ref. Zbl. Hautkrkh. **22**, 788. — BARFURTH, W.: Die Behandlung entzündlicher Prozesse und Infektionen mit Entzündungsprodukten. Dtsch. med. Wschr. **1926**, 996. — BAROZZI, J.: Furonculose. In La pratique dermatologique, herausgeg. von BESNIER, BROCQ und JAQUET, Bd. 2, S. 710. 1901. — BARRIO DE MEDINA: Vaccins in der Dermatovenerologie. Ecos españ. Dermat. **2**, 305 (1926). Ref. Zbl. Hautkrkh. **21**, 776. — BARSETT, W.: Eine Behandlung des Solitärfurunkels. J. amer. med. Assoc. **1917**, Nr 25. Ref. Dermat. Wschr. **69**, 567. — BASCOMPTE, S.: Acridintherapie der pyogenen Infektionen. Rev. españ. Med. **10**, 647 (1927). — BASS, A.: (a) Essais de vaccinothérapie par la voie cutanée. C. r. Soc. Biol. Paris **89**, 9 (1923). Ref. Zbl. Hautkrkh. **10**, 425. (b) De la vaccinothérapie au moyen des pansements d'origine microbienne. C. r. Soc. Biol. Paris **89**, 287 (1923). Ref. Zbl. Hautkrkh. **14**, 51. — BAUER, F.: Röntgenbestrahlung und Entzündung. Münch. med. Wsch. **1925**, 646. — BAZY, L.: Traitement des infections chirurgicales à staphylocoque par le bactériophage anti-staphylococcique. C. r. Soc. Biol. Paris **92**, 485 (1925). Ref. Zbl. Hautkrkh. **17**, 662. — BECHHOLD, H.: Die Kolloide in Biologie und Medizin, 5. Aufl. Dresden u. Leipzig 1929. — BECKER, F.: (a) Beitrag zur Verwendung des galvanischen Stromes in der alltäglichen Praxis. Med. Klin. **1909**, Nr 6. (b) Über Opsonogen der Gehörgangsfurunkulose. Arch. Ohr- usw. Heilk. **107**, 251 (1921). — BEER, E.: Bilateral staphylococcus aureus infection of the kidneys. Internat. J. of Med. **37**, 225 (1924). Ref. Zbl. Hautkrkh. **19**, 190. — BEGG, A. C.: Beobachtungen über Vaccinebehandlung bei einer Reihe von Staphylokokkeninfektion. Brit. med. J. **1910 I**, 186. — BELLAUX: L'autohémothérapie par ventouses dans la furonculose et l'anthrax. J. Sci. méd. Lille **1923**, No 25. Ref. Ann. de Dermat. **1925**, 277. — BENEDEK, T.: (a) Untersuchungen über die Wirkungsdynamik des normalen Pferdeserums als Antistaphylolysin in klinischer, bakteriologischer und histologischer Beziehung. Z. Immun.forsch. **47**, 97 (1926). (b) Über die artspezifische Behandlung progredienter Staphylomykosen. Med. Ges. Leipzig, 26. Jan. 1926. Klin. Wschr. **1926**, 730. Ref. Zbl. Hautkrkh. **21**, 195. (c) Über die artspezifische Behandlung progredienter Staphylomykosen. Klin. Wschr. **1926**, 1416. (d) Behandlung progredienter Staphylomykosen. Erwiderung auf die Bemerkungen von LÄWEN. Klin. Wschr. **1927 I**, 312. — BENETT, BLACKLOCK and BROWNING: The action of flavine antiseptics on localized pyogenic infections, with special reference to the processes of healing. Brit. med. J. **1922**, Nr 3216, 306. — BENNIGSON, W.: Verwendung von kolloidalem Schwefel bei Hautkranken. Dermat. Wschr. **79**, 1453 (1924). — BERDE, K. v.: (a) Meine Erfahrungen über die Autovaccine von Orsos. Münch. med. Wschr. **1926**, 1031. (b) Die Furunkulose und deren Therapie. Orv. Hetil. (ung.) **1932**, 641. Ref. Zbl. Hautkrkh. **43**, 78. — BERG, G.: Seltene Komplikation eines Karbunkels. Mh. Dermat. **33**, 515 (1901). BERGER, F.: Kombinierte Jodtinktur-Ichthyolbehandlung der Furunkulose. Med. Klin. **1913**, Nr 46. — BERNDT, F.: Zur Behandlung von Gesichtsfurunkeln und Nackenkarbunkeln. Zbl. Chir. **51**, 2686 (1924). — BERNHEIM: Therapeutische Erfahrungen mit dem Histopin (v. WASSERMANN). Ther. Mh. **1913**, 423. — BERNUCCI, F.: Saggio comperativo sul potere agglutinante del siero di sangue e liquido di bolla rispetto ai cocci omologhi in soggetti affetti da piodermiti. Giorn. ital. Dermat. **70**, 1353 (1929). Ref. Zbl. Hautkrkh. **36**, 623. — BERTELSMANN: Die Allgemeininfektion bei chirurgischen Infektionskrankheiten. Dtsch. Z. Chir. **72**, 209 (1904). Zit. bei FELSENTHAL. — BESCHOVEN: Über die Beziehungen zwischen Comedo, Acne, Furunkel und die Art ihrer Behandlung. Medico **1905**, Nr 5. — BESREDKA, A.: (a) Pansements spécifiques. Étude sur l'immunité locale. Ann. Inst. Pasteur **38**, 565 (1924). Ref. Zbl. Hautkrkh. **16**, 175. (b) Rôle de la peau dans l'infection et l'immunité. Rev. franç. Dermat. **1**, 453 (1925). Ref. Zbl. Hautkrkh. **19**, 620. (c) Immunisation locale. Pansements spécifiques. Paris: Masson & Cie. 1925 und Deutsche Übersetzung von G. BLUMENTHAL. Leipzig: Johann Ambrosius Barth 1926. — BESREDKA, A. et A. URBAIN: Étude de l'immunité locale. Les pansements amtistreptococciques. C. r. Soc. Biol. Paris **89**, 506 (1923). Ref. Zbl. Hautkrkh. **12**, 441. — BESSESEN, D. H.: Infections of the skin and subcutaneous tissues; furuncle and carbuncle. Urologic Rev. **33**, 389 (1929). Ref. Zbl. Hautkrkh. **32**, 227. — BESTELMEYER: Erfahrungen über die Behandlung akut entzündlicher Prozesse mit Stauungshyperämie nach BIER. Münch. med. Wschr. **1906**, 641. Zit. bei WREDE. — BETTAZZI, G.: L'ascesso della prostata consecutivo a furunculosi. Ann. ital. Chir. **3**, 1138 (1924). Ref. Zbl. Hautkrkh. **18**, 925. — BEVERIDGE, W. O.: Karbunkel des Gesichts. Brit. med. J. **1898**. Ref. Mh. Dermat. **29**, 286. — BEYNES, E.: Sur un cas d'ostéopériostite primitive de la mastoide compliquant une furonculeuse diffuse du conduit auditive. Rev. de Laryng. etc. **44**, 887 (1923). — BIBERSTEIN, H.: Versuche mit Rivanol bei Gonorrhöe und Pyodermien. Dtsch. med. Wschr. **1922**, 769. — BIDDER, A.: Die abortive Behandlung des Furunkels (Karbunkels) mit Hilfe subcutaner Desinfektion. Dtsch. med. Wschr. **1902**, Nr 18/19, 320, 338. — BIEBER: Insulin in furunculosis. Med. J. a. Rec. **119**, 144 (1925). — BIEBL, N. u. F. BARTH: Experimentelle Untersuchungen über die Wirkung der Verbindung von Blutumspritzung und Tiefenantisepsis auf örtliche bakterielle Infektionen. Dtsch. Z. Chir. **199**, 226 (1926). — BIER, A.: (a) Hyperämie als Heilmittel, 5. Aufl. Leipzig 1907. (b) Wie sollen wir uns zur Homöopathie stellen? Münch. med. Wschr. **1925**, Nr 18/19. (c) Disk. zu RICHTER, Homöopathische Behandlung der Furunkulose usw. Berl. dermat. Ges., 10. Nov. 1925. Ref. Zbl. Hautkrkh. **18**, 828. — BIERMER, L.: Über die Wirkung der Röntgenstrahlen auf Furunkel und Schweißdrüsenabscesse. Diss. Würzburg 1922. — BINET, M. E. et F. NEPVEUX: Hyperglycémie dans les furonculoses récidivantes. Progrès méd. **1929 I**, 584. Ref. Zbl. Hautkrkh. **31**, 73. — BIRT, E.: (a) Neosalvarsan bei chirurgischen Infektionen. Zbl. Chir. **51**, 24 (1924). Ref. Zbl. Hautkrkh. **12**, 279. (b) Zur Frage der Behandlung und Entstehung des Karbunkels. Tung-Chi **7**, 103 (1931). Ref. Zbl. Hautkrkh. **42**, 623. — BLACK, H. S. and P. BLACK: The non-surgical treatment of carbuncles. Internat. J. of Med. **38**, 385 (1925). Ref. Zbl. Hautkrkh. **20**, 191. — BLANCO, A.: Die DELBETsche Bouillon. Ann. Fac. Med. (span.) **7**, 203 (1922). Ref. Zbl. Hautkrkh. **8**, 26. — BLASI, D. DE: Sulla durata degli effetti dell' autovaccinazione nelle infezioni stafilocicciche. Riforma med. **1923**, 1140. Ref. Zbl. Hautkrkh. **12**, 155. — BLOCH, GYULA: Die Aktoprotintherapie der Hautleiden. Börgyógy. Szemle (ung.) **1925**, 1. Ref. Zbl. Hautkrkh. **17**, 62. — BLOHMKE: Fortschritte der Oto-Laryngologie. I. Außenohr und Mittelohr. Fol. oto-laryng. Ref. **21**, 1. — BLUM: Zur Ätiologie der Furunkulose. Vrač. Gaz. (russ.) **1909**, Nr 9. Ref. Mh. Dermat. **49**, 40. — BOARDMAN: Staphylococcus furunculosis. Arch. of Dermat. **17**, 877 (1928). Ref. Zbl. Hautkrkh. **29**, 89. — BOCKENHEIMER: (a) Zur Behandlung circumscripter pyogener Infektionen, speziell der Furunkulose und des Karbunkels durch meine Methode der Vereisung. Dtsch. med. Wschr. **1920**, 1158. (b) Vereisung bei Staphylokokkeninfektionen. Dtsch. med. Wschr. **1922**, 694. — BÖHM, A.: Zur opsonischen Methodik nebst Untersuchungen über die klinische Verwertbarkeit bei Staphylokokkenerkrankungen. Dtsch. Arch. klin. Med. **96**, Nr 1/2 (1909). — BÖHNER, C.: Zur konservativen Behandlung der Gesichtsfurunkel. Z. ärztl. Fortbildg **25**, 147 (1928). — BÖTTGER, M.: Resultate der konservativen und chirurgischen Behandlung von Gesichtsfurunkeln. Diss. Halle 1924. — BOMMER, S.: Neutralsalzreaktionen an der Haut. Klin. Wschr. **1925 I**, 1208. — BONADUCE, F.: (a) Contributo allo studio delle difese immunitarie cutanee nelle piodermiti. Giorn. ital. Dermat. **69**, 1002 (1928). Ref. Zbl. Hautkrkh. **29**, 87. (b) La vaccinazione locale alla BESREDKA nelle piodermiti. Arch. ital. Dermat. **3**, 474 (1928). — BONNET, L. M.: Injections de lait dans le traitement de la furonculose. Lyon. méd. **131**, 962 (1922). Ref. Zbl. Hautkrkh. **7**, 495. — BORAK: Röntgenbehandlung der Entzündung. Wien. Röntgenges., 5. Mai 1925. Fortschr. Röntgenstr. **33**, 983 (1925). — BORCHARD, A.: Disk. zu USADEL: Örtliche Betäubung im entzündlichen Gewebe. 55. Kongr. dtsch. Ges. Chir. 1931. Arch. klin. Chir. **167**, 227 (1931). — BORDONI, L.: (a) Beobachtungen über den Nutzen des ultravioletten Lichtes bei Furunkulose und einigen Ekzemformen. Atti Acad. Fisiocritici Siena **13**, 321 (1922). Ref. Zbl. Hautkrkh. **7**, 325. — (b) I raggi ultravioletti nella furuncolosi. Raggi ultraviol. **2**, 254 (1926). — BORY, L.: La vaccinothérapie en dermatologie. Évolut. thér. **9**, 319 (1929). Ref. Zbl. Hautkrkh. **30**, 319. — BOURDENKO, N. N. et N. L. GIVAGO: Traitement des inflammations suppurées par les filtrats d'après la méthode de BESREDKA. Ann. Inst. Pasteur **40**, 232 (1926). Ref. Zbl. Hautkrkh. **21**, 818. — BOWEN, T.: Die Behandlung der Furunkulose. J. amer. med. Assoc. **55**, Nr 3 (1910). Ref. Dermat. Wschr. **52**, 333. — BRAMER, A.: Die Behandlung von Furunkeln mit Analgit. Dtsch. med. Wschr. **1926**, 1994. — BRANDWEINER, A.: Der heutige Stand einer zweckmäßigen Furunkulosebehandlung. Wien. klin. Wschr. **1928 I**, 69. Mitt. Wien. Volksgesdh.amt **4**, 124 (1928). — BRANN, G.: Zur konservativen Furunkelbehandlung nach SCHÜTZ. Dtsch. med. Wschr. **1926**, 1431. — BROCA, A.: Furunkel des Ohres mit Lymphangitis. J. des Prat. **1905**, No 46. Ref. Mh. Dermat. **43**, 321. — BROCQ: (a) La levure de bière dans la furonculose. Presse méd. **1899**, No 8. Ref. Mh. Dermat. **29**, 286. (b) Torpide Furunkel und Acneknoten. Bull. méd. **1911**, 441. Ref. Mh. Dermat. **53**, 567. — BRODNITZ: Disk. zu HOFMANN: Behandlung der Eiterungen im Bereiche des Gesichts. Ärztl. Ver. Frankfurt a. M., 7. März 1921. Münch. med. Wschr. **1921**, 862. — BRUCE, D. W.: Injection of whole blood for furunculosis. Brit. med. J. **1930**, Nr 3641, 642. Ref. Zbl. Hautkrkh. **36**, 335. — BRUCH, F.: (a) Die Therapie des Furunkels im äußeren Gehörgang. Münch. med. Wschr. **1909**, Nr 50. (b) Zur Therapie der Furunkulose. Münch. med. Wschr. **1911**, Nr 25. — BRUCK (Berlin): Zur Wirkung der Levurinose auf verschiedene Dermatosen. Z. Krk.pfl., Nov. **1911**. Ref. Dermat. Wschr. **59**, 911. — BRUCK, C.: (a) Zur Behandlung der Kriegsdermatosen. Münch. med. Wschr. **1915**, 661. (b) Ergebnisse auf dem Gebiete der praktischen Therapie der Haut- und Geschlechtskrankheiten. Dermat. Wschr. **82**, 259 (1926). — BRUCK, F.: Zur Anwendung und Wirkung der „Antiphlogistine"-Paste. Allg. med. Z.ztg **1922**, 230. Ref. Zbl. Hautkrkh. 8, 26. — BRÜNNER, K. u. F. BREUER: Über parenterale Eiweißtherapie mittels hämolysiertem Eigenblut. Mschr. Geburtsh. **65**, 341 (1924). Ref. Zbl. Hautkrkh. **13**, 355. — BRUNNER, A.: Alkalisierung der Gewebe bei diabetischer Furunkulose. Med. Klin. **1914**, Nr 6. Ref. Dermat. Wschr. **60**, 424. — BRUNNER, L. F.: Zur Frage nach der Behandlung der Furunkulose und anderer bakterieller eitriger Prozesse an der Haut mit Staphylokokkenvaccin. Vrač. Gaz. (russ.) **1923**, 54. — BUCHALY, J. F.: Gesichtsfurunkulose. Zur Pathogenese der perforierenden Aortitis und ihrer Folgeerscheinungen. Zbl. Path. **50**, 225 (1930). — BUCHHOLZ, K.: Über die Behandlung der malignen Oberlippenkarbunkel. Med. Ges. Magdeburg, 18. Okt. 1928. Münch. med. Wschr. **1929**, 350. — BUCKY, G.: Die Röntgenbehandlung von Entzündungen. Fortschr. Ther. 8, 481 (1932). — BUFFLER, L.: Essai d'autohémothérapie dans la furonculose. Diss. Lyon 1923. — BUJWID, O.: Traubenzucker als die Ursache der Eiterung neben Staphylococcus aureus. Zbl. Bakter. **1888 IV**, Nr 19, Zit. bei JADASSOHN (a). — BURK, W.: Die Behandlung mit Stauungshyperämie bei Phlegmonen und anderen akut entzündlichen Erkrankungen. Mitt. Hamb. Staatskrk.-anst. **7**, H. 3 (1906). Ref. Mh. Dermat. **45**, 122. — BURNS: Impetigo (BOCKHART type). J. cut. Dis., April **1908**. (Zit. nach SABOURAUD (c). — BURRY: Die Behandlung der Furunkulose. Ref. unter ROSENZWEIG: Dermat. Wschr. **65**, 769. — BUSCH, N.: Über Olobintin. Münch. med. Wschr. **1928**, 1682. — BUSCHKE, A. u. E. LANGER: Furunkulosebehandlung. Med. Klin. **1925**, 1675. Ref. Zbl. Hautkrkh. **19**, 406. — BUZELLO, A.: (a) Über die Herstellung und praktische Anwendung autogener Impfstoffe in der Chirurgie. Med. Klin. **1924**, 1218. (b) Die akuten eitrigen Infektionen in der Chirurgie und ihre Behandlung. Wien u. Berlin: Urban & Schwarzenberg **1926**.

CAHN, A.: Über Paranephritis und Pyonephrose nach Hautfurunkeln. Münch. med. Wschr. **1902**, Nr 19. — CAMPANI, A. e G. GROSSI: Infezioni cutane da piogeni e tuberculosi polmonare. Riforma med. **39**, 630 (1923). Ref. Zbl. Hautkrkh. **10**, 59. — CAMPBELL, G. G.: The relation of sugar intolerance to certain diseases of the skin. Brit. J. Dermat. **43**, 297 (1931). Ref. Zbl. Hautkrkh. **39**, 292. — CAMPBELL, G. G. and J. F. BURGESS: Intolerance to sugar as a factor in the production of some dermatoses. Brit. J. Dermat. **39**, 187 (1927). Ref. Zbl. Hautkrkh. **24**, 473. — CANON: (a) Über konservative Behandlung der Furunkel und Karbunkel. Dtsch. med. Wschr. **1924**, 991. (b) Zur konservativen Behandlung der Furunkel, insbesondere der Gesichtsfurunkel. Dtsch. med. Wschr. **1925**, 951. — CARLE: (a) La thérapeutique externe de la furonculose. Rev. franç. Dermat. **2**, 17 (1926). Ref. Zbl. Hautkrkh. **20**, 191. (b) Le traitement des dermatoses staphylococciques superficielles. Bull. méd. **40**, 506 (1926). Ref. Zbl. Hautkrkh. **21**, 579. (c) La querelle de la graine et du terrain dans la furonculose. Progrès méd. **1930 I**, 185. — CAROTHERS, R.: Karfunkel. Amer. J. Dermat. a. genito-urin. Dis. **1901**, Nr 3. Ref. Mh. Dermat. **33**, 130. — CARP, L.: (a) Circuminjection of autogenous blood in the treatment of carbuncles. Arch. Surg. **14**, 868 (1927). Ref. Zbl. Hautkrkh. **25**, 460. (b) Treatment of carbuncles. A compar. of 4 different methods. Ann. Surg. **86**, 702 (1927). — CARRINGTON: Behandlung der Furunkulose. N. Y. med. J., 2. Dez. 1916. Ref. unter ROSENZWEIG: Dermat. Wschr. **65**, 769. — CASTAING: Behandlung der Pyodermitis. Presse méd. **1916**, No 7. Ref. Dermat. Wschr. **65**, 746. — CASTAÑS, E.: Die Zinntherapie der Staphylokokkenaffektionen. Rev. españ. Med. **7**, 89 (1924). Ref. Zbl. Hautkrkh. **16**, 544. — CASTELLANI, A.: Furunculosis cryptococcica. Zit. nach BUSCHKE und JOSEPH, dieses Handbuch Bd. 11, S. 849. 1928. — CEMACH, A.: Bekämpfung und Verhütung der Ohrfurunkulose. Münch. med. Wschr. **1926**, 2128. — CHARPY, P.: Les rayons ultraviolets en dermatologie. Bull. méd. **1922**, 73. Ref. Zbl. Hautkrkh. **7**, 477. — CHAUSSE, P.: Furoncle, filtrat et vaccin. Rev. méd. Suisse rom. **48**, 140 (1928). Ref. Zbl. Hautkrkh. **27**, 410. — CHIARI, O. M.: (a) Über die Behandlung der Lippenfurunkel. Zbl. Chir. **52**, 2183 (1925). (b) Über die Behandlung von Lippenfurunkeln. Ver.igg bayer. Chir., 25. Juli 1925. Münch. med. Wschr. **1925**, 1314. (c) Die Behandlung des Lippenfurunkels. Ges. Ärzte Innsbruck, 30. Okt. 1925. Wien. klin. Wschr. **1926**, 376. (d) Zur Pathologie und Therapie der Lippenfurunkel. Dtsch. Z. Chir. **194**, 247 (1926). (e) Die Behandlung des Lippenfurunkels.

Mitt. Volksgesdh.amt Wien **5**, 152 (1928); Wien. klin. Wschr. **1928 I**, 494. — CIPOLLARO, A. C.: Bacteriophage. Its application in dermatological conditions. N. Y. State J. med. **31**, 349 (1931). Ref. Zbl. Hautkrkh. **38**, 194. — CIPRIANI, M.: Favo della nuca (Nackenkarbunkel). Raggi ultraviol. **5**, 20 (1929). Ref. Zbl. Hautkrkh. **31**, 74. — CITRON u. PICARD: Topovaccinetherapie und ihre praktische Bedeutung für die Chirurgie. Med. Klin. **1925**, 1564, 1606. — CLARK: Staphylococcus infection of the back of the neck, axilla and crotch. Arch. of Dermat. **12**, 317 (1925). — CLAWSON, B. J. and P. K. ALLEN: Intravenous vaccine therapy in staphylococcic infections. Arch. of Dermat. **23**, 894 (1931). Ref. Zbl. Hautkrkh. **38**, 641. — CLEMM: W. N.: Vorschläge zur Behandlung der Ohrfurunkulose und eine neue Anwendungsweise des Ichthyols. Fortschr. Med. **42**, 162 (1924). Ref. Zbl. Hautkrkh. **16**, 189. — COHN, M.: Einige Bemerkungen zur Behandlung der Furunculosis. Mh. Dermat. **36**. 178 (1903). — COLMERS, F.: Über Nierenkarbunkel im Anschluß an eine Beobachtung bei einem Kinde. Z. urol. Chir. **14**, 235 (1924). — CONSTANTINESCU, I. u. S. D. COMAN: Ein atypischer Fall von Karbunkel. Spital (rum.) **46**, 98 (1926). — CONTI, E.: Totalexstirpation in der Behandlung der Karbunkel. Policlinico, sez. prat, **29**, 720 (1922). Ref. Zbl. Hautkrkh. **6**, 98. — CORRALÁ, V. MARTIN u. A. M. CORRALÁ: Erfolgreiche Proteintherapie von 6 Fällen chronischen Ekzems und 4 Fällen rezidivierender Furunkulose. Rev. spañ. Urol. **26**, 476 (1924). Ref. Zbl. Hautkrkh. **18**, 776. — COULET, G. et P. SIMONIN: Auto-vaccinothérapie dans les furonculoses de la nez et de l'oreille externe. Rev. méd. Est **50**, 164 (1922). Ref. Zbl. Hautkrkh. **5**, 480. — COVISA: Autohämotherapie, Disk. zu SAINZ DE AJA. Span. dermat. Ges. Madrid, 27. Febr. 1925. Actas dermo-sifiliogr. **17**, 137 (1925). Ref. Zbl. Hautkrkh. **19**, 214. — CRAMER: Behandlung von Gehörgangsfurunkeln mit Analgit. Ther. Gegenw. **67**, 527 (1926). Ref. Zbl. Hautkrkh. **23**, 402. — CRAMER, H. u. H. KALKBRENNER: Zur Therapie der Entzündungen mit Röntgenstrahlen. Klin. Wschr. **1925 I**, 1019. — CROPFER, J.: Early excision of boils. Brit. med. J. **1912 I**, 361. — CRUTCHFIELD, E. B. and B. F. STOUT: Treatment of staphylococcic infections of the skin by the bacteriophage. Arch. of Dermat. **22**, 1010 (1930). Ref. Zbl. Hautkrkh. **37**, 376. — CULVER, G. D.: Perforating folliculitis naris. Arch. of Dermat. **15**, 16 (1927). — CURRI: Zur Behandlung der Karbunkel mittels paralleler Längsincisionen. Bruns' Beitr. **149**, 421 (1930). — CURTH, W.: Über Röntgenbestrahlungen von Bubonen. Med. Klin. **1926 II**, 1646.

DABASI, H. G.: Insulin in der Furunkulosetherapie. Orv. Hetil. (ung.) **1932**, 304. Ref. Zbl. Hautkrkh. **42**, 380. — DANBOLT, NIELS: Untersuchungen über Staphylokokken, speziell in ihrer Beziehung zur Epidemiologie von Furunkulose. Oslo, 1. math.-naturwiss. Kl. Nr 10, Oslo 1932. Ref. Zbl. Hautkrkh. **43**, 456. — DARIER, J.: Précis de dermatologie, 3. Aufl. Paris: Masson & Cie 1923. — Graf DEBICKI: Röntgenstrahlen bei Furunkel. Wien. Röntgenges., 5. Mai 1925. Fortschr. Röntgenstr. **33**, 986. — DECLICH, M. e M. CIANI: Contributo alla vaccinatione secondo i metodi de Besredka di alcuno affezioni cutanee. Il Dermosifilogr. **3**, 296 (1928). Ref. Zbl. Hautkrkh. **28**, 432. — DEGGELLER, S.: Über Augenkomplikationen bei Furunkeln bzw. Abscessen des Gesichts. Russk. oftalm. Ž. **11**, 321 (1930). Ref. Zbl. Hautkrkh. **35**, 392. — DEGRAIS, P.: Utilité et utilisation des rayons du radium β thérapie. Presse méd. **1923**, 145. Ref. Zbl. Hautkrkh. **9**, 301. — DELBET, P., MOCQUOT et MONARD; Tentatives de vaccinothérapie locale. Rev. de Chir. **43**, 283 (1924). — DEL VIVO, G.: Immunità e immunisatione locale della pelle nelle lesioni da stafilococco. Contributo sperimentale e clinico. Giorn. ital. Dermat. **68**, 1353 (1927). Ref. Zbl. Hautkrkh. **29**, 454. — DEMEL, R., F. DRIAK u. P. MORITSCH: Behandlung mit einem modifizierten Antivirus „Histan". Wien. klin. Wschr. **1927**, 1225. — DEMEL, R. u. A. HEINDL: Die Gesichtsfurunkel und ihre Behandlung. Dtsch. Z. Chir. **198**, 379 (1926). Ref. Zbl. Hautkrkh. **23**, 68. — DEPISCH, F.: Disk. zu URBACH: Der Zuckergehalt der Haut usw. Ges. Ärzte, Wien, 19. Okt. 1928. Wien. klin. Wschr. **1928**, 1507. — DERISI, J.: Über Milzbrand- und Furunkelbehandlung mit injizierbarer Bouillonvaccine. Semana méd. **1932 I**, 1274. Ref. Zbl. Hautkrkh. **43**, 81. — DESCARPENTRIES, M.: Les injections d'autosang hémolysé en chirurgie et en pathologie externe. Arch. franco-belg. Chir. **1923**, 63. Ref. Zbl. Hautkrkh. **8**, 392. — DESCOMPS, P.: Le bouillon stock-vaccin mixte ou „propidon" du Pr. Delbet. Rev. de Chir. **67**, 5 (1929). — DESFOSSES, P.: Behandlung des Furunkels. Presse méd. **1902**, No 55. Ref. Mh. Dermat. **36**, 544. — DEVOTO, A.: Ricerche sulla glicemia in rapporto alle dermatosi. Giorn. ital. Dermat. **70**, 1091, 1439 (1929). Ref. Zbl. Hautkrkh. **33**, 339, 696. — DIANDERAS, J. C.: Der Campheralkohol in der Behandlung der Furunkulose. Siglo méd. **79**, 294 (1922). Med. ibera **16**, 92 (1922). — DIENEMANN: Erfahrungen mit Staphar. Ther. Gegenw. **1921**, 157. — DIETRICH, M.: Über die Behandlung der Gesichtsfurunkel mit Beobachtungen am Material der Chir. Univ. Klin. Jena in den Jahren 1920—22. Diss. Jena 1924. — DITTRICH, R.: Über Gesichtsfurunkel. Bruns' Beitr. **132**, 671 (1924). — DOCTOR: Zur Behandlung der Furunkulose mit Leukogen. Münch. med. Wschr. **1916**, Nr 50. — DOLD, H. u. H. R. MÜLLER: Studien über das sog. Antivirus nach BESREDKA bei experimentellen Streptokokkeninfektionen. Z. Immun.forsch. **56**, 347 (1928). Ref. Zbl. Hautkrkh. **29**, 290. — DREWITZ: Incision von Nackenkarbunkeln. Zbl. Chir. **1928**, 1436. Ref. Zbl. Hautkrkh. **28**, 175. — DROUIN, H.: Traitement des affections à staphylocoque par l'étain en milieu lipoidique. Paris méd. **12**, 152 (1922). Ref. Zbl. Hautkrkh. **7**, 25. — DUBARD, M.: Sur quelques applications de la protéosothérapie, technique, choix des matériaux, doses etc. Le Scalpel **1923**, 29. Ref. Zbl. Hautkrkh. **8**, 25. — DUBUS: Anthrax grave, traité et guéri par un autobactériophage sans intervention chirurgicale. Bull. méd. **1929 II**, 558. Ref. Zbl. Hautkrkh. **32**, 619. — DÜKER: Hämorrhagische (Vakuum-)Behandlung des Furunkels. Dtsch. med. Wschr. **1926**, 1173. — DUFFKE: Furunkulose des Rückens. Dtsch. Ges. tschech. Republik, 6. Nov. 1927. Ref. Zbl. Hautkrkh. **26**, 28. — DUHOT: À propos de la méthode moderne de thérapeutique ergotropique. Rev. belge Urol. **4**, 75 (1921). Zit. nach WINTERNITZ. — DUJARDIN: Röntgen bei Furunkel und Karbunkel. Radiology **8**, 317 (1927). Zit. nach KLÖVEKORN. — DUNHAM: Röntgen bei Furunkel und Karbunkel. Amer. J. Roentgenol. **1916**, Zit. nach KLÖVEKORN. — DUNHAM, TH.: An original method of treating boils. Ann. Surg. **81**, Nr 2 (1920). — DURST, TH.: Ein Beitrag zur konservativen Behandlung von Furunkel und Karbunkel. Z. ärztl. Fortbildg **1927**, 730. Ref. Zbl. Hautkrkh. **26**, 280.

EADS, B. B.: Die Karbunkelbehandlung. Internat. med. Mag., März **1903**. Ref. Mh. Dermat. **38**, 573. — EBERS, N.: Über Eigenbluteinspritzungen. Münch. med. Wschr. **1925**, 655. — EDEN: Tiefenantisepsis mit Rivanol. Zit. bei KRECKE. — EISLER, M. u. H. LEHNDORFF: Ein modifiziertes Antivirus (Histan). Wien. klin. Wschr. **1927**, 1050. — EISNER: Furunkelbehandlung mit Mikro-Jod-Bromdosen. Schles. dermat. Ges., 16. Nov. 1929. — EISNER, E.: Eine praktische Furunkelbehandlung. Ther. Gegenw. **67**, 429 (1926). — ELLIOTT: Induces leucocytosis in the treatment of infections. Brit. med. J. **1925 I**, 551. — EMMERICH: Die Röntgentherapie akuter Entzündungen. Naturforsch. u. med. Ges. Rostock, 5. Febr. 1925. Münch. med. Wschr. **1925**, 410. — ENDERLEN: (a) Behandlung des Furunkels, Karbunkels und der Phlegmone. Dtsch. med. Wschr. **1906**, Nr 42. (b) Disk. zu CHIARI, Behandlung des Lippenfurunkels. Verigg bayer. Chir., 25. Juli 1925. Münch. med. Wschr. **1925**, 1314. — ENGELHARDT, G.: Zur Pathologie und Heilungsmöglichkeit der nach Gesichtsfurunkeln entstandenen und der otogenen Cavernosusthrombose. Arch. Ohr- usw. Heilk. **112**, 272 (1925). — ENGMAN, M. F.: Bakteriotherapie bei gewissen Hautkrankheiten. Amer. dermat. Assoc. 8. Kongr. 1910. — EPSTEIN, E.: Beitrag zum Antivirusproblem. Wien. klin. Wschr. **1927**, 773. — EPSTEIN, E. u. K. LORENZ: Zur chemischen Beschaffenheit der Bakterienkulturfiltrate nach BESREDKA und deren Beziehungen zu ihrer therapeutischen Wirksamkeit Wien. klin. Wschr. **1927**, 1542. — EPSTEIN, E. u. G. LOTHEISEN: Heilerfolge mit keimfreien Bakterienfiltraten (Antivirus) nach BESREDKA. Wien. klin. Wschr. **1927**, 80. — ERB, K.: Die LÄWENsche Eigenblutumspritzung. Z. ärztl. Fortbildg **26**, 424 (1929). — ERDMANN, H.: Zur Therapie kokkogener und septischer Erkrankungen der Haut und des Unterhautzellgewebes. Münch. med. Wschr. **1925**, 1948. — ERNST, M.: Eitrige Entzündungen und Jahreszeiten. Dtsch. Z. Chir. **238**, 402 (1932). — ESCUDERO, P. u. F. PUCHULU: Hautsymptome des latenten Diabetes. Rev. franç. Dermat. **11**, Sondernummer, 231 (1926). Ref. Zbl. Hautkrkh. **23**, 672. — ESTEBAN, S. u. L. PABLO: Ein Fall von Satphylokokkenerkrankung der Oberlippe. Siglo méd. **68**, 1030 (1921). — EVLER, C.: Über günstige Beeinflussung eines Karbunkels durch Röntgenbestrahlung. Med. Klin. **1905**, 1342. Ref. Mh. Dermat. **43**, 321.

FABRY, J.: Über konservative Furunkel- und Karbunkelbehandlung. Münch. med. Wschr. **1925**, 2016. — FALTA, W.: Diskussion zu URBACH: Der Zuckergehalt der Haut unter physiologischen und pathologischen Bedingungen. Ges. Ärzte Wien, 19. Okt. 1928. Wien. klin. Wschr. **1928**, 1507. — FAURE: Die lokale Behandlung der Furunkel und Karbunkel. Nouv. traité Chir. **1908**. Ref. Mh. Dermat. **47**, 51. — FEJTÖ, M.: Die Behandlung von Staphylokokkeninfektionen mit Opsonogen. Börgyógy. Szemle **5**, 7 (1927). — FELDSTEIN, E.: Traitement du furoncle de la narine. J. des Prat. **37**, 729 (1923). — FELSENTHAL, W.: Über Staphylokokkensepsis. Mitt. Grenzgeb. Med. u. Chir. **42**, 185 (1930). — FENYES, G.: Das Antipyogen-Yatren-Vaccin in der Dermatologie. Börgyógy Szemle (ung.) **7**, 111 (1929). — FIDANZA, E. P. u. F. CARRILLO: Über die Anwendung des Sauerstoffgases in der Behandlung des Anthrax und Furunkels. Semana méd. **1929 I**, 1145. Ref. Zbl. Hautkrkh. **33**, 104. — FILBRY: Behandlung des Furunkels mittels BIERscher Saughyperämie. Dtsch. mil.ärztl. Z. **1908**. Zit. bei JENRICH. — FINGER, E.: Bakterielle Infektionskrankheiten. Erg. Path. IV **1886**, 320 f. — FISANOVIČ, A.: Autohämotherapie mittels Absaugen. Vrač. Delo (russ.) **15**, 637 (1932). Ref. Zbl. Hautkrkh. **45**, 707. — FISCHER, A.: Komplikationen der Furunkulose bei Kindern. Budapest. Orv. Uszag **1912**. Ref. Dermat. Wschr. **58**, 209. — FISCHER, A. W.: Über radikale Beseitigung rezidivierender Acne und Furunkulose der Nackenhaut. Klin. Wschr. **1924**, 910. — FISCHER, E.: Contribution à l'étude du traitement des dermatoses staphylococciques par le bactériophage de d'HÉRELLE en application locale. Diss. Paris 1930. — FISCHER, J. E.: (a) The blood sugar in some of the common skin disorders. Arch. of Dermat. **18**, 732 (1928). (b) Blood sugar findings in the more common diseases of the skin. Report of 600 cases. Arch. of Dermat. **26**, 970 (1932). — FISCHER, K.: Ein seltener Fall von Hirnabsceß nach Furunkulose. Diss. München 1902. — FISHER, S. W.: (a) Boils and carbuncles among miners. Lancet **1931 I**, 750. Ref. Zbl. Hautkrkh. **38**, 361. (b) The occurrance of boils among men working in coal mines. J. ind. Hyg. **14**, 243 (1932). Ref. Zbl. Hautkrkh. **43**, 674. — FLANDIN, CH. et M. DUCHON: Essay de traitement des staphylococcies cutanées par les lysats-vaccins. Bull. Soc. méd. Hôp. Paris **45**, 1109 (1929). Ref. Zbl. Hautkrkh. **35**, 274. — FLARER, F.: Nota su alcuni tentativi di applicazione della «immunità locale» alla cura delle piodermiti. Boll. Soc. med.-chir. Pavia **1928**, H. 2, 247.; Policlinico, sez. prat., **1928 I**, 714. Ref. Zbl. Hautkrkh. **28**, 176. — FORSSMAN, J.: Betrachtungen und Erfahrungen über die Behandlung der Furunkel. Sv. Läkartidn. **20**, 577 (1923). Ref. Zbl. Hautkrkh. **10**, 174. — FRÄNKEL, W. K.: Über konservative Furunkelbehandlung. Dtsch. med. Wschr. **1925**, 1366. — FRÄNKEL u. NISSNJEWITSCH: Röntgen bei Furunkel und Karbunkel. Strahlenther. **24**, 87. Zit. nach KLÖVEKORN. — FRANK, R.: Furunkel, Karbunkel, Zellgewebsphlegmone. MRAČEKS Handbuch der Hautkrankheiten, Bd. 2, S. 421. Wien 1905. — FRANKE, F.: Zur Behandlung des Furunkels. Med. Klin. **1923**, 1549. — FRANZ, F.: Die Ergebnisse der operativen und konservativen Behandlung des Gesichtsfurunkels. Diss. Kiel 1929/30. — FREUND, F.: Indolenter Furunkulus compositus der Oberlippe. Wien. dermat. Ges., 22. Okt. 1925. Ref. Zbl. Hautkrkh. **19**, 711. — FREUND, H.: Über Blutzuckerbestimmung bei Dermatosen und therapeutische Versuche. Münch. dermat. Ges., 14. Mai 1926. Zbl. Hautkrkh. **21**, 142. — FREUND, L.: Die Röntgenstrahlenbehandlung der akuten Eiterungsprozesse. Wien. klin. Wschr. **1924**, 596. — FREUND, R.: Über die Behandlung gewisser schwerer Furunkulosen. Münch. med. Wschr. **1925 II**, 1993. — FREY, SIGURD: Furunkel und Jahreszeit. Zbl. Chir. **1931**, 2741. — FRIED: Technik der Furunkelbehandlung, zugleich meine eigene Krankengeschichte. Münch. med. Wschr. **1914**, 2239. — FRIED, C.: (a) Wirkungen kleiner Mengen Röntgenstrahlen. Fortschr. Röntgenstr. **32**, 165 (1924). (b) Baktericidie nach Röntgenstrahlen. Strahlenther. **21**, 56 (1925). — FRIED, O.: Technik der Furunkelbehandlung. Fortschr. Med. **39**, 797 (1921). — FRIEDEMANN: (a) Die konservative Behandlung der Gesichtsfurunkel. Zbl. Chir. **49**, 923 (1922). (b) Zur Behandlung maligner Gesichtsfurunkel. Zbl. Chir. **50**, 1748 (1923). (c) Über die zweckmäßigste Behandlung fortschreitender Gesichtsfurunkel. Zbl. Chir. **53**, 477 (1926). (d) Gesichtsfurunkelbehandlung. Zbl. Chir. **53**, 1240 (1926). — FRIEDLÄNDER, W.: Über die MORGENROTHschen Chininderivate bei der Behandlung der Pyodermien. Med. Klin. **1920**, 339. — FRIEDMANN, M.: Autohämotherapie der Furunkulose. Nov. chir. Arch. (russ.) **3**, 251 (1926). FRIES: Zur Verwendung von Kalium hypermanganicum bei Behandlung von Furunkeln und Karbunkeln. Dtsch. med. Wschr. **1920**, 914. — FRIESLEBEN, M.: Zur Behandlung mit Autovaccinen. Med. Klin. **1927**, 1257. — FUCHS, W.: Furunkeltherapie; der Kollodiumring. Münch. med. Wschr. **1911**, Nr 22. — FRISCH, O.: Thermokauterisation des Nackenkarbunkels. Wien. med. Wschr. **1923**, 1719. — FUHS, H.: (a) Zur Röntgenbehandlung der Furunkulosis und Hidrosadenitis axillaris. Dermat. Wschr. **76**, 390 (1923). (b) Multiple Morphininfiltrate. Wien. dermat. Ges., 11. Nov. 1926. Zbl. Hautkrkh. **22**, 617.

GABRIEL: Röntgen bei Furunkel. Med. Welt **1927**. Zit. nach KLÖVEKORN. — GALDONYI, N.: Behandlung der Furunkel mit Furunkulin. Wien. med. Wschr. **1913**, Nr 26. Ref. Dermat. Wschr. **60**, 303. — GALEWSKY: Über die Behandlung von Pyodermien und ähnlichen Affektionen mit Staphar. Dermat. Wschr. **71**, 599 (1920). — GALLI, G.: Risultati e richerche immunologiche nella vaccinazione intradermica in affetioni stafilococciche cutane. Boll. Ist. sieroter. milan. **8**, 663 (1929). Ref. Zbl. Hautkrkh. **33**, 812. — GALLI-VALERIO, B. et M. BORNAND: Sur un cas des furonculeuse généralisée à Sarcina tetragena (KOCH-GAFFKY). Schweiz. med. Wschr. **1929 II**, 730. Ref. Zbl. Hautkrkh. **32**, 480. — GALLO u. BOLO: Pyämische Zustände bei lokalen Hautinfektionen. Bol. y trab. Soc. chir. Buenos Aires **6**, 269 (1922). Ref. Zbl. Hautkrkh. **6**, 452. — GALLOIS, M.: Traitement de la furonculose. Monde méd. **1907**, 26. — GANS, O.: Histologie der Hautkrankheiten, Bd. 1, S. 336, 347. Berlin: Julius Springer 1925. — GARRÈ: Zur Ätiologie akut eitriger Entzündungen. Fortschr. Med. **3**, 165 (1885). — GARRIGA: Über Proteintherapie bei venerischen Drüsenerkrankungen. Rev. españ. Urol. **1923**, 248. Ref. Zbl. Hautkrkh. **12**, 86. — GASKILL, H. K.: Zur Ätiologie und Therapie der Furunkulose. J. amer. med. Assoc. **56**, Nr 15. Ref. Mh. Dermat. **53**, 250 (1911). — v. GAZA und BRANDI: Beziehungen zwischen Wasserstoffionenkonzentration und Schmerzempfindung. Klin. Wschr. **1926**, 1123 und **1927**, 11. — GEILINGER, H.: Über einen eigenartigen, paratyphusähnlichen, Gelatine langsam verflüssigenden Bacillus bei einer Furunkulose nach fraglicher Infektion mit Mäusetyphus. Zbl. Bakter. I Orig. **1909**, 497. — GERBER: Röntgen bei Furunkel. Radiologic. Rev. **49**, 339 (1927). Zit. nach KLÖVEKORN. — GERBER, B.: Furunkel und Furunkulose. Gyógyászat (ung.) **65**, 541 (1925). Ref. Zbl. Hautkrkh. **18**, 219. — GERLACH, W.: Über eine neue Karbunkelbehandlung. (a) Münch. med. Wschr. **1931 I**, 783. (b) Dtsch. Z. Chir. **232**, 493 (1931). — GERSTLE: Die Behandlung des Furunkels und die Verhütung der Furunkulose mittels Jodofan. Med. Klin. **1907**, Nr 9. — GIESEMANN: Über percutane unspezifische Reizbehandlung. Münch. med. Wschr. **1924**, 1505. — GIMENO, V.: Furunkulose und Staphylokokkenvaccine. Actas dermo-sifiliogr. **1915**. — GINSBURG, A.:

(a) Ein Fall von induzierter circumscripter seröser Labyrinthitis nach Furunkulose des äußeren Gehörganges. Mschr. Ohrenheilk. **62**, 209 (1928). Ref. Zbl. Hautkrkh. **27**, 409. (b) Ein Fall von induzierter circumscripter seröser Labyrinthitis bei Furunkel des äußeren Gehörganges. Ž. ušn. Bol. (russ.) **4**, 699 (1927). — GLASER: Disk. zu CHIARI: Behandlung des Lippenfurunkels. Ver.igg bayer. Chir., 25. Juli 1925. Münch. med. Wschr. **1925**, 1314. — GLASSBURG: Furuncles of the ear canal. N. Y. med. J. **116**, 135 (1922). Ref. Zbl. Hautkrkh. **7**, 337. — GOETZE: Diskuss. zu LÄWEN, Behandlung fortschreitender Gesichtsfurunkle. Dtsch. Ges. Chir. Berlin 1923. Zbl. Chir. **1923**, 185. — GOETZE, O.: Disk. zu W. HOFMANN: Behandlung der Eiterungen im Bereiche des Gesichts. Ärztl. Ver. Frankfurt a. M., 7. März 1921. Münch. med. Wschr. **1921**, 862. — GÖTZE, W.: Die Furunkulose. Ein Beitrag zur Entstehung und Behandlung derselben. Diss. Berlin 1910. Ref. Mh. Dermat. **53**, 568. — GOKEE, F. and J. SANTILLAN: Horse serum treatment of carbunculosis and similar affections. J. Philippine isl. med. Assoc. **6**, 188 (1926). Ref. Zbl. Hautkrkh. **22**, 531. — GOLDMANN: Choleval bei infektiösen Hauterkrankungen. Ther. Gegenw. **1921**, 366. Ref. Zbl. Hautkrkh. **3**, 147. — GOLDSCHMIDT, W.: Zur Therapie des Carbunculus nuchae. Wien. klin. Wschr. **1925**, 99. — GOTTRON: Disk. zu RICHTER, Homöopathische Behandlung der Furunkulose usw. Berlin. dermat. Ges., 10. Nov. 1925. Zbl. Hautkrkh. **18**, 828. — GOUGEROT, MERKLEN et J. WEILL: (a) Furonculose localisée dans le territoire d'un zona récent. Anérgie staphylococcique postzonateuse. Bull. Soc. franç. Dermat. **37**, 1288 (1930). (b) Furonculose localisée dans le territoire d'un zona récent. Anergie staphylococcique postzonateuse. Arch. dermato-syphiligr. Hôp. St. Louis **3**, 418 (1931). Ref. Zbl. Hautkrkh. **39**, 659. — GRABISCH, A.: Anwendung und Wirkung des Terpentins bei der parenteralen Injektion. Dermat. Wschr. **67**, 624 (1918). — GRANDINEAU: Les prostatites secondaires à la furonculose. Strasbourg méd. **85**, 365 (1927). Ref. Zbl. Hautkrkh. **26**, 435. — GRASMANN, M.: Zur Behandlung des Karbunkels. Dtsch. med. Wschr. **1908**, Nr 42. — GRATIA, A.: Le traitement des infections à staphylocoques par le bactériophage et les mycolysats staphylococciques. Bull. Soc. nat. Chir. Paris **56**, 344 (1930). Ref. Zbl. Hautkrkh. **34**, 824. — GRATIA, A. et D. JAUMAIN: Traitement des infections à staphylocoques par le bactériophage et les émulsions de staphylocoques mycolyses. Le Scalpel **1929 II**, 945. Ref. Zbl. Hautkrkh. **32**, 480. — GREENBAUM, S. S.: Exogenetic primary cutaneous infections. Med. Rec. **101**, 193 (1922). — GREENBAUM, S. S. and M. H. HARKINS: (a) Staphylococcus filtrates in chronic staphylococcic pyodermas. J. amer. med. Assoc. **90**, **1699** (1928). Ref. Zbl. Hautkrkh. **28**, 177. — (b) Staphylocin: Its use in staphylococcus aureus infections of the skin. Urologic Rev. **35**, 776 (1931). Ref. Zbl. Hautkrkh. **40**, 481. — GREVE, K.: Die Gesichtsfurunkel in ihren Beziehungen zur Zahnheilkunde. Dtsch. Mschr. Zahnheilk. **41**, 580 (1923). — GRIESBACH, R.: Therapeutische Vorschläge in der Dermatologie und Venerologie. I. Furunkulose. Dermat. Wschr. **78**, 305 (1924). — GRIFFITHS, H. E.: The treatment of carbuncles. Lancet **208**, 37 (1925). — GRIN, A. A.: Zur Frage der Anwendung konzentrierter Lösungen von Kalium hypermangan. in der Therapie der Hautkrankheiten. Vrač. Gaz. (russ.) **1924**, 263. Ref. Zbl. Hautkrkh. **15**, 418. — GRINDON: Disk. zu CRUTCHFIELD u. STOUT, Bakteriophagentherapie. J. of Dermat. **22**, 1010 (1930). Ref. Zbl. Hautkrkh. **37**, 376. — GROSSCHOPFF, v.: Externe Salicylbehandlung bei Furunkulose. Dtsch. med. Wschr. **1925**, 1575, 1955. — GROSSER: Behandlung der Furunkulose. Allg. med. Z.ztg **1914**, Nr 13. Ref. Dermat. Wschr. **65**, 747. — GRUCA, A.: Zur Gesichtsfurunkelbehandlung. Zbl. Chir. **51**, 1619 (1924). Ref. Zbl. Hautkrkh. **16**, 576. — GUCCIARDELLO: Behandlung des Karbunkels mit Wasserdampf. Semaine méd. **1913**, No 44. Ref. Dermat. Wschr. **60**, 303. — GUENSBURG: Vegetarische Diät gegen chronische Furunkulose. Dermat. Z. **10**, 39 (1903): Ann. Thér. dermat. **3**, No 6 (1903). Ref. Mh. Dermat. **37**, 283. — GÜNZBURGER: Über die Wirkung der Wildbader Thermen bei Hautkrankheiten und ihre Erklärung. Allg. med. Z.ztg **1922**, Nr 11. Ref. Zbl. Hautkrkh. **5**, 143. — GUHRAUER, F.: Konservative oder operative Behandlung des Furunkels und Karbunkels. Z. ärztl. Fortbildg **1926**, 666. — GUIBERT, H. J.: Étude cytologique des modifications de la structure lamelleuse du tissu conjonctif lâche au cours de l'inflammation expérimentale. Bull. Soc. Sci. méd. et biol. Montpellier **6**, 505 (1925). Ref. Zbl. Hautkrkh. **19**, 381. — GUMPERT, M.: Ein Hauteiweißderivat bei Hauterkrankungen. Dermat. Wschr. **92**, 424 (1931).

HAEBLER, C.: Über den K- und Ca-Gehalt von Eiter und Exsudaten und seine Beziehungen zum Entzündungsschmerz. Klin. Wschr. **1929 II**, 1569. — HAGEMANN: Über die Röntgenbehandlung pyogener Infektionen. Mittelrhein. chir. Ver., 12. Juli 1924. Zbl. Chir. **1924**, 2250. — HALL, E. R.: Non specific protein therapy in dermatology. South. med. J. **19**, 731 (1926). Ref. Zbl. Hautkrkh. **22**, 342. — HALLA, F.: Zur Furunkelbehandlung. Münch. med. Wschr. **1931**, 2133. — HALLAM, R.: Recurrent boils, some points relating to aetiology, complications, and treatment. Brit. med. J. **1932**, Nr 3744, 670. Ref. Zbl. Hautkrkh. **43**, 457. — HAMMER, F.: (a) Die Behandlung des Karbunkels unter Beziehung auf den Aufsatz von SCHÜTZ. Dermat. Wschr. **75**, 949 (1922). (b) Furunkelbehandlung. Münch. med. Wschr. **1925**, 791. — HANS, H.: Zur Behandlung des Furunkels bzw. des kleinen Karbunkels. Münch. med. Wschr. **1924**, 1686. — HANSELMANN: Die Behandlung der Furunkulose mit Pitraton. Med. Klin. **1932**, 1610. — HANSEN, S.: Über Staphylomykosen, mit besonderer Berücksichtigung der Behandlung von Furunkeln und Karbunkeln. Ugeskr. Laeg. (dän.) **1930 I**, 131. — HARDAWAY, W. A.: (a) Karbunkel und andere Affektionen, die bei Barbieren akquiriert werden. St. Louis Courier, Dez. **1903**. Ref. Mh. Dermat. **38**, 573. (b) Die Übertragung von Karbunkeln in Barbierstuben. St. Louis Courier, Sept. **1905**. Ref. Mh. Dermat. **42**, 232. — HARF, A.: Behandlung fortschreitender pyogener Prozesse im Bereich des Kopfes. Dtsch. med. Wschr. **1924**, 953. — HARNSBERGER, ST.: Why incise carbuncles? Internat. J. Surg. **36**, 67 (1923). — HARRIS, L. J.: Furunkulose als Todesursache. N. Y. med. J. **1911**. Ref. Dermat. Wschr. **54**, 658. — HARRIS, TH. I.: Furuncle of the nose, Report of a case resulting in septicemia, treated successfully by injections of mercurochrom. J. amer. med. Assoc. **85**, 1967 (1925). Ref. Arch. of Dermat. **13**, 408 (1926). — HASHIMOTO, M.: Eine abortive Behandlung des Furunkels. Jap. J. of Dermat. **27**, 30 (1927). Ref. Zbl. Hautkrkh. **27**, 410. — HAUBER: Über die Behandlung fortschreitender pyogener Prozesse im Gesicht und Nacken mit Incision und Umspritzung mit Eigenblut nach LÄWEN. Med. Ges. Nürnberg, 10. Dez. 1925. Münch. med. Wschr. **1926**, 222. — HAUDUROY, P. et P. CAMUS et R. DALSACE: Le traitement des infections à staphylocoques par le bactériophage de d'HÉRELLE. Presse méd. **34**, 1195 (1926). Ref. Zbl. Hautkrkh. **22**, 532. — HAUFFE: Über die Behandlung des Karbunkels mit Kollodiumpinselung. Allg. med. Zztg. **1903**, Nr 16. Ref. Mh. Dermat. **37**, 371. — HAUG, R.: Die Behandlung der Ohrfurunkulose. Z. ärztl. Fortbildg **1904**, Nr 11. Ref. Mh. Dermat. **39**, 685. — HEBER, A.: Über Pathologie und Klinik insbesondere Behandlung des Gesichts- und Lippenfurunkels und -karbunkels. Diss. München 1923. — HECHT, H.: Kombination von Heilmitteln bei Haut- und Geschlechtskrankheiten. Dermat. Wschr. **75**, 800 (1922). — HEDDÄUS: (a) Über die Behandlung großer Karbunkel durch Circumcision. Münch. med. Wschr. **1912**, Nr 38. (b) Zur Furunkel- und Karbunkelbehandlung. Ergänzungen zu dem Aufsatz von Dr. H. HEINLEIN, Nürnberg, in Nr 40 dieser Wochenschrift. Münch. med. Wschr. **1928 II**, 2052. — HEDFELD: Disk. zu BUCHHOLZ, Gesichtsfurunkelbehandlung. Med. Ges. Magdeburg, 18. Okt. 1928. Münch. med. Wschr. **1929**, 350. — HEDRI, E.: Die Verwendung der PAYRschen PREGL-Pepsinlösung bei lokalen pyogenen Infektionen. Orv. Hetil. (ung.) **67**, 615 (1923). — HEIDENHAIN, L.: (a) Röntgenbestrahlung und Entzündung. Strahlenther. **24**, 37 (1926). Ref. Zbl. Hautkrkh. **22**, 761. (b) Röntgentherapie der Entzündungen. Zbl. Chir. **53**, 3192 (1926). — HEIDENHAIN u. FRIED: Röntgenstrahlen und Entzündung. Klin. Wschr. **1924 I**, 1121. — HEIDRICH: Nierenkarbunkel mit paranephritischem Absceß nach Furunkulose. Ges. vaterländ. Kultur Breslau, 15. Juni 1923. Ref. Klin. Wschr. **1923**, 1525. — HEINEMANN, H.: Akuter Furunkel und Sulfur jodatum D_3. Münch. med. Wschr. **1926**, 1936. — HEINLEIN, H.: Zum Kapitel des Furunkel und Karbunkel. Münch. med. Wschr. **1928 II**, 1707. — HELLMER, E.: Die Hefetherapie der Hautkrankheiten. Allg. med. Z.ztg **1912**, Nr 48. — D'HERÉLLE: Le bactériophage. Ses applications à la dermatologie. Arch. dermato-syph. Hôp. St. Louis **2**, 369 (1930). Ref. Zbl. Hautkrkh. **36**, 290. — HEREPEY-CSAKANYI, V. v.: Die ätherischen Öle in der Chirurgie. Bruns' Beitr. **132**, 573 (1924). — HERMANS, E. H.: Blutzucker und Hautkrankheiten. Neederl. Tijdschr. Geneesk. **1931 I**, 1387. Ref. Zbl. Hautkrkh. **37**, 814. — HERMANS, E. H. u. HOGERZEIL: Hautkrankheiten und Blutzucker. Verh. 8. internat. dermat. Kongr. Kopenhagen **1930**. Ref. Zbl. Hautkrkh. **37**, 704; Nederl. Tijdschr. Geneesk. **1931 I**, 1859. Ref. Zbl. Hautkrkh. **37**, 814. — HERRERA: Über das operative Verfahren beim Karbunkel. Rev. ibero-amer. **1901**, No 11. Ref. Mh. Dermat. **33**, 467. — HERXHEIMER, K., P. HAPPEL u. E. UHLMANN: Über eine aussichtsreiche Behandlungsmethode der Furunkulose. Münch. med. Wschr. **1930 II**, 1526. — HESSE, G.: Unterkieferosteomyelitis durch Kinnfurunkel? Dtsch. Mschr. Zahnheilk. **51**, 529 (1933). HETHERINGTON, V.: Treatment of acne and pustular diseases of the skin by mustard baths. Practioner **114**, 172 (1925). Ref. Zbl. Hautkrkh. 18, 67. — HEUSNER, H. L.: Zur Impfbehandlung der Furunkulose. Münch. med. Wschr. **1915**, Nr 44. — HEYBERG, E.: Ein Beitrag zur Impfbehandlung der Furunkulose mit polyvalenter Staphylokokkenvaccine (Opsonogen). Münch. med. Wschr. **1917**, Nr 7. — HICGUET: Un cas d'anthrax de l'aile du nez. Le Scalpel **79**, 571 (1926). Ref. Zbl. Hautkrkh. **23**, 404. — HILD, E.: Über die Behandlung von Nacken- und Rückenkarbunkeln. Diss. Greifswald 1927. — HILGERMANN: Die Wertung der spezifischen Vaccinetherapie in der Behandlung der Infektionskrankheiten. Münch. med. Wschr. **1926 I**, 898. — HINTON, I. W.: The danger of infection abouth the face. Ann. Surg. **85**, 104 (1927). Ref. Zbl. Hautkrkh. **23**, 795. — HINZE, R.: (a) Das LÄWENsche Behandlungsverfahren der fortschreitenden Karbunkel des Mundes. Polska Gaz. lek. **5**, 366 (1926). (b) Beitrag zur Behandlung pyogener Prozesse im Gesicht mit Eigenblut. Zbl. Chir. **53**, 987 (1926). (c) Ein weiterer Beitrag zur Behandlung pyogener Prozesse im Gesicht mit Eigenblut. Zbl. Chir. **54**, 200 (1927). — HIRSCH, LOTTE: Kritisches Sammelreferat über die Eigenbluttherapie. Dtsch. med. Wschr. **1926**, 551. — HIRSCH, S.: (a) Zur Lokalisation des Furunkels. Wien. med. Wschr. **1906**, Nr 36. (b) Zur

Formalinbehandlung der Furunkulose. Ther. Mh. **1918**, Nr 6. — HODARA, M.: Über die Verwendung des Ichthyol ammonium purum in der dermatologischen Praxis. Mh. Dermat. **32**, 604 (1901). — HODGES, F. M.: (a) The roentgen ray in the treatment of carbuncles and other infections. Amer. J. Roentgenol. **11**, 442 (1924). (b) Röntgen ray in treatment of local inflammations cellulitis and carbuncles. J. amer. med. Assoc. **85**, 1292 (1925). (c) The roentgen ray in the treatment of certain localized infections. South. med. J. **19**, 857 (1926). Ref. Zbl. Hautkrkh. **26**, 577. — HOENIG, H.: (a) Die Stellung des Kinnfurunkels in der Pathogenese der Unterkieferosteomyelitis. Dtsch. Mschr. Zahnheilk. **49**, 721 (1931). (b) Kinnfurunkel und Unterkieferosteomyelitis. Dtsch. Z. Chir. **232**, 273 (1931). — HOFMANN, EDMUND: Über Furunkelbehandlung mit Histoplast. Dtsch. med. Wschr. **1923**, 347. — HOFMANN, W.: (a) Über die Behandlung der Eiterungen im Bereiche des Gesichts. Ärztl. Ver. Frankfurt a. M., 7. März 1921. Münch. med. Wschr. **1921**, 862. (b) Über Gesichtsfurunkel und ihre Behandlung. Arch. klin. Chir. **123**, 51 (1923). — HOFRATH, H.: Kinnfurunkel und Unterkieferosteomyelitis. Dtsch. Mschr. Zahnheilk. **43**, 376 (1925). — HOLFELDER: Die Röntgentherapie bei chirurgischen Erkrankungen. Leipzig: Georg Thieme. Zit. nach KLÖVEKORN. — HOLZKNECHT: (a) Röntgen bei Furunkeln und Karbunkeln. Fortschr. Röntgenstr. **32**, 179. Zit. nach Klövekorn. (b) Über Röntgentherapie bei den spontanen posttraumatischen und postoperativen Kokkenerkrankungen. Ges. Ärzte Wien, 10. Dez. 1926. Wien. klin. Wschr. **1926**, 1497. (c) Röntgenbehandlung der spontanen, posttraumatischen und postoperativen Kokkenentzündungs- und Eiterungsprozesse. Wien. med. Wschr. **1927**, 9. — HONIGMANN, F.: Zur Behandlung des Karbunkels. Chirurg **1932**, 759. — HONIGMANN, F. u. J. SCHÄFFER: Experimentelle Untersuchungen über die Wirkung der BIERschen Stauung auf den Entzündungsvorgang. Münch. med. Wschr. **1907**, Nr 36. — HOPPE, H. B.: Über die ambulante Behandlung eitriger Infektionen. Münch. med. Wschr. **1929 II**, 1363. — HORALEK: Über die Injektionsbehandlung mit Carbolsäure. Ther. Gegenw. **1924**, 431. — HORN, W.: Die Behandlung der Furunkel und Karbunkel. Z. ärztl. Fortbildg **20**, 728 (1923). — HORNICEK: Nasenfurunkel mit Sinusthrombose. Čas. lék. česk. **65**, 777 (1926). — HRYNTSCHAK, TH.: Zur Behandlung des Karbunkels und des Anthrax vom Gesichtspunkte eines Praktikers. Wien. klin. Wschr. **1925**, 255. — HUANG, I. T.: Zur Entstehung und Behandlung des Karbunkels. Arch. klin. Chir. **166**, 372 (1931). Refs Zbl. Hautkrkh. **40**, 90. — HUDELO, L. et R. KOURILSKY: L'hyperglycémie dans les dermatoses. Presse méd. **34**, 1041 (1926). Ref. Zbl. Hautkrkh. **23**, 201. — HÜBSCHMANN, K.: Unsere Erfahrungen mit „Stannoyxl". Česká Dermat. **1922**, 98. Ref. Zbl. Hautkrkh. **4**, 425. — HÜTTEN, F. v. D.: Behandlung von Furunkulose des äußeren Gehörganges mit Schwefel nach Bier. Münch. med. Wschr. **1926**, 278. — HUNTER, J.: The treatment of furunculosis by diathermy. J. Laryng. a. Otol. **42**, 524 (1927). Ref. Zbl. Hautkrkh. **26**, 280. — HUNTINGTON, TH. W.: The radical treatment of carbuncle. Surg. Clin. N. Amer. **2**, 419 (1922). Ref. Zbl. Hautkrkh. **6**, 452. — HURD, L. M.: Acute infections into the sebaceus glands and hair follicles of the nasal vestibule. Med. Rec. **101**, 105 (1922). Ref. Zbl. Hautkrkh. **5**, 23. — HUSTEAD, C. L.: The treatment of carbuncle. Arch. physic. Ther. **9**, 22 (1928). Ref. Zbl. Hautkrkh. **27**, 410.

IIMORI, M.: On the effect of Yatren for malignant furuncles in the lip. Jap. J. Dermat. **26**, 89 (1926). Ref. Zbl. Hautkrkh. **22**, 790. — IMHOFER: Zur Behandlung des Gehörgangfurunkels. Ther. Mh., Juni **1911**. — IN BOKKYO: Fall von Karbunkel. Jap. J. of Dermat. **30**, 8 (1930). — INDO, F. F.: Über das Rezidiv beim Karbunkel. Semana méd. **28**, 657 (1921). — ISACSON: Die Erfolge der Terpentinbehandlung der Haut- und Geschlechtskrankheiten. Med. Klin. **1921**, 966.

JADASSOHN, J.: (a) Hautanomalien bei Stoffwechselanomalien. 5. internat. dermat. Kongr. Berlin 1904. (b) Über Pyodermien. Slg Abh. Dermat. **1**, H. 2. (1912). (c) Bemerkungen zum Grundriß der Dermatologie von J. DARIER, übersetzt von K. G. ZWICK. Berlin: Julius Springer 1913. (d) E. LESSERS Lehrbuch der Haut- und Geschlechtskrankheiten, 14. Aufl. Bd. 1, in Vorber. Berlin: Julius Springer. — JAEGER, M.: Zur Vaccinebehandlung der Furunkulose mit Opsonogen. Diss. Tübingen 1919. — JAKOVLEV, M.: Zur Behandlung progredienter Furunkel und Karbunkel. Russk. Klin. **13**, 197 (1930). Ref. Zbl. Hautkrkh. **35**, 393. — JARISCH-MATZENAUER: Die Hautkrankheiten. 2. Aufl., S. 404. Wien u. Leipzig 1908. — JAUBERT: Intradermovaccinothérapie de l'acné polymorphe infectée. C. r. Soc. Biol. Paris, 88, 1034 (1923). Ref. Zbl. Hautkrkh. **9**, 202. — JAUBERT, A. et P. GOY: Vaccinothérapie staphylococcique, importance du métabolisme microbien. Presse méd. **1928 II**, 884. Ref. Zbl. Hautkrkh. **29**, 51. — JAUSION, H.: Disk. zu FLANDIN u. DUCHON, Lysatvaccinbehandlung von Staphylodermien. Bull. Soc. méd. Hôp. Paris **45**, 1109 (1929). — JAUSION et E. DIOT: (a) Les gélovaccins, leur principe, leur technique, leurs avantages dans le traitement des pyodermites. Bull. Soc. franç. Dermat. **32**, 303 (1925). Ref. Zbl. Hautkrkh. 18, 896. (b) Le traitement des pyodermites par les gélovaccins. C. r. Soc. Biol. Paris **92**, 1497 (1925). Ref. Zbl. Hautkrkh. **19**, 408. — JAUSION, DIOT et VAUCEL: Biologische Behandlung von Eiterungen durch lokale und allgemeine Vaccination. Kongr. franz. sprech. Dermat. u. Syph. 25.—28. Juli 1925. Ref. Zbl. Hautkrkh. **21**, 804. — JAUSION, H. et J. LENÈGRE: L'association de l'insuline aux lyso-vaccins dans le traitement des staphylococcies. Bull. Soc. franç. Dermat. **35**, 345 (1928). — JENKINS, C. E.: Autogenous residual vaccines: The therapeutic results in 360 cases. Brit. med. J. **1928**, Nr 3504, 340. Ref. Zbl. Hautkrkh. **27**, 368. — JENRICH, R.: Die Behandlung der größeren Furunkel und der Karbunkel in den letzten 10 Jahren an der chirurgischen Klinik zu Greifswald. Diss. Greifswald 1919. — JERUSALEM, M.: Disk. zu HOLZKNECHT. Röntgenbehandlung der Kokkenentzündungen. Ges. Ärzte Wien, 10. Dez. 1926. Wien. klin. Wschr. **1926**, 1498. — JESSNER, M.: Die Pyodermien und ihre Behandlung. Klin. Wschr. **1927**, 1434, 1480. — JESSNER, S.: Furunkulosis und andere kokkogene Hautleiden. Dermat. Vortr. f. Praktiker. Würzburg: Curt Kabitzsch. — JOCHMANN: Septische Erkrankungen in Handbuch der inneren Medizin, herausgeg. von MOHR und STAEHELIN, Bd. 1. Berlin 1911. — JOCHMANN u. HEGLER: Lehrbuch der Infektionskrankheiten. Berlin 1914. — JOLY: Un cas d'anthrax de la nuque, traité par le bouillon-vaccin Gremy et l'héliothérapie arteficielle. Le Scalpel **77**, 827 (1924). Ref. Zbl. Hautkrkh. **16**, 426. — JORDAN: Über renale und perirenale Abscesse nach Furunkeln und multiplen kleinen peripheren Eiterherden. 34. Chir.kongr. Zbl. Chir. **1905**, Nr 30. — JORDAN, A. P.: Über Proteinkörpertherapie bei Haut- und venerischen Krankheiten. Acta dermato-vener. Rossic. **1**, Nr 4 (1924). — JORES, L.: Anatomische Grundlagen wichtiger Krankheiten, 2. Aufl. Berlin: Julius Springer 1926. — JOSEPH, E.: Einige Wirkungen des natürlichen Ödems und der künstlichen Ödemisierung. Münch. med. Wschr. **1905**, **1917**. — JOSSIFOFF, A.: Über die Lippenfurunkel, deren Komplikationen und deren Behandlung. Diss. Leipzig 1929. — JUNKERMANN, K.: Über konservative Furunkel- und Karbunkelbehandlung. Münch. med. Wschr. **1926**, 563. — JUNQUET, H. X. J.: Les pyodermites les plus fréquentes dans l'armée et leur traitement de chois. Arch. Méd. mil. **94**, 753 (1931). Ref. Zbl. Hautkrkh. **39**, 80.

KAHN, B. L.: Bacteriophage therapy for pyoderma. Report of 20 cases. Arch. of Dermat. **24**, 218 (1931). Ref. Zbl. Hautkrkh. **39**, 417. — KAHN, M.: Über Lippenfurunkel. J. amer. med. Assoc. **82**, 1043 (1924). Ref. Zbl. Hautkrkh. **15**, 200. — KALLENBACH: Erfahrungen über Schädelosteomyelitis. Bruns' Beitr. **128**, H. 3 (1923). — KANKOWSKI, R.: Der Gesichtsfurunkel nach den Fällen des städtischen Krankenhauses Augsburg 1903 bis 1922. Diss. München 1924. — KAPPIS, M.: (a) Dreijährige Erfahrungen mit der Furunkelumspritzung nach LÄWEN. Zbl. Chir. **54**, 497 (1927). (b) Die Behandlung der Furunkel mit Eigenblutumspritzung. Ther. Gegenw. **69**, 20 (1928). (c) Disk. zu USADEL: Örtliche Betäubung im entzündlichen Gewebe. 55. Kongr. dtsch. Ges. Chir. 1931. Arch. klin. Chir. **167**, 227 (1931). — KARPATI, O.: Über die Therapie der Gesichtsfurunkel. Gyógyászat (ung.) **67**, 58 (1927). Ref. Zbl. Hautkrkh. **24**, 234. — KASPAR: In welchen Grenzen bewegt sich die konservative Behandlung der Phlegmone und des Furunkels, und worin besteht diese vornehmlich? Seminarabende Wien. med. Doktorenkoll., 27. Okt. 1924. Wien. klin. Wschr. **1924**, 1202. — KASTAN, F.: Mitteilung über die Behandlung von Furunkeln bei der Truppe im Felde. Münch. med. Wschr. **1916**, Nr 30. — KATZ, TH.: (a) Über die Behandlung von Hautkrankheiten mit Pankreasdispert. Dtsch. med. Wschr. **1925**, 398. (b) Dermatologische Erfahrungen mit einer neuartigen antiphlogistischen Salbentherapie. Dermat. Wschr. **93**, 1223 (1931). — KAUFFMANN, H.: Über Furunkelmetastasen. Bruns' Beitr. **138**, 276 (1926). — KAUFMANN, R.: (a) Ein Beitrag zur spezifisch-unspezifischen Behandlung in der Dermatologie. Dermat. Z. **44**, 117 (1925). (b) Disk. zu SCHÜTZ, Furunkelbehandlung. Frankf. dermat. Ver.igg, 5. Mai 1925. Ref. Zbl. Hautkrkh. **18**, 27. — KEINING, E.: Die Schwellenreizvaccinetherapie der Staphylokokkenerkrankungen. Münch. med. Wschr. **1922**, 960. — KÉMERI, D. v.: Die Rolle der gleichzeitigen Leber- und Milzbestrahlung in der Behandlung pyogener Prozesse. Strahlenther. **46**, 355 (1933). Ref. Zbl. Hautkrkh. **44**, 765. — KEMP: Röntgenbestrahlung der akuten Entzündungen. Dtsch. Z. Chir. **176**, H. 4. Zit. nach P. S. MEYER. — KENEDY, D.: (a) Über Furunkulose. Therapia (Budapest) **2**, 59 (1925). (b) Über Furunkulose. Therapia (Bratislava) **4**, 9 (1925). — KEPPLER: Disk. zu SCHIEFFERDECKER, Behandlung von Lippenfurunkeln. Ärztever. Essen, 5. Jan. 1927. Klin. Wschr. **1927**, 827. — KEPPLER, W.: (a) Die Behandlung des malignen Gesichtsfurunkels. Münch. med. Wschr. **1910**, 337, 412. (b) Zur konservativen Behandlung der Gesichtsfurunkel. Münch. med. Wschr. **1911**, 1619. – KEYSER, DE: (Hôp. St. Louis, Paris) Boils and carbuncles their treatment by oxygen. Internat. Clin., IV. s. **40**, 1 (1930). Ref. Zbl. Hautkrkh. **37**, 80. — KEYSER, L. DE: Le furoncle et l'anthrax, leur traitement. Arch. dermato-syph. Hôp. St. Louis **2**, 203 (1930). Ref. Zbl. Hautkrkh. **35**, 803. — KINGREEN, O.: Die Röntgenbestrahlung der akuten Entzündungen. Dtsch. Z. Chir. **197**, 10 (1926). Ref. Zbl. Hautkrkh. **22**, 498. — KIRCHBAUER, v.: Behandlung der Furunkulose und Folliculitis mit Hefepräparaten. Dtsch med. Wschr. **1905**, 714. — KIRCHNER, O.: Die theoretische Grundlage und das Anwendungsgebiet der Autovaccinetherapie. Z. ärztl. Fortbildg **1927**, 489. — KIRSCHNER u. FREY: Behandlung des Furunkels im Gesicht. Med. germ.-hisp.-amer. **3**, 575 (1926). Ref. Zbl. Hautkrkh. **20**, 592. — KISSMEYER, A.: (a) Ichthyol dans le traitement de la furonculose. Ann. de Dermat. **7**, 297 (1926). (b) Über konservative Furunkelbehandlung mittels Ichthyol.

Münch. med. Wschr. **1927**, 282. — KISTJAKOVSKIJ, E.: Behandlung der Staphylo- und Streptomykosen der Haut mit BESREDKA-Filtraten. Sovet. Vestn. Dermat. **9**, 615 (1931). Ref. Zbl. Hautkrkh. **41**, 481. — KITTINGER, A.: Erfahrungen mit Staphar bei Staphylokokkeninfektionen. Wien. med. Wschr. **1930 I**, 351. — KLAPP, R.: (a) Über die Behandlung entzündlicher Erkrankungen mit Saugapparaten. Münch. med. Wschr. **1905**, 740. (b) Über die erneute Fortsetzung der Gewebsantisepsis (Vuzin und Rivanol). Dtsch. med. Wschr. **1921**, 1383. — KLEEBERG, L.: Zur Furunkulosebehandlung. Klin. Wschr. **1924**, 175. — KLEEBLATT: Zur Frage der Dosierung und des Intervalls bei der Proteinkörpertherapie. Ther. Gegenw. **1921**, 209. — KLEIN: Disk. zu SCHÜTZ, Unblutige Behandlung der Furunkel. Frankf. dermat. Ver.igg, 7. Mai 1925. Ref. Zbl. Hautkrkh. **18**, 27. — KLEINSCHMIDT, O.: Furunkel, Karbunkel und Schweißdrüsenabsceß. Dtsch. med. Wschr. **1931 II**, 1373. — KLESK, A. E.: Über Furunkel. Medycyna **1908**, No 7. Ref. Mh. Dermat. **47**, 628. — KLINGMÜLLER: (a) Zur Behandlung der Haut- und Geschlechtskrankheiten mit Einführung unspezifischer Stoffe. 12. Kongr. dtsch. dermat. Ges. Hamburg 1921. Arch. f. Dermat. **138**, 169 (1922). (b) Weiterer Beitrag zur Terpentinbehandlung. Dtsch. med. Wschr. **1923**, 664. — KLÖVEKORN, G. H.: (a) Beitrag zur Bestrahlungstherapie der Dermatosen. Dermat. Z. **50**, 27 (1927). (b) Die Röntgenbestrahlung der Entzündung im Bereich der Haut- und Geschlechtskrankheiten. Zbl. Hautkrkh. **33**, 1 (1930). — KNOCH: Zur Behandlung der Furunkel. Med. Klin. **1924**, 249. — KNOFLACH, J. G.: Zur Therapie des Lippenfurunkels. Wien. klin. Wschr. **1929 I**, 685. — KOCH: (a) Zur Furunkelbehandlung. Med. Klin. **1924**, 183. (b) Zur Furunkelbehandlung, Bemerkungen zu AXHAUSEN. Med. Klin. **1924**, 826. — KOCH, K.: Spezifisch-unspezifische Therapie der lokalen Staphylomykosen. Dtsch. med. Wschr. **1923**, 678. — KOCHMANN, M.: Beitrag zur Lehre von der furunkulösen Entzündung. Arch. f. Dermat. **5**, 325 (1873). — KÖNIG, F.: Diskussion zu USADEL: Örtliche Betäubung im entzündlichen Gewebe. 55. Kongr. dtsch. Ges. Chir. 1931. Arch. klin. Chir. **167**, 227 (1931). — KÖNIGSTEIN, M. F.: Erfahrungen mit Phlogetan. Med. Klin. **1925**, 440. — KÖRNER, O.: Lehrbuch der Ohren-, Nasen- und Kehlkopfkrankheiten, 2. Aufl. Wiesbaden: J. F. Bergmann 1909. — KOHAN, L.: Paranephritischer Absceß und multiple Muskelabscesse infolge eines Furunkels. Klin. ther. Wschr. **1907**, Nr 1. — KOHLER, A.: Die Behandlung der akut-eitrigen Entzündungen durch Röntgenstrahlen. Dtsch. Z. Chir. **203** u. **204**, 539 (1927). — KOLB: Über Pyodermatosen. Dtsch. med. Wschr. **1916**, Nr 10. — KOLLECKER: Disk. zu SCHÜTZ, unblutige Behandlung des Furunkels. Frankf. dermat. Ver.igg, 11. Juni 1925. Ref. Zbl. Hautkrkh. **18**, 745. — KOLMER, J. A.: The principles of vaccine therapy. Amer. J. Clin. path. **1**, 355 (1931). Ref. Zbl. Hautkrkh. **40**, 50. — KOSLIN, I. I.: Primary staphylococcus infections of the nose, lips and face. Ann. Surg. **94**, 7 (1931). Ref. Zbl. Hautkrkh. **40**, 654. — KRAFFT, K.: Unsere Erfahrungen mit dem Salben-Kammerpflaster nach Dr. W. MAYER. Münch. med. Wschr. **1929 I**, 839. — KRAINER, H.: Episkleritis metastatica bei Karbunkel. Wien. med. Wschr. **1926**, 1390. — KRAMER, M.: Ohrfurunkel — Mastoiditis. Wien. klin. Rdsch. **1905**, Nr 34. — KREBS: Staphar, eine Maststaphylokokkenvaccine nach Prof. STRUBELL. 12. Kongr. dtsch. dermat. Ges. Hamburg 1921. Arch. f. Dermat. **138**, 396. — KRECKE, A.: Zur Behandlung akuter chirurgischer Infektionen und Eiterungen. Münch. med. Wschr. **1926**, 393. — KREKELER: (a) Zur Furunkulosebehandlung bei Geisteskranken. Münch. med. Wschr. **1923**. 519. (b) Erfahrungen mit Staphar. Ther. Gegenw. **1929**, 333. — KREN u. NOBL: Wie kämpft man am besten gegen Pyodermien an? Wien. med. Wschr. **1925**, 554. — KRIKORTZ: Chronische Furunkulose. Dermat. Ges. Stockholm, 26. März 1903. Mh. Dermat. **37**, 270. — KRITZLER: (a) Ein einfaches Verfahren zur Unterdrückung im Entstehen begriffener Furunkel. Med. Klin. **1918**, 13. (b) Einfache und schmerzlose Furunkelbehandlung. Dtsch. med. Wschr. **1922**, 866. — KRÖSL, H.: Kaseosanbehandlung in der dermatologischen Praxis. Ther. Gegenw. **1921**, 365. — KROH, F.: Die Behandlung akut entzündlicher Prozesse der Haut und ihrer Anhangsgebilde mit Kohlensäureschnee. Arch. klin. Chir. **144**, 77 (1927). Ref. Zbl. Hautkrkh. **24**, 39. — KROIMOFF: Das Natrium salicylicum beim Furunkel und Karbunkel. Med. Obzr. Nižn. Povolzja (russ.) **1899**. Ref. Mh. Dermat. **29**, 286. — KUBIG, G.: Ein Genitalfurunkel als ausschlaggebende Indikation zum Kaiserschnitt bei engem Becken. Zbl. Gynäk. **50**, 2022 (1926). — KUDENKO, L.: Zur Frage der Behandlung der Furunkulose. Kazan. med. Ž. **28**, 483 (1932). — KÜHN, G.: Erfahrugen mit der konservativen Furunkelbehandlung nach SCHÜTZ. Münch. med. Wschr. **1926**, 552. — KUHN, F.: (a) Thigenol im Kampfe gegen die Furunkulose. Ther. Halbmh. **1920**, 264. (b) Die hämorrhagische Behandlung des Furunkels. Münch. med. Wschr. **1924**, 1432. (c) Schnellheilung des Furunkels. Vakuumimpfung mit Eigenblut (hämorrhagische Impfung). Münch. med. Wschr. **1927**, 451. — KURZHALS, R.: Antivirustherapie nach BESREDKA mit Bericht über deren Wirkung bei Gehörgangsfurunkulose. Z. Hals- usw. Heilk. **30**, 98 (1931). Ref. Zbl. Hautkrkh. **40**, 359. — KUSNEZOV, A.: Über maligne Karbunkel und Karbunkel überhaupt. Nov. chir. Arch. (russ.) **1927**, 583. — KYRLE, J.: Histo-Biologie der menschlichen Haut und ihrer Erkrankungen, Bd. 2, S. 96 u. 132. Berlin: Julius Springer 1927.

LÄWEN, A.: (a) Über die Behandlung fortschreitender pyogener Prozesse mit Incision und Umspritzung mit Eigenblut. Zbl. Chir. **50**, 1018 (1923). (b) Zur Behandlung maligner Gesichtsfurunkel mit Incision und Umspritzung mit Eigenblut. Zbl. Chir. **50**, 1468 (1923). (c) Untersuchungen zur Behandlung fortschreitender furunkulöser Prozesse im Gesicht. Arch. klin. Chir. **126**, 182 (1923). (d) Disk. zu ERB, Zur Behandlung des Milzbrandes durch Blutabriegelung nach LÄWEN. 50. Tagg dtsch. Ges. Chir. Berlin 1926. Ref. Med. Klin. **1926**, 751. (e) Progredienter Lippenfurunkel, mit Eigenblutumspritzung behandelt. Ärztl. Ver. Marburg, 20. Jan. 1926. Klin. Wschr. **1926**, 730. (f) Behandlung progredienter Staphylomykosen. Bemerkungen zu der Arbeit von BENEDEK. Klin. Wschr. **1926**, 2164. (g) Über abriegelnde Eigenblutinfiltration mit nachfolgender Incision zur Behandlung pyogener Prozesse im Gesicht und Nacken. Zbl. Chir. **51**, 2076 (1924). (h) Über die Verwendung und Wirkungsart der örtlichen Eigenblutinfiltration bei der Behandlung schwerer fortschreitender pyogener Prozesse im Gesicht. Immunität usw. **1929/30**, 101. (i) Über die Rolle der Venen bei der Ausbreitung pyogener Prozesse. Chirurg **1929**, 682. — LÄWEN, A. u. E. KÖNIG: Untersuchungen über die Rolle der Venen bei der Weiterleitung pyämischer Prozesse. Dtsch. Z. Chir. **218**, 1 (1929). — LÄWEN, A. u. G. PAULUS: Über die Wirkung von Reizen auf die Wand gesunder und kranker Venen der Menschen und der Tiere. Dtsch. Z. Chir. **225**, 5 (1930). — LAMARE, J. P., M. LARGET et M. MOREAU: Les traitements biologiques. Lutte contre le staphylocoque. Bull. méd. **1930 II**, 823. Ref. Zbl. Hautkrkh. **36**, 572. — LANDA, G.: Terpentinöleinspritzungen bei einigen Hautkrankheiten und bei Komplikationen der Gonorrhöe. Russk. Vestn. Dermat. **3**, 32 (1925). Ref. Zbl. Hautkrkh. **22**, 697. LANGMANN, S.: Eine noch wenig bekannte Methode der Furunkelbehandlung. N. Y. med. J. **1900**, Nr 22. Ref. Mh. Dermat. **31**, 594. — LARKUM, N. W.: (a) Bacteriophage in the treatment of furunculosis. J. Michigan State med. Soc. **27**, 106, 1928. Ref. Zbl. Hautkrkh. **27**, 410. (b) Bacteriophage treatment of staphylococcus infections. J. inf. Dis. **45**, 34 (1929). Ref. Zbl. Hautkrkh. **33**, 102. — LAUTMAN: Furoncle de la lèvre supérieure et vaccinothérapie. Ann. Mal. Oreille, **42**, 894 (1923). Ref. Zbl. Hautkrkh. **11**, 47. — LAUZE: Traitement du furoncle et de l'anthrax par le procédé de la ventouse. Bull. Soc. Sci. méd. et biol. Montpellier Languedoc **7**, 277 (1926). Ref. Zbl. Hautkrkh. **21**, 442. — LAWSON, J.D.: The treatment of pyogenic infection by röntgen irradiation. Radiology **6**, 153 (1926). Ref. Zbl. Hautkrkh. **20**, 447. — LEDERMANN, R.: Über Histoplast, ein Beitrag zur Furunkelbehandlung. Z. ärztl. Fortbildg **19**, 682 (1922). — LEHNDORFF, H. u. M. BRUMLIK: Studien über das Antivirus. Wien. klin. Wschr. **1927**, 483. — LELOIR, H.: Leçons sur l'anatomie pathologique du furoncle et de l'anthrax. J. des Mal. cutan. **6**, 1 (1894). — LENHARTZ, H.: Die septischen Erkrankungen. NOTHNAGELS Spezielle Pathologie und Therapie, Bd. 3. Leipzig u. Wien 1903. — LENZ, A.: Über Hautdiphtherie. Dermat. Wschr. **77**, 1116 (1923). — LEPP, F.: Behandlung pyogener Hautinfektionen mit Autovaccin. Eesti Arst **5**, 161 (1926). LERMOYEZ, M.: Behandlung der Ohrfurunkulose. Presse méd. **1900**, Nr 17. Ref. Mh. Dermat. **31**, 594. — LESSER, E.: Lehrbuch der Haut- und Geschlechtskrankheiten, 13. Aufl., S. 152. Berlin: Julius Springer 1914. — LEUCUTIA: Röntgen bei Furunkeln. Viata med. **4**, 277. Zit. nach KLÖVEKORN. — LEUTERT, E.: Über die infolge Durchbruchs eines Furunkels entstehenden periaurikulären Abscesse. Verslg dtsch. Naturforsch. Braunschweig 1897. Ref. Mh. Dermat. **27**, 400. — LEVIN, O. L.: The treatment of furuncles. A plea against incision. Med. J. a. Rec. **131**, 253 (1930). Ref. Zbl. Hautkrkh. **34**, 596. — LEVIN, O. L. and M. KAHN: Studies on the chemistry of boddy in diseases of the skin. Amer. J. med. Sci. **162**, 688 (1921). Ref. Zbl. Hautkrkh. **4**, 120. — LEVIT, J.: Die bei der Behandlung der Karbunkel mittels Excision erzielten Erfolge. Wien. klin. Rdsch. **1912**, Nr41/42. Ref. Dermat. Wschr. **57**, 1020. Zit. bei RIEDER. — LEVY, S.: Über die Behandlung von Furunkeln und Hordeolum mit Zinn. Dtsch. med. Wschr. **1926**, 1303. — LÉVY-FRANCKEL: Le traitement de la furonculose. J. Méd. Paris **1926**, No 23. Ref. Dermat. Wschr. **83**, 1755. — LEWIS, R. W.: A conservative treatment of carbuncle. Ann. Surg. **78**, 649 (1923). Ref. Zbl. Hautkrkh. **12**, 464. — LIGHT, R. U. and M. C. SOSMAN: The treatment of carbuncles by the röntgen-ray. Analyses of 50 cases. New England J. Med. **203**, 549 (1930). LINDER, W.: Zur Behandlung der Pyodermien. Diss. Breslau 1918. — LINGEMANN, B. N.: Furunculosis of the external auditory meatus. J. Indiana State med. Assoc. **22**, 270 (1929). LINHART, W.: (a) Zur Behandlung maligner Gesichtsfurunkel mit Incision und Umspritzung mit Eigenblut. Zbl. Chir. **51**, 1501 (1924). (b) Über Eigenblutbehandlung bei septischen Prozessen. Dtsch. Z. Chir. **195** (1926). (c) Über Eigenblutbehandlung bei septischen Prozessen. Wien. klin. Wschr. **1927**, 657. — LIPPERT, H.: Erfahrungen mit der Reizkörpertherapie, speziell mit Protasin, in der dermatologischen Praxis. Dermat. Wschr. **83**, 1472 (1926). — LODATO, G.: 5 casi di furunculosi curati con l'autopioterapia. Arch. ital. Sci. med. colon. 8, 35 (1927). Ref. Zbl. Hautkrkh. **23**, 402. — LOEB, H.: Zur Furunkelbehandlung. Münch. med. Wschr. **1931 II**, 1344. — LOEB, M.: Über den Blutzuckerwert bei Hautkrankheiten. Arch. f. Dermat. **156**, 653 (1926). — LÖHR, W.: (a) Grundlagen und Ausführung der Behandlung durch Stauung. Dtsch. med. Wschr. **1926**, 920. (b) Über die praktische Behandlung des Furunkels und Karbunkels. Dtsch. med. Wschr. **1928 I**, 12. —

Löwenberg: Über Natur und Behandlung des Furunkels. Dtsch. med. Wschr. **1888**, Nr 28. — Loewenstein, W. u. L. H. Stieböck: Kurzwellenbehandlung eines Oberlippenfurunkels bei einem 75jährigen Diabetiker. Wien. klin. Wschr. **1931**, 1502. — Lorber, R.: Über konservative Furunkelbehandlung mit Chloroform. Therapia (Budapest) **2**, 380 (1925). Ref. Zbl. Hautkrkh. **19**, 406. — Lorey: Neue Gesichtspunkte zur Behandlung der Diphtherie, des Scharlachs und von eitrigen Prozessen. Med. Klin. **1912**, 1069. — Lortat-Jacob et Bourgeois: La glycémie dans les dermatoses. Bull. Soc. méd. Hôp. Paris **42** l 621 (1926). Ref. Zbl. Hautkrkh. **21**, 276. — Lossen: Behandlung der Gesichtsfurunkel. Dtsch. Z. Chir. **47** (1909). — Lotsch, F.: Die Behandlung der Furunkulose. Klin. Wschr. **1927**, 1191. — Lotte, F.: Le traitement des pyodermites. Paris med. **1929** I, 77. Ref. Zbl. Hautkrkh. **30**, 633. — Louros, N. u. E. Gaessler: (a) Gibt es ein Streptokokkenantivirus nach Besredka? Klin. Wschr. **1927 II**, 1662. (b) Recherches expérimentales sur l'existence de l'antivirus streptococcique de Besredka. Ann. Méd. **23**, 475 (1928). Ref. Zbl. Hautkrkh. **29**, 290. — Lüth, W.: Terpentin in der Dermatologie. Dtsch. med. Wschr. **1921**, 776. — Lukowsky, A.: Zur Röntgenbehandlung von Entzündungen. Bruns' Beitr. **136**, 554 (1926). — Lumière, A. et Montoloy: Mode d'action de l'autohémothérapie. C. r. Acad. Sci. Paris **184**, 1136 (1927). — Lustig: Sind Pyodermien ohne strenge diätetische Behandlung heilbar? Dtsch. Naturforsch. u. Ärzte Hamburg, Sept. 1928. Ref. Zbl. Hautkrkh. **28**, 402. — Lutz, K.: Über Eigeneiterbehandlung. Dtsch. med. Wschr. **1926**, 1818. — Lutz, W. u. W. Kelterborn: Dermatologische Erfahrungen mit einer neuartigen antiphlogistischen Salbentherapie. Schweiz. med. Wschr. **1931**, 205. — Lympius: Zur Kasuistik der Gesichtsfurunkel. Dtsch. med. Wschr. **1899**, 474.

McAuliffe, G. B.: Treatment of furuncle of the ear by ionisation of tin. Med. J. a. Rec. **125**, 547 (1927). Ref. Zbl. Hautkrkh. **25**, 696. — McDonald, C. L.: Vaccinetherapie bei Diabeteskarbunkel. J. amer. med. Assoc. **57**, Nr 1 (1912). Ref. Dermat. Wschr. **55**, 898. — MacGlasson, I. L.: Hyperglycemia as an etiologic factor in certain dermatoses. Arch. of Dermat. **8**, 665 (1923). Ref. Zbl. Hautkrkh. **11**, 415. — MacKee: Disk. zu Crutchfield u. Stout, Bakteriophagentherapie. Arch. of Dermat. **22**, 1010 (1930). Ref. Zbl. Hautkrkh. **37**, 376. — Madelung: Karbunkelbehandlung. 6. Kongr. dtsch. dermat. Ges. Strasburg 1898. — Makai, E.: (a) Förderung der Selbstheilung entzündlicher Prozesse durch Entzündungsprodukte. Dtsch. med. Wschr. **1923**, 1147. (b) Prinzipielles über die Behandlung der Entzündungen durch Entzündungsprodukte. Dtsch. med. Wschr. **1927**, 570. — Manasse, P.: Gesichtsfurunkel — metastatische Eiterungen (subphrenischer Absceß). Allg. med. Z.ztg **1906**, Nr 6. — Mandl, R.: Zur Behandlung der Furunkulose des äußeren Gehörganges. Münch. med. Wschr. **1926**, 1098. — Manninger, v.: Behandlung der Staphylomykosen. Therapia (Budapest) **2**, 307 (1925). — Marcus, A.: Eine neue lokale Behandlungsmethode des Furunkels und Karbunkels. Münch. med. Wschr. **1905**, 1002. — Marcuse, Julian: Zur konservativen Furunkelbehandlung mit Pankreas-Dispertsalbe. Ther. Gegenw. **1927**, 142. — Marenholtz, v.: Zur Therapie der Lidrandentzündungen. Wschr. Hyg. u. Ther. Aug. **16**, H. 1. Zit. bei Bernheim. — Margo: Disk. zu Hustead, Arch. physic. Ther. **9**, 22 (1928). Ref. Zbl. Hautkrkh. **27**, 411. — Marsan et Le Fur: Les infections urinaires à staphylocoques secondaires à la furonculeuse. J. d'Urol. **14**, 319 (1922). Ref. Zbl. Hautkrkh. **7**, 437. — Martens, M.: (a) Zur Behandlung akuter Eiterungen. Berl. Ges. Chir., 13. Okt. 1924. Klin. Wschr. **1924 II**, 2175. (b) Zur Behandlung akuter Eiterungen. Dtsch. med. Wschr. **1925**, 134. — Martin, Walton: (a) Outcome of the staphylococcus infections of the face and lips. Ann. Surg. **75**, 766 (1922). (b) The fatal outcome of certain cases of staphylococcus infections of the face and lips. Ann. Surg. **76**, 13 (1922). Ref. Zbl. Hautkrkh. **7**, 336. — Martin, W.: Erfolgreiche Behandlung der chronischen Furunkulose mit Detoxin. Dermat. Wschr. **1930 II**, 1408. — Maschkilleisson, L. N.: Die lokale Behandlung der Furunkulose mit reinem Ichthyol. Dermat. Wschr. **1931 I**, 776. — Matsumoto, V.: (a) Über Blutzucker bei Hautkrankheiten. Jap. J. Dermat. **30**, 1062 (1930). Ref. Zbl. Hautkrkh. **36**, 743. (b) Über den gebundenen Zucker im Blut bei Hautkrankheiten. Jap. J. of Dermat. **30**, 1105 (1930). Ref. Zbl. Hautkrkh. **37**, 814. — Mauté, A.: (a) Die Vaccinebehandlung der Furunkulose. J. des Prat. **1909**, No 22. Ref. Mh. prakt. Dermat. **49**, 278. (b) Behandlung der cutanen Staphylokokkenerkrankungen mit Staphylokokkenvaccine (Resultat von 3 Jahren Vaccinotherapie). Presse méd. **1910**, No 50. Ref. Dermat. Wschr. **52**, 332. (c) Einige Bemerkungen zur Behandlung der Furunkulose. Presse méd. **1913**, No 73. Ref. Dermat. Wschr. **58**, 209. (d) La Vaccination antifuronculeuse; stockvaccins ou auto-vaccins? Presse méd. **1920**, No 7. (e) Staphylokokkenerkrankungen. Presse méd. **32**, 148 (1924). (f) La bactériothérapie antistaphylococcique. Mode d'emploi et indications. J. Méd. franç. **14**, 97 (1925). — Mayer, Otto: (a) Zur Theorie der Läwenschen Blutumspritzung bei Furunkeln und Karbunkeln. Nürnberg. med. Ges., 10. Dez. 1925. Münch. med. Wschr. **1926**, 222. (b) Über die Heilungsvorgänge bei veralteten Acneformen und verwandten Staphylomykosen bei Behandlung mit Antivirus Besredka. Ärztl. Ver. Nürnberg, 24. Nov. 1927. Münch. med. Wschr. **1928**, 380. — Mayer, W.: (a) Behandlung des Furunkels mit dem Kammerpflaster.

Münch. med. Wschr. **1929 I**, 838. (b) Die Frühdiagnose des Karbunkels. Zbl. Chir. **1933**, 212. — MAYR, J. K.: Die Verwendungsmöglichkeit des Yatrens in der Dermatologie. Münch. dermat. Ges., 25. Juni 1923. Zbl. Hautkrkh. **9**, 440. — MAZZINI, L.: L'olio essenziale di trementina usato per via parenterala, nelle pratica dermato-venerologica. Giorn. ital. Mal. vener. pelle **63**, 1164 (1922). Ref. Zbl. Hautkrkh. **7**, 471. — MEISELS, J. u. L. BRAUNER: Versuche mit Cerolin bei Behandlung von Furunkulose. Pharmaz. u. ther. Rdsch. **1905**, Nr 5. Ref. Mh. Dermat. **41**, 397. — MELCHIOR, E.: (a) Grundriß der allgemeinen Chirurgie. München: J. F. Bergmann 1925. (b) Zur Therapie der Gesichtsfurunkel. Bruns' Beitr. **135**, 681 (1926). (c) Über Gesichtsfurunkel. Zbl. Chir. **53**, 290 (1926); Klin. Wschr. **1926**, 202. — MERKLEN, P. R. et F. HIRSCHBERG: L'autohémothérapie dans la furonculose, les pyodermites et autres infections locales. Bull. Soc. méd. Hôp. Paris **39**, 1081 (1923). — MESSERSCHMIDT, TH.: Die Vaccinetherapie der chronischen Furunkulose der Haut. Münch. med. Wschr. **1914**, Nr 26. — MEYER, C.: Zur Kenntnis der nekrotisierenden Form der Hautdiphtherie. Klin. Wschr. **1925**, 2447. — MEYER, F. M.: Über Erfahrungen mit dem Terpentinölpräparat Olobintin. Med. Klin. **1924**, 1112. — MEYER, J.: Seltene Ursache einer Facialislähmung. Med. Klin. **1905**, Nr 33. Ref. Mh. Dermat. **42**, 232. — MEYER, JEAN: (a) Le traitement actinique des staphylococcies cutanées. Ann. de l'Inst. Actinol. Paris **3**, 116 (1929). Ref. Zbl. Hautkrkh. **34**, 304. (b) Photothérapie de la furunculose. Rev. franç. Dermat. **8**, 604 (1932). Ref. Zbl. Hautkrkh. **45**, 67. — MEYER, P. S.: Der derzeitige Stand der Röntgenbehandlung in der Dermatologie. Zbl. Hautkrkh. **17**, 1 (1925). — MEYER, J. et NICOLLE: Traitement de la furonculose par les rayons ultraviol. Bull. Soc. franç. Dermat. **38**, 57 (1931). Ref. Zbl. Hautkrkh. **38**, 81. — MICHAEL, M.: (a) Untersuchungen über Staphylokokkenagglutinine und ihre Beeinflussung durch spezifische oder unspezifische Vaccineinjektionen. Arch. f. Dermat. **156**, 260 (1928). (b) Vaccinebehandlung der Furunkulose. Ther. Gegenw. **69**, 161 (1928). — MICHAËLIS, O.: De la proteinothérapie dans les maladies de la peau. Acta dermato-vener. (Stockh.) **8**, 72 (1927). Ref. Zbl. Hautkrkh. **25**, 548. — MILIAN, G.: (a) Le traitement de la furonculose. Rev. franç. Dermat. **1**, 350 (1925). Ref. Zbl. Hautkrkh. **19**, 663. (b) Urticaria infectieuse. Paris méd. **17**, 81 (1927). Ref. Zbl. Hautkrkh. **23**, 217. — MILIAN et MASSOT: Furoncles, ictère, abcès staphylococcique du bras après traitement bismuthique. Bull. Soc. franç. Dermat. **37**, 1298 (1930). — MILLER, A. C.: Über Furunkulose. Edinburgh med. J., Juni **1903**. Ref. Mh. Dermat. **38**, 90. — MINAMI, S. u. N. OHMICHI: Interferenztherapie der Vaccination gegen Furunkulose, Folliculitis und Acne vulgaris. Jap. J. of Dermat. **30**, 462 (1930). Ref. Zbl. Hautkrkh. **35**, 361. — MINKOWSKI, O.: Über die bisherigen Erfahrungen mit der Insulinbehandlung des Diabetes. 36. Kongr. inn. Med. Kissingen, 21.—24. April 1924. Klin. Wschr. **1924 I**, 953. — MINNE: Histopathologische Studien über die Impetigo circumpilaris des Kindes (Impetigo BOCKART). Presse méd. **1900**, No 36. Ref. Mh. Dermat. **32**, 424. — MITCHELL, E. L.: Treatment of carbuncles. Illinois med. J. **44**, 41 (1923). Ref. Zbl. Hautkrkh. **12**, 50. — MITTERMAIER, R.: Experimentelle Untersuchungen zur Entzündungsbestrahlung. Dtsch. Z. Chir. **203/204**, 557 (1927). — MÖLLENDORFF, W. v.: (a) Zur kritischen Auswertung gefärbter Strukturen in fixierten Präparaten. Dermat. Wschr. **77**, 1417, 1429 u. 1433 (1923). (b) Farbenanalytische Untersuchungen. OPPENHEIMER: Handbuch der Biochemie, 2. Aufl., Bd. 2, S. 302. Jena 1925. — MONCORPS, C.: Kohlehydratstoffwechsel und Haut. Jkurse arztl. Fortbildg **1930**, H. 4, 27. Ref. Zbl. Hautkrkh. **38**, 604. — MOOS: Olyptol in der Dermatologie. Med. Klin. **1926**, 1045. — MORIAN: (a) Zur Behandlung schwerster Oberlippenfurunkel. Ver.igg niederrhein.-westfäl. Chir., 6. Juni 1920. Zbl. Chir. **48**, 519 (1921). (b) Diskussion zu HUSTEAD. Arch. physic. Ther. **9**, 22 (1928). Ref. Zbl. Hautkrkh. **27**, 411. — MORIAN, R.: Über Gesichtsfurunkel und ihre Behandlung. Dtsch. Z. Chir. **193**, 45 (1925). — MORINI, L.: Il „vaccino antipiogeno polivalente Bruschettini" nelle pratica dermatologica. Gazz. internaz. med.-chir. **1925**, No 39. Ref. Zbl. Hautkrkh. **17**, 293. MORISON, A. E.: Der Karbunkel und seine Behandlung mit Magnesiumsulfat. Brit. med. J. **1924**, Nr 3303, 703. Ref. Zbl. Hautkrkh. **14**, 217. — MORTISCH, P.: Aussprache über Antivirus. Ges. Ärzte Wien, 29. April 1927. Wien. klin. Wschr. **1927**, 603. — MORTISCH, P. u. R. OPPOLZER: Über die Behandlung eitriger Infektionen mit Antivirus. Wien. klin. Wschr. **1927**, 585. — MORRIS, L. M.: The complications of staphylococcus focal infections. Arch. int. Med. **32**, 746 (1923). — MORRIS, M.: Die Behandlung von Furunkulose und anderen tiefliegenden kokkogenen Infektionen mit Mangankolloid. Brit. med. J. **1918**, Nr 2990. Ref. Dermat. Wschr. **71**, 532. — MORTON, J.: Röntgen bei Furunkeln. Med. Rec. **1903**. Zit. nach KLÖVEKORN. — MOSKOWICZ, L.: (a) Die chirurgische Behandlung des Furunkel. Mitt. Volksgesdh.amt Wien **4**, 117 (1929). Ref. Zbl. Hautkrkh. **31**, 74. (b) Kleine Chirurgie. Wien: Maudrich 1932. — MOURE: Le traitement des furoncles, des anthrax et des hydrosadenites par les injections du mélange bactériophage-antivirus. Bull. Soc. nat. Chir. Paris **57**, 657 (1931). Ref. Zbl. Hautkrkh. **39**, 417. — MOWERY, W. E.: Treatment of carbuncle with the actual cautery. Amer. J. Surg. **37**, 170 (1923). Ref. Zbl. Hautkrkh. **10**, 174. — MÜHLENKAMP: Über eine hartnäckige Folliculitis mit Abceßbildung und Fistelöffnung nach außen hin im Nasenflügel. Münch. med. Wschr. **1908 II**,

2706. — MÜHSAM u. HILLEJAN: Über Rivanolbehandlung. Dtsch. med. Wschr. **1924**, 1169. — MÜLLER, A.: Über Blutzuckerwete bei Hautkrankheiten. Arch. f. Dermat. **157**, 639 (1929). — MÜLLER, E. F.: (a) Zur Behandlung chronischer Staphylokokkenerkrankungen der Haut. Dermat. Wschr. **67**, 600 (1918). (b) Zur unspezifischen Immunotherapie der Staphylomykosen. Z. klin. Med. **91**, 315 (1921). Ref. Zbl. Hautkrkh. **3**, 29. MÜLLER, H.: Beiträge zur Aolantherapie. Münch. med. Wschr. **1920**, 935. — MÜLLER, R.: (a) Die Nachbarwirkung des Eigenserums und ihre therapeutische Verwendung. Wien. klin. Wschr. **1917**, 805. (b) Über Milchtherapie. Dtsch. med. Wschr. **1918**, 545. (c) Über die Behandlung der Haut- und Geschlechtskrankheiten mit Milchinjektionen. 12. Kongr. dtsch. dermat. Ges. Hamburg 1921. Arch. f. Dermat. **138**, 179 (1922). (d) Aussprache über Antivirus. Ges. Ärzte Wien, 29. April 1927. Wien. klin. Wschr. **1927**, 602. — MÜLLER, E. u. A. PEISER: Neue Gesichtspunkte bei der Behandlung eitriger Prozesse. Münch. med. Wschr. **1908**, Nr 17.

NARDUCCI, F.: Osservazioni sui rapporti fra glicemia e de dermatosi e sul trattamento insulinico nelle dermatosi. Giorn. ital. Dermat. **70**, 857, 937 (1929). Ref. Zbl. Hautkrkh. **32**, 430, 691. — NARIO, C.: Mit DELBETscher Bouillon behandelte Fälle von Furunkulose. Ann. Fac. Med. (span.) **7**, 211 (1922). — NATIN, I.: Rezidiv eines Karbunkels. Semana méd. **1931 I**, 450. — NEKWASIL, H.: Der maligne Furunkel nach den Fällen der Leipziger chirurgischen Klinik des Herrn Prof. TRENDELENBURG in den Jahren 1896—1904. Diss. Leipzig 1905. Ref. Mh. Dermat. **43**, 319. — NEUBERGER: Über Eiteruntersuchungen von Acne-, Folliculitis- und Furunkelsekret, ein Beitrag zur Morphologie der Exsudatzellen. Arch. f. Dermat. 88, 163 (1907). — NEUFFER, H.: Über Kauterisation als Methode der Wahl bei der Behandlung von Hämorrhoiden und Karbunkeln. Bruns' Beitr. **143**, 737 (1928). Ref. Zbl. Hautkrkh. **29**, 790. — NEUMANN, A.: Behandlung mit Zinn. Česká Dermat. **5**, 208 (1924). Ref. Zbl. Hautkrkh. **15**, 174. — NEUMAYER, V. L.: Zur Impfbehandlung der Furunkulose. Münch. med. Wschr. **1915**, Nr 41, 1387. — NEUSSER, E.: Über die Behandlung von Staphylokokkenerkrankungen mit hypermangansaurem Kali. Münch. med. Wschr. **1920**, Nr 1. — NEUWELT: Behandlung der Furunkulose. N. Y. med. J., 2. Dez. **1916**. Ref. unter ROSENZWEIG in Dermat. Wschr. **65**, 769. — NICOLAS et GATÉ: L'autohémothérapie en dermatologie. Presse méd. **1922**, 561. Ref. Zbl. Hautkrkh. **7**, 24. — NICOLAS, GATÉ et DUPASQUIER: (a) Nouveaux essais d'autohémothérapie dans les dermatoses. Réactions de type sérique consecutives. Ann. de Dermat. **1922**, 163. (b) L'autohémothérapie dans la furonculose. Lyon chir. **20**, 553 (1923). Ref. Zbl. Hautkrkh. **10**, 366. (c) Note sur le traitement de la furonculose par l'auto-hémothérapie. Bull. Soc. franç. Dermat. **1924**, 227. Ref. Zbl. Hautkrkh. **14**, 216. — NICOLAS, GATÉ, DUPASQUIER et LEBEUF: (a) Homohémothérapie dans la furonculose, sa signification biologique. C. r. Soc. Biol. Paris **88**. 523 (1923). Ref. Zbl. Hautkrkh. **8**, 460. (b) L'hétéro-hémothérapie dans la furonculose et l'anthrax, sa signification biologique. C. r. Soc. Biol. Paris **88**, 1039 (1923). Ref. Zbl. Hautkrkh. **9**, 211. — NICOLAS, GATÉ, DUPASQUIER, LEBEUF et DUMOLLARD: Auto-homo-heterothérapie dans la furonculose. Presse méd. **31**, 712 (1923). Ref. Zbl. Hautkrkh. **11**, 320. — NICOLICH: Absceß der Prostata und der Niere, eitrige Perinephritis, verursacht durch einen Furunkel. Ann. Mal. génito-urin. **1906 I**, H. 5. Ref. Mh. Dermat. **42**, 510. — NISSLE, K.: Über die Höhe des Blutzuckers bei eitrigen Entzündungen der Haut. Med. Klin. **1929**, 1469. — NOLTENIUS, F.: (a) Bekämpfung und Verhütung der Ohrfurunkulose. Münch. med. Wschr. **1926**, 1796. (b) Bekämpfung und Verhütung der Ohrfurunkulose. Münch. med. Wschr. **1927**, 817. — NOORDEN, C. v.: Die Zuckerkrankheit, 6. Aufl. Berlin 1912. — NORRIE, F. H. B.: The treatment of furunculosis by ionization. J. Laryng. a. Otol. **42**, 105 (1927). Ref. Zbl. Hautkrkh. **23**, 796. — NOURNEY: (a) Über Eigenblutbehandlung. Münch. med. Wschr. **1921**, 1521. (b) Über die Behandlung fortschreitender pyogener Prozesse mit Incision und Umspritzung mit Eigenblut. Zbl. Chir. **50**, 1636 (1923). — NOWICKI, ST.: Gesichtsfurunkel. Polski Przegl. chir. **7**, 492 (1928).

OBERNDORFER: Erfahrungen aus der Praxis mit dem WASSERMANNschen Histoplast. Münch. med. Wschr. **1924**, 767. — ODSTRČIL, J.: Über die Behandlung der Sycosis barbae coccogenes, Furunculosis und Acne mit Opsonogen. Wien. med. Wschr. **1912**, Nr 14. — OELZE, F. W.: (a) Über die färberische Darstellung der Reduktions- und Oxydationsorte usw. Arch. mikrosk. Anat. **84**, 91 (1914). (b) Histologie der Oxydations- und Reduktionsorte. Z. Mikrosk. **31**, 43 (1914). — OLIVER, E. L.: Skin diseases commonly seen by the industrial physician. J. ind. Hyg. **4**, 21 (1922). Ref. Zbl. Hautkrkh. **6**, 271. — OLOFFS, P.: Der Gesichtsfurunkel, seine Bedeutung und Therapie. Diss. Greifswald 1928. — O'MALLEY, J. F.: Treatment of external otitis and furunculosis of the external auditory meatus. Lancet **209**, 142 (1925). Ref. Zbl. Hautkrkh. **18**, 895. — OMBRÉDANNE, L.: Le vaccin de DELBET chez les enfants. Rev. internat. Méd. et Chir. **1921**, 41. Ref. Zbl. Hautkrkh. **3**, 29. — OPPENHEIM, M.: Disk. zur unspezifischen Reiztherapie. 12. Kongr. dtsch. dermat. Ges. Hamburg 1921. Arch. f. Dermat. **138**, 204 (1922). — ORBACH, E.: Über die Zinntherapie pyogener Erkrankungen der Haut und des Unterhautzellgewebes. Fortschr. Ther. **5**, 458 (1929). Ref. Zbl. Hautkrkh. **32**, 197. — ORSOS: Über eine neue einfache Herstellungsmethode von Autovaccine. Münch. med. Wschr. **1925**, 1823. — Osterweil, W.: Zur Therapie der Hauterkrankungen. Dtsch. med. Wschr. **1932 I**, 1014. — Ostmann: Vaccinetherapie der Furunkulose. Psychiatr.-neur. Wschr. **27**, 123 (1925). Ref. Zbl. Hautkrkh. **17**, 447. — Otten, M.: Beitrag zur Kenntnis der Staphylomykosen. Dtsch. Arch. klin. Med. **90**, H. 5/6. — Ottenfeld, M.: Zur Behandlung der Abscesse, Furunkel und Phlegmonen der Haut und des Unterhautzellgewebes. Ther. Rdsch. **1908**, Nr 21. — Ottenstein, B.: (a) Blutzucker bei Hautkrankheiten. Die Belastungsprobe mit intravenösen Zuckerinjektionen. Arch. f. Dermat. **158**, 691 (1929). (b) Blutzuckeruntersuchungen bei Hautkrankheiten. Klin. Wschr. **1931 I**, 859.

Pacetto, G.: La batteriofago-terapia nelle infezioni piogeniche localizzate. Policlinico, sez. chir., **38**, 76 (1931). Ref. Zbl. Hautkrkh. **38**, 225. — Pacinotti, S.: Der Mikrococcus catarrhalis als Ursache von Furunkulose und Ekzem der Nase und der Lippen. Soc. Eustachiana in Camerino, März 1913. Ref. Dermat. Wschr. **58**, 166. — Palm, M.: Karbunkel an Lippen und Nacken (in den letzten 10 Jahren). Diss. Heidelberg 1925. — Panichi: Die Bierhefe bei der Behandlung der Furunkulose. Giorn. ital. Mal. vener. pelle **1901**, H. 1. — Parounagian: Furunculosis with multiple and symmetrical tumors of the forearms and legs. Arch. of Dermat. **5**, 395 (1922). — Pasquini, L.: Sauerstoffbehandlung des Karbunkels. Semana méd. **1931 I**, 116. Ref. Zbl. Hautkrkh. **38**, 81. — Passet: Über die Mikroorganismen der eitrigen Zellgewebsentzündung. Fortschr. Med. **3**, Nr 2/3 (1885). — Patzschke: Über Injektionen mit Leberthran in der Dermatologie. Münch. med. Wschr. **1921**, 1452. — Paunz, M.: Orbitalabsceß aus einem Nasenfurunkel. Orvosképzés (ung.) **15**, Sonderh. 35/36 (1925). — Perls, W.: (a) Haut- und Geschlechtskrankheiten im Kriege. Arch. f. Dermat. **122**, 577 (1916). (b) Zur Behandlung des Furunkels. Münch. med. Wschr. **1925**, 411. — Perov, N.: Zur Behandlungsfrage der Otitis externa furunculosa. Liječn. Vijesn. (serbo-kroat.) **48**, 788 (1926). Ref. Zbl. Hautkrkh. **22**, 530. — Perret, Ch. A.: Le traitement des furoncles graves de la lèvre superieure et de la face par l'incision »chimique«. Schweiz. med. Wschr. **1925**, 469; Zbl. Chir. **52**, 21 (1925). Ref. Zbl. Hautkrkh. **18**, 895. — Pescheff, C.: Über eine neue Erkrankung des Ciliarrandes (Folliculitis ciliaris necroticans infectiosa) und einen besonderen, bei dieser Krankheit isolierten Bacillus. 11. internat. Ophthalm.kongr. Neapel 1909. Ref. Dermat. Wschr. **52**, **333**. — Petermann: Rivanol zur Tiefenantisepsis. Zit. nach Krecke. — Petterson, W.: Behandlung der Acne und Furunkulose mit Fermocyltabletten. Med. Klin. **1931**, Nr 13. — Peyri, A.: (a) Behandlung der tiefen Pyodermitiden mit Zinnsalzen. Rev. españ. Urol. **25**, 461 (1923). Ref. Zbl. Hautkrkh. **16**, 42. (b) Behandlung der tiefen Pyodermatitiden. Ther. en las Clin. **1923**. (c) Behandlung der Pyodermien mit Zinnsalzen. Siglo méd. **1924**, 13. Ref. Med. Klin. **1924**, 1189. — Pfahler, G. E.: The prevention and abortion of boils and carbuncles. Atlantic. med. J. **28**, 586 (1925). Ref. Med. Klin. **1925**, 1964. — Pfalz: Über den Einfluß spezifischer und unspezifischer Proteinkörper auf die bactericide Kraft des Blutes bei Staphylokokken- und Gonokokkenerkrankungen der weiblichen Genitalorgane. Med. Sekt. Schles. Ges. vaterländ. Kultur, 18. Nov. 1927. Klin. Wschr. **1928 I**, 136. — Pfannenstiel, W.: (a) Vitaminfütterung bei Staphylokokkeninfektion der Haut. Zu Schubert. Dermat. Wschr. **1931 I**, 489. (b) Experimentelles über die Beziehungen der Vitamine zur menschlichen Gesundheit. Z. physik. Ther. **43**, 1, 103 (1932). (c) Einwirkungen verschiedenartiger Vitaminzufuhr auf die Gesundheit. Sitzgsber. Ges. Naturwiss. Marburg **67**, 71 (1932). Pfannenstiel, W. u. B. Scharlau: (a) Vitaminbehandlung der experimentellen „Furunkulose“. Med. naturwiss. Ges. Münster, 11. Nov. 1929. Med. Klin. **1930 I**, 38. (b) Die Wirkung gesteigerter Zufuhr von Vitaminen bzw. Vitaminkombinationen auf experimentelle Infektionen (Lungentuberkulose, Staphylomykose der Haut). Münch. med. Wschr. **1930 I**, 619. (c) Der Einfluß gesteigerter Vitaminzufuhr auf experimentelle Staphylokokkeninfektionen der Haut. Z. exper. Med. **71**, 465 (1930). — Phemister, D. B.: (a) Haematogenous staphylococcus infections secundary to foci in the skin. J. amer. med. Assoc. **78**, 480 (1922). Ref. Zbl. Hautkrkh. **5**, 308. (b) Haematogenous staphylococcus infection of various organs arrising from foci in the skin. J. Michigan State med. Soc. **23**, 468 (1924). — Phillips, S.: A dissertation upon carbuncles. Lancet **200**, 61 (1921). Ref. Zbl. Hautkrkh. **1**, **133**. — Piano, J. I. del u. A. E. Carrascosa: Bouillonkulturen in der Behandlung der Gehörgangsfurunkulose. Semana méd. **1931 I**, 1552. Ref. Zbl. Hautkrkh. **39**, 656. — Picard, H.: (a) Über Insulinbehandlung septischer Prozesse an Nichtdiabetikern. Dtsch. med. Wschr. **1927**, 1086. (b) Der Wert örtlicher Immunität für die Chirurgie, insbesondere für das Erysipel. Arch. klin. Chir. **145**, 34 (1927); Zbl. Chir. **54**, 28 (1927). — Pick, P.: (a) Aussprache über Antivirus. Ges. Ärzte Wien, 29. April 1929. Wien. klin. Wschr. **1927**, 602. (b) Zur Behandlung akut entzündlicher chirurgischer Erkrankungen mit Bakterienfiltraten. Wien. klin. Wschr. **1929 I**, 777. — Pick, W.: Blutzuckerbestimmungen bei Psoriasis, Furunkulose und Lues. Dermat. Wschr. **72**, 297 (1921). — Pinkus, F.: Die Bedeutung der Hautkrankheiten für den Krieg. Med. Klin. **1914**, 1555. — Poliakoff, S.: Über die Behandlung der Furunkulose mit Stannoxyl. Nederl. Tijdschr. Geneesk. **69**, 2524 (1925). Ref. Zbl. Hautkrkh. **20**, 191. — Poljak, B. L.: Zur Frage über die Autohämotherapie bei der Furunkulose.

Vrač. Delo (russ.) **1925**, 858. Ref. Zbl. Hautkrkh. **18**, 220. — POLLAND, R.: (a) Zur internen und externen Anwendung des Hefepräparates Furunkulin. Ther. Gegenw., März 1913. (b) Furunkulose als Folge des sog. „Baumscheidtismus". Mitt. Ver. Ärzte Steiermark **1918**, Nr 12. — POLLWEIN, O.: Zur Behandlung des Nackenkarbunkels. Münch. med. Wschr. **1929 II**, 1377. — POLSTER, E.: Über Gesichtsfurunkel mit besonderer Berücksichtigung der Oberlippenfurunkel. Diss. Hamburg 1923. — POPOVIĆ, B.: Beitrag zur Theorie der lokalen Immunität. Die Behandlung der Furunkulose des Ohres und der Nase mit dem Filtrat nach BESREDKA. Med. Pregl. (serb.-kroat.) **1**, 442 (1927). Ref. Zbl. Hautkrkh. **27**, 69. — POPPER, M.: Regulative Reiztherapie der Staphylokokkenerkrankungen und der Gonorrhöe. Klin. Wschr. **1925**, 1063. — PORCELLI: Note sugli autovaccini per il trattamento di alcune dermatosi (affezioni piogenicha). Giorn. ital. Mal. vener. pelle **63**, 723 (1922). Ref. Zbl. Hautkrkh. **6**, 23. — PORDES, F.: (a) Therapie der Entzündungen. Kongr. dtsch. Röntgenges. Berlin, 27.—29. April 1924. Fortschr. Röntgenstr. **32**, 163, 169 (1924). (b) Wien. Ges. Röntgenkde, 5. Mai 1925. Fortschr. Röntgenstr. **33**, 984 (1925). (c) Über die Notwendigkeit und den Zeitpunkt der chirurgischen Therapie bei röntgenbestrahlten Entzündungen. Wien. klin. Wschr. **1925**, 487. — POTTER, F.: Recherches sur la vaccination antistaphylococcique. C. r. Soc. Biol. Paris **89**, 828 (1923). Ref. Zbl. Hautkrkh. **11**, 304. — PREDESCU-RION: Vaccinotherapie bei Furunkulose in Ohr und Nase. Cluj. med. (rum.) **5**, 235 (1924). Ref. Zbl. Hautkrkh. **16**, 426. — PRICE, J. W. jun.: Treatment of infections of the face. Ann. Surg. **85**, 329 (1927). Ref. Zbl. Hautkrkh. **23**, 795. — PULAY, E.: Zur Klinik und Behandlung des Pruritus und der Furunkulose. Med. Klin. **1921**, 1313.

RABUT, R.: Le Traitement de la furonculose. Gaz. Hôp. **94**, 969 (1921). Ref. Zbl. Hautkrkh. **3**, 529. — RAHM: Opsonogenbehandlung der Furunkulose. Dtsch. med. Wschr. **1917**, Nr 52. — RAIGA, A.: Traitement des furoncles et des anthrax par le bactériophage. D'HÉRELLE. Presse méd. **1929 I**, 187. Ref. Zbl. Hautkrkh. **30**, 349. — RAMOND, L.: Erysipèle de la face ou furoncle du nez? Discussion diagnostique. Presse méd. **1928 II**, 1083. Ref. Zbl. Hautkrkh. **29**, 89. — RANZENHOFER, H.: Ein Beitrag zur Behandlung der Furunkulose. Wien. med. Wschr. **1929 II**, 1369. — RANZI: Disk. zu CHIARI, Lippenfurunkelbehandlung. Ges. Ärzte Innsbruck, 30. Okt. 1925. Wien. klin. Wschr. **1926**, 376. — RAPAPORT, E.: Traitement de la furonculose. Diss. Paris 1929. — RAPAPORT, L.: Disk. zu HOLZKNECHT, Röntgenbehandlung der Kokkenentzündungen. Ges. Ärzte Wien, 10. Dez. 1926. Wien. klin. Wschr. **1926**, 1499. — RAUSCH, Z.: Die Behandlung der Furunkel durch Iontophorese. Z. physik. Ther. **29**, 219 (1925). Ref. Zbl. Hautkrkh. **16**, 789. — RAUSCHNING, H.: Erwiderung auf den Aufsatz: Die Behandlung der Furunkel und Karbunkel, von Dr. W. HORN. Z. ärztl. Fortbildg **1924**, 360. — RAVAUT, P. et R. HUGUENIN: Furonculose rebèlle; échec de la vaccinothérapie. Amélioration par l'autohémothérapie; guérison par l'hétérohémothérapie. Ann. de Dermat. **7**, 486 (1926). Ref. Zbl. Hautkrkh. **22**, 82. — RAYMOND, M. A., A. LACROIX et E. HADIDA: Glycémie et dermatoses. Rev. franç. Dermat. **2**, 625 (1926). Ref. Zbl. Hautkrkh. **23**, 201. — RE, S.: Observations on the cultural and biochemical characters of Monilia castellanii (Cryptococcus castellanii) and Monilia macroglossiae (Cryptococcus macroglossiae). J. trop. Med. **28**, 317 (1925). Ref. Zbl. Hautkrkh. **20**, 320. — RECLUS: Behandlung des Furunkels und Karbunkels. J. des Prat. **1905**, No 12. Ref. Mh. Dermat. **42**, 232. — REDWITZ: Homöopathische Schwefelbehandlung von Furunkeln, Karbunkeln, Furunkulose und Schweißdrüsenabscessen. Zbl. Chir. **53**, 2090. Ref. Zbl. Hautkrkh. **22**, 82. — REINHOLD, G.: Zur Behandlung der Furunkulose. Dtsch. med. Wschr. **1931 II**, 1412. — REISS, H.: Anwendung von Autovaccins bei eitrigen Hautleiden und der Gonorrhöe. Polska Gaz. lek. **5**, 825 (1926). Ref. Zbl. Hautkrkh. **23**, 307. — REITER, W.: Lokale Vaccinetherapie der Furunkulose. Ther. Gegenw. **70**, 232 (1929). Ref. Zbl. Hautkrkh. **32**, 92. — REMLINGER, P.: Über die Häufigkeit der Staphylodermien in Tanger. Bull. Soc. Path. exot. Paris **17**, 757 (1924). Ref. Zbl. Hautkrkh. **17**, 661. — RENAUD-BADET: Traitement du sycosis de la face par les autovaccins. Paris méd. **11**, 157 (1921). Ref. Zbl. Hautkrkh. **1**, 196. — RENAULT, J. et J. CATHALA: Septicémie et méningite aigue cérébrospinale staphylococcique secondaire à un furoncle du cuir chevelu. Bull. Soc. Pédiatr. Paris **21**, 117 (1923). Ref. Zbl. Hautkrkh. **9**, 509. — REPFENNIG, E.: Die Behandlung des Oberlippenfurunkels. Diss. Greifswald 1922. — RESCHKE, K.: Über Paranephritis und Nierenkarbunkel. Arch. klin. Chir. **129**, 303 (1924). — REVERDIN: Recherches sur les causes de la gravité particulière des anthrax et des furoncles de la face. Arch. gén. Méd. **1870**. Zit. bei DITTRICH. — RHEINS: Furunkel und Karbunkel. Z. Bahn- u. Bahnkassenärzte **18**, 13 (1923). Ref. Zbl. Hautkrkh. **13**, 166. — RICARD, M.: Abcès latéro-pharyngien consécutive un furoncle de la nuque. J. de Mal. cutan. **1903**, 801. Ref. Mh. Dermat. **38**, 277. — RICE, TH. B.: The use of bacteriophage filtrates in treatment of suppurative conditions (300 cases). Amer. J. med. Sci. **179**, 345 (1930). Ref. Zbl. Hautkrkh. **34**, 165. — RICE, TH. B. and V. K. HARVEY: The therapeutic use of bacteriophage in suppurative conditions. Report of 50 cases. J. Labor. a. clin. Med. **14**, 1 (1928). Ref. Zbl. Hautkrkh. **30**, 43. — RICHTER, W.: (a) Über die Sulfur-jodatum-Behandlung in homoöpathischen Dosen. Münch. med. Wschr. **1925**, 1465. (b) Zur Theorie und Praxis der Homöopathie auf Grund unserer bisherigen Erfahrungen. Münch. med. Wschr. **1925**, 2181. — (c) Homöopathische Heilerfolge bei Furunkulose und anderen Staphylomykosen. Berl. dermat. Ges., 10. Nov. 1925. Ref. Zbl. Hautkrkh. **18**, 828. — RIEDEL: Erfahrungen über Furunkelmetastasen. Dtsch. med. Wschr. **1915**, 94, 127. — RIEDER, W.: (a) Über Behandlung der Staphylomykosen mittels Pferdeserum. Klin. Wschr. **1922**, 2333. (b) Neue Wege zur Karbunkelbehandlung. Dtsch. Z. Chir. **177**, 300 (1923). (c) Zur Frage der Behandlung progredienter Gesichtsfurunkel. Zbl. Chir. **50**, 1024 (1923). — RIESE, J.: Intramuskuläre Verabreichung hoher Staphylo-Yatrendosen bei lokalen Staphylokokkenerkrankungen. Wien. med. Wschr. **1928 I**, 849. Ref. Zbl. Hautkrkh. **28**, 564. — RIMPAU u. KECK: Aus der Praxis der Vaccinetherapie. Münch. med. Wschr. **1921**, 1213. — RINGLER, A.: Zur Einführung der Hefe in die Therapie (Neuracen). Med. Klin. **1923**, 1296. — ROBBINS, W. I.: Collodion treatment of boils and carbuncles. Amer. J. Surg., N. s. **8**, 371 (1930). Ref. Zbl. Hautkrkh. **34**, 822. — ROBERTS, K.: Treatment of carbuncles and cellulitis about the neck and face. Internat, Clin. **3**, XL. s. **39** (1930). — ROBIN, A.: Die Furunkulose. J. des Prat. **1905**, No 25. Ref. Mh. Dermat. **49**, 278. — RODRIGUEZ, V. R.: Der Karbunkel beim Diabetiker. Semana méd. **1929 II**, 1786. Ref. Zbl. Hautkrkh. **34**, 332. — ROEDELIUS, E. (a) Über den malignen Oberlippenfurunkel. Klin. Wschr. **1923**, 2348. (b) Zur Behandlung des bösartigen Lippenfurunkels. Dermat. Wschr. **78**, 37 (1924). (c) Klinik und Behandlung des Oberlippenfurunkels. Rev. médica Hamb. **5**, 77 (1924). — ROLLIER: Zit bei FUHS: Dermat. Wschr. **1923**. — ROLLY, FR.: Über die moderne Reiztherapie. Münch. med. Wschr. **1921**, 834. — ROOKER, A. M.: Vaccinebehandlung in einem Falle von Staphylokokkenprostatitis und in 2 Fällen von Furunkulose. J. amer. med. Assoc. **54**, Nr 1 (1910). Ref. Mh. Dermat. **51**, 589. — ROSEN, H. O.: Der jetzige Stand der parenteralen Terpentintherapie. Z. ärztl. Fortbildg **18**, 548 (1921). — ROSENAU, W.: Zur Anwendung des Sulfur jodatum D_6 bei Furunkulose. Dtsch. med. Wschr. **1926**, **537**. — ROSENBACH, F. J.: (a) Mikro-Organismen bei den Wundinfektionskrankheiten des Menschen. Wiesbaden: J. F. Bergmann 1884. (b) Über die malignen Gesichtsfurunkel und ihre Behandlung. 34 .Chir. Kongr. Zbl. Chir. **1905**, Nr 30, Beil., 26. (c) Zur Lehre der Infektions- und Reaktionsvorgänge bei Staphylokokken- und Streptokokkenherden beim Menschen. Topographische Markierungen. Virchows Arch. **23**, 71 (1921). — ROSENBACH, O.: Über Zusammenhang von Melliturie und Furunkelbildung. Dtsch. med. Wschr. **1884**, Nr 31. — ROSENBAUM, S. N.: Über Behandlung des Karbunkels. N. Y. med. J., 11. Juli **1898**. Ref. Mh. Dermat. **28**, 320. — ROSENBERGER: Erfahrungen mit Staphar. Dtsch. med. Wschr. **1920**, 1358. — ROSENSTEIN, P.: Über chemotherapeutische Antisepsis (Erfahrungen mit Rivanol MORGENROTH). Dtsch. med. Wschr. **1921**, 1320. — ROSENTHAL, O.: Diskussion zu RICHTER: Homöopathische Heilerfolge bei Furunkulose usw. Berl dermat. Ges., 10. Nov. 1925. Ref. Zbl. Hautkrkh. **18**, 828. — ROSENTHAL, S.: L'actinothérapie des staphylococcies cutanées. Diss. Paris 1930. — ROSENZWEIG, S. B.: Die Behandlung der Furunkulose. N. Y. med. J., 2. Dez. **1916**. Ref. Dermat. Wschr. **65**, 769. — ROST, F.: Nachtrag zu W. MAYER: Frühdiagnose des Karbunkels. Zbl. Chir. **1933**, 213. — ROST, G. A.: (a) Hautkrankheiten. Berlin: Julius Springer 1926. (b) Blutzucker und Hautkrankheiten. Dtsch. med. Wschr. **1929**, 173. (c) Über Belastungsproben bei Blutzuckeruntersuchungen. Schweiz. med. Wschr. **1929**, 1217. Ref. Zbl. Hautkrkh. **35**, 49. (d) Glykämie in ihren Beziehungen zu Dermatosen. Arch. Farmacol. sper. **48**, 59 (1930). Ref. Zbl. Hautkrkh. **35**, 621. — ROTHMAN, ST.: Über die Behandlung der Furunkulose. Börgyógy Szemle (ung.) **8**, 34 (1930). Ref. Zbl. Hautkrkh. **35**, 803. — ROUILLARD, I. et P. BARREAU: Infection staphylococcique aiguë diffuse, de la lèvre inférieure, à évolution bénigne. Bull. Soc. méd. Hôp. Paris **43**, 37 (1927). Ref. Zbl. Hautkrkh. **24**, 382. — RUBIO, J. F.: Die galvanokaustische Therapie zur Abortivbehandlung der Furunkel und Gerstenkörner. Arch. Oftalm. hisp.-amer. **30**, 623 (1930). — RUETE: Über Staphylo-Yatren. Münch. med. Wschr. **1922**, 1002. — RUF, S.: Erfahrungen mit dem Salben-Kammerpflaster. Münch. med. Wschr. **1929 I**, 839. — RUSSLOW, J.: Behandlung der Furunkulose mit Schwefelpräparaten. Med. Obozr. Nižn. Povolzja (russ.), Sept. **1900**. Ref. Mh. Dermat. **32**, 461. — RUSZYNSKI, F.: Furunkelbehandlung mit intracutaner Eigenblutinjektion. Ärztl. Mschr. **1925**, 304. Ref. Zbl. Hautkrkh. **19**, 407. — RYBAK: Röntgenbehandlung der Furunkel. 4. allruss. Röntgenkongr. 1926. Ref. Zbl. Radiol. **2**, 203. Zit. nach KLÖVEKORN. — RYLE, J. A.: Staphylococcal infections. I. The natural history, prognosis und treatment of staphylococcal fever. Guy's Hosp. Rep. **80**, 137 (1930). Ref. Zbl. Hautkrkh. **36**, 622.

SAALBERG: Disk. zu SCHIEFFERDECKER, Behandlung von Lippenfurunkeln. Ärztl. Ver. Essen, 5. Jan. 1927. Klin. Wschr. **1927**, 827. — SAALFELD, E.: Über Furunkelbehandlung und Histoplast. Med. Klin. **1922**, 1527. — SABLUDOVSKIJ, A. L., L. NISNEWIC u. FRENKEL: Der Einfluß der Röntgenstrahlen auf Entzündungsvorgänge. Nov. Chir. (russ.) **1925**, 343. Ref. Zbl. Hautkrkh. **19**, 221. — SABOURAUD, R.: (a) Étude iconographique de la pustule staphylococcique et des lésions dérivées d'elle. Ann. de Dermat. **6**, 353 (1925). (b) Étude iconographique de la staphylopustule et des lésions dérivées d'elle. II. mém. Sur le bourbillon du furoncle et l'abcès perifolliculaire. Ann. de Dermat. **6**, 417 (1925).

(c) Pyodermites et eczémas. Paris: Masson & Cie. 1928. (d) Coup d'oeil d'ensemble sur les pyodermites. Arch. dermato-syph. Hôp. St. Louis **5**, 1 (1933). — SACAZE, I.: Das Thigenol in der Behandlung der Furunkulose. Med. Niñ. **27**, 311 (1926); Arch. internat. Neur. **45**, 188 (1926). Ref. Zbl. Hautkrkh. **22**, 790. — SACHS, B.: Praktische Ergebnisse bei percutaner Reizkörpertherapie in Form von Dermaprotein. Dtsch. med. Wschr. **1926**, 1947. — SACHS, TH.: Disk. zu SCHÜTZ: Furunkelbehandlung. Frankf. dermat Verigg 10. Juni 1925. Ref. Zbl. Hautkrkh. **18**, 745. — SÁINZ DE AJA: Über Autohämotherapie. Actas dermo-sifiliogr. **17**, 137 (1925). Ref. Zbl. Hautkrkh. **19**, 214. — SALLÈS: Die heiße Luftdusche in der Behandlung des Furunkels und des Anthrax. Province méd. **1914**, No 27. Ref. Dermat. Wschr. **62**, 361. — SALOMON, ISER: Le rôle de la roentgenthérapie dans le traitement des affections inflammatories aiguès. Vestn. Roentgenol. (russ.) **10**, 146 (1932). — SALŠA, F.: Erfahrungen mit Autohämotherapie. Česká Dermat. **1925**, 89. Ref. Zbl. Hautkrkh. **16**, 665. — SALVADOR GALLARDO: Intramuskuläre Milchinjektionen in der Dermatologie. Rev. méd. Sevilla, Nov. **1924**. Zbl. Hautkrkh. **16**, 895. — SALZMANN.: Die Behandlung der Furunkel und Paronychien mit Sauerstoff. Schweiz. med. Wschr. **1932 II**, 792. Ref. Zbl. Hautkrkh. **43**, 674. — SALZWEDEL: Zur Furunkel- und Furunkulosebehandlung. Z. ärztl. Fortbildg **20**, 341 (1923). Ref. Zbl. Hautkrkh. **9**, 390. — SANZ, H. u. BENITEZ: Behandlung der Pyodermitis mit Bakteriophagen. Actas dermo-sifiliogr. **23**, 32 (1930). — SASADSHEW: Wert der Protein- und Eigenblutbehandlung bei Haut- und venerischen Krankheiten. Vrač. Gaz. (russ.) **1926**, 662. Ref. Dermat. Wschr. **1926**, Nr 45, 1653. — SATTLER, E.: Über Rivanolbehandlung. Z. Immun.forsch. **45**, 81 (1925). — SAUDEK, I.: Zur konservativen Behandlung der Gesichtsfurunkel. Z. ärztl. Fortbildg **26**, 382 (1929). Ref. Zbl. Hautkrkh. **33**, 812. — SAVINI, E.: (a) Traitement thyroidien de la furonculose. Progrès méd. **48**, 178 (1921). Ref. Zbl. Hautkrkh. **3**, 528. (b) Quelques remarques au sujet de la vaccinothérapie staphylococcique. C. r. Soc. Biol. Paris **98**, 702 (1923). Ref. Zbl. Hautkrkh. **11**, 303. — SCHADE, H.: Die physikalische Chemie in der inneren Medizin, 3. Aufl. Dresden u. Leipzig 1923. — SCHADE, H. u. K. MAYR: Über das Verhalten gesunder menschlicher Blutleukocyten bei Milieuveränderungen innerhalb der Grenzen, wie sie den Entzündungsprozessen entsprechen. Mitt. 1—3; Krkh.forsch. 8, 261, 354 u. 378 (1930). — SCHAMBERG, J. F. and H. BROWN: The chemistry of the blood in diseases of the skin. Arch. of Dermat. **21**, 1 (1930). — SCHDANOWA u. E. B. ROMEIKOWA: Therapie der Furunkulose mit Tebelon. Klin. Med. (russ.) **1923**, 41. Ref. Zbl. Hautkrkh. **12**, 50. — SCHAEFER, W.: Die Wirkung der Röntgenstrahlen bei bakteriellen Entzündungen. Arch. klin. Chir. **146**, **394**. — SCHERBER: Differentialdiagnose zwischen Morphininfiltraten und Furunkulose. Disk. zu FUHS; Wien. dermat. Ges., 11. Nov. 1926. Zbl. Hautkrkh. **22**, 167. — SCHIEFFERDECKER: Behandlung von Gesichtsfurunkeln. Ärztever. Essen, 5. Jan. 1927. Klin. Wschr. **1927**, 827. — SCHILLER, K.: (a) Beeinflussung der Entzündungen bei Diabetes. Orvos. Hetil. (ung.) **1911**, Nr 34. Ref. Dermat. Wschr. **55**, 898. (b) Erfahrungen mit Autohämotherapie bei Furunkulose und Gonorrhöe. Budapest. Orv. Ujzag. (ung.) **1926**, Nr 22. Ref. Dermat. Wschr. **84**, 314. — SCHIMMELBUSCH: Über die Ursachen der Furunkel. Arch. Ohren- usw. Heilk. **27** (1889). — SCHIRJAK: Über Eigenblutbehandlung der Furunkulose. Vrač. Gaz. (russ.) **1927**, Nr 4. Ref. Dermat. Wschr. **84**, **843**. — SCHITTENHELM, A.: Theorie und Praxis der Proteinkörperwirkung. Med. Klin. **1922**, 949. — SCHLATTER, G.: Die Behandlung der Furunkel und Karbunkel. Dtsch. med. Wschr. **1918**, 505. — SCHLIEPHAKE: Die Behandlung eitriger Erkrankungen mit kurzen elektrischen Wellen. Fortschr. Röntgenstr. **46**, 328 (1932). Ref. Zbl. Hautkrkh. **44**, 642. — SCHLIPPE: Metastatische Panophthalmie nach Nackenkarbunkel. Klin. Mbl. Augenheilk. **79**, 652 (1927). — SCHLUNK, F.: Eine zweckmäßige Salbenkombination zur Behandlung von Unterschenkelgeschwüren, Karbunkeln und Furunkeln. Münch. med. Wschr. **1926**, **247**. — SCHMELZING, F.: Über Erkrankungen des vorderen Uvealtractus bei Furunkulose und Acne vulgaris. Arch. Augenheilk. **88**, 75 (1921). Ref. Zbl. Hautkrkh. **2**, 70. — SCHMIDT, E.: Spezifische und unspezifische Behandlung von Pyodermien. Arch. f. Dermat. **151**, Kongr.ber., 155 (1926). — SCHMIDT, H. E.: (a) Röntgenbehandlung des Furunkels. 10. Kongr. dtsch. Röntgenges. 1914. Zit. nach KLÖVEKORN. (b) Über eine Behandlungsmethode der Bartflechte. Berl. klin. Wschr. **1919**, Nr 3. Zit. nach WINTERNITZ. — SCHMIEDEN: Disk. zu SCHÜTZ, Furunkelbehandlung. Frankf. dermat. Ver.igg, 11. Juni 1925. Ref. Zbl. Hautkrkh. **18**, 745. — SCHNEIDER, E.: Erfahrungen mit Olobintin. Med. Klin. **1924**, 864. — SCHNEIDER, P.: Über Yatren als örtliches Tiefenantisepticum. Dtsch. med. Wschr. **1926**, 1047. — SCHNITZLER: Disk. zu DEMMER, Phlegmone usw. Ver.igg Chir. Wien, 14. Dez. 1922. Wien. klin. Wschr. **1923**, 136. — SCHÖNHOF: Folliculitis des behaarten Kopfes. Dtsch. dermat. Ges. Tschechoslov., 10. Juni 1923. Ref. Zbl. Hautkrkh. **9**, 375. — SCHOLTZ, W.: (a) Proteinkörpertherapie bei Haut- und Geschlechtskrankheiten. Dtsch. med. Wschr. **1927**, 1725. (b) Sepsis und Haut- und Geschlechtskrankheiten. Dtsch. med. Wschr. **1926**, 1215. — SCHOTTMÜLLER: (a) Problem der Sepsis. Verh. dtsch. Kongr. inn. Med. **1914**. (b) Die Staphylokokken und Streptokokkenerkrankungen in der inneren Medizin. Verh. dtsch. Kongr. inn. Med. 1925. — SCHOTTMÜLLER u. BINGOLD: Die septischen Erkrankungen. Handbuch der inneren Medizin, herausgeg. von BERGMANN und STAEHELIN, Bd. 2, Teil 1. Berlin 1925. — SCHREUS: Die Behandlung der Furunkulose mit Röntgenstrahlen. Münch. med. Wschr. **1920**, 1169. — SCHUBERT, M.: (a) Vitaminfütterung bei Staphylokokkeninfektion der Haut. Dermat. Wschr. **1931 I**, 486. (b) Röntgenbildung in der Dermatologie. Z. ärztl. Fortbildg **29**, 517 (1933). — SCHÜLE, A.: (a) Zur Behandlung des Furunkels. Ther. Mh. **1911**, 14, 116. (b) Zur Behandlung der Furunkulose. Münch. med. Wschr. **1912**, 2458. (c) Furunkelbehandlung. Dtsch. med. Wschr. **1914**, Nr 48. (d) Zur Behandlung der Furunkel. Ther. Gegenw. **1916**, H. 10. (e) Furunkelbehandlung. Dtsch. med. Wschr. **1922**, 1517. (f) Die Kupierung des Furunkels. Münch. med. Wschr. **1924**, 1756. (g) Zur Frage der Hämorrhoidal- und Furunkelbehandlung durch Kauterisation. Dtsch. med. Wschr. **1927**, 1433 — SCHÜLER, R.: Über Röntgenbestrahlung akuter Entzündungen. Münch. med. Wschr. **1926**, 1580. — SCHÜTZ, H.: Olobintin bei chirurgischen Infektionen, insonderheit Furunkulose. Dtsch. med. Wschr. **1924**, 910. — SCHÜTZ, J.: (a) Stellen Furunkel und Karbunkel eine klinische Einheit dar? Dermat. Wschr. **74**, 421 (1922). (b) Über eine rasche, sichere unblutige lokale Behandlung der Furunkel und Pyodermien. Frankf. dermat. Ver., 7. Mai 1925. Ref. Zbl. Hautkrkh. **18**, 27. (c) Über eine rasche, sichere, unblutige lokale Behandlung der Furunkel und Pyodermien. Münch. med. Wschr. **1925**, 988. (d) Über eine rasche, sichere, unblutige lokale Behandlung der Furunkel und Pyodermien. Kongr. dtsch. Ges. dermat. Dresden, 13. bis 16. Sept. 1925. Arch. f. Dermat. **151**, 220 (1926). (e) Die Frühprognose der Furunkel. Münch. med. Wschr. **1926**, 1235. — SCHULTZE, B.: Karbunkelbehandlung mit Opsonogen. Dtsch. med. Wschr. **1923**, 1496. — SCHULTZE, W. H.: Die Sauerstofforte der Zelle. Verh. dtsch. Path. Ges. **1913**, 16. — SCHUM, H.: Erfahrungen mit Staphylo-Yatren in der kleinen Chirurgie. Münch. med. Wschr. **1925**, 1594. — SCHUMACHER, O.: Gesichtsfurunkel und Thrombose des Sinus cavernosus. Arch. klin. Chir. **169**, 789 (1932). — SCHWEINBURG, F.: Über Kulturversuche mit Antivirus. Wien. klin. Wschr. **1927**, 811. — SCHWEITZER, A.: Beiträge zur Therapie der Furunkulose und ähnlicher Hautkrankheiten. Allg. med. Z.ztg, Febr. **1907**. — SCOGNAMIGIO, M.: Il valore dei preparati di rame come coadiuvanti alla terapia chirurgica nelle gravi forme di furunculosi. Gaz. internaz. med.-chir. **6**, 442 (1928). — SEEDORFF, J.: Behandlung der Furunkulose und ähnlicher Staphylokokkenaffektionen mit unspezifischen Vakzin. Ugeskr. Laeg. (dän.) **1928 II**, 754. Ref. Zbl. Hautkrkh. **29**, 51. — SEEMANN, O.: Die Röntgenbehandlung der akuten Entzündungen. Med. Klin. **1927**, 521. — SEIFERT, E.: Die Behandlung des Lippen- und Gesichtsfurunkels. Ther. Gegenw. **67**, 116 (1926). — SEIFERT, O.: Chirurgie der äußeren Nase. Handbuch der speziellen Chirurgie des Ohres und der oberen Luftwege, herausgeg. von KATZ, PREYSING u. BLUMENTHAL, Bd. 3, S. 4 f. Würzburg 1913. — SEITZ: Die Bedeutung des Blutzuckers für die Entstehung und den Verlauf von Staphylokokkeninfektionen. Arch. klin. Chir. **112**, 809 (1919). — SELLEI, J.: (a) Die aktive Immunisierung bei Acne, Furunkulose und Sykosis, Wien. klin. Wschr. **1909**, Nr 43. (b) Die Vaccinebehandlung der Sykosis. Gyôgyászat (ung.) **1910**, Nr 12. Ref. Dermat. Wschr. **52**, 332. (c) Zur Behandlung der Hautkrankheiten mit Terpentin nach KLINGMÜLLER. Dermat. Wschr. **68**, 189 (1919). — SEMBRITZKI: Die unblutige Behandlung des Furunkels. Wien. klin.-ther. Wschr. **1904**, Nr 29. — SEMON, H. C.: Some cutaneous effects of dental sepsis. Lancet **202**, 889 (1922). Ref. Zbl. Hautkrkh. **6**, 147. — SÉNÈQUE, I.: Traitement des furoncles de la lèvre supérieure. Presse méd. **1927**, 925. Ref. Zbl. Hautkrkh. **25**, 460. — SEREINS: Progressiver Furunkel durch Formal zum Stillstand gebracht. Bull. méd. **1912**, 86. Ref. Dermat. Wschr. **54**, 658. — SGALITZER: Röntgenbehandlung der Furunkel. Strahlenther. **29**, 311. Zit. nach KLÖVEKORN. — SHAKUDO, M.: Immunitätsgrad der durch Umschläge oder Cutivaccination mit Staphylokokken immunisierten Haut. Mitt. med. Ges. Tokio **46**, 1140 (1932). Ref. Zbl. Hautkrkh. **44**, 27. — SHEELY, C. A.: Carbuncle with especial reference to that of the upper lip. New Orleans med. J. **80**, 807 (1928). — SHIMADA, H.: Über den Einfluß der intravenösen Traubenzuckerinjektion auf intravenös übertragene Staphylokokkenkeime. Acta dermat. (Kioto) **8**, 287, 303 (1926). Ref. Zbl. Hautkrkh. **23**, 183. — SHIMIZU, M.: Über das D'HÉRELLEsche Phänomen des Staphylococcus pyogenes aureus. Bruns' Beitr. **157**, 154 (1933). Ref. Zbl. Hautkrkh. **45**, 564. — SICK: Stauungsbehandlung akuter Eiterungen nach BIER. Ärztl. Ver. Hamburg, 5. März 1905. Berl. klin. Wschr. **1905**, 410. — SIEBEN: Über Vaccinebehandlung der Furunkulose. Dtsch. med. Wschr. **1923**, Nr 35. — SIEBERT, C.: (a) Nochmals der Schwefel in der Gewebs- und Reiztherapie. Dermat. Wschr. **82**, 98 (1926). (b) Die Staphylo- und Streptokokkeninfektion der Haut (Pyodermien). Z. ärztl. Fortbildg **20**, 167 (1923). — SIEBRECHT u. UJHELYI: Unsere bisherigen Erfolge mit Rivanol bei lokalen Infektionen. Dtsch. med. Wschr. **1922**, 481. — SIDKY, M. O.: Über die Behandlung von Furunkeln und Karbunkeln. Diss. Berlin 1930. — SIEMENS, H. W.: (a) Furunkulose der Palma. Münch. dermat. Ges., 17. Nov. 1922. Ref. Zbl. Hautkrkh. **7**, 304. (b) Pyodermien. Nederlandsch. Tijdschr. Geneesk. **1931 II**, 5694. Ref. Zbl. Hautkrkh. **40**, 652. — SILBERSTEIN, L.: Furunkel-Karbunkel-Behandlung. Z. ärztl. Fortbildg **22**, 745 (1925). — ŠIROKOV, S.: Zur Autohämotherapie der Furunkulose. Venerol (russ.) **7**, 36 (1930). Ref. Zbl. Hautkrkh. **35**, 274. — SKILLERN: Die rationelle Behandlung der Furunkel. J. amer. med. Assoc. **1911**, 968. Ref. Arch. f. Dermat. **112**,

470. — SLÄTIS, K.: Über die Behandlung von Gesichtsfurunkeln und -karbunkeln mit Eigenblutumspritzung nach LÄWEN. Finska Läk.sällsk. Hdl. **71**, 550 (1929). — SMIRNOW, A. W.: Über Nierenkarbunkel. Z. urol. Chir. **20**, 243 (1926). — SMITH, D. K.: Osponische Behandlungsmethode bei Furunkulose. Amer. J. dermat. a. genito-urin. Dis. **12**, Nr 4 (1907). Ref. Mh. Dermat. **47**, 27. — SMITH, S. W.: Folliculitis capitis fulminans. Brit. med. J. **1925**, 355. Ref. Zbl. Hautkrkh. **17**, 71. — SÖHNGEN, A.: Über Prostatitis acuta mit Absceßbildung nach Furunkulose. Diss. Heidelberg 1903. — SOLOMON et BLONDEAU: Röntgen bei Furunkel und Karbunkel. Arch. Electr. méd. **1927**. Zit. nach KLÖVEKORN. — SONNTAG: (a) Die dringliche Chirurgie des praktischen Arztes. Z. ärztl. Fortbildg **1926**, 355. (b) Erwiderung auf den vorstehenden Aufsatz von Dr. GUHRAUER. Z. ärztl. Fortbildg **1926**, 666. — SPAAR, R.: Zur Frage der Behandlung der Furunkulose und verwandter Staphylokokkeneiterung mit polyvalenter Staphylokokkenvaccine (Opsonogen). Münch. med. Wschr. **1921**, 1149. — SPARACIO, B.: Saggi sul chimismo del sangue in alcune dermopatie. Giorn. ital. Dermat. **66**, 1481 (1925). Ref. Zbl. Hautkrkh. **20**, 42. — SPASOKUKOCKIJ, S. u. MICHALEVSKIJ, I.: Klinik der Bluttransfusion bei septischen und eitrigen Prozessen. Vestn. Chir. (russ.) **1930**, H. 56/57, 15. — SPIETHOFF, B.: Der parenteral einverleibte Alkohol in der Reiztherapie. Münch. med. Wschr. **1924**, 775. — SPRENGELL, H.: Die operative Behandlung der Nackenkarbunkel mit Längsincisionen. Bruns' Beitr. **147** 574 (1929). — STAHL W.: Zur Frage der Ätiologie und der Therapie von Furunkulose und von Acne vulgaris. Dermat. Z. **64**, 172 (1932). — STAIGER, B.: Der Oberlippenfurunkel. Beitr. zur Therapie. Diss. Freiburg 1932. Ref. Zbl. Hautkrkh. **43**, 77. — STAPPERT: Quecksilber als eiterungsförderndes Mittel. Münch. med. Wschr. **1927**, 584. — STAROBINSKI, A.: Zur Behandlung der Furunkulose mit Rivanol. Ther. Gegenw. **72**, 240 (1931). — STEICHELE: Disk. zu O. MAYER, Blutumspritzung bei Furunkeln usw. Nürnberg. med. Ges. 10. Dez. 1925. Münch. med. Wschr. **1926**, 222. — STEIM, O.: Die Verwendung von Kalium permanganicum in stark konzentrierter Lösung. Münch. med. Wschr. **1926**, 2123. — STEIN, L.: (a) Die Vaccinetherapie der staphylogenen Hautkrankheiten. Orv. Ujsag (ung.) **1913**, Nr 52. (b) Homöopathie in der Dermatotherapie. Gyógyászat (ung.) **66**, 789 (1926). Ref. Zbl. Hautkrkh. **22**, 200. — STEINDL: Diabetes und Furunkulose. Seminarabende Wien. Doktorenkoll., 14. Dez. 1925. Wien. klin. Wschr. **1925**, 1395; Med. Klin. **1926**, 1205. — STEJSKAL: Bemerkungen zu den Ausführungen von A. LÄWEN und W. RIEDER zur Frage der Behandlung progredienter Gesichtsfurunkel im Zbl. Chir. 1923. Zbl. Chir. **50**, 1507 (1923). — STERN, C.: Zur konservativen Furunkelbehandlung mittels Ichthyol. Münch. med. Wschr. **1927**, 568. — STEUSING, Z.: Vaccinebehandlung der Furunkulose. Polski czasop. lek. **1**, 112 (1921). — STEWART, TH. M.: The actinic ray in treatment of carbuncle and furunculosis. J. of Ophthalm. etc. **32**, 20 (1928). — STICH, R.: Zur Behandlung akuter Entzündungen mittels Stauungshyperämie. Berl. klin. Wschr. **1905**, Nr 49/50, 1317. — STOEBER, CHR.: Zur Kaseosanbehandlung der Haut- und Geschlechtskrankheiten. Dtsch. med. Wschr. **1921**, 502. — STÖRMER, A.: Insulintherapie bei Furunkulose. Klin. Wschr. **1925**, 477. — STOKEBY, E.: Über die Behandlung von Hautkrankheiten mit Röntgenstrahlen. Eesti Arst. 8, 129 (1929). Ref. Zbl. Hautkrkh. **32**, 203. — STONER: Die Furunkulose, ihre Ätiologie und Behandlung. Med. News **1899**. Ref. Mh. Dermat. **29**, 285. — STOWE: BOCKHARTS Impetigo. Med. J. Austral. **1**, 445 (1927). — STRUBELL: Über Staphar (Mast-Staphylokokken-Einheitsvaccine). Dtsch. med. Wschr. **1919**, 1042. — STÜMPKE: Disk. zur unspezifischen Reiztherapie. 12. Kongr. dtsch. dermat. Ges. Hamburg 1921. Arch. f. Dermat. **138**, 201 (1922). — SUTTON, R. L.: (a) Disk. zu CULVER: Perforating folliculitis naris. Arch. of Dermat. **15**, 16 (1927). (b) Liver diet in acne and furunculosis. Arch. of Dermat. **18**, 887 (1928). — SVESTKA, V.: Zur Therapie des Furunkels und der Furunkulose. Česká Dermat. **1920**. Ref. Dermat. Wschr. **71**, 853. — SYFFERT: Über Pyodermien und ihre Behandlung. Münch. med. Wschr. **1925**, 2237. — SUGA, TATSUMASA: (a) Über die Behandlung größerer Furunkel sowie Karbunkel mittels grauer Salbe. Okayama-Igakkai-Zasshi (jap.) **44**, 1846 (1932). Ref. Zbl. Hautkrkh. **43**, 301. (b) Experimentelle Studien über die Behandlung des Furunkels mit der grauen Salbe. Okayama-Igakkai-Zasshi (jap.) **45**, 336 (1933). Ref. Zbl. Hautkrkh. **45**, 490.

TADDEI: Di un caso di pericistite e periprostatite ematogena. Riforma med. **1921**, 649. Ref. Zbl. Hautkrkh. **4**, 304. — TAFT, A. R.: The value of radiology in pyogenic infections of the skin. Urologic Rev. **28**, 290 (1924). Ref. Zbl. Hautkrkh. **16**, 318. — TEBRÜGGE, F.: Über die Behandlung von Ohrfurunkeln mit Ilon-Absceßsalbe. Münch. med. Wschr. **1932 II**, 2084. — TEMPSKY, v.: (a) Zur Bestrahlung pyogener Infektionen. Breslau. chir. Ges., 16. Nov. 1925. Zbl. Chir. **53**, 292 (1926). (b) Röntgen bei Hidradenitis. Klin. Wschr. **1926**, 203. Zit. nach KLÖVEKORN. — TENCKHOFF, B.: Von der Behandlung mit Eigenblut. Dtsch. med. Wschr. **1924**, 1748. — TENNENBAUM, J. L.: Terpentine by injection in dermatology and urology. Med. Rec. **101**, 54 (1922). Ref. Zbl. Hautkrkh. **5**, 9. — THALHIMER, W.: The relationship of high bloodsugar to furunculosis. J. amer. med. Assoc. **76**, 295 (1921). — THIELE, H.: Die neueren Behandlungsarten der Furunkulose. Diss. Berlin 1927. — THILENIUS, F.: Furunkelbehandlung durch Fächerschnitt. Dtsch. med. Wschr. **1929 I**,

618. — THOMANN, O.: Experimentelle Untersuchungen über das Verhalten bakterieller Infektionen gegenüber künstlich gesetzten Hämatomen. Bruns' Beitr. 132, 324 (1924). — THOREK, M.: A new and effective method of treatment of chronic suppurations especially of bones. Internat. Clin., XXXV. s. 1, 137 (1925). — TIETZ, L.: Über den Wert der Behandlung mit Autovaccinen. Dtsch. med. Wschr. 1924, 432. — TISCHER: Über die lokale Behandlung des Karbunkels und eine neue Operationsmethode desselben. Zbl. Chir. 1895, 415. Zit. nach JENRICH. — TÖRÖK, L.: Die Behandlung von Hautleiden mit Staphylo-Yatren. Börgyogy. Szemle (ung.) 1925, 93. Ref. Zbl. Hautkrkh. 17, 644. — TOLOMEI, J.: Behandlung der Furunkulose. Brazil méd. 2, 356 (1926). — TONIJAN, B. u. V. LEVIN: Zur Frage des Blutzuckergehaltes bei einigen Hautkrankheiten. Russk. Vestn. Dermat. 7, 574 (1929). Ref. Zbl. Hautkrkh. 32, 583. — TORAL: Ein Fall von Nierenfurunkulose. Rev. españ. Urol. 26, 310 (1924). Ref. Zbl. Hautkrkh. 19, 190. — TORVISO, R. E. u. A. CASTOLDI: Biologische Karbunkelbehandlung mit dem Staphylohaptinogen Mendez. Methode der geschlossenen Kaverne nach MENDEZ. Semana méd. 1931 II, 422. Ref. Zbl. Hautkrkh. 41, 482. — TOUHY, E. L.: Manganese butyrate in furunculosis. Clin. med. a. surg. 35, 752 (1928). Ref. Zbl. Hautkrkh. 29, 671. — TOUSSEY: Furunculosis. Amer. J. Electrother. a. Radiol. 40, 185 (1922). — TRENITÉ: Die abortive Behandlung des Furunkels (Karbunkels) mit Hilfe subcutaner Desinfektion. Zu BIDDER. Dtsch. med. Wschr. 1902, 511. — TSUKADA, S.: Günstige Anwendung der Bluttransfusion bei Lippenkarbunkel. Jap. J. of Dermat. 29, 20 (1929). Ref. Zbl. Hautkrkh. 31, 348. — TÜRSCHMID, W.: Über Farbenantiseptik in der Chirurgie. Zbl. Chir. 1925, 352. — TURNER, LOGAN and REYNOLDS: Furuncle of the right nasal vestibule: Septic thrombosis of the cavernous blood sinuses: leptomeningitis: death: autopsy and microscopic examination of the orbits, cavernous blood sinouses, meninges, etc. J. Laryng. a. Otol. 41, 73 (1926). — TZANCK: Disk. zu GOUGEROT, MERCKLEN u. WEILL: Anergie etc. Bull. Soc. franç. Dermat. 37, 1288 (1930).

ULLMANN, K.: (a) Zur Entstehung und Behandlung furunkulöser und septischer Hautentzündungen. Wien. med. Wschr. 1900, 1476. (b) Zur Furunkelbehandlung. Wien. dermat. Ges., 27. Jan. 1927. — ULRICHS: Kauterisation der Karbunkel, insbesondere der Milzbrandkarbunkel. Dtsch. med. Wschr. 1919, 940. — UNNA, P. G.: (a) Impetigo BOCKHART, der durch Eiterkokken verursachte Oberhautabsceß. Berl. Klin. 1892, H. 46. Ref. Mh. Dermat. 15, 257. (b) Die Histopathologie der Hautkrankheiten. Berlin: August Hirschwald 1894. (c) Furunkel. EULENBURGS Realenzyklopädie, 3. Aufl., Bd. 8, S. 150. 1895. (d) Histologische Illustrationen zur Pathologie der Haut. Mh. Dermat. 23, 66, 217 (1896). (e) Kriegsaphorismen eines Dermatologen. Berl. klin. Wschr. 1915, 201. (f) Die Hautaffektionen des Naseneinganges. II. Dermat. Wschr. 63, 679 (1916). (g) Die Eiterkokkenkrankheiten der Haut (Staphylodermien). Dtsch. med. Wschr. 1921, 1251. — UNNA, P. G. u. SCHWENTER-TRACHSLER: Impetigo vulgaris. Mh. Dermat. 28, 229, 281, 385 (1899). — UNNA, P. jun.: Die Behandlung der Furunkulose. Z. ärztl. Fortbildg 1917, Nr 2. — URBACH, E.: (a) Die biologisch-chemische Forschungsrichtung in der Dermatologie. Wien. klin. Wschr. 1928, Nr 17/18. (b) Der Zuckergehalt der Haut unter physiologischen und pathologischen Bedingungen. Ges. Ärzte Wien, 19. Okt. 1928. Wien. klin. Wschr. 1928, 1507. (c) Über die unbedingte Notwendigkeit, bei diabetesverdächtigen Fällen mit negativem Harnbefund eine Belastungsblutzuckerkurve anzulegen. Wien. dermat. Ges., 20. März 1930. Zbl. Hautkrkh. 35, 37 (1930). (d) Perorale oder intravenöse Zuckerbelastung zur Prüfung der glykämischen Reaktion? Klin. Wschr. 1932, 1789. (e) Hautkrankheiten und Ernährung. Wien: Maudrich 1932. (f) Isolierte cutane Glykohistächie als Ursache chronischer Dermatosen. Med. Klin. 1933, Nr 11. — URBACH, E. u. K. REJTÖ: Über den freien und „gebundenen" Zucker in der Haut unter physiologischen, experimentell veränderten und pathologischen Bedingungen bei Mensch und Tier. Ein Beitrag zum Kohlehydratstoffwechsel der Haut. Arch. f. Dermat. 166, 478 (1932). — URBACH, E. u. G. SICHER: (a) Der Zuckergehalt der Haut unter physiologischen und pathologischen Bedingungen. Wien. klin. Wschr. 1928, 1481. (b) Der Zuckergehalt der Haut unter physiologischen und pathologischen Bedingungen. Arch. f. Dermat. 157, 160 (1929). — URBAIN, A.: Essais de vaccination du lapin contre le staphylocoque par la voie cutanée et la voie digestive. C. r. Soc. Biol. Paris 91, 341 (1924). Ref. Zbl. Hautkrkh. 16, 175. — URBAN, F.: Die Pyodermien und deren Behandlung durch Philoninsalbe. Börgyógy Szemle (ung.) 7, 227 (1929). Ref. Zbl. Hautkrkh. 34, 599. — USADEL: Die örtliche Betäubung im entzündlichen Gewebe. Arch. klin. Chir. 167, Kongr.ber., 225 (1931). — UTENKOW, M. D. u. G. K. HEMPEL: Intracutane Vaccinebehandlung bei Pyodermien. Venerol. (russ.) 1924, 25. Ref. Zbl. Hautkrkh. 16, 666. — UTIONKOFF, M. D. u. S. K. GEMPEL: Intravenöse Vaccinotherapie bei Pyodermien. Moskov. med. Ž. 1923, 3. Ref. Zbl. Hautkrkh. 12, 48. — UYS, D. H.: Gesichtsfurunkel. Diss. Heidelberg 1926/27.

VALERIO, A.: Klinische Betrachtungen über die Nasenfurunkel. Arch. brasil. med. 20, 409 (1930). Ref. Zbl. Hautkrkh. 38, 642. — VERESS, FR.: Folliculitis acneiformis. Orv. Hetil. (ung.) 1917, Nr 27. Ref. Dermat. Wschr. 72, 596. — VERNHOLES, R.: Quelques remarques sur le traitement des furoncles et des anthrax de la face. Diss. Paris 1927. —

VESSELY: Röntgen bei Furunkel und Karbunkel. Zbl. Radiol. 2, 203. Zit. nach KLÖVEKORN. — VEYRIÈRES: Traitement de la furonculose. Bull. méd. 36, 821 (1922). Ref. Zbl. Hautkrkh. 7, 195. — VEYRIÈRES et GUIBERT: Le furoncle, son traitement. Bull. méd. 39, 477 (1925). Ref. Zbl. Hautkrkh. 18, 895. — VIALLE, J. et J. VIALLE: Furoncle de l'aile du nez. intervention large précoce. Mort au 7. jour par sépticémie staphylococcique. Oto-rhino-laryng. internat. 10, 248 (1926). Ref. Zbl. Hautkrkh. 22, 81. — VIDAKOVITS: Disk. zu USADEL: Örtliche Betäubung im entzündlichen Gewebe. 55. Kongr. dtsch. Ges. Chir. 1931. Arch. klin. Chir. 167, 227 (1931). — VIETHEN: Röntgen bei Furunkel und Karbunkel. Jb. Kinderheilk. 122, 284. Zit. nach KLÖVEKORN. — VIKENTIEV, A.: Abortivbehandlung des Furunkels. Ann. thér. Dermat. 6, No 21 (1906). Ref. Mh. Dermat. 44, 40. — VIRZ, H.: Behandlung des Furunkels. J. des Prat. 1911, No 44. Ref. Dermat. Wschr. 54, 659. — VÖRNER, H.: Über die Verwendbarkeit der konzentrierten Carbolsäure zur Behandlung des Skrophuloderma und der Furunkulose. Münch. med. Wschr. 1905, 2017. — VOLK, R.: Nach welchen Gesichtspunkten sind Pyodermien zu behandeln? Wien. klin. Wschr. 1931 II, 1474. — VORSCHÜTZ, J.: (a) Disk. zu MORIAN, Behandlung schwerster Oberlippenfurunkel. Niederrhein.-westfäl. Chir., 6. Juni 1920. Zbl. Chir. 48, 519 (1921). (b) Über Eigenbluttherapie. Med. Klin. 1927, 44. (c) Disk. zu KAPPIS, Furunkelumspritzung nach LÄWEN. Zbl. Chir. 54, 947 (1927). — VOSS, O.: Die Verletzungen und chirurgischen Krankheiten des äußeren Ohres. Handbuch der speziellen Chirurgie des Ohres und der oberen Luftwege, herausgeg. von KATZ u. BLUMENFELD, Bd. 2, S. 42 f., 1. u. 2. Aufl. Würzburg 1924. — VUES: Furunkulose des Gehörganges, auf eine akute Mittelohrentzündung folgend und eine Entzündung des Warzenfortsatzes vortäuschend. Policlinique 1902, No 4. Ref. Mh. Dermat. 35, 507. — VULFSON, S.: Zur Frage über die Behandlung der Furunkel der Nase und der Oberlippe. Ž. ušn. Bol. (russ.) 6, 914 (1929). Ref. Zbl. Hautkrkh. 33, 590.

WALKE: Disk. zu HUSTEAD. Arch. physic. Ther. 9, 22 (1928). Ref. Zbl. Hautkrkh. 27, 411. — WALLENFELS, A.: Untersuchungen über die Opsonogenwirkung bei Furunkulose. Diss. Gießen 1928. — WALTERS, H. B., R. COOMBE u. R. V. SOLLY: Ein schwerer Fall von Karbunkel im Gesicht nebst Angina Ludowici und Parotitis. Lancet 1909, Juli. Ref. Mh. Dermat. 50, 233. — WASSERMANN, A.: Verfahren zur Herstellung von zur lokalen Immunisierung und Heilung erkrankter Gewebsteile dienenden Stoffen. Patentschr. Nr. 229 131, Klasse 30 b, Gruppe 6. Patentiert im Deutschen Reich vom 8. November 1908 ab. Ausgegeben den 1. Dezember 1910. Zit. bei CITRON und PICARD. — WASSERMANN, A. v.: Über spezifische Lokaltherapie der Furunkulose. Münch. med. Wschr. 1922, 596. — WEDERHAKE: Grundsätze der Wundbehandlung. Münch. med. Wschr. 1917, 1546. — WEICHHERZ, J.: Die Behandlung der Furunkulose mit spezifischem und nichtspezifischem Vaccin. Budapest orvos. ujsag. 23, 1233 (1925). Ref. Zbl. Hautkrkh. 19, 407. — WEIDENFELD: Zur Klinik und Therapie des Furunkels und der Furunkulose. Wien. med. Wschr. 1911, Nr 49. Ref. Dermat. Wschr. 54, 659. — WEIDMAN: Extensive Furunkulose. Arch. of Dermat. 9, 397 (1924). Ref. Zbl. Hautkrkh. 14, 217. — WEINBERG-NIKLAS, J.: Furunkulosebehandlung. Venerol. (russ.) 9, 70 (1931). Ref. Zbl. Hautkrkh. 41, 230. — WEIS: Die konservative Behandlung der Furunkulose. Med. Klin. 1931 I, 394. Ref. Zbl. Hautkrkh. 38, 226. — WEISE, E. C.: Staphylococcus toxin in the treatment of furunculosis. J. amer. med. Assoc. 95, 324 (1930). Ref. Zbl. Hautkrkh. 36, 623. — WENGEL, A.: Der Furunkel des Gesichts. Diss. Würzburg 1921. — WENTGENS, M.: Über die WRIGHTsche Vaccinetherapie mit besonderer Berücksichtigung der spezifischen Behandlung der Staphylomykosen der Haut. Diss. Würzburg 1910. — WEPPEROWNA, Z.: Autoserotherapie bei bakteriellen Erkrankungen. Przegl. dermat. (poln.) 18, 84 (1923). Ref. Zbl. Hautkrkh. 13, 354. — WERLER, O.: Über Furunkulose und ihre moderne Behandlung, besonders mit radioaktiven starken Schwefelbädern in Bad Nenndorf. Bad Nenndorf 1919. Ref. Dermat. Wschr. 71, 901. — WERNER, S.: (a) Über Trypaflavinbehandlung bei kokkogenen Pyodermien. Dtsch. med. Wschr. 1918, Nr 51. (b) Trypaflavin in der Dermatologie. Münch. med. Wschr. 1920, 637. — WHITE, W. H. u. J. W. EYRE: Die Ergebnisse eines Jahrganges der Behandlung mit Vaccinen in der allgemeinen Praxis. Lancet, 5. Juni 1909. Ref. Mh. Dermat. 51, 143. — WICH: Disk. zu O. MAYER, Blutumspritzung bei Furunkeln usw. Nürnberg. med. Ges., 10. Dez. 1925. Münch. med. Wschr. 1926, 222. — WIEDHOPF, O.: Die örtliche Blutumspritzung nach LÄWEN zur Behandlung pyogener Prozesse, insbesondere von Schweißdrüsenabscessen. Zbl. Chir. 1927, Nr 46. — WIGAND, O.: Zur percutanen Behandlung der Furunkulose mit Staphimun. Dtsch. med. Wschr. 1924, 1514. Ref. Zbl. Hautkrkh. 16, 426. — WILKES: Carbuncular inflammation of the lip. Med. Tim. a. Gaz. 1875. Zit. nach REPEENNIG. — WILLIAMS, C. R.: Tin ionization in furunculosis of the external auditory canal. Amer. J. physic. Ther. 6, 315 (1929). Ref. Zbl. Hautkrkh. 33, 369. — WILLMES, J.: Die Behandlung der Furunkulose mit Autovaccine. Diss. Gießen 1913. Ref. Dermat. Wschr. 60, 303. — WILLMOTH, A. D.: Newer concept of management of carbuncle. Arch. physic. Ther. 9, 486 (1928). Ref. Zbl. Hautkrkh. 30, 80. — WINIWARTER, A. v.: Die chirurgischen Erkrankungen der Haut und des Zellgewebes. Stuttgart: Ferdinand Enke 1892. — WINKLER, M.: Über Diphtherie der Haut. Schweiz. med. Wschr. 1921, 374. Ref. Zbl. Hautkrkh. 1, 414. —

Winter, F.: Autovaccinebehandlung bei Staphylokokkenerkrankungen der Haut. Dermat. Zbl. **17** (1913). — Winternitz: Handrückenekzem und Furunkulose. Dtsch. dermat. Ges. Tschechoslov., 4. Febr. 1923. Zbl. Hautkrkh. **8**, 378. — Wirz, F.: Disk. zu Redwitz: Homöopathische Schwefelbehandlung von Furunkeln usw. Ver.igg Münch. Chir., 14. Mai 1926. Zbl. Chir. **53**, 2020 (1926). — Wohlstein, E.: Über Wirksamkeit des natürlichen heißen (vulkanischen) Schlammes bei infausten dermatologischen Fällen. Dermat. Wschr. **82**, 91 (1926). — Wolfenstein: Behandlung der Furunkulose. Münch. med. Wschr. **1917**, Nr 24. — Wolff: Disk. zu W. Hofmann: Behandlung der Eiterungen im Bereiche des Gesichts. Ärztl. Ver. Frankf. a. M., 7. März 1921. Münch. med. Wschr. **1921**, 862. — Wolff, L. K.: Über die Bactericidie des Blutes bei Patienten mit Staphylokokkenmykosen. Z. Immun.forsch. **45**, 515 (1926). — Wolff, M.: Die Reizvaccinetherapie der Staphylomykosen der Haut. Dtsch. med. Wschr. **1925**, 991. — Wolff, W.: Über eine neue Anwendungsweise der konzentrierten Carbolsäure in der externen Therapie, vor allem bei Bubonen und Furunkulose. Dtsch. med. Wschr. **1906**, Nr 45. — Wolfsohn, G.: Untersuchungen über die herabgesetzte Immunität Zuckerkranker gegenüber pyogenen Infektionen. Arch. klin. Chir. **114**, 737 (1920). — Wrede, L.: (a) Die Stauungsbehandlung akuter eitriger Infektionen. Arch. klin. Chir. **84**, 513, 733 (1907). (b) Die konservative Behandlung der Gesichtsfurunkel. Münch. med. Wschr. **1910**, 1539. (c) Gesichtsfurunkel. Med. Klin. **1924**, 432. — Wright, E. A.: (a) Notes on the treatment of furunculosis, sycosis and acne by the inoculation of a staphylococcus-vaccine. Lancet **1902**, 874. Ref. Mh. Dermat. **36**, 543. (b) Über Behandlung der Acne, Furunkulose und Sykosis mit Inokulationen von Staphylokokkenvaccine. Brit. med. J., Mai **1904**. Ref. Mh. Dermat. **40**, 149. — Wright, V. W. M.: Infections in the dangerous circle of the face. Surg. Clin. N. Amer. **12**, 1567 (1932). Ref. Zbl. Hautkrkh. **45**, 491.

Yersin: Furoncles et métastases. Schweiz. Rdsch. Med. **22**, 169 (1922). Ref. Zbl. Hautkrkh. **5**, 380. — Young, H. H., J. H. Hill and W. L. Denny: The use of mercurochrome 220 soluble in the treatment of infectious diseases of the skin. Arch. of Dermat. **13**, 465 (1926). Ref. Zbl. Hautkrkh. **20**, 660. — Young, M. L.: Manganese in furunculosis. Brit. med. J. **1926**, Nr 3419, 115.

Zalkind, E.: Zur Anwendung des Schwefels in homöopathischer Dosis bei Furunkulose und einigen anderen Dermatosen. Russk. Vestn. Dermat. **7**, 714 (1929). — Zechlin, Th.: Über konservative Behandlung von Furunkeln und Zellgewebsentzündungen. Münch. med. Wschr. **1926**, 1742. — Zeller: Zur Behandlung maligner Furunkel und Karbunkel. Z. ärztl. Fortbildg, Dez. **1923**. — Zembrzuski, L.: Beitrag zur Entstehung der Pyämie nach Hautfurunkeln. Gaz. lek. **1906**, Nr 20. Ref. Mh. Dermat. **44**, 266. — Zeuner, W.: Behandlung des Bubo und Karbunkels ohne große Incisionen. Dtsch. Med.ztg **1905**. Ref. Mh. Dermat. **42**, 230. — Zieler, K.: (a) Praktische Behandlung der Pyodermien. Dtsch. med. Wschr. **1926**, 193. (b) Zur Behandlung von Hautkrankheiten, insbesondere der Furunkulose mit homöopathischen Schwefelgaben. Dtsch. med. Wschr. **1926**, 701. (c) Die lokale Behandlung der Furunkulose mit reinem Ichthyol. Dermat. Wschr. **1931 II**, 1167. — Ziemann, H.: Zur Furunkulosebehandlung. Med. Klin. **1924**, 677. — Zumbusch, L. v.: Gutachten über Furunkulose als Dienstbeschädigung. Dtsch. med. Wschr. **1930 II**, 1354. — Zweig: (a) Die Behandlung der Furunkulose und der Sykosis coccogenes mit dem Staphylokokkenvaccin Opsonogen. Dtsch. med. Wschr. **1913**, 204. (b) Die Behandlung der Furunkulose und der allgemeinen Pyodermie mit dem Staphylokokkenvaccin Opsonogen. Dtsch. med. Wschr. **1917**, Nr 29.

Follikuläre Pyodermien II.

(Staphylodermia follicularis chronica sykosiformis, Sykosis vulgaris.)

Von

Paul Tachau-Braunschweig.

Mit 6 Abbildungen.

Als **Sykosis vulgaris,** *Sykosis vera, Sykosis simplex, Sykosis staphylogenes, Sykosis coccogenes, Sykosis non parasitaria, Mentagra, Acne mentagra* (Alibert), *Folliculitis barbae* (Koebner) bezeichnen wir eine chronische, hauptsächlich mit oberflächlicher follikulärer Pustelbildung einhergehende, daneben auch zu tieferen Infiltrationen führende, vornehmlich im Bart lokalisierte, relativ selten an anderen mit starken Haaren besetzten Körperteilen auftretende Staphylodermie.

Der Name *Sykosis* ist von *σῦκον*, die Feige, abzuleiten[1]. Er wurde früher den verschiedensten Affektionen beigelegt, deren Elemente das Aussehen einer (aufgebrochenen ?) Feige haben sollten. Obwohl meist dieser Vergleich gerade für die staphylogene Sykosis etwas kühn sein dürfte, hat sich die Benennung erhalten, ohne daß irgend jemand die alte Vorstellung von der Feige damit verbindet. Im Gegenteil, der Name präjudiziert nichts und ist gerade deshalb, wie Sabouraud ausführt, geeignet, weitere Generationen zu überdauern. Nur sollte die Bezeichnung Sykosis *non parasitaria* ausgemerzt werden, seit nachgewiesen ist, daß die Sykosis vulgaris zu den Staphylodermien gehört.

Dem Vorschlage Jadassohns, die Ätiologie im Substantiv, alle übrigen Charakteristica in Beiworten auszudrücken, dürfte die oben gewählte Bezeichnung: *Staphylodermia follicularis chronica sykosiformis* am besten entsprechen.

Geschichtliches.

Die Bezeichnung *Sykosis* wird bereits von Celsus in entsprechender Bedeutung überliefert, während Plinius den Namen *Mentagra* etwa im gleichen Sinne braucht. Die primitiven diagnostischen Hilfsmittel, über die man damals verfügte, ließen natürlich keine ausreichende Differenzierung der Krankheitsbegriffe zu[2]. Da diese jedoch bei einer, in so hohem Maße durch die Lokalisation charakterisierten Erkrankung wie der Sykosis von besonderer Bedeutung war, sind in der Folge die Angaben über Einzelheiten des klinischen Bildes, über Kontagiosität usw. äußerst widerspruchsvoll. Erst mit Beginn des 19. Jahrhunderts gelang es, in die verwirrende Fülle der Erscheinungen Ordnung zu bringen. Willan, Bateman, Plumbe verdanken wir exaktere Beobachtungen, doch fehlte auch ihnen die Möglichkeit, die Trennung der Sykosis vulgaris von der tiefen Trichophytie durchzuführen.

Der entscheidende Fortschritt in dieser Richtung wurde erzielt, als Gruby im Jahre 1842 den Nachweis führte, daß ein Teil der Sykosisfälle durch Fadenpilze („Mentagrophytes“) erzeugt wird. Die volle Auswertung dieser wertvollen Erkenntnis wurde zunächst verhindert,

[1] Daher wird hier die korrekte Schreibweise mit *k* beibehalten.

[2] P. Richter (dieses Handbuch Bd. 14, Teil 2, S. 78) glaubt allerdings, daß Celsus bereits die klinischen Unterschiede zwischen Sykosis parasitaria und vulgaris erkannt hatte. Einzelheiten s. dort.

da GRUBY selbst, und mit ihm ROBIN, BAZIN u. a. glaubten, nun jede Sykosis als Pilzerkrankung betrachten zu müssen. BAZIN gelang es später (1858), sich von diesem Irrtum frei zu machen und die Trennung durchzuführen. In Deutschland setzte sich etwa gleichzeitig KÖBNER auf Grund seiner Untersuchungen an einem an tiefer Trichophytie besonders reichen Material für die Differenzierung der Sykosis parasitaria von der Sykosis non parasitaria (Folliculitis barbae) ein, doch verschaffte sich diese Anschauung nur sehr langsam Geltung. Nicht nur v. BÄRENSPRUNG, sondern selbst F. v. HEBRA sträubte sich jahrelang gegen die Anerkennung der tiefen Barttrichophytie; er ließ sich darüber in eine sehr heftige Diskussion mit KÖBNER ein.

Mit der endgültigen Klärung dieser Streitfrage war der Begriff der Sykosis als nosologischer Einheit seiner früheren Bedeutung entkleidet. Während die Ätiologie der Sykosis parasitaria über jeden Zweifel erhaben war, gelang es noch nicht, die Ursache der Sykosis vulgaris ausfindig zu machen. Die alten Vorstellungen ließen völlig im Stich. HEBRA hatte seiner Gesamteinstellung gemäß wohl erkannt, daß weder dyskrasische Prozesse noch sonstige innere Erkrankungen in Frage kamen, ja daß auch örtliche Einwirkungen wie: dauernde Einwirkung hoher Temperaturen, Einfluß der Nachtluft, Unreinlichkeit, Gebrauch stumpfer Rasiermesser usw. nicht als alleinige Ursachen anzuerkennen seien; doch wußte er an deren Stelle nichts Besseres zu setzen. Ein abnormer Vorgang des Haarwechsels sollte die Bedingungen zu ihrer Entstehung liefern. Nach WERTHEIM sollte der Follikel durch ein abnorm dickes Haar oder durch ein Doppelhaar gereizt werden usw.

Erst der Ausbau der bakteriologischen Diagnostik führte UNNA, BOCKHART, SABOURAUD u. a. zu der Überzeugung, daß die Sykosis vulgaris eine *Staphylokokkenerkrankung* sei, eine Auffassung, die sich bald allgemein durchsetzte, wenn auch immer noch wichtige Punkte hinsichtlich der Pathogenese ungeklärt blieben. Die Abtrennung der Dermatitis papillaris capillitii durch KAPOSI und der Sykosis lupoide durch BROCQ und UNNA (Ulerythema sycosiforme) bilden die Schlußsteine der Analyse.

Ein Wort wäre hier vielleicht noch über die *Beziehungen der Sykosis vulgaris zur Acne angebracht.* Schon WILLAN, BATEMAN, PLUMBE, BIETT, RAYER hatten erkannt, daß beide Affektionen einander zwar nahestehen, daß sie jedoch voneinander zu trennen seien. Im Gegensatz dazu reiht ALIBERT die Sykosis als Acne bzw. Varus mentagra in die Acne ein. Wenn dieses Vorgehen in der Folge von anderen Autoren auch gutgeheißen wurde, so hat doch TOUTON in seinem ausgezeichneten Referat über die Acne (1898) hinreichend begründet, daß hierzu kein Anlaß vorliegt, daß im Gegenteil die Sykosis vulgaris als echte Folliculitis mit der Acne nichts direkt zu tun hat[1].

Klinik.

Die Sykosis vulgaris entwickelt sich sehr allmählich. Schon in den allerersten Anfängen kann sie ein sehr verschiedenes Aussehen haben. Allen Formen gemeinsam ist nur das akute Einsetzen. Häufig beginnt sie mit einem Schub von regellos zerstreuten, oberflächlichen, follikulären, zentral von einem Haar durchbohrten Pusteln vom Typus BOCKHART-WILSON (S. 235). Die Pusteln haben verschiedene Größe und treten zunächst in wechselnder Zahl auf. Sie können miteinander konfluieren. Durch traumatische Einwirkungen (Rasieren, Schneuzen) werden sie meist schnell zerstört. Dann finden sich an ihrer Stelle nässende Erosionen, deren jede mit einem Tröpfchen leicht gerinnbaren, zu Krüstchen eintrocknenden Serum bedeckt ist. Durch die gleichen mechanischen Momente wird der Eiter in die Umgebung verschmiert, wodurch die Aussaat neuer Pusteln und die Ausbreitung des Prozesses begünstigt wird. Statt der Pusteln treten oft schon im Beginn auch follikuläre Knötchen auf, die auf ihrer Spitze eine Pustel tragen oder auch größere tuberöse Infiltrate von weicher Konsistenz, die erst nach einiger Zeit vereitern und ein Gefühl der Spannung, der Hitze oder stechender Schmerzen verursachen.

Im weiteren Verlauf wird die Pustelaussaat dichter. Die zwischen den Pusteln gelegene Haut rötet sich diffus, die Inseln normaler Haut werden immer kleiner, bis schließlich ein diffuser, lebhaft geröteter Herd entstanden ist, der mit zahlreichen Pusteln oder deren Resten dicht besetzt ist.

[1] Die gegenteilige Angabe von EHRMANN im Handbuch von MRAČEK über die TOUTONsche Auffassung ist wohl auf ein Mißverständnis zurückzuführen.

Die Erkrankung kann aber auch mit einer diffusen ekzematoiden Phase beginnen. In dem Gebiete des entzündlich veränderten Herdes kommt es erst nach einiger Zeit zur Pustel- oder Papelbildung, und die Erkrankung nimmt weiter den eben skizzierten Verlauf.

Während die älteren Pusteln nach wenigen Wochen abheilen, schießen immer wieder neue auf, wodurch der Krankheitsprozeß monate- oder jahre-, ja jahrzehntelang fortbesteht. Zwischen den Schüben können längere oder kürzere Pausen eintreten, in denen die Haut wieder ein ganz normales Aussehen annehmen kann.

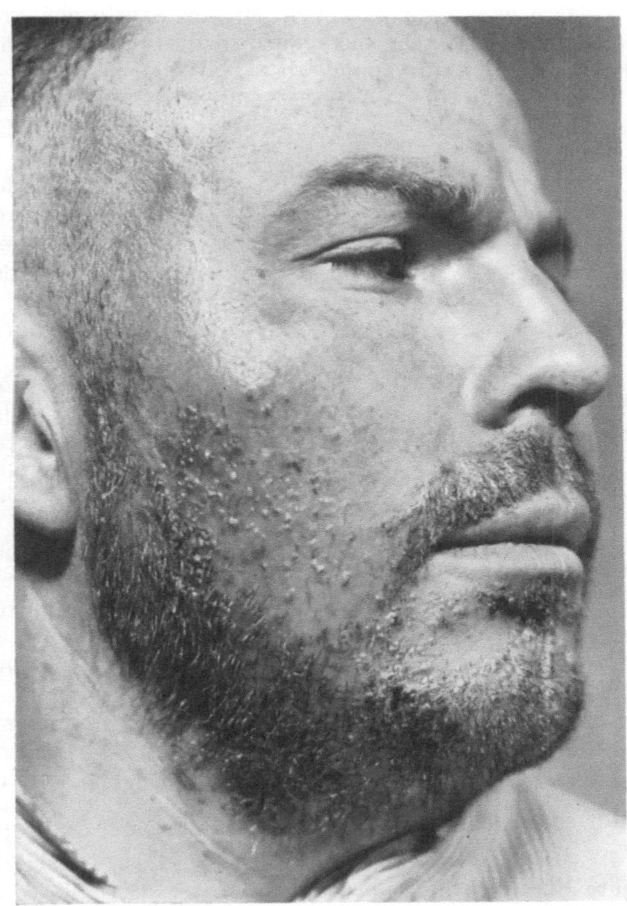

Abb. 1. Sykosis vulgaris. (Aus der Univ.-Hautklinik Breslau.)

Auf der Höhe der Erkrankung finden wir schmerzhafte, unregelmäßig gewucherte, hochrote, glänzende, oft nässende, teils oberflächlichere, teils tiefere Infiltrate von glatter oder unebener, drusiger, himbeer- oder maulbeerähnlicher Oberfläche, mit eitrigen Krusten bedeckt, die mit den Haaren verkleben und verfilzen. Entfernt man Haare und Krusten, so quillt auf leichten Druck aus vielen Gruben und Nischen reichlich Eiter. Neben solchen mehr oder weniger tumorartigen Infiltraten finden sich einerseits jüngere Entwicklungsformen mit reichlicher, akut einsetzender Pustelbildung und andererseits in Abheilung begriffene, torpide, bereits abgeschwollene, nur noch wenig gerötete, schuppende Stellen. Die Herde sind unscharf begrenzt. An ihrer Peripherie, außerhalb des zusammenhängenden entzündeten geröteten Bezirkes, finden wir auf normaler oder kaum veränderter Haut follikuläre Pusteln, die noch ihr ursprüngliches Aussehen bewahrt haben.

Die *Haare* sitzen im Anfang fest in den Follikeln und lassen sich nur unter Schmerzen ausziehen. Auch bei voll entwickelter Krankheit findet man sehr häufig noch alle oder doch die meisten Haare fest im Follikel, doch können sie auch gelockert sein. Dann setzen sie der Epilation keinen nennenswerten Widerstand entgegen. Das epilierte Haar ist absolut normal, nur ist die Haarwurzel von der gequollenen Wurzelscheide bedeckt, die ein glasiges oder opakes gelatinöses Aussehen hat. Dieses eigenartige Verhalten des Haares erweckt zunächst leicht den Verdacht, daß die Eiterung bis in die Tiefe des Follikels vorgedrungen sei, daß also der ganze Follikel und speziell die Haarpapille durch die Eiterung zerstört sei. Dies trifft jedoch nicht zu, wovon das Nachwachsen des Haares überzeugt.

Wenn der Follikel durch oberflächliche Absceßbildung nicht zerstört wird, und wenn speziell die Papille erhalten bleibt, was die Regel ist, so wachsen die Barthaare nach dem Abstoßen der zur Kruste eingetrockneten Pustel wieder nach. Der Bartwuchs bleibt also in diesem Fall nach Ablauf der Krankheit intakt. SABOURAUD konnte dies z. B. in einem Fall von Sykosis subnasalis beobachten, die mehr als 15 Jahre bestanden hatte: Auf der Oberlippe waren mindestens die Mehrzahl der Haare, wenn nicht alle, erhalten geblieben.

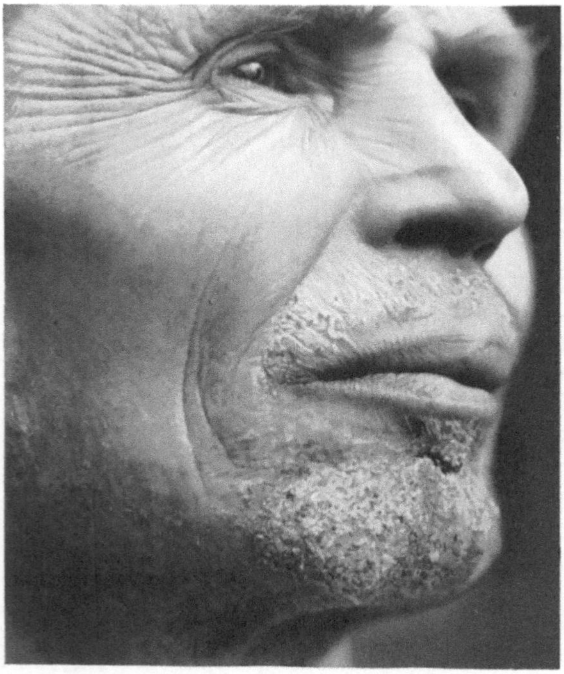

Abb. 2. Sykosis vulgaris. (Aus der Univ.-Hautklinik Breslau.)

Bei länger sich hinziehender Erkrankung entstehen jedoch im allgemeinen neben den oberflächlichen tiefergehende Abscesse, die die Papille zerstören und mit Narben abheilen. In den verödeten Follikeln ist natürlich jedes weitere Haarwachstum unmöglich. Wo dies bei sehr schweren Prozessen in reichlichem Maße stattfindet, entstehen im Laufe der Jahre größere kahle Stellen, auf denen sich in ganz unregelmäßiger Anordnung Narbe neben Narbe findet, zwischen denen nur vereinzelt Barthaare stehen geblieben sind.

Gelegentlich entstehen im Verlauf der Krankheit auch echte Furunkel und subcutane Abscesse. Dies ist jedoch selten und ist nicht als typisches Vorkommnis, sondern als Komplikation zu betrachten.

Als *häufigste Lokalisation* sind die *Backenbartregion* (Wangen, Kinn) und die *Oberlippe* zu bezeichnen.

1. Auf den *Wangen* und am *Kinn* entsteht der erste Schub von oberflächlichen follikulären Pusteln gewöhnlich nach dem Rasieren. Jedes folgende Rasieren vermehrt die Pustelbildung und macht den Prozeß schneller stabil. Dabei bekommt man die Pusteln oft gar nicht zu sehen, weil sie bei jedem Rasieren sofort wieder zerstört werden. Man findet an ihrer Stelle die oben bereits beschriebenen peripilären Erosionen, die sich schnell vermehren, bis ein großer roter, mit Pusteln, Krusten und Erosionen dicht besetzter, unregelmäßig begrenzter, unscharf in die gesunde Umgebung übergehender Herd entstanden ist. Je älter die Erkrankung ist, desto mehr verdickt sich die Haut. Schließlich kann man Pusteln nur noch in den Randpartien deutlich erkennen.

Die Erkrankung ist meist symmetrisch. Nach UNNA ist die Zahl der erkrankten Follikel und ihre Infiltration gewöhnlich auf derjenigen Gesichtsseite größer, auf der der Kranke zu schlafen pflegt (Reibung auf dem Kopfkissen). In einem Falle von KONRAD war die Haut so verdickt und, speziell am Kinn, so stark gelappt, daß KONRAD von „rhinophymartiger" Lappung spricht.

2. Die *Sykosis vulgaris der Oberlippe (Sykosis subnasalis)* entsteht immer im Anschluß an eine *Coryza*. Der erste Schub kann mit der Besserung des Schnupfens spontan abheilen. Es können nach SABOURAUD 5 oder 6 Schübe einander folgen, ehe die Erkrankung stabil wird. Jeder dieser Schübe schließt sich wieder an einen Schnupfen an. Gelegentlich, aber doch wohl sehr selten, können Intervalle von Jahren zwischen den ersten Schüben registriert werden (SABOURAUD). In diesen Pausen tritt jedoch schließlich keine völlige Restitution mehr ein. Hat sich die Erkrankung stabilisiert, so ist die mediale, subnasal gelegene Partie der Oberlippe tumorartig verdickt, gerötet, glänzend, derb, von Krusten bedeckt, unter denen himbeer- oder maulbeerartige Wucherungen mit vielen feinen Öffnungen gefunden werden, deren jede um ein Barthaar gelegen ist, und aus denen sich oft ein Tröpfchen Eiter ausdrücken läßt.

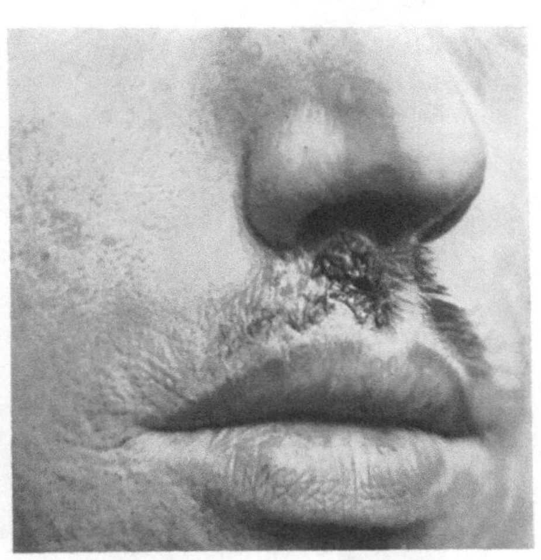

Abb. 3. Sykosis subnasalis. (Aus der Univ.-Hautklinik Breslau.)

Oft sind auch *im Vestibulum nasi Follikulitiden der Vibrissen* (S. 244) zu finden, die durch ihre stete Wiederkehr zu einer sehr schmerzhaften permanenten Rötung und Schwellung der Nasenflügel und der Nasenspitze Anlaß geben. SABOURAUD bezeichnet sie als „*Sykosis intranarinaire*". Auch *schmerzhafte Rhagaden* unter der Nasenscheidewand sind eine häufige unangenehme Begleiterscheinung.

In 2 Fällen von SREBNY wurde eine *Nekrose der Lamina papyracea* festgestellt, in 2 anderen desselben Autors waren *Nekrosen in der vorderen Wand des Keilbeinkörpers* vorhanden. Nach der operativen Entfernung der nekrotischen Knochenteile heilte die Sykosis subnasalis in allen 4 Fällen ab.

Der Prozeß ist oft im Beginn einseitig, breitet sich jedoch im weiteren Verlauf meist symmetrisch über die mittlere Partie der Oberlippe aus. Vielfach bleibt die Erkrankung jahrelang allein hier lokalisiert, ohne zum Fortschreiten zu neigen. Doch kann sie, dem oben geschilderten allgemeinen Ausbreitungsmodus entsprechend, durch Weiterkriechen der Infektion, durch Apposition immer neuer Follikulitiden auf der benachbarten, bisher gesunden Haut allmählich die ganze Oberlippe ergreifen und selbst auf die anliegenden Wangenpartien und um die Mundwinkel herum auf Wangen und Kinn übergreifen. An den Mundwinkeln entstehen dann in der Regel tiefe, schlecht heilende, schmerzhafte Rhagaden nach Art des Angulus infectiosus.

Gelegentlich ist über *elephantiastische Verdickung der Oberlippe* berichtet worden.

Bereits NEUMANN und O. ROSENTHAL berichten über solche Fälle.

COLE und DRIVER sahen eine enorme Schwellung der Lippe und vermuteten eine Blockierung der Lymphbahnen. GATÉ und TIRAN berichten über einen Fall, bei dem im Anschluß an eine nicht besonders hochgradige Sykosis vulgaris der Oberlippe eine elephantiastische, entzündliche Schwellung der Wangen und der unteren Augenlider auftrat, die stationär blieb.

Die chronische Rhinitis, die stets bei der Sykosis vulgaris der Oberlippe gefunden wird, soll nach DARIER durch Ausbreitung nach oben (Ductus lacrimalis) zur Blepharoconjunctivitis (s. u.) führen. Im Gegensatz dazu hält SABOURAUD die primäre Erkrankung der Lidränder im Anschluß an

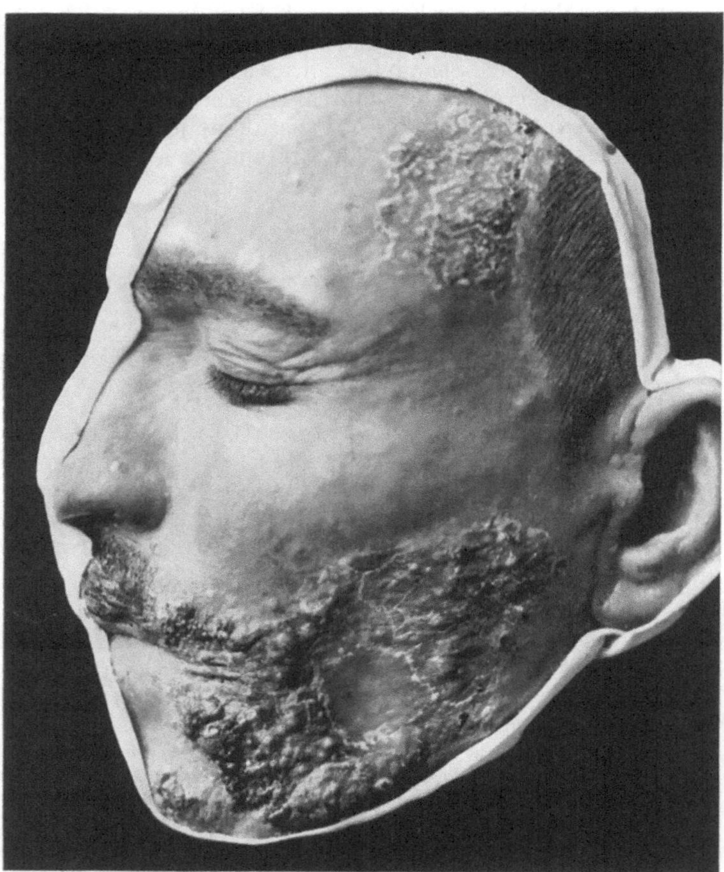

Abb. 4. Sykosis vulgaris. (Aus der Univ.-Hautklinik Breslau.)

rezidivierendes Hordeolum und ein Absteigen der Infektion durch den Ductus lacrimalis in die Nase für nicht ganz ungewöhnlich. Die hieraus resultierende paroxysmatisch intermittierende Coryza führt dann zur Sykosis subnasalis und wird Anlaß zu ihren Rezidiven. Auf diese Entstehungsart weist auch EDDOWES hin.

Außerhalb des Bartes kommt die Sykosis vulgaris relativ am häufigsten in den **Augenbrauen** vor. Hier macht sie die gleichen Erscheinungen wie dort, so daß sich jedes weitere Wort darüber erübrigt.

Dagegen kommt es an den **Cilien**, die jederzeit mit erkranken können, zu einer *ulcerösen Blepharitis*, auf deren Besonderheiten ich hier kurz eingehe. Dabei folge ich der ausgezeichneten Darstellung von v. MICHEL.

Wie im Barte entwickeln sich an den Lidern entweder Pusteln oder kleinere und größere knotenförmige Infiltrate, die auf ihrer Spitze eine Pustel tragen. Diese Pustel ist stets zentral von einer Cilie durchbohrt. Am Lidrande wird das Eintrocknen der Pustel und die Krustenbildung, die in den übrigen betroffenen Regionen die Regel ist, durch die dauernde Benetzung mit Tränenflüssigkeit verhindert. So brechen die Pusteln auf und es entstehen rundliche Geschwürchen, die je nach dem Umfange der Infiltration verschiedene Tiefe aufweisen. Die Cilie sitzt dem Geschwürsboden zentral auf, wie ein „Setzling" (v. MICHEL). Mit der Knötchen- und Pustelbildung verbindet sich eine entzündliche Hautverdickung der äußeren Lidkante oder des Lidrandes überhaupt. Kommt es immer wieder zu neuen Knötchen und Pusteln, so wird der Cilienboden dicht mit Pusteln und Ulcerationen besetzt. Es kann auch zum Konfluieren der einzelnen Ulcerationen kommen, so daß die ganze äußere Lidkante von einer einzigen Geschwürsfläche eingenommen wird.

Je nach der Ausbreitung der ulcerösen Prozesse nach der Fläche und Tiefe entstehen Narben von verschiedener Ausdehnung. Durch die Vernarbung kommt es zum Verstrichensein des Intermarginalteiles, so daß äußere und innere Lidkante fast miteinander verschmolzen erscheinen. Am Unterlid führt der Prozeß zu einem nicht besonders hochgradigen Narbenektropium. Die Cilien werden spärlich, verkümmern und sind falsch gestellt.

Am häufigsten und schwersten ist gewöhnlich das untere Augenlid betroffen, doch kann sich auch das Oberlid beteiligen. Die Erkrankung kann ein Auge befallen, kann aber auch doppelseitig sein.

Vielfach wird eine einseitige Liderkrankung zusammen mit einer Sykosis subnasalis angetroffen, wobei die Erkrankung der Nasenschleimhaut als Bindeglied eine wesentliche Rolle spielt.

In schweren Fällen greift die Pustelbildung gelegentlich auch auf *Achsel-* und *Schamhaare* über. So bildet sich die ziemlich seltene **generalisierte Sykosis vulgaris** aus, die einen ungemein langwierigen Verlauf hat und auch besonders therapieresistent ist. Es ist auffallend, wie häufig diese schwere universelle Erkrankung mit Prozessen kombiniert ist, die man in Deutschland nach UNNA als *seborrhoisches Ekzem* zu bezeichnen pflegt. Die stereotype Kombination dieser beiden Dermatosen hat schon von jeher die Aufmerksamkeit auf sich gelenkt und den Eindruck erweckt, daß hier ein sehr enger ätiologischer Zusammenhang bestehen müsse (DARIER, EHRMANN, JARISCH-MATZENAUER, KLAUDER, KLEPPER, KREN, RITTER, G. A. ROST, UNNA, ZIELER u. v. a.). So hat SELLEI in den letzten Jahren vorgeschlagen, diese Fälle als *Sykosis seborrhoica chronica* von der gewöhnlichen Sykosis abzusondern. Ob das zweckmäßig ist, muß die Zukunft lehren. Der Verlauf dieser verbreiteten Sykosis vulgaris läßt sich in großen Zügen folgendermaßen skizzieren: Die Erkrankung beginnt sehr oft wie ein gewöhnliches seborrhoisches Ekzem. Dann treten, zuerst im Bart, follikuläre Pusteln, papulopustulöse Elemente und Infiltrationen auf, die miteinander konfluieren und torpide, infiltrierte, mit Pusteln besetzte, braunrote Plaques bilden. So entwickelt sich allmählich das klassische Bild der Sykosis vulgaris. Nach SELLEI soll die Oberlippe meist verschont bleiben. In anderen Fällen (BENEDEK) war sie mitbeteiligt. Meist ist schon frühzeitig eine Blepharoconjunctivitis festzustellen. Die chronische Rhinitis pflegt nie zu fehlen. An den Augenbrauen kann der Prozeß längere Zeit den Charakter des seborrhoischen Ekzems beibehalten, doch ist auch hier Pustelbildung nicht ungewöhnlich. Ebenso ist es in der Achselhöhle und in der Genitalregion. Auch hier bleibt der seborrhoische Charakter oft lange erhalten. An den lanugobehaarten Stellen können ebenfalls Krankheitserscheinungen auftreten, speziell an der Brust, auf dem Rücken, am Gesäß und an den Extremitäten. Ob diese Elemente, die nicht eigentlich dem Typus der Sykosis vulgaris entsprechen, selbst wenn auf den Herden follikuläre Pusteln aufschießen, der Sykosis zugerechnet werden dürfen, wie SELLEI das tut, möchte ich offen lassen.

Auch der behaarte Kopf ist bei dieser schweren ausgedehnten Erkrankung meist beteiligt, doch herrschen hier die Erscheinungen des seborrhoischen Ekzems im allgemeinen vor, während die Pustelbildung zwar nicht ganz fehlt, jedoch mehr in den Hintergrund tritt.

Diesen Fällen hat auch BENEDEK in den letzten Jahren seine Aufmerksamkeit besonders zugewandt. Entsprechend seinen Spalthefebefunden und der Immunreaktionen mit Schizosaccharomycin, über die unten nochmals zu sprechen sein wird, bezeichnet BENEDEK die Erkrankung als *Schizosaccharomycosis sykosiformis* (Schizosaccharomycosis cum staphylodermia).

Die Kombination der Sykosis vulgaris mit dem seborrhoischen Ekzem kommt übrigens nicht nur bei solchen schweren stark verbreiteten Krankheitsformen vor. Wir können sie, wenn auch nicht entfernt so regelmäßig, bei den allein im Bart lokalisierten Eruptionen in jedem Stadium finden.

Der **Verlauf** der Sykosis vulgaris ist demnach sehr wechselvoll. Wenn auch in leichtesten Fällen scheinbar in wenigen Wochen oder Monaten völlige Restitution eintritt, so ist doch von vornherein nie mit Sicherheit zu sagen, ob es sich wirklich um eine Dauerheilung handelt. Noch nach mehrmonatigen, ausnahmsweise auch nach jahrelangen Intervallen kann es zu schweren Rezidiven kommen. Prozesse, die auf dem Wege zur Abheilung sind, können plötzlich aufflackern. Sehr häufig kann man die Beobachtung machen, daß eine systematisch durchgeführte Epilation mit Pinzette oder Röntgenstrahlen zwar die derzeitigen Erscheinungen zum Verschwinden bringt, daß aber mit dem Wiederwachsen der Haare sofort ein Rückfall eintritt.

In den weitaus meisten Fällen bleibt die Sykosis vulgaris *lokalisiert*, gleichviel, ob nur eine Erkrankung der Oberlippe vorliegt, ob Oberlippe und Lidrand erkrankt, ob symmetrisch beide Wangen oder Wangen und Kinn ergriffen sind.

In der *Achselhöhle* sind lokalisierte Sykosisfälle selten. Nach SABOURAUD werden sie gelegentlich im Verlauf einer Furunkulose beobachtet und komplizieren sich relativ oft mit Schweißdrüsenabscessen der Achselhöhle. Häufiger ist die Erkrankung der Achselhöhle eine Teilerscheinung der disseminierten Sykosis vulgaris.

Die *Pubes* werden noch seltener isoliert befallen, wenn man nicht die abortiven Fälle von oberflächlicher Pustelbildung mitrechnet, die nicht eigentlich als Sykosis zu bezeichnen sind.

Der **Ausgang der Erkrankung** ist ebenfalls verschieden. In vielen Fällen tritt völlige Rückbildung mit Ersatz sämtlicher oder fast aller Haare ein. In anderen, speziell in den schweren, über Jahrzehnte sich hinziehenden Prozessen kommt es dagegen in der Regel zu mehr oder weniger umfangreicher, ganz unregelmäßiger Narbenbildung, die den Nachwuchs des Bartes beeinträchtigt oder selbst völlig versiegen läßt. Auch Augenbrauen, Wimpern (Ektropium), Achsel- und Schamhaare können durch Narbenbildung verloren gehen. Bei solchen Personen behält die Haut nach dem Abklingen der Sykosis außer der narbigen Kahlheit fast immer eine gewisse livide Rötung, und es bleibt vielfach auch leichte Schuppenbildung als Dauerzustand zurück. Der launische Verlauf macht eine *Differenzierung der leichten von den schweren Fällen* fast unmöglich, so daß die von verschiedenen Seiten (RITTER, STÜMPKE u. a.) vorgeschlagene Einteilung unbefriedigend ist.

RITTER unterscheidet eine mehr akute Form, die relativ leicht durch Epilation zu heilen ist, von der schweren, auf dem Boden eines chronischen seborrhoischen Ekzems langsam durch Eindringen der Staphylokokken in die Follikel entstehenden Sykosis, die sich oft nicht nur im Bart, sondern auch auf dem Kopf, in den Augenbrauen und Schamhaaren ausbreitet[1]. Letztere ist ungemein hartnäckig und rezidiviert im Gegensatz zu ersterer trotz mehrfacher Epilation immer wieder. Eine analoge Einteilung gibt MACCORMAC. Bei der zweiten Form dieser Einteilung handelt es sich um die gleiche Erkrankung, die SELLEI als Sykosis seborrhoica chronica, BENEDEK als Schizosaccharomycosis sykosiformis bezeichnet. Während SELLEI sie, ähnlich wie RITTER, nur als Abart der gewöhnlichen Form betrachtet, will BENEDEK sie prinzipiell von der einfachen Sykosis trennen, weil sie nach seiner Meinung auf einer Doppelinfektion mit Schizosaccharomyces hominis und Staphylococcus pyogenes aureus beruht (s. o. und u.).

Aus der Lokalisation der Sykosis vulgaris im Bart ergibt sich, daß sie *ausschließlich oder fast ausschließlich bei Männern* vorkommt. Hier ist sie im mittleren und späteren Lebensalter am häufigsten zu finden. Bei Knaben und Jünglingen wird die Sykosis vulgaris dagegen, wenn man von der Follikulitis des behaarten Kopfes absieht, die nicht zur Sykosis vulgaris in unserem Sinne gehört, nicht beobachtet. Ebenso bleiben Frauen in der Regel verschont. Bei ihnen werden höchstens die Achsel- und Schamhaare befallen, doch ist auch dies sehr selten der Fall. Überdies ist der Prozeß hier nicht so hartnäckig und auch nicht so therapieresistent wie im Bart.

Bei einer 26jährigen Frau glaubt LITTMAN eine Sykosis vulgaris am Kinn festgestellt zu haben. Die Patientin bekam nach Gebrauch eines Enthaarungsmittels wegen Hypertrichosis am Kinn eine chronische pustulöse Dermatitis. COLE lehnte die Diagnose in der Diskussion jedoch ab, da er bei genauem Zusehen keine typischen Pusteln mit zentralem Haar finden konnte. COLE glaubt, daß es sich lediglich um eine chronische Dermatitis handle, wie sie nach Enthaarungsmitteln nicht selten ist.

Die Sykosis vulgaris ist ein Leiden, das in der Regel ohne vorherige offensichtliche Schädigung der Haut auftritt, das sich aber, wie bereits erwähnt, im Anschluß an ein banales Ekzem zum ersten Male manifestieren kann. Auch das nicht ganz außergewöhnliche Auftreten zusammen mit einem seborrhoischen Ekzem wurde angeführt. Gelegentlich kann der Sykosis vulgaris eine streptogene Impetigo vorhergehen. GREENBERG sowie HOPF stellten je einen Fall vor, in dem die Sykosis vulgaris an der Stelle einer alten „Gasverbrennung" (Yperitverbrennung) aus dem Kriege entstanden war.

Sekundäres Auftreten von follikulären Prozessen, die der Sykosis vulgaris entsprechen, sieht man speziell in der Achselhöhle, gelegentlich auch an den Pubes, nach Pediculosis vestimenti, Scabies, Thrombidiasis usw.

Hier seien noch einige *atypische Krankheitsbilder* erwähnt, die in der Literatur gefunden werden:

LOMHOLT beobachtete einen Fall von Follikulitiden im Bart, die durch abnorm dicke Haare verursacht wurden, welche nicht richtig aus den Follikeln herauswuchsen. Die Beziehungen dieses Falles zur Sykosis vulgaris dürften nicht restlos geklärt sein.

BEZECNY beschrieb einen Fall als *Sykosis profunda staphylogenes,* bei dem sich von oberflächlichen Pusteln (Impetigo ?) aus eine fortschreitende Nekrose in der Tiefe der Wange nach Art eines Karbunkels entwickelte, die zum Exitus führte. Da der Kranke sehr geschwächt war und zudem eine Urämie hatte, wurden nur Temperaturen bis 38° festgestellt. Nach dem sehr akuten Verlauf — auch die Impetigo bestand erst einige Tage — ist mit Sicherheit zu sagen, daß der Prozeß mit der Sykosis vulgaris nichts zu tun hat.

Ebenso darf hier noch auf einen Fall von BJÖRLING hingewiesen werden, dem dieser die Bezeichnung *sykosiforme Dermatitis* nach Warmwasserumschlag gegeben hat. Es handelt sich dabei um nichts weiter als eine akute ekzematoide Dermatitis mit reichlicher oberflächlicher Pustelbildung, die die Benennung „sykosiform" in keiner Hinsicht rechtfertigt.

Komplikationen im Verlauf der Sykosis vulgaris sind außergewöhnlich, wenn man von der oben bereits erwähnten, relativ seltenen Ausbildung von

[1] Selbstverständlich auch in den Achselhaaren.

Furunkeln und *Unterhautabscessen* absieht. Ich habe nur eine Mitteilung ARNINGS über einen Fall von Sykosis vulgaris gefunden, bei dem es auf Grund einer Sekundärinfektion mit Streptokokken zur *Streptokokkensepsis* mit Metastasen in beiden Hoden gekommen ist. Im Blut und in den Hoden wurden Streptokokken nachgewiesen.

Der *Sykosis vulgaris werden von manchen Autoren Dermatosen zugerechnet, denen wir ihren Platz außerhalb derselben anweisen.* Das ist im folgenden zu begründen, wobei ich mich allerdings auf das Nötigste beschränken muß:

1. Die *Dermatitis papillaris capillitii* (KAPOSI) wird speziell von älteren Autoren in die Sykosis einbezogen, was u. a. auch in der Benennung als Sykosis nuchae sclerotisans (EHRMANN, NEISSER u. a.), Sykosis framboesia (F. v. HEBRA), Sykosis capillitii (RAYER) usw. zum Ausdruck kommt. Wenn auch zuzugeben ist, daß speziell hinsichtlich der histologischen Struktur grundsätzliche Analogien zur Sykosis vulgaris bestehen (Freibleiben der tieferen Cutisschichten in den ersten Stadien usw. s. GANS, UNNA, GALEWSKY), so zeichnet sich das klinische Bild in jeder Hinsicht doch so scharf ab, daß seine Sonderstellung gerechtfertigt ist (s. dazu JADASSOHN, GALEWSKY, H. HOFFMANN, LEDERMANN, UNNA u. v. a.). Unzweifelhaft sind die Beziehungen zur Acne conglobata und zur Folliculitis et Perifolliculitis abscedens et suffodiens enger als die zur Sykosis vulgaris. Die Dermatitis papillaris capillitii ist in diesem Handbuch Bd. 13, Teil 1, S. 388 von GALEWSKY ausführlich besprochen worden.

Im Zusammenhang damit seien einige außergewöhnliche Fälle angeführt, die einerseits zur Sykosis vulgaris, andererseits zur Dermatitis papillaris capillitii in Beziehung gesetzt worden sind:

ŠAMBERGER beobachtete einen 75jährigen Mann, der seit 20 Jahren an einer Affektion der Oberlippe litt, die als Sykosis vulgaris begonnen hatte. Im Laufe der Jahre hatte sich ein derbes, tumorartiges Gebilde entwickelt, das fast die ganze Lippe einnahm und sich mit scharfer Grenze gegen die normale Umgebung absetzte. Die Oberfläche war durch einige tiefe Furchen in mehrere Knoten geteilt, deren größte unterhalb der Nasenöffnungen lagen, war im übrigen glatt, glänzend, rötlich verfärbt, nur von wenigen büschelartig zusammenstehenden Haaren besetzt, die aus trichterförmigen Einziehungen herauswuchsen. Nirgends fand sich eine Läsion der Epidermis, nirgends Nässen oder Eiterbildung, weder Pusteln noch papillomatöse Wucherungen. Die schwer herausziehbaren Haare waren innerhalb des Follikels gedreht. ŠAMBERGER nimmt an, daß sich aus der ursprünglichen Sykosis vulgaris ein keloidähnlicher Prozeß entwickelt hat, der der Dermatitis papillaris capillitii entspricht, und den er daher auch als *Folliculitis (Sykosis) sclerotisans* bezeichnet. Histologisch fand sich eine Verschmächtigung des Epithels, teilweises Verstrichensein der Retezapfen und der Papillen, kleinzellige Infiltration der oberen Cutisschichten sowie ausgesprochen perifollikuläre Hypertrophie der kollagenen Fasern mit Druckerscheinungen an den Follikeln und an der Epidermis überhaupt. Elastische Fasern fehlten fast völlig.

Mir scheint es zweifelhaft, ob in diesem Falle nicht einfach der Endzustand einer langwierigen Sykosis vulgaris vorlag, der zu einer keloidartigen Vernarbung geführt hat, eine Annahme, die m. E. nach dem klinischen und histologischen Aspekt näher liegt als die einer Dermatitis papillaris capillitii. LANG z. B. hat 1896 einen Fall von vorgeschrittener Sykosis vulgaris der Oberlippe mit drusig-papillären Auswüchsen vorgestellt, der mit dem ŠAMBERGERschen Fall große Ähnlichkeit hat. Knötchen und Pusteln waren auch hier nicht mehr nachzuweisen. Die Haare ließen sich leicht ausziehen und hatten gequollene Wurzelscheiden.

MONCORPS stellte in der Münchener dermatologischen Gesellschaft 1931 einen Patienten vor, der mit dem ŠAMBERGERschen Ähnlichkeit hat: Bei dem Mann, dessen Affektion bisher als Sykosis vulgaris aufgefaßt worden war, fand sich im Nacken und in der Schläfengegend eine typische Dermatitis papillaris capillitii. Auf der Oberlippe und im Bart wurden außerdem vereinzelt haarlose, narbige Stellen gefunden. Neben follikulären Eiterungen, zahlreichen Talgdrüsencysten, Brückenbildung papilläre Wucherungen. Die für Dermatitis papillaris typischen Symptome standen also auch an der Oberlippe im Vordergrunde des klinischen Bildes, so daß ein *Nebeneinander von Dermatitis papillaris und Sykosis vulgaris* angenommen wurde. In der Diskussion wurde von THIEME auf die Möglichkeit einer Röntgenschädigung hingewiesen.

NEUMANN hat gleichfalls die Kombination von Sykosis subnasalis mit echter Dermatitis papillaris capillitii beobachtet. In seinem Falle fand sich außerdem ein chronisches Erysipel des Gesichts.

2. Es sei dahingestellt, ob es gerechtfertigt ist, *follikuläre Staphylodermien des behaarten Kopfes bei Kindern im Schulalter*, ganz selten *bei Jünglingen* jenseits der Pubertät, die gelegentlich einen protrahierten Verlauf nehmen, zur Sykosis vulgaris hinzuzurechnen (DARIER, SABOURAUD). In der Regel handelt es sich um eine sekundäre Staphylodermie nach Pediculosis capitis, nach hautreizenden Einreibungen (Campherspiritus, Terpentinpräparaten, Jodtinktur, Teer usw.), Pflastern oder Salben, nach schlecht heilenden Verbrennungen usw. und nicht um eine primäre Pusteleruption.

3. Ich halte es jedenfalls für untunlich, *follikuläre Prozesse auf der mit Lanugohaaren besetzten Haut* als Sykosis zu bezeichnen und mit der Sykosis vulgaris in Beziehung zu setzen. Zunächst ist hier die „*Sykosis de la peau glabre d'un foyer d'infection chronique*" SABOURAUDS zu nennen, die dieser für wesensgleich mit der Sykosis capillitii der Jünglinge hält: Um fistulöse Wunden (Kriegswunden, komplizierte Knochenbrüche usw.) entsteht durch die anhaltende Eiterabsonderung häufig eine chronische, ekzematoide Dermatitis. Die Haut im Umkreise ist rot, maceriert, näßt, oder es kommt zur Eintrocknung und zur Schuppung. Auf diesen Herden kann von Zeit zu Zeit eine follikuläre Pustelaussaat aufschießen. Die Pusteln haben nach SABOURAUD nur die Größe einer Nadelspitze und unterscheiden sich schon hierdurch von denen der echten Sykosis vulgaris. Außerdem ist die Haut in der Regel nicht so stark infiltriert, nicht wesentlich verdickt. Auch therapeutisch läßt sich die Affektion, im Gegensatz zur Sykosis vulgaris, mit relativ einfachen Mitteln leicht heilen.

4. Dieser Affektion nahe verwandt ist die von SABOURAUD als „*Sykosis des extrémités*" bezeichnete pustulöse Affektion um varicöse Geschwüre und traumatische Ulcerationen an den Unterschenkeln: Die erhabenen, siebartig von miliaren follikulären Abscessen durchsetzten, scharf begrenzten Herde bilden gewissermaßen den Übergang zu den vegetierenden Pyodermien, deren Hauptrepräsentant, die Pyodermia papillaris et exulcerans, bei den der Acne conglobata ähnlichen Dermatosen ihren Platz gefunden hat (S. 407).

5. Ich weise hier ferner auf die **Sykosis lupoide BROCQs** (das *Ulerythema sykosiforme* UNNAS, die *Folliculitis sykosiformis atrophicans* E. HOFFMANNS) hin, eine Erkrankung, die wie eine Sykosis vulgaris beginnen kann, beim peripheren Fortschreiten jedoch zur Atrophie der zentralen Partie führt, ohne daß eine Zerstörung des Follikels durch tiefe Abszedierung mit folgender Narbenbildung eintritt. Die Dermatose ist von verschiedenen Seiten als *Abart der Sykosis vulgaris* aufgefaßt worden (BECHET, WALTHER), zumal da in einigen Fällen aus den Knoten Staphylokokken gezüchtet worden sind (TANIMURA, TAKIGAWA), deren ätiologische Bedeutung jedoch noch zweifelhaft sein dürfte. Die Erkrankung ist von GALEWSKY in Bd. 13, Teil 1, dieses Handbuches, S. 362, ausführlich besprochen worden. Ich komme bei der Besprechung der Differentialdiagnose nochmals hierauf zurück (S. 342).

6. Nahe Beziehungen zur Sykosis lupoide werden der *Folliculitis decalvans* und der *Folliculite dépilante des parties glabres*, der *Folliculitis sykosiformis atrophicans (cutis lanuginosae) corporis* E. HOFFMANNS zugeschrieben. Ich nenne sie hier hauptsächlich, weil auch bei ihnen von mehreren Autoren Staphylokokken gefunden worden sind: von BROCQ, HAKIWARA sowie SAKURANE bei der Folliculitis decalvans, von E. HOFFMANN bei der Folliculite dépilante des parties glabres. Trotzdem dürfte es nicht berechtigt sein, sie mit den Staphylodermien und speziell mit der Sykosis vulgaris ohne weiteres in Beziehung zu setzen (s. dazu GALEWSKY, dieses Handbuch Bd. 13, Teil 1, S. 354 und 372).

Pathologische Anatomie.

Die Sykosis vulgaris beginnt immer mit einem Schub oberflächlicher Pusteln, die klinisch und histologisch mit der *Staphylodermia follicularis superficialis* absolut identisch sind, nur daß sie niemals an Lanugohaaren lokalisiert sind. Der Schilderung dieser Elemente auf S. 253 ist nichts Wesentliches hinzuzufügen.

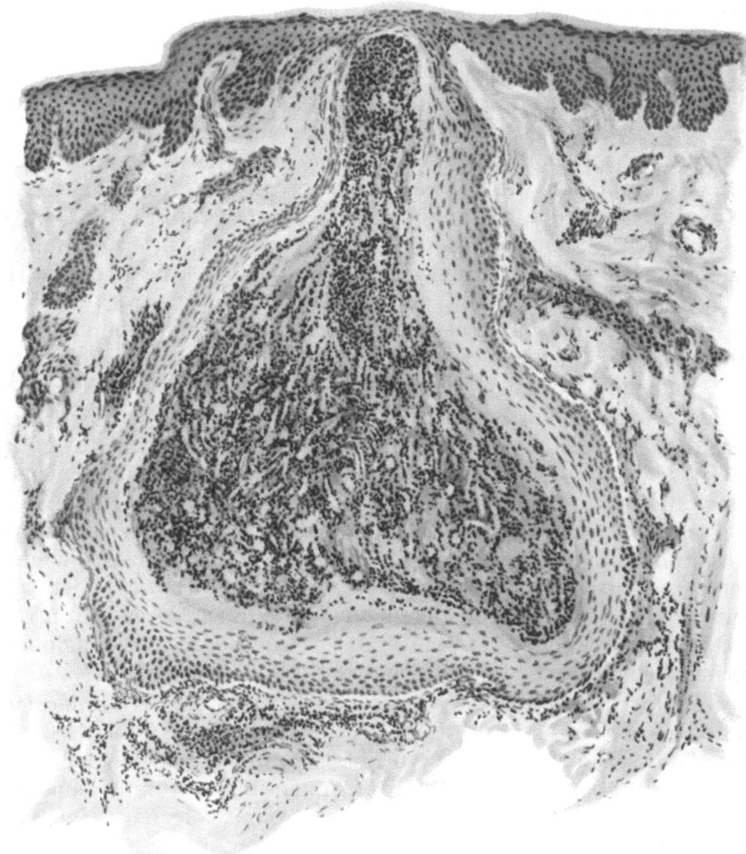

Abb. 5. Sykosis vulgaris. (♂, 21jähr., Kinn). In dem sackartig erweiterten Follikel ausgedehntes follikuläres, schwächeres perifollikuläres Granulationsgewebe; aus Lymphocyten, Plasmazellen, vereinzelten polynucleären Leukocyten und Riesenzellen bestehend. Zahlreiche junge Gefäßsprossen. O 66:1; R 66:1. (Nach GANS.)

Durchwandern die Staphylokokken den Pustelboden, so wuchern sie am Haar entlang in die Tiefe. Sie gelangen in der Regel *nur bis zur Einmündungsstelle der Talgdrüsen. In diesem Abschnitt, der etwa dem oberen Drittel des Haarbalges entspricht, entsteht der intrafollikuläre Absceß, der für die Sykosis vulgaris als typisch bezeichnet werden muß* (GANS, SABOURAUD, UNNA). Während die Pustel der Staphylodermia follicularis superficialis keine oder nur ganz geringfügige reaktive Erscheinungen im perifollikulären Bindegewebe zur Folge hat, entsteht bei der intrafollikulären Pustel der Sykosis vulgaris auch in der Cutis Granulationsgewebe von größerer Ausdehnung, das sich klinisch in Form eines Knötchens bemerkbar macht.

Zunächst die *Vorgänge im Follikel.* SABOURAUD, dem wir eine besonders sorgfältige Studie der histologischen Struktur der Sykosis vulgaris verdanken, macht darauf aufmerksam, daß die Infektion bei der hier zu besprechenden, relativ oberflächlichen Läsion stets intraepithelial bleibt. Die Anwesenheit der Staphylokokken verursacht hier, wie überall sonst, eine Eiteransammlung im Follikel. So füllt sich dessen oberer Abschnitt in Kürze mit einer Unmenge von polynucleären Leukocyten, die ihn trichterartig oder kugelig erweitern. Die so entstehende Pustel ist aber nicht wie die der Staphylodermia follicularis

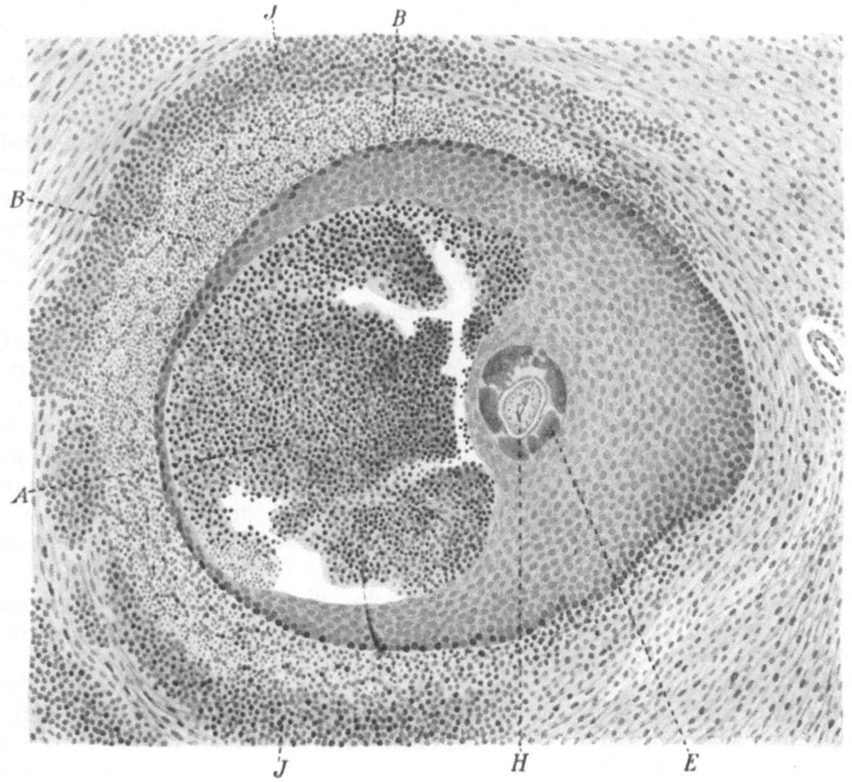

Abb. 6. Sykosis vulgaris. Querschnitt durch einen an Sykosis erkrankten Haarfollikel. *JJ* Perifollikuläre entzündliche Infiltration; *BB* Blutungen; *A* follikulärer Absceß; *E* innere Wurzelscheide; *H* Cilie. Vergr. 90. (Aus v. MICHEL-SCHREIBER: Krankheiten der Augenlider.)

superficialis — mit der der Vergleich ja sehr naheliegt — um mit SABOURAUD zu sprechen, „totgeboren": Während das Schicksal der Pustel des BOCKHARTschen Typs (Eintrocknen, Abstoßung) in der Regel schon besiegelt ist, wenn sie fertig ausgebildet ist, entstehen in der unmittelbaren Umgebung der primären Sykosispustel, im Follikelepithel, winzige, *miliare Tochterabscesse.* Diese Tochterabscesse bilden den Keim, von dem aus immer wieder neue Pusteln aufschießen, wenn die Mutterabscesse zu Krusten vertrocknen und abgestoßen werden. Dadurch, daß auch die zweite Pustelgeneration wieder Tochterabscesse bildet, erklärt SABOURAUD die bekannte klinische Erscheinung, daß es immer wieder zu neuer Pustulation kommt.

In der unmittelbaren Umgebung des erkrankten Follikels sind Papillarkörper und Stratum spinosum ödematös gequollen und von vereinzelten Leukocyten durchsetzt. An der Grenze des ödematösen Gebietes zum Gesunden hin zeigen die Stachelzellen zahlreiche Mitosen (GANS), die zur Acanthose führen. Auch das Stratum granulosum ist verbreitert (SABOURAUD).

In der *Cutis* sammelt sich ein beträchtliches Rundzelleninfiltrat an. Es kommt zu Wucherung und Vermehrung der fixen Bindegewebszellen. Auch Plasmazellen werden häufig angetroffen, wenn auch gewöhnlich nicht in besonders großer Zahl. Ebenso finden sich bei etwas älteren Prozessen Riesenzellen, die schon nach einer Dauer von einigen Monaten keinen außergewöhnlichen Befund bilden (SABOURAUD). Bemerkenswerterweise sind nach SABOURAUD, im Gegensatz zu den Befunden von UNNA, GANS sowie BRAUDE und SARCHI, polymorphkernige Leukocyten nie anzutreffen: Es handelt sich nach SABOURAUD um eine *Fernreaktion* von dem intrafollikulären Staphylokokkenherde aus. Nach den Untersuchungen von BRAUDE und SARCHI scheint das für einen großen, wenn nicht den größten Teil der Fälle tatsächlich zuzutreffen, denn diese Autoren fanden in 9 Fällen reine Rundzelleninfiltrate und nur in einem einzigen ein rein leukocytäres Infiltrat in der Cutis. Perivasculäre Infiltrationen und vereinzelte Infiltrate in der Nachbarschaft von Schweißdrüsen nehmen immer nur geringen Umfang an und treten ganz in den Hintergrund. Außerdem besteht Ödem und Erweiterung der Lymphspalten. Das Ödem erreicht speziell an der Oberlippe großen Umfang und gibt zu der starken Schwellung der hier lokalisierten Herde Anlaß.

Je länger der Prozeß besteht, desto mehr verliert das Granulationsgewebe seine ausgesprochen perifollikuläre Anordnung. Durch Konfluieren benachbarter Infiltrate erreicht es schließlich immer größere Dimensionen, so daß ein diffuses Zellager entsteht, das sich über den ganzen Herd ausdehnt. Dabei ist für die Sykosis vulgaris charakteristisch, daß die pathologischen Veränderungen nur in den oberen Lagen der Cutis zu finden sind, während die tieferen Schichten frei bleiben (SABOURAUD). Es sei nochmals darauf hingewiesen, daß Veränderungen nur an starken Haaren gefunden werden, während Flaumhaare nicht betroffen werden.

In vorgeschrittenen Stadien soll ferner die Tendenz zur Neubildung von Follikeln bestehen, die jedoch nicht sehr tief sind und nur Flaumhaare bilden (SABOURAUD).

Neben diesen, für die Sykosis vulgaris in allererster Linie charakteristischen Erscheinungen treffen wir, wie im klinischen Teil ausgeführt, auch tiefere Abscesse an. Dies wird nach SABOURAUD als ein im Laufe der gewöhnlichen Sykosis relativ seltenes Ereignis bezeichnet, das schätzungsweise nur einmal bei 100 erkrankten Follikeln beobachtet werde. Nach SABOURAUD handelt es sich ebenfalls um kleine *intrafollikuläre* Abscesse in den tiefen Abschnitten des Follikels, die die Papille zerstören. Nach UNNA und GANS werden auch *perifollikuläre* Abscesse gefunden, die den ganzen Follikel einhüllen, ihn zur Einschmelzung und zur Ausstoßung bringen, worauf Ausheilung mit Narben erfolgt.

Im Gegensatz zu der Darstellung von SABOURAUD kann es nach UNNA vorher schon zum Einbruch der Infektion von den intraepithelialen Abscessen aus in die Cutis kommen, was zur Bildung von perifollikulären Abscessen führt, ohne jedoch den Follikel selbst in Mitleidenschaft zu ziehen.

GANS findet schließlich in dem den ausgestoßenen, vereiterten Follikel ersetzenden Granulationsgewebe Plasma- und Riesenzellen sowie Staphylokokkennester, die immer wieder zu eitriger Einschmelzung und damit zum Weiterbestehen der Erkrankung führen.

Die gleichen pathologischen Veränderungen hat v. MICHEL an den Wimpern nachweisen können.

Ätiologie und Pathogenese.

Schon UNNA hat nach den ersten bakteriologischen Untersuchungen die **Staphylokokken** als Erreger der Sykosis vulgaris angesprochen, da sie in den Pusteln regelmäßig nachzuweisen waren. Dieser Auffassung hat UNNA in seiner auch jetzt noch gebräuchlichen Benennung *Sykosis staphylogenes* Ausdruck gegeben [1].

Unzählige Nachuntersuchungen von den verschiedensten Seiten haben diese Befunde bestätigt, und so hat sich die Auffassung UNNAs von der Ätiologie der Sykosis vulgaris heute allgemein durchgesetzt (BOCKHART, BRAUDE und SARCHI, DARIER, EHRMANN, GANS, JADASSOHN, JARISCH, E. LESSER, METALNIKOFF, SABOURAUD u. v. a.), wenn auch das letzte Glied in der Beweiskette, die experimentelle Erzeugung einer typischen Sykosis vulgaris beim Menschen, aus begreiflichen Gründen fehlt. EHRMANN hat seinerzeit betont, daß die experimentelle Erzeugung der Staphylodermia follicularis superficialis der Lanugohaare durch BOCKHART unseren Bedürfnissen vollauf genügt, da ja die Sykosis vulgaris mit entsprechenden oberflächlichen staphylogenen Follikulitiden der Barthaare (bzw. der Augenbrauen, der Crines, der Pubes) beginnt.

Wie bei der Staphylodermia follicularis superficialis und dem Furunkel wird auch bei der Sykosis vulgaris vorwiegend Staphylococcus pyogenes aureus gefunden, dem SABOURAUD einzig und allein die Fähigkeit zuschreibt, eine Sykosis zu erzeugen. Auch BRAUDE und SARCHI sind dieser Ansicht. Dagegen sind von den meisten anderen Autoren außerdem Staphylococcus citreus und albus gefunden worden, wenn auch bedeutend seltener als aureus. METALNIKOFF konnte Staphylococcus aureus in 70,6%, citreus in 19,6% und albus in 9,8% der Fälle züchten.

In den letzten Jahren hat BENEDEK für die generalisierte Sykosis vulgaris, die mit seborrhoischem Ekzem kombiniert ist, auf Grund seiner Befunde von Schizosaccharomyces hominis BENEDEK die Auffassung vertreten, daß mindestens diese schweren Krankheitsfälle auf eine *Doppelinfektion mit Staphylokokken und Schizosaccharomyces hominis* zurückzuführen seien. Die kulturelle Untersuchung des Pustelinhaltes und epilierter Haare lieferten, nachdem die oberflächlichen Hornschichten durch keratolytische Mittel entfernt waren, Staphylococcus pyogenes aureus, Schuppenmaterial vorwiegend Schizosaccharomyces hominis BENEDEK. BENEDEKs Angaben sind allerdings nicht völlig klar. Von den Immunitätsreaktionen, die er vornahm, war die Komplementbindungsreaktion mit Schizosaccharomycin schwach positiv, Agglutination sehr stark (1:2560 gegen 1:320 bei einem Kryptococcusstamm), Intradermoreaktion mit Schizosaccharomycin 1:10000 positiv.

Diese Ergebnisse sind höchst auffallend und müssen zu weiteren Untersuchungen anregen. Da jedoch die ätiologische Bedeutung der Spalthefen noch sehr umstritten ist (s. dazu die Untersuchungen ENGELHARDTs, BIBERSTEINs, KADISCH' u. a.), glaube ich, hierzu vorläufig noch nicht Stellung nehmen zu können.

TOMMASOLI hat im Jahre 1889 aus den Pusteln einer anscheinend typischen Sykosis vulgaris ein kurzes, an den Ecken abgerundetes Stäbchen gezüchtet, das in Bouillon kurze Ketten bildete (4—8 Elemente), und das er als *Bacillus sykosiferus foetidus* bezeichnet hat. Mit diesem Bacillus wurden auch Impfversuche gemacht. Trotzdem wird es sich empfehlen, aus diesem einmaligen, ungewöhnlichen Befunde keine weitergehenden Schlüsse zu ziehen, zumal, da aus den Pusteln einige Zeit später Staphylococcus pyogenes albus wuchs.

J. FABRY beobachtete 2 Kranke mit angeblich typischer Sykosis vulgaris, die nach Injektion von 2 mg Tuberkulin eine starke Allgemein- und Herdreaktion bekamen. Weder

[1] In Parenthese sei hier nur erwähnt, daß KAPOSI noch 1893 in der 4. Auflage seines ausgezeichneten Lehrbuches die infektiöse Ätiologie nicht anerkennt: „Die Anregung zur Entzündung mag vielleicht mit einer energischen Reproduktion der Haare zusammenhängen, indem das am Follikelgrunde neu gebildete Haar neben dem alten sich vordrängt und die Wandung reizt“. KAPOSI weist auch auf die Annahme von WERTHEIM (1861) hin, die Irritation sei darauf zurückzuführen, daß der Querdurchmesser des Haares im Verhältnis zu dem seiner Haartasche zu groß sei.

im Pustelinhalt noch im Schnitt wurden Tuberkelbacillen gefunden. Auch sonstige Zeichen von Tuberkulose fehlten. FABRY hält es für möglich, daß „einzelne Fälle von Sykosis vulgaris in einem gewissen Zusammenhang zur Tuberkulose stehen". Eine solche Beobachtung ist meines Wissens jedoch nie wieder gemacht worden.

E. F. WRIGHT sah einen Fall von Sykosis vulgaris, der bereits 2 Jahre bestand. In der Scheide der extrahierten Haare fanden sich intra- und extracelluläre Diplokokken, die morphologisch den *Gonokokken* ähnelten. Der Bruder des Erkrankten litt zu der Zeit, in welcher die Krankheit auftrat, an Gonorrhöe. Soweit ich aus den mir zugänglichen Referaten ersehe, ist für die Vermutung WRIGHTS, es handle sich um eine Sykosis, die wahrscheinlich durch Gonokokken hervorgerufen sei, kein Anhaltspunkt zu finden.

Wenn wir uns also die Ansicht zu eigen machen, daß nur der Staphylococcus als Erreger der gewöhnlichen Sykosis in Frage kommt, so sind die Umstände, unter denen er ein so eminent chronisches Krankheitsbild erzeugt, hier wie bei anderen chronischen Staphylodermien noch ganz in Dunkel gehüllt. Die Annahme, daß die Virulenz der Kokken dabei eine ausschlaggebende Rolle spiele, ist unwahrscheinlich.

Dagegen muß wohl die **individuelle Disposition** eine wesentliche Voraussetzung sein. Es ist durch keine plausible Überlegung zu erklären, weshalb die Staphylokokken, wenn sie einmal am Haarschaft entlang in den Follikel hineinwandern, ausschließlich im oberen Drittel des Follikels bleiben und nur dort zur Absceßbildung Anlaß geben. Wenn man bedenkt, daß der untere Teil des Follikels der Eiterung ohne jede natürliche Barriere preisgegeben ist und bei der viel häufigeren Form der staphylogenen Folliculitis, dem Furunkel, immer mit ergriffen wird, dann erscheint es unbegreiflich, warum er im Laufe der jahrelangen Erkrankung an Sykosis vulgaris nur so selten in voller Ausdehnung erkrankt. Das ist das Rätsel der Individualität der Haut des Sykosiskranken, das wir nicht zu lösen vermögen. Die Erklärung, die UNNA hierfür zu geben sucht, daß die feste Balgmembran und der hohe intrafollikuläre Druck gegen die Vereiterung des Follikelgrundes schützt, ist rein hypothetisch und ist mit den Beobachtungen beim Furunkel nicht in Einklang zu bringen.

Wenn SABOURAUD, besonders in Hinblick auf die lange Krankheitsdauer, annimmt, daß die Verteidigungsmittel der Haut beim Sykosiskranken ungenügend sind, so kann er damit nur den kleinsten Teil des pathologischen Geschehens erklären: Das Verteidigungswerk, das die Haut in Gestalt der Pustel aufrichtet, soll nicht imstande sein, die Mikroben aufzuhalten, denn diese dringen weiter im Follikelepithel vor, vermehren sich und bilden neue Pustelchen neben und unter dem primären. Die Ausbildung dieser Tochterpusteln in der Nachbarschaft der Mutterpustel, auf die bereits bei der Besprechung der Histologie hingewiesen wurde, macht zwar die fortdauernde Neuproduktion der Pusteln verständlich, weiter aber nichts.

Die Feststellung SABOURAUDS bedarf einer — gewissermaßen kontradiktorischen — Ergänzung: Während die obersten Abschnitte der Follikel der Infektion schutzlos preisgegeben sind, sind die tieferen Abschnitte anscheinend doch in hohem Maße gegen sie gefeit!

Mit dieser relativ unbefriedigenden Feststellung müssen wir uns zur Zeit begnügen. Wir können nicht einmal sicher sagen, woher es kommt, daß die Pustelbildung nach der Epilation in der Regel aufhört und beim Wiederwachsen der Haare so oft von neuem einsetzt! Ob sich daran viel ändern würde, wenn die Spalthefen BENEDEKS als pathogen anerkannt würden, ist nicht zu beurteilen.

Als wichtigste **auslösende Gelegenheitsursache** muß auf die *chronische Erkrankung der Nasenschleimhaut* hingewiesen werden, deren prädisponierende Rolle bei der Sykosis vulgaris der Oberlippe bereits besprochen wurde. Das Tabakschnupfen dürfte durch Vermittlung einer Rhinitis provozierend wirken.

Auch der Feststellung UNNAs, daß das Schnupftuch und der Kissenbezug für die Ausbreitung der Eiterung an der Oberlippe und im Backenbart von Einfluß sei, ist großes Gewicht beizulegen. Die Rolle des Rasierens für die Verbreitung der Mikroben wurde bereits oben gewürdigt.

Für die Entstehung der *Blepharitis* sind ebenfalls mechanische Momente von größter Wichtigkeit, und zwar dadurch, daß die *Staphylokokken in die offenstehende Follikelmündung eingerieben* werden, wozu der *Cilienwechsel* nach v. MICHEL die günstigste Gelegenheit bietet.

MEISSNER glaubt in mehreren Fällen eine *Stomatitis* als ätiologisches Moment nachgewiesen zu haben. In einem dieser Fälle sei es ihm gelungen, allein durch gründliche Pflege des Mundes die Sykosis zur Heilung zu bringen. Eine Bestätigung dieser Beobachtung fehlt jedoch.

INGRAM glaubt, daß Männer, die sich unregelmäßig rasieren, bedeutend häufiger erkranken als diejenigen, die sich täglich, und diejenigen, die sich überhaupt nicht rasieren. Diese Auffassung glaubt er damit begründen zu können, daß Leute mit Bartstoppeln der Reizung und Infektion leichter ausgesetzt seien.

Es ist hier ferner darauf hinzuweisen, daß die Sykosis vulgaris nicht selten im Anschluß an eine Hautschädigung entsteht, die einen Locus minoris resistentiae schafft, sei es im Anschluß an ein Ekzem, eine Verätzung (Yperit, GREENBERG, HOPF), sei es ein seborrhoisches Ekzem oder ähnliches.

Hinsichtlich des letzteren hat SELLEI die Frage aufgeworfen, ob die dabei festgestellten chemischen Veränderungen des Talg- und Hornfettes von maßgebendem Einfluß sein könnten. Der Auffassung SELLEIs, daß diesen dabei die wesentlichste Rolle zukomme, und daß die pyogene Infektion nur von untergeordneter Bedeutung sei, schließen sich mit geringen Abweichungen BECHET sowie BENEDEK an. Sie ist jedoch nicht überzeugend zu beweisen.

In einem Falle machte KLEPPER die Verarbeitung von Kunstleder durch den Sykosiskranken für die Entstehung der Dermatose verantwortlich.

Dagegen ist ein Einfluß irgendwelcher *allgemeiner konstitutioneller Besonderheiten* oder *Stoffwechselanomalien* nicht zu erkennen. DARIER führt als solche an: Überernährung, Schwächung durch Krankheit, strumösen Habitus usw. POSPELOW meint, dem Zustand der Nerven einen maßgeblichen Einfluß neben der Staphylokokkeninfektion einräumen zu müssen. GREENBAUM glaubt, daß Alkoholismus zur Sykosis vulgaris disponiere, weil der Alkohol nach KOLMER die Antikörperbildung im Blute verhindere. VIGNOLO-LUTATI ist der Ansicht, daß für eine große Anzahl von Sykosisfällen die uratische Diathese ätiologisch von Bedeutung sei. TOUTON glaubt der lymphatischen Konstitution einen begünstigenden Einfluß zubilligen zu dürfen. SCHWARTZ, HIGHMAN und MAHNKEN finden eine Hyperglykämie bei Sykosis vulgaris, aus der allein jedoch keine Schlüsse zu ziehen sind (s. dazu Furunkulose S. 262). H. FISCHER glaubt eine innere Komponente nach Art einer Avitaminose annehmen zu dürfen. Er weist speziell auf die Versuche von MORI betr. experimentelle Xerophthalmie durch Vitamin-A-freies Futter hin.

Alles dies sind Vermutungen mit sehr subjektivem Einschlag, deren Wert dadurch beeinträchtigt wird, daß im allgemeinen absolut gesunde Individuen von der Sykosis vulgaris befallen werden.

Neuerdings sind auch Zusammenhänge mit versteckten Eiterherden vermutet worden. Hierauf legt z. B. STÜMPKE besonderen Wert. THRONE, BINFORD und MYERS glauben Herde an den Zähnen und den Tonsillen verantwortlich machen zu müssen usw., ohne indes überzeugende Beweise hierfür zu liefern.

Diagnose und Differentialdiagnose.

Die Diagnose der Sykosis vulgaris ist in den typischen Fällen aus der Lokalisation an der Oberlippe und im Bart, dem chronischen Verlauf und der sich stetig wiederholenden follikulären Pustelbildung zu stellen.

Die Pusteln unterscheiden sich von denen der *Staphylodermia follicularis superficialis* speziell durch das eigentümliche Verhalten des Haares: Während bei der Sykosis vulgaris die gequollene, glasige Wurzelscheide am Haar haftet, fehlt dieses Kennzeichen bei der Bockhart-Pustel.

Am wichtigsten ist die Unterscheidung von der **tiefen Trichophytie des Bartes,** der sog. Sykosis parasitaria. Deshalb ist die *Untersuchung auf Fadenpilze in keinem Falle von Sykosis vulgaris zu unterlassen.* Auf sie ist stets besondere Sorgfalt zu verwenden! Der Verlauf der tiefen Trichophytie ist im übrigen im allgemeinen viel akuter. Haben wir ausgeprägte Kerionformen vor uns, jene umfangreichen, makronenartig erhabenen, scharf begrenzten, aus vielen Öffnungen eiternden Herde, so sollten an Wangen und Kinn, wo diese fast ausschließlich in Betracht kommen, Verwechslungen schon deshalb nicht unterlaufen, weil hier Ähnliches bei der Sykosis vulgaris überhaupt nicht in Frage kommt. An der Oberlippe aber, wo die Sykosis vulgaris häufig mit umschriebener, starker Schwellung einhergeht, ist die Trichophytie außergewöhnlich.

Für den häufigen *furunkuloiden Typus der Barttrichophytie* ist das gruppierte, agminierte Auftreten der trichophytiekranken Follikel charakteristisch, das bei der Sykosis vulgaris fehlt. Außerdem finden sich gelegentlich oberflächliche, runde oder ringförmige Herde.

Ausschlaggebend ist die *Untersuchung der Haare:* Während die Barthaare bei der Trichophytie häufig abbrechen, speziell bei der aphlegmasischen chronischen Form, tun sie dies bei der Sykosis vulgaris nie. Die Stümpfe der trichophytiekranken Haare sind außerdem glanzlos, grau, wie bestaubt. So gelingt die Differenzierung meist schon aus dem klinischen Bilde, und der *Nachweis der Pilze,* der selbstverständlich immer die definitive Entscheidung bringt, sichert nur die Diagnose.

An den *Lidern* unterscheidet sich die Trichophytie von der bei Sykosis vulgaris auftretenden ulcerösen Blepharitis dadurch, daß bei ihr die Haare abbrechen, so daß sie oft nur noch als schwarze Pünktchen auf dem Geschwürsboden zu erkennen sind, und durch das Entstehen tieferer, akut entzündlicher Kerionformen. Auch das Übergreifen der Trichophytie auf die Lidfläche (oberflächliche Kreis- und Ringformen) dürfte die Differenzierung gelegentlich erleichtern.

In einem Fall, den F. Rosenthal vor einigen Jahren in der Berliner dermatologischen Gesellschaft vorstellte, war neben einer abheilenden tiefen Trichophytie im Nacken eine Sykosis vulgaris aufgetreten. In diesem Zusammenhang sei daran erinnert, daß nach tiefen Trichophytien öfter follikuläre Knoten und Pusteln zurückbleiben, die gelegentlich das Bild einer leichten Sykosis vulgaris nachahmen.

Vom **Ekzem** unterscheidet sich die Sykosis vulgaris durch die reichliche Aussaat follikulärer Pusteln, die speziell in den Randpartien immer zu finden sind, durch die stärkere, unregelmäßige Infiltration und durch das symmetrische Auftreten. Das Ekzem beschränkt sich nur selten auf die Bartregion, sondern es greift oft auf die mit Lanugo bedeckte Haut über. Lediglich wenn infolge von Sekundärinfektionen ein Ekzem durch reichliche Pustelbildung kompliziert wird, entstehen gewisse Schwierigkeiten, wie z. B. aus den bereits erwähnten Fällen von Littman und Björling (S. 331) hervorgeht. Eine vorhergehende exogene Hautschädigung (Enthaarungsmittel bei Littman, feuchtwarme

Umschläge bei BJÖRLING), kann zwar für die Diagnose Ekzem verwertet werden, spricht aber nicht unbedingt gegen Sykosis vulgaris. Man muß daran denken, daß die Sykosis ein ekzematoides Vorstadium haben bzw. sich auf der durch ein Ekzem geschädigten, in ihrer Widerstandsfähigkeit beeinträchtigten Haut ansiedeln kann. Die follikuläre Lokalisation der Pusteln kann für die Diagnose Sykosis, ausschließlicher oder vorwiegender Sitz der Pusteln abseits von den Follikeln wird unbedingt gegen sie sprechen. Selbstverständlich werden auch die Lage des ganzen Krankheitsherdes, das Geschlecht des Patienten und das Aussehen der epilierten Haare wesentliche Fingerzeige geben.

Die Differenzierung des **seborrhoischen Ekzems** von der Sykosis vulgaris kann größere Schwierigkeiten machen, zumal wenn beide Dermatosen zusammen auftreten. Es gibt Grenzfälle, bei denen in der Bartregion neben einem typischen seborrhoischen Ekzem zunächst nur wenige Pusteln gefunden werden, ein Zustand, der lange Zeit andauern kann, speziell wenn der Kranke eine zweckmäßige Hautpflege durchführt. Überall dort jedoch, wo die für Sykosis vulgaris typischen follikulären Pustelschübe auftreten, wo sich allmählich das charakteristische Bild der Sykosis vulgaris entwickelt, wird durch eine sorgfältige Beobachtung über kurz oder lang eine sichere Entscheidung zu treffen sein.

In der Achselhöhle und der Regio pubica haben die Herde bei der Sykosis vulgaris an sich stets mehr oder weniger Ähnlichkeit mit dem seborrhoischen Ekzem. Auch an den Augenbrauen können schuppende Prozesse vorherrschen. Die andauernde Erneuerung von Pusteln in Schüben und das Auftreten von Infiltrationen mit Verdickung der Haut usw. sind dann bei der Diagnose ausschlaggebend, wenn nicht überhaupt das Gesicht an haarlosen Stellen beteiligt ist, wodurch die Differenzierung natürlich wesentlich erleichtert wird.

In einem Falle von KLAUDER bestand neben einer ausgedehnten Sykosis vulgaris (Bart, Wimpern, Achselhöhlen, Pubes) am Körper eine perifollikuläre Affektion ähnlich dem Eczema folliculare MALCOLM MORRIS, das hier als seborrhoisches Ekzem aufgefaßt wurde. Bei einem von KREN 1912 vorgestellten Patienten war nur im Bart und in den Augenbrauen eine typische Sykosis vulgaris vorhanden, an allen übrigen Schafthaaren dagegen ein „Eczema folliculare", das heute am ehesten ebenfalls dem seborrhoischen Ekzem (oder der Neurodermitis ?) eingereiht werden dürfte.

Ich weise ferner auf die Fälle hin, die SELLEI als *Sykosis seborrhoica chronica* bezeichnet hat (S. 329), in denen auch die Sykosis vulgaris (an den mit langen Haaren bedeckten Hautstellen) mit follikulären Pusteln an Brust, Rücken und Extremitäten kombiniert auftrat; auch diese dürften dem seborrhoischen Ekzem zugeteilt werden.

Die Sykosis vulgaris ist im allgemeinen leicht gegen *Lupusherde* und *tuberoserpiginöse Syphilide* im Gesicht abzugrenzen. Das Fehlen von Lupusknötchen einerseits, das schubweise Auftreten von Pusteln andererseits, die unscharfe Begrenzung der Herde spricht gegen Lupus, die unregelmäßige, willkürliche Anordnung gegen tuberöse Syphilide. Bei den letzteren ist die Gruppierung, die Neigung zu Ulceration und die gute Beeinflussung durch spezifische Syphilisheilmittel (Jod!) differentialdiagnostisch von Bedeutung.

In einem Falle, den DELBANCO vorstellte, war auf dem Boden einer Sykosis vulgaris ein ulceröses Spätsyphilid entstanden, das weiter als Sykosis behandelt war. Erst auf Einleitung einer spezifischen Behandlung erfolgte Rückbildung.

Die *Acne* unterscheidet sich von der Sykosis vulgaris durch das Vorhandensein von Comedonen, das polymorphe Aussehen, ganz besonders aber durch die Beteiligung der nicht mit langen Haaren bedeckten Gesichtshaut (Stirn, Nasolabialfalten usw.).

Die Differentialdiagnose gegen *Acne conglobata* ist stets ohne Schwierigkeiten zu stellen. Ich brauche hier nur auf den Fall von WIESE hinzuweisen, in dem beide miteinander kombiniert waren.

Bei der *Rosacea* könnten dagegen gelegentlich Zweifel entstehen, hauptsächlich wenn bei den Formen, die dem seborrhoischen Ekzem ähnlich sind, reichliche Schübe von follikulären Pusteln auftreten. Die ersten Veränderungen der Rosacea finden sich jedoch nicht in der Bartregion, sondern auf der mit Lanugohaaren bedeckten Haut an und unmittelbar neben der Nase sowie an der Stirn. Selbst wenn bei älteren, ausgedehnten Herden die Pustelbildung zeitweise sehr massenhaft ist, sind in der Regel Pusteln auch außerhalb des Bartes zu finden.

Während Lupus erythematodes, Impetigo streptogenes, Jod- und Bromexantheme hier nur erwähnt sein mögen, weil sie bei Lokalisation in der Bartregion in der Regel leicht von der Sykosis vulgaris zu unterscheiden sind, muß ich auf eine andere Affektion etwas genauer eingehen, auf die **Sykosis lupoides** (UNNAS *Ulerythema sykosiforme*, E. HOFFMANNS *Folliculitis sykosiformis atrophicans barbae*):

Die Sykosis lupoides ist ein außerordentlich seltenes Leiden, das entweder mit einem einfachen Erythem (daher *Ulerythema*) oder mit ausgesprochenen follikulären Elementen beginnt. Nach GALEWSKY bilden sich „sykotische, follikuläre, perifollikuläre und flächenhafte Prozesse mit Schuppen, eitrigen Bläschen, Knötchen und borkigen Krusten bedeckt“, die, wie z. B. in dem Falle von TANIMURA, zunächst wie eine Sykosis vulgaris aussehen können. Während der etwas erhabene Rand in scharf begrenzter, bogiger, serpiginöser, nach außen konvexer Form sehr langsam fortschreitet, blaßt das Zentrum allmählich ab. Die Follikeleruption verschwindet, es tritt Atrophie ein, und so bildet sich schließlich eine glatte, haarlose, weißliche oder rötliche, manchmal etwas eingesunkene, atrophische Fläche, deren Oberfläche manchmal fein gefältelt ist, und die von einem mit follikulären Knötchen und Pusteln besetzten, erhabenen, geröteten Rande von einem oder mehreren Zentimeter Breite umsäumt wird.

In den typischen Fällen ist die Backenbartregion symmetrisch befallen, und zwar ist die Schläfengegend bevorzugt. Auch Augenbrauen, Achselhaare und Pubes sind gelegentlich erkrankt, doch hat der Prozeß in diesen Lokalisationen manchmal den Charakter eines seborrhoischen Ekzems oder einer Neurodermitis (JADASSOHN u. a.).

Differentialdiagnostisch wichtig ist besonders der scharfe, kreisförmige oder serpiginöse Saum und die zentrale Atrophie. Für uns kommen speziell diejenigen Fälle in Betracht, in denen die *Abgrenzung gegen eine Sykosis vulgaris* erforderlich ist, bei der es *sekundär infolge früherer Röntgenbestrahlungen zu mehr oder weniger ausgedehnten Atrophien* gekommen ist, während der Prozeß an den Rändern weiterbesteht oder noch im Fortschreiten ist. In den Gesellschaftsberichten finden sich genügend Beispiele dafür, wie vorsichtig man mit der Diagnose Sykosis lupoides sein muß, wenn eine Behandlung mit Röntgenstrahlen stattgefunden hat. Ich nenne hier die Demonstrationen von BOTTLER, FINNERUD, SCHEER.

Der Fall BOTTLER ist leider so kurz beschrieben, daß man aus dem Bericht nicht entnehmen kann, aus welchem Grunde hier die Diagnose Sykosis lupoides gestellt wurde. FINNERUD sah sich bei seinem Fall genötigt, auf die Mitteilung von WEBER in der Diskussion, er habe den Kranken vor einiger Zeit mit Röntgenstrahlen behandelt, seine Diagnose Sykosis lupoides fallen zu lassen. In dem Falle von SCHEER wurde in der Diskussion erörtert, ob es sich nicht um eine Kombination von Sykosis vulgaris und Sykosis lupoides handeln könne. Ich glaube, daß es hier näher liegt, lediglich eine Sykosis vulgaris anzunehmen, zu der sich eine Atrophie infolge der häufigen Röntgenbestrahlungen hinzugesellt hat; denn der Patient zeigte klinisch wesentliche Züge der Sykosis vulgaris und die reichliche Röntgenbehandlung wurde zugegeben.

Im einzelnen dürfte hierbei auf folgende Punkte besonders zu achten sein: Die Sykosis vulgaris beginnt oft auf der Oberlippe, die Sykosis lupoides dagegen an der Schläfe. An der Oberlippe fanden sich auch in dem Fall FINNERUD die ersten Erscheinungen. Im Gegensatz zu der scharfen, bogigen oder serpiginösen Begrenzung der Sykosis lupoides ist der Krankheitsherd bei der Sykosis vulgaris unscharf begrenzt. Die unscharfe Begrenzung macht sich im allgemeinen auch geltend, wenn die zentrale Atrophie von einer weit zurückliegenden, vielleicht nicht einmal zur Kenntnis gelangten Röntgenbehandlung herrührt. Charakteristisch für die Röntgenatrophie sind ferner Teleangiektasien und Pigmentierungen, evtl. auch warzige Excrescenzen. Alles dies ist der Sykosis lupoides natürlich fremd.

Prognose.

Die Prognose der Sykosis vulgaris quoad vitam ist stets günstig. Nur ganz ausnahmsweise dürften sich, wie in dem ARNINGschen Falle, septische Komplikationen einstellen. Quoad sanationem ist jedoch vor übertriebenen Hoffnungen zu warnen. Es gibt zwar genug Fälle, die durch zweckmäßige therapeutische Maßnahmen in einigen Wochen oder Monaten zur völligen Ausheilung kommen. Ja, selbst Spontanheilungen nach kürzerem oder längerem Bestand sind, wenn auch selten, möglich. Bei dem unberechenbaren Verlauf bleiben jedoch Enttäuschungen nicht aus, sei es, daß die erwartete Heilung ausbleibt, und der Prozeß Jahre und Jahrzehnte hartnäckig jeder Therapie trotzt, sei es, daß nach anscheinend völliger Heilung über kurz oder lang Rezidive eintreten. Mit solchen Eventualitäten muß man rechnen.

Therapie.

Der allgemeine Behandlungsplan ist etwa folgender: Von grundlegender Bedeutung ist die Eröffnung möglichst aller Pusteln. Diese wird durch die *Epilation* erreicht, die auch aus anderen Gründen (s. unten) allgemein empfohlen wird, und die nur in den leichtesten Fällen unterbleiben sollte. Außerdem kann man die Pusteln mit einer gebogenen Schere eröffnen. Größere Abscesse sind zu inzidieren, derb infiltrierte Stellen können gestichelt oder skarifiziert, falls erforderlich, mit dem scharfen Löffel ausgekratzt werden, doch sind letztere Maßnahmen heute im allgemeinen zu entbehren.

Wesentlich ist außerdem die Behandlung von Infektionen der Nase, der Conjunctiva und der tränenableitenden Organe.

Zur **medikamentösen örtlichen Behandlung** wird eine große Anzahl von Methoden empfohlen. Ihre Hauptaufgabe soll darin bestehen, die Haut nach Möglichkeit zu „desinfizieren" und der Entzündung entgegenzuwirken. Dabei sollte man sich von vornherein stets darüber im klaren sein, daß die Vernichtung der Mikroben nur eine sehr unvollkommene sein kann, zumal da sie in den Follikelhälsen nicht getroffen werden können.

In Fällen, in denen die Haut stärker entzündlich geschwollen ist, sind milde Salben angebracht, wie sie auch bei akuten oberflächlichen Pyodermien verwendet werden: 10%ige Zinkwismutsalbe, 3%ige Borzinkpaste, 1%ige Resorcinzinkpaste, $^1/_2$—1%ige Rivanolzinkpaste, 10%ige Xeroformsalbe, Unguent. Hydrarg. praec. alb. pultif. Auch feuchte Verbände: essigsaure Tonerde, eventuell mit Spirituszusatz (E. HOFFMANN), 1—2—5%ige wässerige Resorcinlösung (MEIROWSKY, SCHÄFFER), 3%ige Borsäurelösung (JARISCH, HERXHEIMER und EDM. HOFMANN), Kamillosan (SCHOLTZ) werden empfohlen. THIM verwendet eine Carbolboraxformalinwaschung von folgender Zusammensetzung: Acid. carbol., Borac. āā 3,0—4,0, Formalin. 10,0—20,0, Glycerin. 25,0, Aqu. dest. ad 300,0. Wärmeeinwirkung (Kataplasmen, Breiumschläge, Heizkissen, Thermophor) können die Wirkung der feuchten Verbände verstärken.

Später geht man zu differenteren Salben, Pasten oder Pinselungen über: Thigenol bzw. Ichthyol 2—3—5%, Schwefel 5—10%, Tumenol 2—5%, Zinnober 1—2%, Pyrogallol $^1/_2$—2%; Teerpräparate: Pittylen, Liquor anthrac. simplex oder compositus SCHÄFFER, Odyx 0,05 VOSS, roher Steinkohlenteer BROCQ und FERRAND. Von JADASSOHN, JARISCH, E. LESSER, MEIROWSKY, SCHÄFFER, SCHOLTZ u. a. wird die BROOKEsche Paste sehr gelobt: Hydrarg. oleinic. (5%) 28,0, Vaselin. flav. 14,0, Zinc. oxydat., Amyl. āā 7,0, Acid. salicyl., Ichthyol. āā 1,0 oder in der einfacheren Formel nach E. HOFFMANN: Acid. salicyl., Ichthyol. āā 1,0, Hydrargyr. oleinic., Past. Zinci āā ad 50,0. E. HOFFMANN empfiehlt die ARNINGsche Tinktur: Anthrarobin. 2,0, Tumenol-Ammon. 8,0, Aether. sulfur. 30,0, Tinctur. benzoes 20,0, HERXHEIMER und EDM. HOFMANN, E. LESSER, NEISSER, ROSENTHAL, SCHÄFFER u. a. Tanninschwefelzinkpaste oder Vaseline: Acid. tannic. 2,0—5,0, Sulfur. praecip. 5,0—10,0, Past. Zinci (resp. Vaselin. fl.) ad 100,0, die sich auch mir stets bewährt hat. Daneben benutze ich gern Resorcin und Schwefel je 1—3%ig in der UNNAschen Kieselgurzinkpaste: Sulfur. praecip., Resorcin. āā 1,0, Zinci oxydat., Terr. silic. subtil. pulv. āā 2,0, Adip. lanae ad 30,0 (milde Schälwirkung). MEIROWSKY verwendet die LASSARsche Zinnoberschwefelsalbe: Hydrarg. sulfur. rubr. (Cinnabaris) 1,5, Sulfur. praecip. 5,0, Vaselin. flav. ad 50,0, die mit Zusatz von 1—2% Trypaflavin WETTERER nützlich findet. HODARA empfiehlt Pasta Zinci sulfurati cum saccharo: Zinc. oxydat., Sacchar. āā 2,0, Lanolin., Vaselin. flav. āā 20,0, Glycerin., Sulfur. praecip. āā 10,0. STÜMPKE u. a. empfehlen $^1/_4$%ige Chrysarobin- oder Cignolinsalbe, G. A. ROST eine Zinnoberschwefelpinselung, GUTMANN, F. BLUMENTHAL eine 2,5%ige Eukupintrockenpinselung, von der ich aber keine überzeugenden Resultate gesehen habe. OSTROWSKI hatte in einem resistenten Falle von 1%igen Cholevalumschlägen und 1%iger Cholevalsalbe sehr gute Resultate. BERLINER erzielte mit 10%iger Jothionsalbe überraschend schnelle Heilung. JUNKERMANN pinselt jede Pustel einzeln mit Jodtinktur und verbindet mit Jodjodkalisalbe. Danach soll die Sykosis spätestens in 3—4 Wochen heilen. KRETZMER empfiehlt ebenfalls Jodtinktur, eventuell Jodvasogen nach Eröffnung der Pusteln. OPPENHEIMER lobt auf Grund weniger Fälle Diadin, ein Quecksilber- und Jodpräparat, von dem FORSTER jedoch enttäuscht ist. Urandyl, eine Joduransalbe, hat sich BEZECNY in 2 Fällen bewährt, deren einer vorher mehrfach erfolglos mit Röntgenstrahlen epiliert war. Die WILKINSONsche Salbe wird von FRÜHWALD, OPPENHEIM u. a. benutzt. Auch die HEBRAsche Diachylonsalbe ist vielfach noch in Gebrauch. Doch ist sie im Gesicht nur mit besonderen Kautelen zu verwenden (Bleivergiftung!).

Sehr wichtig ist die Anwendung eines gut sitzenden Verbandes. UNNA hat speziell darauf hingewiesen, welche große Rolle diesem gerade nachts zukommt, da hierdurch die Reibung der Wangen an den Kissen vermieden werden kann, durch die dem Verschmieren des Eiters und der Entstehung neuer Pusteln Vorschub geleistet wird.

Häufig werden die Verbände nur nachts angelegt, während am Tage *spirituöse Lösungen* aufgetupft werden: 2—3%iger Resorcinspiritus (DARIER, SCHÄFFER), 2—5%iger Epicarinspiritus (JADASSOHN), 2%iger Salicylspiritus, wobei Zusatz von etwas Glycerin zweckmäßig ist (JADASSOHN). G. A. ROST benutzt gern 1‰igen Sublimatspiritus, SABOURAUD 1%igen Jodspiritus. In Frankreich ist vielfach Eau d'Alibour zum Auftupfen beliebt, entweder nach der Vorschrift von DARIER: Cupr. sulfur. 2,0, Zinc. sulfur. 7,0, Croci 0,4, Aqu. camphor. ad 200,0, mit 4—10 Teilen Wasser verdünnt, oder in der einfacheren Form, die SABOURAUD angibt: Cupr. sulfur. 4,0, Zinc. sulfur. 1,0, Aqu. dest. ad 1000,0 (s. a. LÉVY-FRANCKEL, INGRAM). MICHELSON gibt folgende Flüssigkeit an: Kal. sulfurat., Zinc. sulfur. aa 3,74, Aquae qu. sat., Acid. salicyl., Phenol. āā 1,5, Spirit. dilut. 180,0.

Nach dem Betupfen kann man mit *Schwefelpuder* einreiben, für den JADASSOHN folgende Zusammensetzung angibt: Sulfur. praecipit., Zinc. oxydat., Acid. boric. subtilissime pulv. āā. Neuerdings hat sich der Sulfodermpuder bewährt. BELGODÈRE verwendet Resorcinpuder. Für hartnäckige Infiltrate können *Pflaster* benutzt werden: Salicylsäureseifentricoplast $2^1/_2$—5%, Ichthyolguttaplast, Quecksilberguttaplast, Carbolquecksilberguttaplast usw. In alten Fällen haben COLE und DRIVER von Kohlensäureschnee Gutes gesehen.

Heiße Waschungen werden im allgemeinen gut vertragen und beeinflussen den Entzündungsprozeß günstig, weshalb man frühzeitig mit ihnen beginnen sollte. Verwendbar sind insbesondere BEIERSDORFs überfettete Seife c. sulfur. praecip. 10%, Nenndorfer Schwefelseife, Krankenheiler Jodquellsalzseife Nr. 1 oder 2, Afridolseife. SCHÄFFER empfiehlt Waschungen mit 2 Teelöffel Kaiserborax auf $^1/_2$ Schüssel Wasser, SCHOLTZ Buttermilch. E. HOFFMANN, SCHÄFFER u. a. verwenden neben Salben, Pflastern usw. in hartnäckigen Fällen zwischendurch wieder feuchte Verbände mit $^1/_2$—$1^0/_{00}$igem Sublimat usw.

Als besonderer Fortschritt wird von einigen Autoren die *Kataphorese* oder *Iontophorese* wegen der besseren Tiefenwirkung gerühmt. Schon im Jahre 1890 hat EHRMANN auf diese Weise Methylenblau, Genitianaviolett, Sublimat, 10%ige Ichthyollösung, 10%ige Petrosulfollösung eingeführt. Kurz darauf verwendete MEISSNER 2% Sublimatlösung auf kataphoretischem Wege mit Erfolg. Das Ichthyol haben ferner WIRZ sowie SELLEI und FENYÖ bei Sykosis vulgaris mit Erfolg benutzt. WIRZ empfiehlt nach Rückgang der Infiltration Jodiontophorese, die auch SHAFFER gut findet. Von 10 Fällen, über die WIRZ 1923 berichtet, wurden 9 in wenigen Wochen geheilt. Nur ein Kranker, der schon vergeblich mit Röntgenstrahlen behandelt worden war und eine leichte Röntgenatrophie hatte, blieb refraktär. GAUDUCHEAU lobt die Iontophorese mit Zink, die bei 15 Kranken nach 4—6, höchstens 15 Applikationen Heilung herbeiführte.

Die Methode der Kataphorese hat bisher nicht die Verbreitung gefunden, die sie nach dem begeisterten Lobe der genannten Autoren wohl verdiente. Ich lasse es dahingestellt, ob dies lediglich auf die Umständlichkeit des Verfahrens zurückzuführen ist. Nachteiliges ist jedenfalls, so viel ich sehe, nicht darüber berichtet worden.

Zur Technik der Kataphorese sei kurz folgendes bemerkt: EHRMANN benutzt als wirksame Elektrode eine Glas- oder Hartgummiglocke, an deren Scheitel eine Platte aus amalgamiertem Zink den Strom zuleitet. Ähnliche glocken- oder becherförmige Elektroden mit und ohne Membran werden auch heute noch verwendet (s. dazu WICHMANN, dieses Handbuch Bd. 5, Teil 1, S. 686 f.). WIRZ sowie SELLEI und FENYÖ benutzen die gewöhnlichen Blei- und Zinkelektroden. Der Elektrolyt wird in flüssiger Form auf eine Watteschicht aufgeträufelt, die am besten die Elektrode an allen Seiten etwas überragt.

EHRMANN gibt einen Strom von 30—60 Volt Spannung und 10—15 Milliampere Intensität, den er 10—15 Minuten einwirken läßt. Während die meisten Elektrolyte von der Anode aus einwirken, muß Ichthyol und Petrosulfol von der Kathode aus zugeführt werden.

WIRZ beginnt mit 10%iger wäßriger Ichthyollösung ebenfalls von der Kathode aus mit einem Strom von 5—10 Milliampere Stärke 10—15 Minuten. Bringt Ichthyol nach Rückgang der entzündlichen Erscheinungen keinen Fortschritt mehr, so geht WIRZ zu Jodjodkalilösung 1 : 2 : 500 und 1 : 2 : 300 über. Die hierbei sich entwickelnde Kalilauge wirkt trotz großer Verdünnung leicht hautreizend. Bereits nach 3—5 Minuten ist das Jod vollständig dissoziiert, so daß die Kompresse erneuert werden muß. WIRZ weist darauf hin, daß gelegentlich eigentümliche Sensationen am Gaumen und in den Zähnen als belanglose Begleiterscheinungen auftreten, die er auf Reizung sensibler Nerven zurückführt.

GAUDUCHEAU benutzt Zinkchlorür und Zinksulfat als Elektrolyt. Vor der Applikation werden die Haare gekürzt, die Haut gründlich mit Wasser und Seife, Alkohol und Äther gereinigt, die Pusteln werden mit dem Galvanokauter eröffnet. Die mit dem Zinksalz getränkte Watte kommt an den positiven Pol und wird 20—30 Minuten der Einwirkung eines Stromes von 1 Milliampere pro Quadratzentimeter Fläche ausgesetzt.

Die Behandlung wird von Wirz jeden 2. Tag, von Gauducheau zweimal wöchentlich wiederholt.

Neuerdings erfreut sich die Behandlung der Sykosis vulgaris mit *Farbstoffen* großer Beliebtheit. Wie bereits erwähnt, hat Ehrmann schon 1895 Methylenblau mittels Kataphorese eingeführt. Methylenblau in 1%iger Lösung, lediglich als Pinselung, verwenden ferner Hadengue sowie Lévy-Franckel. Letzterer empfiehlt außerdem eine alkoholische Lösung von Methylgrün und Gentianaviolett āā 0,1—0,25: 100,0. Von alkoholischer Gentianaviolettlösung sieht auch Sulzberger rasche Wirkungen, doch soll sie nicht vor Rezidiven schützen. Die Erfolge werden von Tulipan bestätigt, der eine 5%ige alkoholische Gentianaviolettlösung benutzt. O'Donovan hatte in einem Falle mit Malachitgrün Glück. An einem größeren Material ist jüngst das Brillantgrün erprobt worden, von dem Charif, Jacobsohn, Peck, Rosen, Scheer, Senin, Tulipan Gutes berichten. Es wird gewöhnlich in 1%iger alkoholischer Lösung angewandt. Charif benutzt außerdem eine 1%ige Salbe oder Paste. Dagegen sah Bloom in 3 Fällen von Brillantgrün Mißerfolge. Auch Chargin warnt vor übertriebenem Optimismus. Ferner sind Trypaflavin, Rivanol und andere Acridinfarbstoffe mit wechselndem Erfolge verwendet worden.

Der Methode haftet der Nachteil an, daß die Kranken durch den Anstrich ans Haus gefesselt sind, worauf auch Sulzberger hinweist.

Die *örtliche Immuntherapie* mittels Histopingelatine, Histopinsalbe, Histoplast und des Besredkaschen Antivirus hat sich ebenfalls bewährt (Ledermann, Sabouraud, Zieler u. v. a.). Ich komme darauf unten nochmals zurück.

Die *Ultraviolettbehandlung* ist bei der Sykosis vulgaris oft angewandt worden, hat sich jedoch als nicht besonders wirksam erwiesen. Kromayer und Schindler gehen bei den Bestrahlungen bis zur intensiven Lichtreaktion. Schäffer glaubt den Ablauf der Erkrankung beschleunigen zu können, wenn neben der sonstigen Behandlung etwa zweimal wöchentlich kräftig bis zur deutlichen Reaktion bestrahlt wird. Recht zurückhaltend äußern sich Barber, F. Blumenthal, Clark u. a. Nur Thomson ist optimistischer.

Littman hat kürzlich bei einem Falle einen Versuch mit *infraroten Strahlen* gemacht und ist davon befriedigt. Man muß abwarten, ob dies bestätigt wird.

Dagegen sind die **Röntgenstrahlen** nicht mehr aus dem Behandlungsplan der Sykosis vulgaris fortzudenken, wenn sie auch die Hoffnungen, die auf sie zunächst gesetzt wurden, in gewisser Hinsicht enttäuscht haben (s. dazu Arzt und Fuhs, Badin, Barber, Belot und Hadengue, Bering, F. Blumenthal, Bornemann, Darier, Ehrmann, Howard Fox, L. Freund, Hadengue, Hell, Heverdahl, E. Hoffmann, Ingram, Jadassohn, Klepper, Koschucharoff, Lapowski, Lyons, MacKee, Meirowsky, Meret, P. S. Meyer, A. Neisser, Pfahler, Pusey, Rechetillo, G. A. Rost, Rosti, Scherber, Schiff und Freund, Schnelle, Schreus, Spiegler, Stokes, Stordeur, Stümpke, Wetterer, Zieler, v. Zumbusch u. v. a.).

Die Röntgenbehandlung stellt in zweifacher Weise einen wesentlichen Fortschritt dar: Einmal wird durch die Strahlen die *infiltrierte Haut günstig beeinflußt,* zweitens kann die *Epilation,* die von fast allen Autoren übereinstimmend für unbedingt erforderlich gehalten wird, auf einfache, schmerzlose, schnelle und vollständige Weise erreicht werden.

Bei der Vornahme der Röntgenbehandlung sei man sich über den Bestrahlungsplan von vornherein klar. Dringend zu warnen ist vor plan- und ziellosem Wiederholen der Bestrahlungen, durch das, speziell in der ersten Zeit nach der Einführung der Röntgenstrahlen, wegen Unkenntnis der Spätschäden viel gesündigt worden ist. Wir müssen drei Möglichkeiten der Röntgenwirkung unterscheiden, die mit verschiedener Bestrahlungstechnik zu erreichen sind:

1. Barber, Jadassohn u. v. a. bedienten oder bedienten sich mit Vorteil *kleiner Strahlenmengen,* die den in der Therapie der Ekzeme, der Acne usw. verwendeten Dosen entsprechen: 3—4mal etwa 100 r unter 0,5—1 mm Aluminium bei mittlerer Strahlenqualität in 1—2wöchigen Pausen.

2. Weit häufiger wird heute die *temporäre Epilation durch Röntgenstrahlen* durchgeführt, die zusammen mit einer sorgsamen Lokalbehandlung ausgezeichnete Resultate ergibt. Dazu sind 300 r ($^2/_3$ HED, 7 H) durch 0,5—2 mm Aluminium bei mittlerer Strahlenqualität erforderlich, die im allgemeinen auf vier Felder verteilt werden, wenn der gesamte Bart bestrahlt werden soll. Wegen der Einwirkung auf die Parotis ist zwischen der Epilation der rechten und linken Wange eine genügend lange Pause einzuschalten. Nach $2^1/_2$—3 Wochen fallen die Haare aus. Die Epilation muß dann mit der Pinzette vervollständigt werden. Die Applikation einer härteren Strahlung, die vor Jahren von L. Freund empfohlen wurde, ist heute allgemein von den mittleren Strahlenqualitäten verdrängt worden, da sie keine Vorzüge vor dieser hat. Besonders können die Rezidive nach dem Wiederwachsen der Haare auch durch harte Strahlen nicht verhütet werden (Ehrmann).

Treten beim Wiederwachsen der Haare Rezidive auf, wie das so häufig der Fall ist, so sollte man mit weiteren Röntgenbestrahlungen nicht allzu freigiebig sein. Es ist zwar erlaubt, die Röntgenepilation in großen Abständen 1—2mal zu wiederholen, doch taucht dann schon das Gespenst der *Röntgenspätschädigung* am Horizont auf. Außerdem ist nicht einmal zu beurteilen, ob die Röntgenbehandlung in diesen Fällen weiter von Nutzen sein wird, weil eine Sykosis vulgaris, die nach ein- oder zweimaliger Röntgenepilation rezidiviert, oft auf Röntgenstrahlen überhaupt nicht mehr anspricht. Man riskiert also eine durchaus nicht gleichgültige Schädigung des Kranken, ohne daß dies m. E. den Nutzen aufwiegt. Aus diesem Grunde halten z. B. auch Arzt und Fuhs eine Wiederholung der Epilation für kontraindiziert.

3. Bei der *Dauerepilation durch Röntgenstrahlen* liegt die Gefahr der Röntgenatrophie in noch höherem Maße nahe, ja, man kann ohne Übertreibung sagen, daß die Atrophie danach so gut wie nie ausbleibt. Trotzdem wird die Dauerepilation von Bering, F. Blumenthal, Hell, Oppenheim, G. A. Rost u. a. empfohlen. Es leuchtet ein, daß man auf diese Weise der hartnäckigsten Sykosis vulgaris binnen kurzem den Garaus machen kann, aber man tauscht dafür einen Zustand ein, der gerade im Gesicht oft nicht weniger entstellt als die Erkrankung, die man damit vertreibt, und der überdies die Gefahr der malignen Entartung in sich birgt. Einige Autoren glauben zwar, daß der Kranke die Atrophie als das „kleinere Übel" meist gern mit in Kauf nehme, wenn er endgültig von der Sykosis befreit wird.

Die definitive Heilung wird aber, wie man sich an zahlreichen Fällen der Literatur überzeugen kann, selbst durch die Dauerepilation nicht einmal immer erreicht, wenn die Epilation nicht im gesamten Gebiete des Bartes systematisch vorgenommen wird. Dann kommt es nicht selten rings um den epilierten Herd zu neuen Eruptionen, und es entsteht ein Bild, das der Sykosis lupoides ähnlich ist, wie dies bei der Besprechung der Differentialdiagnose auf S. 342 geschildert wurde.

Die Dauerepilation durch Röntgenstrahlen kann auf verschiedene Weise erzielt werden. Ist sie von Anfang an beabsichtigt, so kann man sofort eine volle Erythemdosis geben, wie sie z. B. Hell verwendet: 30 x unter 4 mm Aluminium, nach 4 Wochen nochmals 10 x. Meist wird aber wohl die temporäre Epilation mehrfach wiederholt, bis das Haarwachstum aufhört und Rückfälle der Sykosis ausbleiben.

Aus allen genannten Gründen wird die *Dauerepilation durch Röntgenstrahlen,* wie ich glaube, heute *von den meisten Autoren abgelehnt.*

In den Fällen, in denen man mit einer einmaligen temporären Epilation nicht zum Ziele kommt, ist also die alte **Epilation mit der Pinzette** nicht zu entbehren. Es gibt Autoren, die dieser auch heute noch den Vorzug vor der Röntgenepilation geben, von denen ich nur Arzt und Fuhs, Barber, Sabouraud nennen will. Unstreitig hat die Epilation mit der Pinzette große Vorzüge vor der Röntgenepilation: Sie kann beliebig lange fortgesetzt und beliebig oft wiederholt werden. Außerdem glaubt Sabouraud unter Bezugnahme auf die Untersuchungen von Rivalier, daß einige Tage nach der Epilation eine (vorübergehende?) Immunisierung der Haut eintritt.

Für die sachgemäße Ausführung der Epilation ist folgendes zu beachten: Mit der rechten Hand faßt man die Epilationspinzette (Cilienpinzette[1]) wie eine Schreibfeder, mit der linken Hand spannt man die Haut an und zieht nun mit einem plötzlichen Ruck Haar für Haar einzeln in seiner Wachstumsrichtung aus. Um möglichst schnell arbeiten zu können und die Zugrichtung beizubehalten, deponiert man das epilierte Haar sofort auf einen Tupfer, der dicht neben die zu enthaarende Stelle auf das Gesicht des Kranken gelegt ist. So kann man rasch hintereinander und ohne zu große Schmerzen für den Patienten 20—30 Haare ausziehen. Dann macht man eine Pause, in der Eiter und Blut abgetupft wird, und beginnt von neuem. Wesentlich ist, daß man ein, wenn auch beschränktes Gebiet *vollständig* epiliert, und daß man nach Beendigung jeder Epilation eine Säuberung mit Seife, Sublimatspiritus oder ähnlichem vornimmt. Die epilierte Zone wird Tag für Tag erweitert. So kann man in 1—2 Wochen das gesamte Gebiet haarlos machen. Je mehr Übung man im Epilieren hat, desto schneller kann man arbeiten, und desto weniger Schmerzen verursacht die Prozedur. Sobald neues Haarwachstum festzustellen ist, muß nachepiliert werden. Nach sorgfältiger Instruktion kann man die Epilation auch dem Kranken oder seinen Angehörigen überlassen.

Die Anwendung *chemischer Enthaarungsmittel* (Barium- und Strontiumsulfat usw.) wurde seinerzeit von Meissner empfohlen, hat aber wohl wegen der hautreizenden Wirkung dieser Mittel nicht Eingang gefunden. Bei dieser Methode wird übrigens die Haarwurzel nicht aus dem Follikel entfernt, und gerade das ist doch wichtig!

Andrew verwendet neuerdings zur Epilation *Thallium* allein oder in Kombination mit Röntgenstrahlen.

In diesem Zusammenhang sei die *Stellungnahme der Autoren zum Rasieren* kurz gestreift: Es ist klar, daß durch das Rasieren, wie eingangs betont wurde, die Neuinfektion und Reinfektion in hohem Maße begünstigt wird. Während manche deshalb das Rasieren völlig verbieten, solange die Pusteleruption sehr hochgradig ist, halten die meisten neueren Autoren ein 2—3maliges Rasieren wöchentlich mit einem scharfen Messer unter gewissen Kautelen für unschädlich. Vor und nach dem Rasieren muß die Haut mit einem desinfizierenden Spiritus betupft und mit einer milden Salbe eingerieben werden. Wright läßt den Rasierpinsel fort und läßt die Klinge nur ein einziges Mal benutzen. Selbstverständlich ist auch das Messer bzw. der Rasierapparat, zu desinfizieren.

Nach der Röntgenepilation soll jedoch das Rasieren eingestellt werden, damit Haare, die nicht spontan ausfallen, mit der Pinzette entfernt werden können.

Zur Strahlenbehandlung ist hier noch nachzutragen, daß Jadassohn und M. Jessner mit **Thorium X** ermutigende Erfolge hatten, auch wenn die Röntgenbehandlung nicht zum Ziele geführt hatte. Ein Fall von Sykosis subnasalis, über den Jadassohn speziell berichtet, blieb nach Thorium X $1^1/_2$ Jahre rezidivfrei. Ferner hat Forster 2 Fälle von Sykosis vulgaris nach 2maliger Applikation von Thorium-X-Salbe geheilt. Meirowsky bestätigt die Erfolge.

Naegeli und Jessner hatten in 4 Fällen Erfolge mit *Mesothorium,* die nach 1—3maliger Bestrahlung von 15—30 Minuten mit einer Kapsel von 17 mg Aktivität Radiumbromid durch Silberfilter geheilt wurden.

Über den Wert der Buckyschen *Grenzstrahlen* sind die Meinungen geteilt. Während Bucky, Feit u. a. schlechte oder zweifelhafte Resultate hatten, sind

[1] Thim hat eine Spezialzange zur Epilation konstruiert, die aber entbehrlich ist.

FUHS und KONRAD mit ihnen zufrieden, und SPIETHOFF spricht sich sogar sehr anerkennend aus. Es ist wahrscheinlich, daß bei solchen Divergenzen technische Einzelheiten eine ausschlaggebende Rolle spielen, da in dieser Beziehung heute alles noch im Fluß ist. SPIETHOFF gibt nach seinen neuesten Angaben 1610 R bei 9 kV Scheitelspannung und 2,5 cm Fenster-Hautabstand. Wiederholung in 4wöchigen Pausen „bis zum Eintritt des Erfolges". Daneben Infra- und Ultrarotbestrahlungen. FUHS und KONRAD konnten mit etwas abweichender Dosierung Rezidive nicht verhüten.

Auch *Radium* ist gelegentlich versucht worden (DU CASSE, STRASSMANN, TÖRÖK und SCHEIN), hat jedoch keine nennenswerte Einwirkung gezeigt.

Einer speziellen Besprechung bedarf die Lokalbehandlung der **Blepharitis ulcerosa.** Nach v. MICHEL werden die Pusteln am besten aufgestochen. Die Cilien werden epiliert, mindestens an den am stärksten befallenen Stellen. Dann sind milde Salben, wie 3%ige Borsalbe oder Schwefel-, Resorcin- und Tanninschwefelsalben am Platze. Die einzelnen Ulcerationen werden mit einem fein zugespitzten Lapisstift betupft. Gleichzeitig ist eine Behandlung der Bindehaut und der tränenableitenden Organe erforderlich, wenn diese mit erkrankt sind. Da diese Dinge in das Gebiet der Ophthalmologie gehören, brauche ich nicht darauf einzugehen. SABOURAUD empfiehlt Pierre divine: Alaun, Kalium nitricum und Cuprum sulfuricum zu gleichen Teilen, mit 5% Campher versetzt, entweder in Substanz zum Touchieren (dies ist die alte Methode der Trachombehandlung der Araber) oder in 1‰iger Lösung zu Bädern. Daneben 1%ige gelbe Quecksilberoxydsalbe. ARZT und FUHS loben die Röntgenepilation der Lidränder, wobei selbstverständlich für ausreichenden Schutz der Augen zu sorgen ist. BERLINER berichtet über gute Erfolge mit 1%iger Jothionsalbe.

Ebenso muß noch auf die Behandlung der **chronischen Rhinitis und der Folliculitis der Vibrissen** eingegangen werden, deren grundsätzliche Bedeutung nicht hoch genug veranschlagt werden kann. Auch die Erkrankung der Nasenschleimhaut ist sehr hartnäckig und schwer zu beeinflussen. Während speziell bei Erkrankung der Vibrissen diese vielfach epiliert werden, sind manche Autoren (z. B. MOLDENHAUER, SEIFERT) dagegen, halten sie nur mit der Schere kurz und eröffnen die Pusteln mit einer spitzen Schere. SOMERS empfiehlt bei Sykosis nasi alkalische Auswaschungen und Einstreichen von Unguent. Hydrarg. oxydat. flav. 0,1 : 30,0. CONTADE legt nach Eröffnung der Pusteln Wattetampons ein, die mit Salolcampher getränkt sind, ZARNIKOW Tampons mit 5%igem Mentholöl, SCHMIEGELOW Sublimattampons. SEIFERT wäscht gründlich mit 2%igem Alsol oder 1%igem Wasserstoffsuperoxyd aus, trocknet danach gut aus und trägt 10%ige Wismutsalbe auf. UNNA zieht Spülungen mit 10%igem Decoctum Chinae vor, das mit 1—2 Teilen Wasser gemischt wird oder 0,1—0,5%ige wäßrige Ichthyollösung. EHRMANN rühmt Spülungen mit der STÄRKschen Lösung, SABOURAUD Salzwasserspülungen, Eau d'Alibour oder Pierre divine in 1‰iger Lösung (s. o.). Zwischen den Spülungen verwendet er 3%ige Ichthyolsalbe. SCHÄFFER hält ebenfalls 3—5%ige Ichthyol- oder Thigenolsalbe, auch in Kombination mit 5%igem Hydrargyr. praecipit. alb. für zweckmäßig, HODARA, SCHÄFFER u. a. Pinselungen mit Argentum nitricum 1—4%. Während SEIFERT von „Blaulösung" (Methylviolett und Methylenblau) Gutes berichtet, rühmt TULIPAN eine 5%ige alkoholische Lösung von Gentianaviolett und LITTMAN 1%iges Acriflavin. Wichtig ist die Behandlung der oft sehr hartnäckigen *Rhagaden im vorderen Nasenwinkel:* Regelmäßiges Ätzen mit Argentum nitricum, Jodspiritus (SABOURAUD), Baume du Commandeur, einer Mischung von Tinctura hypericum, Ta. aloes, Tinct. Myrrhae, Tinct. benzoes usw. (SABOURAUD), Höllensteinstift und metallischem Zinkstift (BESNIER, SABOURAUD).

EHRMANN u. a. weisen auf den Nutzen der Röntgenbehandlung, speziell bei der Sykosis nasi, hin.

Hier sei nochmals auf die außergewöhnlichen Fälle von SREBNY aufmerksam gemacht, in denen erst die operative Beseitigung von Nekrosen in der Lamina papyracea und im Keilbeinkörper die vorher therapieresistente Sykosis zur endgültigen Heilung brachte.

DIDSBURRY sah ferner Gutes nach Kauterisation der unteren Nasenmuschel, auch wenn hierzu keine besondere Veranlassung vorlag.

Sehr wesentlich ist ferner die *Bekämpfung eines seborrhoischen Ekzems,* das die Sykosis begleitet.

Ich möchte hier ferner darauf hinweisen, daß zur **Prophylaxe** nach Abheilung der Sykosis vulgaris die Behandlung der Nasenschleimhaut wie der Haut noch monatelang fortzusetzen ist. Für die Haut sind tägliches, vorsichtiges Rasieren mit einem scharfen Messer, heiße Waschungen mit Schwefelseifen, Abtupfen mit spirituösen Medikamenten (s. o.), vornehmlich vor und nach dem Rasieren, Einreibungen mit weißer Präcipitatsalbe usw. unbedingt erforderlich.

Auch die **Vaccinetherapie**[1] ist bei der Sykosis vulgaris viel angewandt worden. Ihre Erfolge werden sehr verschieden bewertet (ARDEL, BARBER, BERTACCINI, BRAUDE und SARCCHI, COPELLI, CROFTON, DETRE, FEJTÖ, FORMAN, GALEWSKY, GEIGER, GOUBEAU, GRANT, CAMPBELL und ANDERSON, GREENBAUM, GREENBERG, HIGHMAN, HILGERMANN, E. HOFFMANN, JADASSOHN, JOSEPH und KOHNHEIM, KEINING, KREBS, LÉVY-FRANCKEL, LINDER, MAUTÉ, METALNIKOFF, JEAN MEYER, MORINI, ORSI, ODSTRČIL, POPPER, RENAUD-BADET, RUETE, SABOURAUD, SCHAMBERG, SELLEI, STEIN, STÜMPKE, THJÖTTA, THRONE, THRONE, BINFORD und MYERS, TÖRÖK, TRIMBLE, WEISE, WENTGENS, A. E. WRIGHT, ZIELER, ZWEIG u. a.).

Am meisten wird die *Autovaccine* gelobt. RENAUD-BADET behandelte mehrere hundert Fälle mit Autovaccine und ist sehr zufrieden, da alle nach 5—8 Injektionen ohne Rezidive geheilt sind. BRAUDE und SARCHI erzielten in 37 von 42 Fällen = 88% Heilung durch intradermal applizierte Vaccine. Der Effekt war bei Injektion in Herdnähe der gleiche, wie wenn weit entfernt injiziert wurde. Subcutan war die Wirkung nicht so gut. METALNIKOFF glaubt mit nicht konservierter Autovaccine in 80% völlige Heilung erzielt zu haben, in weiteren 7,9% bedeutende Besserungen, nur 11,8% blieben unbeeinflußt. Konservierte Autovaccine sowie Heterovaccine waren ohne Wirkung. JEAN MEYER sah Gutes bei 2 Fällen mit sehr hochwertiger Autovaccine intradermal, teils am Krankheitsherd, teils entfernt von ihm. Die Einzeldosis betrug 6 Milliarden Keime, im ganzen wurden 60 bzw. 100 Milliarden injiziert.

Über Opsonogen berichten FEJTÖ, JOSEPH und KOHNHEIM, LINDER, ODSTRČIL, STÜMPKE, WENTGENS, WERNER, ZWEIG, über Leukogen JOSEPH und KOHNHEIM, STÜMPKE, über Staphar GALEWSKY, KREBS u. a., über Staphyloyatren KEINING, POPPER, RUETE.

THRONE, BINFORD und MYERS benutzen eine polyvalente Stammvaccine aus Staphylokokken, Streptokokken und Colibacillen, die 2 bzw. 6 Milliarden Keime im Kubikzentimeter enthält. Sie mischen diese mit Aolan und injizieren von der Mischung höchstens 0,2 bzw. 0,3 ccm intradermal. Damit sollen gute Resultate zu erzielen sein, auch wenn Autovaccine versagt hat.

Im allgemeinen herrscht die Meinung vor, daß Autovaccine bessere Ergebnisse liefert als Stockvaccine, doch besteht darüber keine volle Einigkeit. Die Erfolge

[1] In den Mitteilungen zur Vaccinetherapie und zur unspezifischen Reiztherapie finden sich vielfach neben ausdrücklicher Bezugnahme auf Furunkel und Karbunkel andere Pyodermien summarisch angeführt, die hier nicht alle berücksichtigt werden konnten. Ich verweise deshalb auf die ausführlichere kritische Besprechung im Abschnitt Furunkel.

seien bei Sykosis vulgaris nicht so prompt wie bei Furunkulose. Nur ODSTRČIL ist gegenteiliger Ansicht.

SABOURAUD ist hinsichtlich der Vaccinetherapie bei Sykosis vulgaris sehr skeptisch. Aus theoretischen Gründen hält er die Wirkungsmöglichkeit für sehr gering: Die Infektion bleibe stets intrafollikulär und beschränke sich in der Regel auf den oberen Teil des Follikels, die gesamten pathologischen Veränderungen haben ihren Sitz in der oberen Cutis, auf die eine Wirkung mit der Vaccineinjektion nicht möglich sei. Bei den Fällen von JEAN MEYER (s. o.) bemängelt SABOURAUD mit Recht, daß die gleichzeitig vorgenommene Epilation allein schon eine Immunisierung der Haut herbeigeführt hätte.

Hier rührt SABOURAUD an den wunden Punkt des ganzen Problems: Da ausnahmslos neben der Vaccinetherapie irgend eine Lokalbehandlung angewandt wird, ist die Beurteilung der durch die Vaccine erreichten Ergebnisse stets mehr oder weniger subjektiv. Selbst die Autoren, die der Vaccine nur eine unterstützende Wirkung zubilligen, können dies *objektiv* nicht einwandfrei nachweisen.

Dagegen glaubt SABOURAUD an die Wirksamkeit der *lokalen Immuntherapie* nach der Methode von BESREDKA. Auch hier sind die Meinungen sehr geteilt: Mit dem BESREDKAschen Antivirus hatten keinen Erfolg BRAUDE und SARCHI, wogegen MATHIS und BAURY in einem Falle von Pyodermien im Bart (Sykosis vulgaris?) Heilung sahen. GOUGEROT und PEYRE können die Behandlung mit dem Bacteriophagen nach D'HÉRELLE nicht rühmen. Vom Histopin berichten Gutes LEDERMANN, ZIELER u. a. Mit einem Filtrat aus den um die Haare gefundenen Mikroben hatten GREENBAUM, SCHAMBERG sowie WRIGHT Erfolge. WRIGHT verwendet es zusammen mit Autovaccine.

Zum Schluß noch einzelne spezielle Mitteilungen:

HIGHMAN hält eine Autovaccine aus dem Nasensekret für besonders wirkungsvoll.

BERTACCINI berichtet in einem Falle über eine *Enterovaccine,* die nach der Vorschrift nach DANYSZ aus den Faeces gewonnen wurde, Gutes, ist aber sonst davon nicht besonders begeistert.

BENEDEK erzielte in seinen beiden Fällen (s. S. 337) mit seinem *Schizosaccharomycin* ein gutes Resultat.

Über die **unspezifische Reizkörpertherapie** liegen ebenfalls beachtenswerte Mitteilungen vor: Ich weise hier nur darauf hin, daß SCHREINER, STÜMPKE, SUTIJEEFF u. a. von Milch, E. F. MÜLLER, THRONE, BINFORD und MYERS u. a. von Aolan, KLINGMÜLLER, LANDA, LEVIN, SCHEDLER, STÜMPKE u. a. von Terpentin, MAZZINI von Terpentin und Eucalyptusöl, WEPPEROWNA von Eigenserum, NOURNEY u. a. von Eigenblut Günstiges berichten.

Besonders liebevoll hat sich STÜMPKE der parenteralen Reiztherapie angenommen. STÜMPKE hält die Wahl des Proteinkörpers keineswegs für gleichgültig und sucht daher zu individualisieren. Er hält es nicht für zweckmäßig, bei dem gleichen Präparat zu bleiben, wenn es nach 3 Injektionen (intramuskulär) nicht ausgesprochene Gewebsveränderungen erzielt. Zu große Dosen und zu häufige Injektionen führen nach seiner Ansicht zur Erschöpfung des Hautorgans. STÜMPKE bedient sich besonders gern der Milch. Vom Terpentin, das er (a) ursprünglich in größerem Maßstabe benutzt hat, ist er bei der chronischen Form der Sykosis wieder abgekommen. Erst beim Versagen der Proteintherapie geht STÜMPKE zur Vaccinebehandlung über. Auch hier ist er für Abwechslung, indem er Opsonogen, Leukogen, Staphar in kleiner Dosis nacheinander probiert und sie evtl. mit Proteinkörpern kombiniert. Außerdem hat STÜMPKE von Kollargol und Trypaflavin intravenös Gutes bei Sykosis vulgaris gesehen. Daneben leitet STÜMPKE besonders gern eine Röntgenbehandlung ein.

Die *Verabfolgung von Medikamenten per os* bei Sykosis vulgaris tritt zur Zeit sehr in den Hintergrund. Am meisten wäre wohl noch vom *Arsen* zu erwarten, das z. B. auch von METSCHERSKI verabreicht wird. Hefepillen lobt v. ZEISL, ohne jedoch überzeugend zu wirken. PEYRI will von dem Zinnpräparat *Bardanol* Gutes gesehen haben.

Es sei hier ferner auf die Anregungen hingewiesen, Salvarsan, Antimonpräparate (HESSE, PECK u. a.), Insulin (FACIO) zu geben; diese Präparate haben aber immer wieder enttäuscht.

Literatur.

ADAMSON, H. G.: Sykosis und andere Staphylokokkeninfektionen der Haut und ihre Verbreitung. Brit. med. J., 5. Jan. **1918**. Ref. Dermat. Wschr. **71**, 516. — ALLISON: Disk. zu STOKE: Behandlung der Sycosis vulgaris. Arch. of Dermat. **20**, 244 (1929). Ref. Zbl. Hautkrkh. **32**, 459 (1929). — ARDEL: Sycosis non parasitaria. Lemberg. dermat. Ges., 1. März 1923. Zbl. Hautkrkh. **15**, 148. — ARNING, E.: Fall von Sycosis non parasitaria. Demonstr. Arch. f. Dermat. **99**, 469 (1910). — ARONSTEIN, E. B.: Über die Erkrankung der Conjunctiva bei Sykosis. Russk. oftalm Ž. **2**, 400 (1923). Zit. nach v. MICHEL. — ARZT, L. u. H. FUHS: Röntgen-Hauttherapie. Wien u. Berlin: Julius Springer 1925. — ASAHI: Ungewöhnliche Lokalisation der Sykosis vulgaris. Jap. Z. Dermat., Juli **1912**, 772. Zit. nach SABOURAUD.

BADIN: Sycosis non parasitaire de la moustache traité par les rayons X. Gaz. Sci., méd. Bordeaux, 12. Jan. **1908**, 17. Zit. nach SABOURAUD. — BALZER, M.: Sykosis. Indépend. méd. **1901**, No 26. Ref. Mschr. Dermat. **35**, 461. — BARBER, H. W.: (a) Staphylococcal infections of the skin. Guy's Hosp. Rep. **80**, 152 (1930). Ref. Zbl. Hautkrkh. **37**, 78. (b) Sycosis treated by intradermal injections of staphylococcal vaccine. Proc. roy Soc. Med. **24**, 1356 (1931). Ref. Zbl. Hautkrkh. **40**, 66. — BAUDOUIN et GASTOU: Sycosis pubien et suppuration génitale (pyodermites eczématiformes et uréthrovaginites). Soc. franç. Dermat., 7. März 1901. Ann. de Dermat. **1901**, 251. — BECHET: Disk. zu SCHEER: Sycosis lupoides. Arch. of Dermat. **20**, 730 (1929). Ref. Zbl. Hautkrkh. **33**, **83**. — BELGODÈRE, G.: Behandlung der vereiterten sykosiformen Follikulitiden mit Resorcinpuder. Thèse de Paris **1904**. Ref. Mh. Dermat. **44**, 260. — BELOT et HADENGUE: Traitement radiothérapique des sycosis simples et parasitaires. Assoc. franç. pour l'avancement des sciences Dijon 1911. Vol. de comptes rend., p. 180. Zit. nach SABOURAUD. — BENEDEK, T.: (a) Schizosacchromaycosis sycosiformis. Beitrag zur Ätiologie und Pathogenese der sog. „Sycosis simplex s. non parasitaria". Dermat. Wschr. **86**, 425 (1928). (b) Disk. zu KRANTZ: Sycosis simplex. 15. Kongr. dtsch. dermat. Ges. Bonn **1929**. Arch. f. Dermat. **155**, 343 (1930). — BERING: Mehrere Fälle von Folliculitis barbae. Essen. dermat. Ges., 10. Okt. 1924. Zbl. Hautkrkh. **13**, 331. — BERLINER, M.: Ein Beitrag zur Sykosisbehandlung. Ther. Mh. **1907**, H. 1. — BERTACCINI, G.: Beobachtungen über den Gebrauch von Enterovaccinen in der Dermatologie. Giorn. ital. Dermat. **1926**, 590. Ref. Dermat. Z. **50**, 380. — BEZECNY: (a) Sycosis profunda staphylogenes. Arch. f. Dermat. **161**, 658 (1930). (b) Versuch einer Therapie der Sycosis simplex mit Urandyl. Dtsch. dermat. Ges. Tschechoslov., 26. Febr. 1930. Zbl. Hautkrkh. **33**, 779 (1930). — BJÖRLING, E.: Dermatitis sycosiformis. Forh. nord. dermat. For. (dän.) 4. Sitzg Kopenhagen, 10.—12. Juni **1919**, 59. Ref. Zbl. Hautkrkh. **2**, 70. — BLOOM: Disk. zu PECK: Brillantgrün bei Sycosis vulgaris. Arch. of Dermat. **26**, 541 (1932). Ref. Zbl. Hautkrkh. **43**, 658. — BLUMENTHAL, F.: Strahlenbehandlung bei Hautkrankheiten. Berlin 1925. — BOCKHART, M.: Über die Ätiologie und Therapie der Impetigo, des Furunkels und der Sykosis. Mh. Dermat. **6** (1887). — BOISSEAU DU ROCHER: Sycosis, son traitement. Arch. Électr. méd. **1895**, 145. — BOTTLER: Chronische atrophisierende pustulöse Folliculitis. Verslg südwesdtsch. Dermat. München, 26. April 1930. Zbl. Hautkrkh. **34**, 670 (1930). — BORMANN: Traitement du sycosis de la barbe par les rayons X. Soc. Dermat. Tannowsky Petersburg, 25. April 1909. Zit. nach SABOURAUD. — BRAUDE, R. u. M. SARCHI: (a) Klinik, Histopathologie und Therapie der Sycosis non parasitaria im Lichte unserer Kenntnisse von der Hautimmunität. Venerol. (russ.) **1927**, 929. Ref. Zbl. Hautkrkh. **27**, 279. (b) Zur Klinik, Histologie und Therapie der Sycosis non parasitaria. Acta dermato-vener. (Stockh.) **10**, 153 (1929). Ref. Zbl. Hautkrkh. **32**, 458. — BROCQ, L. et P. FERNET: Deux cas de folliculites suppurées et récidivantes de la barbe, améliorée par l'emploi du goudron de houille brut. Bull. Soc. franç. Dermat. **1909**, 58.

Cannon: Sycosis vulgaris. Infectious eczematoid dermatitis. Arch. of Dermat. **18**, 614 (1928). Ref. Zbl. Hautkrkh. **30**, 745. — Chargin: (a) Disk. zu Throne: Behandlung der Sykosis vulgaris. Arch. of Dermat. **14**, 207 (1926). Ref. Zbl. Hautkrkh. **22**, 515. (b) Disk. zu Peck: Brillantgrün bei Sycosis vulgaris. Arch. of Dermat. **26**, 541 (1932). Ref. Zbl. Hautkrkh. **43**, 658. — Charif, M.: Über den therapeutischen Wert des Brillantgrüns bei eitrigen Hautkrankheiten. Vrač. Delo **14**, 913 (1931). Ref. Zbl. Hautkrkh. **43**, 644. — Cole: Disk. zu Littman: Sycosis vulgaris bei einer Frau. Arch. of Dermat. **26**, 773 (1932). — Cole and Driver: (a) Sycosis of the lip with elephanthiasis. Arch. of Dermat. **19**, 316 (1929). Ref. Zbl. Hautkrkh. **30**, 745. (b) CO_2-Schnee bei Sycosis vulgaris. Nach Parkhurst: Disk. zu van Rhee. Arch. of Dermat. **21**, 712. — Constade: Behandlung der Sykosis nasi vulgaris. J. des Prat. **1899**. Zit. nach Seifert. — Copelli, M.: Über die Vaccinetherapie der Staphylokokkenerkrankungen der Haut. Boll. Soc. med. Parma, 5. Juni **1914**. Ref. Dermat. Wschr. **65**, 745. — Courtade: Traitement du sycosis par l'ionisation d'une solution de sulfate de zinc. Bull. Soc. franç. d'électrothér. et radiolog., Juli **1922**, 267. Zit. nach Sabouraud. — Crocker, Radcliffe: (a) Sycosis. Brit. J. Dermat. **1899**, 298. Zit. nach Sabouraud. (b) Sycosis of the middle portion of the upper lip. Brit. J. Dermat. **1907**, 221. Zit. nach Sabouraud. — Crofton, W. M.: Einige Beispiele von Vaccinetherapie. Brit. med. J., 28. Sept. **1908**. Ref. Dermat. Wschr. **47**, 590. — Cura: La-delle folliculiti della barba. Policlinico, sez. prat. **29**, 1546 (1922).

Dade: Sycosis, showing the disastrous result of X-ray treatment. New York dermat. Soc., 25. Mai 1909. J. cutan. Dis. **1909**, 456. Zit. nach Sabouraud. — Daniel, G.: Wirkung des Formalins bei epithelialen Erkrankungen. Dtsch. med. Wschr. **1899**, Ther. Beil., Nr 12. — Danlos: Disk. zu Brocq u. Fernet: Behandlung der Sykosis mit Teer. Bull Soc. franç. Dermat. **1909**, 58. — Darbois: Traitement des folliculites suppurées récidivantes des narines et de la lèvre supérieure. Arch. internat. Laryng. etc. **1908**, No 2; Clinique, 19. Juni **1908**, 396. Zit. nach Sabouraud. — Delbanco: Ulceröses Spätsyphilid, provoziert durch eine staphylogene Sykosis. Dermat. Ges. Hamburg, 11. Nov. 1923. Zbl. Hautkrkh. **11**, 392. — Detre, L.: Die Behandlung der Sykosis mit Vaccination. Budapest. Ärztever. 1909. Ref. Mh. Dermat. **49**, 233. — Didsburry: Sykosis de la moustache et de la lèvre supérieure. França méd., 18. Aug. 1899. Ref. Arch. f. Dermat. **53**, 467. — Dreyer: Die Verwendung der Brookeschen Paste bei infektiösen und entzündlichen Hautaffektionen. Dermat. Z. **9**, 12 (1902). — Du Casse: Sycosis vulgaris and radium. Ohio States med. J., Juni **1924**, 357. Zit. nach Sabouraud. — Dumont: (a) Sycosis non parasitaire traité par la méthode des scarifications. Bull. Soc. franç. Dermat. **1901**, 989. (b) Sycosis non parasitaire traité par la méthode des scarifications combinées à l'application de topiques antiseptiques humides. Soc. franç. Dermat., Dez. 1902. Ann. de Dermat. **1902**, 1159.

Eddowes, A.: Fall von Sykosis. Brit. J. Dermat., April **1900**. — Ehrmann, S.: (a) Über Sykosis und Folliculitis. Wien. med. Presse **1890**. (b) Kataphorese bei Sykosis vulgaris. Wien. dermat. Ges., 6. April und 27. April 1892. Arch. f. Dermat. **24**, 869, 875. (c) Über die Verwendung der elektrischen Kataphorese in der Dermatotherapie. 66. Verslg dtsch. Naturforsch. Wien 1894. Zit. nach P. Wichmann: Handbuch für Haut- und Geschlechtskrankheiten, Bd. 5, Teil 2, S. 690. (d) Die Kataphorese als Heilverfahren für Sycosis coccogenes (vulgaris) und parasitaria. Wien. med. Bl. **1897**. Zit. nach Wichmann: Handbuch für Haut- und Geschlechtskrankheiten, Bd. 5, Teil 2, S. 690. (e) Folliculare und perifolliculare Eiterungen der Haarbälge. Mraczeks Handbuch der Hautkrankheiten, Bd. 2, S. 394 f. Wien 1905.

Fabry, J.: Zur Ätiologie der Sykosis simplex. Dtsch. med. Wschr. **1891**, 976. — Facio, L.: 3 mit Insulin erfolgreich behandelte Fälle. Rev. argent. Dermato-Sifiol. **15**, 191 (1931). Ref. Zbl. Hautkrkh. **40**, 765. — Feit: Sycosis vulgaris treated with grenz-rays. Arch. of Dermat. **19**, 849 (1929). Ref. Zbl. Hautkrkh. **32**, 435. — Fejtö, M.: Die Behandlung von Staphylokokkeninfektionen mit Opsonogen. Börgyógy. Szemle (ung.) **5**, 7 (1927). Ref. Zbl. Hautkrkh. **23**, 795. — Finnerud, C. W.: Ulerythema sycosiforme (lupoid sycosis). Arch. of Dermat. **22**, 344 (1930). — Fischer: Sycosis simplex. Rhein.-westfäl. dermat. Ver.igg, 6. März 1927. Zbl. Hautkrkh. **23**, 340. — Forman, L.: The treatment of sycosis by intradermal injections of staphycoccal vaccines. Proc. roy. Soc. Med. **24**, 1350 (1931). Ref. Zbl. Hautkrkh. **40**, 65. — Forster, E.: Über die Erfolge mit Thorium X (Doramad)-Salbe. Dtsch. med. Wschr. **1922**, 1385. — Fox, Colcott: (a) Extensive sycosis. Brit. J. Dermat. **1907**, 248. Zit. nach Sabouraud. (b) Coccogenic sycosis. Brit. J. Dermat. **1907**. Zit. nach Sabouraud. — Fox, Howard: (a) Sycosis treated by roentgen-rays. New York dermat. Soc., 24. März 1903. J. cutan. Dis. **1903**, 323. Zit. nach Sabouraud. (b) Treatment of sycosis by X-rays. Med. review **1908**. Zit. nach Sabouraud. (c) Sycosis treated by X-rays. J. cutan. Dis. **1908**, 185. Zit. nach Sabouraud. (d) Sycosis treated by X-rays. J. cutan. Dis. **1908**, 464. Zit. nach Sabouraud. (e) Sycosis cured by X-rays. New York acad. med., sect. dermat., Febr. 1909. J. cutan. Dis. **1909**, 357. Zit nach Sabouraud. (f) Sycosis. New York dermat. Soc., 26. Okt. 1909. J. cutan. Dis., März **1910**, 139. Zit. nach Sabouraud. (g) Sycosis cured by roentgen ray; result at end of fifteen years. Arch. of

Dermat. **6**, 250 (1922). Ref. Zbl. Hautkrkh. **6**, 439. — FREUND, L.: (a) Fälle von Sycosis simplex, mit Röntgenstrahlen behandelt. Wien. dermat. Ges., 28. Jan. 1903. Arch. f. Dermat. **66**, 200. (b) Die Therapie der Bartkrankheit (mit besonderer Berücksichtigung der Terpentinpechsalbe). Arch. f. Dermat. **129**, 434 (1921).

GALEWSKY, E.: Über die Behandlung von Pyodermien und ähnlichen Affektionen mit „Staphar" (Mast-Staphylokokken-Einheitsvaccine nach STRUBELL). Dermat. Wschr. **71**, 599 (1920). — GATÉ et P. TIRAN: Oedème volumineux de la lèvre supérieure s'étendant aux paupières inférieures, chez un algérien porteur d'un sycosis microbien discret. Bull. Soc. franç. Dermat. **39**, 453 (1932). — GAUDUCHEAU, R.: (a) Quelques notes de technique sur le traitement par l'ion zinc des folliculites non trichophytiques de la barbe. Ann. de Dermat. **1911**, 287. (b) A propos du traitement du sycosis staphylococcique. Arch. Électr. Méd. **29**, 10 (1921). Ref. Zbl. Hautkrkh. **1**, **347** (1921). — GEIGER: Sycosis simplex. Wien. dermat. Ges., 2. Dez. 1926. Zbl. Hautkrkh. **23**, 37. — GILDERSLEEVE: A case of sycosis vulgaris treated by opsonic therapy. J. cutan. Dis. **1907**, 320. Zit. nach SABOURAUD. — GILMOUR, A. J.: Sycosis vulgaris. Arch. of Dermat. **22**, 543 (1930). Ref. Zbl. Hautkrkh. **36**, 203. — GOUBEAU: Disk. zu J. MEYER: Vaccinothérapie intradermique. Bull. Soc. franç. Dermat. **1925**, 198. — GOUGEROT et E. PEYRE: Le bactériophage dans le traitement des affections cutanées. C. r. Soc. Biol. Paris **91**, 452 (1924). Ref. Zbl. Hautkrkh. **15**, 173. — GRANT, L., T. H. CAMPBELL und W. D. ANDERSON: Vaccinebehandlung in der allgemeinen Praxis. Lancet, 26. Sept. **1908**. Ref. Mh. Dermat. **47**, 590. — GREENBAUM: Disk. zu STOKE: Behandlung der Sycosis vulgaris. Arch. of Dermat. **20**, 244 (1929). Ref. Zbl. Hautkrkh. **32**, 459. — GREENBERG: Une poussée de sycosis simple sur l'emplacement d'une ancienne brûlure par l'yperite et de l'action favorable du vaccin streptostaphylococcique. Ann. de Dermat. **1921**, 460. — GUTMANN, C.: Das Eukupin bei der Behandlung der Folliculitis barbae. Dermat. Wschr. **73**, 1038 (1921).

HADENGUE, P.: (a) Radiotherapeutische Behandlung der einfachen und parasitären Sykosen. Thèse de Paris **1911**. Ref. Dermat. Wschr. **55**, 1422. (b) Traitement des sycosis et des folliculites. Rev. franç. Méd. et Chir. **1911**, 307. Zit. nach SABOURAUD. (c) A propos du traitement radiothérapique des sycosis. Bull. Soc. Radiol. méd. France **12**, 175 (1924). Ref. Zbl. Hautkrkh. **17**, 797. — HELL, F.: Die Behandlung der Sycosis vulgaris mit Röntgenstrahlen. Strahlenther. **7**, 439 (1916). Ref. Arch. f. Dermat. **125**, 982. — HERXHEIMER, K. u. EDM. HOFMANN: Die Hautkrankheiten. Berlin 1929. — HESSE: Disk. zu JUNKERMANN, Sykosis vulgaris. Rhein.-westfäl. Dermat., 16. Mai 1926. Zbl. Hautkrkh. **21**, 45. — HEYERDAHL: Sycosis non parasitaria barba helbredet med Roentgenstraaler. Tidsskr. norske Laegefor. **1902**, 109. Ref. Arch. f. Dermat. **67**, 457. — HILGERMANN: Die Wertung der spezifischen Vaccinetherapie in der Behandlung der Infektionskrankheiten. Münch. med. Wschr. **1926**, 898. — HODARA, M.: Über die Verwendung der Pasta Zinci sulfurata mit Zucker in der dermatologischen Praxis und über die Behandlung der Sycosis subnasalis. Mh. Dermat. **28**, 449 (1899). — HOFFMANN, E.: Die Behandlung der Haut- und Geschlechtskrankheiten, 5. Aufl. Bonn 1930.

INGRAM, J. T.: Sycosis barbae. Brit. med. J. **1929**, Nr 3587, 620. Ref. Zbl. Hautkrkh. **32**, 718.

JACOBSOHN: Brillantgrün bei Sykosis vulgaris. Russk. Vestn. Dermat. **1929**, Nr 5. Zit. nach SENIN. — JADASSOHN, J.: (a) Über Pyodermien. Slg Abh. Dermat. **1**, H. 2 (1912). (b) Bemerkungen zu DARIERS Grundriß der Hautkrankheiten, übersetzt von ZWICK. Berlin: Julius Springer 1913. (c) Über die Behandlung einiger Hautkrankheiten mit Thorium X. Ther. Mh. **1915**, 555. (d) Disk. zu GALEWSKY u. LINSER: Ulerythema sycosiforme. Mitteldtsch., schles. u. deutsch-böhm. Dermat., 29.—30. Juni 1930. Zbl. Hautkrkh. **35**, 604. — JARISCH, A.: Die Hautkrankheiten, 2. Aufl., bearbeitet von R. MATZENAUER. Wien 1908. — JESSNER, M.: Über Doramadbehandlung in der Dermatologie. Klin. Wschr. **1922**, 1697. — JESSNER, S.: Bartflechten und Flechten im Bart. Dermatologische Vorträge für Praktiker. Würzburg: Curt Kabitzsch. — JORDAN, A.: Über einen durch Autovaccine erfolgreich behandelten Fall von Sykosis barbae. Vrač. Gaz. **1916**, 571. Ref. Dermat. Wschr. **68**, 95. — JOSEPH, M. u. W. KOHNHEIM: Über Behandlung von Krankheiten mit Staphylokokkenvaccinen. Dermat. Zbl. **22**, 130 (1920). Ref. Arch. f. Dermat. **125**, 793 (1920). — JUNKERMANN, K.: Zur Behandlung der Sycosis staphylogenes sive vulgaris. Mh. Dermat. **53**, 486 (1911). — JUNKERMANN II: Sycosis vulgaris. Ver. rhein.-westfäl. Dermat., 16. Mai 1926. Zbl. Hautkrkh. **21**, 45.

KLAUDER: Sycosis vulgaris with eruption on the body. Arch. of Dermat. **12**, 299 (1925). Ref. Zbl. Hautkrkh. **18**, 791. — KLEPPER: Seborrhoisches Ekzem des ganzen Kopfes mit eitriger Folliculitis des Bartes. Nordwestdtsch. dermat. Ver.igg Kiel, 18. April 1926. Zbl. Hautkrkh. **20**, 423. — KLINGMÜLLER, V.: Über die Wirkung von Terpentineonspritzungen auf Eiterungen und Entzündungen. Münch. med. Wschr. **1918**, 896. — KNOWLES: A case of markled circumscribed sycosis vulgaris of the upper lip. Philadelphia dermat. Soc., 20. Nov. 1907. J. cutan. Dis. **1907**, 122. Zit. nach SABOURAUD. — KONRAD: Sycosis simplex faciei mit rhinophymartigen Tumorbildungen an Kinn und Wangen. Wien. dermat. Ges., 5. Juni 1930. Zbl. Hautkrkh. **35**, 728 (1931). — KOSCHUCHAROFF, B.: Über die Behandlung der Sycosis vulgaris mit Trypaflavin. Clin. bulgara 4, 561 (1932). Ref. Zbl. Hautkrkh. **43**, 657. — KRANTZ, W.: (a) Sycosis simplex. 15. Kongr. dtsch. dermat. Ges. Bonn 1929. Arch. f. Dermat. **155**, 337 (1930). (b) Sycosis simplex. Köln. dermat. Ges., 25. Juli 1930. Zbl. Hautkrkh. **36**, 529 (1931). — KREN: Sycosis des Bartes und der Augenbrauen, Eczema folliculare aller übrigen Schafthaare des Körpers. Wien. dermat. Ges., 1. Juni 1912. Arch. f. Dermat. **112**, 1020 (1912). — KRETZMER, E.: Über die Behandlung der Sycosis simplex. Medico **1910**, Nr 43. — KROMAYER: Die Anwendung des Lichtes in der Dermatologie. Berl. klin. Wschr. **1907**, Nr 4/5.

LANDA, G.: Terpentinöleinspritzungen bei einigen Hauterkrankungen und bei Komplikationen der Gonorrhöe. Russk. Vestn. Dermat. **3**, 32 (1925). Ref. Zbl. Hautkrkh. **22**, 697. — LANG: Sykosis mit drusig papillären Auswüchsen. Wien. dermat. Ges., 13. Mai 1896. Arch. f. Dermat. **36**, 230. — LAPOWSKI: Sycosis plus roentgen-ray-therapy. Arch. of Dermat. **10**, 99 (1924). Ref. Zbl. Hautkrkh. **14**, 330. — LEDUC, S.: Action coagulante de l'ion Zink et effet albuminolytique de l'électricité. Arch. Électr. méd., Dez. **1906**. Zit. bei GAUDUCHEAU. — LESSER, E.: Lehrbuch der Haut- und Geschlechtskrankheiten, 13. Aufl. Berlin: Julius Springer 1914. — LÉVY-FRANCKEL, A.: Les sycosis et leur traitement. J. Méd. Paris **1927**, No 18. Ref. Dermat. Wschr. **85**, 1065. — LEWANDOWSKY, F.: Sycosis staphylogenes non trichophytica. Demonstrationsabend des Krankenh. St. Georg, Hamburg, 16. April 1910. Arch. f. Dermat. **104**, 495 (1910). — LINDNER, W.: Zur Behandlung der Pyodermien. Diss. Breslau 1918. — LITTMAN, S.: (a) Sycosis vulgaris in a woman with hypertrichosis. Arch. of Dermat. **26**, 773 (1932). Ref. Zbl. Hautkrkh. **43**, 657. b) Sycosis vulgaris treates by infra red radiation and nasal hygiene. Arch. of Dermat. **26**, 773 (1932). Ref. Zbl. Hautkrkh. **43**, 658. — LOMHOLT: Folliculitis barbae Dän. dermat. Ges. Kopenhagen, 2. Dez. 1931. Zbl. Hautkrkh. **40**, 465. — LYONS, M. A.: (a) Epilation of the bearded portion of the face by X-rays. Second case of sycosis. Treated with unfiltered rays. Amer. J. Electrother. a. Radiol. **43**, 183 (1925). Ref. Zbl. Hautkrkh. **18**, 193. (b) Tinea sycosis, tinea of scalp, lupoid type of sycosis barbae, alopecia totalis. Physic. Ther. **45**, 375 (1927). Ref. Zbl. Hautkrkh. **26**, 685.

MCCORMAC: Disk. zu FORMAN: Sycosis vulgaris. Proc. roy. Soc. Med. **24**, 1358 (1931). Ref. Zbl. Hautkrkh. **40**, 66. — MACKEE: Sycosis vulgaris treated with stock staphylococcic vaccines. J. cutan. Dis. **1913**, 1042. Zit. nach SABOURAUD. — MATHIS, C. et A. BAURY: Pyodermite rebelle de la barbe rapidement guérie par l'antivirus de BESREDKA. Bull. Soc. Path. exot. Paris **22**, 731 (1929). Ref. Zbl. Hautkrkh. **33**, 102. — MAUTÉ, A.: La bactériothérapie antistaphylococcique Mode d'emploi et indications. J. Méd. franç. **14**, 97 (1925). Ref. Zbl. Hautkrkh. **18**, 351. — MAZZINI, L.: L'olio essenziale di trementina usato per via parenterica nella pratica dermato-venerologica. Giorn. ital. Mal. vener. pelle **63**, 1164 (1922). Ref. Zbl. Hautkrkh. **7**, 471. — MEIROWSKY: Hautkrankheiten, 5. Aufl. Leipzig 1930. — MEISSNER: Über die Sykosis und ihre Behandlung mit besonderer Berücksichtigung der Kataphorese. 70. Verslg dtsch. Naturforsch. Düsseldorf 1898. Arch. f. Dermat. **47**, 153. — MERET: Folliculite de la barbe, guéri par la radiothérapie après deux récidives. Soc. franç. Radiol., 11. Jan. 1910. Zit. nach SABOURAUD. — METALNIKOV, B.: Zur Ätiologie der kokkogenen Sykosen und zur Behandlung derselben mit intracutanen Injektionen von Autovaccin. Russk. Vestn. Dermat. 8, 383 (1930). Ref. Zbl. Hautkrkh. **35**, 393. — METSCHERSKI: Einseitige Sycosis barbae. Vener.-dermat. Ges. Moskau, 22. Jan. 1899. Mh. Dermat. **28**, 252. — MEYER, JEAN: Deux cas de sycosis traités par la vaccinothérapie intradermique. Bull. Soc. franç. Dermat. **1925**, 195. — MEYER, P. S.: Der derzeitige Stand der Röntgenbehandlung in der Dermatologie. Zbl. Hautkrkh. **17**, 1 (1925). — MICHELSON, H. E.: Sycosis vulgaris. Arch. of Dermat. **25**, 1133 (1932). Ref. Zbl. Hautkrkh. **42**, 721. — MOLDENHAUER: Mschr. Ohrenheilk. **1885**. Zit. nach SEIFERT. — MONCORPS: Dermatitis papillaris barbae. Münch. dermat. Ges., 29. Jan. 1931 u. 21. Mai 1931. Zbl. Hautkrkh. **38**, 577; **39**, 266. — MONTGOMERY: Sycosis vulgaris. Chicago dermat. Soc. 1905. J. cutan. Dis. **1905**, 183. Zit. nach SABOURAUD. — MORINI, L.: Il vaccino antipiogeno polivalente Bruschettini nella pratica dermatologica. Gazz. internaz. med.-chir. **1925**, 39. Ref. Zbl. Hautkrkh. **17**, 293. — MÜLLER, E. F.: Zur Behandlung chronischer Staphylokokkenerkrankungen der Haut. Dermat. Wschr. **67**, 600 (1918).

NAEGELI, O. u. M. JESSNER: Über die Verwendung von Mesothorium und von Thorium X in der Dermatologie. Ther. Mh. **1913**, 765. — NAKANO: Staphylococcus citreus als Erreger der Sycosis vulgaris. Jap. J. of Dermat. **1910**, 804. Zit. nach SABOURAUD. — NEUMANN: (a) Dermatitis papillaris capillitii mit Sykosis vulgaris der Oberlippe und chronischem Erysipel. Wien. dermat. Ges., 19. Mai 1897. Arch. f. Dermat. **40**, 348. (b) Sycosis und Acne. Wien. dermat. Ges., 21. Febr. 1900. Arch. f. Dermat. **53**, 102 (1900). — NOBL, G.: Röntgenatrophie der gesamten Gesichtshaut nach 50 Bestrahlungen wegen schwerer Sykosis. Wien. dermat. Ges., 10. Febr. 1904. Arch. f. Dermat. **70**, 138. — NOURNEY: Über Eigenblutbehandlung. Münch. med. Wschr. **1921**, 1521.

O'DONOVAN, W. J.: Case of chronic septic granulom of face. Proc. roy. Soc. Med. **17**, 79 (1924). Ref. Zbl. Hautkrkh. **14**, 454. — ODSTRČIL, J.: Über die Behandlung der Sykosis barbae coccogenes, Furunculosis und Acne vulgaris mit Opsonogen. Wien. med. Wschr. **1912**, Nr 14. — Oppenheimer: Klinische Erfahrungen mit Diadin. Med. Klin. **1922**, 501. — Ormsby: Sycosis vulgaris with scarring. Chicago dermat. Soc., Mai-Dez. 1910. J. cutan. Dis. **1912**, 108. Zit. nach Sabouraud. — Orsi: La vaccinoterapie nelle infezioni suppurative a decorso cronico. Rass. internaz. Clin. **2**, 86 (1921). Ref. Zbl. Hautkrkh. **5**, 143. — Ostrowski: Sycosis coccogenes. Lemberg. Dermat. Ges., 28. Mai 1930. Zbl. Hautkrkh. **36**, 274.

Parounagian: Impetigo Bockhart oder Sykosis. Arch. of Dermat. **9**, 788 (1924). Ref. Zbl. Hautkrkh. **14**, 455. — Peck, S. M.: Sycosis vulgaris in a syphilitic patient receiving treatment with brillant green. Arch. of Dermat. **26**, 541 (1932). Ref. Zbl. Hautkrkh. **43**, 658. Pfahler: Sycosis vulgaris treated with X-rays. Philad. dermat. Soc., 9. Okt. 1911. J. cutan. Dis. **1912**, 493. Zit. nach Sabouraud. — Pfahler and Klauder: 3 cases of sycosis vulgaris. Arch. of Dermat. **11**, 561 u. 565 (1925). — Popper, M.: Regulative Reiztherapie der Staphylokokkenerkrankungen und der Gonorrhöe. Klin. Wschr. **1925**, 1063. — Pospelow: Disk. zu Metscherski: Einseitige Sykosis barbae. Moskau. vener.-dermat. Ges., 22. Jan. 1899. Mh. Dermat. **28**, 252. — Pusey, A.: Acne and sycosis treated by exposures to Roentgen rays. J. cutan. Dis. **1902**, 204. Zit. nach Sabouraud.

Renaud-Badet: Traitement du sycosis de la face par les autovaccins. Paris méd. **11**, 157 (1921). Ref. Zbl. Hautkrkh. **1**, 196. — Reschetillo: Sycosis barbae. Moskau. vener.-dermat. Ges., 1. Dez. 1906. Ref. Mh. Dermat. **44**, 73. — Rhee, van: Sycosis vulgaris; radiodermatitis; seborrheic dermatitis. Arch. of Dermat. **21**, 712 (1930). Ref. Zbl. Hautkrkh. **35**, 506. — Rinehart: Treatment of epithelial skin cancers and sycosis non parasitaria with the X-rays. Philad. med. J., 1. Febr. **1902**. Zit. nach Sabouraud. — Ritter, H.: Disk. zu Krantz: Sycosis simplex. 15. Kongr. dtsch. dermat. Ges. Bonn 1929. Arch. f. Dermat. **155**, 343 (1930). — Rivalier, E.: Recherches expérimentales sur l'infection et l'immunisation par la voie cutanée. Paris 1924. Zit. bei Sabouraud (f) und Jean Meyer. — Robinson: A case of tertiary syphilis with sycosis. J. cutan. Dis. **1901**, 577. Zit. nach Sabouraud. — Rosen: Disk. zu Peck: Brillantgrün bei Sykosis vulgaris. Arch. of Dermat. **26**, 541 (1932). — Rosenthal, F.: Trichophytie und Sycosis non parasitaria. Berl. dermat. Ges., 14. Mai 1929. Zbl. Hautkrkh. **31**, 281 (1929). — Rosenthal, O.: Beitrag zur Ätiologie und zur Behandlung der Sykosis vulgaris. Dtsch. med. Wschr. **1889**, 459. — Rost, G. A.: Hautkrankheiten. Berlin: Julius Springer 1926. — Rosti, E.: La radiodepilazione nella cura delle tigne del capillitio e nelle sicosi tricofitiche e piogeniche della barba. Osp. magg. **13**, 172 (1925). Ref. Zbl. Hautkrkh. **18**, 583. — Ruete: Über Staphylo-Yatren. Münch. med. Wschr. **1922**, 1002. — Ruiz, Z.: Radiotherapeutische Behandlung der Follicutitis des Kinn- und Schnurbartes. Actas dermo-sifiliogr. **19**, 138 (1927).

Sabouraud, R.: (a) Folliculites. La pratique dermatologique, Tom. 2, p. 651. Paris: Masson & Cie. 1901. (b) Disk. zu J. Meyer: Vaccinothérapie intradermique. Bull. Soc. franç. Dermat. **1925**, 197. (c) Étude iconographique de la pustule staphylococcique et des lésions dérivées d'elle. 3. Les infections folliculaires chroniques du staphylocoque (les sycosis). Ann. de Dermat. **7**, 1 (1926). (d) Étude iconographique de la pustule staphylococcique et des lésions dérivées d'elle. Les sycosis nodulaires (plasmomes). 4. Mém. Ann. de Dermat. **7**, 129 (1926). (e) Étude iconographique de la pustule staphylococcique et des lésions dérivées d'elle. Les sycosis. 5. Mém. Ann. de Dermat. **7**, 403 (1926). (f) Pyodermites et eczémas. Paris 1928. — Sabouraud, R. et H. Noiré: Recherches sur la vaccinothérapie de Wright en ce qui concerne les staphylococoques et le microbacille seborrhéique. Ann. de Dermat. **1913**, 252. — Samberger, F.: Folliculitis (Sycosis) scleroticans. Arch. f. Dermat. **83**, 163 (1907). — Schäffer, J.: Die Therapie der Haut- und venerischen Krankheiten, 5. Aufl. Berlin-Wien 1921. 7. Aufl. (bearb. von Zieler u. Siebert). Berlin-Wien 1929. — Schamberg, J. F.: (a) A case of sycosis vulgaris of the upper lip. Philad. dermat. Soc., 20. Nov. 1906. Zit. nach Sabouraud. (b) A case of sycosis cured by vaccine method. Amer. dermat. Assoc. Philad. **1909**, 275. Zit. nach Sabouraud. — Schedler: Behandlung der Trichophytie und Furunkulose mit Terpentinöl nach Klingmüller auf der Fachstation eines Kriegslazaretts. Münch. med. Wschr. **1918**, 1432. — Scheer: Lupoid sycosis. Arch. of Dermat. **20**, 730 (1929). (b) Disk. zu Peck: Brillantgrün bei Sycosis vulgaris. Arch. of Dermat. **26**, 541 (1932). — Scherber, S.: Zur Röntgenbehandlung der Sycosis simplex. Dermat. Z. **12**, 435 (1905). — Schiff u. Freund: Sycosis, behandelt mit Röntgenstrahlen. Wien. dermat. Ges., 7. Febr. 1900. Arch. f. Dermat. **52**, 402 (1900). — Schindler, K.: Die Behandlung von Dermatosen mit Quarzlichtbestrahlungen. Dtsch. med. Wschr. **1920**, Nr 5. — Schmiegelo: Behandlung der Sykosis vulgaris nasi. Hosp.tid. (dän.) **1889**. Zit. nach Seifert. — Schnelle, G.: Zur Röntgenbehandlung der Sycosis non parasitaria. Diss. Leipzig 1921. — Scholtz, W.: Diagnose, Differentialdiagnose und Behandlung der Haut- und Geschlechtskrankheiten. Leipzig 1930. — Schreiner, K.: Zur Proteinkörpertherapie unter besonderer Berücksichtigung der Syphilis. Wien. klin. Wschr. **1920**, 748. — Schwartz, H. J., W. J. Highman and H. L. Malniken: The sugar content of the blood in various diseases of the skin. J. cutan genito-urin. Dis. **34**, 159 (1916). Ref. Arch.

f. Dermat. **125**, 803. — SEIFERT, O.: Chirurgie der äußeren Nase. Handbuch der speziellen Chirurgie des Ohres und der oberen Luftwege, herausgeg. von KATZ, PREYSING u. BLUMENFELD, Bd. 3, S. 4. Würzburg 1913. — SELLEI: (a) Die aktive Immunisierung bei Acne, Furunkulose und Sykosis. Wien. klin. Wschr. **1909**, Nr 43. (b) Die Vaccinebehandlung der Sykosis. Gyógyászat (ung.) **1910**, Nr 12. Ref. Mh. Dermat. **52**, 332. (c) Die Sycosis seborrhoica chronica. Dermat. Wschr. **1930 II**, 1438, Börgyógy. Szemle (ung.) **8**, 145 (1930). Ref. Zbl. Hautkrkh. **36**, 443. (d) Über die Sycosis seborrhoica chronica. Arch. f. Dermat. **165**, 357 (1932). — SELLEI u. FENYÖ: Die Anwendung der Iontophorese in der Dermatologie. Med. Klin. **1924**, 1078. — SENIN, A. S.: Die Behandlung der Sycosis mit Brillantgrün. Dermat. Wschr. **1931 II**, 1729. — SHAFFER: Disk. zu VAN RHEE: Sykosis vulgaris. Arch. of Dermat. **21**, 712 (1930). Ref. Zbl. Hautkrkh. **35**, 506. — SHOEMAKER: Immunisation of cases of furunculosis acne and sycosis. Proc. pathol. Soc. Philad., April/Mai **1908**, 128. Zit. nach SABOURAUD. — SLETOW, N. W.: Wasserbehandlung bei der Sykosis. Med. Obozr. Nižn. Povolzja (russ.) **1895**, 997. Ref. Arch. f. Dermat. **33**, 214. — SOMERS: Behandlung der Sykosis vulgaris nasi. Med. Tim. **1897**. Zit. bei SEIFERT. — SOURDEAU: L'ionisation en dermatologie. Thèse de Paris **1908**. Zit. bei GAUDUCHEAU. — SPIEGLER: Sycosis mit Röntgenstrahlen behandelt. Wien. dermat. Ges., 14. Nov. 1900. Arch. f. Dermat. **56**, 131 (1901). — SPILLMANN et ZUBER: La vaccinothérapie dans le traitement des pyodermites staphylococciques. Prov. méd., 21. März **1914**, 125. Zit. nach SABOURAUD. — SREBNY: Zur Ätiologie und Therapie der Sykosis der Oberlippe. Ther. Mh. **1907**, H. 4. Ref. Arch. f. Dermat. **47**, 456. — STEIN, L.: Die vaccinöse Therapie der von Staphylokokken verursachten Hautkrankheiten. Orv. Ujsag (ung.) **1913**, Nr 52. Ref. Dermat. Wschr. **59**, 828. — STOKES: Sycosis vulgaris resistent to therapy. Arch. of Dermat. **20**, 244 (1929). Ref. Zbl. Hautkrkh. **32**, 459. — STRASSMANN, K.: Klinische, bakteriologische und mikroskopische Befunde bei der Verwendung des Radiumbromids in der Therapie der Hautkrankheiten. Arch. f. Dermat. **71**, 419 (1904). — STRUBELL, A.: Über Staphar (Mast-Staphylokokken-Einheitsvaccine). Dtsch. med. Wschr. **1919**, 1042. — STÜMPKE, G.: (a) Aussprache über die unspezifische Reiztherapie der Haut- und Geschlechtskrankheiten. 12. Kongr. dtsch. dermat. Ges. Hamburg 1921. Arch. f. Dermat. **138**, 201 (1922). (b) Über Sycosis coccogenes. Klin. Wschr. **1925**, 704. — SULZBERGER: Disk. zu PECK: Gentianaviolett bei Sykosis vulgaris. Arch. of Dermat. **26**, 541 (1932). Ref. Zbl. Hautkrkh. **43**, 658. — SUTIJEEFF, G. O.: Ein Versuch von Lactotherapie bei Hautkrankheiten. Moskau. med. J. **1921**, 28. Ref. Zbl. Hautkrkh. **7**, 88 (1922).

TAKIGAWA, K.: Über Sycosis lupoides Brocq. Acta dermat. (Kioto) **17**, 245 (1931). Ref. Zbl. Hautkrkh. **39**, 69. — TANIMURA, CH.: Über Sycosis lupoide Brocq (Ulerythema sycosiforme Unna). Jap. J. of Dermat. **22**, 72 (1922). Ref. Zbl. Hautkrkh. **8**, 340. — THIELE, W. A.: Über die Behandlung der Sykosis. Wratsch. (russ.) **1895**, 590, 617. Ref. Arch. f. Dermat. **37**, 309. — THIM, J. A.: Über die Therapie der Folliculitis barbae. Dermat. Wschr. **74**, 60 (1922). — THJÖTTA: Sycosis barbae. Norweg. dermat. Ges., 30. Okt. 1930. Zbl. Hautkrkh. **41**, 308. — THOMSON: Disk. zu LYONS: Röntgenther. der Sykosis simplex. Amer. J. Electrother. a. Radiol. **43**, 183 (1925). — THRONE: Sycosis vulgaris, cured with intradermal vaccine injections. Arch. of Dermat. **14**, 207 (1926). Ref. Zbl. Hautkrkh. **22**, 515. — THRONE, BINFORD and C. M. MYERS: Sycosis (Behandlung der Sycosis faciei). Long Island med. J. **20**, 276, 288 (1926). Ref. Zbl. Hautkrkh. **24**, 800. — TÖRÖK, L.: Behandlung von Hautleiden mit Staphylo-Yatren. Börgyógy. Szemle (ung.) **1925**, 93. Ref. Zbl. Hautkrkh. **17**, 644. — TÖRÖK, L. u. SCHEIN: Radium bei Sykosis vulgaris usw. Pest. med. Presse 1902. Zit. nach STRASSMANN. — TOMMASOLI, P.: Über bacillogene Sycosis. Mh. Dermat. **8**, 483 (1889). — TOUTON: Ätiologie und Pathologie der Acne. 6. Kongr. dtsch. dermat. Ges. Straßburg, **1898**, 7 f. — TULIPAN: Disk. zu PECK: Brillantgrün bei Sycosis vulgaris. Arch. of Dermat. **26**, 541 (1932). Ref. Zbl. Hautkrkh. **43**, 658.

UNNA, P. G.: (a) Die Histopathologie der Hautkrankheiten, S. 368 (Sycosis staphylogenes), S. 1100 (Ulerythema sycosiforme). Berlin: August Hirschwald 1894. (b) Sycosis subnasalis und Ausschnupfen. Mh. Dermat. **26**, 618 (1898).

VIGNOLO-LUTATI: Sykosis urica. Riforma med. **1917**, No 25. Ref. Dermat. Wschr. **68**, 79. — VOSS, H.: Über Odyx 0,05, ein neues Teerpräparat gegen Hauterkrankungen. Dermat. Wschr. **73**, 1078 (1921).

WALTHER: Ulerythema sycosiforme. Frankf. dermat. Ver.igg, 16. Juli 1931. Zbl. Hautkrkh. **40**, 294. — WALZER: Disk. zu LAPOWSKI: Sycosis plus roentgen-ray therapy. Arch. of Dermat. **10**, 99 (1924). — WEIDMAN: (a) Sycosis barbae. Arch. of Dermat. **8**, 446 (1923). (b) Disk. zu STOKE: Behandlung der Sycosis vulgaris. Arch. of Dermat. **20**, 244 (1929). Ref. Zbl. Hautkrkh. **32**, 459. — WEISE, E. C.: Staphylococcus toxin in the treatment of furunculosis. J. amer. med. Assoc. **95**, 324 (1930). Ref. Zbl. Hautkrkh. **36**, 623. — WENTGENS, M.: Über die WRIGHTsche Vaccinetherapie mit besonderer Berücksichtigung der spezifischen Behandlung der Staphylomykosen der Haut. Diss. Würzburg 1910. — WEPPEROWNA, Z.: Autoserotherapie bei bakteriellen Erkrankungen. Przegl. dermat. (poln.) **18**, 84 (1923). — WERNER, A.: Die Opsoninbehandlung der Staphylococcusinfektion der

Haut. Pest. med.-chir. Presse **1912**, 11—14. Ref. Dermat. Wschr. **56**, 650. — WETTERER, J.: Meine Behandlung der Trichophytie und Sykosis barbae. Dermat. Wschr. **70**, 87 (1920); Dermat. Zbl. **23**, 49 (1920); Dtsch. med. Wschr. **1920**, Nr 6. — WIESE, B.: Acne conglobata und Folliculitis barbae. Nordwestdtsch. dermat. Ver.igg Kiel, 18. April 1926. Ref. Zbl. Hautkrkh. **20**, 21. — WINFIELD: Case of sycosis. J. cutan. Dis. **1907**, 116. Zit. nach SABOURAUD. — WIRZ, FR.: (a) Therapeutische Versuche mittels percutaner Elektrolyse. Dermat. Wschr. **74**, 321 (1922). (b) Die Heilung der Sycosis staphylogenes auf iontophoretischem Wege. Dermat. Wschr. **76**, 3 (1923). (c) Über Iontophorese. Dtsch. med. Wschr. **1925**, 311. — WISE: Sycosis vulgaris and radiodermatitis. Arch. of Dermat. **18**, 769 (1928). Ref. Zbl. Hautkrkh. **30**, 745. — WOLF: Disk. zu LAPOWSKI: Sycosis plus roentgen-ray therapy. Arch. of Dermat. **10**, 99 (1924). — WRIGHT: (a) Eczema and sycosis; Bac. proteus infection. Arch. of Dermat. **18**, 952 (1928). (b) Disk. zu STOKE: Behandlung der Sycosis vulgaris. Arch. of Dermat. **20**, 244 (1929). — WRIGHT, A. E.: Über die Behandlung der Acne, Furunkulose und Sykosis mit Inokulationen von Staphylokokkenvaccine. Brit. med. J., Mai **1904**. Ref. Mh. Dermat. **40**, 149. — WRIGHT, E. F.: Ein Fall von Sycosis, wahrscheinlich hervorgerufen durch Gonokokken. J. amer. med. Assoc. **52**, 1996 (1909). Ref. Arch. f. Dermat. **98**, 410 (1909).

ZARNIKO: Die Krankheiten der Nase, 4. Aufl. Berlin 1910. Zit. nach SEIFERT. — ZECKENDORF, L.: Zur Therapie der Sycosis. Klin.-ther. Wschr. **1902**, Nr 20. Ref. Mh. Dermat. **35**, 462. — ZEISSL, M. v.: Die Behandlung der Acne vulgaris, der Sykosis und Folliculitis. Wien. med. Presse **1906**, 249. — ZUMBUSCH, L. v.: Notiz über Krätze und Bartflechte. Münch. med. Wschr. **1918**, 675. — ZWEIG: Die Behandlung der Furunkulose und der Sycosis coccogenes mit dem Staphylokokkenvaccin Opsonogen. Dtsch. med. Wschr. **1913**, 204.

Schweißdrüsenpyodermien.

(Staphylodermia periporalis, Staphylodermia sudoripara suppurativa multiplex, Staphylodermia sudoripara suppurativa [axillaris].)

Von

PAUL TACHAU-Braunschweig.

Mit 18 Abbildungen.

Geschichte. Die erste Differenzierung der Schweißdrüsenabscesse von den ihnen ähnlichen Pyodermien, speziell von den Furunkeln, verdanken wir VELPEAU (1829: Abcès-tubereux de l'aisselle) und VERNEUIL (1854: Hidrosadénites). VELPEAU erkannte, daß in der Achselhöhle, am Anus und in der Mamillarregion eine besondere Art von Abscessen vorkommt, die er treffend beschrieb, während VERNEUIL sie zum ersten Male zu den Schweißdrüsen in Beziehung brachte. VERNEUIL wurde durch einen Aufsatz von ROBIN (1849) hierzu angeregt, in dem das eigenartige dichte, zusammenhängende Lager voluminöser Schweißdrüsen in der Achselhöhle beschrieben wurde. In dem Streben, die neugewonnene Erkenntnis zu erweitern und zu vertiefen, kam VERNEUIL später zu der Annahme, daß die Schweißdrüsenabscesse nicht nur an diesen Orten, sondern überall dort vorkommen können, wo Schweißdrüsen zu finden sind, also am ganzen Körper. Es ist möglich, daß VERNEUIL bei dieser Verallgemeinerung das Krankheitsbild der multiplen Schweißdrüsenabscesse im Säuglingsalter vor Augen gehabt hat, doch hat er dies nicht mit der ihm sonst zu Gebote stehenden Präzision dargestellt. Jedenfalls finden sich in seinen Arbeiten kurze Andeutungen, die sich eventuell in diesem Sinne auffassen lassen.

Die rein klinischen Beobachtungen VERNEUILs fanden in den folgenden Jahrzehnten nur vereinzelt Anerkennung. Obwohl M. KOCHMANN (1873) auf sie zurückgreift und einen „Schweißdrüsenfurunkel" vom „Talgdrüsenfurunkel" unterscheidet, wurden im allgemeinen die eitrigen Prozesse an den Schweißdrüsen nicht von denen der tiefen, mit Nekrose einhergehenden Entzündungen der Follikel (die wir heute allein als Furunkel bezeichnen) unterschieden. Die klinischen Unterscheidungsmerkmale waren zwar schon gut herausgearbeitet, doch fehlte vorläufig der histologische Nachweis, daß die Schweißdrüsen wirklich der Ausgangspunkt der Erkrankung seien.

Mit dem Ausbau der bakteriologischen Untersuchungsmethodik schien sich die Sachlage zu komplizieren: In dem Eiter der Schweißdrüsenabscesse fanden sich nämlich Staphylokokken, die als Erreger des Furunkels bereits bekannt waren (VERNEUIL und CLADO, BAGINSKI, ESCHERICH, LONGARD). Die Übereinstimmung der beiden Prozesse in ätiologischer Hinsicht schien die grundlegenden klinischen Unterschiede wieder ganz in Vergessenheit geraten zu lassen.

Erst durch den Ausbau der Kinderheilkunde wurde der Anschluß an VERNEUIL wiedergewonnen. Die *multiplen Abscesse der Säuglinge* waren weder von VERNEUIL noch von M. KOCHMANN zum Gegenstand ihrer Untersuchungen gemacht worden. Andere Autoren hatten ihre Eigenart zwar längst erkannt (ALIBERT, BEDNAR, BILLARD, BOHN), aber erst ESCHERICH (1886) und sein Schüler LONGARD (1887) kamen zu der Erkenntnis, daß es sich um Pyodermien handle, die von den Schweißdrüsen ihren Ausgang nehmen. Sie wiesen gleichzeitig nach, daß Staphylokokken als Erreger angesehen werden müssen, und widerlegten die Hypothese von der hämatogenen Entwicklung der Abscesse durch histologische Studien und Kulturversuche.

Mit dem feineren Ausbau der histologischen Technik wurden diese Untersuchungen in den folgenden Jahren einer genaueren Nachprüfung unterzogen. Dabei ergaben sich Zweifel, die der weiteren Entwicklung wenig förderlich waren. UNNA (1894) und TÖRÖK (1902) fanden in ihren histologischen Präparaten (von Erwachsenen) die Schweißdrüsen innerhalb der erweichten Herde intakt, und UNNA ging auf Grund seiner Befunde so weit, eine Immunität der Schweißdrüsen gegen jede Kokkeninfektion von innen und von außen anzunehmen.

So blieb der ganze Fragenkomplex in der Schwebe, bis die kulturellen und histologischen Untersuchungen LEWANDOWSKYS (1906) der Unsicherheit ein Ende machten. Ihre Ergebnisse schufen Klarheit darüber, daß im Säuglingsalter die Schweißdrüsen und ihre Ausführungsgänge Sitz der Erkrankung sind, und daß in den typischen Fällen die Infektion von außen her erfolgt. Außerdem lenkte LEWANDOWSKY die Aufmerksamkeit zum ersten Male auf die bis dahin kaum beachteten Pusteln der Schweißdrüsenausführungsgänge, die er „Periporitis" nannte.

Für die Schweißdrüsenabscesse der Erwachsenen führten TALKE (1907) und LEWANDOWSKYS Schüler FEHRMANN (1919) den Nachweis, daß hier entsprechende Verhältnisse obwalten, so daß also die Auffassung VERNEUILS von den akuten Hidradenitiden wieder in ihre Rechte eingesetzt worden ist. Gewisse Unklarheiten blieben lediglich über den Infektionsmodus bestehen. Darüber wird weiter unten eingehend gesprochen werden.

Die Benennung der Schweißdrüsenabscesse, speziell der des Säuglingsalters, wird immer noch nicht einheitlich gehandhabt. Wenn jetzt von „Säuglingsfurunkulose" gesprochen wird, so ist das historisch wohl verständlich, doch entspricht es nicht mehr dem heutigen Stande der Forschung. Als Furunkel bezeichnen wir doch nur eine Staphylodermie, die durch epidermocutane Eiterung im Follikelapparat mit zentraler Nekrose charakterisiert ist, und die sich von den Staphylodermien der Schweißdrüsen klinisch in leicht erkennbarer Weise unterscheidet (Differentialdiagnose S. 267, 371, 384).

Folgt man dem Vorschlage J. JADASSOHNS, bei der Nomenklatur die Ätiologie im Substantiv, alle übrigen Charakteristica in Beiworten zum Ausdruck zu bringen, so muß man, wie dies in den Überschriften geschieht, von Staphylodermia periporalis und Staphylodermia sudoripara sprechen im Gegensatz zur Staphylodermia follicularis superficialis und Staphylodermia follicularis profunda (necrotica).

Die Unterschiede, welche in der Lokalisation und im Verlauf der Schweißdrüsenpyodermien im Säuglingsalter und im späteren Leben bestehen, hängen gewiß auch mit *anatomischen Verhältnissen* zusammen. Dazu möchte ich hier nur kurz folgendes bemerken: Schon lange war bekannt, daß diejenigen Schweißdrüsen, die bei den Erwachsenen von eitrigen Infektionen heimgesucht werden, sich von den übrigen Schweißdrüsen durch ihre Größe und die tiefere Lage ihrer Knäuel unterscheiden. Aber erst die Arbeiten von SCHIEFFERDECKER haben ergeben, daß es sich da um ganz verschiedene Arten von Schweißdrüsen handelt, die sich nicht nur morphologisch, sondern auch funktionell voneinander unterscheiden.

Beim Menschen wird die Hauptmasse der Schweißdrüsen von den kleinen **ekkrinen Schweißdrüsen** gebildet, die mit ihrem engen, vielfach gewundenen Ausführungsgängen unmittelbar auf die Hautoberfläche münden, nicht mit den Haarbälgen in Verbindung stehen und einen dünnflüssigen Schweiß absondern. Sie sind in großer Menge an der ganzen Hautoberfläche zu finden.

Die zweite Art, die **apokrinen Schweißdrüsen**, sind beim Menschen in beschränkter Zahl in bestimmten Hautregionen lokalisiert: in der Achselhöhle, an den Brustwarzenhöfen, am Mons pubis, am Scrotum und am Anus. Sie sind größer und liegen tiefer im subcutanen Fettgewebe als die ekkrinen Drüsen und haben einen ebenfalls gewundenen, aber wesentlich weiteren Ausführungsgang. Dieser mündet im Gegensatz zu dem Ausführungsgang der ekkrinen Drüsen nicht frei auf der Hautoberfläche, sondern in einem Haarbalg. Der Schweiß der apokrinen Drüsen enthält Zellbestandteile.

Während sich die ekkrinen Drüsen beim Neugeborenen schon fertig entwickelt vorfinden, erfolgt die Ausbildung der apokrinen Drüsen erst während der Pubertät (bei der Frau vom 9. Lebensjahre an, beim Mann später). In der Achselhöhle bilden die apokrinen Drüsen ein zusammenhängendes Lager, das tiefer liegt als die ekkrinen Drüsen und bei der Frau stärker entwickelt ist als beim Mann (bis zu $3^1/_2$ mm dick). In der Mamillarregion gleichen die apokrinen Drüsen mehr der Brustdrüse. Am Mons pubis bilden sie, ebenso wie in der Achselhöhle, ein zusammenhängendes Polster, das aber viel weniger dicht ist. Den Anus umgeben sie als breiter Ring (SPRINZ).

Wir werden auf die Unterschiede zwischen den beiden Arten der Schweißdrüsen mehrfach zurückkommen. Sie sind für die Pathogenese der Schweißdrüsenpyodermien von außerordentlicher Bedeutung. Es zeigt sich nämlich, daß *im Säuglingsalter die ekkrinen Schweißdrüsen erkranken,* während diese *nach Ablauf des Säuglingsalters* außergewöhnlich selten infiziert werden, und die Follikel nun hinsichtlich der Infektionsbereitschaft gewissermaßen ihren Platz einnehmen. Neben der oberflächlichen Folliculitis und dem Furunkel finden wir auch *Pyodermien der apokrinen Schweißdrüsen* — wenn sie ihre mehr oder weniger volle Reife erhalten haben — nicht selten.

Für die nachfolgende Darstellung ergibt sich hieraus die Notwendigkeit einer getrennten Besprechung:

1. *der multiplen Schweißdrüsenpyodermien im Säuglingsalter* und
2. *der Schweißdrüsenabscesse der älteren Kinder und der Erwachsenen.*

Multiple Schweißdrüsenpyodermien der Säuglinge[1].

(Staphylodermia periporalis = Periporitis staphylogenes. Staphylodermia sudoripara suppurativa multiplex = Abscessus glandularum sudoripararum multiplex = Hidrosadenitis multiplex = multiple Schweißdrüsenabscesse der Säuglinge.)

Klinik. In dem Gesamtbilde der schweren multiplen Schweißdrüsenpyodermien der Säuglinge können wir zwei Teilerscheinungen unterscheiden:

1. Die auffallendsten Erscheinungen sind die **multiplen Schweißdrüsenabscesse.** Sie bilden auf der Höhe ihrer Entwicklung cutan-subcutane, gut begrenzte, runde oder ovale, im ganzen Umfange fluktuierende, bis halbkugelig das Hautniveau überragende, haselnuß- bis pflaumengroße Knoten[2]. Diese sind meist gegen die Umgebung nicht verschieblich und sind auch mit der Haut verwachsen, die hellrot bis livid verfärbt und verdünnt ist. Im Gegensatz zum Furunkel sind die Reaktionserscheinungen der Umgebung stets gering, so daß der Prozeß einen relativ torpiden Eindruck macht (und daher auch gelegentlich unzweckmäßigerweise als „kalter Absceß" bezeichnet wird). Bei spontaner Perforation, Stichincision oder Punktion wird eine große Menge gelben, rahmigen Eiters entleert, dem oft Blut, niemals aber nekrotisches Gewebe beigemengt ist.

---

[1] cf. die kurze Darstellung bei LEINER, dieses Handbuch Bd. 14/2, S. 539.

[2] Auffallenderweise beschreibt DARIER in seinem ausgezeichneten Grundriß als „*Abcès miliaires des jeunes enfants*" nur die Abscesse bis zur Größe einer Erbse, ohne die größeren zu erwähnen.

Diese Abscesse bedecken oft massenhaft den ganzen Körper. Als Unikum sei ein Fall von OCHSENIUS erwähnt, bei dem im Laufe von wenigen Wochen 1500 Abscesse beobachtet wurden. Daneben sind die verschiedensten Entwicklungsstadien anzutreffen: 1. Einmal kleine, derbe, cutane oder subcutane,

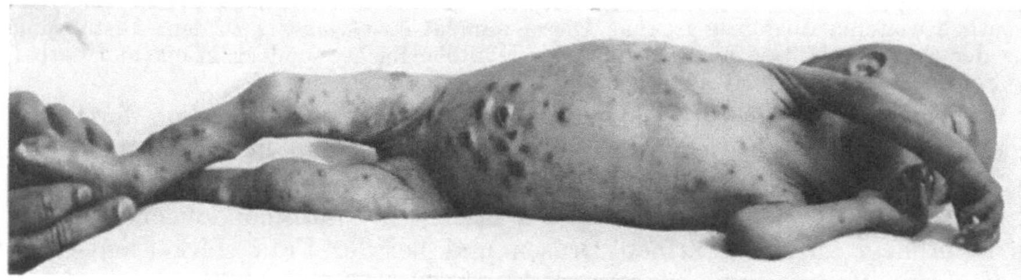

Abb. 1. Multiple Schweißdrüsenabscesse, 4 Monate. (Aus E. FEER, Diagnostik der Kinderkrankheiten, 4. Aufl.)

über der Unterlage gut verschiebliche Knötchen, die sich rasch vergrößern, dabei in toto erweichen, mit der Haut verwachsen und schließlich perforieren. Bei aufmerksamer Untersuchung kann man in diesem relativ frühen Stadium vielfach ein eingetrocknetes, oberflächliches Pustelchen entdecken, das der Ausgangspunkt des Abscesses war. Oft suchen wir jedoch vergeblich nach Spuren von vorausgegangenen oberflächlichen Pyodermien.

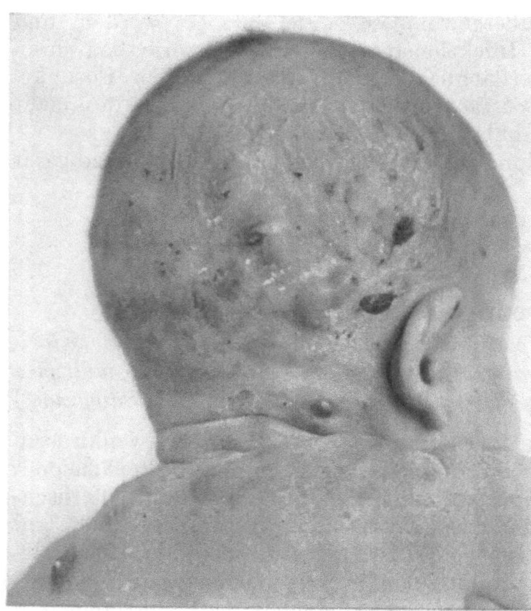

Abb. 2. Multiple Schweißdrüsenabscesse, 5 Monate. (Aus E. FEER, Diagnostik der Kinderkrankheiten, 4. Aufl.)

2. Weiter sehen wir aber, unregelmäßig zwischen jüngeren und älteren Abscessen verstreut, etwa stecknadelkopfgroße, ganz oberflächliche Pusteln mit dünner Decke und schmalem roten Hof. Diese Elemente, auf die die Untersuchungen von LEWANDOWSKY erst die Aufmerksamkeit gelenkt haben, sind die **Periporitiden.** Ihre Zahl schwankt in weiten Grenzen. Nach LEWANDOWSKY scheinen sie fast immer bedeutend zahlreicher zu sein als die Abscesse. Gelegentlich sind sie so reichlich vorhanden, daß sie am Bauch und am Rücken den Eindruck eines miliariaähnlichen Exanthems machen können. Sie sind nur von kurzem Bestande. Zerreißt die Decke, so entleert sich ein winziges Tröpfchen gelblichweißen Eiters. Selten dehnen sich die Pustelchen flächenhaft aus, bis zu etwa Linsengröße, häufiger schließen sich dagegen tiefere Prozesse, die Schweißdrüsenabscesse, an. Dann findet man noch einige Tage lang die Reste der eingetrockneten Pustel über dem sich schnell vergrößernden Absceß. Die Periporitis heilt jedoch nach Entleerung oder Eintrocknung des Eiters sehr

oft auch spontan ab. Dies dürfte wesentlich häufiger vorkommen als der Übergang in einen Schweißdrüsenabsceß.

Als *Prädilektionsstellen* der multiplen Abscesse und der Periporitiden sind Hinterkopf, Rücken und Gesäß zu bezeichnen. Von hier aus wird infektiöses Material nach anderen Hautbezirken verschleppt, und so entstehen immer neue Pusteln und Abscesse. So können sie in schweren Fällen, wie bereits gesagt, in massenhafter Aussaat den ganzen Körper bedecken[1].

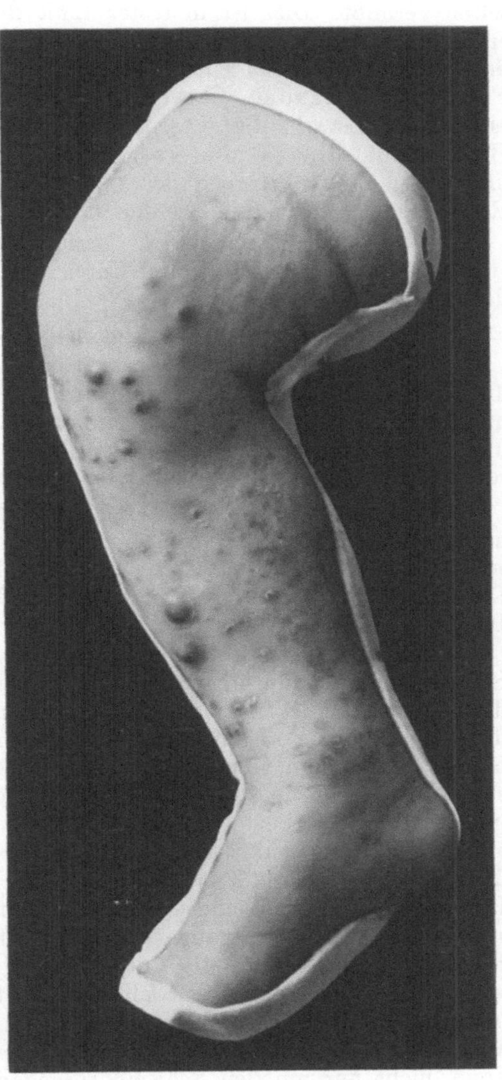

Abb. 3. Multiple Schweißdrüsenabscesse. (Aus der Univ.-Hautklinik Breslau).

Befallen werden Säuglinge in jedem Ernährungs- und Kräftezustand. Doch überwiegen entschieden dystrophische, durch Ernährungsstörungen (Mehlnährschaden, Dekomposition, Atrophie) und Infektionen geschwächte, mangelhaft gepflegte, unsauber gehaltene Säuglinge. Bei diesen wird auch besonders die schwere, universelle Aussaat beobachtet, während bei gut gedeihenden Säuglingen meist nur lokal begrenzte Pyodermien geringen Ausmaßes, am häufigsten am Hinterkopf, vorkommen. Hier sehen wir dann solitäre Abscesse oder ganz vereinzelte Periporitiden ohne tiefere Prozesse.

Weiter treffen wir die Schweißdrüsenpyodermien als sekundäre Elemente bei den verschiedensten juckenden Dermatosen an: bei Ekzemen, Urticaria, Scabies, Pediculosis usw., wo sich am häufigsten Periporitiden, seltener Abscesse einstellen. Gelegentlich entstehen die ersten Abscesse auch im Anschluß an Hautreizungen durch feuchte Nabel- und Brustumschläge (Maceration) und finden dann bei elenden Kindern günstige Bedingungen zur universellen Aussaat.

Die *Heilung* der einzelnen Schweißdrüsenpyodermie erfolgt schnell. Wie die Periporitis nach dem Platzen der Pusteldecke und der Entleerung des Eitertröpfchens rasch eintrocknet und höchstens vorübergehend eine seichte Erosion hinterläßt, die sich in wenigen Tagen ohne Narbenbildung überhäutet,

[1] In dem in Abb. 1 wiedergegebenen Fall Feers war (ausnahmsweise) überwiegend die Vorderseite des Körpers betroffen. Deswegen dachte Feer an die Möglichkeit einer hämatogenen Infektion, sieht aber (nach einer freundlichen persönlichen Mitteilung) diese Annahme selbst keineswegs als sicher an.

so fällt der Schweißdrüsenabsceß nach der Entleerung des (oft überraschend reichlichen) Eiters in sich zusammen und verheilt unter Narbenbildung in kurzer Zeit.

Komplikationen. Fieber ist nicht regelmäßig vorhanden, ja es wird nicht selten vermißt. Dies ist in erster Linie durch den Marasmus der Kinder zu erklären. FINKELSTEIN glaubt, daß außerdem der geringe Druck, unter dem der Eiter steht, dabei eine Rolle spielt. *Phlegmoneartige Prozesse* sind nach FINKELSTEIN, LANGER, LEINER, SCHLOSS, TRÉMOLLIÈRES, WECHSELMANN und MICHAELIS u. a. häufig, besonders am Rücken, Gesäß und namentlich am Hinterhaupt. Hier kommt es gelegentlich zu umfangreicher Unterminierung und Fistelbildung. Neben der *typischen Phlegmone* mit heißer Schwellung, Rötung und Eiterbildung werden beobachtet:

1. Unterhautzellgewebs- und Fasciennekrose, die ohne oder mit sehr geringer Schwellung verläuft und durch eine rapide um sich greifende Rötung der Haut charakterisiert ist.

2. Entzündliches Ödem der Kopfschwarte.

Es kann sich, von den Abscessen ausgehend, auch eine *Pyämie* einstellen, die septische Erscheinungen: Endokarditis, Arthritiden, Nephritis, Osteomyelitis und auch *Pyämide* zur Folge haben kann (s. FINKELSTEIN sowie WECHSELMANN und MICHAELIS). In solchen Fällen, aber auch ohne manifeste septische Erscheinungen, können Staphylokokken im Blut gefunden werden (s. z. B. CASTLE).

Pathologische Anatomie. Durch die Arbeiten von LEWANDOWSKY sind die histologischen Veränderungen in so vorzüglicher Weise geklärt worden, daß seinen Ausführungen nichts Neues hinzuzufügen ist. Auch die ausgezeichnete Darstellung von GANS z. B. bringt nur eine Bestätigung der LEWANDOWSKYschen Befunde.

1. Bei der **Periporitis** bilden sich um die mit Staphylokokken vollgestopften Schweißdrüsenausführungsgänge zunächst *intraepitheliale Pusteln,* deren Decke die Hornschicht, ist und deren Grund von mehreren Lagen intakter, nur durch die Druckwirkung abgeplatteter Retezellen gebildet wird. In diesem frühen Stadium sieht man vom Zentrum der Decke die intracorneale Schweißdrüsenspirale gleichsam in die Pustel hineinhängen. Nie werden dagegen Follikel im Zentrum der Pustel gefunden. Diese ist angefüllt mit Staphylokokken, am Boden liegen Leukocyten in dichten Massen. Geht der Prozeß auf die Cutis über, so behalten die Pusteln ihren Charakter vorläufig bei, nur werden die Retezellen allmählich eingeschmolzen. Unmittelbar neben der Einmündungsstelle des Ausführungsganges wird das Epithel zuerst durchbrochen. Die Eiterung setzt sich auf die Cutis fort. Um die tieferen intracutanen, meist von Kokken noch freien Schweißdrüsenausführungsgänge tritt stärkeres Ödem und Rundzelleninfiltration auf. Dann dehnen sich die Pusteln stärker seitlich aus, und der Übergang des Eiterungsprozesses auf die Cutis erfolgt in breiter Zone, nicht nur um den Schweißdrüsengang, der oft noch intakt ist.

2. Der **cutan-subcutane Schweißdrüsenabsceß** kann sich in verschiedenen Formen präsentieren. Oft ist eine *Pustel über dem bis an die Grenze der Subcutis reichenden Absceß* deutlich zu erkennen. An der Stelle, wo die Retezellen eingeschmolzen sind, kommunizieren Absceß und Pustel miteinander entweder durch eine schmale Verbindung, oder sie gehen breit ineinander über, aber eine Ausbuchtung gegen das Epithel an den seitlichen Rändern läßt auf die früher vorhandene Pustel schließen. Auch kann die über dem Absceß liegende Pustel bereits im Stadium der Verkrustung sein. Dann findet sich am Pustelboden eine neue Hornschicht, und der Pustelinhalt ist zwischen beiden Hornschichten eingetrocknet. LEWANDOWSKY beschreibt auch histologische Bilder,

bei denen ein tiefer Absceß durch die Kruste an die Oberfläche perforiert zu sein scheint.

Der cutan-subcutane Absceß kann aber auch von einem *Pseudoabsceß in dem cutanen Teil des Schweißdrüsenausführungsganges* seinen Ausgang nehmen. Dieser ist stark erweitert und angefüllt mit Leukocyten, zwischen denen sich einzeln oder in Haufen Staphylokokken finden. Das Epithel der Wand ist intakt, nur abgeplattet und mit einzelnen Wanderzellen durchsetzt. Wird die Wand durch die sich vergrößernde Eitermenge maximal

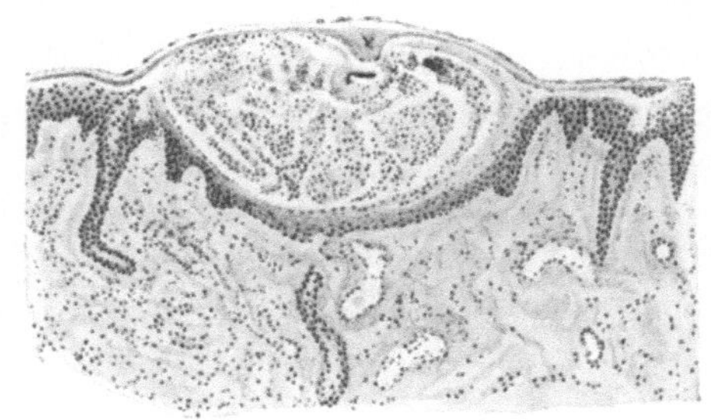

Abb. 5. Periporitis. Im Zentrum der intraepithelialen Pustel eine mit Kokken gefüllte Spirale des Schweißdrüsenausführungsganges. (Nach LEWANDOWSKY.)

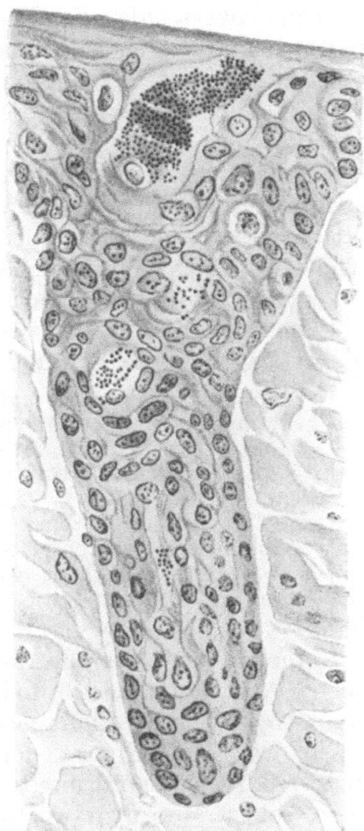

Abb. 4. Intakter Schweißdrüsenporus, mit Staphylokokken angefüllt. (Nach LEWANDOWSKY.)

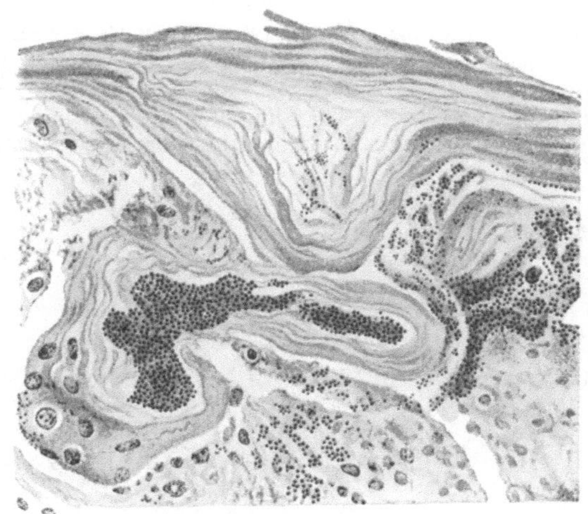

Abb. 6. Kokkengefüllter Schweißdrüsenausführungsgang aus Abb. 5 bei starker Vergrößerung (Immersion). (Nach LEWANDOWSKY.)

gedehnt, so wird sie eingeschmolzen. Der Eiter gelangt in die Cutis, und die Absceßbildung auf diesem Wege geht ihren Gang.

Bei *Abscessen, die nicht aus epidermidalen Pusteln hervorgegangen zu sein scheinen,* läßt sich der Schweißdrüsenausführungsgang als Ausgangspunkt der Absceßbildung vielfach ebenfalls erkennen. Diese Abscesse liegen zwischen Subcutis und Epithel. Wo sie das Epithel erreichen, sind die Retezapfen verstrichen und die untersten Lagen des Stratum Malpighi eingeschmolzen. An einer Stelle reicht der Absceß jedoch bis an die Hornschicht, und gerade dort findet sich ein mit Kokken gefüllter Schweißdrüsenausführungsgang. Bei manchen Abscessen fehlt jedoch der Zusammenhang mit der Oberfläche ganz. Bei diesen ist demnach die Entstehung von einer infizierten Schweißdrüse aus nicht nachzuweisen.

Im übrigen finden sich an der Haut und an ihren Anhangsgebilden in der Regel keine pathologischen Veränderungen. Besonders wichtig ist die Feststellung, daß die tieferen Gefäße sowie das Bindegewebe und die elastischen Fasern, soweit sie nicht eingeschmolzen sind, völlig unverändert bleiben (s. a. GANS).

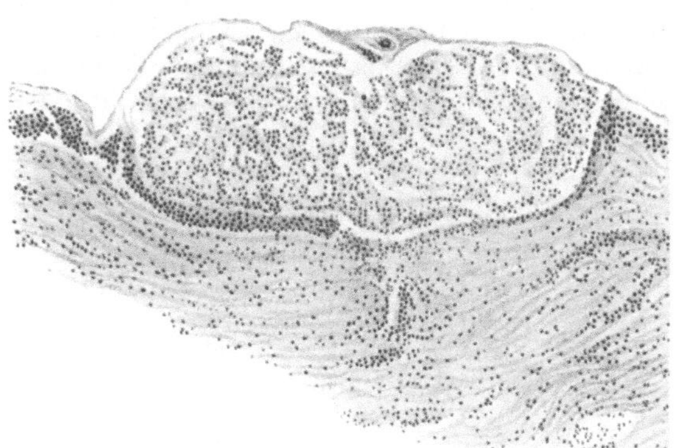

Abb. 7. Periporitis. Beginnende Einschmelzung des epithelialen Pustelbodens. (Nach LEWANDOWSKY.)

Ätiologie und Pathogenese. Die Untersuchungen von ESCHERICH und LONGARD hatten bereits bewiesen, daß *Staphylokokken* als die Erreger der multiplen Abscesse anzusehen sind. Während BAGINSKI noch kurz vorher die ätiologische Bedeutung der Kokken angezweifelt hatte, züchtete ESCHERICH in neun Fällen Staphylokokken, und LONGARD führte durch seine Tierexperimente den Nachweis, daß es sich tatsächlich um pyogene Staphylokokken und nicht um Saprophyten handelte. HALLOPEAU, LEWANDOWSKY u. a. bestätigten diese Befunde.

Als Erreger kommen nach unseren heutigen Kenntnissen Staphylococcus aureus und albus in Betracht. ESCHERICH fand z. B. in seinen Fällen 4mal Staphylococcus albus allein und 5mal Staphylococcus albus und aureus gemischt, LEWANDOWSKY dagegen stets Staphylococcus aureus in Reinkultur, ebenso wie RENAULT (in 50 Fällen) und HULOT (in 10 Fällen). WECHSELMANN und MICHAELIS berichten wiederum, meist Staphylococcus aureus gezüchtet zu haben, doch kam bei ihren Fällen auch Staphylococcus albus vor.

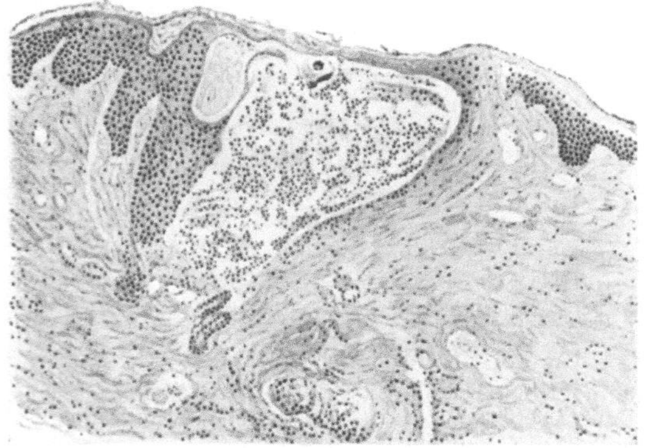

Abb. 8. Periporitis. Pustelboden fast ganz zerstört. An der Peripherie (links) intakter Follikel. (Nach LEWANDOWSKY.)

Entgegen den älteren Angaben von ESCHERICH und LONGARD, denen es nicht gelungen war, im Innern der Schweißdrüsenausführungsgänge selbst Mikroben anzutreffen, findet LEWANDOWSKY die Staphylokokken in den Schweißdrüsenausführungsgängen, und zwar besonders massenhaft im peripheren Teil, der in der Hornschicht verläuft. Die dichten Kokkenpfröpfe setzen sich vielfach bis in den tieferen, intraepithelialen Teil des Ausführungsganges fort. Sie nehmen an Dichtigkeit nach unten immer mehr ab, so daß sich in den oberen cutanen Teilen gelegentlich zwar noch reichlichere Kokkenhaufen, in den tieferen Abschnitten dagegen nur noch spärlich Häufchen oder einzelne Diplokokkenpaare finden. Im sezernierenden Drüsenknäuel werden die Staphylokokken stets oder doch fast immer vermißt. Außerhalb der Spirale ist ein reichlicheres Vorkommen von Staphylokokken außergewöhnlich.

Während ESCHERICH und LONGARD Staphylokokken in den Follikeln sahen, konnte LEWANDOWSKY nur in einem einzigen seiner Fälle ganz vereinzelt Kokken

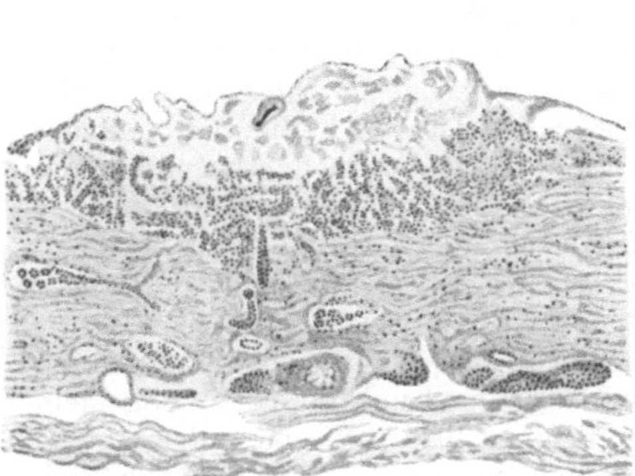

Abb. 9. **Breite, flache Pustel um einen Schweißdrüsenporus.** (Nach LEWANDOWSKY.)

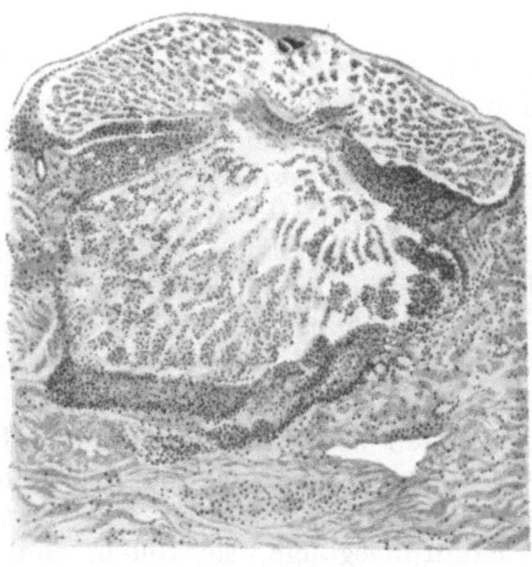

Abb. 10. **Periporitis mit kommunizierendem cutanen Absceß.** (Nach LEWANDOWSKY.)

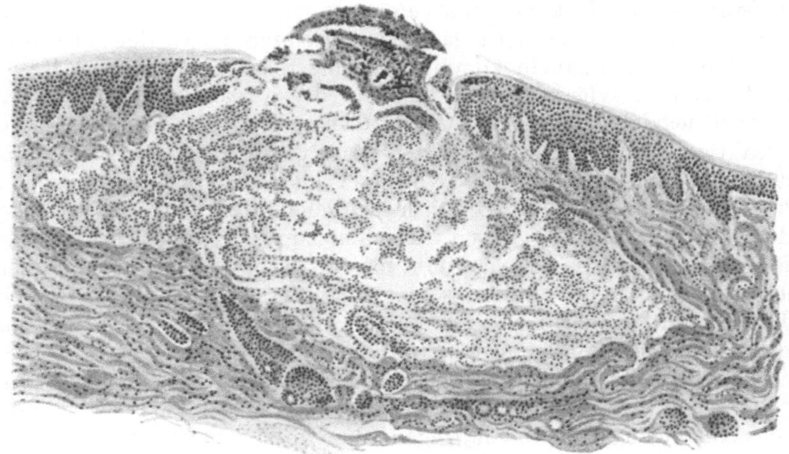

Abb. 11. Cutaner Absceß. Darüber eingetrocknete oberflächliche Pustel. In der Kruste kokkenhaltige Porusspirale. (Nach LEWANDOWSKY.)

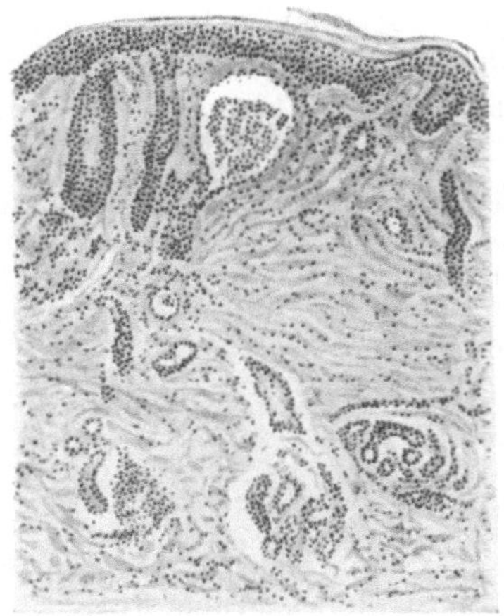

Abb. 12. **Eiteransammlung im cutanen Teil eines Schweißdrüsenausführungsganges (Pseudoabsceß).** (Nach LEWANDOWSKY.)

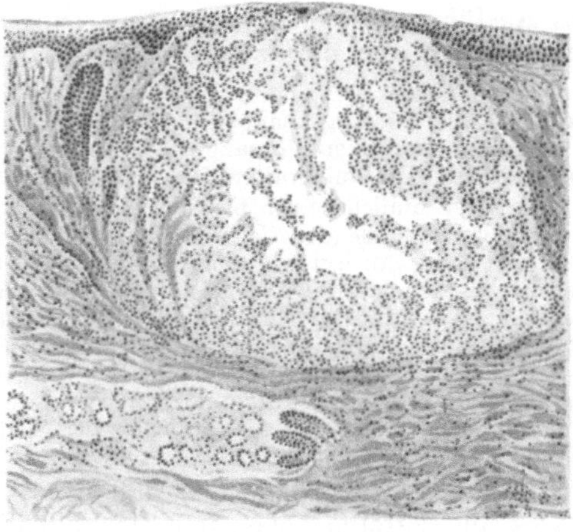

Abb. 13. Cutaner Absceß ohne oberflächliche Pustel, unter kokkengefüllter Porusspirale gelegen. (Nach LEWANDOWSKY.)

in den Follikeln finden, aber auch dort niemals in so großer Zahl wie in den Schweißdrüsenausführungsgängen. Schon damit ist die alte Behauptung von der Bedeutung der Follikel als Eingangspforte für die Infektion bei den multiplen Abscessen der Säuglinge widerlegt. Dagegen spricht ferner die Beobachtung LEWANDOWSKYS, daß bei der Periporitis niemals Follikel im Zentrum der Pustel gefunden werden, und daß überall dort, wo die Pusteln im peripheren Fortschreiten einen Follikel erreichen, es den Anschein hat, als würden sie durch diesen an der weiteren seitlichen Ausdehnung verhindert (s. Abb. 8).

Über *den Weg, den die Mikroben in den Schweißdrüsenausführungsgängen nehmen,* ist durch die histologischen Befunde LEWANDOWSKYS ebenfalls Klarheit geschaffen worden. Durch sie ist die These von der hämatogenen Entstehung der Abscesse im Säuglingsalter, die vor ESCHERICH und LONGARD allgemein verbreitet war, endgültig widerlegt. Die Kokken gelangen von außen in die Ausführungsgänge, sie finden sich im peripheren Anteil besonders zahlreich und nehmen schon in relativ geringer Tiefe ganz wesentlich ab. Bereits in den tieferen cutanen Partien der Spiralen liegen, wie erwähnt, höchstens spärliche Gruppen von Kokken ganz vereinzelt auf, und in den sezernierenden Drüsenschläuchen fehlen sie meist ganz. Den tieferen Teilen der Ausführungsgänge und den Drüsenknäueln kommt also eine relativ hochgradige Resistenz gegen die Kokken zu oder sie finden sich nur da so reichlich, wo sie in einem nicht mehr wirklich lebendigen (ganz oder partiell verhornten) Gewebe vegetieren.

Als Reaktion auf das Eindringen der Staphylokokken kann sich zunächst die Pustel bilden, die wir seit LEWANDOWSKY als Periporitis bezeichnen. Aus dieser Pustel kann ein Absceß dadurch hervorgehen, daß der Eiter unmittelbar neben dem Ausführungsgang durch Einschmelzung der Basalzellenschicht in die Cutis einbricht. Ist die Eiterung erst bis zur Cutis vorgedrungen, so kommt es schnell zur massigen Gewebseinschmelzung und Abszedierung, wobei die Schweißdrüsen samt großen Teilen des Ausführungsganges innerhalb der Absceßhöhle intakt bleiben. Andererseits kann die Pustel abheilen, ohne daß sich ein Absceß anschließt. Ferner können Abscesse ohne vorhergehende Pustelbildung entstehen. Einmal können die Staphylokokken bis in die cutanen Partien des Ausführungsganges eindringen, ohne vorher überhaupt eine Gewebsreaktion zu erzeugen. Dann kommt es im cutanen Teil des Ausführungsganges zu dem oben beschriebenen Pseudoabsceß, aus dem ein echter Absceß hervorgeht. Ferner können die Kokken vermutlich auch bis in die subcutanen Teile des Ausführungsganges vordringen, ohne vorher pathologische Veränderungen zu erzeugen, und dort sofort einen subcutanen Absceß hervorrufen.

Daß daneben bei pyämischen Zuständen gelegentlich *hämatogen Abscesse* entstehen, die ein ähnliches Krankheitsbild erzeugen, kann nicht bestritten werden. Doch handelt es sich dann um einen Vorgang, der von dem typischen Leiden in wesentlichen Punkten abweicht, und der außerordentlich viel seltener als dieses eintritt (vgl. Pyämide).

Die eigentümliche *Schlaffheit der Schweißdrüsenabscesse* — im Gegensatz zu den unter starkem Druck stehenden tiefen follikulären Abscessen, den Furunkeln — wird von ESCHERICH und LONGARD hypothetisch dadurch erklärt, daß sie hauptsächlich bei Kindern entstehen, bei denen infolge der hochgradigen Abmagerung das Unterhautfettgewebe fast ganz geschwunden ist. Eine entsprechende Deutung hält auch FINKELSTEIN für gegeben. Das scheint mir nicht ganz zutreffend. Eine größere Rolle dürfte die Lokalisation der Abscesse in der Subcutis spielen. Außerdem stehen bei den Furunkeln die Follikel schon wegen der starken perifollikulären Entzündung unter großem Druck, während die Umgebung der Schweißdrüsenabscesse ganz reaktionslos ist, wie das aus der Beschreibung der histologischen Befunde zur Genüge hervorgeht.

Die merkwürdige Tatsache, daß im Säuglingsalter nur die *ekkrinen Schweißdrüsen,* im späteren Leben nur die Follikel und daneben die apokrinen Drüsen als Sitz staphylogener Prozesse in Betracht kommen, läßt sich nicht erklären. Durch die Beobachtungen von JADASSOHN und LEWANDOWSKY wissen wir jedoch, daß das unterschiedliche Verhalten zwischen ekkrinen Schweißdrüsen beim Säugling einerseits und Follikeln bei Erwachsenen andererseits nicht nur den Staphylokokken, sondern auch anderen Reizen gegenüber gefunden wird. So sah LEWANDOWSKY (b) bei einem Säugling nach Anwendung eines Quecksilberpflasters auf dem Rücken eine Aussaat von Pusteln, die klinisch und histologisch der Staphylokokkenperiporitis glich, nur daß sie steril war. Die so entstandene sterile Periporitis nach chemischer Reizung entspricht in jeder Hinsicht der bekannten sterilen Folliculitis nach chemischer Reizung beim Erwachsenen. JADASSOHN (a) fand dies wiederholt bestätigt. Danach dürfte bewiesen sein, daß die ekkrinen Schweißdrüsen nur beim Säugling aus unbekannten anatomischen und funktionellen („biochemischen") Ursachen einen Locus minoris resistentiae bilden, und zwar in gleicher Weise wie ihn im späteren Leben die Follikel darstellen. Nach G. A. ROST (b) soll die relative Kürze und Weite des Ausführungsganges beim Säugling, sowie die „Weichheit" der Säuglingsepidermis eine gewisse Rolle spielen, während andererseits die Follikel infolge der endokrin bedingten Afunktion des Talgdrüsenapparates noch so wenig entwickelt sind, daß sie für die Infektion im allgemeinen nicht in Betracht kommen. Das gleiche läßt sich mit noch größerer Berechtigung von den apokrinen Drüsen sagen. Diese sind zwar bei der Geburt bereits angelegt, aber nur rudimentär. Ihre Reifung erfolgt erst in der Pubertät (s. o.). Daraus wird erklärlich, daß sie bis zur Pubertät als Eintrittspforten für die Staphylokokken keine Rolle spielen.

Ganz kurz muß noch auf die *immunbiologischen Verhältnisse* eingegangen werden. Die *Infektionsgelegenheit* ist wegen der Ubiquität der Staphylokokken überall gegeben. Da die absolute Menge der auf der gesunden Haut saprophytisch lebenden Keime selbstverständlich im umgekehrten Verhältnis zu der Güte der Hautpflege steht, und da die Hygiene des Säuglingsalters in heutiger Zeit dank der großzügigen Aufklärung in weitesten Kreisen der Bevölkerung ausgezeichnet ist, dürfte die Infektionsgelegenheit überall dort relativ gering sein, wo auf die Hautpflege nach modernen Grundsätzen genügend Sorgfalt verwandt wird. Trotzdem trifft man Schweißdrüsenpyodermien vereinzelt auch bei gut gedeihenden, durchaus sauber gehaltenen Säuglingen an.

Oben wurde bereits darauf hingewiesen, daß diese letzteren an bestimmten Prädilektionsstellen befallen werden, speziell am Hinterkopf. Es ist leicht nachzuweisen, daß gerade dort das Scheuern an den Kissen eine wesentliche *begünstigende Rolle* spielt. Auch am Rücken und Gesäß ist der Einfluß des dauernden Liegens im Säuglingsalter sowie das Beschmutzen der Windel mit Urin und Faeces[1] unverkennbar. Es ist ferner darauf hinzuweisen, daß die Schweißdrüsenabscesse vor allem die Gegend stärkerer Schweißsekretion bevorzugen (JADASSOHN), und daß die an multiplen Abscessen erkrankten Säuglinge oft außergewöhnlich stark schwitzen (VOGT). Dabei wirkt die starke Schweißabsonderung für sich allein aber wohl nicht disponierend, sie kann vielmehr erst durch die in ihrem Gefolge gerade bei schlecht gehaltenen Säuglingen auftretende Maceration der Haut und gemeinsam mit der Verschmutzung unangenehm werden.

Wie oben bereits erwähnt wurde, sind gelegentlich Hautreizungen und Macerationserscheinungen infolge von feuchten Verbänden der erste Anlaß zur Entstehung von Schweißdrüsenpyodermien. Auch Scabies, Pediculosis, Ekzeme, Urticaria und andere Dermatosen bilden, ebenso wie im späteren Leben, einen günstigen Boden für die Entwicklung von Pyodermien, die im Säuglingsalter als Schweißdrüsenpyodermien an Stelle der follikulären Pyodemien im

[1] LONGARD fand in den beschmutzten Windeln massenhaft Staphylokokken.

späteren Lebensalter in Erscheinung treten. Daß hierbei das Kratzen eine nicht geringe Rolle spielt, ist leicht einzusehen.

Ob auch *Unterschiede in der Virulenz der Staphylokokken* für die Entstehung der Schweißdrüsenpyodermien von wesentlicher Bedeutung sind, entzieht sich unserer Kenntnis.

Dagegen ist der *individuellen Disposition* sicherlich eine große Bedeutung einzuräumen. Welche Faktoren speziell disponierend wirken, ist nicht immer zu entscheiden. Nur in den schweren universellen Fällen von multiplen Schweißdrüsenabscessen kann man sich ein relativ klares Bild davon machen. Diese kommen nämlich (s. o.) ganz wesentlich bei Säuglingen vor, deren Allgemeinbefinden infolge von schwersten, lebensgefährlichen Ernährungsstörungen und Infektionen (kongenitaler Syphilis, Tuberkulose usw.) stark beeinträchtigt ist. Man darf annehmen, daß diese Schädigungen die Widerstandsfähigkeit der Schweißdrüsen so herabsetzen, daß die Pyokokken in ihnen leichter Fuß fassen können. Irgendwelche individuelle Besonderheiten müssen aber auch bei gut gedeihenden Säuglingen vorhanden sein, die vielfach längere Zeit an Schweißdrüsenpyodermien des Hinterkopfes leiden, und die nicht selten trotz sorgfältigster Behandlung und Prophylaxe immer wieder leichte Rezidive bekommen.

Diagnose und Differentialdiagnose. Die **Periporitis** unterscheidet sich von der oberflächlichen staphylogenen *Folliculitis* (sog. *Impetigo* BOCKHART) schon durch die geringere Vorwölbung der Pustel. Während diese bei der Folliculitis einen relativ stark vorspringenden Kegel bildet, dessen Spitze von einem Haar durchbohrt wird, ist die Pustel bei der Periporitis gleichmäßig flach gewölbt und trägt natürlich kein Haar im Zentrum. Der Eiter hat bei der Periporitis eine mehr weißliche Farbe, bei der Folliculitis ist er grünlich-gelb. Die Periporitis kommt praktisch ausschließlich im Säuglingsalter vor, die Folliculitis erst im späteren Leben. Die histologische Untersuchung ergibt selbstverständlich absolut einwandfreie, sehr charakteristische Unterschiede, auf die an dieser Stelle nicht näher eingegangen zu werden braucht.

Finden sich nur vereinzelte Periporitiden, so geben sie gelegentlich zu Verwechslungen mit *papulonekrotischen Tuberkuliden* Anlaß. Während die Periporitiden akute Prozesse sind, die nur wenige Tage bestehen und ohne Narbenbildung abheilen, entwickeln sich die Tuberkulide langsam. Sie bilden hanfkorngroße, derbe Infiltrate, die sich flach bis halbkugelig vorwölben und die durch das Fehlen der zentralen Pustel leicht von der Periporitis zu unterscheiden sind. Erst nach längerem Bestande bildet sich im Zentrum eine gelblich oder grünlich-gelb durchschimmernde Nekrose, die den Eindruck erwecken kann, als hätte sich eine Pustel gebildet. In diesem Stadium, in dem also das Tuberkulid bereits länger besteht, hat es auch schon die typische livide oder bräunliche Farbe angenommen. Sticht man die vermutete Pustel an, so entleert sich überdies kein Eiter, sondern in der Regel nur ein Tröpfchen Serum und erst bei stärkerem seitlichen Druck wird eine zähe, nekrotische Masse zutage gefördert, die oft elastische Fasern enthält. Danach bleibt ein kleines, kreisrundes Geschwür mit steil abfallenden Rändern zurück, das sich oft mit einer bräunlichen Kruste bedeckt und erst ganz allmählich unter Hinterlassung einer Narbe abheilt. Die papulonekrotischen Tuberkulide haben ferner keine Beziehungen zu den Schweißdrüsen. Durch ihre Lokalisation, vorzugsweise an den Streckseiten der Extremitäten (Handrücken, Finger, Ellbogen, Knie), gelegentlich auch durch ihre Neigung zur Gruppierung unterscheiden sie sich weiter in typischer Weise von den Periporitiden. Bei den rein papulösen und papulosquamösen Tuberkuliden, die im Säuglingsalter häufiger sind, sind diagnostische Irrtümer noch weniger zu fürchten, da hier nicht einmal pustelähnliche Gebilde entstehen. Die histologische Verifizierung, die stets absolut eindeutige Ergebnisse hat, dürfte sich daher in der Regel erübrigen.

Die Differenzierung der Periporitis von der *streptogenen Impetigo* macht ebenfalls keine besonderen Schwierigkeiten. Die Impetigo ist nicht an die Hautorgane gebunden. Ihre Primärefflorescenz ist ein seröses Bläschen und keine Pustel. Nach seiner Zerstörung, die sehr schnell erfolgt, liegt eine ganz seichte, leicht blutende, von einer serösen, eitrigen oder hämorrhagischen Kruste bedeckte Erosion vor. Auch die Lokalisation der Impetigo, vorwiegend im Gesicht, ist differentialdiagnostisch wesentlich.

Auch von *Ecthyma simplex* und *Ecthyma gangraenosum* unterscheiden sich Periporitis und Abscesse durch ihr Gebundensein an die Drüsen und das Fehlen größerer, längere Zeit bestehender, ulceröser und gangränöser Prozesse.

Bei außergewöhnlich reicher Aussaat von Periporitis kann der Eindruck eines *miliariaähnlichen Exanthems* entstehen. Zu Verwechslungen könnte nur die sog. *Miliaria rubra* Anlaß geben, die eigentlich ein akutes papulovesiculöses Ekzem ist. Hier brachen in einem einzigen akuten Schube massenhaft derbe, hirsekorn- bis stecknadelkopfgroße, deutlich erhabene rote Papeln hervor, deren Aussaat sich durch große Einförmigkeit auszeichnet. Die wasserhellen Bläschen, die an der Spitze auftreten, können eitrig werden, doch verschwindet das ganze Exanthem immer in wenigen Tagen wieder spurlos. Gesetzmäßige Beziehungen zu den Schweißdrüsen werden vermißt. Sehr selten ist die von JADASSOHN abgesonderte (von WERSILOFF beschriebene) Miliaria alba, die sich aus der cristallina bei Retention besonders unter Pflaster entwickelt, und deren Cystchen abgestoßene Epithelien enthalten.

Sind **Schweißdrüsenabscesse** in größerer Zahl vorhanden, so kommen mehr *tuberkulöse und syphilitische Kolliquationsprozesse* in Frage, besonders dann, wenn es sich um elende Säuglinge handelt, die außerdem an Tuberkulose oder kongenitaler Syphilis erkrankt sind. Im letzten Falle mag der positive Ausfall der Serumreaktionen und vielleicht noch syphilitische Erkrankungen in anderen Organsystemen (Osteochondritis, PARROTsche Pseudoparalyse) den Verdacht auf syphilitische Hautprozesse verstärken. Wenn man sich darüber klar ist, daß die hier allein in Betracht kommenden, *gummenähnliche Erkrankungen* allmählich entstehen und erst nach und nach erweichen, daß sie ferner nach der Perforation große, scharf begrenzte, kreisrunde, nierenförmige, serpiginöse Ulcerationen hinterlassen, die keine Heilungstendenz zeigen, so lassen sich Verwechslungen vermeiden.

Auch die *kolliquative Tuberkulose* entwickelt sich allmählich, geht oft von tuberkulösen Knochen- und Drüsenerkrankungen aus und führt zu sehr charakteristischen Ulcera mit unregelmäßig ausgezackten Rändern, Fisteln und Brücken, die ebenfalls mangelhafte Heilungstendenz zeigen und mit überaus charakteristischen Narben ausheilen. Demgegenüber ist die Entwicklung des Schweißdrüsenabscesses akut. Nach der Entleerung des Eiters sinkt er in sich zusammen und heilt in wenigen Tagen. Das schwere, chronische Krankheitsbild kommt hier durch die fortwährende Neubildung von Abscessen zustande. Nur in besonders unklaren Fällen wird die Herdreaktion auf Tuberkulin ausschlaggebend sein. Sowohl kolliquative Tuberkulose als auch erweichende syphilitische Prozesse treten übrigens nur ausnahmsweise in größerer Zahl auf, während dies bei den Schweißdrüsenabscessen die Regel ist.

Die Differentialdiagnose gegen den *Furunkel* ist äußerst einfach: Der Furunkel ist eine akute cutan-subcutane Eiterung des Haarbalges. Er bildet im Gegensatz zu den halbkugelig vorgewölbten, fluktuierenden Schweißdrüsenabscessen ein weniger prominentes, mehr kegelförmiges, in der Mitte oft von einer oberflächlichen Pustel bedecktes, derbes Infiltrat, das erst nach und nach Fluktuation zeigt, und geht wegen der starken Spannung der Haut mit heftigen Schmerzen und starken kollateralen Reaktionserscheinungen einher. Nach seiner spontanen oder chirurgischen Eröffnung entleert sich viel weniger Eiter als beim Schweißdrüsenabsceß. Erst wenn der nekrotische Pfropf nach einigen Tagen abgestoßen wird, kommt es zur Heilung. Außerdem pflegen Furunkel erst jenseits des Säuglingsalters aufzutreten.

Prognose. Die Periporitis, mag sie primär oder sekundär auftreten, ist immer ein ernstes Warnungszeichen, doch ist sie an sich eine harmlose Affektion, wenn sich nicht Abscesse anschließen. Dagegen sind die Schweißdrüsenabscesse, schon wenn sie vereinzelt bei gut genährten, einwandfrei gepflegten Säuglingen auftreten, niemals ganz belanglos, und die multiplen Abscesse sind stets eine prognostisch ernste Affektion. Ist der Zustand der Kinder leidlich gut, so gelingt es zwar oft, durch sorgsame Allgemein- und Lokalbehandlung in kurzer Zeit eine Heilung zu erzielen. Vielfach trotzen die dauernden Nachschübe aber auch der sorgfältigsten Pflege und Behandlung wochen- und monatelang. Besonders ungünstig kann sich der Verlauf bei dystrophischen Säuglingen gestalten, die nicht selten in relativ kurzer Zeit daran zugrunde gehen. Der durch die schwere Ernährungsstörung oder durch chronische Infektionen (Tuberkulose, Lues) an sich geschwächte Organismus ist dem Ansturm der Pyokokken und den sich anschließenden septischen Komplikationen dann nicht mehr gewachsen.

Therapie. Bei der Behandlung der multiplen Abscesse der Säuglinge sind folgende Gesichtspunkte zu würdigen.

1. Die schwere Schädigung des Allgemeinzustandes muß möglichst schnell beseitigt werden. Gerade bei den dekomponierten und atrophischen Säuglingen, die ausgedehnteste Hautveränderungen darbieten, tritt die *Ernährungstherapie* ganz in den Vordergrund. Wenn lediglich eine alimentäre Störung vorliegt, ist die Diätbehandlung (Muttermilch, in zweiter Linie Eiweißmilch, Buttermehlnahrung, reichliche Zufuhr von C-Vitamin usw.) oft von frappanter Wirkung, da mit Einsetzen des Gewichtsanstieges die natürliche Widerstandsfähigkeit der Haut gegen die Infektion wiederkehrt.

Weniger dankbar sind diejenigen Fälle, in denen konsumierende innere Erkrankungen vorliegen: Schwere Bronchopneumonien, Lungentuberkulose usw. sind nach den Grundsätzen der Pädiatrie sorgsamst zu behandeln. Bei kongenitaler Syphilis ist die vorsichtige Einleitung einer Salvarsanbehandlung oft von ausgezeichneter Wirkung.

2. Die *Lokalbehandlung* verfolgt zwei Ziele: Die bereits bestehenden Abscesse und Periporitiden sind auf dem schnellsten Wege zu beseitigen, und Neuinfektionen müssen nach Möglichkeit vermieden werden. Zur Erreichung dieses Zieles tragen peinliche Hautpflege, Freiluftbehandlung, kurze Sonnenbäder, Höhensonnenbestrahlungen (FINKELSTEIN, LEINER, CASTLE u. a.) wesentlich bei. Nach Möglichkeit sollen alle Abscesse frühzeitig in einer oder zwei Sitzungen durch Stichincision mit der Lanzette eröffnet und entleert werden. Die Incisionswunden verheilen innerhalb 2—3 Tagen reaktionslos, während bei spontanem Durchbruch oder später Eröffnung der Abscesse manchmal torpide Ulcerationen zurückbleiben, die nur langsam heilen (DUBREUILH). Das Resultat hängt wesentlich von der Sorgfalt der Ausführung (Schutz der Umgebung!) ab. Je mehr Geduld man aufwendet, desto besser und schneller kommt man zum Ziel. Man kann bis zu 40—50 Abscesse hintereinander incidieren. Manche Autoren bevorzugen den Kauter (LÖWY, G. A. ROST, SCHUBERT, ULLRICH u. a.), doch dürfte gerade bei den multiplen Abscessen der Säuglinge im Gegensatz zu den

Furunkeln das spitze Messer vorzuziehen sein, weil sich die Wunden darnach viel schneller schließen.

Ein anscheinend rationelles und wirksames Verfahren haben JADASSOHN und LEWANDOWSKY ausgearbeitet: Sie gehen von dem Gedanken aus, durch Anregung der Schweißabsonderung eine Ausschwemmung der Staphylokokken aus den noch gesunden Schweißdrüsenausführungsgängen zu erzwingen und diese Kokken durch nachfolgende Desinfektion der Haut unschädlich zu machen. Die Kinder erhalten reichlich Milch und werden mit Wärmekruken ins Bett gepackt. Nach etwa $^1/_2$ Stunde ist meist eine ausgiebige Schweißsekretion eingetreten. Dann kommen die Kinder für 10—15 Minuten in ein warmes Sublimatbad 1: 10 000. In diesem Bade werden die macerierten Pusteldecken der Periporitiden durch leichtes Reiben mit Gaze entfernt und so die Pusteln eröffnet. Größere Abscesse werden im Bade, wie oben beschrieben, incidiert. Auf dem behaarten Kopfe kann die Behandlung durch feuchte Verbände mit Sublimat 1: 5000 unterstützt werden. Im übrigen wird nach dem Baden mit Xeroform oder ähnlichem gepudert und die Wäsche gewechselt. Je nach der Schwere der Erkrankung und dem Kräftezustand des Kindes wird diese Prozedur jeden Tag oder alle 2—3 Tage wiederholt. REICHE macht darauf aufmerksam, daß man bei elenden atrophischen Säuglingen besonders vorsichtig sein muß. Der Flüssigkeitsverlust muß sofort durch reichliche Teegaben (evtl. mit Coffeinzusatz) kompensiert werden. Der Allgemeinzustand wird bei entsprechender Diätbehandlung zusehends besser, wenn auch der Gewichtsanstieg infolge des wiederholten Wasserverlustes zunächst sehr langsam erfolgt.

Die Schwitzpackungen haben sich vielfach bewährt. REICHE gibt ein heißes Bad mit folgender warmer Einpackung und reichlich warme Getränke, evtl. auch 0,2—0,3 Aspirin, und im Anschluß an das Schwitzen das Sublimatbad. Auch DARIER und E. SCHLOSS loben das Verfahren. FINKELSTEIN hat dagegen Bedenken in der Befürchtung, daß die Schwitzpackungen bei schwachen Kindern Kollaps und Krämpfe zur Folge haben können. Demgegenüber betonen JADASSOHN und REICHE auf Grund ausgedehnter Erfahrung, daß auch debile Kinder bei entsprechender Umsicht die Bäder sehr gut vertragen. REICHE sah z. B. bei 3 schweren Fällen, bei denen vorher wochenlang die übliche Therapie (antiseptische Bäder, Incisionen, Quecksilberpflaster usw.) erfolglos angewandt war, mit der Schwitzbehandlung in 8—14 Tagen vollständige Heilung eintreten.

Aus anderen Gründen werden Bedenken gegen die Anregung der Schweißsekretion von VOGT und OCHSENIUS geäußert. Unter Hinweis auf die Bedeutung des Schwitzens für die Entstehung der multiplen Abscesse (s. o.) geben sie der Befürchtung Ausdruck, daß dadurch ein Umsichgreifen der Absceßbildung und die Bildung neuer Pyodermien begünstigt werde. Um die Schweißabsonderung einzuschränken, vermeidet VOGT jegliche Bäder, auch solche mit antiseptischen Zusätzen, und schränkt die Flüssigkeitszufuhr nach Möglichkeit ein. OCHSENIUS gibt überdies Atropin (Beginn mit 2 Tropfen einer 10%igen Lösung, täglich Steigerung um einen Tropfen) als Antihidroticum. Dazu ist jedoch zu sagen, daß eine stärkere Schweißsekretion allein nicht als Ursache der multiplen Abscesse in Betracht kommt, sondern daß nur in Verbindung mit Unsauberkeit ein Umsichgreifen der Erkrankung zu befürchten ist. Den Beweis dafür erbringen die guten Erfolge der Schwitzbehandlung in der angegebenen Weise.

Neben den bereits erwähnten Sublimatbädern 1: 10 000 (JADASSOHN, LEWANDOWSKY, LEINER, LUST) werden folgende medikamentöse, meist desinfizierende Bäder verwandt: Schwefelbäder (BRANDWEINER, FINKELSTEIN, E. HOFFMANN, LÖWY, LUST, SCHOLTZ, ZIELER), Kalium permanganicum (GÖPPERT-LANGSTEIN,

E. HOFFMANN, G. A. ROST), Eichenrindenbäder (FINKELSTEIN), Chloramin (LÖWY). ENGEL macht darauf aufmerksam, daß einfache heiße Bäder (bis 42° C) ohne jeden Zusatz ausgezeichnet wirken.

Viele Autoren pinseln nach Vornahme der Incision mit desinfizierenden Lösungen: 1% Formalin (FINKELSTEIN, LUST u. a.) oder 3% Argentum nitricum (FINKELSTEIN), 1% Flavizidspiritus (LANGER), 1/4% Resorcinwasser (GENT), Salicyl- oder Thymolspiritus, Anthrarobintinktur (ZIELER), 3% Perhydrolumschläge (BRANDWEINER), Methylenblau (AMBROSOLI). LEINER empfiehlt Histopinsalbe. FINKELSTEIN verwendet bei reichlicher Aussaat von Periporitis 10% Schwefelzinkpaste, ROST Xeroformsalbe, R. KOCHMANN 25—50% Ichthyolvaseline, andere wiederum geben Trockenpinselungen oder der Puderbehandlung (Puderbett, Kleiebett) den Vorzug; SCHOLTZ lobt z. B. Schwefel-Ichthyoltrockenpinselungen oder entsprechende Sahnenmischungen, E. HOFFMANN Schwefel-Resorcin- bzw. Schwefel-Zinnobertrockenpinselungen, FINKELSTEIN Bolus alba oder Gips, JADASSOHN, REICHE u. a. verwenden Xeroform bzw. Xeroformtalcum, LÖWY, FINN Salicyltalk usw. Auch Pflaster werden vielfach benutzt, speziell um darunter die entstehenden Abscesse zu isolieren: Quecksilberpflaster, Salicylsäureseifentrikoplast usw. DUBREUILH und TRÉMOLLIÈRES warnen vor der Anwendung feuchter Umschläge wegen Gefahr der Maceration. PILZ lobt Xerosin (bestehend aus Ichthyol, Acid. boric., Talk und Gelanth) mit Zusatz von Schwefel und Zinnober. R. KOCHMANN pinselt das ganze erkrankte Gebiet gern mit Mastisol und bedeckt es mit einer Mullschicht. Der Verband bleibt 2—3 Tage liegen. Darunter sollen sich sogar beginnende Abscesse zurückbilden.

Einer kurzen Besprechung bedarf noch die *Behandlung der Komplikationen:* Bei phlegmonösen Infiltraten muß weit eröffnet werden. Nach FINKELSTEIN pflegen am Rumpf zahlreiche kleine Incisionen besser zu sein als wenige große, am Kopf dagegen im allgemeinen lange, durch das ganze erkrankte Gebiet bis ins Gesunde reichende Schnitte mit Unterminierung der Galea. Wenn nötig werden mehrere Parallelschnitte gemacht, die befallenen Partien bis in die feinsten Ausläufer bloßgelegt und eine Schürzendrainage angelegt. Darüber macht FINKELSTEIN einen Bolusverband. Bei den *Fasciennekrosen* geht FINKELSTEIN ebenso vor. Dagegen ist bei der ödematösen Form Abwarten das Beste. Vermutet man tiefe Eiterherde, so soll man kleine Probeincisionen an verschiedenen Stellen machen, ehe man sich zu breiter Bloßlegung entschließt.

Seit einiger Zeit hat auch die *Immuntherapie* Fürsprecher gefunden. In größerem Maßstabe wurde sie zuerst von WECHSELMANN und MICHAELIS (1909) angewandt. Diese arbeiteten zunächst nach der ursprünglichen Methode von WRIGHT unter Kontrolle des opsonischen Index, überzeugten sich aber im Laufe ihrer Versuche davon, daß man auch ohne dieses außerordentlich umständliche Verfahren auskommt. Von einer Anfangsdosis von 50 Millionen Keimen gehen sie in 8tägigen Intervallen bis zu 500 Millionen. Im allgemeinen bewährte sich eine selbsthergestellte frische polyvalente Staphylokokkenmischvaccine. Nur in Ausnahmefällen bedienten sie sich einer Autovaccine. FRANKENSTEIN ist mit den Erfolgen der Vaccinetherapie ebenfalls zufrieden. Er gibt täglich große Dosen (100—500 Millionen Keime), ist jedoch nicht überzeugt, damit eine spezifische Immunwirkung zu erzielen, da der Säuglingsorganismus nicht imstande ist, Antikörper zu bilden. Während BOKAY, CASTLE, DE SIMONE, HARRIEHAUSEN, JADASSOHN, MACDONALD, MARCO, PETROVIĆ, v. SZILLY u. a. der Autovaccine den Vorzug geben, wäre es nach FRANKENSTEIN gleichgültig, ob man diese oder käufliche Impfstoffe verwendet, da in jedem Fall nur eine unspezifische Leistungssteigerung nach WEICHHARD erreicht werden könne. Über die Erfolge der Vaccinetherapie äußern sich ferner FINKEL-

STEIN, FRIEBOES, GENT, GÖPPERT-LANGSTEIN, E. HOFFMANN, H. LANGER, LEPP, RUDŽIĆIĆ und BAJIĆ, C. STERN, VARNEY, WOLFSON, ZIELER, ZWEIG u. a. in sehr günstigem Sinn. SAITZ empfiehlt einen Streupuder, der Antivirus nach BESREDKA enthalten soll, namens Aviril. Bei fortgeschrittener Erkrankung sollen die Erfolge jedoch nicht sicher sein. E. SCHLOSS findet, daß der gute Effekt der Vaccine sich erst nach einigen Wochen einstellt, wenn die Abscesse auch sonst abgeheilt wären. KASPAR, R. KOCHMANN, LEINER, MESSERSCHMIDT, ODIER und DREYFUS, OCHSENIUS haben von der Vaccinebehandlung ebenfalls nichts Überzeugendes gesehen. OMBRÉDANNE empfiehlt die DELBET-Vaccine Propidon. ODIER und DREYFUS glauben, durch Umschläge mit Vaccinebouillon aus den betreffenden Kokkenstämmen (durch CHAMBERLAND-Filter filtriert und auf 80° erhitzt) gute Erfolge zu erzielen. LEINER hat in manchen Fällen wesentliche Besserungen nach wiederholten Injektionen von Menschenblut oder nach Bluttransfusion festgestellt, ebenso BOKAY nach Injektionen mit mütterlichem Blut. Nach LUST sind die Ergebnisse der unspezifischen Reiztherapie (Milch, Terpentinpräparate) dagegen nicht befriedigend. ACUÑA und DE FILIPPI glauben, durch intramuskuläre oder subcutane Injektion des elterlichen Blutes bessere Erfolge zu haben, wenn der Spender vorher mit einer Autovaccine aus den Abscessen geimpft worden ist. GRULEE und ROSE empfehlen weiche, ungefilterte Röntgenstrahlen.

Außerordentlich wichtig ist eine konsequente *Prophylaxe:* GÖPPERT und LANGSTEIN raten, bei eitrigen Nabelprozessen und Brustentzündungen der Neugeborenen statt essigsaurer Tonerde Glycerinspiritus zu gleichen Teilen zu verwenden. Brustwickel sollen sofort ausgesetzt werden, wenn sich Macerationserscheinungen bemerkbar machen. Besonnung ist — wie auch bei dem schon ausgebrochenen Leiden — zweckmäßig. Bei schwer kranken, stark schwitzenden Säuglingen ist eine Liegekur in der Hängematte zu empfehlen. Außerdem ist peinlichste Sauberhaltung der Säuglinge oberste Pflicht. Die Wäsche muß gründlich gekocht werden, Gummiunterlagen sind zu verwerfen.

Schweißdrüsenabsceß der Erwachsenen.

(Staphylodermia sudoripara suppurativa = Abscessus glandularum sudoripararum = Hidrosadenitis suppurativa.)

Abscesse der apokrinen Schweißdrüsen finden sich bei älteren Kindern und Erwachsenen fast ausschließlich in der *Achselhöhle.* Das erklärt sich daraus, daß die apokrinen Drüsen in der Achselhöhle ein mächtiges zusammenhängendes Polster bilden, während sie am Anus, am Mons pubis und in der Mamillargegend viel weniger zahlreich sind. Im folgenden kann ich mich daher darauf beschränken, auf die Achseldrüsenabscesse ausführlich einzugehen und das Wenige, was über andere Lokalisationen überhaupt bekannt ist, im Anschluß daran kurz zu skizzieren.

Klinik. In der Achselhöhle bildet sich zunächst ein kleines, derbes, subcutanes Knötchen, das auf der Unterfläche und gegen die Haut gut verschieblich ist, sich rasch vergrößert, erweicht, sich halbkugelig vorwölbt und dann mit der Haut verwächst. Dabei erreicht der Tumor bis zu Walnußgröße und fluktuiert in toto. Die Haut wird blaurot verfärbt, verdünnt sich und schließlich erfolgt der spontane Durchbruch. Dann entleert sich dünnflüssiger, rahmiger, oft mit Blut vermischter Eiter in sehr verschiedener, meist reichlicher Menge. Nekrose wird stets vermißt. Da man neben den Schweißdrüsenabscessen auch oberflächliche Pusteln antrifft, die der Periporitis bei den Säuglingen entsprechen (M. JESSNER, RÜTZ, eigene Beobachtung), kann man annehmen, daß die Absceßbildung auch von ihnen aus durch Ausbreitung in die Tiefe erfolgen kann, obwohl hierüber keine Einzelheiten bekannt sind.

Die Schweißdrüsenabscesse der Achselhöhle können einseitig oder in beiden Achselhöhlen gleichzeitig bzw. kurz nacheinander auftreten. Oft greift die Absceßbildung von einer Drüse auf benachbarte über, so daß nacheinander immer wieder neue Abscesse entstehen. Neben und zwischen ihnen können sich *phlegmoneartige größere Infiltrate* bilden, die die ganze Achselhöhle mit einer bretharten Infiltration ausfüllen, von deren Oberfläche sich die knolligen, fluktuierenden Schweißdrüsenabscesse deutlich abheben, und die von eiternden, fistelartigen Gängen durchzogen werden. Diese phlegmonösen Prozesse gehen wenig in die Tiefe. Auch *Furunkel* können sich zwischen den Schweißdrüsenabscessen entwickeln. So wird das Leiden gar nicht selten langwierig und schmerzhaft. Der Arm der erkrankten Seite wird in Adduktionsstellung gehalten, seine Beweglichkeit ist ganz wesentlich beeinträchtigt, da schon die geringste Abduktion mit großen Schmerzen verbunden ist.

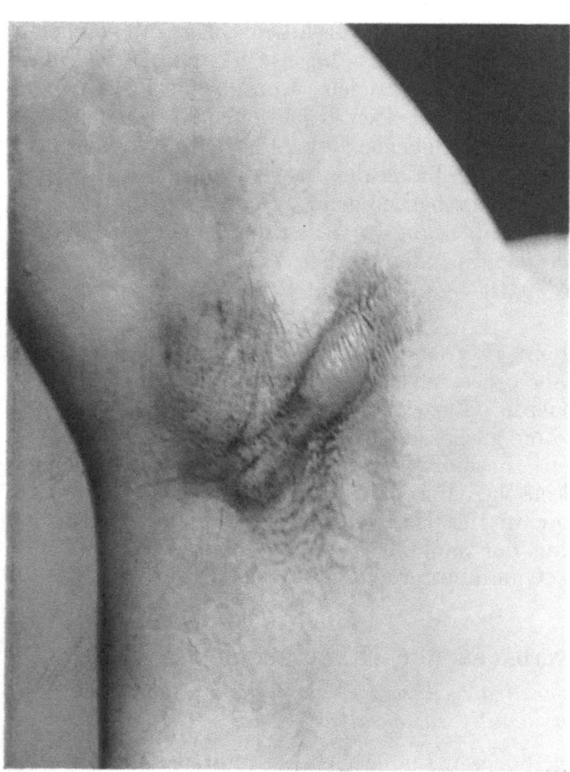

Abb. 14. Schweißdrüsenabsceß der Achselhöhle. (Aus der Univ.-Hautklinik Breslau.)

Die Schweißdrüsenabscesse der Achselhöhlen sind bei Frauen häufiger als bei Männern zu finden. Sie treten oft spontan als selbständige Erkrankung auf. Vielfach ist kein unmittelbarer Anlaß zu erkennen. Oft ist jedoch ein voraufgegangenes Trauma ganz deutlich. In den letzten Jahren spielt das von der heutigen Mode geforderte Ausrasieren der Achselhöhle bzw. der Gebrauch von Enthaarungscreme bei den Damen sicherlich eine Rolle. Auch Scheuern schlecht sitzender Kleidung sowie Hyperhidrosis begünstigt die Entstehung der Abscesse. In anderen Fällen stellen sich Schweißdrüsenabscesse als Begleiterscheinung der verschiedensten Dermatosen ein: Ekzeme, Epidermophytie, Erythrasma, Scabies, ausgedehnte Toxikodermien (Salvarsan), Erythrodermien können zu ihrer Entstehung Anlaß geben. Ferner kommen sie auch als Teilerscheinung bei universeller Furunkulose vor.

Die *Heilung* der Achselhöhlenabscesse erfolgt in der gleichen Weise wie bei den Abscessen des Säuglingsalters sehr schnell. Nach Entleerung des Eiters lassen die Schmerzen nach. Die Öffnung schließt sich unter Narbenbildung in wenigen Tagen, es bleibt nur ein derbes Infiltrat in der Tiefe zurück, das je nach seiner Ausdehnung in wenigen Tagen oder Wochen resorbiert wird. Nur durch Nachschübe und Rezidive kann die Heilung, wie oben beschrieben, verzögert werden.

Komplikationen kommen nicht besonders häufig vor. Sieht man von den bereits erwähnten phlegmoneartigen Prozessen ab, so können nicht ganz selten äußerst schmerzhafte *retrograde lymphangitische Prozesse* entstehen. L. WAELSCH hat in drei Fällen eine derartige oberflächliche Lymphangitis beschrieben, die am Oberarm hinabzog, in dem einen Fall sogar bis zum Handgelenk zu verfolgen war. Bei diesem Kranken entwickelte sich ein zweiter lymphangitischer Strang nach dem Brustkorb zu. In allen 3 Fällen war der Verlauf der Lymphangitis subakut. Die Lymphdrüsen waren intakt. Auch M. JESSNER hat derartige Fälle beobachtet.

Ungewöhnlich sind dagegen *Todesfälle an Staphylokokkensepsis*, wie IRIMESCU, TUCHILA und NADEJDA einen nach einem Schweißdrüsenabsceß der rechten Achselhöhle beobachtet haben.

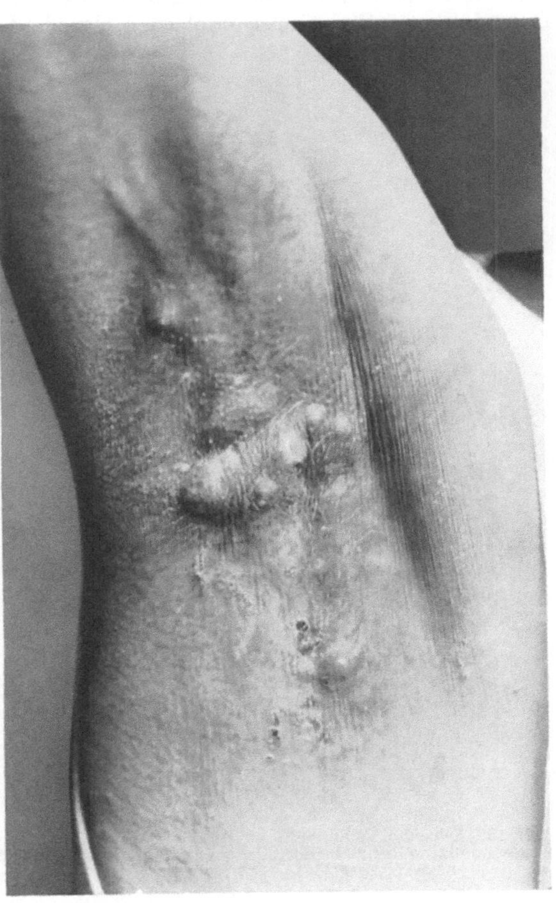

Abb. 15. Schweißdrüsenabscesse der Achselhöhle. (Aus der Univ.-Hautklinik Breslau.)

Wie bereits erwähnt, werden Schweißdrüsenabscesse auch an den übrigen apokrinen Drüsen: am *Anus*, am *Mons pubis*, am *Scrotum* (?), an den *großen Labien* (?) bzw. in der *Mamillarregion* gefunden. Exakte wissenschaftliche, vor allem histologische Untersuchungen über diese Abscesse liegen jedoch bisher überhaupt nicht vor, so daß wir auf klinische Analogien angewiesen sind. Hiernach ist zu sagen, daß an diesen Orten grundsätzlich die gleichen Erscheinungen vorhanden sind wie in der Achselhöhle: Beginn in der Tiefe der Cutis und in der Subcutis als frei bewegliche Knoten, rasche Vergrößerung und totale Einschmelzung ohne Nekrose, Verwachsen mit der Unterlage und mit der sich allmählich livid verfärbenden Haut, halbkugelige Vorwölbung, keine nennenswerten reaktiven Veränderungen in der Umgebung, einmalige Entleerung von reichlichen Mengen rahmigen Eiters ohne nekrotische Beimengungen, schnelle Heilung unter Hinterlassung eines derben Restinfiltrates, das sich allmählich ganz zurückbildet. Am After können sich gelegentlich langwierigere fistulöse Prozesse anschließen (Fistula ani). Bemerkenswert ist, daß bereits VERNEUIL diese Zusammenhänge richtig erkannt hat, und daß z. B. auch GEBER im ZIEMSSENschen Lehrbuch (1884) eine ausführliche Schilderung der Abscesse der apokrinen Circumanaldrüsen gibt.

Pathologische Anatomie. Über die histologischen Veränderungen bei den Schweißdrüsenabscessen der Erwachsenen geben uns die Arbeiten von FEHRMANN, GANS, F. ROST, RÜTZ, TALKE, TÖRÖK, UNNA u. a. ein leidlich abgerundetes Bild. Alle diese Autoren stimmen darin überein, daß die *Schweißdrüsen im Mittelpunkte der Erkrankung* stehen.

Besonders wertvoll sind die Untersuchungen von GANS, F. ROST, RÜTZ, TÖRÖK in den *frühesten Stadien.* GANS (a) berichtet ausführlich über 2 Fälle. Hier wurden die Abscesse unmittelbar nach ihrer ersten Feststellung als kleinste, eben bemerkbare, gegen die Umgebung gut verschiebliche Knoten in der Subcutis excidiert. Beide Male fanden sich aber doch schon Abscesse von 1 mm Durchmesser bzw. Erbsengröße, in denen ein diffuses, aus Leukocyten und Gewebsdetritus bestehendes Exsudat gefunden wurde. Weiter zur Peripherie hin fand GANS in dem völlig eingeschmolzenen Gewebe bei Kollagen- und Elastinfärbung Reste von Schleifen, die er als Lymphgefäße ansprach und die hier und da Kokkenhaufen enthielten. Dann kam eine mittlere Zone, in der die Schweißdrüsen teilweise von einer dichten Leukocytenansammlung ausgefüllt waren, die an mehreren Stellen durch Epithel, Muscularis und Membrana propria hindurch mit dem Infiltrate der Bindegewebssepten in Verbindung stand. Das Lumen dieser Schweißdrüsen enthielt manchmal auch Staphylokokkenhaufen, die an einer Stelle als schmaler Strang aus dem Lumen in die Umgebung austraten. Auffallend war, daß die Kokken in der Umgebung sehr viel reichlicher vorhanden waren. Außerdem fanden sie sich auch in einer Schleife halbkreisförmig um die Schweißdrüse, außerhalb der Membrana propria. Hier wie an anderen Stellen glaubt GANS Anhaltspunkte dafür zu haben, daß die Kokken von einem Lymphgefäß aus an die Schweißdrüse herangebracht worden sind (s. hierzu Abb. 18).

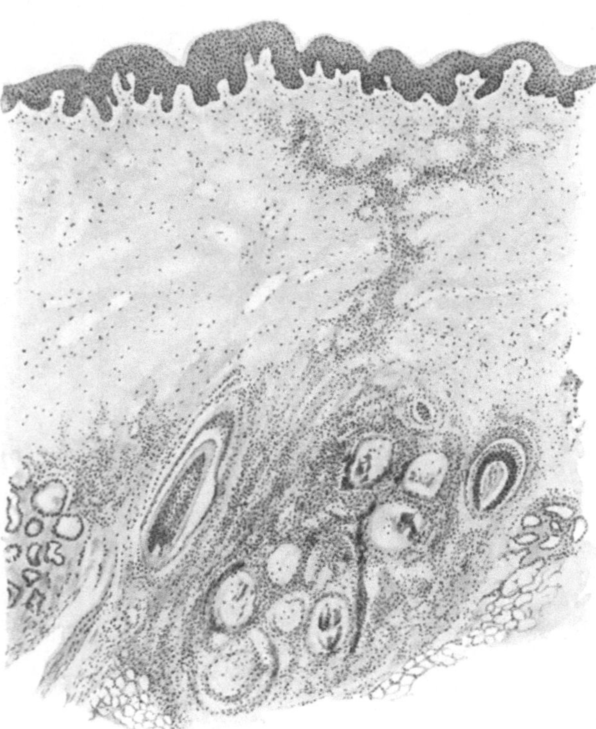

Abb. 16. Achselhöhlenabsceß. (♀, 13jähr.) Übersichtsbild. Der eingeschmolzene Bezirk beiderseits von unbeteiligten Haarfollikeln begrenzt. O 35:1; R 28:1. (Nach GANS.)

In den äußeren Bezirken, in denen der Prozeß nach der Peripherie zu im Fortschreiten war, wurden die Schweißdrüsen vollständig intakt gefunden, während die Bindegewebssepten schon durch gewucherte fixe Bindegewebszellen, weniger durch Lymphocyten und Leukocyten stark verbreitert waren (Abb. 17).

Entsprechende Befunde veröffentlicht F. ROST. Auch er fand in 5 Frühfällen das Epithel der Schweißdrüsen noch völlig normal und nirgends von Leukocyten durchsetzt. Nach seinen Beobachtungen kommt es erst in späteren Stadien zu einer Durchsetzung des Drüsenepithels mit Leukocyten und zur Zerstörung des Epithels. Auch die kurzen Mitteilungen von TÖRÖK lassen sich in diesem Sinne deuten.

Im Gegensatz hierzu beschränkten sich die entzündlichen Veränderungen in den Frühfällen, die RÜTZ *untersucht hat, auf das Epithel der Schweißdrüsen.* Dieses war mit Leukocyten durchsetzt, die Drüsenepithelien waren gelockert und in Wucherung begriffen, das Lumen war frei. Dagegen war das *interstitielle Gewebe um die Schweißdrüsen völlig frei von Leukocyten.* Auch das subcutane Gewebe und die Haarbalgdrüsen waren von der Infektion nicht betroffen.

Diese Befunde sprechen zweifellos dafür, daß die Infektion, mindestens in einem Teil der Fälle, in den Schweißdrüsen beginnt, eine Auffassung, die in den Beobachtungen an weiter fortgeschrittenen Fällen (FEHRMANN, F. ROST, RÜTZ, TALKE) eine Stütze findet. FEHRMANN und TALKE sahen in ihren Präparaten die Schweißdrüsen teils intakt, teils cystisch erweitert. In den am stärksten dilatierten Knäueln bestand das Epithel aus einer schmalen Lage platter Zellen, in den weniger erweiterten waren meist große kubische Epithel-

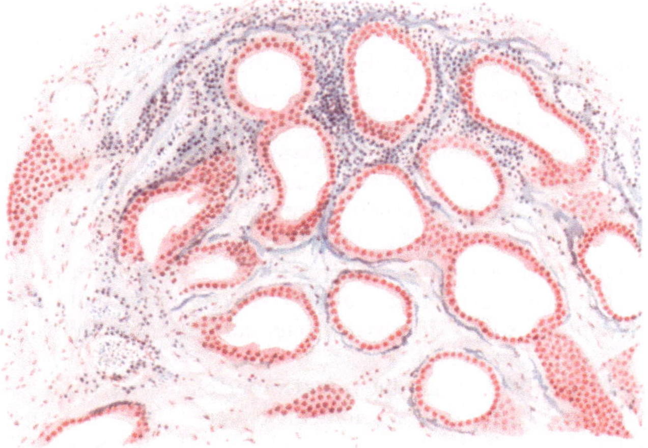

Abb. 17. Achselhöhlenabsceß (frühes Stadium). (♀, 13jährig.) Fortschreiten an der Peripherie des Abscesses im interstitiellen Gewebe des Schweißdrüsenläppchens, ohne Beteiligung der Tubuli. O 147:1; R 120:1. (Nach GANS.)

zellen ohne pathologischen Befund zu erkennen. Sehr häufig war das Epithel von der Unterlage abgehoben und zeigte Desquamationserscheinungen. Mit den Epithelzellen vermischt lagen im Lumen der Drüsenknäuel Leukocyten in wechselnder Menge. Die mit Leukocyten gefüllten, erweiterten Schweißdrüsen fanden sich bei FEHRMANN nicht nur in unmittelbarer Nähe des Abscesses, sondern auch weitab davon in intakter Umgebung. Auch die Ausführungsgänge dieser weitabliegenden cystischen Schweißdrüsen waren erweitert und in ihrem Lumen lagen vereinzelte Leukocyten. In der unmittelbaren Umgebung des Abscesses waren die Ausführungsgänge eher verengt (Kompressionserscheinung durch das infiltrierte interstitielle Gewebe). Derartige Kompressionserscheinungen fand TALKE übrigens besonders ausgeprägt an Präparaten mit regressiven Veränderungen. Er führt sie hier hauptsächlich auf Schrumpfung des periglandulären Gewebes zurück mit folgender Schnürung und Pressung [1].

Das interstitielle Bindegewebe innerhalb der Drüsenläppchen war ebenfalls mächtig infiltriert, so daß die einzelnen Tubuli auseinandergedrängt waren. TALKE betont besonders, daß in seinen Präparaten sich diese Infiltration auf das Drüsenläppchen beschränkte, und daß sich dieses gegen die nur

[1] Daneben hält TALKE übrigens aktive Zellwucherung und Solidwerden des Acinus für möglich.

wenig veränderte Umgebung durch seine Kapsel scharf absetzte. TALKE findet außerdem, ähnlich wie GANS, die Lymphspalten, die die Drüsengänge umspinnen, oft dicht von Leukocyten ausgefüllt.

Die Abscesse selbst nehmen nach FEHRMANN die ganze Tiefe der Cutis und Subcutis ein. Ihre Begrenzung ist lappig. Das umgebende Gewebe ist von Leukocyten, fixen Bindegewebszellen und Plasmazellen infiltriert. Im Zentrum der Absceßhöhle finden sich große Haufen von Staphylokokken, die nicht willkürlich gelagert sind, sondern in präformierten Hohlräumen liegen; diese lassen teilweise noch einen Epithelbelag erkennen, der aus abgeplatteten Epithelzellen besteht und mehrfach eine feine, mit Orcein darstellbare Membran hat, so daß kein Zweifel darüber bestehen kann, daß es sich hier um Reste von Schweißdrüsenknäueln oder von Ausführungsgängen handelt. Um die Staphylokokken zieht ein dichter Wall von Leukocyten, die meist nekrotisch sind. Peripherwärts kommt man in eine Zone, in der die Leukocyten weniger dicht liegen. Dann folgt meist wieder eine bandartige Verdichtung der Leukocyten.

Die Blutgefäße in den erkrankten Bezirken sind stark erweitert und prall gefüllt. Namentlich in den Randbezirken ist dies der Fall, während es nach der Mitte zu weniger ausgesprochen ist (Kompression durch die starke Zellansammlung in den Bindegewebssepten, s. GANS).

GANS macht außerdem darauf aufmerksam, daß die Reste der Schweißdrüsenknäuel in den Abscessen riesenzellenähnliche Gebilde darstellen können, die mit Riesenzellen nichts zu tun haben, aber zu irrtümlichen Deutungen Anlaß geben können.

Ätiologie und Pathogenese. Als Erreger der Schweißdrüsenabscesse beim Erwachsenen sind, wie bei den Säuglingsabscessen und bei den Furunkeln, *Staphylokokken*, meist wohl Staphylococcus aureus (VERNEUIL und CLADO, SABOURAUD, TALKE), anzusehen.

Die Frage, auf welchem Wege die Infektion erfolgt, ist strittig. Alle Autoren sind sich nur darüber einig, daß es sich um exogene Infektionen handelt. Bis vor kurzem schien kein Zweifel daran möglich, daß die Staphylokokken aus der Außenwelt unmittelbar in die Schweißdrüsen gelangen, da diese, wie gesagt, stets im Mittelpunkt der Erkrankung stehen. Ein exakter Beweis hierfür, analog dem von LEWANDOWSKY für die Säuglingsabscesse geführten, steht allerdings aus, da beim Erwachsenen die Entwicklung der Abscesse von oberflächlichen Pusteln aus bisher nicht verfolgt worden ist. Nun haben vor etwa 10 Jahren F. ROST und GANS Einwendungen hiergegen gemacht. Sie glauben, daß die Schweißdrüsen nur indirekt beteiligt sind und daß die Entzündung sich zunächst im periglandulären Bindegewebe und in den Lymphbahnen abspielt. Ich halte die Gründe, die F. ROST und GANS hierzu bewogen haben, nicht für ganz stichhaltig und glaube mit JADASSOHN (b), M. JESSNER, G. A. ROST (b), ZIELER u. a. an der Ansicht festhalten zu müssen, daß die *apokrinen Schweißdrüsen selbst die Eingangspforte für die Infektion* darstellen.

Schon die klinische Beobachtung liefert uns dafür Anhaltspunkte. Wie sollte es sonst zu erklären sein, daß diese eigenartigen Abscesse allein in den Körperregionen zu finden sind, in denen sich α-Drüsen finden? Weshalb werden diese Abscesse gerade in der Achselhöhle so häufig angetroffen, in der diese α-Drüsen besonders reichlich entwickelt sind? Weshalb werden sie in dieser Lokalisation im Säuglings- und frühen Kindesalter nur ganz ausnahmsweise gefunden [1], in einem Lebensalter, in dem die Drüsen noch nicht voll entwickelt

[1] COLE und DRIVER haben Schweißdrüsenabscesse in der Achselhöhle bei einem 3jährigen Kinde beobachtet. Der Fall steht ganz vereinzelt da. Nach den ausführlichen Mitteilungen über diesen Fall, die ich der liebenswürdigen Vermittlung des Herrn Dr. GAMMEL, Cleveland, Ohio, verdanke, ergab die histologische Untersuchung dicht unter dem Corium mehrere

sind? Und weshalb sollten sie gerade bei der Frau häufiger als beim Manne gefunden werden, bei dem das Lager der Drüsen in der Achselhöhle nicht so stark entwickelt ist wie bei jener? Diese Fragen lassen sich nach der Entdeckung der biologischen Sonderstellung der α-Drüsen durch SCHIEFFERDECKER besser beantworten als früher. Wären nämlich alle Schweißdrüsen ohne Unterschied einander gleichzustellen, wie VERNEUIL, M. KOCHMANN, GEBER u. v. a. früher glaubten, so wäre nicht zu verstehen, weshalb gerade die speziellen Lokalisationen der α-Drüsen einen besonderen Grund für die eigenartige Absceßbildung beim Erwachsenen abgeben. Heute ist doch der Gedanke naheliegend, daß die α-Drüsen nicht nur morphologisch und funktionell eine Sonderstellung einnehmen, sondern daß sie allein beim Erwachsenen die Entwicklung diese Abscesse ermöglichen. Ferner ist zu berücksichtigen, daß der weit offene Ausführungsgang der α-Drüse dem Eindringen der Pyokokken relativ wenig Widerstand entgegensetzt, während die Kokken bei indirekter Infektion der Drüse auf irgendeine schwer erklärliche Weise in die Subcutis gelangen müßten, ohne daß dies vorher klinisch irgendwie zum Ausdruck käme.

In den histologischen Untersuchungen finden wir diese Auffassung zum Teil bestätigt. In erster Linie glaubt FEHRMANN leidlich sichere Rückschlüsse auf die primäre exogene Infektion der Schweißdrüsen und ihrer Ausführungsgänge ziehen zu dürfen. In einem etwa $^1/_2$ cm vom Rande des Abscesses entfernt liegenden, erweiterten und prall mit Leukocyten ausgefüllten Drüsenschlauch findet er zerstreut liegende Staphylokokken, die in Wucherung begriffen sind. Ferner stellt er vielfach Staphylokokken innerhalb der Abscesse in präformierten Hohlräumen fest, die noch einen Epithelbelag haben, und die von einer feinen, mit Orcein färbbaren Membran umgeben sind. An den Serienschnitten lassen sich diese als Reste von Schweißdrüsenknäueln oder ihren Ausführungsgängen deutlich erkennen. Auch ganz im Zentrum größerer Abscesse, wo die Struktur des Gewebes nicht mehr zu erkennen ist, findet FEHRMANN die Staphylokokken in großen, länglichen, gewundenen, nach der Tiefe zu verfolgenden Rasen, die den zerstörten Schweißdrüsen wohl entsprechen könnten. Danach stellt sich FEHRMANN vor, daß die Staphylokokken bis in die Drüsenknäuel hinuntergelangen, daß es dort zu einer Ansammlung von Leukocyten und schließlich zur Einschmelzung des umgebenden Gewebes kommt, wobei die Staphylokokken in situ in den Drüsengängen mit Resten des Epithels der Membrana propria und des umgebenden Gewebes erhalten bleiben. Auch TALKE hat Staphylokokken in den Drüsenschläuchen gesehen.

GANS u. a. haben dagegen vorgebracht, daß das Material FEHRMANNS einem weit vorgeschrittenen Prozeß entspricht, an dem über die Eintrittspforte nichts Sicheres zu sagen sei. Demgegenüber kann jedoch auf die Frühfälle von RÜTZ verwiesen werden, die nur entzündliche Prozesse in den Schweißdrüsen zeigen, nicht dagegen im periglandulären Bindegewebe.

Jedenfalls müssen die Befunde von GANS und F. ROST eingehend gewürdigt werden. Beide Autoren glauben, in ihren histologischen Präparaten den Nachweis führen zu können, daß nicht die Schweißdrüsenausführungsgänge die Eintrittspforte für die Infektion seien, sondern daß die *Infektion durch die Lymphwege an die Schweißdrüsen herangetragen* werde.

Nach F. ROST entstehen die Schweißdrüsenabscesse häufig sekundär nach impetiginösen Erkrankungen und anderen oberflächlichen Staphylomykosen an den Händen. Die Verallgemeinerung einzelner Fälle, in denen ein solcher Zusammenhang nahezuliegen scheint (auch bei GANS bestand z. B. ein Ekzem am Handrücken), ist jedoch bedenklich. Sie

---

umschriebene leukocytäre Infiltrationen, die zum Teil miteinander konfluierten. Die Lymphgefäße in der Nachbarschaft waren deutlich erweitert und anscheinend vermehrt. Klinisch machte die Affektion ganz den Eindruck von Schweißdrüsenabscessen.

widerspricht der allgemeinen Erfahrung, daß eitrige Prozesse an den Extremitäten zusammen mit Achselhöhlenabscessen nur ausnahmsweise beobachtet werden. So hat M. JESSNER am Material der Breslauer Hautklinik nie einen solchen Zusammenhang feststellen können, obwohl er in allen Fällen auf manifeste oder vorhergegangene Pyodermien der Arme fahndete. Ebensowenig konnte sich RÜTZ an 61 Fällen von Schweißdrüsenabscessen in der Achselhöhle von der Richtigkeit der ROSTschen Annahme überzeugen. Nirgends fand sich ein peripherer Herd, der als Primärinfekt hätte angesprochen werden können. RÜTZ dürfte ferner recht haben, wenn er dazu bemerkt, daß bei Pyodermien an den oberen Extremitäten, die auf dem Lymphwege bis in die Achselhöhle verschleppt werden, stets eine *Lymphadenitis purulenta abscedens* eintrete. Gegen den Zusammenhang mit peripheren Eiterungen spricht auch die Häufigkeit, mit der gleichzeitig oder nacheinander in beiden Achselhöhlen Schweißdrüsenabscesse sich bilden (M. JESSNER).

GANS hat nun in seinen histologischen Präparaten, wie oben bereits ausführlich beschrieben wurde, mehrfach Anhaltspunkte dafür zu finden geglaubt, daß Staphylokokken und Leukocyten von den Lymphbahnen der periglandulären Interstitien in die Schweißdrüsen gelangen. Als besonders beweisend betrachtet er die staphylokokkenhaltige Schweißdrüse, bei der die Kokken in Form eines schmalen Stranges mit den Kokkenhaufen der Umgebung in Verbindung stehen (s. o.). Die größere Zahl der Kokken in der Umgebung der Drüse sowie in einer um die Drüse liegenden Schleife, die sich auf den Serienschnitten bis zu einem typischen Lymphgefäß verfolgen ließ, bestärkt GANS in seiner Auffassung, daß nicht ein primärer Durchbruch von der Drüse in die Umgebung stattfindet, sondern genau das Umgekehrte (Abb. 18).

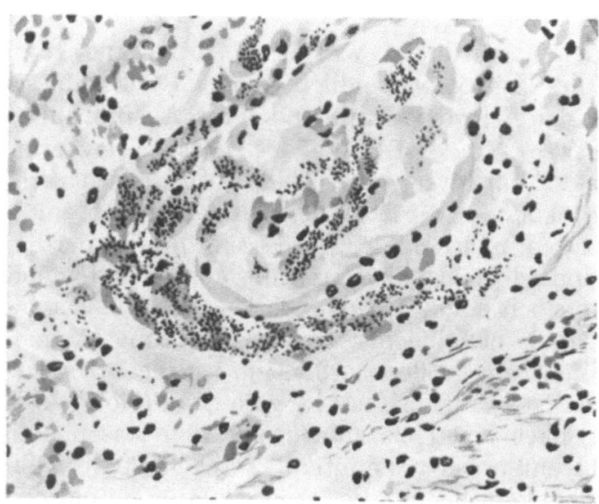

Abb. 18. Achselhöhlenabsceß. Kokkenhaufen um einen Schweißdrüsentubulus, z. T. in diesen eingedrungen. O 600:1; R 600:1. (Nach GANS.)

Die Widersprüche, die sich hier ergeben, lassen sich, wie ich glaube, überbrücken. Bei einer genauen Überprüfung der GANSschen Angaben[1] zeigt sich nämlich, daß ein wesentliches Glied in der Deduktion fehlt: Im Zentrum beider Herde war die Einschmelzung bereits so weit fortgeschritten, daß von der Gewebsstruktur nichts mehr zu erkennen war. Da in diesem Erweichungsherde, in dem keine sichere topographische Feststellung möglich ist, die ersten pathologischen Veränderungen entstanden sein müssen, kann also GANS ebensowenig wie FEHRMANN auf Grund seiner Präparate absolut sichere Aufschlüsse über den primären Infektionsmodus geben. Die Staphylokokken könnten zweifellos auch in den beiden Fällen von GANS durch den weit offenen Schweißdrüsenausführungsgang bis in den Tubulus eingedrungen sein, könnten dort in der Tiefe die erste entzündliche Reaktion erzeugt haben, die vielleicht von dem Drüsenkörper ungewöhnlich schnell auf das Bindegewebe übergegriffen hätte und in die Lymphbahnen eingebrochen wäre; aber schon zu dem frühen Zeitpunkt, an dem GANS die Excision gemacht hat, könnte das wegen der bereits erfolgten Einschmelzung der Drüse und der nächsten Umgebung nicht

[1] Die Mitteilung von F. ROST ist so knapp gehalten, daß man sich kein zutreffendes Bild von den Einzelheiten machen kann. Sie kann daher an dieser Stelle nicht herangezogen werden.

mehr zu erkennen sein. Ich meine, daß dieser Gedankengang den Tatsachen viel weniger Zwang antut als die Annahme einer primären Infektion auf dem Lymphwege, die ja einen schwer verständlichen Umweg bedeuten würde und, wie gesagt, durch die Untersuchungen von GANS auch gar nicht wirklich erwiesen ist.

Die weiteren Unterschiede zwischen den Fällen von GANS und F. ROST einerseits und denen von RÜTZ, FEHRMANN und TALKE andererseits lassen sich schwer erklären. Man muß wohl annehmen, daß der entzündliche Prozess, der schließlich zur Abscedierung führt, auf verschiedenen Wegen fortschreitet, und daß es wohl an unberechenbaren Zufällen gelegen hat, daß die einen lediglich Veränderungen an den Schweißdrüsen bei noch intaktem interstitiellem Gewebe, die anderen dagegen ein schnelles Fortschreiten der Infektion in den Interstitien zu Gesicht bekommen haben — bei weitgehender Schonung der Drüsen.

Zusammenfassend möchte ich den mutmaßlichen Gang der Infektion, wie ich ihn mir hiernach vorstelle, vorbehaltlich der Bestätigung durch neue umfassende Untersuchungen in allerfrühesten Stadien, folgendermaßen skizzieren: Die Staphylokokken dringen in den Schweißdrüsenausführungsgang ein. In der Regel gelangen sie bis zu dem sezernierenden Drüsenknäuel, ohne vorher eine Entzündung zu veranlassen. Erst hier, in der Subcutis, zunächst in der Drüse selbst, wird die erste Reaktion hervorgerufen. In einem Teil der Fälle beschränkt sich die Eiterung eine Weile auf die Schweißdrüsen, während das interstitielle Gewebe noch frei bleibt [RÜTZ (a) u. a.], in anderen Fällen greift sie anscheinend sehr schnell auf das periglanduläre Bindegewebe über. Auch die Staphylokokken gelangen schon jetzt ins Bindegewebe, dann in die Lymphbahnen, werden von hier aus aber nur im engsten Umkreis verbreitet. Während das Zentrum schnell erweicht, dringen nun die Kokken in umgekehrter Richtung von den Lymphspalten aus in andere, bisher verschonte Schweißdrüsen ein (GANS). Daneben schreitet die Infiltration der Bindegewebssepten peripherwärts weiter. Dabei können die Schweißdrüsen in der Randzone frei bleiben (GANS, F. ROST), während die zentralen Drüsen, die zuerst erkrankt sind, längst zerstört sind. Man kann sich ferner vorstellen, daß außer dieser Entstehungsweise auch der Infektionsmodus in Betracht kommt, der von LEWANDOWSKY für die multiplen Schweißdrüsenabscesse im Säuglingsalter als der gewöhnliche nachgewiesen worden ist: Die Entwicklung durch Ausbreitung der Eiterung von einer oberflächlichen Pustel aus nach der Tiefe zu. Doch ist diese Entstehungsart bisher nicht verfolgt worden.

Wie bei den multiplen Schweißdrüsenabscessen im Säuglingsalter fällt bei den Schweißdrüsenabscessen der Erwachsenen die eigentümliche Schlaffheit auf, die die halbkugelige, knollige Vorwölbung der Abscesse bedingt. Sie läßt mutatis mutandis die entsprechende Deutung zu (s. S. 368). Auch hier die massige Erweichung in der Subcutis, die in bemerkenswertem Gegensatz zu der bretharten Spannung der phlegmonösen Prozesse steht, welche oft neben und zwischen den Abscessen gefunden werden, und die sich auf die Cutis beschränken.

Die *immunbiologischen Verhältnisse* entsprechen denen der Säuglingsabscesse in jeder Hinsicht. Im Vordergrunde steht die Infektionsbereitschaft der α-Drüsen, für die uns zur Zeit noch eine befriedigende Erklärung fehlt. Früher nahm man an, daß uratische Diathese, Anämie, Fettsucht, Magendarmstörungen, Marasmus usw. eine Rolle spielten, doch ist diese Annahme, abgesehen von allen anderen Einwänden, schon deshalb als unzutreffend abzulehnen, weil auch ganz gesunde, kräftige Menschen oft an Schweißdrüsenabscessen erkranken. Auffallend ist, daß relativ häufig universelle Erythrodermien (Salvarsanexantheme usw.) mit Achseldrüsenabscessen einhergehen, Prozesse, bei denen das Allgemeinbefinden der Kranken unzweifelhaft schwer gelitten hat. Daß die Disposition an die α-Drüsen gebunden ist, dürfte nicht zweifelhaft sein.

Das *häufigere Vorkommen der Schweißdrüsenabscesse der Achselhöhle bei Frauen* hat man vielfach mit der Kleidung in Verbindung gebracht. Da die Schweißdrüsenabscesse bei Frauen heute eher zugenommen als abgenommen haben, obwohl die jetzige ärmellose Mode die Achselhöhle frei läßt, hat dieses Argument seine Schlagkraft eingebüßt. Dagegen läßt sich die größere Häufigkeit beim weiblichen Geschlecht in erster Linie mit der Tatsache in Verbindung bringen, daß *bei der Frau das Lager der apokrinen Drüsen stärker entwickelt ist als beim Mann.*

Daneben könnte, wie erwähnt, die Zunahme der Erkrankungsziffer bei Frauen, die ich ebenso wie M. Jessner in den letzten Jahren festgestellt zu haben glaube, vielleicht auf das zur Zeit übliche Entfernen der Haare aus der Achselhöhle (Rasieren, Enthaarungscreme) und die dadurch veranlaßte Reizung und Verletzung der Achselhöhlenhaut zurückzuführen sein (s. o.).

Daß neben der Disposition alle möglichen auslösenden Ursachen: mangelhafte Körperpflege, Scheuern der Kleider, lokale Hyperhidrosis, lokale Ekzeme und Mykosen, Scabies, Pediculosis usw. die Entwicklung der Abscesse begünstigen, ist so selbstverständlich, daß dieser kurze Hinweis genügen mag.

Diagnose und Differentialdiagnose. Die Diagnose der Schweißdrüsenabscesse stützt sich auf folgende Erscheinungen. Im Beginn subcutane Infiltrate, die sich rasch vergrößern, mit der Haut verwachsen und halbkugelige, im ganzen erweichende Knoten bilden, aus denen sich massenhaft rahmiger Eiter ohne nekrotische Beimengungen entleert, die schnelle Heilung nach einmaliger Entleerung, die Lokalisation, ganz besonders in der Achselhöhle, seltener am Anus, in der Mamillargegend und am Mons pubis (Scrotum, Labia majora). Sehr charakteristisch für die Affektion der Achselhöhle ist ferner die Beweglichkeitsbeschränkung des Armes.

Vom *Furunkel* unterscheidet sich der Schweißdrüsenabsceß des Erwachsenen ebenso wie der des Säuglings (S. 371). Zu beachten ist das häufige Übergreifen auf immer neue benachbarte Drüsen, das in dieser Form beim Furunkel nicht vorkommt. Bei ausgedehnten Prozessen in der Achselhöhle mit phlegmonösen Infiltraten ist die Abgrenzung gegen den *Karbunkel* evtl. in den Kreis der Überlegungen zu ziehen. Der Karbunkel kommt aber in der Regel an anderen Körperstellen vor (Nacken, Rücken), er ist mehr vorgewölbt und seine Oberfläche ist nicht so höckerig wie die der Schweißdrüsenabscesse mit ihren halbkugeligen Vorwölbungen, die deutlich voneinander abzugrenzen sind, und von denen jede für sich Fluktuation zeigt. Auch das *Erysipel* kann man mit Leichtigkeit ausschließen, und bei gewucherten *syphilitischen Papeln in der Achselhöhle* entstehen niemals ernstliche diagnostische Schwierigkeiten.

Dagegen muß auf die *akute eitrige Lymphadenitis axillaris* etwas ausführlicher eingegangen werden. Diese unterscheidet sich von den Schweißdrüsenabscessen durch die tiefere Lage des entzündlichen Herdes. Ist noch keine ausgesprochene Erweichung eingetreten, so sind solitäre oder multiple, sehr schmerzhafte, ovaläre Knoten von verschiedener Größe in der Tiefe zu palpieren, die zunächst gegen die Umgebung gut verschieblich sind. Bei genauer Untersuchung findet man daneben in der Regel einen primären Herd an der oberen Extremität oder an der Thoraxwand: impetiginöse Elemente, Furunkel, eitrig infizierte Wunden, impetiginisierte Ekzeme usw. Von hier aus lassen sich vielfach lymphangitische Stränge zur Drüse hin verfolgen. Dadurch entsteht ein überaus charakteristisches Krankheitsbild, das sich immer gut von dem der oberflächlicheren Schweißdrüsenabscesse unterscheiden läßt. Erst wenn die Lymphdrüsen der Achselhöhle miteinander zu größeren Paketen verschmelzen und erweichen, wird das schwieriger. Auch jetzt ist in der Regel die tiefere Lage der Lymphknoten noch deutlich zu erkennen. Ihr relativ spätes Verwachsen mit der Haut, meist nur im vorgewölbten Zentrum der erweichten Drüsen, trägt weiter zur genaueren Differenzierung bei, zumal da die nicht mit der Haut verlöteten peripheren Teile der Drüsenpakete noch deutlich in der Tiefe festzustellen sind. Doch ist zuzugeben, daß solche Lymphdrüsenpakete differentialdiagnostisch ernste Schwierigkeiten machen können, wenn die erste Entwicklung nicht beobachtet werden konnte, und wenn periphere Lymphangitiden und Primärherde bereits abgeheilt sind, ohne deutliche Reste zu hinterlassen. Man achte dann darauf, daß bei den umfangreichen Schweißdrüsenabscessen, die hier differentialdiagnostisch in Betracht kommen, die knollige Vorwölbung der schlaffen, im ganzen fluktuierenden Abscesse immer gut ausgeprägt ist, und daß sich diese halbkugeligen Erhebungen in der Regel scharf voneinander abgrenzen lassen. Zwischen ihnen findet man die flächenhafte, brettharte, phlegmonöse Infiltration, die oben beschrieben wurde. Nach spontaner Perforation oder Incision der Lymphdrüsenabscesse versiegt die Eiterabsonderung nicht sofort wieder, und es kommt oft zu mehr oder weniger lang dauernder Fistelbildung.

Tuberkulöse Lymphome in der Achselhöhle dürften nur ausnahmsweise zu diagnostischen Fehlschlüssen Anlaß geben. Die über Monate oder Jahre sich erstreckende Entwicklung der scharf begrenzten, zu enormen Dimensionen anwachsenden Drüsenpakete lassen die Haut lange Zeit unbeteiligt. Wenn sie perforieren, so bilden sie die für die kolliquative Tuberkulose charakteristischen zackigen Ulcerationen mit unterminierten Rändern, Fisteln usw., aus denen sich für längere Zeit ein dünner, mit käsigen Bröckeln vermischter Eiter entleert, in dem Tuberkelbacillen nachzuweisen sind. In der unmittelbaren Umgebung der Perforation können sich ferner Lupusknötchen bilden, die für die Differentialdiagnose wertvolle Fingerzeige geben könnten.

Auch *syphilitische Gummen der Achselhöhlenhaut* sind in Betracht zu ziehen. Sie entwickeln sich ebenfalls chronisch, gehen entweder vom Unterhautzellgewebe oder von den Lymphknoten, den Muskeln, den Knochen aus. Die Haut bleibt längere Zeit frei, und nach der Perforation bilden sich die charakteristischen, wie ausgestanzten, kreis-, nierenförmig oder serpiginös begrenzten Ulcerationen. Wenn da überhaupt nennenswerte Schwierigkeiten entstehen, geben Wa.R., andere Erscheinungen der Syphilis und schließlich die schnelle Rückbildung bei spezifischer Therapie den Ausschlag.

Am *Anus* ist die Diagnose der Schweißdrüsenabscesse bisweilen nicht einfach, denn es gibt eine ganze Reihe anderer Krankheitserscheinungen, die ihnen hier sehr ähnlich sein können. Nach Faure ist da die genaue Lagebestimmung von großem Wert. Der *Schweißdrüsenabsceß* ist entsprechend dem Ring der Circumanaldrüsen (Sprinz) *in einigem Abstand vom Anus*, „im Bereiche der eigentlichen Hautdrüsen" zu finden. Dagegen haben *vereiterte Hämorrhoiden* fast immer ihren Sitz *submukös* oberhalb des Sphinkters, während *tuberkulöse Abscesse* gewöhnlich *dicht an der Analöffnung* gelegen sind. Außerdem hinterläßt der tuberkulöse Absceß fast immer eine Fistel, die keine Heilungstendenz zeigt und aus der der für Tuberkulose charakteristische, mit käsigen Bröckeln vermischte Eiter entleert wird, in dem sich auch Tuberkelbacillen wenigstens durch den Tierversuch nachweisen lassen.

Prognose. Die Abscesse der apokrinen Schweißdrüsen beim älteren Kinde und beim Erwachsenen sind gutartig. Die Abscesse der Achselhöhle können zwar durch ihre starke Schmerzhaftigkeit und durch lang dauernde Nachschübe und Rezidive zu einem sehr quälenden Leiden werden und auch durch die Beeinträchtigung der Beweglichkeit des Armes schwere berufliche Störungen mit sich bringen. Doch sind lebensgefährliche Komplikationen ganz außergewöhnlich. So viel ich sehe, ist der Todesfall von Jrimescu und Mitarbeiter der einzige seiner Art.

Therapie. Für die Behandlung der Schweißdrüsenabscesse gelten die gleichen allgemeinen Grundsätze wie für die Behandlung des Furunkels. Wenn daher im großen und ganzen auf diese verwiesen werden kann, so habe ich hier doch auf einige Punkte einzugehen, die für die Behandlung der Schweißdrüsenabscesse von besonderer Bedeutung sind.

Während der solitäre Absceß gewöhnlich mit einfachsten Mitteln, Stichincision, Salben- oder Pflasterverband (Histopinsalbe, Histoplast, Salicylsäureseifentricoplat 5%) in wenigen Tagen zur Abheilung gebracht werden kann, häufen sich die Schwierigkeiten bei den chronisch rezidivierenden Formen. In verzweifelten Fällen, die jeder Therapie trotzen, hat man ein sehr radikales chirurgisches Vorgehen empfohlen: Vollständige Ausschneidung einschließlich des Fettgewebes, Drainage, evtl. mit folgender Plastik (Bockenheimer, Brunzel), Bildung eines Brückenlappens aus der Achselhöhlenhaut und Ausräumung von rückwärts (Klug) usw. Mit derartigen Eingriffen sollte man sehr zurückhaltend sein, da wir, wie weiter unten gezeigt wird, sehr zuverlässige konservative Methoden besitzen, die auch in den schwersten Fällen oft überraschend schnell zur Heilung führen und die großen Unannehmlichkeiten ausgedehnter Hautdefekte und Narbenbildungen vermeiden.

Die Urteile über die *Vaccinetherapie* und die *unspezifische Reizbehandlung* (Autovaccine, Opsonogen, Staphar, Staphylo-Yatren, Caseosan, Terpentinpräparate, Eigenblut usw.) lauten sehr verschieden.

Besonders gelobt wird in letzter Zeit die *örtliche Blutumspritzung* nach Läwen (Axhausen, Ebers, Erb, Wiedhopf u. a.), die bei der Behandlung des Furunkels ausführlich besprochen wird.

Dagegen glaube ich auf die *Röntgenbehandlung der Schweißdrüsenabscesse der Achselhöhle* näher eingehen zu müssen, über die im Laufe der Jahre eine umfangreiche Literatur entstanden ist (Basch, Baensch, Belot, Biermer, Blumenthal, Borak, Braunschweig, L. Freund, Frieboes, Fuhs, Heidenhain und Fried, Grumme, Hoche und Moritsch, E. Hoffmann, Holfelder, J. Jadassohn, Kemp, Kingreen, Kneier, Kohler, Kriser, Meirowsky, P. S. Meyer, Peyser, Phocas, Pordes, Rohrbach, F. Rost, G. A. Rost (b), Rütz, Schönekess, Scholtz, Seemann, Vogel, Ullmann, Zieler usw.). Sie hat sich auch mir so bewährt, daß ich nicht anstehe, sie als Methode der Wahl zu bezeichnen. Meist wird eine mittelharte Strahlung unter 3—5 mm Aluminium verwandt. Nur wenige Autoren geben weichere Strahlen und filtern weniger [Fuhs 2 mm, G. A. Rost (b) 1 mm usw.]. Im allgemeinen werden mittlere und kleine Dosen bevorzugt: $^1/_5$—$^1/_3$ HED, von manchen Autoren auch $^2/_3$ HED, deren Applikation mehrfach wiederholt werden kann. Die Pausen betragen in der Regel 10—14 Tage, bei größerer Strahlendosis 3—4 Wochen. Holfelder gibt 100 r in 2tägigen Abständen bis zu 80—90% der HED (400—470 r). Scholtz empfiehlt eine Epilationsdosis unter 3 mm Aluminium, Blumenthal geht unter Umständen bis zur vollen HED. Auch Heidenhain geht bis zur HED unter 3 mm Aluminium. Ich persönlich bin in den letzten Jahren mit kleinen Dosen (120 r unter 3 mm Aluminium bei 70 kV Scheitelspannung, Feldgröße 10—12,5 cm Dm.) außerordentlich zufrieden gewesen. Damit kommt man auch bei den chronisch rezidivierenden Formen überraschend gut zum Ziel. Es ist also davon abzuraten, bei diesen schwersten Fällen größere Einzeldosen zu geben, wie dies von manchen Seiten („Verödungsdosis" ohne genaue Angaben, vermutlich 1 HED, bei Rütz) empfohlen worden ist. In einer nicht geringen Anzahl genügt schon eine einzige Bestrahlung mit 120 r. Nach leichter Exacerbation (ödematöse Schwellung) macht sich bereits in wenigen Tagen ein wesentlicher Rückgang der Infiltration bemerkbar. Bereits erweichte Knoten und Abscesse müssen durch Stichincision eröffnet werden. Danach heilen sie in 3—4 Tagen. Größere chirurgische Eingriffe, ohne die man sonst kaum auskommt, erübrigen sich. Besonders angenehm ist die subjektive Erleichterung, die der ersten Bestrahlung meist unmittelbar folgt. Die quälenden Schmerzen verschwinden, und der Arm der betroffenen

Seite kann wieder wie sonst gebraucht werden, so daß die Kranken ihrem Beruf in vollem Umfang nachgehen können.

Von 25 Fällen, die ich in der angegebenen Weise behandelt habe, trat in 5 Fällen (= 20%) nach einer einmaligen Verabreichung von 120 r völlige Heilung ein. In etlichen anderen Fällen, über die ich keine genauen Angaben machen kann, war die Erkrankung nach 10 Tagen bereits soweit abgeheilt, daß nur noch relativ geringfügige Restinfiltrate zurückgeblieben waren.

Überall dort, wo nach der ersten Bestrahlung nennenswerte Reste zurückbleiben oder einzelne neue Abscesse entstehen, gebe ich nach 10 Tagen nochmals 120 r, und nur in 13 von meinen 25 Fällen, also in 52%, mußte ich nach weiteren 10 Tagen noch ein drittes Mal 120 r zu geben. Dabei handelte es sich mit Ausnahme eines Falles um schwere Erkrankungen mit vielfach rezidivierenden Abscessen, die zum Teil vorher wochen- oder monatelang mit anderen Methoden vergeblich behandelt worden waren.

Natürlich ist die Schnelligkeit der Heilung individuellen Schwankungen unterworfen. Peyser hat in 2 von 12 Fällen sogar jeden Erfolg vermißt. Dabei gibt gewiß die geringe Gesamtzahl ein schiefes Bild. Jedenfalls hatte ich unter den 25 Fällen, über die ich oben berichtet habe, keinen Versager, dagegen bei 55 älteren dreimal Rezidive, das macht bei einer Gesamtzahl von 80 Fällen 3,75%, wobei dahingestellt bleiben mag, ob diese Mißerfolge einer mangelhaften Bestrahlungstechnik mit einer alten Apparatur zuzuschreiben sind. Auch Rütz sowie Heidenhain und Fried sahen an einem größeren Material keine Rezidive. Ferner muß gegenüber Peyser, der die prompte schmerzlindernde Wirkung der Strahlenbehandlung bestreitet, nach eigenen und fremden Erfahrungen festgestellt werden, daß diese in der Regel sehr eklatant ist. Hoche und Moritsch haben den Eindruck, daß die Röntgenstrahlen der Autovaccine an Wirksamkeit nachstehen. Von der Richtigkeit dieser Stellungnahme kann ich mich nicht überzeugen, da es mir an geeignetem Vergleichsmaterial fehlt, und da Hoche und Moritsch ihren ungünstigen Eindruck von nur 5 röntgenbestrahlten und 15 mit Autovaccine behandelten Fällen ableiten.

Auf welche Weise kommt die Röntgenstrahlenwirkung bei den Schweißdrüsenabscessen zustande? Man dachte zunächst daran, daß die Schweißdrüsen als besonders radiosensible Organe zur Verödung gebracht werden sollten. In diesem Sinne geben z. B. Kriser, Rütz u. a. bei ihren chronisch rezidivierenden Fällen eine große Dosis, die geradezu als „Verödungsdosis" bezeichnet wird. Die dabei beobachteten *histologischen Veränderungen*, über die Rütz (b) berichtet, sprechen jedoch gegen diese vorgefaßte Meinung. Die Anschauungen, die über eine besondere Radiosensibilität der Schweißdrüsen heute noch in weiten Kreisen bestehen, und die auf ältere Untersuchungen zurückgehen [G. A. Rost (a), Wetterer], müssen einer gründlichen Revision unterzogen werden. Schon Buschke und Schmidt haben 1905 festgestellt, daß zwar ein Sistieren der Schweißabsonderung nach Dosen eintritt, die keine Veränderung der Haut erzeugen, daß aber in den funktionsuntüchtig gemachten Schweißdrüsen keinerlei histologische Veränderungen gefunden werden, die eine Erklärung dafür hätten geben können. Zu dem gleichen Resultat kommt Rütz (b). Seine Beobachtungen sind so wichtig, daß ich sie hier mit geringen Kürzungen wiedergebe:

7 Tage nach der Röntgenbestrahlung, 5 Tage nach der applizierten Verödungsdosis, ist das ganze interstitielle Gewebe stark vakuolisiert und ödematös durchtränkt. Während vor 7 Tagen polynucleäre Zellelemente im wesentlichen vorherrschten, finden sich jetzt meist Lymphocyten, Plasmazellen und vereinzelt Riesenzellen. Der wesentlichste Unterschied ist aber die Vermehrung des Bindegewebes. Überall erkennt man das Bestreben des Organismus, den infektiösen Prozeß durch Bindegewebsproliferation zu organisieren. An den Schweißdrüsen selbst werden weder 7 noch 14 noch selbst 20 Tage nach erfolgter Bestrahlung irgendwelche degenerativen Veränderungen bemerkt.

Die von G. A. ROST, WETTERER u. a. festgestellten schweren Schädigungen kommen also bei therapeutischen Dosen nicht in Frage. Dagegen tritt schon bei relativ kleinen, unter der HED liegenden Dosen eine *lang dauernde Funktionseinschränkung der Schweißdrüsen* ein, die klinisch sehr auffallend ist. Die Haut der bestrahlten Achselhöhle erscheint unmittelbar nach der Bestrahlung völlig trocken und schweißlos. Noch nach $1^1/_4$ Jahren fand RÜTZ eine bedeutend geringere Schweißabsonderung in der bestrahlten Achselhöhle. Völliges Fehlen des Schwitzens wurde nach dieser langen Zeit allerdings in keinem Falle festgestellt (s. hierzu auch LOVISATTI).

Demnach dürfte vielleicht die *funktionelle Lahmlegung der Schweißdrüsen* zusammen mit der *Anregung der Bindegewebsproliferation* ein wesentlicher Faktor für die Wirkung der Röntgenstrahlen bei den Schweißdrüsenabscessen sein. Ob daneben *immunisatorische Vorgänge* (Antikörperbildung durch Zerfall von Leukocyten und Lymphocyten, s. PORDES, RÜTZ, SCHREUS) eine Rolle spielen, ist nicht mit Sicherheit zu entscheiden. Die Erfahrungen von MIESCHER bei den Ekzemen mahnen zur Vorsicht in dieser Hinsicht. Außerdem sieht man nicht selten, daß trotz Bestrahlung der einen Achselhöhle nachträglich in der anderen Achselhöhle Schweißdrüsenabscesse neu auftreten.

Zusammenfassend möchte ich zur *Bewertung der einzelnen Behandlungsmethoden* folgendermaßen Stellung nehmen: Auf Grund eigener Erfahrungen und derer anderer Autoren halte ich es für einen schweren Fehler, bei den Schweißdrüsenabscessen, speziell bei der chronisch rezidivierenden Form, zu umfangreichen chirurgischen Eingriffen zu schreiten, bevor nicht der Erfolg der konservativen Behandlung abgewartet ist. Welcher Methode von den vielen man den Vorzug gibt, bleibt der persönlichen Erfahrung überlassen. Wenn man mit anderen Mitteln keinen schnellen, durchgreifenden Erfolg erzielt, sollte man stets noch die Röntgenbehandlung versuchen, ehe die operative Chirurgie in ihre Rechte tritt.

Die Frage, ob es ratsam ist, schon ganz im Anfang der Erkrankung, wenn sich z. B. nur ein einzelner, kleiner Absceß gebildet hat, gewissermaßen *prophylaktisch*, zur *Röntgenbehandlung* zu greifen, sei hier zum Schluß angeschnitten. Bekanntlich heilen viele Fälle in diesem Stadium auf konservative Behandlung, evtl. unter Zuhilfenahme der Stichincision, in wenigen Tagen ab. Dann erübrigt sich natürlich die Strahlenbehandlung. Sobald aber neue Abscesse entstehen, ist wegen des weiteren unberechenbaren Verlaufes und der daraus resultierenden häufigen beruflichen Störungen auch eine sofortige Röntgenbehandlung gutzuheißen.

Literatur.

ACUÑA, M. u. F. DE FILIPPO: Behandlung der Furunkulose und multipler Abscesse beim Säugling durch Immuno-Hämotherapie. Arch. argent Pediatr. **3**, 721 (1932). Ref. Zbl. Hautkrkh. **44**, 765. — AMBROSOLI: Arsenobenzol zur Behandlung schwerer Pyodermien bei geschwächten Kindern. Policlinico **31**, 1079 (1924). — ARZT u. FUHS: Röntgen-Hauttherapie. Berlin: Julius Springer 1925. — ASCHER, F.: Chirurgie der Haut und des Unterhautzellgewebes. Die Chirurgie, herausgeg. von KIRSCHNER u. NORDMANN, Bd. 2, Teil 1, S. 669. Berlin 1928.

BAENSCH: Röntgenbestrahlung chirurgischer Erkrankungen. Arch. klin. Chir. **135**, 567 (1925). — BAGINSKI, A.: Multiple Abscesse im Säuglingsalter. Dtsch. med. Wschr. **1883**, 438. BASCH, J.: Röntgenbestrahlungen der Schweißdrüsenentzündung in der Achselhöhle. Dtsch. med. Wschr. **1921**, 898. — BELOT: Handbuch der gesamten Strahlenheilkunde, herausgeg. von LAZARUS, Bd. 2, S. 293. München 1931. — BERANGER, R. P.: Pyodermien in der ersten Kindheit. Semana méd. **1932 II**, 647. Ref. Zbl. Hautkrkh. **43**, 674. — BIERMER, L.: Röntgenstrahlen bei Furunkeln und Schweißdrüsenabscessen. Inaug.-Diss. Würzburg 1922. — BLUMENTHAL, F.: Strahlenbehandlung bei Hautkrankheiten. Berlin 1925. — BOCKENHEIMER: Bemerkungen zu der Arbeit Die chirurgische Behandlung hartnäckiger Achselhöhlenfurunkulose von BRUNZEL. Zbl. Chir. **48**, 1317 (1921). — BOHN: Hautkrankheiten im Kindesalter. Handbuch der Kinderkrankheiten, Bd. 6, Teil 2. Anhang. Tübingen 1880. — BÓKAY, Z.: Behandlung der Furunkulose im Säuglingsalter. Orv. Hetil. (ung.) **1927**, 1048. Ref. Zbl. Hautkrkh. **25**, 696. Jb. Kinderheilk. **119**, 240 (1928). Ref. Zbl. Hautkrkh. **28**, 175. — BRANDWEINER: Hautkrankheiten im Kindesalter. Wien 1910. — BRAUNSCHWEIG: Röntgenbehandlung der Schweißdrüsenabscesse. Disk. zu F. ROST, Heidelberg. naturhist.-med. Ver., Sitzg 21. Nov. 1922. Dtsch. med. Wschr. **1923**, 136. — BRUNZEL: Chirurgische Behandlung hartnäckiger Achselhöhlenfurunkulose. Zbl. Chir. **48**, 991 (1921). — BUSCHKE u. SCHMIDT: Wirkung der Röntgenstrahlen auf Drüsen. Dtsch. med. Wschr. **1905**, 495. — BUZELLO: Die akuten eitrigen Infektionen in der Chirurgie und ihre Behandlung. Berlin-Wien 1926.

CASSEL: Zur Behandlung der Furunkulose des Säuglings. Berl. klin. Wschr. **1920**, 849. — CASTLE, W. F.: Multiple subcutaneous abscesses in infants. Brit. J. Childr. Dis. **22**, 122. Ref. Zbl. Hautkrkh. **20**, 191. — COLE and DRIVER: Multiple abscesses of axillary glands. Arch. of Dermat. **19**, 310, 1025 (1929).

DARIER: Précis de dermatologie, 3. Aufl. Paris 1923. — DE SIMONE, R.: Un caso de sepsi stafilococcica in un piccolo lattante eredoluetico. Riforma med. **40**, 174 (1924). Ref. Zbl. Hautkrkh. **13**, 394. — DUBREUILH: Dermatites microbiennes proprement dites. Prat. Mal. Enf. **9**, 88f. (1925). — DÜTTMANN: Reizvaccinetherapie der sog. Schweißdrüsenabscesse der Achselhöhle. Med. Klin. **1924**, 479.

ENGEL, ST.: Eine einfache Behandlung der multiplen Abscesse (Furunkel) im Kindesalter. Berl. klin. Wschr. **1920**, 611. — ESCHERICH: Zur Ätiologie der multiplen Abscesse im Säuglingsalter. Münch. med. Wschr. **1886**, 927.

FAURE: Die chirurgischen Krankheiten der Haut. Übersetzt von GOEBEL. Stuttgart 1908. — FEHRMANN: Histologie und Pathogenese der Achselhöhlenabscesse. Arch. f. Dermat. **127**, 327 (1919). — FENYÖ: Hydradenitis axillaris, geheilt durch Vaccinebehandlung. Börgyógy. Szemle (ung.) **1926**, 259. Ref. Zbl. Hautkrkh. **27**, 745. — FINKELSTEIN, H.: Lehrbuch der Säuglingskrankheiten, 2. Aufl. Berlin 1921. — FINN, N.: Diseases of the sweat glands. S. afric. med. Rec. **24**, 384 (1926). — FRANKENSTEIN: Aktive Immunisierung im Säuglingsalter. Z. Kinderheilk. **25**, 12 (1920). — FREUND, L.: Röntgentherapie. Wien. klin. Wschr. **1924**, 596. — FRIEBOES: Atlas der Haut- und Geschlechtskrankheiten. Leipzig 1928. — FUHS, H.: Röntgenbehandlung der Furunculosis und Hidrosadenitis axillaris. Dermat. Wschr. **76**, 390 (1923).

GALEWSKY: Erkrankungen der Haut. Handbuch der Kinderkrankheiten von PFAUNDLER u. SCHLOSSMANN, 1. Aufl., Bd. 2, Teil 2, S. 920 f. Leipzig 1906. — GANS, O.: (a) Pathogenese der Achselhöhlenabscesse. Dermat. Wschr. **76**, 318 (1923). (b) Histologie der Hautkrankheiten, Bd. 1, S. 358, 360. Berlin 1925. — GATERSLEBEN: Scabies und Furunkulose beim Säugling. Med. Klin. **1921**, 1058. — GEBER: Schweißdrüsen. Handbuch der Hautkrankheiten von ZIEMSSEN, Bd. 2, S. 266. Leipzig 1884. — GENT, W.: Behandlung der Abscesse der Kopfhaut der Säuglinge. Ther. Gegenw. **1927**, 287. Ref. Zbl. Hautkrkh. **24**, 619. — GÖPPERT-LANGSTEIN: Prophylaxe und Therapie der Kinderkrankheiten, S. 473. Berlin 1920. — GREGOR: Schweißdrüsenabscesse der Säuglinge. Z. prakt. Ärzte **7** (1900). Zit. bei FINKELSTEIN. — GRÖER, F.: Furunkulose bei Säuglingen. Polski czas. lek. **1**, 76 (1921). — GRULEE and ROSE: Treatment of furunculosis in infants. J. amer. med. Assoc. **77**, 37 (1921). Ref. Zbl. Hautkrkh. **3**, 170. — GRUMME: Zur Behandlung der Achselhöhlenabscesse. Allg. med. Zztg **1921**, 260.

HALBERSTÄDTER, L.: Allgemeine biologische und schädigende Wirkungen der Röntgenstrahlen. Handbuch der Haut- und Geschlechtskrankheiten, Bd. 5, Teil 2, S. 467 f. — HALLOPEAU: Abcès cutanées et sous-cutanées multiples et récidivants chez les jeunes enfants. Soc. dermat. franç. Lyon, 2. Aug. 1894. Ann. de Dermat. **1894**, 977. — HARRIEHAUSEN: Vaccinebehandlung der multiplen Abscesse im Säuglingsalter. Berl. klin. Wschr. **1912**, 1637. — HEIDENHAIN u. FRIED: Röntgenstrahlenwirkung bei Entzündungen. Chir.-kongr. 1924. Arch. klin. Chir. **131**, 624 (1924). — HEIDENHAIN: Achselhöhlenfurunkulose. Zbl. Chir. **1921**, 1831. — HOCHE, O. u. P. MORITSCH: Behandlung der Schweißdrüsenabscesse. Dtsch. Z. Chir. **199**, 326 (1926). — HOLFELDER: Handbuch der gesamten Strahlenheilkunde, herausgeg. von LAZARUS, Bd. 2, S. 960. München 1931. — HOFFMANN, E.: Behandlung der Haut- und Geschlechtskrankheiten, 5. Aufl., S. 150. Berlin-Köln 1930. HULOT: Infection d'origine cutanée. Thèse de Paris **1895**. Zit. bei GALEWSKY und bei TRÉMOLLIÈRE.

IRIMESCU, TUCHILA u. NADEJDE: Staphylokokkenseptikämie nach Schweißdrüsenabsceß (rechte Achselhöhle). Rev. san. mil. (rum.) **25**, 223 (1926). Ref. Zbl. Hautkrkh. **22**, 364.

JADASSOHN, J.: (a) Die Pyodermien. Halle 1912. Slg Abh. Dermat. **1**, H. 2. (b) LESSERS Lehrbuch der Haut- und Geschlechtskrankheiten, 15. Aufl., Bd. 1 (im Ersch.). — JESSNER, M.: Die Pyodermien und ihre Behandlung. Klin. Wschr. **1927**, 1434, 1488.

KEINING, E.: Schwellenreizvaccinetherapie. Münch. med. Wschr. **1922**, 960. — KEMP: Röntgenbehandlung der Schweißdrüsenabscesse. Zit. bei RÜTZ. — KLUG, W.: Therapie der progredienten Hidradenitis axillaris. Münch. med. Wschr. **1924**, 715. — KNEIER,: Röntgenbehandlung der akuten Entzündungen. Dtsch. Z. Chir. **176**. – KOCHMANN, M.: Beitrag zur Lehre von der furunkulösen Entzündung. Arch. f. Dermat. **5**, 325 (1873). — KOCH-

MANN, R.: Behandlung der sog. Furunkulose im Säuglingsalter. Ther. Gegenw. **1925**, 142. Ref. Zbl. Hautkrkh. **17**, 661. — KRISER: Röntgentherapie bei Kokkenentzündungen. Fortschr. Röntgenstr. **33**, 983 (1925). Ref. Zbl. Hautkrkh. **19**, 734. — KUHLE, J.: Terpentinöl und Terpichin bei Schweißdrüsenabscessen der Achselhöhle. Dtsch. med. Wschr. **1922**, 293.

LANGER, H.: (a) Zur Vaccinetherapie der Furunkulose des Säuglings. Ther. Halbmh. **1920**, 138. (b) Treatment of furunculosis in infants. Urologic. Rev. **25**, 654 (1921). Ref. Zbl. Hautkrkh. **4**, 436. — LEINER, C.: Hautkrankheiten im Säuglingsalter. Handbuch für Haut- und Geschlechtskrankheiten, Bd. 14, Teil 1, S. 539. Berlin 1930. — LEWANDOWSKY, F.: (a) Zur Pathogenese der multiplen Abscesse im Säuglingsalter. Arch. f. Dermat. **80**, 179 (1906). (b) Zur Pathogenese und Therapie der multiplen Abscesse im Säuglingsalter. Dtsch. med. Wschr. **1907**, 1950. — LOEWY, E.: Behandlung der Pyodermien im Kindesalter. Med. Klin. **1930 II**, 1367. — LONGARD: Über Folliculitis abscedens infantum. Arch. Kinderheilk. **8**, 369 (1887). — LOVISATTI: Einfluß der Röntgenstrahlen auf die Schweißdrüsen des Menschen. Arch. di Radiol. **7**, 1107 (1931). Ref. Zbl. Hautkrkh. **42**, 467. — LOZZI, V.: Contributo clinico alla cura delle idrosadenitis mediante di una sostanza medicamentosa. Policlinico, sez. prat. **1930 II**, 1278. Ref. Zbl. Hautkrkh. **36**, 208. — LUST, E.: Diagnostik und Therapie der Kinderkrankheiten, 6. Aufl. Berlin-Wien 1929.

MACDONALD, C. L.: Die Behandlung der Furunkulose mit Bakterienvaccine bei Kindern. Arch. of Pediatr. Sept. **1911**. Ref. Dermat. Wschr. **54**, 658. — MARCO, G.: Contrib. all'autovaccinoterapia stafilococcica nel lattante. Rinasc. med. **1927**, 526. Ref. Zbl. Hautkrkh. **26**, 597. — MAYR, J. K.: Erkrankungen der Schweißdrüsen. Handbuch für Haut- und Geschlechtskrankheiten, Bd. 13, Teil 2, S. 30. Berlin 1932. — MEIROWSKY: Hautkrankheiten, 5. Aufl., S. 306. Leipzig 1930. — MERKLEN et HIRSCHBERG: L'autohémothérapie dans la furonculose, les pyodermites et autres infections locales. Bull. Soc. méd. Hôp. Paris **39**, 1081 (1923). Ref. Zbl. Hautkrkh. **10**, 274. — MESSERSCHMIDT: Vaccinetherapie der chronischen Furunkulose der Haut. Straßburg. mil.-ärztl. Ges., Sitzg 4. Mai 1914. Dtsch. med. Wschr. **1914**, 1776. — MEYER, P. S.: Röntgenbehandlung in der Dermatologie. Zbl. Hautkrkh. **17**, 1 (1925). — MORO: Lehrbuch der Kinderkrankheiten von FEER. — MÜLLER, W.: Einfache und sichere Behandlungsmethode für Schweißdrüsenabscesse der Achselhöhle. Z. ärztl. Fortbildg **1927**, 188. Ref. Zbl. Hautkrkh. **25**, 203.

NEUMANN: Behandlung von Schweißdrüsenabscessen bei Kindern. Nordostdtsch. dermat. Ver.igg, 10. Okt. 1926. Zbl. Hautkrkh. **22**, 602. — NEUMANN, E.: Therapie der Schweißdrüsenabscesse mit Schwefel in kleinen Dosen (nach BIER). Ther. Gegenw. **73**, 142.

OCHSENIUS, K.: (a) Beiträge zur Behandlung der Pyodermien im Säuglingsalter. Mschr. Kinderheilk. **46**, 260 (1930). (b) Behandlung der Pyodermien im Säuglingsalter. Münch. med. Wschr. **1927**, 1964. — ODIER, E. et S. DREYFUS: Traitement des pyodermitis des nourrissons par les pansements vaccinants. Nourrisson **14**, 44 (1926). Ref. Zbl. Hautkrkh. **20**, 464. — OLEYNICK, L.: On parenteral protein therapy in abscesses of the axilla. Med. Tim. **53**, 10 (1925). Ref. Zbl. Hautkrkh. **21**, 603.

PETROVIĆ, M.: Autovaccinetherapie bei der Pyodermie der Säuglinge. Srpski Arch. celok. Lek. **30**, 808 (1928). Ref. Zbl. Hautkrkh. **30**, 632. — PEYSER, F.: Röntgenbehandlung der Schweißdrüsenabscesse in der Achselhöhle. Münch. med. Wschr. **1921**, 848. — PHOCAS: Knollige Abscesse der Achselhöhle. Grèce méd. **26**, 33 (1924). Ref. Zbl. Hautkrkh. **15**, 199. — PILZ, K.: Xerosinpräparate bei der Hautbehandlung von Säuglingen. Klin. Wschr. **1925 I**, 94. — PINKUS, F.: Normale Anatomie der Haut. Handbuch für Haut- und Geschlechtskrankheiten, Bd. 1, S. 300 f. Berlin 1927. — PORDES: Therapie der Entzündungen. Fortschr. Röntgenstr. **32**, 163, 169 (1924). Ref. Zbl. Hautkrkh. **16**, 196.

REDWITZ, v.: Homöopathische Schwefelbehandlung von Furunkeln, Karbunkeln, Furunkulose und Schweißdrüsenabscessen. Zbl. Chir. **53**, 2090 (1926). Ref. Zbl. Hautkrkh. **22**, 82. — REICHE, A.: Behandlung der Furunkulosis im Kindesalter usw. mit Schwitzpackungen und Sublimatbädern. Ther. Mh. **1909**, 258. — RENAULT, J.: Multiple Abscesse der Säuglinge Traité des malad. de l'enfance, 1898. Zit. bei TRÉMOLLIÈRE und Arch. Mal. Enf. **1**. Zit. bei GALEWSKY. — RICHTER: (a) Homöopathische Heilerfolge. Berl. dermat. Ges., 10. Nov. 1925. Zbl. Hautkrkh. **18**, 825 (1926). (b) Theorie und Praxis der Homöpathie. Münch. med. Wschr. **1925**, 2181. — ROGER: Abcès multiples du nourrisson. Gaz. hebdom. **1892**. Zit. bei TRÉMOLLIÈRES. — ROHRBACH: Behandlung der häufigsten Hautkrankheiten in der allgemeinen Praxis. Münch. med. Wschr. **1919**, 841. — ROST, F.: (a) Sog. Schweißdrüsenabscesse der Achselhöhle. Klin. Wschr. **1922 II**, 2283. (b) Sog. Schweißdrüsenabscesse der Achselhöhle. Heidelberg. naturhistor.-med. Verein, Sitzg 21. Nov. 1922. Dtsch. med. Wschr. **1923**, 136. — ROST, G. A.: (a) Biologische Wirkung der Röntgenstrahlen verschiedener Qualität auf die Haut des Menschen. Strahlenther. **6**, 269 (1915). (b) Hautkrankheiten. Berlin 1926. — RÜTZ, A.: (a) Über Schweißdrüsenabscesse der Achselhöhle und ihre Behandlung mit Röntgenstrahlen. Med. Klin. **1924**, 672. (b) Klinisches und Histologisches nach Röntgenbestrahlung von subakuten und chronischen Schweißdrüsenabscessen der Achselhöhle. Med. Klin. **1925**, 1299. — RUŽIĆIĆ, U. u. N. BAJIĆ: Furunkulose des Säuglings. Serb. Arch. ges. Med. **30**, 396 (1928). Ref. Zbl. Hautkrkh. **28**, 564.

SABOURAUD, R.: Pyodermites et eczémas, p. 73. Paris 1928. — SAITZ, C.: Antivirusbehandlung der Säuglingsdermatosen. Cas. lék. česk. **1931 II**, 1777. Ref. Zbl. Hautkrkh. **42**, 108. — SATTLER, E.: Rivanolbehandlung. Z. Immun.forsch. **45**, 81 (1925). Ref. Zbl. Hautkrkh. **19**, 477. — SCHÄFFER-ZIELER-SIEBERT: Behandlung der Haut- und Geschlechtskrankheiten, 7. Aufl. Berlin 1929. — SCHIEFFERDECKER, P.: (a) Morphologische Sekretionserscheinungen in den ekkrinen Hautdrüsen des Menschen. Arch. f. Dermat. **132**, 130 (1921). (b) Die Hautdrüsen des Menschen und der Säugetiere usw. Stuttgart 1922. Zit. bei PINKUS.— SCHLOSS, E.: Mschr. Kinderheilk. Orig. **1910**, **346**. — SCHÖNEKESS: Schweißdrüsenentzündungen und Abscesse der Achselhöhle und über ihre Behandlung mit Röntgenstrahlen. Diss. Leipzig 1928. — SCHREUS: Behandlung der Furunkulose mit Röntgenstrahlen. Münch. med. Wschr. **1920**, 1169. — SCHUBERT, M. E.: Zur Behandlung der Furunkulose im Säuglingsalter mittels Thermokauter. Münch. med. Wschr. **1914 I**, 769. — SCHÜTZ, H.: Olobintin bei chirurgischen Infektionen. Dtsch. med. Wschr. **1924**, 910. — SCHÜTZENHUBER: Eitrige Periostitis nach Furunkulose. Wien. med. Wschr. **1923**, 112. Ref. Zbl. Hautkrkh. **8**, 134. — SCHUM, H.: Staphylo-Yatren in der kleinen Chirurgie. Münch. med. Wschr. **1925**, 1594. — SIEMENS: Pyodermien. Nederl. Tijdschr. Geneesk. **1931 II**, 5694. Ref Zbl. Hautkrkh. **40**, 652. — SPRINZ, O.: Die Entwicklung der Circumanaldrüsen. Dermat. Wschr. **64**, 503 (1917). — STERN, C.: Staphar in der Kinderpraxis. Münch. med. Wschr. **1926 II**, 1658.

TALKE: Schweißdrüsenabscesse der Achselhöhle. Bruns' Beitr. klin. Chir. **1903**. — TEVELI: Bac. Breslav. als Erreger von Furunkulose und Meningitis im Säuglingsalter. Orv. Hetil. (ung.) **1929 II**, 904. Ref. Zbl. Hautkrkh. **32**, 478. — TÖRÖK, L.: Krankheiten der Schweißdrüsen. Handbuch der Hautkrankheiten, herausgeg. von MRAČEK, Bd. 1, S. 384. 1902. — TRÉMOLLIÈRES, F.: Pyodermites. La pratique dermatol., Tom. 4, p. 173. Paris 1904.

ULLMANN: Röntgentherapie der Hydradenitis suppurativa axillae. Wien. dermat. Ges., Sitzg 7. Mai 1925. Zbl. Hautkrkh. **18**, 157 (1925). — ULLRICH, O.: Behandlung einiger kindlicher Hautkrankheiten. Klin. Wschr. **1926 I**, 994. — UNNA, P. G.: Histopathologie, S. 393. Berlin 1894.

VARNEY: Vaccinebehandlung der multiplen Abscesse im Säuglingsalter. Z. Immun.-forsch. **1909**, 757. Zit. bei FRANKENSTEIN. — VELPEAU: Dictionaire en 30 volumes, 1829. Zit. bei VERNEUIL. — VERNEUIL: De l'hidrosadénite phlegmoneuse et des abcès sudoripares. Arch. gén. Méd. **2**, 537 (1864). — VERNEUIL et CLADO: Note sur le microbe pyogène de l'abcès sudoripare axillaire. Gaz. hebdom. **35**, 34 (1888). — VOGEL: Röntgenbehandlung der Schweißdrüsenabscesse. Zit. bei RÜTZ. — VOGT: Behandlung der Furunkulose im Säuglingsalter. Mschr. Kinderheilk. Orig. **9**, 180 (1911).

WAELSCH, L.: Retrograde Lymphangitis bei Idroadenitis axillaris. Med. Klin. **1921**, 1383. — WECHSELMANN u. MICHAELIS: Behandlung der multiplen Abscesse der Säuglinge mit spezifischer Vaccine. Dtsch. med. Wschr. **1909**, 1309. — WETTERER, J.: Handbuch der Röntgen- und Radiumtherapie, 3. Aufl., Bd. 1, S. 269. München u. Leipzig 1919. — WIEDHOPF, O.: Örtliche Blutumspritzung nach LÄWEN zur Behandlung pyogener Prozesse, insbesondere von Schweißdrüsenabscessen. Zbl. Chir. **1927**, 2818. — WOLFSON: Vaccinebehandlung der multiplen Abscesse im Säuglingsalter. Berl. klin. Wsch. **1912**, 2312. Zit. bei FRANKENSTEIN.

ZIELER, K.: Praktische Behandlung der Pyodermien. Dtsch. med. Wschr. **1926**, 1742. — ZIELER-JACOBI: Lehrbuch und Atlas der Haut- und Geschlechtskrankheiten, 2. Aufl. Berlin-Wien 1928. — ZWEIG: Behandlung der Furunkulose und der Sykosis coccogenes mit dem Staphylokokkenvaccin „Opsonogen". Dtsch. med. Wschr. **1913**, 204.

Acne conglobata und verwandte Dermatosen.

Von

PAUL TACHAU-Braunschweig.

Mit 5 Abbildungen.

Geschichte. Das Krankheitsbild der Acne conglobata ist zum ersten Male von L. SPITZER im Jahre 1902 beschrieben worden, der es auf Vorschlag seines Lehrers LANG als „Dermatitis follicularis et perifollicularis conglobata" bezeichnete. Dieser treffende Name ist aber sehr bald durch „Acne conglobata" verdrängt worden. Da sich diese Benennung eingebürgert hat, und da sie auch den Vorzug der Kürze und Prägnanz hat, haben wir sie beibehalten.

Zur Begründung des letzteren Namens hat man auf die engen Beziehungen hingewiesen, die zur Acne vulgaris bestehen. Von diesem Gesichtspunkte aus lehnen manche Autoren es überhaupt ab, die Acne conglobata als selbständiges Krankheitsbild anzuerkennen (FINGER, GANS, JARISCH, KOGOJ, KREIBICH, WEIDENFELD u. a.). Dem ist zu entgegnen, daß die Acne conglobata, wie wir weiter sehen werden, sich einerseits von der Acne vulgaris in wesentlichen Punkten unterscheidet, und daß sie andererseits auch nicht scharf gegen gewisse chronische Pyodermien, in erster Linie gegen die Perifolliculitis capitis abscedens et suffodiens (E. HOFFMANN) und die Dermatitis papillaris capillitii (KAPOSI) abgegrenzt werden kann [BOŠNJAKOVIĆ, CUENI, EHRMANN, HEINR. HOFFMANN, KOGOJ (a), J. F. SMITH u. a.]. Ist also daran festzuhalten, daß die Acne conglobata der Acne vulgaris gegenüber eine Sonderstellung einnimmt, so behalten wir die Gruppenbezeichnung „Acne" unter dem ausdrücklichen Vorbehalt bei, daß wir mit dieser Bezeichnung nur die Idee der primären Follikelerkrankung verbinden (H. HOFFMANN).

Mißverständnisse sind weiter dadurch entstanden, daß die Wiener Schule nach dem Beispiel von KAPOSI lange Zeit keinen scharfen Unterschied zwischen der Acne conglobata und der Acne cachecticorum (HEBRA) machte. FINGER hat in den letzten Jahren besonders nachdrücklich darauf hingewiesen, daß beide Affektionen klinisch gut auseinander gehalten werden können, und daß sie sich außerdem auch bezüglich der Ätiologie voneinander unterscheiden. Die Acne cachecticorum ist ein Tuberkulid, während die Acne conglobata keine näheren Beziehungen zur Tuberkulose hat (FINGER, HEINR. HOFFMANN, LEWANDOWSKY, VOLK u. v. a.).

Im Laufe der letzten Jahre ist eine Reihe von Fällen beschrieben worden, die zwar dem typischen Bilde, das SPITZER von der Acne conglobata gezeichnet hat, nicht vollkommen entsprechen, aber wesentliche Berührungspunkte mit ihr haben. TSCHERNOGUBOFF hat sich kürzlich dafür eingesetzt, diese atypischen Fälle mit der Acne conglobata zusammen zu einer großen Gruppe von chronischen Pyodermien zu vereinigen. Obwohl dieser Gedanke sehr bestechend ist, scheint es mir vorsichtiger, die der Acne conglobata ähnlichen Dermatosen abseits zu stellen, solange wir nicht wissen, welche ätiologischen Faktoren neben der pyogenen Infektion für die Chronizität der Erkrankung einerseits

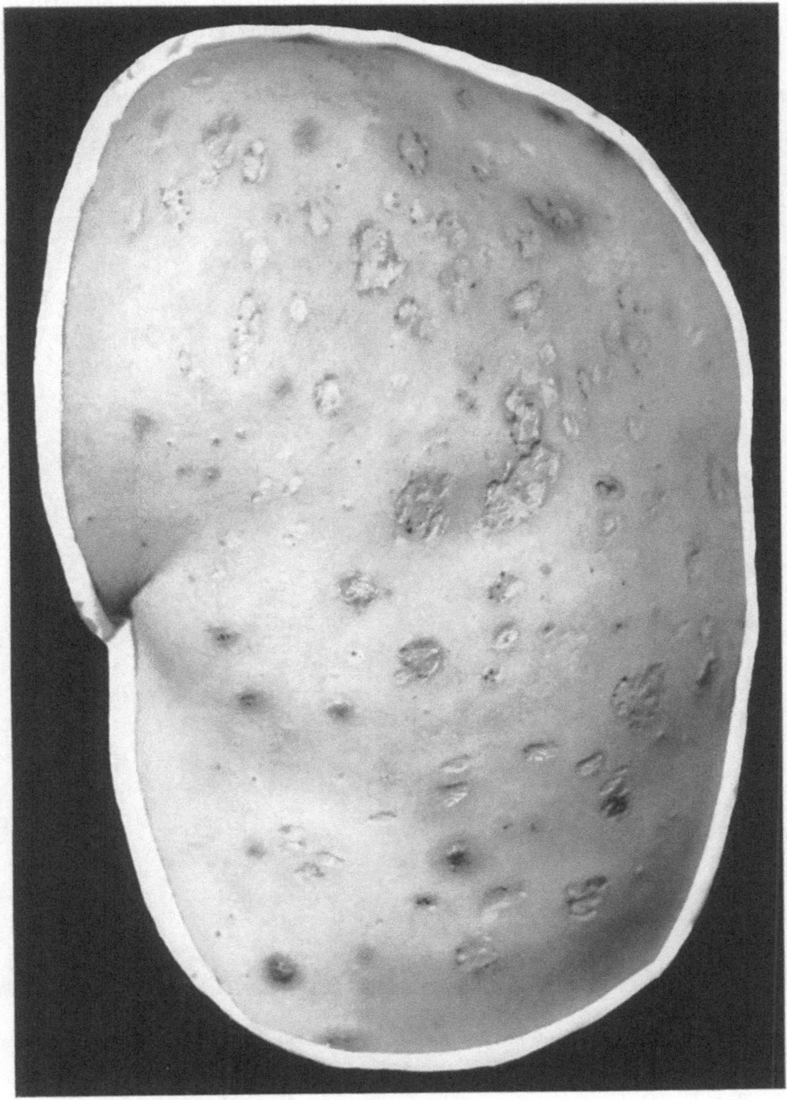

Abb. 1. Acne conglobata, Comedonen, frische Infiltrate und Narben. (Univ.-Hautklinik Breslau.)

und die speziellen Besonderheiten der Acne conglobata bzw. der ähnlichen Krankheitsbilder andererseits in Betracht gezogen werden müssen.

Klinik. Die Haut des ganzen Körpers bzw. großer Teile desselben kann ein Bild schwerster Verwüstung darbieten. Die mannigfaltigen Veränderungen, die wir bei der Acne conglobata antreffen, nehmen ihren Ausgang von den **Comedonen,** mit denen der Körper oft in enormer Zahl übersät ist. Es handelt sich um auffallend große (bis schrotkorn- bis linsengroße), plumpe, einzeln, zu zweit oder in Gruppen stehende Comedonen, mit Vorliebe auch um *Doppelcomedonen.*

Diese Comedonen geben zu zwei verschiedenen Gruppen von Hautveränderungen Anlaß, je nachdem eine eitrige Infektion hinzutritt oder nicht. Im letzten Falle führen die Riesencomedonen durch ihren Druck zu einer *narbenähnlichen*

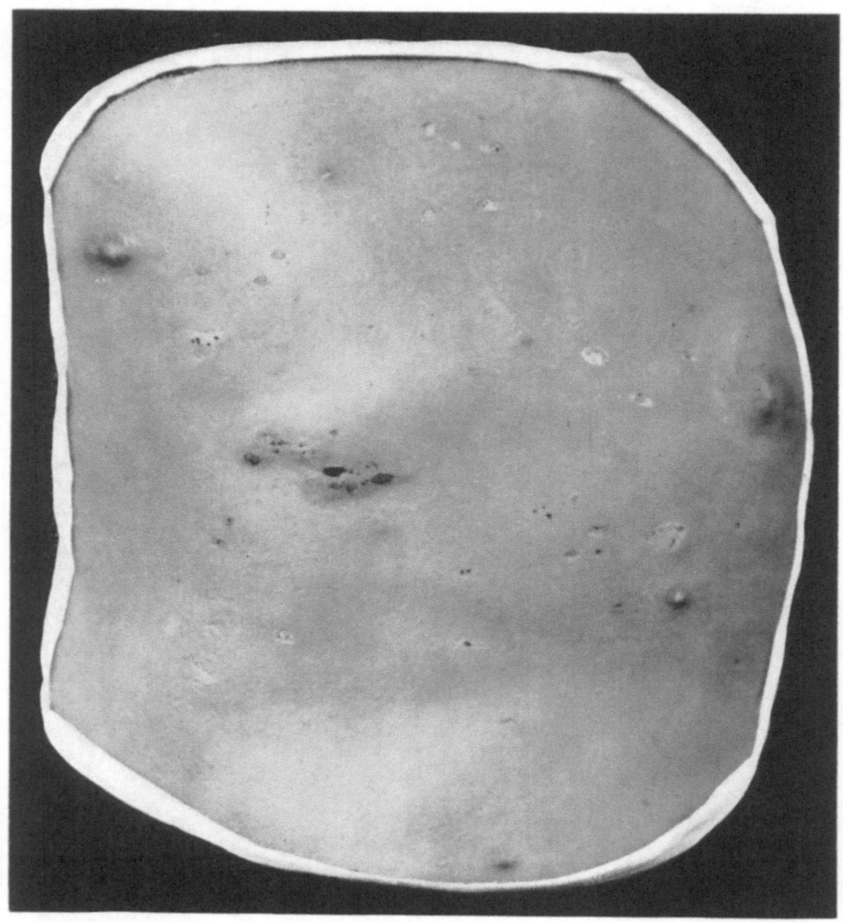

Abb. 2. Comedonen, Riesencomedonen, Comedonennarben, Narben. (Univ.-Hautklinik Breslau.)

Atrophie der Follikel, die wir nach Lang als **Comedonennarben** bezeichnen. Diese entstehen nach ihm auf folgende Weise: Durch die Atrophie des Follikels wird die Talgdrüsenmündung für den Comedo zu weit. Er tritt daher frei zutage und läßt sich leicht entfernen, wenn er nicht spontan ausfällt. An seiner Stelle bleibt eine weißglänzende, grubige Depression zurück. Der Comedo sinkt manchmal auch tiefer in den Follikel ein, so daß sein schwarzer Kopf auf dem Grunde eines narbenartigen Trichters zu sehen ist. Nach Lang soll es durch Konfluenz solcher atrophischer Follikel zu erbsen- bis bohnengroßen Atrophien kommen, die serpiginöse oder unregelmäßig ausgezackte Ränder haben und Narben nach Gummen oder kolliquativer Tuberkulose im kleinen vortäuschen. Zwischen den in dieser Weise konfluierten, narbenähnlichen Depressionen bleiben außerdem zum Teil noch schmale Hautbrücken stehen, die den Eindruck einer Brückennarbe nach kolliquativen tuberkulösen Prozessen verstärken. REITMANN hat diese Entstehung der skrophulodermähnlichen Comedonennarben nie beobachten können, dagegen hat er in den kleinen, brückennarbenähnlichen Atrophien vielfach Doppelcomedonen gefunden. Die Comedonennarben gehören unbedingt zum Krankheitsbilde der Acne conglobata, wenn sie sich auch in der Regel gar nicht durch besonders reichliches Vorkommen aufdrängen. Wo sie fehlen, muß die Diagnose angefochten werden.

Einen sehr wesentlichen Bestandteil der Hautveränderungen bilden die **Knoten** und **Abscesse**, die infolge einer hinzutretenden eitrigen Infektion in den Follikeln um die Comedonen herum entstehen. Sie beginnen als kleine follikuläre, meist nicht schmerzhafte, blaurote Knötchen, die oft noch Comedonen in ihrer Mitte tragen. Ihre weitere Entwicklung führt vielfach zunächst zur Bildung *typischer Acnepusteln*. Daneben aber entstehen stets *ausgedehnte eitrige Einschmelzungen*. Die Knötchen wachsen allmählich zu cutan-subcutanen Knoten von Bohnengröße und mehr an und lassen nun deutliche Fluktuation erkennen. In der Regel bricht die blaurot verfärbte und verdünnte Haut über ihnen, ohne daß Schmerzen entstehen, an einer oder an mehreren Stellen auf, und es entleert sich ein bräunlicher, zum Teil bröckeliger Eiter, der Krusten bilden kann. An vielen Stellen konfluieren benachbarte Abscesse zu handtellergroßen und größeren, flachen, höckerigen, matschen Gebilden, die mehrere fistulöse Öffnungen zeigen, aus denen sich auf Druck Eiter entleert (siebartig, bienenwabenartig), und die ebenfalls von ausgedehnten Krusten bedeckt sind. Dabei kommt es an Stamm und Extremitäten nicht selten zur Unterminierung und Brückenbildung, indem gesunde Hautstellen zwischen den konfluierten und perforierten Abscessen erhalten bleiben.

Diese Eiterungen geben zur Entstehung von mehr oder weniger ausgedehnten und tiefgehenden Ulcerationen Anlaß, die mit **echten Narben** abheilen. Je nach der Größe des Defektes entstehen stecknadelkopf- bis talergroße und größere Narben von verschiedenster Konfiguration (serpiginös, unregelmäßig gezackt, kleeblattähnlich, wie mit dem Locheisen ausgestanzt usw.), die teils blaurot, teils depigmentiert sind und oft stärker pigmentierte Höfe haben. Sie können zum Teil auch keloidähnlich werden, von normalen Hautstreifen durchzogen sein, wie „gestrickt" aussehen, fädige und kolbige Hautanhänge haben und Brückenbildung zeigen. So haben sie ein sehr verschiedenes Aussehen und erinnern vielfach an Narben nach Gummen und kolliquativen Tuberkulosen.

Das Vorkommen dieser verschiedenen Prozesse in allen möglichen Entwicklungsstadien nebeneinander gibt dem Krankheitsbild ein außerordentlich buntes Aussehen.

Die an Acne conglobata erkrankten Personen haben ferner in der Regel eine *„seborrhoische" Haut.*

REITMANN sowie TSCHERNOGUBOFF und PELEVINA finden bei ihren Kranken eine geradezu an *Cutis laxa* gemahnende Schlaffheit der Haut, die sich am Rücken zu Falten von mehreren Zentimetern Höhe abheben läßt. Andere Autoren vermissen diese Veränderung. SELISKIJ, TSCHERNOGUBOFF, WORONOFF stellen als Nebenerscheinungen zahlreiche *Atherome* oder besser atheromähnliche Gebilde und *Keratosis follicularis* fest.

Die Veränderungen treten am ganzen Körper in großer Ausdehnung auf. Sehr regelmäßig wird der Rücken befallen, meist ist auch die Brusthaut stark beteiligt. Ferner werden im Gesicht Comedonen, Abscesse und Narben selten vermißt. Nur die Kopfhaut bleibt oft frei. In den Fällen, in denen hier Veränderungen gefunden werden, nehmen sie Formen an, wie wir sie bei der Perifolliculitis capitis abscedens et suffodiens sowie bei der Dermatitis papillaris capillitii finden. Besonders auffallend ist die umfangreiche Unterminierung und Fistelbildung, die wir übrigens auch in der Achselhöhle gelegentlich feststellen können.

Der *Verlauf* ist außerordentlich langwierig. Die Krankheit zieht sich mindestens über Jahre, vielfach über Jahrzehnte hin.

Dabei ist das *Allgemeinbefinden* nicht wesentlich gestört. Der Ernährungszustand der Kranken ist im großen ganzen gut. Es finden sich nie Zeichen von Inanition. Nur selten tritt Fieber mäßigen Grades auf. Innere Organe, Blut, Urin waren in dem Falle von SPITZER und in vielen anderen frei von pathologischen Veränderungen. Gelegentlich wurde eine Tuberkulose der inneren Organe, speziell der Lunge, gefunden, was jedoch natürlich durch die Häufigkeit der Tuberkulose erklärlich ist und, wie unten gezeigt werden wird, für die Ätiologie der Acne conglobata keine Bedeutung hat.

Die Acne conglobata ist bisher in typischer Ausbildung nur bei *Männern* mittleren Alters beobachtet worden, und zwar vorwiegend bei Handwerkern (HEINR. HOFFMANN).

Ein Fall von OPPENHEIM und KLAAR bei einer 34jährigen Frau, auf den wir ausführlich zurückkommen, kann nicht anerkannt werden, schon da ein wesentlicher Bestandteil des Krankheitsbildes, die Comedonennarben, fehlen.

Ein weiterer von SCHUHMACHER, in dem bei einer 24jährigen Frau nur das Gesicht befallen war, ist hinsichtlich seiner Zugehörigkeit zur Acne conglobata, wie bereits HEINR. HOFFMANN gezeigt hat, ebenfalls fraglich.

Einen dritten Fall bei einem jungen Mädchen (ohne Altersangabe) hat KREIBICH (c) vor kurzem als Acne conglobata demonstriert. Bei diesem waren nur Abscesse im Gesicht vorhanden, die keine näheren Beziehungen zur Acne conglobata erkennen lassen. KREIBICH selbst hat übrigens die Diagnose als zweifelhaft bezeichnet.

REITMANN beobachtete Acne conglobata bei 2 Brüdern, VOLK bei Vater und Sohn. In einem Falle, der von GELBJORG-HANSEN vorgestellt wurde, sollen mehrere männliche Verwandte mit ähnlichen Affektionen behaftet gewesen sein. Auch bei dem Fall von ENGMAN und MOOK, bei dem die Diagnose Acne conglobata jedoch nicht über alle Zweifel erhaben ist (s. WHILE), sollen ein Bruder und eine Schwester an einer ähnlichen Hautaffektion leiden.

Histologie. Unter Berücksichtigung der histologischen Untersuchungen von DRESSLER, ENGMAN und MOOK, MICHELSON und ALLEN, REITMANN, SELISKIJ, SPITZER, WEIDENFELD u. a. läßt sich zusammenfassend folgendes Bild entwerfen: Die ersten Veränderungen, die wir bei der Acne conglobata antreffen, gehen von den Follikeln aus. Die Follikelmündung wird becherartig erweitert und ist von konzentrischen, teilweise parakeratotischen Hornlamellen ausgefüllt, zwischen denen stellenweise Lanugohaare sichtbar sind (Comedo). Das Epithel selbst ist bis auf eine beträchtliche Abflachung, von der speziell die Lagen des Stratum spinosum betroffen werden, im wesentlichen intakt. Die Epithelzellen zeigen rege Proliferationstendenz, die unter anderem aus dem Auftreten von Mitosen (SELISKIJ) und aus der Ausstülpung von Epithelsprossen in die Cutis zu ersehen ist. In der Papillar- und Subpapillarschicht der Cutis findet sich schon in diesem Stadium kleinzellige Infiltration, stellenweise mit jungem gefäßreichen Bindegewebe. Vereinzelt sieht man auch miliare Abscesse, die mit Leukocyten und Detritus ausgefüllt sind.

Allmählich wird die epitheliale Auskleidung am Boden der mächtig, oft sackartig erweiterten Follikel völlig zerstört. An seine Stelle tritt ein zell- und gefäßreiches, Plasmazellen und vereinzelte Riesenzellen mit randständigen Kernen enthaltendes Granulationsgewebe. Schließlich kommt es durch bakterielle Infektion zum Einschmelzen des Granulationsgewebes und zur Entstehung mehr oder weniger großer, nach außen perforierender Abscesse. Bei diesen ist im allgemeinen der Ausgang von einem Follikel noch deutlich zu erkennen. Nur REITMANN vermißt ihn gelegentlich in seinen Präparaten. Er hat übrigens auch entzündliche Veränderungen gefunden, die von der unmittelbaren Umgebung *normaler* Follikel ausgingen.

Nach REITMANN kann es auch zur Involution kommen, ohne daß ein Durchbruch nach außen eintritt. Dann entstehen Bilder von ganz eigenartigem Aufbau mit Akanthose und Hyperkeratose, sowie einem nahezu hyalinen Bindegewebe mit dünnwandigen, weiten Gefäßen, zahlreichen Fibroblasten, Eosinophilen und Plasmazellen.

In den *Narben* fehlt nach DRESSLER, MICHELSON und ALLEN die normale Struktur der Cutis. Von den elastischen Fasern sind nur spärliche Reste vorhanden. In die obersten Schichten der Cutis sind unscharf begrenzte Nester und Stränge von unspezifischen entzündlichen Infiltraten eingelagert. Die tieferen Schichten weisen kleinere perivasculäre Infiltrate auf. Diese haben nirgends tuberkuloide Struktur (s. u.). Größere Gefäße in der Tiefe der Cutis zeigen Intimawucherungen, narbige Umwandlung der Wand, verengtes Lumen usw.

Die sog. *Comedonennarbe* wird von SPITZER folgendermaßen beschrieben: In der Delle, die dem mechanisch ausgeweiteten Follikel entspricht, findet sich ein zwei- bis dreischichtiges abgeplattetes Epithel, darunter ein mehr oder weniger papillenloses, durch Druck komprimiertes Bindegewebe. Nirgends sehen wir in diesem Zeichen abgelaufener Entzündung oder voraufgegangener Ulceration.

Ätiologie und Pathogenese. Die Ätiologie der Acne conglobata ist vorläufig ungeklärt. In den Comedopfröpfen sowie dem Eiter der Pusteln, Abscesse und zerfallenen Knoten finden sich stets *Staphylokokken* (albus und aureus). Daß diese in der Ätiologie irgendeine — bisher unbekannte — Rolle spielen, ist kaum zu bestreiten. Wie bei der Acne vulgaris und bei anderen Erkrankungen ist aber die spezielle Erkrankungsform der Acne conglobata nicht durch sie allein zu erklären [JADASSOHN (a)]. Es ist zur Zeit gleichgültig, ob man annimmt, die Staphylokokkeninfektion sei das Primäre (TSCHERNOGUBOFF u. a.), oder ob man in der Acne conglobata nur eine Acne vulgaris sieht, die durch irgendwelche unbekannten Faktoren ihre besonderen Qualitäten erhält (Konstitution, innersekretorische Einflüsse, toxische Körper, Dysfunktion des Talgdrüsenapparates usw.). Bewiesen ist von alledem nichts. Gelegentlich sind neben Staphylokokken histologisch hefeähnliche Gebilde gefunden worden (TSCHERNOGUBOFF und PELEVINA), die jedoch in ätiologischer Hinsicht ohne Bedeutung sind.

Wie bereits in der Einleitung angedeutet wurde, lassen sich aber gegen die Auffassung, daß die Acne conglobata als *schwere Form der Acne vulgaris* zu betrachten sei, Bedenken geltend machen. Während z. B. die Acne vulgaris in der Pubertät beginnt und sich auf beide Geschlechter gleichmäßig verteilt, tritt die Acne conglobata später auf und ist bisher in reiner Form nur bei Männern beobachtet worden, die schon über die Pubertät hinaus waren.

Gegen die enge Zugehörigkeit der Acne conglobata zur Acne vulgaris sprechen ferner die nahen Beziehungen zu verschiedenen chronischen Dermatosen, speziell zu den unten aufgeführten, der Acne conglobata mehr oder weniger ähnlichen Fällen, sowie zur Perifolliculitis capitis abscedens et suffodiens (E. HOFFMANN), zur Dermatitis papillaris capillitii (KAPOSI) und zu allseitig anerkannten chronischen Pyodermien (BOŠNJAKOVIĆ, CUENI, EHRMANN, GALEWSKY, E. HOFFMANN, H. HOFFMANN, KOGOJ, NAEGELI, NOBL, RUETE, TSCHERNOGUBOFF, F. VEIEL u. a.). Alle diese Dermatosen kommen, wie die Acne conglobata, entweder nur oder fast nur bei Männern vor[1]. Bei allen finden sich klinisch und histo-

[1] Die Perifolliculitis capitis abscedens et suffodiens ist bisher nur bei Männern beobachtet worden. Auch die typische Dermatitis papillaris capillitii kommt, soweit wir wissen, nur bei Männern vor. Die vereinzelten Fälle der letzteren bei Frauen sind von GALEWSKY, HEINR. HOFFMANN und SCHEUER abgelehnt worden.

logisch sehr ähnliche Veränderungen: Folliculitis und Perifolliculitis mit unspezifischem Granulationsgewebe und tuberkuloidem Bau (Riesenzellen). Wie bei der Acne conglobata finden sich auch bei den anderen Erkrankungen Staphylokokken (aureus und albus)[1].

Die ätiologische Bedeutung der Staphylokokken ist in letzter Zeit sehr viel diskutiert worden, ohne daß dies jedoch zu einer vollen Klärung geführt hat. Die klassischen Staphylodermien haben bekanntlich alle einen akuten Verlauf. Wir wissen ferner, wie häufig andere Dermatosen speziell Ekzeme, Zoonosen usw., sekundär durch Pyokokken verändert werden (Impetiginisation). Daher begegnet die Auffassung, daß es sich bei der Acne conglobata und den ihr nahestehenden Dermatosen um **chronische Staphylodermien** handelt, eine Annahme, die immer mehr Anhänger findet, vorläufig gewissen Hemmungen: Wir wissen über das Zustandekommen einer *Allergie gegen Staphylokokken* (Coenen, Cole, Pitsch, Tschernoguboff u. a.) überhaupt nichts. Die Ergebnisse der experimentellen Untersuchungen, über die z. B. Zurhelle und Klein berichten (Immunisierung von Kaninchen gegen intravenöse Injektion vollvirulenter Staphylokokken durch Vorbehandlung mit abgetöteten und abgeschwächten Staphylokokken) sind zunächst noch nicht ausreichend, um irgendwelche sicheren Rückschlüsse zu erlauben (s. auch Zurhelle und Ruiter).

Bei weiterem Ausbau dieser experimentellen Untersuchungen läßt sich vielleicht die derzeit noch hypothetische Annahme rechtfertigen, daß es sich um chronische Staphylodermien handelt, deren eigenartiger Verlauf entweder durch die *Besonderheit des Terrains oder auch durch Besonderheiten der Staphylokokken* oder durch beides zu erklären wäre. Eine Stütze dieser Annahme könnte in den auffallenden Resultaten von Michelson und Allen gefunden werden, wenn sich diese an anderen Fällen bestätigen sollten: Michelson und Allen impften ihren Acne conglobata-Kranken und einen Kranken mit schwerer indurierter Acne mit deren eigenen Staphylokokken. Während die Staphylokokken des Acne conglobata-Kranken bei diesem in vielen Versuchen stets klinisch und histologisch Acne conglobata-Elemente hervorriefen, und zwar gleichgültig, ob die Autoinoculation percutan, dermal oder subepidermal gemacht wurde, riefen dieselben Staphylokokken (des Acne conglobata-Falles) bei dem Kranken mit Acne vulgaris nur eine kleine Pustel hervor. Andererseits erzeugten die Staphylokokken des Acne vulgaris-Kranken bei dem Acne conglobata-Kranken ebenfalls nur kleine, in wenigen Tagen spontan abheilende Pusteln.

Diesen positiven Resultaten stehen allerdings negative Autoinoculationen von anderen Autoren gegenüber.

Tschernoguboff denkt, wie bereits kurz erwähnt, daran, daß bei der Acne conglobata und anderen chronischen Pyodermien eine *Staphylokokkenallergie* vorliege. Diese könnte, den Umständen entsprechend, wohl nur ausnahmsweise eintreten, weil die chronischen Pyodermien ja außergewöhnlich selten sind im Vergleich zu den akuten Staphylodermien. Zurhelle und Klein glauben in bezug auf die chronischen Pyodermien, daß öfter wiederholte eitrige Infektionen zu der veränderten individuellen Reaktionsweise führen, daß aber daneben vielleicht auch Virulenzänderungen der Erreger maßgeblichen Einfluß auf die Ausbildung des chronischen Krankheitsbildes haben könnten.

Das sind Ansichten, die eine Erklärung der Impfresultate von Michelson und Allen ermöglichen könnten, doch bedürfen sie, wie gesagt, vorläufig noch der Bestätigung durch weitere experimentelle Untersuchungen.

Einen Beweis für die enge Zugehörigkeit der Acne conglobata zu den Staphylodermien erblickt Kogoj (a) in dem gleichzeitigen Auftreten von Acne conglobata, Pyodermia chronica serpiginosa, Sykosis staphylogenes und einer follikulären Staphylodermie des Stammes und der Extremitäten bei ein und demselben

[1] Eine Ausnahme bildet der Fall von Frieboes: Streptokokkennachweis bei Perifolliculitis capitis abscedens et suffodiens.

26jährigen Manne. Einen ähnlichen Fall hat kürzlich Bošnjaković demonstriert.

Dagegen nimmt heute noch Seliskij den Standpunkt ein, daß die *Infektion etwas Sekundäres* sei.

Von allen Autoren, die die Acne conglobata mit den Staphylodermien in enge Verbindung bringen, wird zugegeben, daß die Staphylokokken allein die Besonderheiten der Acne conglobata nicht zu erklären vermögen. Es muß also unbedingt noch etwas anderes vorhanden sein. Auf der Suche nach weiteren Ursachen finden sich ganz vereinzelt Anhaltspunkte für einen *Zusammenhang mit äußeren Schädlichkeiten*. In einem Falle von Reitmann handelt es sich um einen Bauspengler, der beim Löten mit Salzsäure zu tun hat und angibt, daß sich sein Leiden nach längerem Aussetzen der Arbeit spontan wesentlich bessert. Der Kranke Karrenbergs war Arbeiter einer chemischen Fabrik und hatte viel mit Teer (und Schwefel) zu tun, der von Tschernoguboff und Pelevina mit Pech- und Naphthaprodukten. Da in den meisten Fällen jedoch äußere Reize dieser Art fehlen und auch entsprechende Hautreizproben keine positiven Resultate geben, ist ein Einfluß solcher exogenen Faktoren bisher nicht sicher nachzuweisen (s. dazu auch Ehrmann, Heinr. Hoffmann, Tschernoguboff und Pelevina u. a.).

Man hat ferner (s. o.) an *innersekretorische Einflüsse* und angeborene, *konstitutionelle Ursachen* gedacht, ohne sich davon klare Vorstellungen machen zu können.

Es ist auch die Vermutung ausgesprochen worden, daß die Acne conglobata von einem *unbekannten, unsichtbaren spezifischen Erreger* hervorgerufen wird. Dies ist jedoch, wie auch Heinr. Hoffmann glaubt, nicht wahrscheinlich. Die von Preis (zwei nicht absolut einwandfreie Fälle) und E. Pick (ein ebenfalls atypischer Fall) gefundenen nicht pathogenen, säurefesten Stäbchen kommen jedenfalls als Erreger nicht in Betracht.

Wichtiger ist die Frage nach der Bedeutung, die von manchen Autoren der **Tuberkulose** in der Ätiologie der Acne conglobata zugeschrieben wird. Die Annahme einer tuberkulösen Ätiologie der Acne conglobata konnte dadurch Boden gewinnen, daß die Hinzurechnung der *Acne cachecticorum* lange Zeit Verwirrung stiftete. Die Acne conglobata kann auch manchmal der Tuberkulose ähnlich sein. Besonders leicht geben die Narben (Brückennarben usw.) zu Verwechslungen Anlaß und ebenso die Riesenzellen, die sich in wechselnder Zahl im histologischen Bilde finden. Sehr eingehend hat sich in den letzten Jahren Oppenheim mit der tuberkulösen Ätiologie der Acne conglobata befaßt. Während alle übrigen neueren Autoren, soviel ich sehe, einen Zusammenhang mit der Tuberkulose ablehnen, und Finger mit besonderem Nachdruck eine strikte Scheidung zwischen Acne conglobata und den acneiformen Tuberkuliden (Acne cachecticorum) verlangt, hat Oppenheim seine früher ebenfalls negierende Stellung auf Grund einiger von ihm beobachteter Fälle aufgegeben.

Der erste Fall ist von Dressler aus der Oppenheimschen Abteilung eingehend beschrieben worden. Ein 32jähriger Färbergehilfe kam wegen typischer Acne conglobata zur Beobachtung. Pirquet und Wa.R. negativ. Klinisch tuberkulosefrei. Nach bedeutender Besserung etwa $^1/_2$ Jahr später wieder matsche, fluktuierende, nicht schmerzhafte, blaurote Infiltrate, die scheibenförmige bis handtellergroße Plaques bilden, vorwiegend aber um die alten, vielfach keloid gewucherten Narben lokalisiert sind und diese als blaurote Säume von gyrierter, nierenförmiger Konfiguration umgeben. Krustenbildung und Entleerung eines dünnen, krümeligen Eiters. An den Ellenbogen und Knien hanfkorn- bis linsengroße braungelbe oder livide, derbe Papeln mit zentraler Kruste, daneben seichte Depressionen mit scharf abfallenden Rändern, die teilweise braun pigmentiert sind. Comedonen fehlen an diesen Stellen, wie überhaupt die Comedobildung im ganzen in den Hintergrund getreten ist. Etwas verstärkte Hiluszeichnung beiderseits, deutliche Einschränkung des Krönigschen Lungenspitzenfeldes rechts. Pirquet- und Moro-Reaktion positiv, Stichreaktion mit $^1/_{10}$ mg

Alttuberkulin positiv, bei Wiederholung auch überaus starke *Herdreaktion*, die sich bei der weiteren therapeutischen Tuberkulinverabreichung mehrfach in geringerer Intensität wiederholt. Im Anschluß an die ersten Tuberkulininjektionen treten außerdem schubartig disseminierte, hanfkorngroße, unscharf begrenzte, blaßrote Papeln mit zentraler Nekrose am Rücken, auf der Brust, am Gesäß und an den Extremitäten auf, die bis linsengroß werden und dann meist unverändert bestehen bleiben. Histologisch an den Infiltraten ein Bild, das für Acne conglobata absolut typisch sein könnte, auch wenn es stellenweise tuberkuloide Struktur aufweist. An den durch Tuberkulin provozierten Papeln banale Entzündung mit zentraler Nekrose.

Zwei weitere Fälle sind von Oppenheim und Klaar publiziert worden. Der eine dieser Fälle betrifft eine 34jährige Frau, bei der jedoch die Diagnose Acne conglobata anfechtbar ist (s. a. Kyrle in der Diskussion zu Oppenheims Demonstration). Bei ihr finden sich auf dem Rücken, weniger auf der Brust, Comedonen verschiedener Größe, Acneknötchen, Knoten von weicher Konsistenz und gelblichroter bis violetter Farbe, aus denen reichlich Eiter entleert wird. Diese Knoten stehen meist an der Peripherie der unregelmäßig begrenzten, oft sehr ausgedehnten, zum Teil keloiden Narben. An einzelnen Stellen sind die Knoten konfluiert. Tuberkulinreaktionen zunächst negativ, ebenso Meerschweincheninoculation. Nach 4 Wochen Pirquet-, Mantoux- und Stichreaktion ($^1/_2$ mg Tuberkulin) sehr stark positiv. Herd- und Allgemeinreaktion. Im Laufe einer mehrmonatigen Tuberkulinkur völlige Heilung.

Fall 3. 19jähriger Laufbursche mit Lungentuberkulose und typischer, nicht besonders ausgedehnter Acne conglobata. Auch hier gelblichrote und livide Infiltrate saumartig um einzelne Narben. An Knien und Ellbogen Narben, die die Verfasser auf papulonekrotische Tuberkulide zurückführen wollen. Starke Lokalreaktion und geringe Allgemeinreaktion auf Tuberkulin. Keine Herdreaktion. Histologische Untersuchung eines größeren, nahezu entleerten Abscesses ergibt banale Entzündung neben zellreichem Granulationsgewebe von tuberkuloider Struktur mit zahlreichen Riesenzellen.

Auf Grund der starken Herdreaktionen in den beiden ersten Fällen sehen Oppenheim und Klaar sowie Dressler in den wulstförmigen und saumartigen Infiltraten um die Narben eine Form der Hauttuberkulose, die in keine der bisher bekannten Tuberkuloseformen eingereiht werden kann, und glauben, daß in ihren Fällen die Acne conglobata „nicht nur den Boden für die Entwicklung von Tuberkuliden abgibt, sondern auch einen bestimmenden Einfluß auf deren Lokalisation hat“, daß also die Veränderungen der Acne conglobata loci minoris resistentiae für die Ansiedlung der Tuberkelbacillen abgegeben haben. Die Ansiedlung könne durch die geänderten Zirkulationsverhältnisse oder besondere immunbiologische Umstände in dem Narbengewebe begünstigt werden, oder es wäre möglich, daß es durch den lang dauernden Eiterungsprozeß zu einer lokalen Erschöpfung der „Reagine“ im Narbengewebe gekommen sei. Sie sehen in dem Zusammentreffen von Acne conglobata und Hauttuberkulose keinen Zufall sondern eine Gesetzmäßigkeit, zumal da diese Kombination auch von anderen Autoren gelegentlich beobachtet worden ist.

In einem Fall, den Ehrmann (a) 1906 in der Wiener dermatologischen Gesellschaft vorstellte, lautete die Diagnose *Acne conglobata und Lichen scrophulosorum*. In der Diskussion wurde die Diagnose Lichen scrophulosorum von Weidenfeld angefochten, überdies existieren über diesen Fall nur so kurze Mitteilungen, daß ein sicheres Urteil unmöglich ist.

Ein weiterer Fall stammt von Sussmann. Hier handelt es sich um einen kronengroßen Herd von *Tuberculosis luposa* auf dem linken Oberarm eines Patienten mit Acne conglobata. Die Diagnose Lupus wurde histologisch verifiziert. Auf Tuberkulin Lokal-, aber keine Herdreaktion.

Neuerdings hat Gavrilova einen Fall von Acne conglobata vorgestellt, bei dem eine rechtsseitige Lungenspitzenaffektion bestand. Die Pirquet-Reaktion war stark positiv. Um die Knoten der Acne conglobata soll sich eine leichte Herdreaktion gezeigt haben, doch sind die mir zugänglichen Angaben so summarisch, daß eine Entscheidung über die Zugehörigkeit des Falles zur Acne conglobata und über die Reaktion der Knoten auf Tuberkulin nicht gut möglich ist.

Einen eigenartigen, nicht geklärten Fall hat ferner Fuhs (b) beobachtet: Bei einem 35jährigen Mann fanden sich an den oberen Rückenpartien vereinzelte und gruppierte Comedonen, dazwischen und am ganzen übrigen Stamm und an den Extremitäten Knoten mit Fisteln und Krusten sowie seichte Narben. An den oberen Extremitäten wurden bis erbsengroße Knötchen mit zentralen Schüppchen festgestellt, die papulonekrotischen Tuberkuliden ähnlich sahen. Wa.R. positiv, Luetin negativ. Auf Tuberkulin subcutan Lokal-, Allgemein- und Herdreaktion, Aufschießen von hellroten Knötchen in der Umgebung der alten Herde. Tierexperiment und Kultur nach Löwenstein ergebnislos. Fuhs glaubt, ohne sich definitiv darauf festzulegen, daß hier vielleicht ähnlich wie in den Oppenheimschen Fällen eine Tuberkulose auf Grund der Acne conglobata Fuß gefaßt hat (s. o.). Da der Fall von dem typischen Bilde der Acne conglobata in vieler Hinsicht abweicht, darf er, ebenso wie die Fälle von Oppenheim, nicht mit dieser identifiziert werden.

Zusammenfassend läßt sich über diese Fälle, in denen eine Acne conglobata mit Hauttuberkulose kombiniert vorkommen soll, folgendes sagen: Es handelt sich insgesamt um 7 Fälle, von denen aber der Fall Fuhs und Fall 2 von Oppenheim infolge ihrer Abweichungen von dem typischen Bilde der Acne conglobata von vornherein auszuschalten sind. Außerdem glaube ich den Fall Gavrilova nicht zur Urteilsbildung heranziehen zu dürfen, weil bezweifelt werden muß, ob die kurze Beschreibung den Tatsachen vollständig gerecht wird. Demnach bleiben 4 Fälle übrig, der Fall Ehrmann, der Fall Sussmann sowie Fall 1 und 3 von Oppenheim. Nehmen wir an, daß in den beiden ersten Fällen die Diagnose Acne conglobata zu Recht besteht, was aus den kurzen Demonstrationsberichten nicht ohne weiteres zu ersehen ist, und daß die Diagnose Lichen scrophulosorum im Falle Ehrmann trotz Weidenfelds Zweifel (s. o.) ebenfalls aufrecht erhalten werden kann, so ist die Zufälligkeit einer solchen Kombination durchaus möglich. Gerade die beiden Fälle von Oppenheim aber, die zu einer so lebhaften Auseinandersetzung über die tuberkulöse Ätiologie der Acne conglobata Anlaß gegeben haben, sind ganz unklar. In dem ersten Fall wurde zunächst nur die Acne conglobata festgestellt (Demonstration durch Porias). Damals waren die Tuberkulinreaktionen negativ. Erst $^1/_2$ Jahr später wurden, gleichzeitig mit einer beginnenden Lungentuberkulose, papulonekrotische Tuberkulide und die eigenartigen Säume um die alten Narben festgestellt, die Oppenheim ohne zwingende Gründe als eine Form der Hauttuberkulose betrachtet, die in keine der bisher bekannten Tuberkuloseformen eingereiht werden könne, und die er als stärkste Stütze für die Annahme von gesetzmäßigen Beziehungen zur Tuberkulose anführt. Das histologische Bild dieser Säume könnte, wie bereits gezeigt wurde, ebenso für Acne conglobata sprechen. *Tuberkelbacillen sind weder im Schnitt noch durch den Tierversuch nachgewiesen.* Die *starke Herdreaktion* auf Tuberkulin ist zwar auffällig, jedoch *allein nicht beweisend.* Wie sehr sie täuschen kann, geht sinnfällig aus folgender Beobachtung von Oppenheim und Klaar hervor:

Bei einem 63jährigen Manne mit Acne conglobata und Syphilis (Glossitis sclerogummosa, Aortitis) entwickeln sich *knotige, der Acne conglobata ähnliche Infiltrate, die auf Tuberkulin mit Herdreaktion antworten und sich bei antisyphilitischer Therapie unter Pigmentierung zurückbilden.* Histologisch hochgradige Veränderungen an den Gefäßen und Granulationsgewebe mit reichlich Plasmazellen (vgl. die positiven Tuberkulinreaktionen bei Syphilis, z. B. J. Jadassohn).

Will man die eben vorgebrachten Einwände nicht gelten lassen, so muß man aber doch anerkennen, daß in dem ersten Falle Oppenheims (Porias-Dressler) die Acne conglobata bereits festgestellt wurde, als noch nichts auf das Bestehen einer Tuberkulose hinwies. Es ist Volk beizupflichten, daß gerade dies Verhalten nicht für die tuberkulöse Ätiologie der Acne conglobata spricht.

In Oppenheims Fall 3 fehlt nun auch die Herdreaktion auf Tuberkulin. Die positive Lokal- und Allgemeinreaktion erklärt sich ungezwungen allein aus der nachgewiesenen Lungentuberkulose. Eine Tuberkulose der inneren Organe neben der Acne conglobata ist bei der Häufigkeit der Tuberkulose an sich durchaus nichts Merkwürdiges (Ehrmann u. a.). Ob die Narben an Knien und Ellbogen hier von papunekrotischen Tuberkuliden herrühren, wie Oppenheim und Klaar glauben, ist nicht sicher zu sagen; aber selbst wenn dies zutreffen würde, bewiese es nichts für die tuberkulöse Natur der übrigen Hautveränderungen.

Die Ansicht Oppenheims steht daher auf sehr schwachen Grundlagen. Wollte man mit Kyrle, Volk u. a. die Möglichkeit anerkennen, daß die Narben der Acne conglobata einen Locus minoris resistentiae für die Ansiedlung der Tuberkelbacillen abgeben können, so könnte man sich auf ähnliche Beobachtungen bei Acne vulgaris (Klingmüller u. a.), Furunkel (Volk), Pernionen (Galewsky u. a.) und sonstigen nichttuberkulösen Hautaffektionen berufen. Mit derartigen Analogien könnte man selbstverständlich die Auffassung Oppenheims von gesetzmäßigen Beziehungen zur Tuberkulose niemals stützen.

Auch die tierexperimentellen Untersuchungen von Ramel bei 5 atypischen Acnefällen (außergewöhnlich gutartige Impftuberkulose bei mehreren Meerschweinchenpassagen), auf die gelegentlich Bezug genommen wurde, sind, abgesehen von grundsätzlichen Einwendungen, auf die Acne conglobata nicht zu übertragen.

Wir kommen hiernach zu dem Ergebnis, daß Beziehungen der Acne conglobata zur Tuberkulose nicht nachzuweisen sind. Da nun eine ganze Reihe von Acne conglobata-Fällen bekannt sind, bei denen Tuberkulin keine Herdreaktion, ja oft nicht einmal eine Lokalreaktion hervorrief (Arzt, Edel, Fasal, Finger, Kreibich, Martenstein, Michelson und Allen, Tschernoguboff und Pelevina, Wiese), ist die *Annahme einer tuberkulösen Ätiologie der Acne conglobata abzulehnen* [1].

Zu dem bereits erwähnten Fall von Oppenheim und Klaar, in dem Acne conglobata mit **Syphilis** kombiniert war, und in dem die Acne conglobata-ähnlichen Infiltrate auf antisyphilitische Therapie zurückgingen, kommt ein analoger Fall von Schubert. Bei beiden muß ein zufälliges Zusammentreffen der Erkrankungen angenommen werden, das hinsichtlich der Ätiologie nichts beweist.

Zusammenfassend läßt sich hiernach sagen, daß das alles am ehesten für die Auffassung der Acne conglobata als *chronische Staphylodermie* spricht.

In diesem Punkte hat uns die Diskussion über die auf S. 392 bereits gestreiften

Acne conglobata-ähnlichen Dermatosen

einen bescheidenen Schritt weitergebracht.

Diese Bezeichnung stellt selbstverständlich keinen scharf begrenzten Komplex dar, vielmehr ist es vorläufig dem subjektiven Ermessen des einzelnen überlassen, wie weit er ihn fassen will. Hierzu kommt, daß über sehr wesentliche Punkte noch keine Klarheit herrscht.

Entgegen meiner ursprünglichen Absicht, an dieser Stelle lediglich die Acne conglobata-ähnlichen Erkrankungen im engeren Sinne zu besprechen, habe ich mich nach gründlicher Durchsicht der Literatur entschlossen, der Frage der chronischen Pyodermien im ganzen hier etwas mehr Raum zu widmen, besonders da diese an keiner anderen Stelle dieses Handbuches im Zusammenhang besprochen wird.

Dabei beabsichtige ich nicht noch einmal auf die *Pyodermite végétante* Hallopeau einzugehen, die von Riecke in Bd. 7, Teil 2, S. 419 f. bereits besprochen worden ist, da sie eine Sonderstellung einnimmt. Selbstverständlich bleibt auch die *Sykosis vulgaris* hier fort, da zu ihrer Darstellung auf S. 323 nichts hinzuzufügen ist.

Die Einteilung des vorliegenden Materials stößt vorläufig auf große Schwierigkeiten. Die bisherigen Ansätze dazu (Peyri, Tischnenko und Kroczik)

[1] Neuerdings hat sich Oppenheim (h) übrigens selbst für eine Abtrennung seiner Fälle von der Acne conglobata ausgesprochen.

sind durchaus unbefriedigend. Schon die Zusammenfassung unter der Bezeichnung **chronische (vegetierende) Pyodermien** hat ihre Berechtigung noch zu erweisen. Wenn ich sie hier der Bequemlichkeit halber benutze, tue ich dies unter dem ausdrücklichen Vorbehalt späterer Revision. Mir erscheint es zur Zeit am zweckmäßigsten, die chronisch vegetierenden Pyodermien in follikuläre und nichtfollikuläre Prozesse einzuteilen. Diese Einteilung entspricht derjenigen, die JADASSOHN seinerzeit für die anerkannten Pyodermien aufgestellt hat, und die sich in der Folge bei der Bearbeitung der Pyodermien als außerordentlich fruchtbar erwiesen hat. Bei den follikulären Pyodermien lassen sich zwei Gruppen voneinander trennen, diejenigen Dermatosen, die mit disseminierten, über den ganzen Körper zerstreuten Ulcerationen, und diejenigen, die mit solitären oder wenigen Einzelherden einhergehen.

Für unsere Zwecke halte ich demnach folgende Gruppierung für die brauchbarste:

I. Chronisch vegetierende Pyodermien mit follikulärer Lokalisation.

a) Disseminierte Form (Acne conglobata-ähnliche Dermatosen im engeren Sinne),

b) Solitärformen oder Formen mit wenigen Einzelherden (Typus der Folliculite suppurée et conglomerée en plaquards LELOIR, der Folliculitis exulcerans LUKASIEWICZ, eines Teiles der Pyodermia chronica papillaris et exulcerans ZURHELLE und KLEIN).

II. Chronisch vegetierende Pyodermien, die nicht an die Hautorgane gebunden sind.

Bei diesen Einheiten handelt es sich, wie aus den bisherigen Ausführungen hervorgeht, nicht um scharf abgegrenzte, in sich geschlossene Krankheitsbilder. Es ist ferner zu berücksichtigen, daß zur Zeit unter verschiedenen Namen Gleiches beschrieben wird, und daß anscheinend heterogene Prozesse zu gemeinsamen Krankheitsbegriffen zusammengefaßt werden. In ein und derselben Gruppe finden sich Prozesse, die auf ganz indifferente Lokalbehandlung gut reagieren und schnell heilen, neben solchen, die therapeutisch kaum zu beeinflussen sind, ohne daß bisher hier irgendwelche Gesetzmäßigkeiten zu erkennen sind. Auch über den allgemeinen Kräftezustand usw. lassen sich keine einheitlichen Angaben machen. Während z. B. in den Fällen von HEINRICH HOFFMANN, ebenso wie bei der echten Acne conglobata, der Allgemeinzustand leidlich ist, tritt die Pyodermia chronica papillaris et exulcerans bei unterernährten, anämischen Personen auf. In den Fällen von O'LEARY, GOECKERMAN, MONTGOMERY und BRUNSTING sowie in dem von MACCARTHY und FIELDS lagen schwere, chronische Darmstörungen vor. TISCHNENKO und KROICZIK fanden bei einem ihrer Kranken eine (diabetische?) Glykosurie, URBACH und SICHER in einem Falle eine sympathisch-endokrine Zuckerbelastungskurve usw.

Die Bedeutung der Staphylokokken für die Pathogenese ist ebensowenig zu beurteilen wie bei der Acne conglobata, zumal die Allergieproben bisher völlig im Stich lassen. Neuerdings hat sich gezeigt, daß auch Streptokokken und vielleicht auch Hefen eine bisher noch nicht geklärte Rolle spielen können (O'LEARY und Mitarbeiter, PAUL, POPOFF, TSCHERNOGUBOFF, ZURHELLE und KLEIN, ZURHELLE und RUITER u. a.).

Um in Zukunft zu klaren Formulierungen zu kommen, muß zunächst noch mehr kasuistisches Material gesammelt werden. Dabei ist es von ausschlaggebender Bedeutung, Tuberkulose, Syphilis, Trichophytie, Blastomykose, Sporotrichose, Aktinomykose, Leishmaniose, Diphtherie, Brom- und Jodexantheme in jedem einzelnen Falle mit allen zu Gebote stehenden Mitteln auszuschließen. Erst diese negativen Feststellungen vermögen die Diagnose der chronischen Pyodermie zur Zeit einigermaßen sicherzustellen.

Die Angaben, die in der Literatur niedergelegt sind, lassen vielfach nicht deutlich erkennen, ob hierauf die nötige Sorgfalt verwendet worden ist. Auch die genaue Fixierung des bakteriologischen und histologischen Befundes, speziell der Beziehungen der Krankheitserscheinungen zu den Follikeln, sollte nicht verabsäumt werden. Nur so wird es gelingen, im Laufe der Zeit einen Überblick darüber zu bekommen, ob follikuläre und nichtfollikuläre Prozesse als eng zusammengehörig betrachtet werden dürfen oder nicht, und ob z. B. die Vermutung KUMERS zutreffend ist, daß die ersten Erscheinungen der Pyodermia chronica papillaris et exulcerans an den Follikeln lokalisiert sind, und daß die Folliculitiden um so mehr zurücktreten, je älter die Erkrankung ist.

Gruppe Ia. Disseminierte follikuläre Staphylodermien (Acne conglobata-ähnliche Dermatosen im engeren Sinne).

Zunächst möchte ich auf die 5 Fälle eingehen, die von HEINR. HOFFMANN ohne speziellen Namen als *der Acne conglobata ähnliche Fälle* aus der Breslauer Klinik beschrieben worden sind. In allen 5 Fällen handelt es sich um Männer jenseits der Pubertät. Alle zeigen bei kaum gestörtem Allgemeinbefinden etwa die gleichen Hautveränderungen in größerer Ausbreitung über den ganzen Körper: Cutan-subcutane Knötchen, die allmählich vereitern, nach außen durchbrechen und vielfach zu schmierig-eitrigen, mit Krusten bedeckten Geschwüren werden, die die Neigung haben, zentral abzuheilen und peripher fortzuschreiten. Die chronische, sich oft über Jahre hinziehende Erkrankung geht mit vielfach eingezogenen, depigmentierten Narben einher, die am Rande gestrickt sind und brückenförmige, fädige und kolbige Hautanhängsel aufweisen, so daß sie den Narben nach Skrophuloderm ähneln. Acnenarben, zum Teil auch Acnepusteln vervollständigen das Krankheitsbild. In Fall 1, 2 und 4 sind auch Comedonen in mehr oder weniger reichlicher Zahl zu finden. Die histologische Untersuchung ergibt unspezifische Granulationsgewebe, mitunter tuberkuloide Struktur, spärlich Riesenzellen vom LANGHANSschen Typus. Im Eiter finden sich Staphylococcus albus und aureus. Komplementbindung mit Staphylokokken und Intracutanreaktion mit Eigenvaccinen ergebnislos. Tierversuche negativ, Hautreizprüfungen mit Schmieröl, Terpentin und anderen Substanzen negativ, ebenso eine große Zahl sonstiger Untersuchungen zur Klärung der Ätiologie (Pilzzüchtung, Trichophytin-, Sporotrichinreaktionen, Sporoagglutination, Urinuntersuchung auf Brom usw.). Bei Fall 2, 3 und 5 fanden sich tuberkulöse Herde in der Lunge, ohne daß diese jedoch in ätiologischer Hinsicht von Bedeutung wären. *Dagegen fehlen die sog. Comedonennarben,* hauptsächlich die „Brückennarben des Skrophuloderms im Kleinen". Aus diesem Grunde

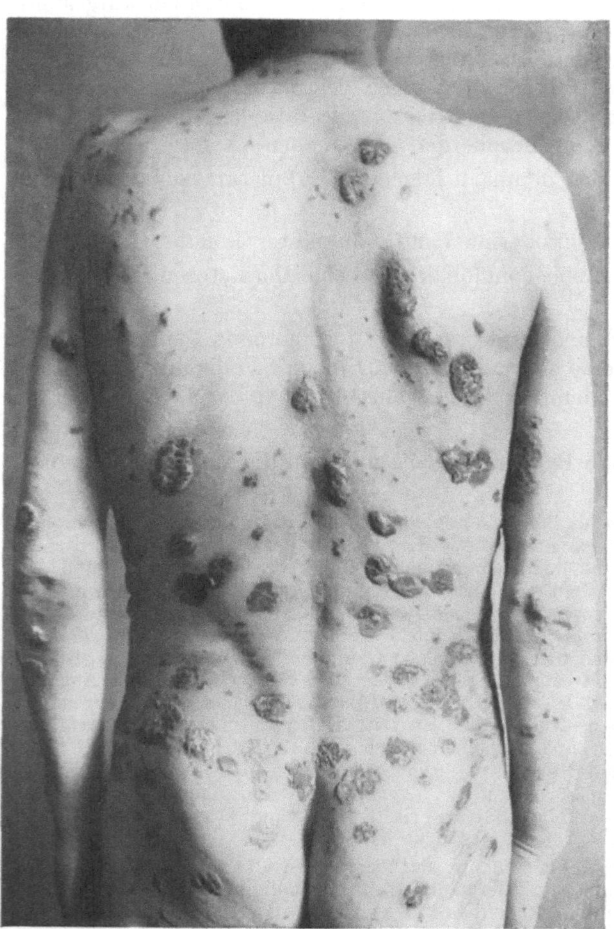

Abb. 3. Acne conglobata-ähnliche Erkrankung. (HEINRICH HOFFMANNS Fall 3.) Frische Infiltrate, Ulcerationen und Narben. [Aus Arch. f. Dermat. 150, 158 (1926).]

hat Heinr. Hoffmann Bedenken, seine 5 Fälle in die Acne conglobata einzureihen. Erwähnenswert ist noch, daß in H. Hoffmanns 4. Fall entzündliche Erscheinungen auf dem behaarten Kopfe zu einem der Cutis verticis gyrata analogen Bilde führten (entzündliche Pseudocutis verticis gyrata).

Martensteins *Acne conglobata-ähnliche Erkrankung.* 46jähriger Mann, seit $1^1/_2$ Jahren erkrankt. Die erbsen- bis handtellergroßen Herde entsprechen klinisch und histologisch vollkommen den von Heinr. Hoffmann beschriebenen Fällen. In der linken Achselhöhle ein handflächengroßer Herd, der einer Kombination von kolliquativer Tuberkulose mit Schweißdrüsenabscessen ähnelt. Kulturell nur Staphylokokken. Tuberkulose sicher ausgeschlossen.

Rusch hat in der Sitzung der Wiener dermatologischen Gesellschaft vom 14. 10. 20 einen Fall mit der Diagnose *Acne conglobata* vorgestellt, der ebenfalls hierhergehört, da Comedonen und Comedonennarben fehlten.

Bei dem jungen Mann (Alter nicht angegeben) fanden sich am Stamm und an den Extremitäten erbsengroße Knoten, isoliert oder mit benachbarten zu größeren Infiltrationen konfluiert, im Zentrum erweichend, zum Teil siebförmig perforiert. Im Eiter nur Staphylokokken. Ein Teil der Herde zeigt papillär-warzige Oberfläche. Dazwischen ausgedehnte Narbenbildung, teilweise gestrickt, an Narben nach Gummen oder Skrophuloderm erinnernd. Tuberkulin absolut negativ, Wa.R. negativ, histologisch tuberkuloide Struktur mit reichlichen Epithelioiden und Riesenzellen.

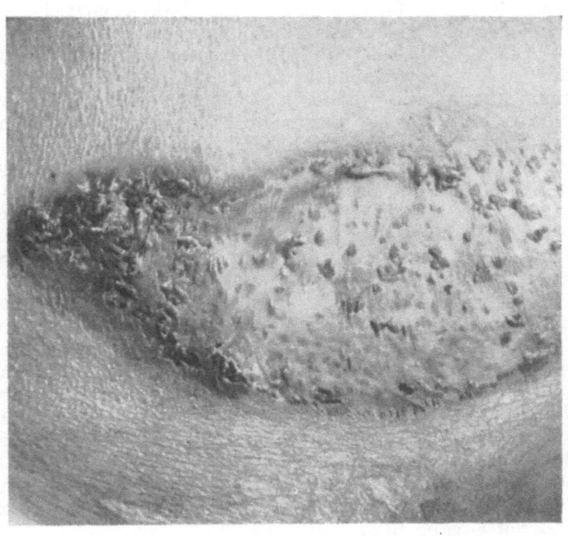

Abb. 4. Acne conglobata-ähnliche Dermatose. (Heinr. Hoffmanns Fall 5.) „Gestrickte" Narbe mit kolbigen, fädigen usw. Anhängern. [Aus Arch. f. Dermat. **150**, 160 (1926).]

Ein Fall mit universeller Ausbreitung ist ferner von Tschernoguboff als *chronische vegetierende Pyodermie* beschrieben worden:

27jähriger Arbeiter. Vielfach an Ekzemen erkrankt. An Rumpf und Extremitäten zahlreiche follikuläre, bläulichrosa gefärbte, derbe, hirsekorngroße, konische Knötchen, zum Teil mit zentraler Pustel, die sich peripher ausbreiten und dann eine leicht unebene oder körnige Oberfläche haben. Daneben weiche, blaurote Infiltrate von größerer Ausdehnung, unebener Oberfläche, zum Teil mit warzenartigen Wucherungen bedeckt, oft mit Krusten, die die fistelartigen Ulcerationen überlagern. Diese entleeren eine zähe, serös-eitrige Flüssigkeit und stehen oft miteinander durch Gänge in Verbindung. Solche vegetierenden Herde finden sich vorwiegend auf den Extremitäten. Einige haben bogenförmige, serpiginöse Gestalt. Ferner sind walnußgroße und größere, weiche, fluktuierende Knoten, blasser und schärfer begrenzt als die beschriebenen, festzustellen, in deren Zentrum die Haut verdünnt ist und abschilfert oder mit Krusten bedeckt ist, unter der sich zuweilen eine Fistel findet, durch die man in eine größere Absceßhöhle gelangt, vorwiegend auf den Nates und an den Unterschenkeln. Zwischen all diesen entzündlichen Hautveränderungen finden sich Narben von unregelmäßiger Gestalt, scharf begrenzt, mit fein gezahnten Rändern und pigmentierter Umgebung. Die Narben sind meist mit kleinen papillenartigen Erhebungen bedeckt und durch Hautbrücken unterbrochen. An den Extremitäten scharf begrenzte Herde eines chronischen squamösen Ekzems, am Kinn und an der Oberlippe Sykosis staphylogenes. Histologisch findet sich ein unspezifisches Granulationsgewebe, das bei älteren Läsionen auch Plasmazellen und Riesenzellen (Langhansscher Typus) enthält. Am Epithel Acanthose und unregelmäßige Wucherung in die Papillarschicht hinein. Wie in den Fällen von Heinr. Hoffmann, Martenstein und Rusch *fehlen aber Comedonen und Comedonennarben.*

In einem von Bosellini (a) 1903 als *Granuloma herpetiforme „exoticum"* bezeichneten Falle entwickeln sich bei einem 55 Jahre alten, aus Brasilien heimkehrenden italienischen

Landarbeiter follikuläre Papeln mit zentraler Pustel, daneben Knoten, die zum Teil gruppiert sind (herpetiform), zum Teil miteinander konfluieren und größere Herde bilden. Krusten, chronischer Verlauf, Ausheilung mit Narben und Atrophie. Befallen sind Gesicht und Extremitäten in großer Ausdehnung. Histologisch neben akut-entzündlichen Veränderungen plasmazellenreiches Granulom. Aus den Pusteln wird Staphylococcus albus gezüchtet. Im Gegensatz zur Acne conglobata ist hier der Stamm ganz frei von Veränderungen. *Es fehlen wiederum Comedonen und Comedonennarben und ebenso die für Acne conglobata charakteristischen Brückennarben.* Während die Acne conglobata-Kranken sich in gutem Ernährungszustand befinden, ist das *Allgemeinbefinden* des Kranken BOSELLINIS *schwer gestört.* Auch das lästige *Jucken und Brennen*, über das in diesem Falle geklagt wird, ist bei Acne conglobata nicht vorhanden.

HABERMANN hat als *Pyodermia vegetans* einen 37jährigen Mann vorgestellt, der seit 3 Jahren an multiplen acneartigen Knötchen leidet, die sich vergrößern, wie Bromoderme wuchern und schließlich mit eigenartigen Narben unter zackigen Brückenbildungen und Retention großer Hornmassen nach Art der Riesencomedonen abheilen. Befallen sind hauptsächlich Penis, Beine und Gesicht. Bakteriologische Untersuchungen, Kultur, Tierversuche negativ. Histologisch perifollikuläres Infiltrat mit starker Wucherung der Epidermis.

Einen 37jährigen Mann, bei dem seit 3 Jahren viele Knoten und tumorartige Infiltrate mit großen Absceßhöhlen am Rücken und Nacken auftraten, hat SWEITZER unter der Bezeichnung „*Pus infection of the back*" vorgestellt. Über diesen anscheinend der Acne conglobata ebenfalls nahestehenden Fall existieren leider nur sehr kurze Notizen.

Hierher gehört vermutlich auch der Fall, den TRIMBLE als *ungewöhnlich ausgedehnte Folliculitis und Perifolliculitis* beschrieben hat. Der 46jährige Mann hatte seit seinem 8. Lebensjahre an Brust, Rücken, Hals, Gesäß und behaartem Kopf schmerzlose Knoten von Erbsen- bis Haselnußgröße, die sich von der Tiefe der Subcutis aus bildeten, innerhalb weniger Wochen spontan aufbrachen, Eiter entleerten und mit Narbenbildung abheilten. Histologisch geringe entzündliche Reaktion um die „verdünnten" Follikel. Keine Riesenzellen.

Vielleicht darf auch der von MRONGOVIUS als *Pyodermia chronica abscedens et suffodiens* bezeichnete Fall hierher gerechnet werden. Bei einem 53jährigen Landwirt haben sich im Laufe von 3 Jahren, von Nacken und Gesicht ausgehend, über Brust und Rücken und im Gesicht knotenförmige unterminierte, fistelnde Infiltrate und kraterförmige Ulcerationen mit ausgedehnter Narbenbildung entwickelt. Dabei sehr schlechter Allgemeinzustand, Fieber, schwacher, frequenter Puls, Cyanose usw. Fast alle Nägel sind braun, brüchig und bröckelig. Wassermann, Meinicke, Pirquet, Mantoux negativ. Tierversuch negativ. Kulturell Staphylo- und Streptokokken. Exitus. Bei der Autopsie finden sich Lungenödem und -emphysem, Pleuritis, Hydrothorax, Herzdilatation und Verfettung, Hydroperikard, leichte Atherosklerose, Muskatnußleber, Milztumor, parenchymatöse Degeneration der inneren Organe usw.

Auch der von der Klinik RASCH, Kopenhagen, beim internationalen Dermatologenkongreß vorgestellte Fall von *Pyodermia chronica ulcerativa* würde hier einzureihen sein. Hier sind ferner zu nennen Fälle von BRONSTEIN, BRUHNS, OSTROWSKI (von letzterem zum Teil als *Folliculitis exulcerans* LUKASIEWICZ bezeichnet), sowie einige der in den letzten Jahren unter der Bezeichnung *Pyodermia chronica papillaris et exulcerans* publizierten (speziell KUMERS Fall 11, evtl. auch DOHIS Fall 1, KRISTJANSSEN).

Ein *Fall zur Diagnose* von HONIGBAUM sei hier angefügt. Dieser unterscheidet sich allerdings durch die Oberflächlichkeit der Herde von der Acne conglobata in wesentlichen Punkten. Bei einem 11jährigen Jungen traten am Rücken, am Hinterkopf und an den Streckseiten der Vorderarme massenhaft follikuläre Knötchen auf, die allmählich blasig wurden, sich mit Krusten bedeckten, und aus denen sich kleinste follikuläre Pröpfe ausdrücken ließen. Stellenweise bestand Neigung zum Konfluieren. Abheilung mit scharf begrenzten, meist leicht atrophischen Narben. Mikroskopisch und kulturell fanden sich Staphylokokken. Tuberkulinreaktionen und Wa.R. negativ.

Gruppe Ib. Follikuläre und perifollikuläre Staphylodermien, die in bezug auf Sitz und Ausbreitung der Erkrankung von der Acne conglobata wesentlich abweichen.

a) Perifolliculite suppurée et conglomerée en plaquards LELOIR. Lokalisation meist am Handrücken. Verlauf subakut. Runde, weiche, rotblaue Herde, die über das Hautniveau erhaben und mit eitrigen Krusten bedeckt sind. Manchmal darauf warzenartige Erhebungen. Daneben auch tiefe phlegmonöse Formen. In der Umgebung der großen Herde miliare Abscesse follikulären Ursprunges, die vielleicht als primäre Elemente anzusprechen sind. Ausheilung mit oberflächlichen, pigmentierten Narben. Histologisch neben Acanthose, Parakeratose und Nekrose in den Follikeln ein unspezifisches Granulationsgewebe mit vereinzelten Riesenzellen. Bakteriologisch Staphylokokken. Unter gleichem Namen sind Fälle von CROCKER, MACKENZIE und STOWERS veröffentlicht worden.

b) Folliculitis exulcerans ŁUKASIEWICZ. Lokalisation an den Extremitäten, an den großen Labien und am Gesäß. Stamm und Gesicht frei. Beginn mit dunkelroten, stecknadelkopfgroßen, schuppenden oder mit einer Kruste bedeckten, im Zentrum leicht deprimierten Knötchen, die zu pfennig- bis talergroßen Herden konfluieren und geschwürig zerfallen. Daneben auch Absceßbildung. Abheilung mit flacher, deprimierter Narbe. Im Verlauf der Erkrankung kam es zu einer Periostitis an der linken Tibia sowie zu ziehenden Schmerzen in den Knien und Ellbogen. Histologisch unspezifisches Granulationsgewebe, zum Teil mit tuberkuloider Struktur und Riesenzellen. Bakteriologisch Staphylokokken. Tierversuch negativ. ŁUKASIEWICZ, LESZCZYNSKI, LECHOWSKA, LENARTOWICZ, OSTROWSKI, SALPETER, SAWICKA haben in den letzten Jahren gelegentlich neue Fälle mit dieser Diagnose vorgestellt. Ein Teil derselben gehört zweifellos in die Gruppe Ia (s. dort).

c) Perifolliculitis suppurativa et ulcerosa HUBER. 17jähriger Jüngling. Seit 4 Jahren Ekzem. An der Beugeseite beider Oberschenkel bilden sich Vegetationen, die von primären, blaßroten Papeln mit zentraler Pustel ausgehen. Ausheilung mit pigmentierter Narbe. Histologisch Acanthose und Papillomatose. Im Infiltrat Plasmazellen und reichlich Riesenzellen.

d) Folliculitis staphylogenes vegetans M. TRUFFI. Im Gesicht treten kleine, ungestielte Tumoren auf, die das Aussehen von fleischigen Excrescenzen haben, jedoch von Epidermis überzogen und von kleinsten follikulären Abscessen durchsetzt sind. Histologisch junges Bindegewebe um die oberflächlichen Anteile der Follikel. Bakteriologisch Staphylokokken. Einen neuen Fall unter dieser Benennung hat vor kurzem G. TRUFFI beschrieben.

e) Folliculitis et Perifolliculitis ulcerans serpiginosa BIZZOZERO. 68jähriger Mann. Erkrankung besteht seit 32 Jahren. Auf dem behaarten Kopf und an der Stirn Infiltrationsherde von rundlicher und serpiginöser Anordnung, die durch Konfluenz von Follikulitiden und Perifollikulitiden entstanden sind. Sie sind auf der Unterlage gut verschieblich. Histologisch Granulationsgewebe mit Riesenzellen. Abheilung mit Narben. Bakteriologisch Staphylococcus aureus.

f) Perifolliculitis necrotica JANOVSKY. Im Bart eines Mannes seit 8 Wochen auf beiden Wangen ein tiefes, kraterförmiges, mit der Unterlage verlötetes Geschwür mit ausgebuchteten, zum Teil unterminierten Rändern. Hier erkennt man noch die Entstehung durch Konfluieren von zahlreichen perifollikulären Pusteln[1].

Aus der vorstehenden kurzen Wiedergabe der wesentlichen Daten geht meines Erachtens unzweifelhaft hervor, daß die verschiedenen Namen ein einheitliches Krankheitsbild charakterisieren. Auch ein Teil derjenigen Fälle, die zurzeit als Pyodermia chronica papillaris et exulcerans signiert werden, dürfte hierher gehören, und zwar speziell diejenigen, bei denen die Follikel beteiligt sind (s. unten). Es wäre demnach angebracht, vielleicht unter Benutzung des von E. HOFFMANN eingeführten Namens, sie als *Pyodermia (Staphylodermia) chronica follicularis et perifollicularis papillaris et exulcerans* zusammenzufassen.

Zu der Gruppe Ib würden ferner als selbständige Einheiten die *Perifolliculitis capitis abscedens et suffodiens* (E. HOFFMANN) und die *Dermatitis papillaris capillitii* (KAPOSI) zu stellen sein, auf die ich hier jedoch nicht einzugehen brauche, weil sie von GALEWSKY in Band 13, Teil 2, dieses Handbuches ausführlich dargestellt werden.

Gruppe II. Von den **nichtfollikulären Pyodermien** ist in erster Linie eine Reihe von Fällen anzuführen, die ZURHELLE und KLEIN unter dem Namen *Pyodermia chronica papillaris et exulcerans* beschrieben haben.

Bei blassen, anämischen, unterernährten Menschen in höherem Lebensalter werden, meist auf dem Handrücken, seltener im Gesicht, gelegentlich auch vereinzelt an Stamm und unteren Extremitäten große, serpiginöse, zentral vernarbende und peripher fortschreitende, livide Infiltrationen und Ulcerationen gefunden, mit papillären und verrukösen Wucherungen sowie feinen Fisteln, die stark unterminiert, oft serpiginös begrenzt, mit glatter oder gestrickter oberflächlicher Narbe verheilend. Histologisch findet sich neben Parakeratose und papillomatöser Wucherung des Epithels in der Cutis ein aus Rundzellen, Plasmazellen zusammengesetztes, gelegentlich auch tuberkuloide Struktur darbietendes Granulationsgewebe sowie Absceßbildung. Bakteriologisch Staphylococcus albus, der von ZURHELLE und KLEIN auch zweimal (Metastasen!) im Blut gefunden wurde. Auch Lymphgefäß- und Lymphdrüsenschwellungen sind beschrieben worden (KUMER).

---

[1] Die Fälle von HENRI FOURNIER (Pyodermitis lacunaris) und BRUCK (Dermatitis nodularis necrotica suppurativa et ulcerosa), die gelegentlich mit der Acne conglobata in Zusammenhang gebracht worden sind, weichen so sehr von den bisher genannten Erkrankungen und der Acne conglobata ab, daß ich sie hier nicht zu berücksichtigen brauche.

Von dieser Erkrankung haben Zurhelle und Klein 8 und Kumer 12 Fälle publiziert. Über gleiche oder ähnliche Beobachtungen berichten, zum Teil unter anderem Namen, Anthony, Artom, Arzt (b), Th. Bär, Bosellini (b), Broers, Carol, Chylewski, Dammann, S. Dohi, Eisner, Fischl, W. Frei (b),

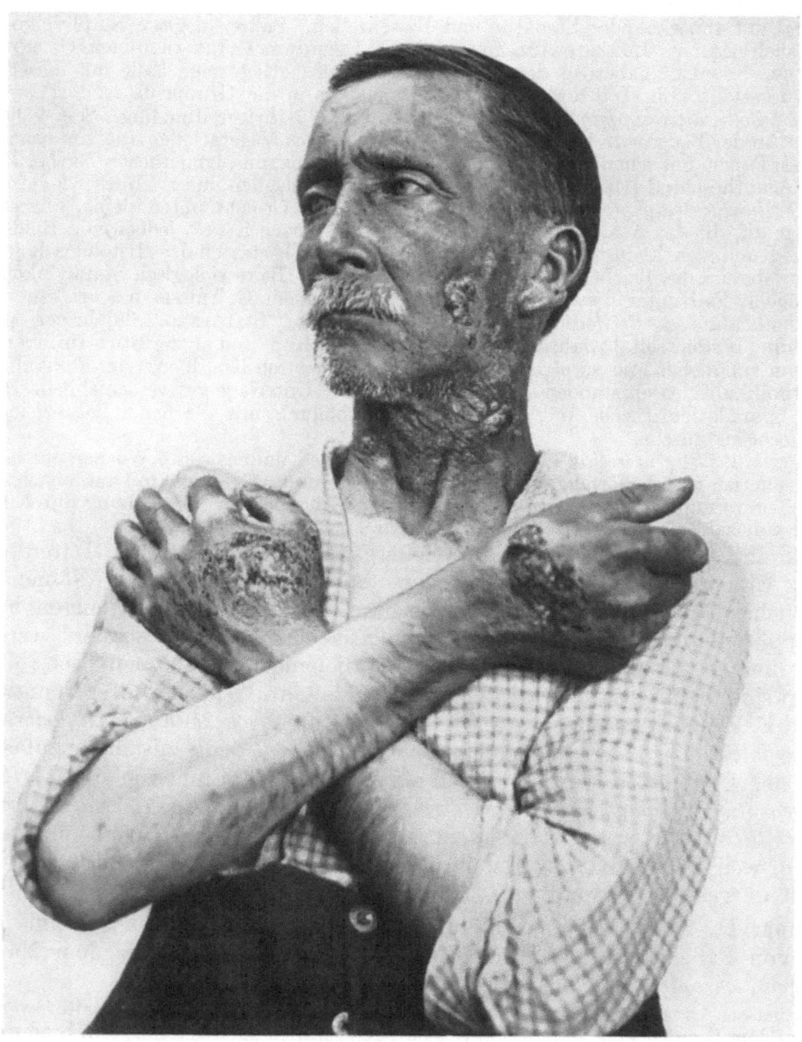

Abb. 5. Pyodermia chronica papillaris et exulcerans (Zurhelle und Klein). (Aus der Univ.-Hautklinik Bonn.)

Gallia, Glauberson, Gougerot, Cohen und Poulain, Grütz, Hagen, Haxthausen, Hudelo und Rabut, Hufschmitt, Kogoj (b), Kristjanssen, Kumashiro, Kuznec, Lane, Ledo, Th. M. van Leeuwen, MacCarthy und Fields, Marcozzi, Masson, Rieniets und Smith, Mayo-Clinic, Memmesheimer, Michelson, Miescher, Milian und Kitchevatz, Miyasaki, Nanta, O'Leary, Goeckerman, Montgomery und Brunsting, Oppenheim (a), Ostrowski, Paul, Peyri, Popoff, Porcelli, Romanowa, Ruiter, Sato, Schmidt, Secchi, Senear und Wien, Sézary und Mauric, J. F. Smith,

Tischnenko und Kroiczik, Tsukuda, Venturi, Wiedmann u. a.[1]. Auch der ältere, von W. Pick als *framboesiforme Erkrankung* bezeichnete Fall, dürfte zu ihnen gehören. Dieser Fall ist dadurch besonders bekannt geworden, daß Pick in Gewebeausstrichen und Gewebsschnitten eine Spirochäte vom Typus der Spirochaeta refringens fand, die er als Erreger ansprach. Der Beweis hierfür steht indes aus. Außerdem züchtete Pick Staphylococcus aureus, allerdings nur in einem Bruchteil der angelegten Kulturen.

Hier sei übrigens besonders hingewiesen auf den eigenartigen epitheliomähnlichen Fall von Carol, der von Zurhelle als Pyodermia chroncia papillaris et exulcerans anerkannt wurde, wenn auch bei der Autopsie der Kranken ein Magencarcinom gefunden wurde. Ledo, Peyri, Venturi berichten ebenfalls über epitheliomähnliche, diagnostisch außerordentlich heikle Fälle. Es sei dahingestellt, ob ihnen nicht eine Sonderstellung zukommt.

Zurhelle und Klein glauben, nahe Beziehungen ihrer Pyodermia chronica papillaris et exulcerans zur Perifolliculitis capitis abscedens et suffodiens, zur Dermatitis papillaris capillitii, zu den Fällen von H. Hoffmann, auch zur Perifolliculitis Leloirs (s. o.) annehmen zu müssen. Während sie den Gedanken an eine Verwandtschaft mit der Acne conglobata ablehnen, wird dieser von Heinr. Hoffmann, Kumer, Smith, Tschernoguboff u. a. diskutiert. Es sind auch einige Fälle beschrieben worden, bei denen sich zahlreiche Ulcerationen über den ganzen Körper zerstreut fanden, und die dadurch klinisch den Fällen von Heinr. Hoffmann und der Acne conglobata ähnlich sind. In der überwiegenden Zahl der bisher bekannten Fälle sind jedoch solitäre vegetierende Ulcera beobachtet worden, meist am Handrücken und am Unterarm, vielfach auch lediglich an den Unterschenkeln, also ein Bild, das sich wesentlich von dem der Acne conglobata unterscheidet. Auch die Gutartigkeit und relativ schnelle Heilbarkeit der Pyodermia chronica papillaris et exulcerans unterscheidet diese Erkrankung von den Fällen Heinr. Hoffmanns und von der Acne conglobata.

Während in den Fällen von Zurhelle und Klein keine Beziehungen zu den Follikeln zu erkennen sind, sind in der Folge, wie wir verschiedentlich sahen, follikuläre Prozesse in die Pyodermia chronica papillaris et exulcerans einbezogen worden. Kumer vermutet, daß beide Gruppen zusammengehören, etwa derart, daß die ersten Erscheinungen von den Follikeln ausgehen, und daß die Follikulitiden um so mehr zurücktreten, je älter die Erkrankung ist. Würde diese Auffassung richtig sein, so wäre die hier gegebene Einteilung aufzugeben, und einer Synthese, etwa im Sinne von Tschernoguboff, stände nichts mehr im Wege. Es sprechen jedoch, wie bereits in der Einleitung (S. 392) gesagt wurde, alle Einzelheiten der obigen Ausführungen sehr lebhaft dafür, wie unsicher alle Folgerungen in dieser Richtung zurzeit noch sind. Solange man sich noch nicht auf gesicherte Grundlagen stützen kann, ist deshalb trotz vieler klinischer Analogien eine Trennung, wie sie hier vorgenommen worden ist, am Platz. Um noch klarere Verhältnisse zu schaffen, könnte man vielleicht vorläufig die nicht follikulären Fälle der Pyodermia chronica exulcerans papillaris et exulcerans mit dem Beiwort „non follicularis“ oder „sine folliculitide“, evtl. „simplex“ kenntlich machen.

Diagnose und Differentialdiagnose. Die Diagnose der Acne conglobata stützt sich auf folgende Eigentümlichkeiten des Krankheitsbildes:

1. das Auftreten bei sonst gesunden Männern jenseits der Pubertät;

---

[1] Ich verweise außerdem auf die Fälle, die als *Blastomykose* beschrieben worden sind, obwohl kulturell keine Blastomyceten nachgewiesen werden konnten. Eine vollständige Zusammenstellung derselben findet sich bei Buschke und A. Joseph, dieses Handbuch Bd. 11, S. 847. Es ist durchaus möglich, daß diese Fälle den oben beschriebenen nahestehen.

2. den chronischen Verlauf;

3. die Ausdehnung der Hauterscheinungen über den ganzen Körper, mit besonderer Bevorzugung des Stammes;

4. das Nebeneinander folgender Prozesse in allen möglichen Entwicklungsstadien: a) *Comedonen,* einzeln und in Gruppen, Doppelcomedonen; b) *follikulären blauroten Knötchen,* teilweise mit zentraler Pustel *(Acneknötchen), cutan-subcutanen Abscessen,* die zu größeren, *matschen Infiltraten* konfluieren können, spontan aufbrechen und aus fistulösen Öffnungen dünnen Eiter entleeren (Krustenbildung), und schließlich *Ulcerationen* von verschiedener Größe und Tiefe entstehen lassen, die mit Narbenbildung heilen; c) diese *echten Narben* sind von verschiedenster Größe und Form und sind relativ oft gezackt, deprimiert, depigmentiert, von keloidartigen Strängen durchzogen, gestrickt und mit Brücken versehen; sie können an Narben nach kolliquativer Tuberkulose erinnern, andererseits aber auch serpiginöse Begrenzung wie nach Gummen haben: d) neben ihnen finden sich *die für Acne conglobata besonders charakteristischen sog. Comedonennarben,* die die Skrophulodermnarben im Kleinen nachahmen können (s. o.).

Die Comedonennarben sind ein so wesentlicher Bestandteil des Krankheitsbildes, daß wir denjenigen Fällen, in denen sie fehlen, nach HEINR. HOFFMANN eine Sonderstellung als *Acne conglobata-ähnliche Fälle* geben müssen (s. S. 402).

Auch die in mancher Beziehung atypischen Fälle, in denen *Tuberkulose* und *Syphilis* eine Rolle spielen (S. 399), dürfen nicht mit der Acne conglobata identifiziert werden.

Auf dem *behaarten Kopf,* gelegentlich auch in der *Achselhöhle,* nimmt die Acne conglobata Formen an, die an die *Perifolliculitis capitis abscedens et suffodiens* und an die *Dermatitis papillaris capillitii* erinnern.

Die erstere, die **Perifolliculitis capitis abscedens et suffodiens** (E. HOFFMANN), geht mit einer mehr oder weniger großen Anzahl Knoten und wulstartiger, langgezogener und gewundener Vorwölbungen am behaarten Kopf einher, vorwiegend am Hinterkopf bis über den Nacken hinaus. Die Haare sind im Bereiche der Vorwölbungen meist ausgefallen. Die Haut darüber ist glatt, gespannt, in den zentralen Partien meist deutlich verdünnt, häufig weißlichgelblich, gelegentlich bläulichrot verfärbt. Die Knoten und Wülste fühlen sich weich und matsch an. Oft entsteht ein den Hirnwindungen ähnliches Bild. Es kommt vielfach zur Bildung von Fisteln. Aus diesen entleert sich auf Druck ein zäh-schleimiger Eiter. Dabei ist zu erkennen, daß eine weitgehende Unterminierung der Kopfhaut besteht, wie sie auch SPITZER u. a. in ihren Fällen von Acne conglobata in den Achselhöhlen und auf dem Kopfe beschreiben. Außer diesen größeren finden sich cutan-subcutane Herde und oberflächliche Pusteln. Daneben wird Narbenbildung, teilweise keloidartig, beobachtet. Am Nacken sind reichlich ziemlich große Comedonen vorhanden. Gelegentlich sieht man auf der unbehaarten Haut Herde, die der Acne conglobata zugerechnet werden könnten (BOŠNIAJKOVIĆ, CUENI Fall 1), und umgekehrt bei ausgesprochener Acne conglobata manchmal auf dem behaarten Kopf Erscheinungen, die als Perifolliculitis capitis abscedens et suffodiens angesprochen werden könnten (BOŠNJAKOVIĆ, EHRMANN, FISCHL, LÖWENHEIM, SPITZER, s. auch die Abbildung einer Moulage der Breslauer Klinik in Band 13, Teil 1, S. 392 dieses Handbuches).

Hierzu kommt, daß die Perifolliculitis capitis abscedens et suffodiens, ebenso wie die Acne conglobata, soweit wir wissen, nur bei Männern vorkommt, und daß die histologischen Befunde bei ihr sich weitgehend mit denen der Acne conglobata decken: Primäre „Hornstauung“ im Follikel, Epithelsprossung vom Follikelepithel aus, in der Cutis unspezifisches Granulationsgewebe (s. CUENI).

Ferner finden sich auch bei dieser Krankheit (mit Ausnahme des Falles von FRIEBOES) Staphylokokken wie bei der Acne conglobata.

Wie bereits ausgeführt, steht eine Reihe von Autoren deshalb auf dem Standpunkt, die Perifolliculitis capitis abscedens et suffodiens sei mit der Acne conglobata zu identifizieren, und die Verschiedenheiten ließen sich auf Unterschiede des Terrains zurückführen. Eine Entscheidung hierüber ist zur Zeit nicht zu treffen. Nimmt man mit HEINR. HOFFMANN an, daß beide Dermatosen einander nahestehen, so muß man sich bei der Differentialdiagnose daran halten, daß bei der Acne conglobata vorwiegend oder ausschließlich die unbehaarte Haut, bei der Perifolliculitis capitis abscedens et suffodiens ausschließlich oder fast ausschließlich der behaarte Kopf ergriffen ist.

Welche Schwierigkeiten sich bei der Differentialdiagnose ergeben können, sei an zwei Fällen von BECK gezeigt. Es fanden sich, lediglich im Nacken, weit verzweigte, quer verlaufende Fisteln, die mit atrophisch-deprimierter Narbe ausheilten. BECK stellte die Diagnose Acne conglobata, doch scheint das nicht gerechtfertigt. Die Analogie zur Perifolliculitis capitis abscedens et suffodiens (und auch zur Dermatitis papillaris capillitii) liegt auf der Hand.

Die **Dermatitis papillaris capillitii** (KAPOSI) ist von der Acne conglobata klinisch besser abzugrenzen, wenngleich zu berücksichtigen ist, daß bei typischer Acne conglobata Herde im Nacken vorkommen, die der Dermatitis papillaris capillitii äußerst ähnlich sind, und daß speziell im histologischen Bilde beider Erkrankungen auffallende Analogien festgestellt werden können. Auch die Dermatitis papillaris capillitii befällt anscheinend ausschließlich Männer. Sie beschränkt sich in der Regel aber auf die Nackenhaargrenze. Es treten kleine, konische, sehr harte Knötchen auf, die Keloiden ähneln, allmählich wachsen, mit benachbarten Knötchen Gruppen bilden und mit ihnen konfluieren, so daß beerenartige Gebilde entstehen. Im Zentrum der Knötchen befindet sich oft ein Haar, das manchmal von einer kleinen Pustel umgeben ist. Die Entwicklung geschieht sehr langsam und führt mit zunehmendem Alter zu immer härteren, keloidartigen Bildungen. Nur selten erfolgt spontane Rückbildung. Im histologischen Bilde herrschen follikuläre und perifollikuläre Veränderungen vor, so daß ähnliche Bilder entstehen wie bei der Acne conglobata. Bakteriologisch finden sich ebenfalls Staphylokokken. Für die Differentialdiagnose ist die Beschränkung der Dermatitis papillaris capillitii auf die Nackenhaargrenze maßgebend. In den seltenen Fällen, in denen sie auch in der Achselhöhle auftritt, können sich allerdings große Schwierigkeiten ergeben.

Das ist auch der Fall bei der Differentialdiagnose gegen **Hauttuberkulose.** In erster Linie verleiten die unregelmäßig gezackten Brückennarben zu Fehlschlüssen. So waren in einem Fall von KREN, z. B. in beiden Kieferwinkeln Narben lokalisiert, die den Eindruck machten, als stammten sie von einer kolliquativen Tuberkulose. Auch größere fistulöse und ulcerierte Infiltrationen können zu Verwechslungen Anlaß geben. Bei typischer Ausbildung der Acne conglobata findet man aber stets Riesencomedonen in Gruppen, Doppelcomedonen sowie die charakteristischen Comedonennarben, während die Tuberkulinreaktion im Herde und das Tierexperiment stets negativ sind.

Auch die *acneiformen Tuberkulide (Acne cachecticorum* HEBRA*)* seien hier mitbesprochen, weil sie früher mit der Acne conglobata zusammengeworfen wurden. Sie unterscheiden sich von ihr jedoch in auffälliger Weise: Bei ihnen handelt es sich um eine pustulöse Abart der papulonekrotischen Tuberkulide. Auf der Haut des ganzen Körpers von kachektischen Individuen entwickeln sich flache, matsche, livide, follikuläre Knötchen mit zentraler Pustel, in der sich *kein Comedo* findet.

Infiltrate und Narben der Acne conglobata können auch **tubero-ulcerösen Syphiliden** und **exulcerierten Gummen** sowie den aus ihnen hervorgegangenen

Narben ähnlich sehen. Wenn das Aussehen der einzelnen Ulceration oder Narbe auch Fehlschlüsse dieser Art begünstigt, so dürfte in der Regel das polymorphe Bild (Comedonen, Comedonennarben), ferner die hinsichtlich der Syphilis negative Anamnese, der negative Ausfall der Serum- und Luetinreaktion und schließlich noch die Resistenz der Krankheitserscheinungen gegen Salvarsan, Bi, und Hg die Diagnose alsbald klären.

Auch die **Blastomykose** ist bei der Differentialdiagnose in Betracht zu ziehen. Liegt eine typische Acne conglobata vor, so ist die Möglichkeit einer Verwechslung sehr gering. Bei den Acne conglobata-ähnlichen Fällen und den im Anschluß daran auf S. 402f. besprochenden Staphylodermien ist jedoch die Blastomykose unbedingt zu berücksichtigen, besonders ist stets an die amerikanische Form mit ihren oft umfangreichen, vegetierenden Ulcerationen zu denken. Der mikroskopische und kulturelle Nachweis der Blastomyceten führt in der Regel bald zu klaren Ergebnissen.

Gewisse Fälle von **disseminierter Sporotrichose** können gelegentlich Schwierigkeiten machen, zumal wenn es zu ausgedehnter Abszedierung und Narbenbildung gekommen ist, so daß ein sehr polymorphes Bild entsteht. Der kulturelle Nachweis der Erreger, positiver Ausfall der Sporotrichinreaktion und der Sporoagglutination ist in solchen Fällen ebenso wichtig wie das Fehlen von Comedonen und Comedonennarben.

Man muß ferner an das **Bromoderma tuberosum** denken. Daher sind in zweifelhaften Fällen anamnestische Erhebungen sowie die Untersuchung des Urins auf Brom nie zu unterlassen. Beim Bromoderm werden allerdings Comedonen und Comedonennarben und auch die gestrickten und Brückennarben der Acne conglobata vermißt.

Die **Prognose** der Acne conglobata ist quoad sanationem sehr ungünstig, quoad vitam dagegen nicht schlecht.

Therapie. Die Behandlung der Acne conglobata ist eine schwierige und undankbare Aufgabe.

In erster Linie kommen *chirurgische Maßnahmen* in Betracht. Breite Spaltung der Abscesse und Fisteln, ausgiebige Verwendung des Kauters, antiseptische und granulationsanregende Verbände, Kupierung beginnender Absceßbildung. In den meisten Fällen entsprechen die Erfolge nicht den Erwartungen.

Michelson und Allen glauben in ihrem Fall allein mit *Schmierseifeneinreibungen* und darauf folgenden *prolongierten heißen Bädern* Gutes erreicht zu haben. Heinr. Hoffmann u. a. haben gelegentlich mit Lugol*scher Lösung* und *Jodnatrium* intravenös erhebliche Besserung erzielt, doch wirkte diese Behandlung bei anderen Autoren ungünstig. Tschernoguboff hat *Autovaccine* mit Erfolg gegeben, die jedoch bei H. Hoffmann versagte. Delbanco (b) empfiehlt *Staphylo-Yatren*. *Unspezifische Reiztherapie* (Milch, Terpentinpräparate, Schwefel usw.) hat keine auffälligen Besserungen zur Folge. Rüder sah nach *Eigenblutum- und unterspritzung* wesentliche Besserung. Autoserumbehandlung versagte in einem Falle von Wepperowna. Frei (a) fand in einem Acne conglobata-ähnlichen Fall mit Insulin nach anfänglicher Exacerbation auffallende Besserung. *Röntgenstrahlen* versagen ebenso wie die übrigen Mittel (P. S. Meyer, Heinr. Hoffmann u. a.). Während Schubert in einem Falle von Acne conglobata mit latenter Syphilis von Salvarsan und Quecksilber deutliche Erfolge hatte, haben sonst die Antisyphilitica, auch Wismut, Goldpräparate, Tartarus stibiatus versagt.

Erwähnt sei noch die günstige Wirkung der *Tuberkulinbehandlung* in den Fällen von Oppenheim, die jedoch höchstens dafür spricht, daß diese Fälle mit der eigentlichen Acne conglobata nichts zu tun haben.

Literatur.

ANDRUSZEWSKI: Acne conglobata. Lemberg. dermat. Ges., Sitzg 28. Mai 1924. Zbl. Hautkrkh. **16**, 524. — ANTHONY: Dermatitis verrucosa, vielleicht durch Bact. coli verursacht. J. cutan. a. genito-urin. Dis., Aug. **1902**. Ref. Mh. Dermat. **35**, 299 (1902). — ARTOM: Vegetierende Staphylodermien. Giorn. ital. Mal. vener. pelle **64**, H. 1 (1923). Ref. Zbl. Hautkrkh. **9**, 36. — ARZT: (a) Acne conglobata. Wien. dermat. Ges., Sitzg 26. Jan. 1922. Ref. Zbl. Hautkrkh. **4**, 421 (1922). (b) Diskussion zu ZURHELLE u. KLEIN. Dermat. Kongr. Dresden. Arch. f. Dermat. **151**, 389 (1926).

BAER, H.: (a) Entzündliche, der Cutis verticis gyrata ähnliche Veränderung der Kopfhaut. Schles. dermat. Ges., Sitzg 5. Juli 1924. Zbl. Hautkrkh. **14**, 162. (b) Eigenartiger, der Acne conglobata ähnlicher Fall. Schles. dermat. Ges., Sitzg 20. Juni 1925. Zbl. Hautkrkh. **18**, 753. — BAER, TH.: Pyodermia chronica granulomatosa et exulcerans. Frankf. dermat. Ges., Sitzg 12. Nov. 1925. Zbl. Hautkrkh. **19**, 202. — BECK, S.: Folliculitis fistulosa nuchae atrophicans. Orv. Hetil. (ung.) **69**, 923 (1925). Ref. Zbl. Hautkrkh. **19**, 664. — BERING: Acne conglobata. Rhein.-westfäl. dermat. Ver.igg, Sitzg 17. Okt. 1920. Dermat. Z. **32**, 248. BEZECNY: Acne conglobata. Dtsch. dermat. Ges. Tschechoslov., Sitzg 14. Febr. 1932, Zbl. Hautkrkh. **41**, 419. — BIZZOZZERO: Folliculitis und Perifolliculitis ulcerans serpiginosa. Arch. f. Dermat. **114**, 111 (1913). — BOSELLINI, P. L.: (a) Granuloma herpetiforme „exoticum“. Mh. prakt. Dermat. **36**, 701 (1903). (b) Chronische verrukoide Dermatitis der unbedeckten Körperteile. Arch. f. Dermat. **96**, 229 (1909). — BOŠNJAKOVIĆ: (a) Folliculitis et Perifolliculitis abscedens et suffodiens, Pyodermia corporis, residua post acnem conglobatam. Dermat.-vener. Sekt. Szeged, Sitzg 30. April 1931. Zbl. Hautkrkh. **39**, 507. (b) Einige Formen chronischer Pyodermie. Liječn. Vijesn. (serbokroat.) **54**, 261 (1932). Ref. Zbl. Hautkrkh. **42**, 622. — BRANDT: Dermatitis herpetiformis et Pyodermia chronica. Dermat. Ges. Stockholm, 13. April 1932. Zbl. Hautkrkh. **44**, 378. — BROERS, J. H.: (a) Pyodermia chronica ulcerosa? Nederl. Tijdschr. Geneesk. **1929 II**, 3325. Ref. Zbl. Hautkrkh. **32**, 228. (b) Pyodermia chronica papillaris exulcerans. Arch. f. Dermat. **161**, 586 (1930); Nederl. Tijdschr. Geneesk. **1930 II**, 4384. — BRONSTEIN: Pyodermia chronica ulcerosa vegetans. Moskau. venerol.-dermat. Ges., Sitzg 7. März 1929. Zbl. Hautkrkh. **34**, 418 (1930). — BRUCK, C.: Dermatitis nodularis necrotica suppurativa et ulcerosa. Ikonogr. dermat, S. 231. Berlin: Urban u. Schwarzenberg 1906. — BRUHNS: Staphylodermia vegetans. Berl. dermat. Ges., Sitzg 10. Nov. 1931. Dermat. Z. **63**, 270.

CAROL, W. L. L.: Merkwürdiger Fall von Pyodermia chronica papillaris et exulcerans (ZURHELLE). Rhein.-westfäl. u. Niederl. Dermat., 2./3. Juni 1928. Zbl. Hautkrkh. **27**, 738; Nederl. Tijdschr. Geneesk. **1929 I**, 2846. Ref. Zbl. Hautkrkh. **32**, 92. — CHYLEWSKI: Casus pro diagn. (Pyodermie?). Warschau. dermat. Ges., 4. Dez. 1930. Zbl. Hautkrkh. **37**, 179. — CROCKER: A case of Leloir's conglomerate perifolliculitis. Brit. J. Dermat. **1907**, 324. CUENI, S.: Zur Kenntnis der Pathogenese der Perifolliculitis capitis abscedens et suffodiens (E. HOFFMANN) und ihrer Beziehungen zur Acne conglobata. Dermat. Z. **51**, 3 (1927).

DAMMANN, F.: Pyodermia chronica serpiginosa superficialis ulcerativa. Arch. f. Dermat. **153**, 278 (1927). — DELBANCO, E.: (a) Acne conglobata. Nordwestdtsch. dermat. Verigg Hamburg, Sitzg 13. Dez. 1927. Zbl. Hautkrkh. **26**, 358. (b) Diskussion zu LILIENSTEIN, Acne conglobata. Nordwestdtsch. dermat. Verigg, Sitzg 26. März 1927. Zbl. Hautkrkh. **25**, 169. — DOHI, S.: On pyodermia chronica papillaris exulcerans. Jap. J. of Dermat. **27**, 25 (1927). Ref. Zbl. Hautkrkh. **25**, 459. — DRESSLER, W.: Kombination von Acne conglobata und acneiformen Tuberkuliden, zugleich ein Beitrag zur Pathogenese der Tuberkulide. Arch. f. Dermat. **140**, 189 (1922).

EDEL, K.: Acne conglobata. Nederl. Tijdschr. Geneesk. **70 II**, 1584 (1926). Ref. Zbl. Hautkrkh. **22**, 364. — EHRMANN, S.: (a) Acne conglobata und Lichen scrophulosorum. Wien. dermat. Ges., Sitzg 7. März 1906. Mh. prakt. Dermat. **42**, 638 (1906). (b) Acne conglobata. Wien. dermat. Ges., Sitzg 26. Mai 1909, Mh. Dermat. **49**, 445. (c) Diskussion zu OPPENHEIM. Wien. dermat. Ges., Sitzg 3. Nov. 1921. Zbl. Hautkrkh. **3**, 426. (d) Diskussion zu OPPENHEIM. Wien. dermat. Ges., Sitzg 7. Febr. 1924. Zbl. Hautkrkh. **12**, 238. (e) Über Sycosis (Folliculitis) sclerotisans nuchae und Acne conglobata (LANG) bzw. Folliculitis capitis abscedens et suffodiens (HOFFMANN). Wien. med. Wschr. **1926**, 853. Ref. Zbl. Hautkrkh. **21**, 841. — EISNER: Pyodermia chronica papillaris et exulcerans. Schles. dermat. Ges., Sitzg 19. Nov. 1927. Zbl. Hautkrkh. **27**, 244. — ENGMAN and MOOK: Acne conglobata. Arch. of Dermat. **23**, 1157 (1930).

FASAL, P.: Acne conglobata. Wien. dermat. Ges., Sitzg 8. April 1932. Zbl. Hautkrkh. **42**, 165. — FINGER, E.: Acne cachecticorum und Acne conglobata. Arch. f. Dermat. **135**, 152 (1921). — FISCHL: (a) Acne conglobata des behaarten Kopfes. Wien. dermat. Ges., Sitzg 9. Juni 1921. Zbl. Hautkrkh. **2**, 6. (b) Kleinpustulöse vegetierende Dermatose. Arch. f. Dermat. **139**, 154 (1922). — FREI: (a) Acne conglobata-ähnliche Erkrankung. Schles. dermat. Ges., Sitzg 3. Juli 1926. Zbl. Hautkrkh. **22**, 18. (b) Vegetierende Pyodermie des Handrückens im Anschluß an Kunstdüngerekzem. Berl. dermat. Ges., Sitzg

14. Juli 1931. Dermat. Z. **62**, 381. — Fuhs: (a) Eigenartige Acne indurata und phlegmonosa. Wien. dermat. Ges., Sitzg 10. März 1927. Zbl. Hautkrkh. **23**, 624. (b) Acne conglobata von eigenartigem Charakter (?). Wien. dermat. Ges., Sitzg 24. Jan. 1929. Zbl. Hautkrkh. **31**, 31.

Galewsky: Erkrankungen der Haare und des Haarbodens. Handbuch für Haut- und Geschlechtskrankheiten, Bd. 13, Teil 1, S. 390, 392, 398, 399. Berlin 1932. — Gallia, A.: Piodermite cronica vegetante. Giorn. ital. Dermat. **71**, 1084 (1930). Ref. Zbl. Hautkrkh. **36**, 217 (1931). — Gavrilova: Acne conglobata. Moskau. venerol.-dermat. Ges., Sitzg 3. Dez. 1925. Ref. Zbl. Hautkrkh. **23**, 169 (1927). — Gelbjorg-Hansen: Acne conglobata. Dän. dermat. Ges., Sitzg 28. Jan. 1931. Zbl. Hautkrkh. **37**, 792. — Glauberson, S. A.: Pyodermia chronica ulcerosa. Dermat. Wschr. **88**, 497 (1929). — Gougerot, H., R. Cohen et Poulain: Pyodermites végétantes de la peau. Arch. dermato-syph. Hôp. St. Louis **3**, 421 (1931). Ref. Zbl. Hautkrkh. **39**, 657. — Gray, A. M. H.: Acne conglobata. Proc. roy. Soc. Med. **24**, 1013 (1931.) Ref. Zbl. Hautkrkh. **39**, 278. — Grütz, O.: Pyodermia chronica vegetans. Nordwestdtsch. Dermat. Ver. Kiel, 18. April 1926. Zbl. Hautkrkh. **20**, 416.

Habermann: Pyodermia vegetans. Dermat. Ges. Hamburg-Altona, Sitzg 27. Febr. 1927. Zbl. Hautkrkh. **24**, 593. — Hagen: Pyodermia superficialis (erosiva) chronica. Dermat. Wschr. **83**, 1848 (1926). — Haxthausen: Pyodermia chronica. Dän. dermat. Ges., Sitzg 8. April 1931. Zbl. Hautkrkh. **37**, 794. — Highman: Diskussion zu Michelson u. Allen, Acne conglobata. Arch. of Dermat. **23**, 1156 (1931). — Hoffmann, H.: (a) 3 Fälle zur Diagnose. Schles. dermat. Ges., Sitzg 6. Mai 1922. Zbl. Hautkrkh. **6**, 69. (b) Acne conglobata (Folliculitis abscedens et suffodiens). Schles. dermat. Ges., Sitzg 8. Juli 1922. Zbl. Hautkrkh. **6**, 229. (c) Fall zur Diagnose (ähnlich Acne conglobata). Schles. dermat. Ges., Sitzg 2. Febr. 1924. Zbl. Hautkrkh. **12**, 133. (d) Fall zur Diagnose (ähnlich Acne conglobata). Schles. dermat. Ges., Sitzg 28. Mai 1924. Zbl. Hautkrkh. **13**, 240. (e) Acne conglobata und verwandte Krankheiten. Zbl. Hautkrkh. **19**, 1 (1926). (f) Über einige der Acne conglobata-ähnliche Fälle. Arch. f. Dermat. **151** (Kongreß Dresden), 387 (1926). (g) Über einige der Acne conglobata-ähnliche Fälle. Arch. f. Dermat. **150**, 154 (1926). (h) Diskussion zu Memmesheimer. Verigg südwestdtsch. Dermat., Sitzg 9./10. Mai 1931. Zbl. **38**, 737. — Honigbaum: Fall zur Diagnose. Schles. dermat. Ges., Sitzg 9. Juni 1923. Zbl. Hautkrkh. **11**, 285. — Huber, A.: Perifolliculitis suppurativa und framboesiforme Vegetationen im Anschluß an Ekzem. Arch. f. Dermat. **49**, 57 (1899). — Hudelo et Rabut: (a) Pyodermites ulcereuses syphiloides. Soc. franç. Dermat. 1931, p. 464. (b) Les pyodermites chroniques de type végétant et ulcereux. Presse méd. **1931 II**, 1229. Ref. Zbl. Hautkrkh. **39**, 417. — Hufschmitt, G.: Pyodermite végétante. Soc. franç. Dermat. **36**, 1098 (1929).

Irodov: Acne conglobata faciei. Moskauer venerol.-dermat. Ges., Sitzg 4. Febr. 1927. Zbl. Hautkrkh. **26**, 37.

Jadassohn, J.: (a) Die Pyodermien. Slg Abh. Dermat. **1**, H. 2 (1912). (b) Diskussion zu H. Hoffmann. Schles. dermat. Ges., Sitzg 6. Mai 1922. Zbl. Hautkrkh. **6**, 69. (c) Diskussion zu H. Hoffmann. Schles. dermat. Ges., Sitzg 2. Febr. 1924. Zbl. Hautkrkh. **12**, 133 (1924). — Janovsky: Perifolliculitis necrotica. Internat. Atlas seltener Hautkrankheiten 1894. — Jarisch-Matzenauer: Die Hautkrankheiten, 2. Aufl. Wien-Leipzig 1908. Jessner, S. u. W. Lutz: Hautveränderungen bei inneren Krankheiten. Handbuch für Haut- und Geschlechtskrankheiten, Bd. 4, Teil 1, S. 452. 1932.

Kantor: Intramuskuläre Schwefelinjektionen. Wien. dermat. Ges., Sitzg 25. Okt. 1923. Zbl. Hautkrkh. **11**, 287 (1924). — Karrenberg: Acne conglobata und Folliculitis et Perifolliculitis abscedens et suffodiens. Nordwestdtsch. dermat. Ver.igg, Sitzg 13. Dez. 1927. Zbl. Hautkrkh. **26**, 355. — Klein: Acne conglobata. Arch. of Dermat. **19**, 859 (1929). Kogoj: (a) Beiträge zur Frage der chronischen Pyodermien. Arch. f. Dermat. **159**, 14 (1929). (b) Pyodermia chronica papillaris et exulcerans. Dermat.-venerol. Sekt. Zagreb, Sitzg 16. Jan. 1929. Zbl. Hautkrkh. **31**, 567 (1929). — Kreibich: (a) Lehrbuch der Hautkrankheiten, S. 189. Wien 1904. Zit. bei H. Hoffmann (e). (b) Acne conglobata. Dtsch. dermat. Ges. Tschechoslov., Sitzg 25. Okt. 1925. Zbl. Hautkrkh. **19**, 465. (c) Acne conglobata. Dtsch. dermat. Ges. Tschechoslovakei, Sitzg 22. März 1931. Zbl. Hautkrkh. **38**, 297. — Kren: (a) Diskussion zu Rusch. Wien. dermat. Ges., Sitzg 14. Okt. 1920. Arch. f. Dermat. **137**, 89. (b) Diskussion zu Arzt. Wien. dermat. Ges., Sitzg 26. Jan. 1922. Zbl. Hautkrkh. **4**, 421. (c) Diskussion zu Oppenheim (Acne conglobata und Tuberkulose). Wien. dermat. Ges., Sitzg 28. Febr. 1924. Zbl. Hautkrkh. **12**, 241. — Kristjanssen: Pyodermitis chronica papillaris et exulcerans. Dän. dermat. Ges., Sitzg 2. Okt. 1929. Zbl. Hautkrkh. **33**, 28. — Kumashiro, M.: Histologische Präparate von Pyodermia chronica papillaris et exulcerans. Jap. J. of Dermat. **30**, 34 (1930). Ref. Zbl. Hautkrkh. **34**, 598. — Kumer: (a) Chronische Pyodermie. Wien. dermat. Ges., Sitzg 10. Dez. 1925. Zbl. Hautkrkh. **19**, 840. (b) Pyodermia chronica papillaris et exulcerans. Dermat. Z. **48**, 1 (1926). — Kuznec: Pyodermia chronica serpiginosa. Russk. Vestn. Dermat. **3**, 579 (1930). Ref.

Zbl. Hautkrkh. **36**, 624. — KYRLE: Diskussion zu OPPENHEIM (Acne conglobata und Tuberkulose). Wien. dermat. Ges., Sitzg 28. Febr. 1924. Zbl. Hautkrkh. **12**, 241.

LANE: Staphylococcic infection. Arch. of Dermat. **16**, 341 (1927). Ref. Zbl. Hautkrkh. **26**, 279. — LANG: Lehrbuch der Hautkrankheiten. Wien 1902. S. 504. — LECHOWSKA: Folliculitis exulcerans (ŁUKASIEWICZ). Lemberg. dermat. Ges., Sitzg 6. März 1924. Zbl. Hautkrkh. **16**, 522. — LEDO, A.: Pyodermitis chronica papillomatosa vegetans. Acta dermo-sifiliogr. Febr./März **1913**; Dermat. Wschr. **60**, 81 (1913). — LEEUWEN, TH. M. VAN: Pyodermia chronica ulcerosa. Nederl. Tijdschr. Geneesk. **1928 II**, 5765. Ref. Zbl. Hautkrkh. **30**, 79. — LELOIR: Sur une variété nouvelle de perifolliculites suppurées et conglomérées en plaquards. Ann. de Dermat. **1884**, 437. — LENARTOWICZ: (a) Folliculitis exulcerans ŁUKASIEWICZ. Lemberg. dermat. Ges., 15. Nov. 1928. Zbl. Hautkrkh. **30**, 443. (b) Pyodermia vegetans? Lemberg. dermat. Ges., 26. Febr. 1931. Zbl. Hautkrkh. **38**, 591. — LESZCZYNSKI: Folliculitis exulcerans (ŁUKASIEWICZ). Lemberg. dermat. Ges., Sitzg 1. März 1923. Zbl. Hautkrkh. **15**, 148. Lemberg. dermat. Ges., 4. Juni 1925. Zbl. Hautkrkh. **18**, 748. Lemberg. dermat. Ges., 18. Juni 1925. Zbl. Hautkrkh. **18**, 749. Lemberg. dermat. Ges., 20. Mai 1926. Zbl. Hautkrkh. **21**, 139. — LEWANDOWSKY, F.: Tuberkulose der Haut. Berlin 1916. S. 176. — LILIENSTEIN: Acne conglobata. Nordwestdtsch. dermat. Ver.igg, Sitzg 26. März 1927. Zbl. Hautkrkh. **25**, 169. — LÖWENHEIM: Acne conglobata. Schles. dermat. Ges., Sitzg 8. Mai 1926. Zbl. Hautkrkh. **20**, 738. — ŁUKASIEWICZ, W.: (a) Folliculitis exulcerans. Arch. f. Dermat. **1891**, Ergänzungsh. 2, 57. (b) Folliculitis exulcerans. Lemberg. dermat. Ges., Sitzg 28. April 1923. Zbl. Hautkrkh. **15**, 149.

MACCARTHY and R. FIELDS: Pyoderma gangraenosum. N. Y. State J. Med. **31**, 801 (1931). Ref. Zbl. Hautkrkh. **39**, 656. — MACKENZIE: LELOIRs perifolliculitis. Brit. J. Dermat. **1907**, 247. — MARCHIONINI: Casus pro diagnos. Südwestdtsch. Dermat. Freiburg, 24./25. April 1926. Zbl. Hautkrkh. **20**, 546. — MARCOZZI: Chronische ulceröse Pyodermitis vegetans der Beine. Giorn. ital. Dermat. **73**, 1143 (1932). Ref. Zbl. Hautkrkh. **42**, 623. — MARTENSTEIN: Acne conglobata-ähnliche Erkrankung. Ver.igg Dresden. Dermat., Sitzg 3. Dez. 1930. Zbl. Hautkrkh. **37**, 161. — MASIA, A.: Granuloma vegetante etc. Giorn. ital. Dermat. **68**, 116 u. 878 (1927); Il Dermosifilogr. **2**, 306 (1927). Ref. Zbl. Hautkrkh. **24**, 237; **25**, 218; **30**, 347. — MASSON, RIENIETS and SMITH: Pyoderma of the lower parts of the abdomen etc. Surg. Clin. N. Amer. **11**, 753 (1931). Ref. Zbl. Hautkrkh. **40**, 653. — MAYO-Clinic: Chronic ulcerative pyoderma associated with general debility, gastrointestinal disease with ulcerative colitis and secundary anaemia. Arch. of Dermat. **22**, 164 (1931). Ref. Zbl. Hautkrkh. **35**, 654. — MEMMESHEIMER: Acne conglobata-ähnliche Erkrankung. Südwestdtsch. Dermatologenversg Stuttgart 9./10. Mai 1931. Zbl. Hautkrkh. **38**, 737. — MEYER, P. S.: Röntgenbehandlung in der Dermatologie. Zbl. Hautkrkh. **17**, 1 (1925). — MICHELSON: Chronic pyodermic ulceration. Arch. of Dermat. **22**, 532 (1930). Ref. Zbl. Hautkrkh. **36**, 334. — MICHELSON and ALLEN: Acne conglobata. Arch. of Dermat. **23**, 49 (1931). — MIESCHER, G.: Hämatogene pemphigoide Pyodermie unbekannter Genese. 5. Kongr. Schweiz. dermat. Ges. Basel 9./10. Juli 1921. Schweiz. med. Wschr. **1922**, 573. Ref. Zbl. Hautkrkh. **6**, 96. — MILIAN, G. et M. KITCHEVATZ: Pyodermite papillomateuse et verruqueuse traumatique à staphylocoques. Bull. Soc. franç. Dermat. **1926**, 731. — MIYASAKI, M.: Pyodermia chronica papillaris et exulcerans. Jap. J. of Dermat. **32**, 98 (1932). Ref. Zbl. **43**, 457; Jap. J. of Dermat. **33**, 43 (1933). Ref. Zbl. Hautkrkh. **45**, 219. — MRONGOVIUS, W. L.: (a) Pyodermia chronica abscedens et suffodiens. Ann. de Dermat. **1930**, 295. (b) Zur Frage der chronischen Pyodermien. Russk. Vestn. Dermat. 8, 114 (1930). Ref. Zbl. Hautkrkh. **36**, 624.

NAEGELI: Perifolliculitis capitis suffodiens et abscedens (Acne conglobata). Schweiz. med. Wschr. **1931 I**, 552. Ref. Zbl. Hautkrkh. **39**, 141. — NANTA: Diskussion zu PEYRI (Pyodermie). Ann. de Dermat. **1926**, 578.

O'LEARY, GOECKERMAN, MONTGOMERY and BRUNSTING: Chronic pyodermia with serpiginous ulceration. Arch. of Dermat. **21**, 333 (1930). — OPPENHEIM, M.: (a) Fall zur Diagnose. Wien. dermat. Ges., Sitzg 9. Nov. 1922. Zbl. Hautkrkh. **7**, 368. (b) Acne conglobata und dadurch bedingtes serpiginöses Tuberkulid. Wien. dermat. Ges., Sitzg 7. Febr. 1924. Zbl. Hautkrkh. **12**, 237. (c) Acne conglobata als Basis einer eigenartigen Hauttuberkulose. Wien. dermat. Ges., Sitzg 28. Febr. 1924. Zbl. Hautkrkh. **12**, 241. (d) Acne conglobata als Basis einer eigenartigen Hauttuberkulose. Wien. dermat. Ges., Sitzg 4. Dez. 1924. Zbl. Hautkrkh. **16**, 644. (e) Acne conglobata als Basis einer eigenartigen Hauttuberkulose. Wien. dermat. Ges., Sitzg 23. Okt. 1924. Zbl. Hautkrkh. **16**, 381. (f) Syphilis und Acne conglobata. Wien. dermat. Ges., Sitzg 10. Juni 1926. Zbl. Hautkrkh. **21**, 259. (g) Diskussion zu FUHS (Acne conglobata). Wien. dermat. Ges., Sitzg 24. Jan. 1929. Zbl. Hautkrkh. **31**, **31**. (h) Acne conglobata et indurata von eigentümlichem klinischen Aspekt, wahrscheinlich tuberkulöser Ätiologie. Wien. dermat. Ges., Sitzg 8. April 1932. Zbl. Hautkrkh. **42**, **63** (1932). (i) Fall zur Diagnose. Wien. dermat. Ges., 4. Dez. 1924. Zbl. Hautkrkh. **16**, 645. — OPPENHEIM, M. u. J. KLAAR: Über Beziehungen der Tuberkulose und Syphilis zur Acne conglobata. Arch. f. Dermat. **153**, 335 (1927). — OSTROWSKI:

(a) Folliculitis exulcerans (Łukasiewicz). Lemberg. dermat. Ges., Sitzg 24. Jan. 1929. Zbl. Hautkrkh. **31**, 162 (1929). (b) Pyodermia chronica. Lemberg. dermat. Ges., Sitzg 8. März 1928. Zbl. Hautkrkh. **27**, 589. (c) Folliculitis exulcerans Łukasiewicz. Zbl. Hautkrkh. **27**, 592.

Paul, N.: A pyogenic verrucose dermatitis. Med. J. Austral. **1**, 240 (1928). Ref. Zbl. Hautkrkh. **27**, 648. — Peyri: (a) Pyodermite végétante. Congr. dermat. lang. franç. 1926. Ann. de Dermat. **1926**, 577. (b) Zur Kenntnis der Pyodermitis vegetans-Formen. Rev. españ. Urol. **29**, 225 (1927). Ref. Zbl. Hautkrkh. **27**, 648. — Pick, W.: Spirochätenbefund bei einer framboesieformen (tuberkulösen?) Hauterkrankung. Arch. f. Dermat. **85**, 3 (1907). Pick, E.: Säurefeste Bacillen bei Acne conglobata. Dermat. Wschr. **74**, 345 (1922). — Popoff, L.: Casus pro diagnosi. Bulgar. dermat. Ges. 26. Febr. 1931. Zbl. Hautkrkh. **38**, 302. — Porcelli: Per la conoscenza delle formazioni granulomatosi nodulo-gommoide da communo piogeni. Giorn. ital. Mal. vener. Pelle **63**, 23 (1923). Ref. Zbl. Hautkrkh. **5**, 308. — Porias: Acne conglobata. Wien. dermat. Ges., Sitzg 27. Jan. 1921. Zbl. Hautkrkh. **1**, 20. — Preis, K.: Säurefeste Bacillen in 2 Fällen von Perifolliculitis agminata suppurativa. Arch. f. Dermat. **92**, 205 (1908).

Ramel: Beziehungen der Tuberkulose zur Ätiologie der Acne vulgaris und Acne conglobata. 15. Kongr. dtsch. dermat. Ges. Bonn 4./8. Sept. 1927. Arch. f. Dermat. **155**, 253 (1928). — Rasch, Klinik: Demonstration Pyodermia chronica ulcerativa. Internat. Dermat.-Kongr. Kopenhagen 5./9. Aug. 1930. Kongreßber. S. 1198. Zbl. **37**, 739 (1931). — Reitmann, K.: Acne aggregata seu conglobata. Arch. f. Dermat. **90**, 249 (1908). — Riecke: Chronische Pyodermien. 14. Kongr. dtsch. dermat. Ges. Dresden. Arch. f. Dermat. **151**, 390, (1926). — Romanowa, J.: Pyodermia chronica ulcerosa et vegetans. Przegl. Dermat. (poln.) **24**, 1 (1929). Ref. Zbl. Hautkrkh. **30**, 632. — Rüder: Acne conglobata. Verigg rhein.-westfäl. Dermat., Sitzg 16. Mai 1926. Zbl. Hautkrkh. **21**, 49 (1927). — Ruete: Perifolliculitis capitis abscedens et suffodiens. Dermat. Z. **20**, 901 (1913). — Ruiter, M.: (a) Pyodermia chronica papillaris et exulcerans (Horncysten) und ihr Auftreten bei Dermatitis herpetiformis Duhring. Arch. f. Dermat. **166**, 184 (1932). (b) Chronische Pyodermien. Dissert. Groningen 1932. Ref. Zbl. Hautkrkh. **45**, 491. — Rusch: Acne conglobata. Wien. dermat. Ges., Sitzg 14. Okt. 1920. Arch. f. Dermat. **137**, 88 (1921).

Salpeter: Folliculitis exulcerans Łukasiewicz. Lemberg. dermat. Ges., 30. April 1925. Zbl. Hautkrkh. **18**, 747. — Sato: 2 Fälle von Pyodermia chronica papillaris et exulcerans. Jap. J. of Dermat. **29**, 27 (1929). Zbl. Hautkrkh. **32**, 618. — Sawicka: Folliculitis exulcerans Łukasiewicz. Lemberg. dermat. Ges., 4. März 1926. Zbl. Hautkrkh. **20**, 537. — Scheuer: Beginnt die Dermatitis papillaris capillitii (Kaposi) als Folliculitis oder nicht? Mh. Dermat. **51**, 291 (1910). — Schmidt: Pyodermia chronica serpiginosa ulcerativa. Verigg rhein.-westfäl. Dermat. 26./27. Okt. 1929. Zbl. Hautkrkh. **33**, 332. — Schubert: Acne conglobata. Dtsch. dermat. Ges. Tschechoslovakei, Sitzg 18. Nov. 1923. Zbl. Hautkrkh. **11**, 12. — Schuhmacher: Acne conglobata. Münch. dermat. Ges., Sitzg 4. März 1921. Zbl. Hautkrkh. **1**, 463. — Secchi, E.: Dermatitis chronica vegetans verrucosa. Arch. ital. Dermat. 8, 249 (1932). Ref. Zbl. Hautkrkh. **43**, 302 (1933). — Seliskij: Zur Histologie der Acne conglobata. Arch. f. Dermat. **158**, 460 (1929). — Senear and Wien: Case for diagnosis. Chicag. dermat. Soc. 15. Jan. 1930. Arch. of Dermat. **22**, 335 (1930). Ref. Zbl. Hautkrkh. **36**, 622. — Sézary et Mauric: Pyodermite chronique ulcéreuse et végétante. Bull. Soc. franç. Dermat. **38**, 1323 (1931). — Smith, J. F.: On a form of chronic pyodermia. Brit. J. Dermat. **41**, 149 (1929). Ref. Zbl. Hautkrkh. **31**, 614. Spitzer, L.: (a) Dermatitis follicularis et perifollicularis conglobata. Wien. klin. Rdsch. **1902**, Nr 20. (b) Dermatitis follicularis et perifollicularis conglobata. Dermat. Z. **10**, 109 (1903). — Stowers: Case of Leloirs perifolliculitis. Brit. J. Dermat. **1907**, 298. — Sussmann: Acne conglobata und Lupus vulgaris. Wien. dermat. Ges., Sitzg 20. März 1924. Zbl. Hautkrkh. **13**, 40. — Sweitzer: Pus infection of the back. Minnesota dermat. Sekt. 3. Okt. 1923. Arch. of Dermat. **9**, 139 (1924). Ref. Zbl. Hautkrkh. **12**, 279.

Tischnenko u. Kroiczik: Zur Frage der Pyodermia chronica serpiginosa. Dermat. Z. **52**, 11 (1928). — Trimble: Ungewöhnlich ausgedehnte Folliculitis und Perifolliculitis, deren Zusammenhang mit den sog. Tuberkuliden. J. Cut. Dis. Juli **1907**. Ref. Mh. Dermat. **45**, 208 (1907). — Truffi, G.: Contributo alla conoscenza delle piodermiti vegetanti. Il Dermosifilogr. **6**, 129 (1930). Ref. Zbl. Hautkrkh. **38**, 224. — Truffi, M: Folliculitis staphylogenes vegetans. Giorn. ital. Mal. vener. Pelle **1906**, 327. Ref. Mh. Dermat. **43**, 352. Tschernoguboff, N.: Zur Frage der chronischen Pyodermie. (Ein Fall von chronischer vegetierender Pyodermie.) Arch. f. Dermat. **149**, 76 (1924). — Tschernoguboff, N. u. A. Pelevina: Zur Klinik und Pathogenese der Acne conglobata Lang. Acta dermatavener. **9**, 424 (1929). — Tsukuda, S.: (a) Pyodermia chronica verrucosa vegetans. Jap. J. of Dermat. **28**, 1082 (1928). Ref. Zbl. Hautkrkh. **32**, 479. (b) Pyodermitis vegetans staphylogenes. Jap. J. of Dermat. **29**, 19 (1929). Ref. Zbl. Hautkrkh. **31**, 349.

Ullmann: (a) Diskussion zu Oppenheim, Acne conglobata und Tuberkulose. Wien. dermat. Ges., Sitzg 7. Febr. 1924. Zbl. Hautkrkh. **12**, 237. (b) Diskussion zu Oppenheim,

Acne conglobata und Tuberkulose. Wien. dermat. Ges., Sitzg 28. Febr. 1924. Zbl. Hautkrkh. **12**, 241. — URBACH, E. u. G. SICHER: Der Zuckergehalt der Haut unter physiologischen und pathologischen Bedingungen. Arch. f. Dermat. **157**, 160 (1929).

VENTURI, T.: Contributo alla conoscenza della dermatite pustulosa cronica e vegetante su base istologica di pseudoepithelioma. Il Dermosifilogr. **4**, 449 (1929). Ref. Zbl. Hautkrkh. **32**, 618. — VOLK: (a) Diskussion zu OPPENHEIM, Acne conglobata und Tuberkulose. Wien. dermat. Ges., Sitzg 7. Febr. 1924. Zbl. Hautkrkh. **12**, 238. (b) Tuberkulose der Haut. Handbuch für Haut- und Geschlechtskrankheiten, Bd. 10, Teil 1, S. 346. 1931.

WEIDENFELD: Acne vulgaris conglobata. Wien. dermat. Ges., Sitzg 24. Febr. 1909. Mh. Dermat. **48**, 547. — WHILE, U. J.: Diskussion zu ENGMAN u. MOOK, Acne conglobata. Dermat. Conf. mississipi vall. St. Louis 6. Dez. 1930. Arch. of Dermat. **23**, 1158 (1931). — WIEDMANN: Pyodermia chronica paillaris et exulcerans. Wien. dermat. Ges., Sitzg 20. Jan. 1930. Zbl. Hautkrkh. **34**, 416. — WIEN, M. S. and CORNBLEET: Acne conglobata (?) and bromide eruption. Chicago dermat. Soc., 17. Febr. 1932. Arch. of Dermat. **26**, 928 (1932). — WIESE, B.: Acne conglobata und Folliculitis barbae. Nordwestdtsch. dermat. Verigg 18. April 1926. Zbl. Hautkrkh. **20**, 421. — WISE: Diskussion zu MICHELSON u. ALLEN, Acne conglobata. Arch. of Dermat. **23**, 1158 (1931). Ref. Zbl. Hautkrkh. **39**, 180. — WORONOFF: Acne conglobata. Zit. bei SELISKIJ sowie TSCHERNOGUBOFF u. PELEVINA.

ZURHELLE u. KLEIN: (a) Chronisch vegetierende und ulcerierende Pyodermien usw. 14. Kongr. dtsch. dermat. Ges. Dresden. Arch. f. Dermat. **151**, 387 (1926). (b) Chronisch vegetierende und ulcerierende Pyodermien mit serpiginösem Fortschreiten usw. Dermat. Z. **46**, 63 (1926). — ZURHELLE u. RUITER: Klinischer und experimenteller Beitrag zur Pyodermia chronica. Arch. f. Dermat. **166**, 175 (1932).

Ekzematoide Pyodermien.
(Strepto- et Staphylodermia eczematiformis.)

Von

Paul Tachau - Braunschweig.

Mit 3 Abbildungen.

Der Komplex der ekzematoiden Pyodermien gehört zu den am meisten umstrittenen Gebieten der modernen Dermatologie. Wenn heute auch über manche Fragen eine gewisse Einigung erzielt zu sein scheint, so häufen sich doch die Schwierigkeiten besonders bei der Abgrenzung gegen die Ekzeme. Die vielen Widersprüche und Unklarheiten, die sich daraus ergeben, daß die Pathogenese der ekzematoiden Pyodermien wie der Ekzeme nicht genügend geklärt ist, machen die zusammenfassende Darstellung dieses spröden Gegenstandes zu einer schwierigen Aufgabe. Ich möchte mich darauf beschränken, unter möglichst vollständiger Berücksichtigung der Literatur eine gedrängte Übersicht über die Meinungen zu geben, die über dieses Problem vertreten werden, wobei in erster Linie diejenigen berücksichtigt werden sollen, die die Existenz der ekzematoiden Pyodermien bejahen.

Bekanntlich hat P. G. Unna im Jahre 1890 zum ersten Male die Behauptung aufgestellt, daß es ein mikrobielles Ekzem gebe. Er stützte sich dabei zunächst auf klinische Beobachtungen und versuchte in den folgenden Jahren diese durch histologische und bakteriologische Untersuchungen zu ergänzen. Die sog. „Morokokken", die von ihm als Erreger angesprochen wurden, sind später von vielen Seiten mit den gewöhnlichen pyogenen Staphylokokken identifiziert worden (s. bei Biberstein). In Deutschland hat die „parasitäre Theorie" des Ekzems von Anfang an nicht viel Widerhall gefunden, da sie sehr bald auf das ganze Rayersche Ekzem bezogen wurde. Durch die Ekzemdebatte auf dem internationalen Dermatologenkongreß in Paris (1900) erhielt die Unnasche Lehre schon den Todesstoß: Die Untersuchungen vieler Autoren hatten nämlich übereinstimmend und überzeugend erwiesen, daß das primäre Ekzembläschen steril ist (Civatte, Frédéric, Hallé, Kreibich, Török und Roth, Sabouraud, Scholtz, Veillon).

Schon im gleichen Jahre stellte jedoch Sabouraud, obwohl er beim Kongreß die parasitäre Natur des Ekzem bestritten hatte, ein neues Krankheitsbild auf, die **Dermite chronique à streptocoque,** die nach seiner Meinung zu Unrecht dem Ekzem zugerechnet werde.

Diese soll nach physikalischen und chemischen Traumen entstehen und meist auf den oberen Extremitäten lokalisiert sein. Sie wird von Sabouraud kurz charakterisiert als eine diffuse, mehr lichenifizierte als ekzematisierte, von kleinen Schüppchen und Krüstchen übersäte (criblée), sehr chronische Dermatitis, die stark juckt und häufig rezidiviert.

Die ersten Erscheinungen bestehen in leichter bläulichroter Verfärbung der Haut, Spannung, Brennen und Jucken sowie Wärmegefühl. Am nächsten Tage hat sich bereits ein unregelmäßig begrenzter, etwa handtellergroßer oder größerer roter Herd gebildet, der von vielen Erosionen bedeckt ist, von denen jede einen großen Tropfen serösen Exsudats absondert. Es handelt sich um ganz oberflächliche, etwa 3—5 mm große, leicht erhabene Erosionen, die mit großer Regelmäßigkeit, wie Pflastersteine, auf dem erythematösen Herd verteilt sind. SABOURAUD nimmt an, daß diesem erosiven Stadium ein Bläschenstadium vorhergeht, hat dies aber nie beobachten können. Darauf müssen wir unten nochmals zurückkommen.

Die eben beschriebenen Läsionen bedecken nach wenigen Stunden die Hand und das Handgelenk, ja sie können sich sehr schnell über den ganzen Arm ausbreiten. Schon nach kurzer Zeit entstehen neue Herde, die mit Vorliebe in den Gelenkbeugen lokalisiert sind. Die Eruption kann sich in einigen Tagen über den Körper ausbreiten, wobei zwischen den einzelnen Herden immer große Zwischenräume bleiben. Durch Kratzeffekte und Sekundärinfektion mit Staphylokokken entsteht weiterhin ein sehr buntes Bild.

Im Laufe von wenigen Tagen kommt es durch Eintrocknen, nach einem „prälichenoiden" Zwischenstadium von subakuter Impetiginisation, zur Bildung von papierdünnen Krusten und zur Lichenisation, die von Woche zu Woche aufdringlicher wird. Die erkrankte Haut ist nun trocken, verdickt, von abgeplatteten, wenig schuppenden lichenoiden Papeln bedeckt. Durch Kratzen kann in diesem Stadium die Exsudation von neuem hervorgerufen werden, doch ist sie dann von geringer Intensität und verschwindet schnell.

Die Heilung erfolgt allmählich nach Wochen oder Monaten ohne Narbenbildung, wird aber oft durch lokale Rezidive verzögert.

Histologisch findet SABOURAUD im prälichenoiden Stadium subcorneale Spongiose, im lichenisierten Stadium Parakeratose, punktförmige Spongiose, Acanthose, in der Cutis Ödem und zahlreiche embryonale Zellen.

Bakteriologisch sind in allen Stadien Streptokokken nachweisbar, über deren ätiologische Bedeutung weiter unten zusammenfassend gesprochen wird.

Im weiteren Verfolg dieser Untersuchungen kommt SABOURAUD zur Aufstellung einer übergeordneten Gruppe der **„Strepococcides eczématiformes"**.

Nach SABOURAUD kann die streptogene Impetigo neben krustösen *schuppende („pityroide") Läsionen aufweisen.* Diese gleichen in vieler Hinsicht dem seborrhoischen Ekzem UNNAS in seiner ersten Konzeption. In diesem Sinne wird z. B. die *Pityriasis simplex faciei (Dartre volante)* als Streptodermie aufgefaßt (s. auch HAXTHAUSEN). Solche ekzematiforme Streptococcide werden von SABOURAUD häufig als Satelliten einer großen Primärläsion gefunden, deren impetiginöses Aussehen von vorneherein den Gedanken an eine primäre Streptococcie nahelegt.

Unter diesen subakuten und chronischen ekzematiformen Streptococciden nimmt die *streptogene Intertrigo* nach SABOURAUD die erste Stelle ein. Am häufigsten und sehr charakteristisch soll die *Intertrigo streptogenes retroauricularis* sein, die SABOURAUD oft aus einer retroaurikulären Impetigo hervorgehen sieht. Je jünger die Läsionen sind, desto besser soll der impetiginöse Ursprung der in frühen Stadien noch krustösen Affektion zu erkennen sein. Die retroaurikuläre Intertrigo kann sich von der Retroaurikularfalte aus weiter ausbreiten, mit Vorliebe nach dem behaarten Kopf zu. Hier führt sie zu dem nach SABOURAUD fälschlich als Eczema parietale bezeichneten Prozeß, der nichts als eine chronische streptogene Impetigo sein soll, zur *„Impétigo en nappe du cuir chevelu"* (*Porrigo scabida, Impetigo scabida* d'ALIBERT)[1]. Auch die *inguinale Intertrigo* bei fetten Menschen und die *Intertrigo der Gesäßfalten* ist nach SABOURAUD streptogen. Ferner faßt er den *Pruritus ani*, wenigstens in gewissen Fällen, als Begleiterscheinung oder Residuum einer streptogenen Intertrigo auf, wobei er die Frage offen läßt, ob alle Fälle von Pruritus ani streptogen sein könnten. Das gleiche gilt nach SABOURAUD von den *intertriginösen Prozessen in der Achselhöhle* und *unter den Brüsten*, wobei, wie nur in Paranthese bemerkt sei, Pilzerkrankungen von vorneherein auszuscheiden seien. Zur Intertrigo rechnet er bekanntlich auch die *Perlèche (Angulus infectiosus, Faulecke)*, sowie manche von ihr ausgehenden schuppenden Prozesse in der Umgebung des Mundes.

Schließlich sei auf SABOURAUDS *„Impétigo en nappe"* hingewiesen, eine erosive, nässende und impetiginöse Affektion der Beine mit scharfer Begrenzung, die durch Konfluenz primärer Impetigines entstanden sein soll und große Flächen, gelegentlich den

[1] SABOURAUD (f) trennt diese, nach seiner Ansicht streptogene Erkrankung von der *„Teigne amiantacée"* ALIBERTS, für die er und seine Schüler lieber den Namen *„fausse teigne amiantacée"* wählen, um damit anzudeuten, daß es sich nicht um eine Dermatomykose handelt. Diese wird von SABOURAUD zu den „Morococcides" gerechnet, die nach seiner Auffassung durch den Coccus polymorphus CEDERCREUTZ (Staphylococcus cutis communis) verursacht werden und dementsprechend zum seborrhoischen Ekzem gehören würden.

ganzen Unterschenkel bedecken kann. Sie kommt nach SABOURAUD auch im Gesicht und am Körper vor. Bei Säuglingen und Kleinkindern hat er sie auf dem Scheitel festgestellt, wo sie oft zu ulceröser Einschmelzung der Kopfhaut mit folgender Narbenbildung führt.

SABOURAUD faßt auch das *Eczema areolare mammae* der schwangeren und stillenden Frau als *chronische Impetigo* auf.

Hierhin gehört ferner eine *subakute generalisierte impetiginöse Dermatitis,* die SABOURAUD mehrfach beobachtet hat. Auf den Inseln gesunder Haut fanden sich kleine Flecke, die denen der Pityriasis steatoides (Eczema seborrhoicum) sehr ähnlich waren. Durch Konfluieren solcher Elemente soll die universelle Ausbreitung erfolgt sein.

Es wären ferner die neuerdings von SABOURAUD beschriebenen *„Parakératoses microbiennes du bout des doigts“* anzuschließen, die etwa 3 Wochen nach der Abheilung einer Tourniole entstehen, sich peripher ausbreiten und auch auf benachbarte Finger übergreifen können. Von den analogen Pilzaffektionen unterscheiden sie sich, abgesehen vom Pilzbefund, durch ihre Entstehung am Ende des Fingers, um den Nagel herum, während die Mykosen von den Interdigitalfalten aus ihren Anfang nehmen.

In den letzten Jahren rechnet SABOURAUD übrigens auch die *Neurodermitis* zu den Streptodermien, wohl auf Grund der Untersuchungen von P. B. PHOTINOS (b [s. u.]).

Neben diesen streptogenen ekzematoiden Affektionen kennt SABOURAUD **Staphylococcides eczématiformes,** die sich als miliare oder rudimentäre Acne necrotica auffassen lassen. Bei dieser Affektion trifft man mit bloßem Auge kaum erkennbare follikuläre rote Pünktchen an, die sehr zahlreich sein können und hauptsächlich nachts stark jucken. Niemals kommt es zum Nässen. Die monatelang währende Erkrankung kann sich über große Flächen ausdehnen. Dabei können kleine Schuppenkrüstchen entstehen, die die Dermatose der Pityriasis ähnlich machen. Bakteriologisch findet sich nach SABOURAUD stets Staphylococcus pyogenes aureus.

Als einen Hauptvertreter der ekzematoiden Staphylodermien bezeichnet SABOURAUD seine *„Dermite pustuleuse miliaire staphylococcique“ (Staphylodermite miliaire traumatique).* SABOURAUD findet sie am besten ausgeprägt bei Wäscherinnen. Nach seiner Ansicht sind neben den Staphylokokken heißes Wasser, Pottasche und Natriumhypochlorit ursächlich im Spiel. Zwischen dem chemischen Trauma und dem Beginn der Eruption liegt ein Intervall von 18—24 Stunden. Dann rötet sich die Haut der Handrücken und der Unterarme diffus. Sie schwillt ödematös an und erhält ein granuliertes Aussehen, bleibt jedoch trocken. Auf dieser Dermatitis kommt es zur diffusen, miliaren Pustulation. Die meist follikulären Pusteln werden höchstens hirsekorngroß — die kleinsten sind kaum sichtbar — und scheinen in die Haut eingebettet zu sein, ohne sie zu überragen. Die Pustelaussaat macht einen ungemein einförmigen Eindruck. Die meisten Pusteln trocknen, wie die Pusteln der BOCKHARTschen Staphylodermia follicularis superficialis (S. 235), im ganzen zu einem Krüstchen ein, nur wenige werden zerstört und entleeren ein winziges Tröpfchen Eiter. Neue Pusteln entstehen erst, wenn der erste Pustelschub im Rückgang ist. Dadurch wird die Dermatose ein subakutes, rezidivierendes Leiden. Bei Arbeitern, die den Beruf nicht wechseln und immer wieder mit den auslösenden chemischen Traumen in Berührung kommen, nimmt sie einen chronischen Verlauf. Auch dann soll nach dem Aussetzen der Arbeit prompte Abheilung erfolgen.

Ich habe geschwankt, ob ich dies Krankheitsbild hier überhaupt anführen sollte, weil der Verdacht gerechtfertigt ist, daß es sich primär um ein allergisches Ekzem, um eine „artefizielle Dermatitis“ handelt, sehe mich dazu aber doch veranlaßt, weil HURI kürzlich ein Krankheitsbild als *„Pyodermite extensive à staphylocoque“* skizziert hat, das er in Damaskus häufiger sieht, und das in wesentlichen Zügen der Staphylodermite miliaire traumatique SABOURAUDS gleicht: An den unbedeckten Körperpartien (Gesicht, Hals, Brust, Händen, Unterarmen, evtl. Füßen, Unterschenkeln) tritt zunächst Juckreiz auf. Die Haut rötet sich diffus. Nach 24—48 Stunden bedeckt sich die erkrankte Partie mit kleinsten, höchstens 1 mm im Durchmesser haltenden Pusteln, die miteinander konfluieren, und in denen mikroskopisch und kulturell Staphylococcus aureus gefunden wird. Die Erkrankung entsteht in der heißen Jahreszeit und zieht sich durch fortdauernde Nachschübe im allgemeinen bis in den Winter hin, um im nächsten Frühjahr oder Sommer zu rezidivieren. Auch hier drängt sich die Vermutung auf, daß nicht eine primäre Staphylodermie vorliegt, sondern daß *ekzematogene Reize* die Erscheinungen auslösen und unterhalten. Die günstige Beeinflussung durch Auto-Antivirus nach BESREDKA bei Versagen jeder anderen Therapie ist zwar sehr auffallend, kann jedoch nicht als stichhaltiger Beweis für die Annahme einer primären Staphylodermie anerkannt werden.

Kürzlich hat SABOURAUD noch eine Staphylodermie unter dem Bilde der *„Parakératoses microbiennes du bout des doigts“* beschrieben, die im Gegensatz zu der streptogenen Form

(s. o.) von einem kleinen Absceß des Nagelfalzes (minuscule abcès du coin de l'ongle) aus entsteht.

Kurz erwähnt sei hier ferner, daß SABOURAUD das seborrhoische Ekzem UNNAS (in seiner ursprünglichen, engen Fassung) als dritte Gruppe der ekzematoiden Pyodermien betrachtet, die den Staphylococcus cutis communis (den Coccus polymorphus CEDERKREUTZ) zum Urheber hat (s. dieses Handbuch Bd. 6, Teil 1, S. 446 f.).

Die ekzematoiden Streptodermien sollen nach SABOURAUD bei Personen vorkommen, die in mittelmäßigem Allgemeinzustand sind, die unter mangelhaften äußeren und inneren hygienischen Bedingungen leben, die ein halbklösterliches Leben führen, schlecht ernährt und anämisch sind. Sie sollen häufiger bei jungen Mädchen als bei Frauen und häufiger bei Frauen als bei Männern gefunden werden und ganz besonders viel in Pensionaten und Waisenhäusern auftreten. Demgegenüber sind die ekzematoiden Staphylococcide nach SABOURAUD bei älteren, dicken, fetten Leuten häufiger, die seit Jahren ihre Leber überladen.

Danach faßt SABOURAUD also einen sehr großen Teil derjenigen Hautveränderungen, die wir zu den Ekzemen zu rechnen gewohnt sind, als Strepto- und Staphylodermien auf. Sowohl aus den Äußerungen von SABOURAUD als auch aus einer Anmerkung, die ich bei LEWANDOWSKY (l. c. S. 173) finde, geht hervor, daß SABOURAUD die Bedeutung des Parasitismus bei den Ekzemen nicht zu allen Zeiten einheitlich bewertet hat, und daß er schon seit Jahren mehr dazu neigt, sie geringer zu schätzen als früher und damit unseren Ansichten über den Ekzemkomplex mehr entgegenkommt[1].

Außer SABOURAUD hat sich GOUGEROT schon seit vielen Jahren sehr intensiv mit der Frage der ekzematoiden Pyodermien beschäftigt. Die beiden ersten Fälle, die ihn zu der Aufstellung des Krankheitsbildes der **„Dermo-épidermites microbiennes"** veranlaßten, beobachtete er kurz vor dem Kriege: um die eiternde Wunde nach einer Pleurotomie bzw. im Anschluß an einen Absceß an den Ohren. Im Kriege hatte GOUGEROT dann Gelegenheit, die Kriegsverletzungen als Ausgangspunkt seiner Dermo-épidermite microbienne ausgiebig zu studieren. Sie beginne mit *Primärläsionen, die der streptogenen Impetigo entsprechen.* Sie unterscheide sich vom echten Ekzem durch das Fehlen des Ekzembläschens, das nur dann gefunden wird, wenn ein Ekzem als Komplikation hinzutritt. Nach GOUGEROT kann man die Dermo-épidermites einteilen in:

1. Formes purulentes (impétigineuses),
2. Formes suintantes (eczématiformes),
3. Formes sèches, squameuses,
4. Formes polymorphes.

Bei der *ersten Art der Dermo-épidermites (Formes purulentes, impétigineuses)* unterscheidet GOUGEROT folgende sechs Varietäten:

Varietät a: Es treten erythematöse Herde auf, die über das Hautniveau erhaben sind, meist scharfe Begrenzung haben und von Bläschen bedeckt sind. Diese platzen schnell, dann entsteht eine nässende Oberfläche. Manchmal kommt es auch zur Pustelbildung. *Varietät b:* Es treten konfluierende rote Plaques auf, die von zahlreichen Erosionen und Krusten bedeckt sind. Neigung zum peripheren Fortschreiten. An den Rändern entstehen kleine neue Herde. Bei der *Varietät c* findet man erythematöse Plaques mit impetiginösen Krusten. Nach deren Abfallen kommt eine nässende Fläche zum Vorschein, die sich dann mit Schuppenkrusten bedeckt (Forme érythématosquameuse impétigineuse). *Varietät d:* Man findet erythematöse Plaques, die mit Bläschen und Pusteln bedeckt sind, die disseminiert stehen oder konfluieren und später zur Entstehung von Schuppenkrusten Anlaß

[1] Sehr originelle Anschauungen hat sich SABOURAUD auch über den Zusammenhang zwischen den Pyokokken und der Ekzematisation gebildet: Wenn sich die Mikroben an der Oberfläche enorm vermehren, kommt es zunächst an der Oberfläche zur Impetiginisation (Phlyktänisation) und erst in zweiter Linie (aber ebenfalls durch den Einfluß der Kokken) zur Ekzematisation in der Tiefe des Stratum spinosum (s. S. 182/183 der „Pyodermites et eczémas"). Im Gegensatz dazu betrachten wir nach JADASSOHN Ekzematisation und Impetiginisation als zwei in ihrem Wesen voneinander unabhängige, vollkommen selbständige (wenngleich in einer noch nicht zu bestimmenden Zahl von Fällen miteinander kombinierte) Phänomene (s. JADASSOHN, Pariser Ekzemreferat).

geben. Bei der *Varietät e* sind die Herde mit Ecthymaelementen übersät (Formes ecthymateuses) und bei der *Varietät f* handelt es sich um ulceröse Prozesse (d'emblée) ohne Ecthyma.

Bei den *nässenden, eczematiformen Dermoépidermites* findet man nässende, erythematöse Plaques, die von konfluierenden oder disseminierten Erosionen bedeckt sind. Die seröse Flüssigkeit, die sie absondern, trocknet entweder zu Schuppen bzw. Schuppenkrusten ein, oder es bildet sich eine rote, glänzende (ekzematoide) Oberfläche (Abb. 1).

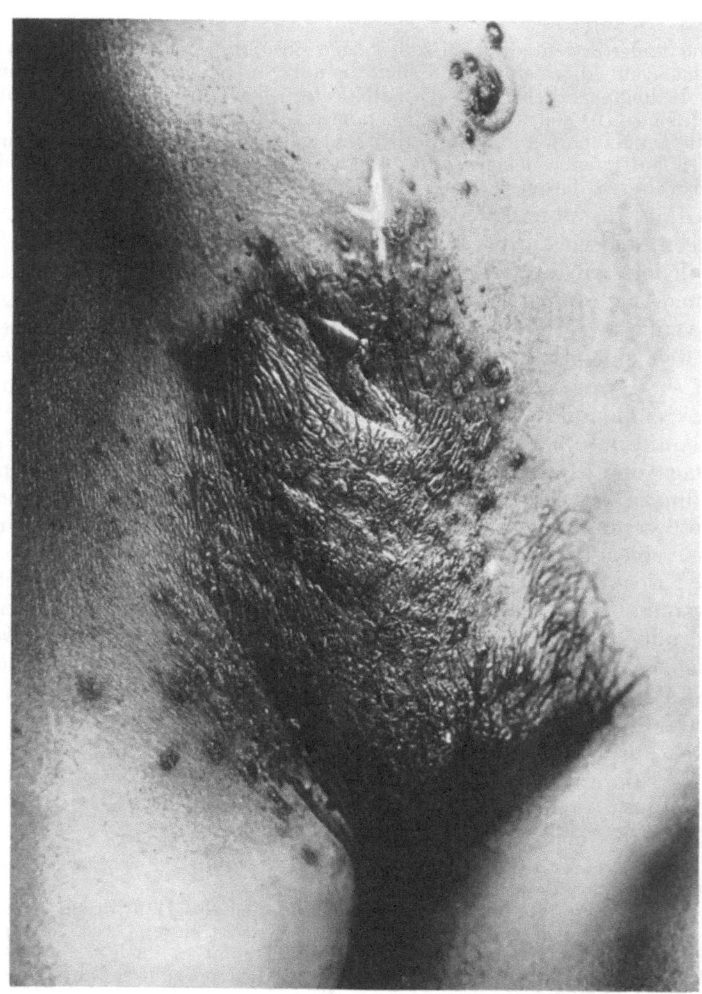

Abb. 1. Dermo-épidermite microbienne (GOUGEROT). Ekzematiforme (2.) Varietät. (Nach GOUGEROT.)

Die (3.) *squamösen Formen* können kleienförmig schuppen oder von dicken Schuppen bedeckt sein, sie können dunkelrot (Pityriasis rubra) oder wie mit Kollodium überzogen sein (Forme collodionée) und dann dem Eczema rubrum madidans gleichen. Manchmal nehmen die Herde das Aussehen eines trockenen Ekzems oder der Parakeratose (psoriasiforme?) an, manchmal sind die Schuppen adhärent, einer infiltrierten Psoriasis gleichend (Formes amiantacées [1], psoriasiformes). Außerdem können die Schuppen sich verdichten

[1] Die *Teigne amiantacée* d'ALIBERT, die von SABOURAUD (f) den „Morococciden" zugerechnet wird, glaubt GOUGEROT als *Dermo-épidermite amiantacée strepto-staphylococcique* charakterisieren zu dürfen, da er oft die Umwandlung von Pyodermien, hauptsächlich Impetigo, in die Teigne amiantacée beobachtet hat [s. dazu SABOURAUD (e, f), P. B. PHOTINOS (a), MILIAN u. PÉRIN (a)].

und richtige Schildchen (carapaces) bilden, oder sie sind pergamentartig (parcheminées) oder verrukös, der Tuberculosis verrucosa ähnlich.

Am häufigsten sind die (4.) *polymorphen Dermoépidermites,* bei denen die Elemente der drei vorhergehenden gemischt vorkommen (Abb. 2).

Neben den bisher beschriebenen Formen werden auch *lichenifizierte Dermoépidermites* beobachtet. Auf den lichenifizierten Herden können von neuem Bläschen aufschießen, platzen, sich mit Schuppenkrusten bedecken oder zu rückfälligem Nässen Anlaß geben.

Relativ selten konfluieren die Herde in großem Maßstabe, so daß das Bild einer *Erythrodermie* entsteht.

Auch *beim Kinde* wird nach GOUGEROT die Dermo-épidermite microbienne gefunden, und zwar in allen Abarten. Er lenkt die Aufmerksamkeit besonders auf folgende Typen: 1. *Erythematosquamöse, generalisierte Dermo-épidermite microbienne.* Beginn in den ersten Lebenstagen in der Umgebung des Mundes, um den Anus, am Gesäß, in den Gelenkbeugen, um den entzündeten Nabel. Nach der Schilderung GOUGEROTS ist die Ähnlichkeit mit der *Dermatitis exfoliativa* RITTER recht groß. — 2. *Dermo-épidermite érythémato-érosive, puis squameuse, diffuse fessière, crurale, périgénitale et périanale,* die dem *Eczema intertrigo* und der *Syphiloide postérosive* nahesteht. — 3. *Dermo-épidermite faciale à maximum périnarinaire, péribuccale,* oft mit Ulcerationen der Kommissuren, mit Stomatitis, Glossitis und Rhinitis einhergehend, die häufig zu Verwechslungen mit der kongenitalen Syphilis Anlaß gibt.

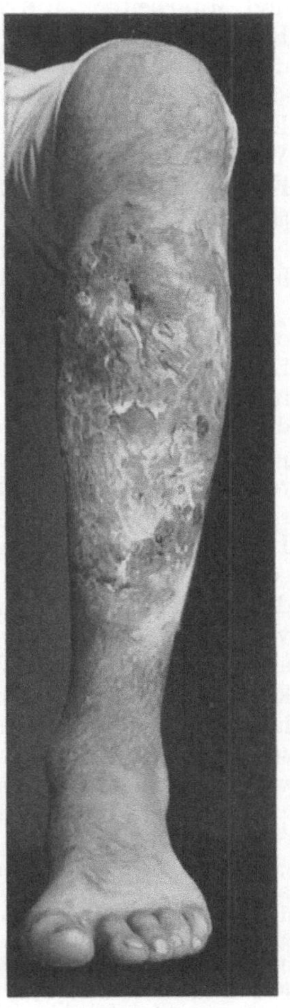

Abb. 2. Dermo-épidermite microbienne (GOUGEROT). Polymorphe (4.) Varietät (nach Verwundung). (Nach GOUGEROT.)

Wesentlich zurückhaltender äußert sich DARIER. Auch er ist davon überzeugt, daß die pyogenen Kokken eine Ekzematisation erzeugen können, wenn sie sich in der Epidermis ansiedeln. Die Ansiedlung kann zurückzuführen sein auf mechanische, physikalische oder chemische Läsionen, auf Maceration, lokale oder regionäre Zirkulationsstörungen (beim varikösen Ekzem), aber auch auf normaler Haut von Rissen, Rhagaden, Fisteln oder Impetigoeruptionen aus („quand ils ont acquis une virulence exaltée par culture dans un impétigo") entstehen.

Gerade bei den Ekzemen um Wunden, die DARIER als *„paratraumatische Ekzeme"* bezeichnet, wie sie bei Kriegsverletzungen enorm häufig beobachtet worden sind, wirken alle diese Faktoren zusammen: Hautreizung durch Jod, Wasserstoffsuperoxyd oder andere Antiseptica, Mazeration durch feuchte Verbände, lokale Zirkulationsstörungen, Beschmutzung durch das eitrige Wundsekret[1].

Nach DARIER ist es indes nicht möglich, spezielle Ekzemtypen auf bestimmte Bakterien zurückzuführen. Da überdies auf Grund klinischer Beobachtung allein nicht festzustellen sei, ob das vorliegende Ekzem überhaupt bakterieller Natur sei oder nicht, wisse man bisher nicht, in welchem Umfange die Mikroorganismen für das Ekzem verantwortlich gemacht werden müssen.

Auch für die Ekzematisation, die von einer streptogenen Impetigo ausgehen kann, dadurch, daß die Eitererreger, ebenso wie andere Reize eine ekzematoide Epidermodermitis erzeugen, meint DARIER keinen bestimmten Typus angeben zu dürfen. Er glaubt, daß diese das Aussehen eines vesiculösen,

[1] Siehe hierzu die Untersuchungen von F. BLUMENTHAL über Sensibilisierung der Haut durch Anwendung von Jodoform, Pellidol, Teer, Quecksilber u. a. in der Umgebung von Wunden.

nässenden, krustösen, schuppenden und sogar das eines trockenen Ekzems annehmen kann [1].

Ich kann mich darauf beschränken, diese drei hervorragenden Vertreter der französischen Dermatologie ausführlicher zu zitieren. In der französischen Literatur haben ihre Gedankengänge viel Anklang gefunden (Balzer, Blum und Bralez, Favre, Matthieu und Richard, Lortat-Jacob und Bidault, Milian und Mitarbeiter, Montlaur, Pautrier und Glasser, Périn, P. B. Photinos, Ravaut, Rabeau und Longhin, Sézary und Worms, Touraine und Golé u. v. a.). Auch im übrigen Ausland gewinnen sie mehr und mehr an Boden, siehe z. B. Török (Budapest), Haxthausen (Kopenhagen), Barber, Dowling, E. C. Smith (London), Canon, Howard Fox, Tobias u. a. (USA.), Fasani-Volarelli, Martinotti (Italien), Sáinz de Aja (Madrid), Krzysztalowicz, Kapuscinski, Bernhardt (Warschau), Walter (Krakau), Kitchevatz (Belgrad), Ramel (Schweiz) usw.

Von den vielen Arbeiten der letzten Jahre seien nur die wichtigsten kurz hervorgehoben:

Török will diejenigen ekzematoiden Prozesse als **Impetigo eczematiformis** oder **eczematisata** aus dem Ekzem herauslösen, die sich vom Aussehen der artefiziellen Hautentzündung entfernen und in vieler Hinsicht gewissen Impetigoformen ähnlich werden. Die Bläschenbildung und das Nässen ist ihnen mit der artefiziellen Hautentzündung gemein. Im Gegensatz zu dieser besitzen jedoch ihre Herde eine schärfere, öfter eine recht scharfe Umrandung, eine rundliche, münzenförmige oder bogig begrenzte Gestalt, und sie vergrößern sich durch allmähliches, zirzinäres Weiterschreiten gegen die Nachbarschaft. Impetigoherde finden sich gewöhnlich in der Umgebung, auch die Bockhartsche Folliculitis. Nach Török hat sich hier zu einer impetiginösen Infektion der Epidermis noch eine durch chemische oder physikalische Einwirkungen verursachte Entzündung hinzugesellt, die dem Bild der Impetigo die Veränderungen der artefiziellen Dermatitis aufpfropft. Lokalisiert sich die Erkrankung in den Hautfalten, so spricht Török von *Impetigo intertrigo.* Bei längerem Bestande kommt es zur Lichenisation: *lichenisierte Impetigo.* Hierbei sei an die Streptokokkenbefunde von Lewandowsky (l. c. S. 201) bei einigen wenigen Fällen von sehr scharf begrenzten Ekzemen erinnert.

Großes Interesse beanspruchen ferner die Arbeiten von Haxthausen.

Dieser hat bekanntlich eine neue Methode zur Kultivierung der Streptokokken ausgearbeitet, die zwar nicht so empfindlich ist wie die Bouillonpipettenmethode von Sabouraud, vor ihr aber den Vorteil voraus haben soll, ein ungefähres Bild von der Menge der Streptokokken zu geben, die in den Läsionen zu finden sind. Das Prinzip der neuen Methode ist, daß das Wachstum der Staphylokokken durch Zusatz von Krystallviolett in wechselnder Konzentration zu 10%igem Blutagar völlig unterdrückt wird. Nach Haxthausen wachsen saprophytische Streptokokken gewöhnlich nur in unbedeutender Zahl, pathogene Streptokokken dagegen in reichlichen Kolonien. Es ist hier nicht der Ort, auf Einzelheiten der Methodik einzugehen, nur sei gesagt, daß sie sich neben der von Sabouraud und Lewandowsky bewährt hat (vgl. dazu Biberstein in diesem Bande).

[1] Ich kann hier nicht auf die alte Streitfrage eingehen, ob die ekzematoiden Pyodermien aus dem Ekzemkomplex herauszulösen seien oder nicht. Für Darier liegt dazu keine Veranlassung vor, da für ihn das Ekzem ein nur morphologisch charakterisierter Komplex ist. Demgegenüber plädieren diejenigen Autoren, die die ätiologische Klassifizierung auch bei den Ekzemen in den Vordergrund stellen möchten, bekanntlich seit Jahrzehnten für die „Reinigung" des Ekzems von ätiologisch eindeutig definierten ekzematoiden Prozessen, wozu natürlich auch die ekzematoiden Pyodermien gehören würden. In vorderster Linie stehen hier Jadassohn und Br. Bloch, aber auch Sabouraud hat bereits 1900 seine Strepto- und Staphylococcide aus dem Ekzemkomplex eliminiert. Ebenso gibt Török seiner Impetigo eczematiformis eine Sonderstellung außerhalb des Ekzems. Gougerot, Krzysztalowicz u. a. schließen sich wiederum mehr Darier an. Im übrigen verweise ich auf die Darstellung von Kreibich in Bd. 6, Teil 1, dieses Handbuches und auf Referate und Diskussion beim Internationalen Dermatologen-Kongreß, Kopenhagen 1930.

HAXTHAUSEN hat bei der *Pityriasis simplex faciei* mit seiner Methode auffallend häufig Streptokokken nachweisen können, und zwar stets in besonders großer Menge. Es ist ihm gelungen, durch genaue Analyse seiner Fälle eine **Pityriasis streptogenes** abzugrenzen und aus dem Komplex des seborrhoischen Ekzems herauszuschälen, deren Hauptbestandteil die Pityriasis simplex faciei bildet. Außer dem Gesicht kann der behaarte Kopf befallen sein (selten), wobei auch die Haare ausfallen können (überraschende Ähnlichkeit mit der Trichophytie), oft dagegen ist der Hals mit ergriffen. Stamm und Extremitäten sind

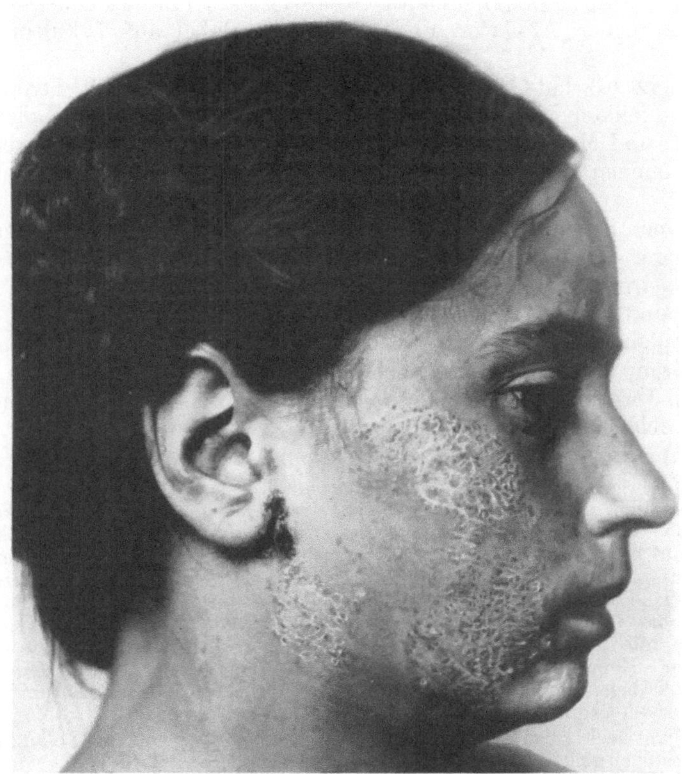

Abb. 3. Pityriasis streptogenes. (Nach HAXTHAUSEN.)

selten primärer Sitz der Affektion, dagegen oft zusammen mit dem Gesicht erkrankt. Dabei sind die seitlichen Partien des Stammes bevorzugt. Wie bei der Pityriasis simplex faciei sind die Herde kaum infiltriert, ganz wenig erhaben, blaßrot und mit streifenartig-lamellösen Schuppen bedeckt. Sie haben verschiedenste Form und Größe und sind unregelmäßig über den ganzen Körper verteilt. Auffallend ist die Reizbarkeit durch Sonnenlicht, Wasser und Seife, Coldcream, Vaseline und Lanolin, Jodtinktur und Quecksilber. Auch interne Brom- und Jodmedikation, Arsen und Chinin können die Läsionen zum Aufflammen bringen.

Recht interessant sind auch die Befunde HAXTHAUSENs bei den „*Intertrigos*". Bei der Intertrigo retroauricularis und anderen Formen mit tiefen Rhagaden erhielt er große Mengen von Streptokokkenkolonien. Dagegen gaben andere, hauptsächlich die oberflächlichen, ausgedehnten Formen mit geographischer Begrenzung nur eine spärliche Ausbeute an Streptokokken. Hier waren auch Hefen und andere parasitäre Pilze festzustellen, die bei den ersteren fehlten. HAXTHAUSEN betrachtet daher nur jene als streptogen, diese dagegen als sekundär mit Streptokokken infiziert.

MILIAN, PÉRIN und Mitarbeiter glauben die *Pityriasis rosea* zu den Streptodermien zählen zu dürfen. PÉRIN, MICHAUX und COTTET haben in 19 von 20 Fällen von Pityriasis rosea positive Intradermoreaktionen mit einem Streptokokkenantigen erzielt, mit Staphylokokkenantigen dagegen nur negative oder schwach positive Reaktionen.

PANAGIOTIS PHOTINOS (b) hält die *Neurodermitis (Lichen chronicus* VIDAL*)* für eine streptogene Affektion und stützt sich dabei auf 7 kulturell untersuchte Fälle.

KITCHEVATZ (d) hat bei den sog. *Kinderekzemen* vielfach Streptokokken und Staphylokokken gefunden und hält sie daher für eine mikrobielle Hautreaktion. M. und Mme. MONTLAUR konnten regelmäßig Enterokokken in den steril entnommenen Schuppen von Kinderekzemen finden und betrachten diese als Erreger.

Wir kommen nun zu einer Reihe von Arbeiten, durchweg aus jüngster Zeit, die sich mit der Frage der *hämatogen-bakteriellen (bzw. toxisch-infektiösen) Entstehung ekzemartiger Prozesse* beschäftigen. RAVAUT, RABEAU und LONGHIN haben allein und gemeinsam mit KOANG Fälle (je einen) veröffentlicht, in denen neben multiplen intertriginösen Läsionen, deren Streptokokkennatur sie für erwiesen halten, sekundär Hauterscheinungen aufgetreten sein sollen, die den Ekzematiden DARIERS, den Parakératoses BROCQS (dem seborrhoischem Ekzem) entsprechen. Nach Analogie der RAVAUTschen „Levurides" sollen diese „Streptococcides" hämatogen-bakteriellen, allergischen Ursprungs sein.

Fall 1. 36jährige Frau. Nässende ekzematoide Dermatitis an beiden Ohren, in den Retroauricularfalten, in der Temporalregion, auf dem behaarten Kopf, in der linken Achselhöhle, am Nabel und in der Rima ani. Daneben ganz kürzlich aufgetretene Ekzematide, vornehmlich auf der Brust, den hinteren Partien des Halses, der Interscapularregion und am linken Daumen. Die mikroskopische Untersuchung der Schuppen von den ekzematoiden Stellen ergibt eine üppige Flora der verschiedensten Bakterien, von den Ekzematiden dagegen fast nichts. Kulturell Streptokokken, Staphylokokken usw., keine Hefen. Intradermoreaktion mit Streptokokkenantigen stark positiv, auch deutliche Herd- und Allgemeinreaktion. Einige Tage darnach verschwindet das Ekzematid auf der Brust fast völlig ohne Lokalbehandlung. Reaktionen mit Hefeantigenen (Komplementbindung, Kutireaktion) mehrfach negativ.

Fall 2. 60jährige Frau mit gleichen Erscheinungen in etwas anderer Lokalisation. Die Ekzematide bestehen seit 14 Tagen. Kulturen von den ekzematösen Stellen ergeben Streptokokken, Staphylokokken und Hefen, von den Ekzematiden nur Staphylokokken. Zweimal negativer Ausfall der Streptokokken-Kutireaktion (Antivirus nach BESREDKA). Die beiden folgenden Kutireaktionen geben jedoch deutlich positive Resultate. Nach der einen dieser positiven Reaktionen (zu gleicher Zeit war ein Hefeantigen injiziert worden) Wiederaufflammen der bereits abgeheilten und Auftreten von zwei neuen Ekzematidherden, die aber nach 48 Stunden wieder verschwinden. Gleichzeitig heftiger Pruritus. Die bereits abgetrockneten Intertrigoherde beginnen wieder zu nässen. Auf intravenöse Injektion eines Tropfens Streptokokkenantigen Leukocytensturz und Blutdrucksenkung. Die Ekzematide verschwinden ohne Lokalbehandlung nach dem kurzen Aufflammen infolge der positiven Reaktion.

KITCHEVATZ (a, b, e) hat kürzlich analoge Fälle beobachtet. Er faßte die Ekzematide zunächst als toxische Produkte auf und bezeichnete sie daher als *Strepto-* und *Staphylotoxide.* Diese Toxinhypothese ließ er auf Grund seiner neuerlichen Bakterienbefunde in den Schuppen der Ekzematide fallen und schloß sich der Ansicht RAVAUTS an, daß es sich um hämatogen-bakterielle Exantheme handle. Sie entstehen nach KITCHEVATZ nach 4—30tägiger Inkubation. Ähnliche Beobachtungen stammen von LORTAT-JACOB und BIDAULT sowie MARTINOTTI. Dagegen glauben MILIAN (f), PÉRIN (c) usw. bei analogen

Fällen eine exogene Kontaktinfektion durch direkte Verschleppung der Mikroben annehmen zu müssen (s. auch den Fall von MILIAN, PÉRIN und MASSOT). KRZYSZTALOWICZ wieder denkt an die Möglichkeit einer lymphogenen oder hämatogenen Ausbreitung der aus den Dermo-épidermites microbiennes stammenden Keime.

Hier muß ferner kurz an die Rolle erinnert werden, die von vielen Autoren, besonders in den Vereinigten Staaten, der sog. „*Focal infection*" für die Entstehung ekzematoider Hautprozesse zugeschrieben wird; denn auch für diese würde die hämatogen-bakterielle (bzw. toxische) Genese von den primären Eiterherden aus in Frage kommen. Ich kann auf die umfangreiche Literatur, die in wenigen Jahren über dieses heiß umstrittene Problem entstanden ist, nicht ausführlich eingehen, möchte aber wenigstens auf die interessante Arbeit von MEMMESHEIMER hinweisen, deren Resultate nicht gerade sehr ermutigend sind. Lediglich aus der Tatsache, daß bei 5 von 15 chronischen Ekzemen nach Entfernung von Granulomen der Zahnwurzeln Dauerheilungen erzielt worden sind, läßt sich wegen der unübersehbaren Fehlerquellen, die den Folgerungen anhaften, kein endgültiger Schluß über einen ursächlichen Zusammenhang ziehen.

In Deutschland hat man in der Frage der ekzematoiden Pyodermien — abgesehen von UNNA — stets einen sehr reservierten Standpunkt eingenommen. Die grundsätzliche Stellungnahme zu der Auffassung von SABOURAUD und GOUGEROT läßt sich allein aus der *unterschiedlichen Einstellung zu der Leistungsfähigkeit der Untersuchungsmethoden* erklären.

SABOURAUD legt besonderen Wert darauf, daß der Nachweis der mikrobiellen Ätiologie sich neben der bakteriologischen Untersuchung mittels Kulturverfahren auf die *histiologisch-bakteriologische*, topographische Diagnose stützen muß. Er hält die histologische Feststellung der Bakterien in situ für unentbehrlich und wendet sich z. B. scharf gegen HAXTHAUSEN, weil dieser nur seine Krystallviolett-Kulturmethode benutzt, ohne auf die Histologie einzugehen. Damit greift SABOURAUD auf eine alte fundamentale Forderung zurück, der schon vor vielen Jahren auch JADASSOHN mit Nachdruck Geltung verschafft hat, und die sich seither bei der Sicherstellung der Ätiologie und Pathogenese von Dermatosen strittiger Provenienz (Periporitis, Schweißdrüsenabscesse, Tuberkulide, Trichophytide usw.) längst einen hervorragenden Platz gesichert hat. Bei den ekzematoiden Pyodermien hat sie sich indes FRÉDÉRIC, LEWANDOWSKY, COLE u. a. nicht als aufschlußreich erwiesen, weil die Kokken nur in den krustösen und squamösen Auflagerungen und höchstens in den obersten Lamellen des Stratum corneum gefunden werden, während die eigentliche Epidermis gar nicht von ihnen durchsetzt ist, und weil den „ubiquitären" Kokken an der Oberfläche, welche sich in Auflagerungen anreichern können, naturgemäß nicht die gleiche Bedeutung zugesprochen werden kann wie z. B. den Pilzelementen.

Es ist SABOURAUD unbedingt beizupflichten, daß der regelmäßige Nachweis einer ganz bestimmten, gut charakterisierbaren Bakterienflora bei einer ekzematoiden Dermatose von besonderer Eigenart zusammen mit dem mikroskopischen Nachweis dieser Bakterien in Schuppen, Krusten und oberflächlichsten Schichten der Epidermis zu der subjektiven Überzeugung führen kann, daß die gefundenen Bakterien ätiologisch von Bedeutung sind. Die Überzeugungskraft solcher Befunde kann unter Umständen sehr groß sein. Und doch dürfen wir uns nicht darüber täuschen, daß *noch so viele bakteriologische und histologische Untersuchungen nicht objektiv beweisend sind, wenn es sich, wie bei den ekzematoiden Pyodermien, um offene Läsionen handelt, die der Sekundär-*

infektion bzw. auch nur Invasion in so hohem Maße ausgesetzt sind, zumal wenn die Mikroben, wie hier, überhaupt nicht in die eigentliche Epidermis eingedrungen sind! Die These SABOURAUDS, daß Bakterien, die sich in großen Mengen in einer Läsion finden, Bedeutung für diese haben müssen, kann demnach für unseren Gegenstand nur relative Gültigkeit beanspruchen. SABOURAUD selbst erkennt dies an, indem er sagt: „Tout est relatif en ces problèmes, et l'appréciation de la valeur de chaque cause reste en partie conjecturale." Und „jusqu'ici, nos opinions valent donc par le nombre et la durée des observations, et les plus certaines ne peuvent être énoncées sans un doute. L'avenir leur donnera leur vraie valeur" [1].

Auf deutscher Seite ist wohl JADASSOHN am meisten bemüht gewesen, diese Gedankengänge einer kritischen Nachprüfung zu unterziehen. An seiner Klinik haben bekanntlich FRÉDÉRIC, LEWANDOWSKY, COLE, D. FUCHS, P. JORDAN u. a. durch Jahrzehnte hindurch immer wiederholte Studien zur Klärung der Pathogenese der Pyodermien beigetragen. Das Problem der *ekzematoiden* Pyodermien blieb trotzdem voller Widersprüche. Schon beim Pariser Kongreß (1900) mußte JADASSOHN Bedenken gegen die Auffassung SABOURAUDS vorbringen: Die „Invasion" ekzematoider Prozesse mit banalen Mikroorganismen sei keineswegs zu identifizieren mit der „Infektion", d. h. mit den durch sie hervorgerufenen pathologischen Veränderungen. Später sagt JADASSOHN, daß er die chronischen Strepto- und Staphylodermien SABOURAUDS mit ihren charakteristischen klinischen und bakteriologischen Merkmalen in seinem eigenen Material nicht mit Bestimmtheit wiedergefunden hat (Pyodermien 1912). Erst kürzlich, beim Kopenhagener Kongreß (1930), präzisierte JADASSOHN seine Stellungnahme etwa in folgender Weise: Es ist bisher niemals gelungen, experimentell durch Strepto- und Staphylokokken typische Ekzeme zu erzeugen. Bei den Strepto- und Staphylokokken auf der ekzematös veränderten Haut ist ferner niemals sicher zu entscheiden, ob die Mikroben, die sich ja bei jedem Menschen auf der gesunden Haut finden, nicht erst nachträglich auf einem (primär amikrobischen) Ekzem gewuchert sind. Auch die bisher vorliegenden immunbiologischen Untersuchungen (s. u.) scheinen JADASSOHN für die Entscheidung dieser Fragen nicht auszureichen. Über die hämatogen-bakteriellen Hautprozesse, die den Tuberkuliden, Trichophytiden usw. entsprechen — alle diese Formen faßte er in Kopenhagen als „Mikrobide" zusammen — ist nach JADASSOHN ebenfalls nichts Sicheres bekannt. Trotzdem sei zuzugeben, daß es schon unter den bekannten pyodermatischen Prozessen ekzematoide gibt. JADASSOHN meint, daß die Ausdehnung der Strepto- und der Staphylodermien über das Gebiet der anerkannten Pyodermien hinaus, auch wenn sie gewiß manches oder viel Wahres enthalten könne, eine große Gefahr sei, weil dabei eine größere Anzahl von toxischen Prozessen, von Ekzemen in seinem engeren Sinne, übersehen werden könnte.

Die Auffassung von SABOURAUD, daß es sich um mikrobielle Infektionen, also um echte Pyodermien handelt, ruht demnach auf noch nicht sicheren Grundlagen.

Andererseits besteht die Möglichkeit, wenigstens die ekzematiformen Prozesse in der unmittelbaren Umgebung von Pyodermien, eiternden Wunden und Fisteln (Kriegsverletzungen) sowie katarrhalischen Erkrankungen der an die Haut angrenzenden Schleimhäute (Rhinitis, Otitis media, Vulvitis usw.) allein durch die *Reizwirkung der eitrigen Absonderungen* zu erklären, die ununterbrochen mit der Haut in Berührung kommen, wobei übrigens, wie auch

[1] SABOURAUD: Pyodermites et eczémas S. 188.

Darier betont, Maceration und medikamentöse Einwirkungen[1] ebenfalls eine gewisse Rolle spielen können. Es sei dahingestellt, ob hierbei Bakterientoxine einen maßgeblichen Einfluß haben (Bender, Bockhart und Gerlach, von Cole u. a. bestritten), oder ob es sich um *komplizierte physiko-chemische und allergische Phänomene* im Sinne von Jadassohn und Br. Bloch handelt, deren Substrat vorläufig unbekannt ist.

Darier, Jadassohn, Br. Bloch und Sabouraud nehmen übereinstimmend an, daß bei den ekzematoiden Pyodermien, so weit sie von ihnen anerkannt werden, die *spezielle Sensibilisierung gegen Strepto- oder Staphylokokken bzw. gegen ihre Toxine* eine wesentliche Rolle spielen könne. Der Nachweis dieser Sensibilisierung stößt jedoch auf Schwierigkeiten, da die Pyokokken schlechte Antigene sind, deren Fähigkeit zur Anregung der Bildung von Antikörpern gering ist. Die Ergebnisse der bisher vorliegenden Untersuchungen sind daher in jeder Hinsicht unbefriedigend.

Hier sind zunächst die älteren Untersuchungen von Bruck und Hidaka über den Gehalt des Ekzematikerserums an Staphylokokkenantilysinen und -agglutininen zu erwähnen, die ergaben, daß speziell der Antilysingehalt größer ist als der des Normalserums. Es ist jedoch fraglich, ob hieraus überhaupt Rückschlüsse auf die pathogene Bedeutung der Staphylokokken zulässig sind.

Rajka hat zwar bei intradermaler Injektion von Auto-Mischvaccinen, die von Ekzemkranken gewonnen wurden, bei solchen stärkere Reaktionen erzielen können als bei den Kontrollpersonen, wenn er die Vaccine mit Normalserum, Ekzematikerserum oder dem Inhalt von Ekzembläschen digerierte; doch war der Prozentsatz der positiven Reaktionen bei der Impetigo eczematiformis (Török) nicht höher als bei den Ekzemen vom Typus der Dermatitis arteficialis.

Peter hat versucht, durch perkutane Tests, entsprechend den Ekzemproben von Jadassohn und Br. Bloch, die Wirkung virulenter Staphylokokken, bei 70° sterilisierter Staphylokokkenkulturen und der Filtrate der Kulturen zu studieren. Seine Resultate sind aber schon wegen der Kleinheit des Materials nicht überzeugend.

Auch die Untersuchungen von Walter erlauben vorläufig aus demselben Grunde keine sicheren Schlüsse. Hier sei daher nur mit Vorbehalt darauf hingewiesen, daß 10 Ekzeme negativ reagierten, daß dagegen bei 23 Pyodermien 16 stark positive, 6 schwach positive und 1 negatives Resultat erzielt wurden. Unter letzteren finden sich auch 2 Fälle der „Épidermite microbienne" Gougerots, ohne genauere Charakterisierung. Verwendet wurde hauptsächlich intradermale Injektion der Delbet-Vaccine „Propidon", in der Staphylo- und Streptokokken, sowie Bac. pyocyaneus enthalten sind.

Im Anschluß daran sei darauf hingewiesen, daß Jadassohn bei den Untersuchungen, die in dieser Richtung an seiner Klinik vorgenommen sind, keine sicheren Erfolge gesehen hat (Komplementbindung, Kutireaktion). Siehe dazu ferner Bender, Bockhart und Gerlach, Coenen, Cole, M. Neisser, Pitsch.

Kommt bei den bisher betrachteten, durch die eitrigen Absonderungen erzeugten Affektionen immerhin die unmittelbare Einwirkung der Wund- bzw. Schleimhautsekrete auf die normale oder macerierte Haut sinnfällig zum Ausdruck, so ist die Infektionstheorie Sabourauds hinsichtlich der squamösen, pityroiden Streptococcide und der entsprechenden Dermoépidermites Gougerots eine geniale Konzeption, für die die exakten Beweise erst in Zukunft erbracht werden müssen. Selbst wenn die streptogene Impetigo *primär* zur Entstehung squamöser Läsionen führen kann, so wäre dadurch allein die Entstehung streptogener, primär squamöser Elemente als Satelliten einer großen, anscheinend impetiginös aussehenden Primärläsion noch nicht erklärt — man könnte allerdings an regionäre Immunisierung denken (vgl. corymbiforme Syphilide und die Untersuchungen von St. Epstein und Grünmandel bei Trichophytie). Es sei hier noch einmal darauf hingewiesen, daß Cole bei

[1] Die Untersuchungen von F. Blumenthal haben ergeben, daß nach Anwendung der verschiedensten Arzneimittel (Jodoform, Pellidol, Teer, Quecksilber u. a.) in der Umgebung von Wunden eine allgemeine Sensibilisierung der Haut gegen diese Medikamente festgestellt werden kann. Diese Befunde eröffnen ganz neue Perspektiven für die Beurteilung der Ekzeme um eiternde Wunden.

squamösen Prozessen Streptokokken nicht und Staphylokokken nur spärlich fand. Entsprechende Befunde hat übrigens auch KRZYSZTALOWICZ erhoben.

Ferner ist die Auffassung der Primärläsionen dieser Dermatosen als Impetigo in vielen Fällen anfechtbar: Wie kann man z. B. den Einwand widerlegen, daß es sich um einen sekundär infizierten Ekzemherd handeln könne, wenn man die Entstehung einer „Impétigo en nappe" nicht von Anfang an beobachten kann? Dieser Vorbehalt ist ebenfalls der streptogenen Intertrigo SABOURAUDS gegenüber zu machen. *Bewiesen* ist die Streptokokkenätiologie doch nur für die kleinen Bläschen der typischen Impetigo. Es ist hier nicht der Ort, auszuführen, wie groß gerade die Verdienste SABOURAUDS um diese wichtige Entdeckung waren (s. bei JESSNER). Die Analogieschlüsse auf die primäre Rolle der Streptokokkeninfektion bei größeren nässenden Flächen, die offene Läsionen mit allen Möglichkeiten der Sekundärinfektion darstellen, sind dagegen vorläufig unsicher. Das regelmäßige Vorkommen der Streptokokken auch auf normaler Haut (JORDAN) und die Möglichkeit ihrer Anreicherung auf offenen Stellen erschwert die Beurteilung aller positiven Befunde außerordentlich.

Ich möchte bei dieser Gelegenheit übrigens auf einen Gegensatz zwischen SABOURAUD und HAXTHAUSEN hinweisen, der wegen seiner grundsätzlichen Bedeutung mehr gewürdigt werden sollte: Während SABOURAUD jeden intertriginösen Prozeß für streptogen hält, der nicht mykotischer Natur ist, findet HAXTHAUSEN die Annahme einer Streptodermie nur bei denjenigen Intertrigines gerechtfertigt, die mit Bildung tiefer Rhagaden einhergehen. Der Unterschied ist darauf zurückzuführen, daß mit der HAXTHAUSENschen Krystallviolettmethode eine annähernd quantitative Auswertung der Streptokokkenkolonien möglich ist, während die Bouillonpipettenmethode SABOURAUDS in quantitativer Hinsicht keine Differenzierung zuläßt. Trotzdem bleibt auch die Annahme der Streptokokkenätiologie im Sinne von HAXTHAUSEN eine anfechtbare Hypothese, denn in Rhagaden, die primär ohne Mitwirkung von Mikroorganismen entstanden sein können, finden die Pyokokken selbstverständlich einen ebenso günstigen Nährboden wie auf jedem primär amikrobischen nässenden Ekzemherde.

Noch ein letztes Wort über die hämatogen-infektiösen Prozesse, die sich von ekzematoiden Pyodermien aus im Sinne von RAVAUT u. a. bilden sollen: Der Nachweis des supponierten Zusammenhanges steht hier ebenfalls auf unsicherer Grundlage. JADASSOHNS Hinweis auf ekzematoide Läsionen, die als „Metastasen", als „allergische Exantheme", als „Mikrobide" gedeutet werden können, darf nur auf solche Prozesse bezogen werden, deren primärer Krankheitsherd eine „anerkannte" Pyodermie ist, dagegen bleibt die Annahme eines derartigen Zusammenhanges hypothetisch, wenn die Deutung des primären Herdes so umstritten ist, wie das nach dem heutigen Stande der Wissenschaft bei den ekzematoiden Pyodermien der Fall ist. —

Die Lehre von den ekzematoiden Pyodermien, auf die in den letzten 40 Jahren so unendlich viel Mühe und Geist verwandt worden ist, ist also noch sehr verworren und damit eine Angelegenheit des Glaubens und fast des Temperaments. Die Übertreibungen, zu der die Arbeiten von SABOURAUD und GOUGEROT — zweifellos nicht in deren Sinne — Anlaß gegeben haben, können nicht besser charakterisiert werden als durch einen Hinweis auf einen Ausspruch DARIERS: Die Bedeutung der Lehre von der parasitären Natur der Ekzeme sei zeitweise überschätzt worden. Schon SABOURAUD hat, wie wir sahen, die Grenzen seiner Strepto- und Staphylococcides eczématiformes zuerst sehr weit gesteckt, wenn er auch später „die Bedeutung des Parasitismus für den Ursprung der Ekzeme geringer bewertet"[1]. Wenn heute von anderer Seite gelegentlich behauptet wird, die ekzematoiden Pyodermien seien im Rahmen des gesamten Ekzemkomplexes als größte Gruppe zu betrachten, so müssen wir demgegenüber betonen, daß dies eine Hypothese ist, für die der Beweis erst erbracht werden

[1] LEWANDOWSKY: l. c. Anmerkung, S. 173.

müßte, eine Hypothese, die sich mit der Auffassung des Ekzembegriffes von Kaposi, Neisser, Jadassohn, Br. Bloch u. v. a. und dem heutigen Stande der klinisch-experimentellen Ekzemforschung nicht in Einklang bringen läßt. Ebenso ist gegen die Gepflogenheit Stellung zu nehmen, Ekzeme lediglich nach dem subjektiven Eindruck, ohne exakte bakteriologische (und bakteriologisch-histologische) Untersuchungen als „wahrscheinlich mikrobiell" abzustempeln. Die Gefahr, die hierin — wie in jeder vorschnellen Annahme einer ekzematoiden Pyodermie überhaupt — liegt, hat Jadassohn beim Kopenhagener Kongreß (s. o.) gewürdigt: Man muß bei solchem Vorgehen notwendigerweise eine größere Anzahl von toxischen Prozessen, von Ekzemen in Jadassohns engerem Sinne, übersehen, deren Ursache festzustellen sehr oft unendlich schwerer und zeitraubender ist als die Anlegung von Kulturen.

Bei dieser Konstellation muß ich es mir versagen, auf eine kritische Besprechung weiterer Einzelheiten einzugehen. Hoffen wir, daß es durch Verbesserung und Vertiefung der Untersuchungsmethodik in Zukunft gelingt, eine Klärung der widerspruchsvollen Meinungen herbeizuführen.

Es liegt in dem eingangs charakterisierten Wesen dieses Beitrags, daß es nicht möglich ist, hier eine *Differentialdiagnose* der mikrobiellen Dermo-épidermites zu geben. Es müßten sonst die Erörterungen wiederholt werden, welche wir Kreibich in diesem Handbuch verdanken. Für die Diagnose in der Praxis wird demjenigen, für den die Bakterienbefunde ätiologisch nicht beweisend sind, die bakteriologische Untersuchung nicht sehr verwertbar erscheinen. Wichtiger erscheint es, die Möglichkeit chemisch bedingter Ekzeme durch die genaueste Analyse und evtl. durch Ekzemproben zu erweisen. Sie auszuschließen ist ja leider nicht möglich. Im übrigen kommen differentialdiagnostisch die verschiedenen Mykosen und Mykide, die Psoriasis, die Neurodermitis chronica circumscripta (soweit man sie nicht in die Dermoépidermites einbezieht), selbst gewisse Formen von Dermatitis herpetiformis, von lichenoiden Tuberkuliden und von Arzneiexanthemen in Frage.

Die ekzematoiden Pyodermien im Sinne von Sabouraud und Gougerot sind chronische Prozesse, die jedoch bei *geeigneter Behandlung relativ schnell heilbar* sein sollen. Diese Tatsache soll nach Gougerot praktisch sehr wichtig sein, weil nämlich die gewöhnliche Ekzemtherapie die Abheilung verzögere.

Zur Behandlung empfiehlt Sabouraud in erster Linie Eau d'Alibour (Zinc. sulfur. 0,1 — Cupr. sulfur. 0,4 — Aqu. dest. ad 100,0) und 1%ige Jodtinktur, Gasteer, Ichthyol.

Gougerot wendet bei den purulenten Formen Hydrarg. oxycyanat. 1:10 000, Chlorzink 1:10 000—1:1000, Eau d'Alibour (s. o.), Resorcinwasser 1:800 bis 1:100, Kalium permanganic.-Bäder usw. mit Vorliebe an. Außerdem empfiehlt er Alibourcreme in einer von Gougerot selbst erprobten Zusammensetzung (Zinc. sulfur., Cupr. sulfur. āā 0,1—0,5 — Sulfur. praecip. 2,0—5,0 — Magnes. carbonic., Ol. amygdal. dulc. āā 15,0 — Aqu. dest. 75,0) und die Alibourpaste (Zinc. sulfur. Cupr. sulfur. āā 0,5 — Sulfur. praec. 5,0 — Zinc. oxyd., Talc. āā 30,0—01, Ol. amygdal. dulc. 40,0). Im übrigen verwendet er Schwefel, Teer, Chrysarobin usw., so daß ich keinen grundlegenden Unterschied der Ekzemtherapie gegenüber finde.

Literatur.

Barber, H. W.: Widespread streptococcal dermatitis. Proc. roy. Soc. Med. **25**, 219 (1931). Ref. Zbl. Hautkrkh. **41**, 232. — Balzer: Nouvelle contribution à l'étude des érythrodermies exfoliantes et des streptococcies cutanées par les grands bains au permanganate de potasse. Bull. méd. **1917**, 229. Zit. bei Gougerot. — Bender, Bockhart u. Gerlach: Experimentelle Untersuchungen über die Ätiologie des Ekzems. Mh. Dermat. **33**, 149 (1901). — Bernhardt, R.: (a) Akute und chronische, impetigoartige Hautentzündung auf

Streptokokkenbasis. Przegl. dermat. (poln.) **19**, 73 (1924). Ref. Zbl. Hautkrkh. **17**, 448. (b) Beiträge zur Kenntnis der Psoriasis usw. Przegl. dermat. (poln.) **19**, 139 (1924). Ref. Zbl. Hautkrkh. **17**, 528. — Bloch, Br.: Ekzem und Allergie. 8. internat. dermat. Kongr. Kopenhagen 1930. Offizieller Bericht, S. 99. — Blum, P. et J. Bralez: Déclanchement de placards de dermo-épidermite strepto-staphylococcique, érythémato-suqameuse (parakératose) par injections souscutanées massive de vaccin, puis guérison. Arch. dermato-syph. Hôp. St. Louis **2**, 487 (1930). Ref. Zbl. Hautkrkh. **36**, 333. — Blumenthal, F.: Sensibilisierung der Haut durch Arzneimittel. Berl. dermat. Ges., Sitzg 10. Nov. 1931; Dermat. Z. **63**, 200. — Brocq, L.: Parakératoses psoriasiformes: leurs relations avec les pyodermites et les mycoses. 2. Congr. dermat. et vénér. langue franç. Presse méd. **31**, 728 (1923). Ref. Zbl. Hautkrkh. **10**, 354. — Bruck, C. u. S. Hidaka: Biologische Untersuchungen über die Rolle der Staphylokokken bei Ekzemen. Arch. f. Dermat. **100**, 165 (1910).

Cannon, A. B.: Infectious eczematoid dermatitis. Arch. of Dermat. **22**, 931 (1930). Ref. Zb. Hautkrkh. **37**, 79. — Chipman, E. D.: (a) Streptococcic dermatoses. Arch. of Dermat. **4**, 526 (1921). Ref. Zbl. Hautkrkh. **3**, 368. (b) Streptococcic infection, secondarily eczematous, showing microophytides. Arch. of Dermat. **26**, 748 (1932). Ref. Zbl. Hautkrkh. **43**, 458. — Coenen, H.: Die Serumdiagnostik der Staphylokokkenerkrankungen. Bruns' Beitr. **60** (1908). Zit. bei Pitsch. — Cole, H.: Bakterielle, histologische und experimentelle Beiträge zur Kenntnis der Ekzeme und Pyodermien. Arch. f. Dermat. **116**, 207 (1913).

Darier: (a) Précis de dermatologie, 3. Aufl., p. 58, 81, 87. Paris 1923. (b) Étiologie et pathogénie de l'éczéma. 8. internat. dermat. Kongr. Kopenhagen 1930. Offizieller Bericht, S. 33 u. 145. — Dowling, G. B.: The infective eczema of the scalp. Brit. med. J. **1932**, 830. Ref. Zbl. Hautkrkh. **43**, 518.

Fasani-Volarelli, F.: Durch Mikroben verursachte Dermoepidermitiden. Riv. osped. **11**, 325 (1921). Ref. Zbl. Hautkrkh. **3**, 44. — Favre, Matthieu et Richard: L'infection cutanée. Les dermatoses satellites. Les séquelles postinfectieuses. Lyon méd., Sept. **1918**. Zit. bei Sabouraud u. Gougerot. — Fox, Howard: Recurrent (streptococcic) dermatitis of the face. Arch. of Dermat. **3**, 198 (1921). Ref. Zbl. Hautkrkh. **1**, 51. — Frédéric, J.: Zur Ekzemfrage. Münch. med. Wschr. **1901**, 1484.

Gougerot, H.: (a) Les dermo-épidermites microbiennes de guerre et leur traitement. Rev. de Méd. **1916**, 342, 461. (b) La „teigne amiantacée" d'Alibert et les infections microbiennes du chuir chevelu. Progrès méd. März **1917**. (c) Fréquence, polymorphisme et importance des streptococcies cutanées aiguës et chroniques. Dermo-épidermite streptococcique aiguë, érythémato-papuleuse, vésiculeuse, érosive ou pustuleuse en plaque à progression centrifuge. J. des Prat. **1917**, 257, 275. Ref. Ann. de Dermat. **1917**, 539. (d) Épidermites microbiennes érythémato-squameuses géneralisées simulant une dermite exfoliatrice. J. des Prat., 30. Juni **1917**. (e) Importance des dermo-épidermites microbiennes en médecine infantile. J. des Prat., 15. Dez. **1917**. (f) Traitement d'un psoriasis non irritable. Diagnostic des épidermites microbiennes psoriasiformes. Paris méd., Febr. **1918**. (g) Dermo-épidermites microbiennes strepto-staphylococciques „parcheminées". Paris méd. **1920**, 140. (h) Dermoepidermitis durch Staphylokokken bzw. Streptokokken und ihre Behandlung. Progr. Clinica **25**, 491 (1923). Ref. Zbl. Hautkrkh. **16**, 575. (i) Diskuss. zu Milian u. Périn: Teigne amiantacée etc. Soc. franç. Dermat. **1927**, 18. (k) Eine neue Krankheitsform. Pustulöse und erythematosquamöse Dermoepidermitis. Dermatologia (Budapest) **4**, 203 (1930). Ref. Zbl. Hautkrkh. **36**, 333. (l) Dermo-épidermite pustuleuse miliaire et érythémato-squameuse, nummulaire et au placards à progression centrifuge. Arch. dermato-syph. Hôp. St. Louis **3**, 611 (1931). Ref. Zbl. Hautkrkh. **41**, 232. (m) La dermatologie en clientèle. Paris: Maloine. (n) Dermo-épidermites streptococciques, ect., développées autour der plaies fistuleuses. Rapport Ministriel de mars-avril et J. Pratitiens **1916**. (o) Traitement des dermo-épidermites microbiennes (épidermites de guerre). Paris méd. **1917**, 29. (p) Épidermites microbiennes verruqueuses sèches simulant la tuberculose verruqueuse. Paris méd. **1917**, 399. (q) Froidure des extémités. Fréquence, importance des dermo-épidermites microbiennes immédiates, persistantes, récidivantes greffées sur froidure. J. des Prat. **1918**, 289; Paris méd. **1918**, 495. (r) Importance des dermo-épidermites microbiennes en pathologie exotique. Beaucoup de craw-craw, d'ulcères tropicaux, d'infections indéterminées sont des dermo-épidermites strepto-staphylococciques. Ann. Méd. **1918**, 9. (s) Dangers des épidermites microbiennes méconnués. Prophylaxie de l'érysipèle, de la tuberculose ect. par la destruction des repaires cutanés microbiens. Paris méd. **1918**, 348. (t) Polymorphisme des dermo-épidermites microbiennes strepto-staphylococciques érythematosquameuses? D. psoriasiformes, D. amiantacées. D. en carapace, D. parcheminées. Soc. Dermat. **1919**, 152. (u) La fausse teigne amiantacée d'Alibert est une infection microbienne. Soc. Dermat. **1919**, 152. (v) Les dermo-épidermites microbiennes en carapace. Paris méd. **1920**, 497. (w) Dermo-épidermites pustuleuses miliaires et érythématosquameuses, nummulairess et en placards à progression centrifuge (forme nouvelle) Congrès de Dermatologie de Paris, 6 juin 1922, p. 172. — Greco u. Capurro:

Allgemeine Hautstreptokokkeninfektion vesiculophlyctenulär und in großen Flecken von Epidermitis. Semana méd. **1930 I**, 716. Ref. Zbl. Hautkrkh. **35**, 393.

HAXTHAUSEN, H.: (a) Les streptococcies épidermiques, étudiées par une nouvelle méthode de culture. Ann. de Dermat. **1927**, 201. (b) Streptococcal pityriasis. Lancet **1927**, 370. (c) Pityriasis streptogenes. Ugeskr. Laeg. (dän.) **89**. 831 (1927). — HURI: Pyodermite extensive à staphylocoque. Son traitement par la méthode de BESREDKA. Bull. Soc. Path. exot. Paris **26**, 573 (1933).

JADASSOHN, J.: (a) Rapport sur l'origine parasitaire des eczémas. Internat. Dermat.-Kongr. 1900. (b) Pyodermien. Slg Abh. Dermat. **1**, H. 2 (1912). (c) Bemerkungen zur deutschen Ausgabe von DARIERS Grundriß der Dermatologie, übers. von ZWICK, Berlin 1913. (d) Ätiologie und Pathogenese des Ekzems. 8. internat. dermat. Kongr. Kopenhagen 1930. Offizieller Bericht, S. 66, Disk. S. 154. — JAUSION: Diskuss. zu RAVAUT u. Mitarb. Eczématides secondaires. Soc. franç. Dermat. **1930**, 567. — JESSNER, M.: Die Pyodermien und ihre Behandlung. Klin. Wschr. **1927 II**, 1434, 1480.

KAPUSCINSKI: Eiterkokken bei oberflächlichen Hauterkrankungen. Przegl. dermat. **18**, 40 (1923). Ref. Zbl. Hautkrkh. **13**, 365. — KITCHEVATZ, M.: (a) Contribution à l'étude de l'étiologie des lésions cutanées survenues à distance au cours des infections pyodermiques. Staphylotoxides et streptotoxides cutanées. Soc. franç. Dermat. **1930**, 139. (b) À propos des intertrigos et des eczématides secondaires. Soc. franç. Dermat. **1930**, 1070. (c) Ekzemdiskussion. 8. internat. dermat. Kongr. Kopenhagen 1930, Offizieller Bericht, S. 168. (d) Diskuss. zu MONTLAUR, Kinderekzem. 8. internat. dermat. Kongr. Kopenhagen 1930, Offizieller Bericht, S. 642. (e) Strepto-Staphylococcies cutanées, question des lésions secondaires. 8. internat. dermat. Kongr. Kopenhagen 1930, Offizieller Bericht, S. 804. — KOCHER u. TAVEL: Chirurgische Infektionskrankheiten, Teil 1: Die Streptomykosen. Jena 1909. Zit bei JADASSOHN (b). — KRZYSZTALOWICZ: (a) Über chronische streptogene Hautaffektionen. Mh. Dermat. **36**, 165 (1903). (b) Beitrag zur Rolle des Streptococcus in der Pathologie der Haut. Mh. Dermat. **42**, 1 (1906). (c) Über ekzematöse Veränderungen auf Grund von Infektion mit Eitererregern. Przegl. dermat. (poln.) **24**, 208 (1929). Ref. Zbl. Hautkrkh. **32**, 91. (d) Au sujet des manifestations eczématiformes, provoquées par les microbes pyogènes (Dermo-épidermites microbiennes de GOUGEROT). Acta dermato-vener. (Stockh.) **10**, 113 (1929). (e) Über die Ekzemfrage. Dermat. Wschr. **91**, 1201 (1930). (f) Sur la question de l'eczéma. 8. internat. dermat. Kongr. Kopenhagen 1930, Offizieller Bericht, S. 108. (g) Rôle du streptocoque dans la pathogénie des dermatoses. Bull. Acad. polon. Sci. et Lettres, Classe Méd., März **1931**, 61.

LEHNER u. RAJKA: Allergieerscheinungen der Haut. Slg Abh. Dermat., N. F. **1927**, H. 10. — LEWANDOWSKY, F.: Über Impetigo contagiosa s. vulgaris. Arch. f. Dermat. **94**, 163 (1909). — LORTAT-JACOB: Diskuss. zu MILIAN, PÉRIN et MASSOT, Parakératoses secondaires. Soc. franç. Dermat. **1930**, p. 693. — LORTAT-JACOB, L. et BIDAULT: Eczématides pityriasiformes secondaires du thorax. Dermanaphylatroses consécutives à un intertrigo rétroauriculaire streptococcique. Réactions biologiques. Soc. franç. Dermat. **1930**, p. 568.

MACKENZIE, D.: Dermatitis of external auditory meatus. J. Laryng. a. Otol. **42**, 149 (1927). Ref. Zbl. Hautkrkh. **24**, 394. — MANDAL, U. N.: Streptococcal affection of the skin. Indian med. Gaz. **58**, 375 (1923). Ref. Zbl. Hautkrkh. **10**, 349. — MARTINOTTI: Hautallergie und allergische Exantheme bei Ekzematösen. Arch. ital. Dermat. **8**, 219 (1932). Ref. Zbl. Hautkrkh. **43**, 516. — MEMMESHEIMER, A.: (a) Beziehungen zwischen fokaler Infektion und Hautkrankheiten. 90. Verslg dtsch. Naturforsch. Hamburg 1928. Zbl. Hautkrkh. **28**, 402. (b) Experimentelle und klinische Untersuchungen über die Beziehungen zwischen fokaler Infektion und Hautkrankheiten mit besonderer Berücksichtigung des chronischen Ekzems. Arch. f. Dermat. **157**, 183 (1929). — MILIAN, G.: (a) Pityriasis rosé consécutif à un panaris. Rev. franç. Dermat. **4**, 277 (1928). Ref. Zbl. Hautkrkh. **28**, 570. (b) La dysidrose infectieuse streptococcique. Rev. franç. Dermat. **4**, 391 (1928). Ref. Zbl. Hautkrkh. **30**, 78. (c) Maladie cyclique trisymptomatique propablement infectieuse. Rev. franç. Dermat. **4**, 454 (1928). (d) Impétigo confluent et rebelle du visage; ses réactions biotropiques, prurigo de voisinage. Rev. franç. Dermat. **5**, 23 (1929). Ref. Zbl. Hautkrkh. **31**, 614. (e) Persistance de lésions chroniques de la peau de la nuque, au siège d'une ancienne furonculose développée cinquante ans auparavant. Rev. franç. Dermat. **5**, 287 (1929). Ref. Zbl. Hautkrkh. **32**, 618. (f) Diskuss. zu RAVAUT u. Mitarb. Eczématides secondaires. Soc. franç. Dermat. **1930**, p. 564. — MILIAN, G. et R. DEGOS: Érythrodermie vésiculo-oedemateuse primitive à streptocoques. Rev. franç. Dermat. **8**, 200 (1932). Ref. Zbl. Hautkrkh. **42**, 622. — MILIAN, G. et MASSOT: Érythrodermie vésiculo-oedémateuse streptococcique. Rev. franç. Dermat. **8**, 211 (1932). Ref. Zbl. Hautkrkh. **42**, 621. — MILIAN, G. et PÉRIN: (a) Teigne amiantacée, impétigo retroauriculaire et „seborrhéides". Soc. franç. Dermat. **1927**, 16. (b) Érythrodermie streptococcique. Rev. franç. Dermat. **8**, 218 (1932). Ref. Zbl. Hautkrkh. **42**, 622. — MILIAN, G., PÉRIN et MASSOT: Intertrigo rétroauriculaire streptococcique, psoriasis ou parakératose psoriasiforme. Soc. franç. Dermat. **1930**, p. 690.

Montlaur, H. et Mme. H. Montlaur: Recherches sur les réactions cutanées dites „eczéma du nourisson". 8. internat. dermat. Kongr. Kopenhagen **1930**, Offizieller Bericht, S. **637**.

Neisser, M.: Staphylokokken. Handbuch der pathogenen Mikroorganismen von Kolle und Wassermann, 2. Aufl., Bd. 4, S. 355. Zit. bei Cole. — Nikolaevskaja u. Podvysockaja: Die Pyodermie und die Rolle der Streptokokken für deren Ätiologie. Russk. Vestn. Dermat. **7**, 907 (1929). Ref. Zbl. Hautkrkh. **34**, 823.

Pautrier, L. M. et Glasser: Lésions dysidrosiformes des mains, dues au staphylocoque doré. Soc. franç. Dermat. **1929**, p. 1126. — Périn, L.: (a) Impétigo streptococcique et pityriasis rosé de Gibert. Soc. franç. Dermat. **1927**, p. 734. (b) Pityriasis rosé de Gibert et intradermoréactions au vaccin streptococcique. Soc. franç. Dermat. **1928**, p. 795. (c) Diskussion zu Ravaut u. Mitarb. Eczématides secondaires. Soc. franç. Dermat. **1930**, p. 566. — Périn, L., Michaux, L. et J. Cottet: Intradermoréactions streptococciques dans le pityriasis rosé de Gibert. Rev. franç. Dermat. **5**, 3 (1929). Ref. Zbl. Hautkrkh. **31**, 85. — Peter, F. M.: Die Reaktion der Haut von Ekzemkranken gegen Kokken und deren Toxinen. Dermat. Wschr. **80**, 501 (1925). — Photinos, Panag. B.: (a) Recherches sur la „fausse teigne amiantacée". La vraie fausse teigne amiantacée d'Alibert ne semble pas être une affection streptococcique. Ann. de Dermat. **1929**, **743**. (b) Recherches sur la „nevrodermite" de Brocq ou „lichenification microbienne". Ann. de Dermat. **1930**, 387. — Photinos, Theod.: Le streptocoque de la peau normale. Soc. franç. Dermat. **1927**, p. 494. Pitsch, F.: Zur Frage der Staphylokokkenmischinfektion bei Impetigo streptogenes. Arch. f. Dermat. **141**, 204 (1922).

Rajka, E.: (a) Untersuchungen über die Ätiologie der Ekzeme. Arch. f. Dermat. **141**, 32 (1922). (b) Untersuchung über die Hautüberempfindlichkeit beim Ekzem. Klin. Wschr. **1923 II**, 2238. (c) Eitererreger und Hautallergie im chronischen Ekzem. Dermat. Wschr. **81**, 1678 (1925). — Ramel, E.: (a) Pyémide staphylococcique en corymbe. Érythrodermie secondaire. Schweiz. med. Wschr. **1926**, 405. Ref. Zbl. Hautkrkh. **21**, 42. (b) Retroaurikuläre Dermatitis mit sekundärer Ekzematisation, vermutlich Streptodermie. Soc. suisse Dermat., 26.–27. Sept. 1932. — Ravaut, P.: Ekzemdiskussion. 8. internat. dermat. Kongr. Kopenhagen 1930, Offizieller Bericht, S. 179. — Ravaut, Rabeau et Longhin: Intertrigos streptococciques des sillons rétroauriculaires et axillaires. Eczématides secondaires du thorax. Réactions biologiques. Soc. franç. Dermat. **1930**, p. 559. — Ravaut, Rabeau, Longhin et Koang: Intertrigos à localisations multiples. Eczématides secondaires des bras et des jambes. Présence de levures et de streptocoques dans les intertrigos. Réactions biologiques. Soc. franç. Dermat. **1930**, p. 561. — Riecke, E.: Ekzem. Prakt. Erg. Hautkrkh. **1**, 404 (1910).

Sabouraud: (a) Étude clinique et bactériologique de l'impétigo. Ann. de Dermat. **1900**, 62, 320, 427. (b) Impétigo. Prat. dermat. **2**, 856 (1902). cf. Épidermite chronique à streptocoques, p. 894. (c) Les maladies desquamatives. Paris 1904. (d) Sur les streptococcides eczématiformes. Ann. de Dermat. **1927**, 321. (e) Diskuss. zu Milian et Périn, Teigne amiantacée. Soc. franç. Dermat. **1927**, p. 18. (f) Pyodermites et eczémas. Paris 1928. (g) Sur les dermatoses chroniques streptococciques. Presse méd. **1930 I**, 33. Ref. Zbl. Hautkrkh. **34**, 824. (h) Les parakératoses microbiennes du bout des doigts. Ann. de Dermat. **1931**, 206. (i) Sur l'étiologie et la pathogénie de l'eczéma. 8. internat. dermat. Kongr. Kopenhagen 1930, Offizieller Bericht, S. 131 u. 163. — Sáinz de Aja: Streptokokkendermatitis. Acta dermato-sifiliogr. **15**, 163 (1923). Ref. Zbl. Hautkrkh. **12**, 280. — Sézary et Gallot: Érythrodermie streptococcique. Soc. franç. Dermat. **1932**, p. 1215. Ref. Zbl. Hautkrkh. **43**, 677. — Sézary et Worms: Érythrodermie chronique streptococcique. Soc. franç. Dermat. **1931**, p. 644. — Smith, E. C.: Streptococcal dermatitis. Trans. roy. Soc. med. Lond. **24**, 89 (1930). Ref. Zbl. Hautkrkh. **35**, 654.

Tobias, N.: Infectious eczematoid dermatitis. Arch. of Dermat. 8, 246 (1923). Ref. Zbl. Hautkrkh. **10**, 174. — Török, L.: Verhältnis des Ekzems zur artefiziellen Hautentzündung und zur Impetigo. Dermat. Wschr. **76**, 273 (1923); Börgyógy. Szemle (ung.) 1, 2, 21 (1923). Ref. Zbl. Hautkrkh. **9**, 192. — Touraine et Golé: Epidermite bulleuse centrifuge staphylococcique. Soc. franç. Dermat. **1932**, p. 1246.

Veiel, Fr.: Die Staphylokokken des chronischen Ekzems. Münch. med. Wschr. **1904**, 13.

Walter, F.: Eitererreger und Hautallergie im chronischen Ekzem. Dermat. Wschr. **81**, 987 (1925).

Angulus infectiosus oris, Angulus vitiosus, Faulecke (Perlèche, Pourlèche, Bridou, Poissonade).

Von

PAUL TACHAU - Braunschweig.

Mit 4 Abbildungen.

Geschichte. Dem Angulus infectiosus oris ist wegen seiner Unscheinbarkeit erst relativ spät Beachtung geschenkt worden. Zum ersten Male wurde er von LEMAÎTRE (1886), in Deutschland von A. EPSTEIN (1900) beschrieben. Seither sind nur vereinzelte Mitteilungen in der Literatur zu verzeichnen. Erst seit 1929, als FINNERUD seine Sproßpilzbefunde mitteilte, sind in kurzer Folge neue Untersuchungen aufgenommen worden, die jedoch noch nicht zur befriedigenden Aufklärung der Ätiologie geführt haben. Wenn der Angulus infectiosus hier nach altem Brauch bei den Pyodermien seinen Platz findet, so kann dies lediglich unter dem Vorbehalt geschehen, daß die Streptokokkenbefunde, wie weiter unten gezeigt wird, nicht absolut sicher in diesem Sinne verwertet werden können, und daß die Sproßpilzbefunde neue Perspektiven eröffnen, ohne daß sich zur Zeit sagen läßt, ob sie in Zukunft eine Umgruppierung notwendig machen.

Klinik. Die Faulecke ist eine meist unscheinbare Läsion der Mundwinkel, die vorzugsweise bei Kindern im Schulalter anzutreffen ist und symmetrisch an beiden Mundwinkeln oder einseitig auftreten kann. Im frühesten Stadium ist die Haut am Mundwinkel und in seiner nächsten Umgebung gerötet, wie von einem feinen, vielfach gefältelten, grauweißen, wie maceriert aussehenden Häutchen bedeckt, gelegentlich auch geschwollen und infiltriert, so daß ein oder mehrere stecknadelkopf- bis pfefferkorngroße Knötchen oder „bläschenförmige Gebilde ohne Flüssigkeit“ entstehen. Die Rötung und Verdickung beschränkt sich auf die Haut und geht nur bei ausgedehnteren Fällen auf das angrenzende Lippenrot über. Selten ist auch die Mundschleimhaut mitbeteiligt, die entweder gequollen, opalin erscheint oder auch gerötet und verdickt sein kann. In den 129 Fällen von SCHWAB war dies nur 3mal festzustellen. Die Veränderungen sind im allgemeinen nicht ganz gleichmäßig um die Mundwinkel angeordnet, sondern reichen meist mehr nach unten als nach oben.

Wird durch mechanische Läsionen (Essen, Auswischen der Mundecken) das Häutchen entfernt, so entsteht eine *Erosion*. Durch die Starrheit des entzündeten Gewebes und die vielfache Zerrung, die die Haut gerade an dieser Stelle auszuhalten hat, kommt es ferner zu mehr oder weniger tiefen *Rhagaden* [1]. Diese sind entweder in der Einzahl oder zu mehreren anzutreffen. Sie sind radiär fächerförmig angeordnet, ungleich tief und bluten gelegentlich. Oft bedecken sie sich mit schmierigen, speckigen Belägen. Auch dünne, firnisartige Krüstchen sind, hauptsächlich an den Rändern der Erosionen, nicht außergewöhnlich.

[1] Die Ähnlichkeit der Affektion mit den Knötchen an der Commissur der Schnäbel kleiner Vögel hat — worauf speziell EPSTEIN hinweist — wohl zu der in Bayern üblichen vulgären Bezeichnung als „Spatzenecken“ geführt. In Sachsen heißt der Angulus infectiosus im Volksmunde entsprechend „Gake“, was nach WUSTMANN „das Gelbe am Schnabel kleiner Vögel“ bedeutet.

Nach frischen Blutungen finden sich gelegentlich hämorrhagische Auflagerungen. Dagegen sind nach SABOURAUD zusammenhängende „impetiginöse Krusten" seltener. Bei längerem Bestande schließt sich manchmal in der weiteren Umgebung eine keilförmige, runde oder ovaläre Zone an, in der die Haut gerötet ist und leicht schuppt (FINNERUD, FREUND).

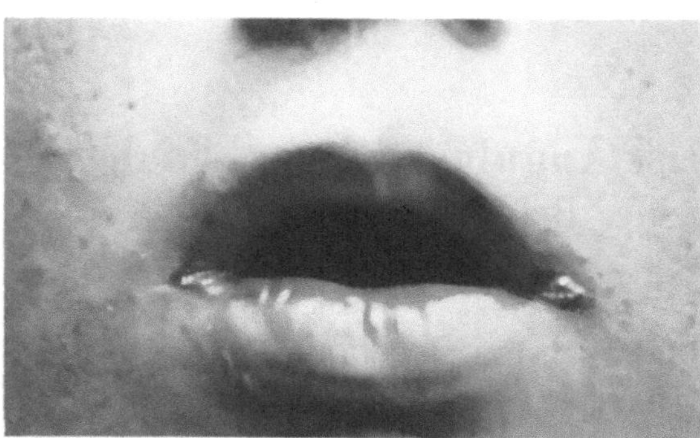

Abb. 1. Angulus infectiosus. (Univ.-Hautklinik Breslau.)

Neben dieser gewöhnlichen erosiven Form, die sich bei Kindern und Erwachsenen gleichermaßen findet, sieht man bei Erwachsenen gelegentlich eine *trockene Form,* die nach FREUND mit leichter Rötung der Mundwinkel einhergeht und zu spärlichen, mehr oder weniger festhaftenden Schuppen führt. Bei ihr sind die Mundwinkel meist nicht eingerissen oder es kommt höchstens zu ganz oberflächlicher Rhagadenbildung, die nicht bis in die Cutis reicht.

Bei älteren Personen entwickelt sich der Angulus infectiosus häufig dort, wo sich am Mundwinkel tiefere „Altersfurchen" finden, oft auch bei Personen, bei denen die Oberlippe weit vorgeschoben ist, wodurch der Bildung von „grubenförmigen Nischen" Vorschub geleistet wird (EPSTEIN, FREUND, MONTGOMERY, SKOLNIK). In diesen Fällen ist gewöhnlich auch eine abnorm starke *Salivation* festzustellen, deren Rolle als unterstützender Faktor unten nochmals gewürdigt wird. Gerade hier ist die Affektion meist außerordentlich hartnäckig.

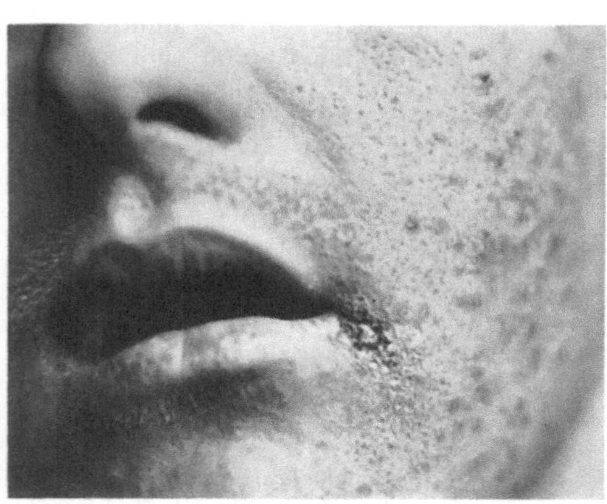

Abb. 2. Angulus infectiosus. (Univ.-Hautklinik Breslau.)

Der Angulus infectiosus macht vielfach sehr wenig Beschwerden. Oft ist ein Gefühl der Trockenheit vorhanden, das die Kinder zum häufigen Benetzen mit der Zungenspitze veranlaßt (daher der Name Perlèche von pour lécher). Relativ selten wird über Brennen geklagt, und nur bei Anwesenheit von tiefen Rhagaden verursacht weites Öffnen des Mundes Schmerzen.

Die *Dauer der Erkrankung* kann nicht einheitlich abgegrenzt werden. Es gibt Fälle, die in wenigen Tagen spontan heilen. Andere sind wiederum äußerst therapieresistent und können, der sorgfältigsten Behandlung zum Trotz, monatelang, ganz selten auch jahrelang bestehen bleiben oder mit kurzen Pausen rezidivieren. Dies letztere dürfte hauptsächlich bei älteren Leuten eintreten. So betrug die Dauer der Erkrankung bei den 17 Fällen von H. FREUND durchschnittlich 2—3 Jahre, bei 2 Fällen sogar 6—7 bzw. 15 Jahre. Die Angabe von LEMAÎTRE und JACQUET, daß nach 2—4 Wochen Heilung eintritt, ist also durchaus nicht allgemein gültig.

Wie bereits angedeutet, kommt der Angulus infectiosus meist an beiden Mundwinkeln symmetrisch vor. In der Regel erkrankt dann der eine Mundwinkel zuerst, ihm folgt der andere etwas später nach. Oft sind die Veränderungen in dem einen Mundwinkel von größerer Intensität und Ausbreitung als im anderen. Während einseitiges Auftreten des Angulus infectiosus bei Erwachsenen anscheinend sehr selten ist, kommt es im Kindesalter wohl häufiger vor. So fand FINNERUD in 14% (100 Fälle), SCHWAB sogar in 38,8% (50 von 129 Fällen) nur einen Mundwinkel betroffen.

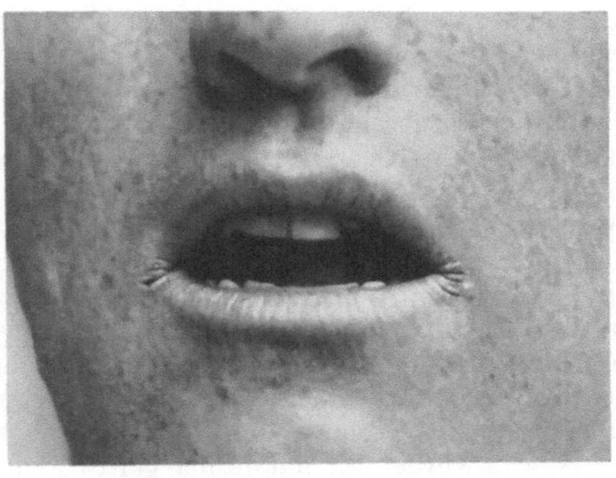

Abb. 3. Narben nach Angulus infectiosus. (Univ.-Hautklinik Breslau.)

Heilung erfolgt oft ohne Narben. Die Haut an den Mundwinkeln behält nur eine Zeitlang eine weißliche Verfärbung. Nach tiefen Rhagaden können jedoch auch feine Närbchen zurückbleiben (Abb. 3).

Histologisch fand AUCHÉ in einem Fall lediglich banale Entzündungsprozesse, neuerdings GOODMANN in seinem Fall mit positivem Pilzbefund ein entzündliches Granulom. Weitere Untersuchungen fehlen — wohl wegen der Schwierigkeiten, geeignetes Untersuchungsmaterial zu erhalten.

Der Angulus infectiosus tritt bei Kindern gelegentlich in *endemischer Häufung* auf. Folgende Tabelle gibt eine Übersicht über die Beobachtungen verschiedener Autoren:

Häufigkeit des Angulus infectiosus bei Kindern im Schulalter.

Nr.	Beobachter	Gesamt	Erkrankt	%	Bemerkungen
1	SCHWAB	17 032	129	0,76	
2	LEMAÎSTRE	5 500	312	5,7	
3	SASAGAWA	7 766	600	7,7	
4	FINNERUD	1 250	108	8,6	
5	RAYMOND II	245	25	9,8	s. dazu die Erläuterungen im zweitnächsten Absatz
6	RAYMOND I	155	42	27,1	

Besonders interessant sind die Beobachtungen von FINNERUD in einem Waisenhause in Chicago und von RAYMOND in zwei Pariser Volksschulen, weil sie die endemische Häufung in bestimmten Örtlichkeiten deutlich zeigen, in denen die Gelegenheit zur Übertragung von einem Kind zum anderen sehr günstig ist. In den Angaben der übrigen Autoren, die zusammenfassend über Untersuchungen an Volksschülern verschiedener Anstalten berichten, kommt dies nicht so deutlich zum Ausdruck. SCHWAB berichtet allerdings über einige Einzelheiten, die ebenfalls für eine hohe Kontagiosität sprechen: Er konnte die Affektion mehrmals bei Geschwistern feststellen (einmal 3 Geschwister, einmal 5), die verschiedene Schulklassen besuchten. In 2 Fällen wurden in der gleichen Klasse Mitschüler krank befunden, die in nächster Nähe dieser Kinder saßen. Außerdem glaubten mehrere Kinder, sich in einer Krippe angesteckt zu haben. In derjenigen Schule, die von den Krippeninsassen vorwiegend besucht wurde, fand sich auch eine größere Zahl von Krankheitsfällen als sonst. LANE berichtet über 5 Perlèchefälle in einer Familie.

Mit zunehmendem Alter nimmt die Neigung zur Erkrankung wesentlich ab. Dies ist schon aus den Angaben RAYMONDS zu entnehmen, der in den drei oberen Klassen der zweiten von ihm untersuchten Pariser Volksschule, die von Kindern zwischen 10 und 14 Jahren besucht wurden, nur 10mal Perlèche bei einer Zahl von 150 Schülern insgesamt fand, also nur in 6,6% im Vergleich zu der schon erwähnten Durchschnittsmorbidität von 9,8% bezw. einer Morbidität von 15,8% in den unteren Klassen. Dementsprechend sah auch FINNERUD die Affektion in 84% seiner Fälle bei Kindern zwischen 4 und 10 Jahren. In dem Material SCHWABS sind 55% der Kinder im Alter von 8—10 Jahren. Dagegen beteiligen sich die Kinder im 6. und 7. Lebensjahre auffallend wenig. Nach EPSTEIN ist die Perlèche in den beiden ersten Lebensjahren selten. — Auch bei Erwachsenen ist der Angulus infectiosus kein ganz ungewöhnliches Vorkommnis, obwohl er an Häufigkeit bei weitem hinter dem in den Kinderjahren zurücksteht. Schon LEMAÎTRE kennt Infektionen bei Erwachsenen. RAYMOND gibt an, daß die Leiterin einer Volksschule, die er durchuntersuchte, von den kranken Kindern angesteckt wurde. Er hat ferner ganze Familien mit Einschluß der Eltern an Perlèche erkranken gesehen. Die gleiche Angabe machen COMBY, EPSTEIN u. a. FLARER, FRANK, H. FREUND, GOODMAN, ROBINSON und MOSS u. a. haben in den letzten Jahren speziell diesen Fällen ihre Aufmerksamkeit gewidmet.

Während Knaben anscheinend häufiger an Angulus infectiosus erkranken als Mädchen, ist die Affektion bei erwachsenen Männern nur ausnahmsweise zu finden: FINNERUD fand unter seinen Kranken 69 Knaben und 31 Mädchen. Da sich in dem Waisenhause etwa 850 Jungen und nur 400 Mädchen befanden, verschiebt sich das Verhältnis nicht unwesentlich, wenn man die Zahlen hierauf bezieht. Man erhält dann 8,1% für die Knaben und etwa gleich viel, 7,75%, für die Mädchen. Dagegen besteht bei SCHWAB ein bedeutender Unterschied in der Erkrankungsziffer beider Geschlechter: Bei Knaben wurden 82, bei Mädchen 47 Fälle konstatiert. Auf die Gesamtzahl der 8602 Knaben und 8430 Mädchen ergibt das 9,5‰ für die Knaben, 5,5‰ für die Mädchen. Im Gegensatz hierzu waren alle 17 von H. FREUND untersuchten Perlèchefälle bei Erwachsenen Frauen, von denen auffallenderweise nur 2 unter 40 Jahre alt waren. Ebenso handelte es sich bei den 5 Fällen von SKOLNIK ausnahmslos um Frauen zwischen 41 und 46 Jahren. Auch die 22 Kranken von ROBINSON und MOSS waren meist Frauen. Nur FRANK berichtet über 4 Männer, ebenso LOMBARDO über 1 Mann mit Perlèche.

JACQUET und RAYMOND haben den Angulus infectiosus vorwiegend in der warmen Jahreszeit beobachtet. Dagegen war bei EPSTEIN und FINNERUD eine besondere Häufung im Winter festzustellen.

Als **Erreger** wurden schon von LEMAÎTRE **Streptokokken** angesprochen[1]. Seine Befunde wurden bestätigt von BUREAU und FORTINEAU, LANE, sowie SABOURAUD, von letzterem mit der Spezialmethode GRIFFON-BALZER. Auch COLE betont die Häufigkeit der Streptokokkenbefunde in seinem Material. Er arbeitete mit der LEWANDOWSKYschen Methode, die weniger empfindlich ist, dagegen ein Urteil über das quantitative Verhältnis zu den Staphylokokken erlaubt und daher der SABORAUDschen Methode vorzuziehen ist.

Obwohl COLE 4mal Streptokokken in Reinkultur erhielt, und 10mal die Streptokokken bei weitem überwogen, zögert er, bindende Schlüsse auf die Rolle der Streptokokken als Erreger zu ziehen, besonders da er in mehreren Fällen in

[1] LEMAÎTRE glaubte, dem von ihm aus Perlèche isolierten Streptococcus eine Sonderstellung als „Streptococcus plicatilis“ geben zu müssen. Dies hat sich jedoch nicht als richtig erwiesen.

gleicher Weise wie vom Angulus infectiosus auch aus der Mundhöhle Streptokokken züchtet (s. dazu auch P. JORDAN).

Im Gegensatz hierzu fanden EYMERI, GUILBERT und MALHERBE, PLANCHE und RAYMOND *Staphylokokken*, und zwar teils aureus (PLANCHE), teils albus (RAYMOND u. a.). Während diese Autoren ohne Anwendung von Spezialmethoden arbeiteten, züchtete z. B. COLE auch nach dem LEWANDOWSKYschen Verfahren doch in 7 Gläsern Staphylokokken allein und in einem überwiegend.

OTA und KINOSHITA kultivierten einen auf Serumagar leicht kultivierbaren Kettencoccus, der Ähnlichkeit mit dem Diplococcus lanceolatus und dem Streptobacillus urethrae hatte.

BAUER und EPSTEIN berichten über einzelne Fälle mit positivem *Diphtheriebacillennachweis*. Diese sind aber anscheinend durch *Superinfektion eines echten Angulus infectiosus* entstanden. Jedenfalls wird dies durch die Schilderung nahegelegt, die EPSTEIN von seinen 5 Fällen gibt: Die Kinder waren bereits mit Erosionen der Mundwinkel behaftet, als sie in der Klinik an Rachendiphtherie erkrankten. In der Regel änderte sich gleichzeitig mit dem Auftreten des Rachenbelages das Aussehen der Mundwinkel. Diese schwollen an, röteten sich, die Erosionen näßten reichlicher, erschienen turgescenter und größer, und *bedeckten sich mit einem grauen, schmierigen oder fest anhaftenden Belage, dem man schon mit freiem Auge den diphtherischen Charakter ansah*. Mikroskopisch und kulturell Diphtheriebacillen +. EPSTEIN hält es für möglich, daß in dem einen seiner Fälle die Mundwinkel zuerst befallen waren und die Rachendiphtherie als Komplikation hinzutrat, doch wurde ein *primär diphtherischer Angulus infectiosus* von ihm *nicht mit Sicherheit nachgewiesen*. Nur bei einem der wenigen Fälle, die in der Literatur niedergelegt sind, halte ich die Annahme einer primären Diphtherie der Mundwinkel für möglich, BAUERs Fall 3:

Es handelt sich um ein 6jähriges Mädchen mit Rachendiphtherie, bei dem die Intubation vorgenommen wurde. Während der 5 Tage, die die Tube liegenbleiben mußte, entwickelte sich durch das Scheuern des Befestigungsfadens am linken Mundwinkel eine typische, reichlich sezernierende Diphtherie des Mundwinkels, aus der sich Diphtheriebacillen, Streptokokken und Staphylokokken züchten ließen.

Unter dem Einfluß SABOURAUDs wurde seit der Jahrhundertwende dessen Deutung von den meisten Autoren übernommen. Man betrachtete nach Analogie zur streptogenen Impetigo contagiosa *Streptokokken als spezifische Erreger des Angulus infectiosus,* zu denen sich Staphylokokken nur durch Superinfektion hinzugesellen. Dies ist jedoch trotz der Häufigkeit der Streptokokkenbefunde (s. dazu speziell COLE) nicht einwandfrei zu beweisen, da es sich um „offene" Läsionen handelt, auf die Streptokokken sekundär aus der Mundhöhle leicht gelangen können. Aus diesem Grunde verhalten sich auch eine Reihe von Autoren, vor allem J. JADASSOHN und seine Schüler, dieser Hypothese gegenüber abwartend.

So war der Stand der Perlèchefrage, als FINNERUD 1929 ganz zufällig darauf aufmerksam wurde, daß sich in den Belägen von Angulus infectiosus **Sproßpilze** nachweisen lassen. Seine daraufhin vorgenommenen systematischen Untersuchungen an 100 Fällen ergaben, daß in 82% Elemente vorhanden waren, die in die Gruppe der *Kryptokokken* und der *Monilia* einzureihen sind. 42 der von FINNERUD aus Perlèche gezüchteten Sproßpilze wurden durch E. PRIBRAM einer genauen mykologischen Analyse unterzogen. Von ihnen ließen sich 16 als Mycoderma (= Oidium), 18 als Monilia (candida) und 8 als Kryptokokken identifizieren.

Beim Erwachsenen wurden die Befunde FINNERUDs inzwischen durch FLARER, FRANK, H. FREUND, GOODMAN, LOMBARDO, ROBINSON und MOSS, SKOLNIK bestätigt. Besonders wertvolle Daten ergaben die Untersuchungen von H. FREUND an 17 Fällen von Angulus infectiosus bei älteren Frauen. Hier wurden 14 Pilzstämme gewonnen, von denen FREUND 9 zur Gattung Monilia, 5 zur Gattung Cryptococcus rechnet. SKOLNIK züchtete bei 5 Frauen aus Angulus infectiosus stets Kryptokokken, ROBINSON und MOSS bei 22 Perlèchekranken (meist Frauen) 16mal Monilia (13mal M. albicans, 2mal M. candida, 1mal M. krusei), FRANK bei 4 Männern Monilien, Flarer aus 10 Fällen Monilien und Sproßpilze ohne nähere Charakterisierung, Goodman bei einer 56jährigen Frau Monilien.

Auffallend ist, daß nach übereinstimmender Angabe von Finnerud, H. Freund, Robinson und Moss Pilze im Nativpräparat nur spärlich zu finden sind. Freund glaubt, dies sei vielleicht darauf zurückzuführen, daß die häufige Benetzung mit Speichel eine einem üppigeren Wachstum hinderliche p_H-Konzentration bedingt.

Im Gegensatz zu dem sehr konstanten Befunde in den befallenen Mundwinkeln gelang es Frank bei 100 Kontrollfällen aus gesunden Mundwinkeln nur 19mal, Freund bei 29 Kontrollfällen nur 9mal, Skolnik bei 10 Kontrollen keinmal hefeähnliche Pilze zu züchten.

Die Bedeutung dieser Befunde wird unterstrichen durch die positiven Ergebnisse der *Inokulation von Kulturmaterial auf gesunde Mundwinkel,* zu denen Finnerud, Frank und H. Freund kamen.

Finnerud hat seine Impfungen an 10 gesunden Kindern durchgeführt. Er scarifizierte die Mundwinkel ganz oberflächlich, und zwar bei 7 Kindern beide, bei 3 Kindern nur einen. Nachdem die unvermeidliche leichte Blutung zum Stillstande gekommen war, wurde Pilzmaterial eingerieben. Bei 9 Kindern kam es zur Ausbildung einer typischen Perlèche, davon 5mal durch Monilien, 4mal durch Kryptokokken, was durch photographische Abbildungen belegt wird. Nur ein einziges, einseitig geimpftes Kind blieb frei. In 4 Fällen ergab die Retrokultur wieder Monilien, in 3 Fällen Kryptokokken. Bei 2 Kontrollkindern wurden nur Scarificationen gemacht. Hier entwickelte sich kein Angulus infectiosus.

H. Freund gelang die Übertragung auf 2 Frauen von 43 bzw. 53 Jahren, von denen die eine an Interdigitalmykose litt. Auch hier ließ sich mittels Retrokultur der Ausgangsstamm wiedergewinnen.

Frank impfte seine eigenen Mundwinkel mit Erfolg und wies in der Retrokultur den gleichen Stamm wieder nach. Bei ihm traten auch *Drüsenschwellungen* auf.

Skolnik hat mit seinen Kryptokokken eine Impfung unter der Brust der einen Patientin vorgenommen, die zu einer zentralen Erosion mit leicht erythematöser, schuppender Umgebung führte, aus denen ebenfalls Kryptokokken wiedergewonnen werden konnten. Ich führe diese Inokulation lediglich der Vollständigkeit halber an. Sie ist in diesem Zusammenhang nicht beweisend.

Der negative Ausfall der *Überempfindlichkeitsreaktionen,* die H. Freund mit einem aus 10 Stämmen hergestellten Oidiomycin vornahm, sei hier registriert, ohne dazu Stellung zu nehmen. Flarer erzielte positive Intradermoreaktionen mit einer Pilzsuspension.

Die Beurteilung dieser Sproßpilzbefunde stößt auf große Schwierigkeiten. Aus der Anwesenheit der Pilze auf den Läsionen allein kann man keine sicheren Schlüsse auf ihre pathogenetische Bedeutung ziehen, *denn sie sind auf Haut und Mundschleimhaut bekanntlich sehr häufig als Saprophyten anzutreffen* — ich verweise hier nur auf die interessanten Untersuchungen von M. Jessner und Kleiner, die bei annähernd 60% gesunder Individuen Sproßpilze an den Nägeln gefunden haben, und auf die von Staehelin, Jui-Wu-Mu und van Schouwen, die bei Untersuchung von 6 verschiedenen Körperstellen sogar zu 82,8% bzw. 77,5% gelangten! Hierzu kommt, daß nach den Untersuchungen von Staehelin und Mitarbeitern die Differenzierung parasitärer Sproßpilze von saprophytischen zur Zeit noch auf die größten Schwierigkeiten stößt. Nach ihren Erfahrungen muß verlangt werden, daß Sproßformen und Mycel *nicht nur kulturell, sondern auch mikroskopisch in reichlicher Menge* auf den Krankheitsherden nachzuweisen sind, wenn sie als pathogen betrachtet werden sollen. *Davon kann aber, wie oben gezeigt wurde, beim Angulus infectiosus absolut keine Rede sein.* Trotz des konstanten Pilzbefundes und trotz der vielfach gelungenen Inokulationen bei negativen Kontrollen, die natürlich sehr auffallend sind und mit größter Wahrscheinlichkeit für die Anerkennung der Pilze als Erreger sprechen, müssen wir meiner Ansicht nach heute doch noch etwas zurückhaltend sein und eine endgültige Klärung durch weitere Untersuchungen abwarten.

Es fragt sich außerdem, wie sich die Pilzbefunde mit den alten Streptokokkenbefunden in Einklang bringen lassen. Finnerud erhielt nur sehr selten Streptokokkenkolonien. Da er jedoch nur die SABOURAUDschen Pilznährböden verwandte, war es naheliegend, dafür das ungeeignete Milieu und die Keimung bei Zimmertemperatur verantwortlich zu machen, ein Einwand, der sich FINNERUD selbst aufdrängt. Nun konnte aber H. FREUND auch bei Verwendung der LEWANDOWSKYschen Methode in der Modifikation von FLEHME nur bei einem einzigen seiner Fälle reichliches Wachstum von Streptokokken, bei 3 anderen lediglich wenige Kolonien gewinnen. Man muß hiernach wohl annehmen, daß Streptokokken in diesen Fällen neben den Sproßpilzen keine nennenswerte Rolle spielen.

Es ist aber ausdrücklich darauf hinzuweisen, daß es neben den Fällen mit positivem Pilzbefund zweifellos noch eine größere Zahl von Fällen gibt bei denen der Nachweis von hefeähnlichen Organismen mikroskopisch und kulturell nicht gelingt, so in 18 Fällen FINNERUDS, in 3 Fällen FREUNDS, in mehreren Fällen bei Erwachsenen und Kindern (ohne genaue Angaben) von MITCHELL, bei einem 9jährigen Mädchen von GOODMAN usw. Ob es danach gerechtfertigt ist, mit FREUND die Pilzfälle als „Interlabialmykose" dem „echten" Angulus infectiosus gegenüberzustellen, muß weiterer Forschung überlassen bleiben. Vielleicht lassen kleine, unauffällige Züge des Krankheitsbildes eine derartige Differenzierung in Zukunft erhoffen, wie z. B. der eigentümliche perlmutterartige Glanz der Beläge in den Fällen FINNERUDS. Vorläufig muß hierzu noch weit mehr Material gesammelt werden, und dabei ist den ätiologischen Verhältnissen bei den pilzfreien Fällen noch größere Beachtung zu schenken als bisher.

In diesem Zusammenhang sei übrigens darauf hingewiesen, daß *bei Perlèchefällen mit positivem Pilzbefund andere Sproßpilzerkrankungen der Haut und Schleimhaut* im allgemeinen nicht besonders häufig gefunden werden: Bei FINNERUD, FLARER und FRANK finden sich z. B. gar keine Angaben hierüber. SKOLNIK fand in seinem Fall 4 eine intertriginöse Dermatitis unter der Brust, von der sich jedoch nur Staphylokokken züchten ließen. FREUND sah bei seinen 17 Fällen 4mal entsprechende Herde (Soormykose der Finger 1mal, der Zehen 2mal, unter der Mamma 1mal), außerdem eine Epidermophytie der Fußsohle, die hier aber nicht berücksichtigt zu werden braucht. In dem Falle von GOODMAN war eine Erosio interdigitalis vorhanden. Um so auffallender ist die Tatsache, daß ROBINSON und MOSS bei ihren 22 Fällen 6mal eine Erosio interdigitalis (5mal Finger, 1mal Zehen) und 5mal eine chronische Moniliaglossitis fanden. Unter den Perlèchefällen dieser Autoren, die keinen positiven Pilzbefund ergaben, war ebenfalls eine Erosio interdigitalis oidiomycetica und eine Moniliaglossitis.

FINNERUD züchtete aus den Schuppen der begleitenden, Ekzema seborrhoicum-ähnlichen Eruption im Gesicht bei 2 von 4 Kindern Sproßpilze und ebenso bei 2 Kindern mit einer Dermatitis des Naseneinganges neben Angulus infectiosus Monilien. Damit ist natürlich nicht nachgewiesen, daß diese ätiologisch irgendwelche Bedeutung haben.

Diese Befunde fordern geradezu den Vergleich mit den Verhältnissen bei der „echten", anscheinend streptogenen Perlèche heraus. Die Frage, ob diese häufig mit anderen streptogenen Hautaffektionen zusammen gefunden wird, hat spezielle Bedeutung, da SABOURAUD die Perlèche bekanntlich seit über 30 Jahren als *besondere Form der streptogenen Impetigo contagiosa*, als „Impétigo commissurale" auffaßt. Nach dieser Annahme müßte erwartet werden, daß die Perlèche sich häufig mit der typischen Impetigo contagiosa kombiniere. Dieses trifft jedoch keineswegs zu: J. JADASSOHN hat schon in den Bemerkungen zu der deutschen Ausgabe des DARIERschen Lehrbuches einer entsprechenden Angabe DARIERS widersprochen[1] und hat auch in der Diskussion zu dem Vortrage

[1] DARIER hat sich daraufhin veranlaßt gesehen, in späteren Auflagen seines Lehrbuches seine Ansicht, beide Affektionen seien *oft* gleichzeitig vorhanden, zu korrigieren.

Finnerud s wieder darauf aufmerksam gemacht, daß diese Kombination nach seinen Erfahrungen selten vorkommt. Damit stehen im Einklang die Beobachtungen von Lane, der bei 40 Perlèchekindern niemals Impetigo contagiosa sah, und von Flarer, der in seinen 10 Fällen bei Erwachsenen ebenfalls keine Impetigo fand. Schwab fand unter seinen 129 Kindern mit Angulus infectiosus nur 3, die mit Impetigo contagiosa behaftet waren. Wir müssen demnach die Zurechnung des Angulus infectiosus zur Impetigo contagiosa im Sinne Sabourauds für zweifelhaft erklären (s. dazu auch Comby u. a.).

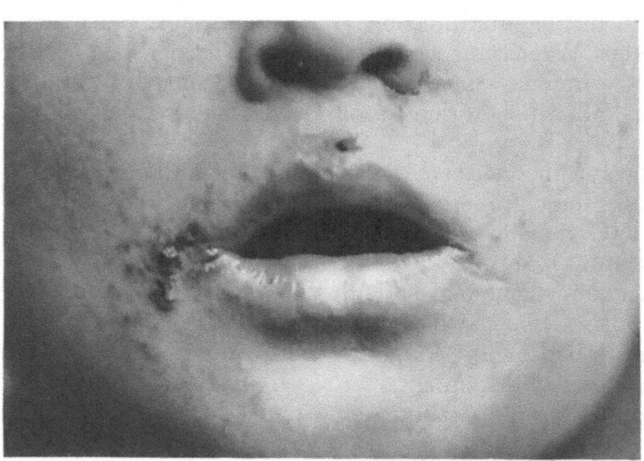

Abb. 4. Angulus infectiosus. Beginnende Impetigo contagiosa streptogenes. (Univ.-Hautklinik Breslau.)

Zum Schluß seien hier noch die bakteriologischen Befunde Schwabs (1931) bei 129 Kindern mit Angulus infectiosus kurz erwähnt, die nur bedingt verwertet werden können, da nur die mikroskopische Untersuchung von Abstrichen vorgenommen, eine kulturelle Methode nicht angewandt, und da auf Sproßpilze überhaupt nicht geachtet wurde, obwohl ihre Bedeutung bereits erkannt war. Er fand:

Streptokokken allein	1mal
Diplokokken allein	36 „
Strepto- + Staphylokokken	1 „
Strepto- + Diplokokken.	50 „
Staphylo- + Diplokokken	6 „
Strepto-, Staphylo- + Diplokokken	27 „
Stäbchen	6 „
Tafelkokken	1 „
negativ	5 „

Danach wurden also Streptokokken allein bzw. gemeinsam mit Staphylokokken und Diplokokken in 78 Abstrichen festgestellt. Bei einseitigem Auftreten des Angulus infectiosus fehlten 18mal bei positivem Streptokokkenbefund in dem erkrankten Mundwinkel Streptokokken in dem nichterkrankten. Im übrigen unterschieden sich die Abstriche des von Perlèche freien Mundwinkels im wesentlichen nicht von denen der erkrankten Seite. Schwer zu klassifizieren sind die Diplokokken. Schwab ist geneigt, sie als Streptococcus lacticus und Pneumokokken zu betrachten, aber das ist natürlich ganz unsicher.

Auf *disponierende Momente* hat man früher kaum geachtet. Da die Empfänglichkeit, speziell im Schulalter und in den Endemien, sehr groß zu sein scheint, war die Annahme einer Disposition zu entbehren. Epstein hat als erster darauf aufmerksam gemacht, daß vielleicht die *besondere anatomische Struktur der Mundwinkel* die Entstehung der Perlèche begünstige. Ihm fiel auf, daß bei manchen Kindern und Erwachsenen „das forcierte Öffnen der Mundspalte, gewöhnlich beiderseits, eine scharf hervortretende und den Mundwinkel überspannende feine Hautfalte beobachten läßt, hinter welcher der Mundwinkel nischenförmig vertieft erscheint. Nicht selten kann man im Grunde dieser Schleimhautnische ein kleines Grübchen beobachten“. Er bezeichnet es als nicht unmöglich, daß in den kleinen Nischen und Falten derartig beschaffener Mundwinkel Zersetzungen von angesammelten Mundsekreten und haftengebliebenen Speiseresten oder Ansiedlungen von Infektionsträgern leichter stattfinden und zu entzündlichen Zuständen der Umgebung Anlaß geben können.

H. FREUND hat bei Erwachsenen den „Altersfalten“ eine prädisponierende Rolle zugeschrieben. Auch MONTGOMERY äußert sich ähnlich.

FREUND hat außerdem bei den von ihm untersuchten älteren Frauen vielfach *organische innere Leiden* festgestellt, unter denen besonders 2 Fälle von *perniziöser Anämie* mit MÖLLERscher Glossitis auffallen. Hierher gehören auch entsprechende Fälle von HEYN. Daß solche Zustände die Ausbildung des Angulus infectiosus vielleicht begünstigen, dürfte nicht abzulehnen sein. Auch SCHÄFFER scheint ähnliche Beobachtungen gemacht zu haben, da er ausdrücklich rät, Anämien mit zu behandeln. Ob dagegen der Angabe vieler Frauen, daß die Affektion mit der Menopause aufgetreten sei (H. FREUND), irgendwelche Bedeutung beizumessen ist, sei dahingestellt.

Als *begünstigendes Moment* kommt vielfach eine *stärkere Salivation* und die dadurch bedingte dauernde Benetzung der Mundwinkel in Betracht. Die hierdurch erzeugte Maceration leistet natürlich der Ansiedlung von Keimen Vorschub. Bei Kindern ist auch auf die Begünstigung durch *mangelnde Reinlichkeit* hinzuweisen (EPSTEIN, JACQUET, RAYMOND, SCHWAB). Auch dem schlechten Zustand der Zähne wird vielfach ein Einfluß zugeschrieben. SCHWAB fand z. B. in 92 von 129 Fällen schlechtes Gebiß, stark cariöse Milchzähne, tief zerstörte bleibende Molaren. Ein kausaler Zusammenhang dürfte jedoch nicht sicher nachzuweisen sein. Eher wäre vielleicht der Angabe von H. FREUND Beachtung zu schenken, daß die Mehrzahl seiner Patientinnen künstliche Gebisse trugen. Es ist ferner durchaus möglich, daß zahnärztliche Manipulationen die Entstehung des Angulus infectiosus begünstigen.

Als *Infektionsquellen* kommen, speziell bei Endemien, gemeinsames Eß- und Trinkgeschirr, gemeinsam benutzte Handtücher, Taschentücher usw. in Betracht. Häufig ist auch die Beobachtung gemacht worden, daß mehrere Kinder erkrankten, die mit einem perlèchekranken Kameraden zusammen von dem gleichen Apfel oder dem gleichen Brot abbissen. Auch durch Küsse erfolgt die Übertragung.

Die **Diagnose** des Angulus infectiosus bereitet in der Regel keine besonderen Schwierigkeiten. Die Differenzierung von *syphilitischen Infektionen der Mundwinkel*, die ja außerordentlich wichtig ist, dürfte wegen der größeren Ausdehnung der letzteren, hauptsächlich wegen des konstanten Übergreifens auf die Mundschleimhaut und des Vorhandenseins von anderweitigen spezifischen Efflorescenzen in der Regel relativ einfach sein. Da der Angulus infectiosus im Säuglingsalter nur selten vorkommt, sind die rhagadiformen Efflorescenzen der konnatalen Syphilis wohl kaum in Betracht zu ziehen. Sie sind übrigens leicht daran zu erkennen, daß sich die Rhagaden bei ihnen nicht auf die Mundwinkel beschränken, sondern auch in den mittleren Teilen der Lippe sehr ausgeprägt sind. Ulceröse Spätsyphilide in den Mundwinkeln ziehen ebenfalls Haut und Schleimhaut im allgemeinen in höherem Maße in Mitleidenschaft. Spirochätenuntersuchung und Serumreaktionen müssen bei dem geringsten Verdacht angewendet werden.

Lippenekzeme, seborrhoisches Ekzem, Pityriasis simplex faciei, Psoriasis usw. geben in differentialdiagnostischer Beziehung wohl niemals zu nennenswerten Bedenken Anlaß. Herpes simplex zeichnet sich durch gruppierte Bläschenaussaat aus und ist fast immer einseitig.

Daß es trotz dieser übersichtlichen Verhältnisse unklare Fälle gibt, möge eine Demonstration von LINDSAY veranschaulichen: Bei einer bereits seit 2 Jahren erkrankten Frau schwankte die Diagnose zwischen Lupus vulgaris, Cheilitis und Angulus infectiosus. In der Diskussion wurde auch an rezidivierenden Herpes mit Sekundärinfektion gedacht. Der Fall ist nicht genauer untersucht und ungenügend beschrieben, so daß kein klares Bild gewonnen werden kann.

Ausführlicher sei hier noch auf die bereits erwähnte *rhagadiforme Diphtherie der Mundwinkel* eingegangen, weil ihre frühzeitige Erkennung von größter praktischer Bedeutung ist, auch wenn die Affektion im allgemeinen durch Superinfektion aus einem echten Angulus infectiosus hervorgeht. Das wesentliche Charakteristikum der diphtherischen Affektion ist der zusammenhängende, graue, schleierartige, festhaftende Belag, in dem der mikroskopische und kulturelle Nachweis von Diphtheriebacillen leicht gelingt. Hierzu tritt starke Exsudation, bedeutendere Succulenz und vielleicht auch größere Ausdehnung der Herde um die Mundwinkel. In den wenigen bisher bekannten Fällen (Bauer 3, Epstein 5) war neben den Mundwinkelaffektionen stets eine echte Rachendiphtherie vorhanden. In dem einen Falle Epsteins wurde der Verdacht auf Rachendiphtherie erst durch das eigentümliche Aussehen der Mundwinkel erweckt. Die Inspektion des Rachens ergab den typischen Befund auf den Tonsillen. Gerade hierin dürfte die spezielle diagnostische Bedeutung der Mundwinkeldiphtherie liegen. Außerdem können, auch von der Mundwinkeldiphtherie allein, wie von jeder Form der Hautdiphtherie aus, alle die schweren Folgen eintreten, die der Diphtherie eigentümlich sind: postdiphtherische Lähmungen, Infektion anderer Individuen mit Diphtherie usw. Da den einschlägigen Verhältnissen bisher nur sehr wenig Beachtung geschenkt worden ist, läßt sich zur Zeit nicht ohne weiteres beurteilen, ob es sich wirklich um eine so seltene Affektion handelt, wie es nach der kärglichen Kasuistik der Fall zu sein scheint.

Prognostisch ist der Angulus infectiosus stets günstig zu beurteilen. Nur sind manche Fälle äußerst langwierig. Schwere Komplikationen wie Erysipel (Fischl) usw. dürften sehr selten sein.

Therapie. Wie bereits betont, tritt in manchen Fällen in wenigen Tagen *Spontanheilung* ein. Im übrigen kann meist durch milde antiseptische und austrocknende Salben, Pasten oder Puder in relativ kurzer Zeit die Heilung erreicht werden. Bei dieser Gruppe entsprechen die therapeutischen Maßnahmen den bei der Impetigo angewandten vollständig. Von Einzelheiten sei nur folgendes erwähnt: Darier und Sabouraud empfehlen Eau d'Alibour. Sabouraud lobt außerdem das Betupfen mit einem mitigierten Lapisstift, der außer 3 g Argentum nitricum 6 g Pottasche enthält, und unmittelbar darauf mit einem metallischen Zinkstift, eine Methode, deren sich auch Besnier mit Vorliebe bedient hat. Lemaître bevorzugt Betupfen mit Kupfervitriol in Substanz. Finnerud und Kilroy pinseln alle 24 Stunden mit einer 1%igen Lösung von Kupfersulfat, Auché, Meirowsky mit 5%iger Chromsäure, Meirowsky mit 5%iger Albarginlösung, Frank mit 2%igem Gentianaviolett. Während viele danach Zinkpaste, Ichthyolsalben, weiße Präcipitatsalbe usw. auftragen — mir persönlich hat sich $^1/_2$—1%ige Rivanolvaseline oder -zinkpaste bewährt — empfiehlt Epstein 5%igen Salicylpflastermull oder Dermatol, Xeroform, Orthoform. Mit letzteren ist auch Schwab sehr zufrieden.

Für die therapieresistenten Affektionen, die besonders in höherem Lebensalter einen relativ großen Prozentsatz ausmachen, lobt H. Freund als einzige Behandlung, von der er Dauerresultate gesehen hat, die Pinselung mit 2%iger Jodtinktur, die er 2mal täglich vornimmt, und die auch nach Abheilung der Affektion 1mal täglich weitergeführt werden soll. Von 10%iger Präcipitatsalbe und Argentum nitricum hatte er wenig Nutzen. Er macht auch auf die Notwendigkeit der *Allgemeinbehandlung* bei gleichzeitig vorhandenen schweren Anämien usw. aufmerksam, die übrigens auch früher schon von Schäffer gebührend berücksichtigt wurde.

Einen Versuch mit Röntgenstrahlen rät Meirowsky an (3mal 5x unter 0,5 Aluminium, 8tägige Pausen).

Miller gibt zur *Eindämmung der Salivation* Atropin neben der Lokalbehandlung.

Literatur.

Bauer, J.: Über den Befund von Diphtheriebacillen in „faulen Mundecken“ und Panaritien. Arch. Kinderheilk. **44**, 54 (1906). — Bureau et Fortineau: Recherches bactériologiques sur la perlèche. Gaz. Méd. et Chir., Okt. **1901**. Zit. nach Jacquet.

Cole, H. N.: (a) Bakteriologische, histologische und experimentelle Beiträge zur Kenntnis der Ekzeme und der Pyodermien. Arch. f. Dermat. **116**, 207 (1913). (b) Diskussion zu Finnerud: Perlèche. Arch. of Dermat. **20**, 484 (1929). — Comby, J.: (a) Stomatites. La Traité des maladies de l'enfance, herausgeg. von Grancher, Comby und Marfan. Tome 2, p. 335. Paris: Masson & Cie. 1897. Zit. nach Epstein. (b) Perlèche. Presse méd. **1927**, No 25.

Epstein, A.: Über „faule Ecken“, d. i. geschwürige Mundwinkel bei Kindern. Jb. Kinderheilk. **51**, 317 (1900). — Eymeri: Perlèche. Rev. Mal. Enf. **1900**, 424. Zit. nach Bauer u. Jacquet.

Finnerud, W. Cl.: Perlèche. Arch. of Dermat. **20**, 454 (1929). — Fischl, R.: Mundwinkelgeschwür. Handbuch der Kinderheilkunde von Pfaundler und Schlossmann, 3. Aufl., Bd. 3, S. 29. Leipzig 1924. — Flarer, F.: Ricerche etiologiche sulle ragadi croniche degli angoli boccali. Soc. ital. Dermat., sez. Pugliese, Bari, 21. Mai 1931. Ref. Zbl. Hautkrkh. **42**, 50 (1932). — Frank, L. J.: Perlèche in adults. Arch. of Dermat. **26**, 451 (1932). — Freund, Helmut: Über eine klinisch und ätiologisch charakterisierte Form von Perlèche bei Erwachsenen, „Interlabialmykose“, und ihre symptomatische Bedeutung. Arch. f. Dermat. **164**, 614 (1931).

Goodman, M. H.: Perlèche. A consideration of its etiology and pathology. Bull. Hopkins Hosp. **51**, 263 (1932). Ref. Zbl. Hautkrkh. **44**, 190. — Guy, W. H.: Diskussion zu Finnerud: Perlèche. Arch. of Dermat. **20**, 484 (1929).

Heyn, W.: Möllersche Glossitis, Huntersche Zunge und perniziöse Anämie. Dermat. Z. **47**, 132 (1926). — Hochsinger: Mund- und Zahnkrankheiten bei Säuglingen und im Kindesalter. Handbuch der Zahnheilkunde, herausgeg. von Scheff, Bd. 3, zit. nach Schwab.

Jacquet, L.: Perlèche. La pratique dermatol., herausgeg. von Besnier, Brocq u. Jacquet, Bd. 3, S. 839. Paris: Masson & Cie. 1902. — Jadassohn, J.: (a) Bemerkungen zur deutschen Übersetzung von Dariers Grundriß der Dermatologie, S. 392. Berlin: Julius Springer 1913. (b) Diskussion zu Finnerud: Perlèche. Arch. of Dermat. **20**, 485 (1929). — Jaja, Fl.: Perlèche. Giorn. ital. Mal. vener. pelle **1887**. Zit. nach Jacquet. — Jessner, M. und S. Kleiner: Über das Vorkommen von Sproßpilzen an normalen Nägeln und ihre Pathogenität. Arch. f. Dermat. **149**, 363 (1925).

Kilroy: Behandlung der Perlèche. Zit. bei Finnerud.

Lane, J. E.: (a) Perlèche. J. cutan. Dis. incl. Syph. **35**, 433 (1917). Zit. bei Finnerud. (b) Diskussion zu Finneruds Perlèche. Arch. of Dermat. **20**, 484, 485 (1929). — Lemaistre, J.: De la perlèche et du streptococcus plicatilis. Limoges 1886. — Lindsay, H. C. L.: A case for diagnosis (lupus vulgaris, cheilitis or perlèche?). Los Angeles dermat. Soc., 15. Nov. 1932; Arch. of Dermat. **27**, 539 (1933). — Lombardo, C.: Sulla perleche micotica. Boll. sez. region. Soc. Dermat. **5**, 275 (1931). Ref. Zbl. Hautkrkh. **40**, 233.

Miller: Behandlung der Perlèche. Zit. nach Finnerud. — Mitchell, J. H.: Diskussion zu Finnerud: Perlèche. Arch. of Dermat. **20**, 485 (1929). — Montgomery, D. W.: Diskussion zu Finnerud: Perlèche. Arch. of Dermat. **20**, 486 (1929). — Moretti: Perlèche. Riv. Clin. Bologna **1886**. Zit. nach Jacquet.

Ota, M. and K. Kinoshita: On perlèche. Jap. J. of Dermat. **25**, 38 (1925). Ref. Zbl. Hautkrkh. **18**, 682.

Planche, R.: La perlèche. Thèse de Paris **1897**. Zit. nach Jacquet. — Politzer, S.: Diskussion zu Finnerud: Perlèche. Arch. of Dermat. **20**, 486 (1929). — Pribram, E.: Fungi of genera mycoderma (Demozières) Vuillemin, Candida Berkhout and Cryptococcus Kuetzing isolated from the skin during an epidemic of perlèche. J. inf. Dis. **47**, 1 (1930). Zit. nach Robinson u. Moss.

Raymond, P.: Étude clinique et bactériologique sur la perlèche. Ann. de Dermat., III. s. **4**, 578 (1893). — Robinson, L. B. and M. C. Moss: Supperficial glossitis and perlèche due to monilia albicans. Arch. of Dermat. **25**, 644 (1932).

Sabouraud, R.: (a) Impétigo in La pratique dermat., herausgeg. von Besnier, Brocq und Jacquet, Tome 2, p. 856. Paris: Masson & Cie. 1901. (b) La question des intertrigomycoses. Ann. de Dermat., VI. s. **4**, 425 (1923). (c) Pyodermites et eczémas, p. 137. Paris: Masson & Cie. 1928. — Sasagawa: Perlèche. Zit. bei Ota u. Kinoshita. — Sasagawa, M. and K. Akiyama: A contribution to the etiology of perlèche. Jap. J. of Dermat. **23**, 466 (1923). — Schäffer, J: Therapie der Haut- und venerischen Krankheiten, 5. Aufl. S. 139, Berlin 1921. — Schwab, F.: Vorkommen von Perlèche (Angulus infectiosus) bei Volksschülern und Untersuchungen über die dabei auftretende Bakterienflora. Dermat. Wschr. **92**, 873 (1931). — Skolnik, E. A.: Perlèche of adults. Arch. of Dermat. **22**, 642 (1930). — Staehelin, A., Jui-Wu-Mu u. M. van Schouwen: Beiträge zur Klinik und Pathogenese der Oidiomykosen. Arch. f. Dermat. **165**, 294 (1932).

Pyämische Dermatitiden („Pyämide“).

Von

DORA FUCHS - Breslau.

Mit 2 Abbildungen.

Für diejenigen Erkrankungen der Haut, die FINGER als Dermatitis pyaemica und JADASSOHN als Untergruppe seiner infektiösen, hämatogenen Dermatosen bezeichnete, prägte MERCK auf dem Kongreß in Budapest 1909 den Namen Pyämide (vgl. zur Nomenklatur S. 29). Er wollte darunter verstanden haben alle Veränderungen der Haut, die durch „pyämische Produkte auf hämatogenem Wege oder, allgemeiner gesagt, durch kreisende Stoffe in der Haut erzeugt werden“. 1919 trat WERTHER für eine schärfere Umgrenzung des Krankheitsbildes der Pyämide ein. Während nach der MERCKschen Definition die Hautveränderungen sowohl durch Bakterien als auch durch ihre Toxine verursacht sein können, verlangte WERTHER zur Diagnose des Pyämids den Nachweis derselben Bakterien im kreisenden Blute wie in den Hautveränderungen, und zwar hier, um ein Eindringen von der Oberhaut auszuschließen, innerhalb der Blutgefäße. Die Definition WERTHERS wurde von E. FRAENKEL mit Hinweis auf die Roseola typhosa abgelehnt. E. FRAENKEL hielt es nicht für gerechtfertigt, die bei einer Allgemeinerkrankung vorhandenen Hautveränderungen, die auf den gleichen Erreger zurückzuführen sind, als Pyämide zu bezeichnen. Er glaubte, daß alle in Betracht kommenden Krankheitsbilder am besten mit der Bezeichnung metastatische Dermatosen oder nach JADASSOHN (1904) als infektiöse hämatogene Dermatosen zu bezeichnen wären. Entgegen dem Vorschlag E. FRAENKELS hat sich der Name Pyämide in der Dermatologie durchgesetzt, allerdings weder in der Definition MERCKS noch in der WERTHERS. So, wie wir unter dem Namen Pyodermien alle exogenen, staphylogenen und streptogenen Hauterkrankungen zusammenfassen, verstehen wir heute unter Pyämiden, besser pyämischen Dermatitiden, stets staphylogene oder streptogene hämatogene Erkrankungen der Haut.

Die Kenntnis vom Vorkommen echter metastatischer, pyämischer Hautveränderungen ist in der Dermatologie noch verhältnismäßig jung, obwohl es schon früh ausgezeichnete klinische Beobachter gegeben hat, die auf den Zusammenhang gewisser polymorpher Erytheme mit fieberhaften Allgemeinerkrankungen hinwiesen (RAYER 1828). ODIER und ZUCKHOLDT beschrieben 1875 und 1876 im ganzen drei Fälle von polymorphen Erythemen, die sie als Erkrankung der Hautcapillaren ansahen, und deren Ursache sie in einer bestehenden Endo- bzw. Perikarditis zu erkennen glaubten. Die Annahme von der infektiösen hämatogenen Natur mancher polymorpher Erytheme fand aber lange keinen Eingang in die Dermatologie, eine Tatsache, die uns heute um so mehr in Erstaunen versetzt, als schon 1877 COHNHEIM in seinen allgemein-pathologischen Vorlesungen eine geradezu klassische Beschreibung echter pyämischer metastatischer Prozesse in der Haut gab, und VON RECKLINGHAUSEN 1883 das

Vorkommen miliarer Abscesse infolge Capillarembolien der Haut beschrieben hat. Zwar gab es immer wieder Dermatologen (NEUMANN, ÖHME und UFFELMANN, HAUSHALTER, SIMON und LEGRAINE, BOINET, PIZZONI, ÉTIENNE und SPECKER), die an die hämatogene infektiöse Ätiologie mancher polymorpher Erytheme glaubten, den exakten Beweis für ihre Ansicht aber nicht zu führen vermochten. Diesen Beweis erbracht und damit aus der großen Gruppe der polymorphen Erytheme die pyämischen Dermatitiden herausgehoben zu haben, ist das Verdienst ERNEST FINGERS. Er beschrieb im Jahre 1892 zwei Fälle von polymorphem Erythem, die er als Dermatitis pyaemica bezeichnete, und bei denen er durch einwandfreie bakteriologische und histologische Untersuchungen feststellen konnte, daß es sich um echte Bakterienmetastasen der Haut handelte. Wie wenig Beachtung vorerst die Untersuchungen FINGERS fanden, ersehen wir aus der Tatsache, daß in der 4. Auflage des Lehrbuches von KAPOSI 1893 noch mit keinem Wort auf das Vorkommen echter pyämischer Hautmetastasen hingewiesen wird. Wohl finden wir hier eine Beschreibung von Erythemen als Komplikation von Entzündungen und Eiterungen, doch werden diese als toxisch-neurotisch bedingt erklärt. Nachdem zahlreiche andere Autoren die Untersuchungen FINGERS bestätigt hatten, so 1893 SABOURAUD und ORILLARD, 1894 VIDAL und THÉRÈSE, UNNA (zwei Fälle in seinem Lehrbuch als Pustulosis staphylogenes und Phlyctaenulosis streptogenes beschrieben), R. MEYER, 1897 PEZZOLI und schließlich PHILIPPSON und E. FRAENKEL, finden wir zum erstenmal 1900 in einem Lehrbuch (JARISCH) die Abgrenzung der Pyämide als metastatische exsudative Erytheme von den anderen polymorphen Erythemen beschrieben. Auf Veranlassung JADASSOHNS stellte 1904 LEBET alle bis dahin publizierten, als einwandfrei anzusehenden Fälle zusammen. Erst durch die Ausführungen JADASSOHNS (bei Gelegenheit des Kongresses 1904 in Berlin) über die metastatischen Dermatosen wurde der Begriff der *Pyämide* in der Dermatologie endgültig festgelegt. Allerdings muß hier bemerkt werden, daß sich in der letzten Zeit — ich verweise hier besonders auf GANS — in der Dermatologie die Tendenz bemerkbar macht, den Begriff der infektiösen, hämatogenen Dermatosen auch auf das Erythema exsudativum multiforme und nodosum anzuwenden. Wenn auch die Untersuchungen von GANS eine große Übereinstimmung des histologischen Bildes dieser Dermatosen mit den Pyämiden ergibt, ist doch unserer Ansicht nach die Frage durch den histologischen Befund allein nicht zu klären. Wir kennen in der Dermatologie genug Beispiele dafür, daß histologisch gleichartige Bilder, z. B. tuberkuloide Syphilis und echte Tuberkulide, durch verschiedene Erreger hervorgerufen sein können, so daß wir aus dem histologischen Aufbau der Einzelefflorescenzen allein keinen Schluß auf ihre Ätiologie ziehen dürfen. Erythema exsudativum multiforme- und nodosum-artige oder ähnliche Efflorescenzen finden wir zudem — ich verweise hier auf die Ausführungen von TACHAU im Bd. VI/2 dieses Handbuches — nicht so sehr selten als Symptome der verschiedensten Infektionskrankheiten wie Syphilis, Tuberkulose, Trichophytie, Gonorrhöe usw., sowie bei Intoxikationen durch Arzneimittel wie Quecksilber, Jod, Arsen usw., so daß die Form gerade dieser Efflorescenzen nicht für einen bestimmten Erreger oder eine bestimmte Noxe charakteristisch ist. Ebenso berechtigt der bis jetzt vereinzelt gebliebene Staphylokokken-Nachweis E. HOFFMANNS bei einem anscheinend typisch verlaufenen Falle von Erythema nodosum nicht zu einer Verallgemeinerung. Diesem einmaligen Befunde E. HOFFMANNS stehen außerordentlich viele negative Untersuchungsergebnisse in bezug auf den Bakteriennachweis bei Erythema exsudativum multiforme und nodosum gegenüber (ACHARD und ROUILLARD, BIBERSTEIN, GEBER, HEGLER, HOLLAND, JADASSOHN u. v. a.). Auch unter Berücksichtigung der Tatsache, daß der Nachweis von Bakterien bei diesen Erkrankungen sehr schwer ist, und das Fehlen der Bakterien nach unserer heutigen Auffassung von der Allergie der Haut nicht gerade gegen die hämatogene infektiöse Natur des Erythema exsudativum multiforme und nodosum sprechen würde, ist es zum mindesten auffallend, daß trotz außergewöhnlich häufiger bakteriologischer Untersuchungen der E. Hoffmannsche Fall ein bis jetzt einmaliger geblieben ist. Unserer Ansicht nach müssen wir uns darum vorläufig damit begnügen, die uns unter dem Bilde echter Pyämide bekannten Dermatosen aus der großen Gruppe der Erytheme herauszunehmen; alles andere muß späteren Forschungen überlassen bleiben.

Klinik. Pyämische Dermatitiden als echte pyämische Hautmetastasen werden und können immer nur Begleiterscheinungen einer pyämischen oder septischen Erkrankung sein; darum wird jede Erkrankung oder Verletzung, die zu einer Sepsis führen kann, letzten Endes auch die Ursache von Pyämiden sein können. In jüngster Zeit beschrieb Kitchevatz ein Krankheitsbild, das er nicht sehr selten im Verlauf streptogener und staphylogener Pyodermien beobachtet hat, und das er als „Streptotoxid" bzw. „Staphylotoxid" bezeichnet. Kürzere oder längere Zeit nach Bestehen einer streptogenen oder staphylogenen Pyodermie soll es, oft unter Störung des Allgemeinbefindens wie Fieber, Jucken, Schwindelgefühl, Erbrechen, Gelenkschmerzen usw. bald nahe, bald entfernt vom Primärherd, oft symmetrisch im Gesicht, am Stamm und an den Gliedern zum Auftreten eines Exanthems kommen. Bei den Staphylotoxiden, die immer im Anschluß an tiefergehende staphylogene Hauterkrankungen auftreten, soll es sich fast immer um sehr kleine Hauteffloreszenzen handeln, die das Bild der Ursprungserkrankung in verkleinerter Form wiedergeben. Bei den Streptotoxiden soll dieser Parallelismus mit der Primärerkrankung fehlen, sie sollen am häufigsten als Knötchen, aber auch als erythemato-squamöse Efflorescenzen auftreten. Kitchevatz nimmt an, daß das von ihm Streptotoxid bzw. Staphylotoxid benannte Krankheitsbild endogen bedingt ist, und daß als pathogenes Agens Staphylo- bzw. Streptokokken oder deren Toxine oder beides zusammen in Frage kommt. In 15 von 20 Fällen züchtete Kitchevatz aus den Efflorescenzen entsprechend dem Primärherd Staphylo- bzw. Streptokokken. Histologische Untersuchungen wurden von ihm nicht vorgenommen. Eine Bestätigung der Beobachtungen Kitchevatz' liegt meines Wissens bisher von keiner Seite vor; das erscheint uns um so merkwürdiger, als er innerhalb von 15 Monaten 30 derartige Fälle gesehen hat. Wenn auch die Beschreibung des Krankheitsbildes und der positive Bakterienbefund in den Efflorescenzen daran denken läßt, daß es sich bei den sog. Streptotoxiden und Staphylotoxiden um echte Pyämide handeln kann, müssen doch erst genauere, vor allem histologische Untersuchungen abgewartet werden, ehe zu der Frage dieses recht ungewöhnlichen Krankheitsbildes endgültig Stellung genommen werden kann[1].

Da der Verlauf der Staphylo- bzw. Streptomykosen, bei denen es zu Veränderungen der Haut im Sinne eines „Pyämids" kommt, sich nicht von solchen

[1] Auch das von E. Hoffmann als *Lichen pyodermicus* benannte Krankheitsbild (beschrieben von Schreus und Goehl), bei dem es im Anschluß an ausgedehnte Pyodermien zu einem licheniformen Exanthem kommt, muß an dieser Stelle erwähnt werden. Dabei handelt es sich aber nicht um ein Pyämid (im gewöhnlichen Sinn), sondern nach E. Hoffmann um ein „Allergiephänomen". Er würde also zu den „Mikrobiden" gehören (Jadassohn, Br. Bloch). Weitere Angaben habe ich darüber nicht gefunden. Es würde auch über den Rahmen dieser Abhandlung hinausgehen, wollten wir auf all die multiformen und nodösen Erytheme eingehen, die zwar infektiös hämatogen bedingt, aber verursacht sind von anderen Erregern, wie Pneumokokken (Gougerot und Mause, Sacquépée), Pyocyaneus (Soltmann, Escherich, Sudeck, Rolly u. a.), Streptococcus moniliformis (Levaditi), Bacillus crassus (L. Kumer, Samek u. a.) und andere Bakterien (s. Tachau, dieses Handbuch).

Fällen ohne Ablagerung der Bakterien in der Haut unterscheidet, wird es sich für uns erübrigen, eine Schilderung der allgemeinen septischen Erkrankungen, die in Lehrbüchern der inneren Medizin, der Chirurgie und Gynäkologie hinreichend bearbeitet sind, zu geben. Wir können uns aus diesem Grunde auf die Schilderung der Hautveränderung als eines, wie wir später noch sehen werden, oft recht wichtigen, wenn auch seltenen Symptoms einer staphylogenen oder streptogenen Sepsis beschränken. Bei den bisher bekannten Fällen von Pyämiden, soweit sie einwandfrei untersucht sind, läßt sich sowohl in der Form der Hautveränderungen als auch im Verlaufe der Hauterkrankung ein charakteristischer Unterschied zwischen dem staphylogenen oder streptogenen Pyämiden erkennen, der uns eine gesonderte Beschreibung dieser beiden Formen gerechtfertigt erscheinen läßt.

Staphylogene pyämische Dermatitiden[1].

Staphylogene Pyämide sind beobachtet worden: bei Staphylokokkensepsis unbekannter Ursache (GANS, P. GEORGE und H. GIROIRE), akutem Gelenkrheumatismus (UNNA), akuter Endokarditis (FINGER), Verletzung am Fuß (LEBET), Wangengeschwür (E. FRAENKEL), Furunkel (R. MEYER). Die staphylogenen Pyämide treten meist plötzlich kürzere oder längere Zeit nach Bestehen der primären Erkrankung, häufig nur wenige Tage vor dem Exitus mit Verschlechterung des Allgemeinbefindens, mit Schüttelfrost und Fieber oder Steigerung des Fiebers auf. Das klinische Bild ist ungemein reichhaltig, nicht nur in bezug auf die Hautveränderungen selbst, sondern auch insofern, als bei dem einzelnen Kranken die verschiedensten Efflorescenzen, bei denen aber eine gewisse Ähnlichkeit der Entwicklung unverkennbar ist, nebeneinander beobachtet werden können. In manchen Fällen scheint dem eigentlichen „Pyämid" ein erythematöses Stadium voranzugehen. Das Erythem, das von Jucken und Brennen begleitet sein kann (GANS), tritt als diffuses, flüchtiges, aber auch urticarielles (E. FRAENKEL) oder masernähnliches Erythem auf (WERTHER). Es kann sich über den ganzen Körper verbreiten, aber auch auf einzelne Körperteile begrenzt bleiben (E. FRAENKEL). Am häufigsten beginnt das „Pyämid" mit einem fleckförmigen Exanthem. Die Flecke sind von roter (E. FRAENKEL und LEBET), häufiger blauroter Farbe (DEUTSCH und UNNA, E. FRAENKEL, GANS, GEORGE und GIROIRE), unscharf begrenzt und manchmal von einem hellroten Hof umgeben. Sie werden als stippchenförmig, stecknadelkopf-, linsen-, kirschkern- bis fünfpfennigstückgroß beschrieben. Relativ selten scheint das fleckförmige Exanthem von Anfang an hämorrhagisch zu sein (FRAENKEL, GEORGE und GIROIRE). Dagegen stellen sich hämorrhagische Veränderungen des Exanthems — Petechien, Ekchymosen, subunguale und corneale Blutungen öfters im Verlaufe der Krankheit ein (GANS, E. FRAENKEL, UNNA).

Als besonderes Charakteristicum für die makulösen Staphylokokkenmetastasen der Haut geben P. GEORGE und GIROIRE an, daß beim Reiben über den Flecken die Oberhaut sich leicht ablöst. Nach dem deutschen Material muß dagegen gesagt werden, daß Epidermolyse, abgesehen von einem Fall von E. FRAENKEL, auf den wir noch sogleich eingehen werden, bei dem staphylogenen

[1] Bei der Beschreibung der staphylogenen Pyämide werden wir uns nur auf diejenigen Fälle stützen, die in bakteriologischer und histologischer Hinsicht genau untersucht sind. Dabei muß aber bemerkt werden, daß es in der Literatur eine große Anzahl solcher Fälle gibt, die zwar unseren Anforderungen in bezug auf eine sichere Diagnosestellung nicht genügen, die aber nach dem klinischen Bilde und dem Verlauf der Erkrankung mit großer Wahrscheinlichkeit zu den Pyämiden gehören (ANTONY, BRUUSGAARD, LEWIN, MARIO, ALBERT MAYER, NOVAK, OLTEN, PETRINI, ROBIN und LEREDESSE, SINGER, TAKAHASHI, MUWIN und EDDOWES, WEIL u. a.).

Pyämid nicht beobachtet worden ist. In manchen Fällen kann man zugleich mit dem makulösen Exanthem auf einzelnen roten oder blauroten Flecken Bläschen (WERTHER, GEORGE und GIROIRE) oder Pusteln (FINGER) beobachten. Häufiger dagegen ist die Umwandlung des makulösen in ein vesiculöses oder pustulöses Exanthem im Verlaufe der Krankheit, meist schon ein oder wenige Tage nach dem Auftreten der ersten Hauterscheinungen (DEUTSCH und UNNA, MEYER, E. FRAENKEL). Stecknadelkopf- bis kirschkerngroße Bläschen, manchmal gedellt (LEBET), mit wäßrigem oder opakem Inhalt können auf nicht infiltriertem, gelegentlich hämorrhagischen Grunde (FRAENKEL) vereinzelt oder gruppiert stehen und (selten) von einem roten Hof umgeben sein. Die Blasen können platzen, es kann zu Krusten- (GEORGE und GIROIRE) oder Geschwürsbildung (STRANDBERG) kommen.

Außergewöhnlich und in vieler Hinsicht besonders interessant ist ein von E. FRAENKEL beschriebener Fall. Hier traten 4 Tage nach Bestehen eines zum Teil hämorrhagischen maculo-papulösen Exanthems zahlreiche Bläschen und umfangreiche Blasen am ganzen Körper auf, so daß schließlich große Teile des Körpers und Gesichts von Epidermis entblößt waren, ein Krankheitsbild, wie es uns als staphylogen bedingt nur beim Pemphigus neonatorum bekannt ist.

Neben dem makulösen Exanthem finden wir aber auch maculo-papulöse und rein papulöse (FRAENKEL, LEBET, GANS) Exantheme. Die Papeln können minimal, hanfkorn-, linsen- bis kirschkerngroß und manchmal von einem zarten roten Hof umgeben sein. Neben den papulösen können von Anfang an papulo-pustulöse Efflorescenzen vorhanden sein oder die Papeln werden erst im weiteren Verlauf der Krankheit, oft kurz vor dem Exitus, pustulös. Nur außerordentlich selten scheinen die Papeln allmählich zu verschwinden, ohne daß es zur Pustelbildung kommt, und es muß als besonders bemerkenswert bezeichnet werden, daß dies nur in einem in der Literatur beschriebenen Fall festzustellen war, und zwar handelt es sich hier um einen der wenigen Fälle (GANS), die auch in eine Heilung der septischen Allgemeinerkrankung ausgingen.

Während sich all die bisher beschriebenen Hautveränderungen an der Hautoberfläche abspielen, finden wir auch tiefer liegende Prozesse in Cutis und Subcutis, die hierher gerechnet werden müssen. Unter dem uns als Furunkulose bekannten Bilde können Pyämide anscheinend vor allem beim Säugling auftreten (FINGER). Es sind dann über die ganze Haut verstreut „Furunkel“ vorhanden, daneben in der Subcutis liegende dicht beieinanderstehende blaurote Knötchen, über denen die Haut intakt und noch verschieblich ist. Bei Incision entleert sich aus diesen Knötchen, die nichts anderes als im subcutanen Zellgewebe liegende kleine Abscesse sind, Eiter. Tiefer liegende Pyämide treten auch als Knoten oder flächenförmige Infiltrate an der Grenze von Haut und Unterhautzellgewebe oder rein subcutan auf. Sie sind im Anfang meist von hellroter, später von blauroter Farbe und druckempfindlich. Die Knoten können kirschkerngroß und hart sein, vereinzelt oder als kleine Ketten aneinandergereiht liegen. Die Knoten und flächenförmigen Infiltrate (LEBET, BILAND, STRANDBERG) — letztere können eine Größe von 8 zu 20 cm erreichen — sind fast immer unscharf begrenzt, auf ihrer Unterlage verschieblich, während sie mit der Haut oft verwachsen sind. Zu einer klinisch in Erscheinung tretenden eitrigen Einschmelzung dieser Knoten und Infiltrate scheint es nur ganz selten zu kommen; in der Regel verschwinden sie allmählich.

Als besonderes Charakteristicum der pyämischen Dermatitiden ist ihre Polymorphie hervorzuheben (s. o.). Bei ein und demselben Kranken können wir nebeneinander Erytheme, Maculae, Papulae, Vesiculae, Pusteln, tiefliegende Knoten und Infiltrate finden. Oft sehen wir eine größere Anzahl der Efflorescenzen im gleichen

Entwicklungsstadium, doch ist dies nicht die Regel. Dagegen geht aus dem bis jetzt vorliegendem Material unstreitig hervor, daß das staphylogene Pyämid im weiteren Verlauf der Krankheit eine Reihe von charakteristischen Umwandlungen durchmacht. In allen in der Literatur beschriebenen Fällen, die letal endigten, kam es meist außerordentlich schnell — einen bis wenige Tage nach Auftreten der Initialsymptome — zur Bildung zahlreicher eitriger Bläschen und Pusteln im Zentrum der erythematösen Hautveränderungen. Daß sich die erythematopapulösen Efflorescenzen zurückbilden können, wurde schon erwähnt. In einzelnen solchen Fällen war wohl eine Umwandlung dieser Efflorescenzen in Hämorrhagien zu beobachten, doch fehlte stets eine miliare Eiterung (Gans).

Lokalisation. Die staphylogenen „Pyämide" können über den ganzen Körper verbreitet sein, scheinen aber vorzugsweise symmetrisch am Rumpf und an den Extremitäten aufzutreten und selten Gesicht (E. Fraenkel), Schleimhaut (Finger) und Genitale (Werther) zu befallen. Knotenförmige Infiltrate dagegen scheinen die unteren Extremitäten zu bevorzugen. Nach den bis jetzt bekannten Fällen scheinen an Pyämiden Männer häufiger zu erkranken als Frauen. Diese Tatsache berechtigt jedoch nicht zu der Annahme, daß das männliche Geschlecht mehr zu dieser Hauterkrankung inkliniere als das weibliche, sondern erklärt sich zwanglos aus der häufigeren Infektionsgelegenheit des Mannes im Berufsleben.

Ätiologie und Bakteriologie. Die Ausschwemmung der Staphylokokken in die Haut ist meist ein einmaliger Vorgang, kann sich aber auch wiederholen, wie an dem Auftreten verschiedener Schübe ersichtlich ist. Bei der weitaus größten Zahl der Fälle wurde als Ursache des staphylogenen Pyämids sowie der gleichzeitig bestehenden Staphylokokkensepsis der Staphylococcus pyogenus aureus, nur in einem Falle der Staphylococcus pyogenus albus (Fraenkel) festgestellt. In einem Falle von Finger ergab die bakteriologische Untersuchung des Phlegmoneneiters und des Herzblutes neben dem Streptococcus pyogenus einen „eigentümlich virulenten Staphylococcus". In den Hautefflorescenzen desselben Falles fanden sich in Reinkultur die gelben Staphylokokken. Der Nachweis der Staphylokokken in den vesiculösen und pustulösen Efflorescenzen gelang in allen Fällen, in denen es zu einer eitrigen Umwandlung der Hautefflorescenzen gekommen war. Staphylokokken wurden aber auch aus Exanthemflecken (Unna), Papeln (Finger und Strandberg) und tiefen Infiltraten (Biland und Strandberg) gezüchtet. In manchen Fällen gelang es, sie im Blute intra vitam nachzuweisen (Meyer, Biland, Fraenkel, Gans, George und Giroire). Nach den Beobachtungen von Gans scheint dieser Nachweis um so eher zu gelingen, je früher nach Auftreten des Pyämids die bakteriologische Blutuntersuchung erfolgt. Daß nicht in allen Fällen der Nachweis der Staphylokokken im Blute gelang, entspricht durchaus unseren Erfahrungen bei anderen, durch Mikroben verursachten, hämatogenen Erkrankungen der Haut. Wie bei diesen, so wird es auch bei den pyämischen oft genug Glücksache sein, ob man den Augenblick erfaßt, in dem — schon oder noch — die Staphylokokken im Blute vorhanden sind; dabei scheint es zu gewissen Zeitpunkten der Erkrankung zu einer ganz außerordentlichen Überschwemmung des Blutes mit Staphylokokken kommen zu können. E. Fraenkel zählte in einem Falle 560 Kolonien in einem mit 2 ccm Agar gemischten, auf einer Petrischale ausgegossenen, Tropfen Blut. Erwähnenswert, jedoch für die praktische Diagnose unwichtig, ist, daß in manchen zur Sektion gekommenen Fällen der Nachweis von Staphylokokken im Herzblut (Finger, Fraenkel) gelang.

Allgemeine Pathologie. Die zur Sektion gekommenen Fälle wiesen in bezug auf die Veränderungen an den inneren Organen im großen und ganzen keine Besonderheiten gegenüber den ohne Hautmetastasen einhergehenden Fällen von Staphylokokkensepsis auf. Wenn unter den letalen Fällen von „Pyämiden“ relativ häufig schwerste eitrige, ulceröse und nekrotisierende Prozesse am Endokard, an den Herzklappen und Sehnenfäden des linken Herzens zu finden waren, so ist dies an sich nicht besonders auffallend, dürfte aber doch vielleicht, da bei den zur Genesung gekommenen Fällen wenigstens klinisch keine Mitbeteiligung des Kreislaufsystems zu beobachten war, in gewisser Hinsicht für die zum Tode führenden Fälle charakteristisch sein. Wie in der Haut fanden sich bei der Sektion metastatische Herde in fast allen inneren Organen, im Herzmuskel (Unna, Meyer, E. Fraenkel), in Hirn- und Rückenmarkshaut (E. Fraenkel, Finger, Unna), Nieren (Meyer, Finger, Lebet, E. Fraenkel, Werther), Lungen, Herzbeutel, Leber, Darm, Milz, Muskeln und Knochen, Prostata, Uterus, Harnblasenschleimhaut, Schilddrüsen und Netzhaut (Fraenkel). Auch bei den in Genesung ausgehenden Fällen wurden, wenn auch im geringeren Maße, Staphylokokkenmetastasen beobachtet, und zwar im Knochen als Osteomyelitis des Akromions, Schleimbeutel, Nebenhoden, Urethra (Biland), bemerkenswerterweise bei klinisch normalem Herzbefund.

Histologie. Eine genaue Beschreibung des histologischen Bildes der verschiedenen Efflorescenzen des staphylogenen „Pyämids“ liegt von fast allen zur Beobachtung gekommenen Fällen vor (Unna, Strandberg, Biland, Finger, E. Fraenkel, Lebet, Gans u. a.). In seinen Ausführungen über infektiöse und toxische hämatogene Dermatosen würdigte Jadassohn (1904) zusammenfassend die Histologie dieser Erkrankungen. Aus letzter Zeit finden wir in dem Lehrbuch der Histologie von Gans das histologische Bild eingehend geschildert.

Die Mannigfaltigkeit des klinischen Bildes der staphylogenen Formen wird sich selbstverständlich auch in seiner Histologie widerspiegeln. Nicht nur werden die erythematösen Veränderungen ein anderes histologisches Bild ergeben als die tiefen Infiltrate, sondern es wird auch darauf ankommen, in welchem Stadium der Entwicklung der einzelnen Efflorescenzen die histologische Untersuchung vorgenommen wird. Wie schon oben angeführt, scheint dem eigentlichen „Pyämid“ in manchen Fällen ein erythematöses Stadium voranzugehen. Bei einem besonders früh zur Beobachtung gekommenen Falle eines solchen Initialerythems fand Gans ein Ödem des Papillarkörpers und der Cutis. Die erweiterten Gefäße zeigten auffallend geschwollene Endothelien und waren von zahlreichen Zellen — vornehmlich Leukocyten und Lymphocyten — gefüllt, zwischen denen sich vereinzelt Kokkenanhäufungen fanden. Letztere „sind jedoch nicht wie beim Embolus in das Gefäß eingepreßt, sondern stehen nur im lockeren Zusammenhang miteinander“ (Gans). Die Gefäße und Lymphspalten sind von einem Infiltrat von Lymphocyten und wenig Mastzellen umgeben. Bei den makulösen „Pyämiden“ finden wir die Epidermis intakt, es treten im Papillarkörper und an der Grenze zwischen Papillarkörper und eigentlicher Cutis und in der Subcutis umschriebene Herde auf. Die Papillen innerhalb dieser Herde sind geschwollen und von einem eitrigen Infiltrat durchsetzt. In den diesen Hautbezirken zugehörigen Blutgefäßen sind meist Kokken, vereinzelt (Unna) oder in Massen, die Gefäße verstopfend, nachzuweisen (Fraenkel). Fraenkel fand die Staphylokokken vornehmlich in dem Capillargefäßnetz des Papillarkörpers und des Unterhautzellgewebes, aber auch in größeren Arterienästchen der Subcutis. Die Gefäße der Cutis und Subcutis sind meist von einem eitrigen Infiltrat umgeben, das auch hämorrhagischen Charakter annehmen kann. Die Gefäßwände größerer Gefäße der Subcutis können von zelligen Exsudatmassen und Staphylokokken durchsetzt, ihr Lumen durch Bakterienembolien und weiße und gemischte Thromben verstopft sein. Von in der Subcutis gelegenen Herden lassen sich gelegentlich Exsudatmassen mit freiliegenden Staphylokokken bis zu den benachbarten Haarbälgen und Knäueldrüsen verfolgen, die dann von einem zelligen Infiltrat umgeben, in denen aber meist keine Kokken nachzuweisen sind (FRAENKEL). Im maculo-vesiculösen und pustulösen Stadium finden wir in den tieferen Hautschichten im wesentlichen dieselben Veränderungen wie bei den rein makulösen Efflorescenzen, nur ist hier entsprechend dem klinischen Bilde die Oberhaut ebenfalls verändert. Sie ist durch ein Exsudat aus Detritus, Leukocyten, Staphylokokken und bei hämorrhagischen Fällen auch aus Erythrocyten abgehoben (UNNA, FRAENKEL). Bemerkenswert ist, daß bei dem Fall von FRAENKEL, in dem es zu pemphigusartigen Veränderungen der Haut gekommen war, nirgends im Gefäßapparat Staphylokokken zu finden waren — vielleicht ein Hinweis darauf, daß hier die schweren Hautveränderungen rein toxisch bedingt sein könnten. Die Pusteln sind streng einkammerig. Zwischen den Epithelzellen finden sich dichte Schwärme von Staphylokokken, die bis in die Hornschicht vorgedrungen sind. Die unterhalb der Pusteln gelegenen Capillaren sind maximal erweitert und strotzend mit Blut gefüllt. Hier findet man meist eine Auswanderung von Leukocyten (UNNA und DEUTSCH).

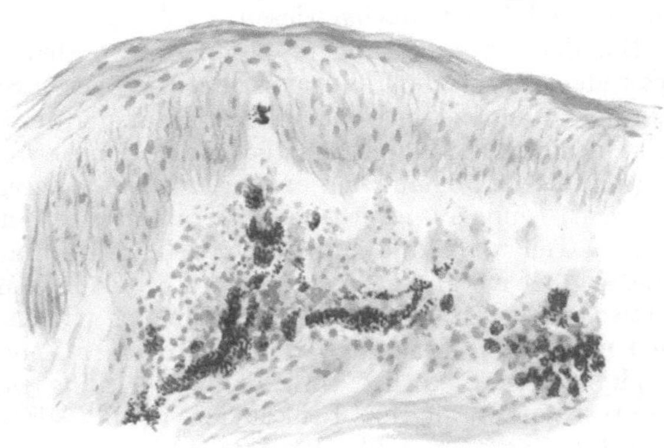

Abb. 1. Staphylogene metastatische Dermatose (Pustulosis staphylogenes UNNA). Ödem der Stachelschicht und Bläschenbildung. Kokkenthromben in den Capillaren (nach UNNA). O 300; R 300 : 1. (Nach GANS.)

Die als Papeln imponierenden Efflorescenzen bestehen anatomisch im wesentlichen aus miliaren Abscessen der tieferen Schichten des Stratum reticulare (FINGER, LEBET). Diese miliaren Abscesse sind bedeckt von Hornschicht, Rete Malpighii, Stratum papillare und der obersten Schicht des Stratum reticulare; diese Hautschichten zeigen keine pathologischen Veränderungen. Der kleine Absceß ist zwischen Bindegewebsbündeln, in manchen Fällen auch im Fettgewebe (FINGER), eingelagert, ist scharf (FINGER) oder unscharf (LEBET) begrenzt. Im Zentrum des Abscesses liegt häufig ein erweitertes mit Kokken vollgepfropftes Blutgefäß; die Kokken können auf das Lumen des Gefäßes beschränkt, aber auch schon aus dem Blutgefäß in das eitrige Infiltrat übergewandert sein (FINGER). Bei größeren Abscessen fand LEBET kein Gefäß mehr, auch keine Überreste von elastischen Fasern, dagegen in einer Unterhautvene, von der man an manchen Stellen den Eindruck hatte, daß eine Kommunikation der Vene mit dem Absceß bestand, Staphylokokken und Leukocyten. Die elastischen und kollagenen Fasern sind im Bereiche des Abscesses verschwunden (LEBET, FINGER), können aber in der infiltrierten Zone auch erhalten sein (MEYER). Die Blutgefäße der Cutis sind in der Nachbarschaft des Abscesses gleichmäßig oder ungleichmäßig varikös erweitert. Sie sind entweder mit Erythrocyten und auffallend zahlreichen Leukocyten — oder mit Blutkörperchen, die in einem Maschenwerk von Fibrin deponiert sind, oder auch mit einem Gewirr von Fibrinfäden erfüllt (FINGER). Das perivasculäre Bindegewebe ist von Leukocyten infiltriert, die in dichtgedrängten Massen die Capillaren umscheiden. Blutgefäßveränderungen finden sich aber auch in größerer Distanz bis ins Unterhautfettgewebe reichend; sie imponieren dann als Dilatation und pralle Füllung mit Erythrocyten, Leukocyten und Fibrin;

die eitrige Infiltration des perivasculären Bindegewebes fehlt hier meist. In den Blutgefäßen in der Tiefe der Haut sind in der Regel keine Staphylokokken nachzuweisen, jedoch können Leukocyten mit Staphylokokken beladen in Bindegewebsspalten (Meyer) liegen.

Im papulo-maculösen Stadium liegen die miliaren Abscesse im Stratum reticulare und papillare cutis. Sie bestehen aus einer ziemlich scharf begrenzten Anhäufung dichtgedrängter Eiterzellen mit Detritus im Zentrum. Die Eiteransammlung, die hauptsächlich im Stratum reticulare cutis sitzt, reicht nach oben und hat eine Anzahl Papillen und Retezapfen zur Einschmelzung gebracht, die dann nur von einer Schicht verhornter Epithelzellen bedeckt sind. Die Epidermisdecke kann aber auch fehlen, und wir finden dann statt dieser eine Schicht von Leukocyten, die noch Kernfärbung zeigen. Die dem Absceß zunächst liegenden Papillen und Retezapfen sind ebenfalls eitrig infiltriert. In der Umgebung des Infiltrats finden wir dieselben Veränderungen an den Blutgefäßen wie bei den rein papulösen Efflorescenzen. In den Infiltratzellen hat Fraenkel reichlich Glykogen nachgewiesen.

Bei den flächenförmigen, besonders an den Unterschenkeln auftretenden Pyämiden, waren die Epidermis und die oberen Schichten der Cutis nicht verändert. In den tiefen Schichten der Haut und im subcutanen Fettgewebe findet sich ein unregelmäßig begrenzter Infiltrationsherd, der zentrale Erweichung und zahlreiche Kokkenhäufchen enthalten kann. Unregelmäßig im Infiltrationsherd verstreut, sind ausgesprochene Veränderungen an den Gefäßen vorhanden, die zum Teil weiße und zum Teil rote Thromben aufweisen können. Die Gefäßwandung ist verändert im Sinne einer Endo-, Meso- und Periphlebitis, ihre elastischen Fasern sind zum Teil zerstört (Biland). Thromben können aber auch in Arterien gefunden werden. In einer Vene fanden Biland und Lebet Staphylokokken. In der Umgebung des Infiltrationsherdes sind die Capillaren erweitert und prall mit Leukocyten gefüllt. Das perivasculäre Bindegewebe ist mit Leukocyten infiltriert.

Pathogenese. Die staphylogenen pyämischen Dermatitiden entstehen natürlich dadurch, daß Staphylokokken von einem Eiterherd im Organismus aus durch das Blut in das Gefäßsystem der Haut verschleppt werden. Nach dem bis jetzt vorliegenden Material läßt es sich nicht entscheiden, ob es sich bei ihrer Entstehung lediglich um eine Beteiligung des arteriellen (Fraenkel) oder auch des venösen Gefäßsystems der Haut handelt (Jadassohn, Lebet, Biland). Jedoch erscheint es als sehr wahrscheinlich, daß auch für die staphylogenen gilt, was Jadassohn (1904) in bezug auf alle infektiösen hämatogenen Dermatosen ausführte: „daß die Ablagerung der Mikroben jedenfalls nicht in den großen Venen, sondern im Gebiet der kleinsten Gefäße statthat, in dem sie als verstopfende Bakterienhaufen ankommen oder zu solchen auswachsen können, oder von denen aus sie, ohne zu verstopfen, in das umgebende Gewebe gelangen“. Am häufigsten sind die pyämischen Dermatitiden in der obersten Schicht der Cutis lokalisiert und gehen von den kleinsten und periphersten Gefäßen aus, ohne daß man bis jetzt sagen kann, ob diese capillar oder präcapillar den Arterien oder Venen zugehören. In manchen Fällen kam es zu einem Infarkt einer größeren Vene des Unterhautzellgewebes (Biland und Lebet).

Nach den Ausführungen Jadassohns können wir annehmen, daß bei dem Zustandekommen von Hautmetastasen physikalische Momente, wie Verlangsamung des Blutstromes, Weite der Gefäße und Größe der Mikroben in erster Linie eine Rolle spielen. Das Exanthem kann lokalisiert sein 1. im Papillarkörper, 2. am follikulären Apparat der Haut und 3. in der Subcutis. Ohne Zweifel sind die Capillarschlingen im Papillarkörper und um die Haarbälge und Talgdrüsen besonders günstig für die Ablagerung von Mikroben, die natürlich von hier aus leicht in die Cutis gelangen können, so daß die papilläre Entstehung nicht immer festzustellen sein wird. In der Cutis werden Hautmetastasen am ehesten an den Punkten entstehen, wo das Blut die Gefäßäste des größeren Arterien- und Venennetzes verläßt; dabei besteht die Möglichkeit, daß bei einer Läsion, die in der Cutis entsteht, die Mikroben in die Papillen hineinwachsen, so daß der Eindruck eines papillären Prozesses erweckt werden kann. Klinisch sind diese beiden Arten der Entstehung von infektiösen Hautmetastasen durch verschiedene Formen des Exanthems, wie Roseolae, Papeln, Vesiculae und Pusteln gekennzeichnet. Tiefere Knoten können, wie wir vom Tuberkulid wissen, von Capillaren und Arterien ausgehen, häufiger aber scheinen die Venen beteiligt zu sein. PHILIPPSON nahm an, daß die Mikroben, nachdem sie die Capillaren mit ihrem schnelleren Lauf überwunden haben, in den Venen steckenbleiben. Wahrscheinlicher aber ist es, daß die Infektion an den Vasa vasorum, in denen die analogen Zirkulationsbedingungen vorhanden sind wie in den Capillarschlingen im Papillarkörper, und um die Haarbälge und Talgdrüsen beginnt und sich von hier aus nach dem Lumen der Venen zu fortpflanzt (JADASSOHN). Sind die Staphylokokken in die kleinsten Gefäße gelangt, so spielt sich hier ein entzündlicher Prozeß ab. Ihre Toxine verursachen Gefäßwandschädigungen, die vielfach zu einer Einschmelzung der Gefäße führen. In einem weiteren Entwicklungsstadium der Hautmetastasen kommt es dann zu einer eitrigen Infiltration. Die Capillaren, aber auch größere Gefäßästchen, sind von Leukocyten infiltriert, die sich reichlich auch in der Umgebung der Gefäße finden. Von hier aus wandern die Leukocyten in das umgebende Bindegewebe, die normalen Bindegewebszellen nehmen ab, um schließlich ganz zu verschwinden. Es entsteht das anatomische Bild eines miliaren Abscesses. Sind die erkrankten Gefäßwände nicht nur für Leukocyten, sondern auch für Erythrocyten durchlässig geworden, so wird das eitrige Exsudat mit Erythrocyten durchsetzt —, ein Vorgang, der klinisch als eine hämorrhagische Veränderung der Efflorescenzen — Petechien, Ekchymosen usw. — zu erkennen ist.

Diagnose. Diagnostisch machen die staphylogenen „Pyämide" im allgemeinen keine besonderen Schwierigkeiten. Bei einem polymorphen oder nodösen Erythem, das im Verlaufe einer staphylogenen pyämischen oder septischen Erkrankung auftritt, wird man immer daran denken müssen, daß es sich um ein Pyämid handeln kann; dieser Verdacht ist um so eher begründet, wenn die Hauterscheinungen im Anschluß an einen Schüttelfrost auftreten und sehr schnell eine eitrige Umwandlung erfahren. Größere Schwierigkeiten können diejenigen Fälle bieten, bei denen es nur zur Bildung einzelner Papeln oder Infiltrate kommt. Hier wird sehr oft nur eine genaue bakteriologische Untersuchung diagnostisch zum Ziele führen. Betont muß werden, daß das Auftreten eines Exanthems bei manchen fieberhaften unklaren Erkrankungen erst der Hinweis darauf sein kann, daß es sich um eine staphylogene septische Erkrankung handelt, so daß in diesen Fällen dem „Pyämid" selbst ein großer diagnostischer Wert für die Allgemeinerkrankung zukommt. GEORGE und GIROIRE glauben sogar, daß gerade bei fieberhaften Erkrankungen unbekannter Ätiologie die für eine staphylogene metastatische Erkrankung so charakteristische Hautveränderung schon ohne bakteriologische Untersuchung die Diagnose Staphylokokkensepsis erlaubt. Das wichtigste diagnostische Hilfsmittel wird immer die bakteriologische Untersuchung sein.

Der Nachweis von Staphylokokken in den Hautefflorescenzen, in Pusteln und Bläschen, wird meist gelingen, muß aber unter allen Kautelen am besten durch Aspiration ausgeführt werden. Oft wird es möglich sein, die Staphylokokken in excidierten Krankheitsherden von fleckförmigen und papulösen

Hautveränderungen und Infiltraten aufzufinden; das sollte bei allen unklaren Fällen versucht werden. In jedem Falle des Auftretens eines polymorphen Erythems sollte möglichst frühzeitig eine bakteriologische Untersuchung des Blutes vorgenommen werden, die zwar nicht immer, jedoch häufig die Anwesenheit von Staphylokokken im Blut nachweisen wird. Differentialdiagnostisch kommen für die staphylogenen pyämischen Dermatitiden alle polymorphen Erytheme der Haut in Frage.

In erster Linie sind hier die Arzneiexantheme zu nennen, da die Schwere der Allgemeinerkrankung in der Regel eine besonders intensive medikamentöse Behandlung erfordert. Um nur einige Medikamente herauszugreifen, bei denen oberflächliche polymorphe und nodöse Erytheme beobachtet wurden, nennen wir Salvarsan (Jadassohn, Klaar, Klingmüller, Schönfeld, Zieler u. a.), anorganisches Arsen (Neumann, W. J. Macdonald u. a.), Antipyrin (Apolant u. a.), kolloidales Silber (Definet) und Jodkalium (J. L. Bauch). Im allgemeinen wird das Arzneiexanthem nicht mit einem Schüttelfrost beginnen, und es wird auch die gerade für die meisten staphylogenen Pyämide so charakteristische schnelle eitrige Umwandlung der Efflorescenzen fehlen. Polymorphe Erytheme toxischen Ursprungs, wie sie nach bestimmten Nahrungsmitteln wie Fischen (F. R. Rosental) und Austern (Turner), bei Diabetes (Naunyn), Nephritis (Bruzelius, Glasenfeldt, Merk, O. Sachs u. a.), malignen Tumoren innerer Organe (St. Rothman, Adler, Davis u. a.) und Störungen von seiten des Magen-Darmkanals (Ehrmann, E. Freund, Neumann u. a.) vorkommen, werden hier und dort einmal differentialdiagnostische Schwierigkeiten bereiten können, sind aber bei genauer Beobachtung des Allgemeinzustandes leicht auszuschließen. Dasselbe gilt für die polymorphen und nodösen Erytheme, die bei Infektionskrankheiten wie bei Abdominaltyphus (Calton, Étienne, Galland, Gendolin u. a.), Cholera (Hebra, Monet), Variola (Eichenlau, Epstein u. a.), Grippe (Bela, Bristow, Epstein, Hoffmann u. a.), Pneumonie (Mace u. a.), Diphtherie (E. Fraenkel u. a.), Masern (Heubner), Keuchhusten (Bohn, Heubner), Malaria (Volquarsen u. a.), Trypanomiasis (Darre), Erysipel (Chautenesse), Gonorrhöe (Buschke u. a.), Syphilis (E. Hoffmann, Jadassohn u. a.), Mykiden (Trichophytide, Levurinide und Epidermophitide, Bloch u. a.), Tuberkulose (Tuberkulide, vor allem die akute miliare Tuberkulose der Haut, Jadassohn, Lewandowski u. a.) gelegentlich beobachtet wurden [1]. Bei dem Erythema exsud. multif. Hebra, das, vor allem im Beginn der Krankheit, mit einem staphylogenen „Pyämid" verwechselt werden könnte, fehlt meist die bei diesem so gut wie immer vorhandene schwere Störung des Allgemeinbefindens.

Bei den staphylogenen pyämischen Dermatitiden mit pustulösen, vesiculösen und furunkelartigen Efflorescenzen wird man an exogen bedingte Pyodermien denken müssen. Hier wird das Allgemeinbefinden, das bei der Pyämie in der Regel hochgradig, bei den Pyodermien gar nicht oder nur wenig gestört ist, differential-

[1] Hämatogene Pyocyaneusinfektionen der Haut sowie solche mit anderen Erregern, wie Pneumokokken, Influenzabacillen usw. dürften nur durch bakteriologische Untersuchungen auszuschließen sein. Die im Verlaufe von Ulcerationen an der Vulva, wie Ulcus vulvae crenatum (Kumer), und acutum (Kumer, Samek u. a.) auftretenden meist nodösen Exantheme zeigen klinisch eine große Ähnlichkeit mit den „Pyämiden", sind aber immer gekennzeichnet durch ulceröse Veränderungen an den Genitalien, die vor Auftreten des Exanthems vorhanden waren, und die bei den „Pyämiden" so gut wie nie beobachtet wurden. Variola, Variolois und Varicellen werden gelegentlich zu einer Verwechslung mit einem Pyämid führen können. Eine genaue Berücksichtigung des Gesamthautbildes — Fehlen von verschiedenartigen Hautefflorescenzen wie dies für die Pyämide so charakteristisch ist — und eine bakteriologische Untersuchung werden hier die Differentialdiagnose erleichtern. Dazu kommen natürlich die speziellen Untersuchungen zur Varioladiagnose, das Blutbild usw.

diagnostisch eine wichtige Rolle spielen. Außerdem findet sich vielfach die folliculäre Pustel und der eitrige Pfropf, es fehlen bei ihnen oft die Symmetrie und das schubweise Auftreten der Efflorescenzen, und man findet nie so verschiedenartige Efflorescenzen wie Maculae, Papeln, Pusteln, Bläschen und Infiltrate nebeneinander, wie dies gerade für die Pyämide charakteristisch ist. Die Form der staphylogenen Hautmetastasen, bei der es zu mehr oder weniger großen Infiltraten an der Grenze von Cutis und Subcutis oder rein subcutan, vornehmlich an den unteren Extremitäten kommt, wird nach Form, Konsistenz und Farbe leicht zu einer Verwechslung mit einem Erythema nodosum führen können.

Auch hier wird das meist schwer gestörte Allgemeinbefinden für eine Pyämie sprechen, wobei aber bemerkt werden muß, daß es auch Fälle gibt, die erst durch eine bakteriologische Untersuchung eine diagnostische Klärung erfahren können.

Prognose. Die Prognose aller Formen des staphylogenen „Pyämids“ wird immer abhängig sein von der Schwere der primären Erkrankung. Jedoch kann man aus dem bisher vorliegenden Material sehr wohl den Schluß ziehen, daß das Auftreten und vor allem die Form der Hauterkrankung für den Ausgang der septischen Erkrankung selbst prognostisch außerordentlich wichtig ist. Im allgemeinen läßt sich sagen, je früher bei einer staphylogenen pyämischen oder septischen Erkrankung ein Exanthem beobachtet wird, und je schneller dieses eine eitrige Umwandlung erfährt, desto ungünstiger ist die Prognose quoad vitam. Nur zu häufig kündigt das „Pyämid“ oder seine eitrige Umwandlung den letalen Ausgang der Erkrankung erst an, in weitaus den meisten Fällen trat es überhaupt erst wenige Tage vor dem Exitus auf. Dagegen scheinen die Fälle, bei denen es zum Verschwinden oder zu einer hämorrhagischen Veränderung ohne zentrale Eiterbildung der Efflorescenzen kommt, auch zu einer Gesundung von der septischen Erkrankung zu führen. Dabei muß bemerkt werden, daß nur wenige der bis jetzt bekannten Fälle einen so günstigen Ausgang nahmen, es endigten mehr als $^2/_3$ letal.

Therapie. Eine spezielle Therapie kommt bei den staphylogenen „Pyämiden“, die ja nur ein Symptom einer meist schweren septischen oder pyämischen Erkrankung sind, nicht in Frage, da alle therapeutischen Maßnahmen, die indirekt auch das Exanthem zu beeinflussen vermögen, gegen die Grundkrankheit gerichtet sein müssen. Es würde über den Rahmen dieser Abhandlung hinausgehen, wollten wir alle die therapeutischen Maßnahmen anführen, die bei der Behandlung einer Staphylokokkensepsis angewendet und empfohlen werden, und über die die Lehrbücher der inneren Medizin, der Chirurgie und der Gynäkologie eingehend orientieren. Abscesse und Geschwüre, die als staphylogene metastatische Hauterkrankungen auftreten, erfahren dieselbe Behandlung wie die exogenen Pyodermien, eine Behandlung, die an anderen Stellen dieses Handbuches eingehend besprochen ist, und auf die näher einzugehen sich für uns erübrigt.

Die streptogenen pyämischen Dermatitiden.

Wie bei den staphylogenen „Pyämiden“ beschränken wir uns auch bei den streptogenen auf die Verwertung derjenigen Fälle, die bakteriologisch und histologisch als einwandfrei untersucht anzusehen sind, obwohl es auch hier in der Literatur eine große Zahl von Fällen gibt, die wahrscheinlich als streptogene zu bewerten sind (Arlett, Brodier, Even, Hanotethuet, Ischia, Krystalowicz, Neave, Nicolas-Mentot, Gaté u. a.).

Im allgemeinen scheint es auch bei der Streptokokkensepsis außerordentlich selten zu Metastasen der Haut zu kommen. Streptogene Exantheme sind beobachtet worden im Anschluß an septische Allgemeinerkrankungen unbekannter Ursache (Vidal und Thérèse, Werther, Finger, Pezzoli, Gans, Biberstein und Fischer), nach Angina (Werther, Ch. Aubertin und Jean Fleury, Gans), Peritonitis (Achard), Otitis media (Ziegler), Abort (Pezzoli), Phlegmone (Orillard und Sabouraud), Scharlach (Jochmann), Masern (Unna), Puerperalsepsis (Fraenkel), Ulcus molle mit Bubo (Finger) und Variola (Gans).

Klinik. Die streptogenen metastatischen Dermatitiden treten meist schon sehr bald nach Beginn der primären Erkrankung auf. Ihre Erscheinungsformen auf der Haut sind nicht so mannigfaltig wie bei den staphylogenen, aber wie bei diesen, läßt sich auch bei den streptogenen meist eine für diese besonders charakteristische Entwicklung der einzelnen Hauteffloreseenzen im Verlaufe der Krankheit erkennen. In einzelnen Fällen beginnt diese mit einem skarlatinösen Exanthem (Gans, E. Fraenkel), häufiger aber beobachtet man als Initialsymptom ein makulöses oder papulöses. Das fleckförmige Exanthem besteht aus roseolaartigen (Finger, Werther, Pezzoli, Vidal und Terres), manches Mal urtikariellen (Finger, Pezzrli, Gans) Efflorescenzen von blaßroter, hochroter und bläulicher Farbe. Die stecknadelkopf- bis pfennigstückgroßen Flecken von rundlicher oder zackiger Form (Werther), mit und ohne hellroten Hof, können in großer Zahl vorhanden sein; es finden sich aber auch, und dann meist vereinzelt (Fraenkel, Werther), größere bis handtellergroße, bläulich verfärbte Hautpartien. Bei diesen größeren Herden kann ein deutlich entzündlich geröteter Rand vorhanden sein (Fraenkel). In manchen Fällen handelt es sich bei den vereinzelt auftretenden Herden um erysipelartige (Troissier, Jean, Yve Bocquien und Paul Quilly und Ch. Aubertin, Jean Fleury) unregelmäßig begrenzte, 12—15 cm große, hell- bis blaurote, ödematöse, schmerzhafte Hautveränderungen. Troissier, Bocquien und Quilley beobachteten eine Verdoppelung der Ausdehnung dieser Herde innerhalb von 24 Stunden. Das papulöse Exanthem besteht aus mehr oder weniger dicht beieinanderstehenden, leicht infiltrierten (Finger) bis derben (Jochmann), stecknadelkopf- bis pfennigstückgroßen, manchmal acneartigen (Unna) Knötchen. Diese sind von runder oder ovaler Form, hochrot, gelbrot und blaurot, liegen cutan, aber auch subcutan und zeigen nicht selten eine periphere entzündliche Rötung (Unna, Jochmann). Daneben finden sich größere bis dreimarkstückgroße papulöse Efflorescenzen, deren Zentrum schwach gelblich gefärbt, deren Rand wallartig verdickt und entzündlich gerötet sein kann (Gans). Tiefer liegende Hautveränderungen werden als nußgroße, mit der Haut verwachsene Knoten (Orillard und Sabouraud) von blauroter Farbe und erythematös veränderter Umgebung und als längliche, zackige, streifenförmig angeordnete derbe Infiltrate von hell- bis bläulichroter Farbe mit dunklerem Zentrum (Finger) beschrieben. Für alle Formen des streptogenen „Pyämids“ muß als besonders charakteristisch bezeichnet werden die in der überwiegenden Mehrzahl der Fälle meist sehr früh und schnell auftretende hämorrhagische Umwandlung der einzelnen Efflorescenzen. Diese kann so frühzeitig erfolgen, daß ein makulöses streptogenes Pyämid von Anfang an als Purpura imponiert (Achard, Pezzoli). Am häufigsten aber beobachtet man eine sehr schnell — einen bis wenige Tage nach dem Auftreten der ersten Hautsymptome — einsetzende hämorrhagische Veränderung der einzelnen Efflorescenzen. Nur in seltenen Fällen scheinen sich die Hauteffloreseenzen langsam zurückzubilden (Biberstein und Fischer). In der Regel entstehen im weiteren Verlauf der Krankheit, oft außerordentlich schnell, auf den hämorrhagisch veränderten Efflorescenzen Blasen oder es kommt zur Bildung von mehr oder weniger ausgedehnten Nekrosen. Die Blasen können stecknadelkopfgroß, kreisrund, durchsichtig und von hellgrauer Farbe (UNNA), markstückgroß, serös und eitrig-hämorrhagisch (GANS) sein. Es kann aber auch zur Bildung vereinzelter seröser, schnell hämorrhagisch werdender Blasen auf vorher leicht verändertem Grunde (WERTHER, PEZZOLI) und schließlich zur blasigen Abhebung großer hämorrhagisch veränderter Hautpartien kommen (PEZZOLI, E. FRAENKEL). Entwickeln sich nekrotisierende Prozesse, so zeigen sich diese in einer bläulichgrauen mißfarbenen Veränderung der hämorrhagisch imbibierten Hautstellen, die eine eigenartige sulzige Konsistenz annehmen (FRAENKEL). Die so beschaffenen Hautpartien können einen blauroten wallartigen Rand zeigen (WERTHER). Es kann zur Bildung von Ulcera kommen, deren schmutziggrauer Grund von einem dünnen, serös eitrigen, übelriechenden Sekret bedeckt ist. In einem Falle beobachtete WERTHER eine Veränderung der Haut, die an die sog. trockene Gangrän erinnere; es kam „zur Umwandlung in einen lederartigen trockenen schwarzen Schorf". Außer der Haut können auch die Schleimhäute befallen sein, und zwar im Sinne von fleckförmigen Hämorrhagien, Blasenbildung und Nekrosen, die an der Wangenschleimhaut und dem Zungenrand beobachtet worden sind. Die streptogenen „Pyämide" treten mit einer gewissen Regelmäßigkeit universell am Stamm und an den Extremitäten symmetrisch auf, ohne die einen oder anderen Körpergebiete zu bevorzugen. Gesicht und behaarter Kopf (FINGER und WERTHER) können ebenfalls befallen sein. Das Exanthem kann sich aber auch auf einzelne Hautbezirke wie Ferse (FRAENKEL), Gesäß (FRAENKEL), beide Fußsohlen (FRAENKEL) usw. beschränken.

Ätiologie und Bakteriologie. Streptogene „Pyämide" entstehen dann, wenn durch das Blut Streptokokken in die Haut gelangen. Nach dem bis jetzt vorliegenden Material läßt sich nach Häufigkeit, Aussehen, Form und Entwicklung des streptogenen Ausschlages kein Schluß ziehen auf die Art des Streptococcus, der die Ursache der Sepsis wie auch der Hautmetastasen ist. Als Erreger der Sepsis und Ursache des Exanthems wurden gefunden der Streptococcus haemolyticus (FINGER, PEZZOLI, GANS, BIBERSTEIN und FISCHER), der Streptococcus pyogenes (FINGER, PEZZOLI), Streptococcus viridans (FRAENKEL, WERTHER) und in einem Falle der Streptococcus erysipelatis. In mehreren Fällen gelang der Nachweis der Streptokokken intra vitam im Blute (WERTHER, JOCHMANN, FINGER, E. FRAENKEL, GANS, BIBERSTEIN und FISCHER), im Blaseninhalt (E. FRAENKEL, UNNA, GANS), wie auch in Erythemflecken (GANS). Bei den zur Sektion gekommenen Fällen wurden Streptokokken im Herzblut (FINGER, FRAENKEL, JOCHMANN) und in metastatischen Herden innerer Organe nachgewiesen. Im allgemeinen dürfte der Nachweis der Streptokokken im Blut intra vitam bei den streptogenen Formen leichter sein als bei den staphylogenen, da die Streptokokken im Gegensatz zu den Staphylokokken das Blut als Nährsubstrat benutzen und darum zu jedem Zeitpunkt des Krankheitsprozesses in diesem vorhanden sein können.

Pathologische Anatomie. Bei den zur Sektion gekommenen Fällen fällt im Gegensatz zu den staphylogenen Exanthemen die viel geringere Beteiligung des Herzens — Klappen und Endokard — an dem Krankheitsprozeß auf. Da, wo Veränderungen am Herzen festgestellt wurden, handelte es sich stets um eine Endokarditis valvulae mitralis, meist mit kleinen Blutungen ins Endokard. Schwere, eitrige, ulceröse und nekrotische Prozesse, wie sie bei staphylogenen „Pyämiden" auffallend häufig zu finden sind, scheinen bei den streptogenen vollkommen zu fehlen. Neben den bei jeder septischen Erkrankung vorhandenen Veränderungen an den inneren Organen, wie trübe Schwellung der Nieren und Leber und Milztumor, sind ausgedehnte Blutungen in die inneren Organe für die Streptokokkenmykosen besonders charakteristisch. Mehr oder weniger ausgedehnte Blutungen fanden sich in Pleura (Unna, Finger, Pezzoli), Perikard (Pezzoli), Mediastinum, Kleinhirn, Meningen, Darm (Pezzoli, Gans); sie fehlten so gut wie nie in Haut, Schleimhaut und subcutanem Gewebe. Daneben wurden diphtherische Veränderungen an der Schleimhaut (Finger) und am Endometrium, Nekrosen des Zungenrandes und der Epiglottis (Unna), des Pharynx und der Magenschleimhaut (Gans) beobachtet. Exsudativ eitrige Prozesse wurden im Gegensatz zu den Staphylokokkenmykosen nur selten gesehen, und zwar als Meningitis purulenta (Pezzoli), Thrombophlebitis purulenta parametr. utr. (Fraenkel) und frische eitrige Meningitis (Werther).

Histologie. Histologisch charakteristisch im Gegensatz zu den staphylogenen Formen ist die bei den streptogenen, mindestens im Anfang, so gut wie immer fehlende exsudative eitrige Entzündung im Gewebe. Die Veränderungen zeigen sich zunächst als Folge toxischer Einwirkungen der in großen Massen in den kleinen Gefäßen des Papillärkörpers und der Subcutis vorhandenen Erreger (Gans). Bei den noch nicht hämorrhagischen frischen Flecken ist die Epidermis überall unverändert (Gans, Finger). In den unteren Lagen können sich vereinzelt Leukocyten finden (Finger). Es besteht ein Papillarkörperödem, durch das die Epithelleisten verschmälert erscheinen. Das Bindegewebe der Papillen ist durchsetzt von einem zelligen, aus Lymphocyten und Leukocyten bestehenden Infiltrat. An manchen Stellen findet man die Leukocyten in kleinen dichten Häufchen (Finger). Die Blutgefäße des Papillarkörpers sind erweitert, die Gefäßwände mit Leukocyten infiltriert. Im Lumen dieser Gefäße sieht man neben einer Vermehrung der Leukocyten auch Fibrin in engem Flechtwerk (Finger) und teilweise dichte Kokkenmassen, die die Gefäße pfropfartig verstopfen können (Finger). Neben normalen Schweißdrüsen findet man auch solche, die von einem mehr oder weniger dichten mono- und polynukleären Infiltrat umgeben sind, das von den Blutgefäßen des Bindegewebes ausgeht. Die Blutgefäße der Schweißdrüsen können von Kokken dicht gefüllt sein; es findet sich dann im perivasculären Bindegewebe ein dichtes, aus Leukocyten bestehendes Infiltrat. Auch die Ausführungsgänge der Schweißdrüsen können von einem Infiltrat umschlossen sein, in dem man manches Mal Kokkenmassen in Capillaren feststellen kann. Gleiche Veränderungen wie an den Schweißdrüsen können an den Talgdrüsen und Haarbälgen vorhanden sein, oft sind die zu den letzteren führenden Capillaren mit Kokken vollgestopft. Um diese Gefäße liegt dann an manchen Stellen eine dichte Anhäufung von Eiterzellen, „die den Eindruck eines miliaren Abscesses machen“ (Finger). Im Fettgewebe sieht man Blutcapillaren, die die einzelnen Fettläppchen umgeben, mit Kokken vollgestopft (Finger, Gans), von einem Leukocyteninfiltrat umsäumt. Die größeren Gefäße der Cutis und Subcutis zeigen entweder normale Wandung, oder ihre Wände sind von Eiterzellen durchsetzt und von einem dichten Eiterzelleninfiltrat im perivasculären Bindegewebe begleitet; ihr Lumen enthält Kokkenmassen und Leukocyten (Finger). Die Gefäße, die normale Wandung zeigen, können von Fibringerinnseln und überwiegend Leukocyten erfüllt sein, Kokkenembolien findet man dann fast ausschließlich in den Vasa vasorum, deren perivasculäres Bindegewebe ebenfalls infiltriert ist (Finger).

Die hämorrhagisch veränderten, makulösen und papulösen Efflorescenzen, die nur ein vorgeschritteneres Stadium des Krankheitsprozesses darstellen (Finger), zeigen im wesentlichen dasselbe Bild. Nur findet man in diesem Stadium des Prozesses im subcutanen Bindegewebe und Fett, weniger ausgesprochen im Stratum papillare, Massen von roten Blutkörperchen und Kokken. Der Austritt der Kokken in das Gewebe erfolgt mit den Hämorrhagien oder direkt aus den Gefäßen. Nicht nur in den Capillarwänden, sondern auch in den Wandungen größerer Gefäße — in der Adventitia, zwischen Media und

Elastica — sind Kokken anzutreffen (FRAENKEL, PEZZOLI), die von hier aus in das perivasculäre Bindegewebe gelangen, sich vermehren und schließlich auch in Papillarkörper, Schweißdrüsen, subcutanem Gewebe und im Fett in großen Massen vorhanden sind.

Im vesiculösen und pustulösen Stadium ist die Oberhaut blasig abgehoben, die Blasen können mit Eiterzellen und Detritus gefüllt sein (PEZZOLI, GANS). Die Bläschen können gefächert und in ihren Höhlen mit Streptokokken angefüllt sein (UNNA). Die Emigration von Leukocyten in diese Bläschen ist auffallend gering (UNNA). In manchen Fällen ist die Blasendecke verschwunden, der noch haftende Rest zeigt undeutliche Kernfärbung. Mikroorganismen sind hier in der Regel nicht vorhanden (FRAENKEL). Im Bereich der Blasenbildung ist ein hochgradiges Ödem des Papillarkörpers festzustellen.

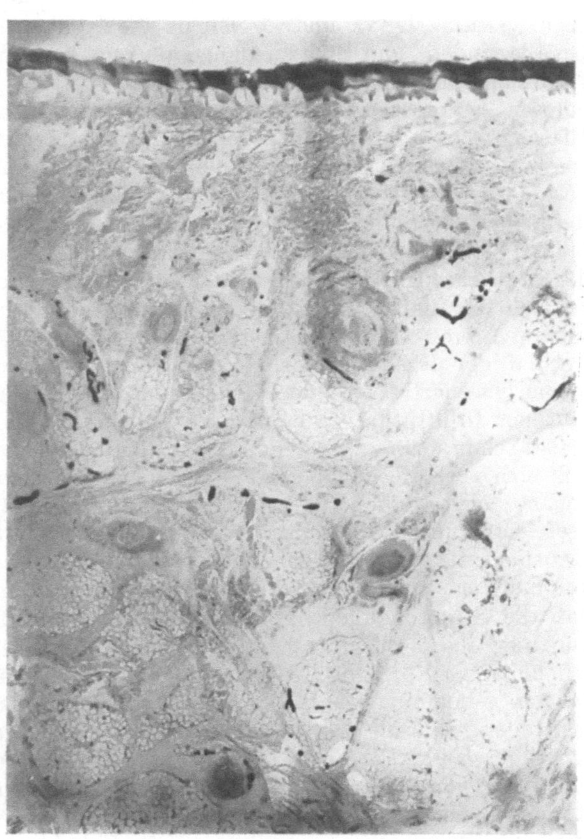

Abb. 2. Streptogene metastatische Dermatose. Streptokokkenpfröpfe (schwarz) in den erweiterten Gefäßen der Cutis und Subcutis. Beginnende Bläschenbildung rechts unter der Epidermis. (Nach einem Mikrophotogramm E. FRAENKELS.)

In der Pars papillaris, reticularis, um die Knäueldrüsen und im Unterhautzellgewebe kann sich ein feines Netzwerk von Streptokokken finden, in dessen Maschen manches Mal große Mastzellen vorhanden sind (FRAENKEL). Histologische Untersuchungen rein nekrotischer Prozesse beim streptogenen „Pyämid" liegen bis jetzt nicht vor.

Pathogenese. Während bei den staphylogenen Exanthemen die Gewebsveränderungen meist im Sinne einer exsudativ eitrigen Entzündung erst dann eintreten, wenn die Staphylokokken von den Blutgefäßen aus in das Gewebe eingedrungen sind, genügt zum Zustandekommen streptogener Formen allein schon die Anwesenheit der Streptokokken in den Blutgefäßen, um eine weitgehende Gewebsschädigung hervorzurufen. Die meist in sehr großer Zahl in den Capillargefäßen vorhandenen Streptokokken entfalten eine oft gewaltige toxische Fernwirkung, die weit über den Ort der intravasculären Ablagerung hinausgeht. Von einem seiner Fälle sagt E. FRAENKEL: „Eine an Großartigkeit nichts zu wünschen lassende Verstopfung zahlreicher Capillarbezirke neben zum Teil recht beträchtlichen Kokkenansiedlungen in den größeren Arterienästchen und dabei eine scheinbar nur unwesentliche Schädigung des Hautgewebes, soweit es sich um zellig exsudative Vorgänge handelt. Und trotzdem ist die Wirkung der Krankheitserreger eine recht gewaltige, wie die schon mikroskopisch erkennbare Blasenbildung an der harten Haut der Fußsohle unzweideutig bewiesen hat. Und dies ist aufgetreten, obwohl die den eigentlichen Papillarkörper und die obersten Schichten des Pars reticularis versorgenden Gefäße frei von Streptokokken geblieben sind. Hier ist also die Fernwirkung der Bakterien eine viel größere als bei den hämatogen eingedrungenen Staphylokokken.“ Epithelveränderungen, wie Bläschen und Nekrosen, sind beim streptogenen „Pyämid“ schon zu einem Zeitpunkt zu beobachten (FINGER, E. FRAENKEL, UNNA und GANS), da die Kokken sich noch innerhalb intakter Gefäße finden, und müssen daher als rein toxisch bedingt angesehen werden. Dafür spricht auch das häufige Fehlen von Streptokokken bei frischen vesiculösen Efflorescenzen (UNNA), während sie in den Gefäßen der unter den Bläschen liegenden Papillen reichlich vorhanden sind (UNNA). Erst in einem späteren Stadium gelangen die Streptokokken aus den Gefäßen in das perivasculäre Gewebe und von hier aus schließlich in die Bläschen und können dann im Blaseninhalt nachgewiesen werden (UNNA). Als Ursache der Blasenbildung steht bei der streptogenen Form das inter- und intracelluläre Ödem der Stachelschicht im Vordergrund, das zu einer retikulären Degeneration oder zu Nekrose führt. Die hämorrhagische Veränderung der Efflorescenzen stellt sich im Anfang dar als Blutaustritt in das perivasculäre Bindegewebe, im späteren Verlauf der Krankheit dringt Blut auch zwischen die Bindegewebsfibrillen, in die blasenartig veränderte Epidermis, und es kann in vielen Fällen zu einer blutigen Infiltration größerer Hautbezirke kommen. Eine Erklärung für die meist schon früh auftretenden und häufig sehr ausgedehnten Hämorrhagien läßt sich vorläufig nicht geben. Als sicher kann nach den bisherigen Befunden angenommen werden, daß zur Entstehung der Hämorrhagien die Verstopfung der Gefäße mit Kokkenembolien allein nicht genügt, da solche bei streptogenen Hautmetastasen auch beobachtet werden, ohne daß es zu Hämorrhagien gekommen ist (FINGER, UNNA, GANS). Dagegen muß daran gedacht werden, daß die Streptokokkentoxine eine Gefäßwandschädigung hervorrufen, so daß von hier aus der Blutaustritt per rhexim oder per diapedesim erfolgt. Recht erhebliche Gefäßwandschädigungen sind in allen Fällen, in denen es zu Hämorrhagien gekommen war, beobachtet worden. In manchen Fällen ließ sich sogar feststellen, daß die Blutung von einem Gefäß, dessen Wand hochgradig geschädigt war, ausgegangen ist (FINGER, GANS). Die Kokkenart scheint weder für die Art der Efflorescenzen noch für die Hämorrhagien eine ausschlaggebende Rolle zu spielen, die gleichen Efflorescenzen und Hämorrhagien sind so gut wie bei allen bis jetzt beobachteten Streptokokken-Hautmetastasen beobachtet worden, trotzdem sie von verschiedenen Arten von Streptokokken verursacht waren.

Diagnose. Wie bei den staphylogenen pyämischen Dermatitiden dürfte auch bei den streptogenen die Diagnose keine besonderen Schwierigkeiten ergeben. Bei allen im Verlauf einer schweren Allgemeinerkrankung mit septischer Fieberkurve auftretenden, makulösen und papulösen Exanthemen wird man an ein streptogenes Exanthem denken müssen, um so mehr, wenn die Efflorescenzen hämorrhagisch sind, bzw. schnell hämorrhagisch werden, und wenn es zur Blasenbildung oder gar zur blasigen Abhebung größerer hämorrhagisch veränderter Hautbezirke kommt. Bei den anscheinend recht seltenen Fällen, in denen das Allgemeinbefinden nur wenig gestört ist, und die Efflorescenzen vereinzelt als Flecken oder Knoten auftreten (BIBERSTEIN und FISCHER), dürfte die Diagnose nach dem klinischen Bilde kaum möglich sein. In diesen Fällen wird nur eine gründliche bakteriologische Untersuchung diagnostisch zum Ziele führen. Ein sehr wichtiges Hilfsmittel ist bei allen Formen des streptogenen

„Pyämids" die bakteriologische Untersuchung des Blutes. Auch das Auftreten eines streptogenen Exanthems kann, wie wir dies für die staphylogenen nachwiesen, in manchen Fällen wertvoll sein für die Diagnose der Grunderkrankung — insofern, als erst die recht charakteristischen Hautveränderungen ein Fingerzeig dafür sein können, daß es sich bei einer fieberhaften Erkrankung unbekannter Ursache um eine Streptomykose handelt.

Bei den makulösen und papulösen streptogenen Formen wird, wie bei den staphylogenen, in erster Linie differentialdiagnostisch an Arzneiexantheme zu denken sein. Die schwere Störung des Allgemeinbefindens, die schnelle hämorrhagische, blasige und nekrotische Veränderung der Hautefflorescenzen wird meist im Sinne einer Streptodermie sprechen. Bei dem hämorrhagisch veränderten, makulösen Exanthem kommen differential-diagnostisch vor allem die echte Purpura, die Purpura fulminans, Morbus Werlhofii und alle Bluterkrankungen mit Blutungen in die Haut in Frage. Eine genaue Untersuchung des Blutes wird hier zur diagnostischen Klärung führen. Bei allen blasenförmigen und nekrotischen Exanthemen wird man exogene Pyodermien ausschließen müssen. Da bei diesen so gut wie nie eine so hochgradige Störung des Allgemeinbefindens vorliegt, wie dies meist bei dem streptogenen „Pyämiden" (die ja nur eine Begleiterscheinung einer schweren Streptomykose sind) der Fall ist, dürfte hier die Differentialdiagnose auf keine Schwierigkeiten stoßen. Bei den vereinzelt, besonders an den unteren Extremitäten auftretenden, Knotenformen, zumal, wenn es sich um solche Fälle handelt, in denen das Allgemeinbefinden nur wenig gestört ist, muß differentialdiagnostisch an ein Erythema nodosum gedacht werden. Auch hier wird nur eine Blutuntersuchung oder der Nachweis von Streptokokken in den erkrankten Hautpartien die Diagnose sichern können.

Prognose. Analog der Prognose der Streptokokkensepsis, die in einem außerordentlich hohen Prozentsatz der Fälle zum Tode führt, ist auch die Prognose des streptogenen Exanthems im großen und ganzen infaust. Wie bei der staphylogenen pyämischen Dermatitis die eitrige Umwandlung des Exanthems prognostisch ein außerordentlich ungünstiges Zeichen ist, scheint bei der streptogenen die hämorrhagische Veränderung, das Auftreten von Blutungen in Haut und Schleimhaut, auf einen schnellen deletären Ausgang der Erkrankung hinzuweisen. Außerordentlich häufig liegen zwischen der hämorrhagischen Veränderung des Exanthems, dem Auftreten von Haut- und Schleimhautblutungen und dem Exitus nur 24—48 Stunden. Nur in ganz seltenen Fällen, die dann meist auch gekennzeichnet sind durch einen milderen Verlauf der Streptokokkensepsis, kommt es zu einer Ausheilung der primären Erkrankung und dann auch der Hauterkrankung. Besonders betont muß werden, wie wir schon oben ausführten, daß die Art des Streptococcus, wie für die Schwere der Hauterscheinungen, so auch für den Ausgang der Erkrankung keine Rolle zu spielen scheint.

Therapie. Für die Behandlung der streptogenen „Pyämide" gilt dasselbe wie für die staphylogenen. Gelingt es, durch therapeutische Maßnahmen die allgemeine Sepsis zur Ausheilung zu bringen, bzw. neigt diese zur spontanen Heilung, so verschwinden auch die Hauterscheinungen. Für die lokale Behandlung der streptogenen Exantheme werden dieselben therapeutischen Maßnahmen in Betracht kommen wie für die exogen bedingten streptogenen Pyodermien.

Literatur.

ACHARD: Infection streptococcique apyretique purpurée et peritouite latente. Med. moderne **1894**, 1477. — ACHARD u. ROUILLARD: Erythema nodosum mit Phlebitis der oberflächlichen Venen der unteren Extremitäten. Bull. Soc. méd. Hôp. Paris **38**, 1113. — ADLER: Erythemausbruch bei einem Mann mit Magentumor. Ref. Dermat. Wschr. **54**, 727 (1913). — ANTONY: Purpura infectieuse avec examen bakteriolique. Presse méd. **1894**. — AUBERTIN, CH. et JEAN FLEURY: Plaques erysipelatoides au cours d'une septicémie. Bull. Soc. méd. Hôp. Paris **46**. — AYCARD: Thèse de Lyon **1911**.

BAUCH, J. H.: Erythema iris durch Jodkalium. Prov. of med. Dermat. sect., 16. Febr. **1913**. Ref. Dermat. Wschr. **56**, 673 (1913). — BIBERSTEIN u. FISCHER: Ein Erythema nodosum-ähnliches gutartig verlaufendes Pyämid. Arch. f. Dermat. **149**, H. 1. — BIEHLER: Streptokokkenepidemie bei Leprösen. Ref. Zbl. Hautkrkh. **1925**, 229. — BILAND: Über einen Fall von Staphylohämie. Korresp.bl. Schweiz. Ärzte **1905**, Nr 12. — BLOCH, BR.: Les Trichophytides. Ann. de Dermat. **2**, 55 (1921). — BRODIER: Erythème noueux dans le cours d'une infektion purulente. J. Mal. ant. et Syph. **1893**. — BRUUSGAARD: Dermatitis exfoliativa. Dermat. Z. **8**, 571 (1901).

COHNHEIM: Allgemeine Pathologie, 1882.

DEUTSCH: Zur Lehre von der kryptogenen Sepsis. Inaug.-Diss. Heidelberg 1892.

EHRMANN: Toxische und infektiöse Erytheme chemischen und mikrobiotischen Ursprungs. Handbuch der Hautkrankheiten von MRAÇEK, Bd. 1, S. 623. Wien 1902. — EICHENLAUB: Erythema multif. complicat. vaccination. South. med. J. **19**, 186 (1926). EPSTEIN: Angina, Erythema exsudativum multiforme, Pleuritis exsudativa dextra. Wien. klin. Rdsch. **1905**, Nr 5. — ERDEN: Erythema multiforme. Arch. of Dermat. **13** (1916). ESCHERICH: Zbl. Bakter. **25**. — ÉTIENNE et SPECKER: Septic. Rev. Méd. **1895**.

FINGER: (a) Beitrag zur Ätiologie und pathologischen Anatomie des Erythema multiforme. Internat. dermat. Kongr. 1892. (b) Beitrag zur Ätiologie und pathologischen Anatomie des Erythema multiforme und der Purpura. Arch. f. Dermat. **25**, 765 (1893). (c) Ein Beitrag zur Kenntnis der Dermatitis pyaemica. Wien. klin. Wschr. **1896**, 542. — FOX: Erythema nodosum. N. Y. med. J. a. med. Rec. **1909**. Ref. Mh. Dermat. **50**, 236 (1910). FRAENKEL, E.: (a) Über metastatische Hautaffektionen bei bakterieller Allgemeinerkrankung. MUNZ-Festschrift, S. 74. (b) Weitere Untersuchungen über metastatische Dermatosen bei akuten bakteriellen Allgemeinerkrankungen. Arch. f. Dermat. **129**, 386—403 (1911). (c) Über metastatische Dermatosen bei akuter bakterieller Allgemeinerkrankung. Z. Hyg. **76**, 183 (1914).

GANS: (a) Akute myeloische Leukämie oder eigenartige Streptokokkensepsis. Beitr. path. Anat. **56**, 442 (1913). (b) Histopathologie polymorpher exsudativer Dermatosen. Arch. f. Dermat. **130**, 15 (1921). — GEBER: Wesen der sog. idiopathischen Erytheme. Dermat. Wschr. **19**, 782 (1912). — GENDOLINI: Erythem bei Typhus. Thèse de Montpellier **1912**. Ref. Dermat. Wschr. **56**, 652 (1913). — GEORGE, P. et H. GIROIRE: A propos des Faits nouveaux de staphylococcémies. Etude clinique et anatomo-pathologique. Presse méd. **34**, No 39, 611 (1926). — GOUGEROT et MAUSE: Septicémie à localisations articulaires cutanées et sou cutanées. Gaz. Hosp. **1913**, 958.

HANOT et LUZET: Purpura. Arch. Méd. exper. **2** (1890). — HAUSHALTER: (a) Contribution à l'étude de l'érythème polymorphe. Ann. de Dermat. **1887**. (b) Un cas de dermatide exfoliat. primitive général subaigue. Ann. de Dermat. **1890**, **396**. — HECHT: Tuberkulid in Form eines Erythema nodosum. Ref. Zbl. Hautkrkh. **13**, 328 (1924). — HEBRA u. F. KAPOSI: Lehrbuch der Hautkrankheiten. Erlangen 1872. — HEGLER: Das Erythema nodosum. KRAUS u. BRUGSCH, Erg. inn. Med. **12**, 620 (1913). — HEITZMANN, J.: Über puerperale Exantheme. Med. Wschr. **1896**, 1329. — HOFFMANN, E.: (a) Über Ätiologie und Pathogenese des Erythema nodosum. Dtsch. med. Wschr. **1904**, Nr 51, 1877. (b) Erythema nodosum und multiforme syphilitischen Ursprungs. Charité-Ann. **27**. — HOLLAND: Erythema nodosum. Norsk Mag. Laegevidensk. **83**, 62 (1922). — HUTINEL: Erythème infectieuse. J. des Mal. cutan. **1893**.

ISCCHIA, PSOLO: Eritema annulare precorrente una endocardite settica. Pediatria **32** (1924).

JADASSOHN: (a) Erythema exsudativum multiforme und nodosum. Erg. Path. **4**, **747** (1899). (b) Hämatogene infektiöse und toxische Dermatosen. Berl. klin. Wschr. **1904**, 979, 1006. (c) Salvarsan. Dtsch. med. Wschr. **1910**, 2377. (d) Haematogenous Infectious Diseases of Skin. Arch. of Dermat. **21** (1930). — JOCHMANN: Handbuch der inneren Medizin von MOHR u. STAEHLIN, Bd. 1, S. 759.

KITCHEVATZ, MILAN: Strepto-staphylococcies cutanées. Kongr. Kopenhagen 1930. Ref. Zbl. Hautkrkh. **37**. — KLEBE: Erythema nodosum und exsudativum multiforme bei latenter Spätsyphilis. Arch. f. Dermat. **135**, 256 (1921). — KLINGMÜLLER: Salvarsan. Dtsch. med. Wschr. **1911**, 2145. — KRYSTALOWICZ: Sur une Dermatose streptococcique chronique affectant la forme d'un Pemphigus. Rev. prat. Mal. cutan. **1904**, H. 4. — KUMER: (a) Zur Kenntnis der akuten venerischen Ulceration des weiblichen Genitale. Arch. f. Dermat. **1932**. (b) Über Haut- und Mundschleimhauterkrankungen beim Ulcus vulvae acutus. Dermat. Z. **57**, 401.

LEBET: Dermatites pyémiques. Ann. de Dermat. **1903**, No 12, 912. — LELOIR: Les Pyodermites. J. des Mal. cutan. **1893**, 385. — LESIEUR: Erythème polymorph. ébertiens. Provence méd. **25**, 19 (1912). — LEVADITI: Recherches sur l'etiologie de l'erythème polymorphe. Presse méd. **34** (1920). — LEWIN: Erythema exsudativum multiforme. Charité-Ann. **3** (1878).

MACDONALD, W. J.: Erythema multiforme bull. durch Arsen. Boston med. J. **187**, 847. Ref. Zbl. Hautkrkh. **8**, 125 (1923). — MAYER, A.: Über einen Fall von infektiösem Erythem. Kinderarzt **7**, H. 6, 97 (1896). — MERK, L.: (a) Zur Kenntnis der Dermatitis pyaemica. Arch. f. Dermat. **63**, 253 (1902). (b) Über Pyämide. Internat. med. Kongr. Budapest **1910**, Sekt. XIII, II, 479.

NAIRO, ORO: Sulle dermatide exfoliatrice generalisate e batteriologiche. Broschüre Milano 1893. — NEAVE: Zur Ätiologie des Erythema nodosum. — NEUMANN, J.: Erythema gyrat. nach Sol. Fowleri. Wien. klin. Wschr. **1901**, Nr 47. — NICOLAS: Streptokokkenpyämie. Ref. Dermat. Wschr. **58**, 131. — NOBÉCOURT: Purpura primitif sur signe à pneumocoques. Progrès méd. **52** (1924). — NOVAK: Beitrag zur Kenntnis septischer Exantheme. Arch. f. Dermat. **73**, 363.

ORILLARD et SABOURAUD: Erythème noueux au cours d'une septicémie à streptocoques. Med. moderne **1893**. — OTTEN: Beitrag zur Kenntnis der Staphylomykosen. Dtsch. Arch. klin. Med. **90**.

PETRINI: Trois cas de dermatide exfoliatrice generalisée avec études histologiques et bacteriologiques. Arch. Sci. méd. **1899**. — PEZZOLI: Beitrag zur Kenntnis der Dermatitis haemorrhagica pyaemica. Arch. f. Dermat., Festschrift KAPOSI, **1900**, 391. — PHILIPPSON, L.: Über Embolie und Metastase in der Haut. Arch. f. Dermat. **51**, H. 1, 33—68 (1900). — PHILIPPSON u. TÖRÖK: Allgemeine Diagnostik der Hautkrankheiten, 1895. — POLOTEBNOFF: Zur Lehre von den Erythemen. UNNAS dermatologische Studien. Hamburg 1887.

RAYER: Traité théor. et prat. des maladies de la peau. Paris 1828. — ROBIN et LEREDESSE: Fall von Infektion mit Staphylococcus aureus. Arch. Méd. expér. et Anat. path. **1893**. — ROLLY: Pyocyaneussepsis beim Erwachsenen. Münch. med. Wschr. **1906**, Nr 29. — ROSENTHAL, FR.: Erythema exsudativum multiforme nach Fischgenuß. Demonstriert Berl. dermat. Ges., 14. Okt. 1922. Ref. Zbl. Hautkrkh. **7**, 301 (1923). — ROTHMAN, ST.: Hauterscheinungen bei bösartigen Geschwülsten innerer Organe. Arch. f. Dermat. **149**, 99 (1925).

SACQUÉPÉE: Erythema nodosum. Bull. Soc. méd. Hôp. Paris **37**, 1539 (1921). — Érythéme noueux au cours d'une septicémie à pneumocoques. Bull. Soc. méd. Hôp. Paris **37**. SACHS, O.: Erythema exsudativum multiforme und Erkrankung innerer Organe. Arch. f. Dermat. **98**, 35 (1909). — SAMEK: Ulcus vulvae acutum und Erythema nodosum. Arch. f. Dermat. **158** (1929). — SCHÖNFELD: Salvarsan. Münch. med. Wschr. **1919**, 1087. — SCHREUST, GOCHL: Über lichenoide Eruptionen bei Pyodermien. Dermat. Z. **31**, H. 6. — SIMON et LEGRAINE: Érythéme inféctieux. Ann. de Dermat. **1888**, 697. — SINGER: Die Hautveränderungen beim akuten Gelenkrheumatismus, nebst Bemerkungen über die Natur des Erythema multiforme. Wien. klin. Wschr. **1897**, Nr 38. — SOLTMANN: 1903. — STRANDBERG, JAMES: Ein Fall von vesico-pustulösem Pyämid. Arch. f. Dermat. **111**, 83. — SUDECK: Fall von Pyocyaneus. Allgemeine Infektion. Münch. med. Wschr. **1909**, Nr 36.

TAKAHASHI: Über Ekthyma gangraenosum im Verlauf von Masern. Arch. f. Dermat. **120** (1914). — TROISIER, JEAN, IVE BOCQUEUR et PAUL QUILLY: Placard érysipeloide au cours d'une septicémie et streptocoques. Bull. Soc. méd. Hôp. Paris **46**. — TURNER: Erythema multiforme. Lond. dermat. Ges., 12. Okt. 1898. Ref. Mh. Dermat. **28**, 255.

UFFELMANN: Dtsch. Arch. klin. Med. **10** (1896). — UNNA: Lehrbuch der Histologie, 1894. — UNWIN and EDDOWES: Brit. med. J. **1912**.

VIDAL et THÉRÈSE: Purpura et érythème à streptocoques. Ann. de Dermat. **1894**.

WEIL: Purpura aigu staphylococcique. Bull. Soc. méd. Hôp. Paris **46** (1924). — WERTHER: (a) Über metastatische Hautentzündungen bei Pyämie und über Hautentzündung bei Infektionskrankheiten im allgemeinen. Dtsch. Arch. klin. Med. **85**, 234 (1904). (b) Beitrag zur Kenntnis der Pyämide. Münch. med. Wschr. **1913**, 1709.

ZIELER: KOLLE-ZIELERS Handbuch der Salvarsantherapie, 1925. — ZUCKHOLDT: Erythema nodosum in Verbindung mit Herzaffektionen. Diss. Berlin 1876.

Bang-Infektion und Haut.

Von

Werner Jadassohn-Zürich.

Mit 5 Abbildungen.

Die durch Brucella abortus Bang, den Erreger des seuchenhaften Verwerfens der Rinder und auch der Schweine, hervorgerufene Krankheit des Menschen, hat in den letzten Jahren sehr viel Interesse gefunden, während früher angenommen worden ist, daß die Brucella abortus im Gegensatz zur Brucella melitensis für den Menschen nicht pathogen sei. Für die Dermatologie hat die Brucella abortus in doppelter Hinsicht eine größere Bedeutung. Die Infektion bewirkt verschiedenartige Hauterscheinungen, und sie hat ferner eine spezifische Umstimmung der Haut zur Folge.

Auf die allgemeine Symptomatologie der Brucella Bang-Infektion des Menschen kann hier natürlich nicht eingegangen werden. Es sei nur erwähnt, daß die Krankheit große Ähnlichkeit hat mit dem durch die Brucella melitensis erzeugten Krankheitsbild der Febris undulans Bruce, so daß die Krankheit mit Recht als Febris undulans Bang bezeichnet wird. Es sei hier für das Allgemeine auf die größeren zusammenfassenden Arbeiten von Habs, Poppe, Löffler, Spengler, Stiner und Zeller verwiesen. Die Akten über die Beziehungen der beiden Formen der Febris undulans zueinander sind nicht geschlossen. Gerade was die Hauterscheinungen anbetrifft, so werden Differenzen zwischen den beiden Krankheitsbildern angeführt (vgl. weiter unten). Das Beobachtungsmaterial ist aber wohl noch nicht groß genug, um zu entscheiden, ob diesen Differenzen irgendwie eine prinzipielle Bedeutung zukommt, oder ob sie auf Zufälligkeiten beruhen.

Bei den durch die Brucella abortus Bang hervorgerufenen Hauterscheinungen muß zuerst hervorgehoben werden, daß wir hier eine wichtige Unterscheidung treffen müssen, und zwar müssen wir auseinanderhalten zwischen den Hauterscheinungen, die bei der Febris undulans Bang vorkommen und denen, die zwar durch die Brucella abortus hervorgerufen sind, bei denen aber die übrigen Symptome der Bangschen Krankheit, vor allem auch das Hauptsymptom, das Fieber, fehlt. Eine ganz scharfe Trennung scheint hier allerdings häufig deswegen nicht möglich zu sein, weil die Hauterscheinungen als Vorläufer der Bangschen Krankheit auftreten können.

Die Infektion mit der Brucella abortus Bang erfolgt häufig, aber nicht ausschließlich, durch den Genuß roher Milch. Es steht nicht nur durch klinische Beobachtungen und tierexperimentelle Untersuchungen fest, daß die Bang-Infektion auch von der Haut aus erfolgen kann, sondern es wurde dies auch durch Versuche am Menschen bewiesen (Morales-Otero).

Wenn man die Literatur der Fälle mit Hauterscheinungen überblickt, so fällt sofort auf, daß zahlreiche Patienten Tierärzte waren oder andere Personen, die bei Kühen mit ansteckender Verwerfung die Nachgeburt zu lösen haben.

Ich gebe zuerst eine Übersicht über in der Literatur aufgeführte Hautveränderungen durch Brucella abortus BANG, allerdings ohne Anspruch auf Vollständigkeit.

1927 und 1928 hat KRISTENSEN bei 2 Fällen von Febris undulans BANG auf Hauterscheinungen hingewiesen. Im einen Fall handelte es sich um ein 8 Tage nach der Spitalentlassung auftretendes urticarielles Exanthem, von dem es aber nicht sicher ist, daß es mit der Krankheit zusammenhing, speziell auch deswegen nicht, weil der Patient Maltaseruminjektionen bekommen hatte. Im andern Fall trat zweimal während des Aufenthaltes im Krankenhaus ein „Erythem von multiformem Typus" auf.

GAARDE erwähnt ebenfalls 1927 „einen Ausschlag, der aus rötlichen Follikeln von Stecknadelkopfgröße, einzelne mit einem kleinen gelblichen Punkt an der Spitze, andere mehr petechienähnlich, bestand."

1929 finden sich im *Reichsgesundheitsblatt* Ratschläge für Ärzte und Tierärzte, betreffend Erkrankungen des Menschen nach Infektion mit dem Bacterium abortus BANG. In diesen Ratschlägen wird bereits auf Hautsymptome hingewiesen, und zwar in folgendem Passus: „Die Infektion kann durch die Haut und durch den Mund erfolgen. In ersterem Falle sind an den Stellen der Infektionen (Unterarm) bläschenartige Ausschläge beobachtet worden."

SPENGLER stellte bei einem Tierarzt eine BANGsche Krankheit fest, der früher (die Dauer des Intervalls ist nicht bekannt) nach einer Abortusausräumung bei einer verseuchten Kuh eine bullöse Dermatitis an seinem Unterarm beobachtet hatte. In einem 2. Fall von SPENGLER „traten nach einer Hilfeleistung bei einem seuchenhaften Verwerfen einer Kuh, Bläschen am Arme auf; 5 Monate später trat allmählich ein hohes remittierendes Fieber auf, das 7 Wochen andauerte und das als BANGsche Krankheit serologisch festgestellt werden konnte".

DIETEL beschreibt den Fall eines Tierarztes, der 14 Tage nach einer Abortusausräumung bei einer verseuchten Kuh an einer hämorrhagischen bullösen Dermatitis am Arm erkrankte. Es bestand damals Fieber, aber schon nach 14 Tagen war der Patient geheilt. 2 Jahre später brach bei ihm eine BANGsche Krankheit aus.

In einem Fall von CURSCHMANN, der einen Schlächtergesellen betraf, bestanden „vor Beginn der Krankheit zahlreiche Eiterpusteln am linken Unterarm"; in einem andern, bei dem die Diagnose Febris undulans BANG nur klinisch gestellt wurde, bei dem aber Agglutination und Komplementablenkung negativ ausfielen, bestand „auf Bauch- und Brusthaut, weniger an den Extremitäten, ein mäßig ausgebildeter Bläschenausschlag zum Teil serösen, zum Teil leicht eitrigen Inhaltes; an Form und Verteilung Varicellen ähnelnd, keine Roseola".

URBACH beschreibt einen Fall, in dem „24 Stunden nach Lösung der Nachgeburt einer BANG-kranken Kuh bei einem Tierarzt Bläschen an beiden Händen auftraten; in wenigen Tagen nimmt das klinische Bild den Charakter eines atypischen schweren Erythema multiforme bullosum hämorrhagicum an". Die Diagnose einer durch die Brucella abortus BANG verursachten Dermatose konnte zwar durch die Agglutination nicht, wohl aber durch Anamnese und Hautreaktion erhärtet werden.

HARDY (zit. nach LÖFFLER, die Originalarbeit ist mir nicht zugänglich) hat in 3 Fällen Exantheme beobachtet.

SIMPSON und FRAIZER geben an, daß in 5% ihrer Fälle von Febris undulans Exantheme vorhanden waren, gewöhnlich waren es rote, schuppende Flecke. Sie können Typhusroseolen imitieren.

1930 erwähnt CUSTER den Fall eines Metzgerburschen mit Febris undulans, über dessen Hautausschlag er folgende Angaben macht: „Bei seiner Aufnahme zeigte Patient auf beiden Wangen, an den seitlichen Halspartien, an den Streckseiten der Vorderarme, auf beiden Handrücken einen papulösen Ausschlag. Die einzelnen Efflorescenzen waren rötlich bis braunrötlich, wenig erhaben, bis stecknadelkopfgroß, rundlich und scharf gegen die normale Haut begrenzt. Ganz vereinzelte Efflorescenzen fanden sich weiter auf der Brust und am Rücken, ferner an der Streckseite der Unterschenkel und auf beiden Fußrücken. Der Ausschlag verschwand während der ganzen Krankheitsdauer nur einmal für einige Tage vollständig, um dann erneut und kräftiger als je aufzutreten. Morgens hatte man meist Mühe ein paar blasse Efflorescenzen zu finden, gegen Abend waren sie meist reichlich vorhanden und intensiv rot. Bemerkenswert ist ferner die Tatsache, daß immer wieder neue kleinere Exanthemschübe noch bis einen Monat nach vollständiger Entfieberung beobachtet werden konnten."

In einem 2. Fall von Febris undulans berichtet der gleiche Autor, daß „die Haut unter dem Kinn, ferner der Achselhöhlen, der Beugeseite der Oberarme, der Innenfläche der Oberschenkel, beider Fußrücken intensiv gerötet war".

Die Hautveränderungen wechselten an Intensität und bestanden länger als einen Monat.

Im 3. Fall CUSTERS konnten vom Arzt keine Hauterscheinungen festgestellt werden, doch gab die Patientin an, „rote Tupfen" am Körper bemerkt zu haben.

MAKKAWEJSKY und KARKADINOWSKY haben unter den von ihnen beobachteten an Febris undulans BANG leidenden Tierärzten und Tierfeldscherern fast regelmäßig Hauterscheinungen beschrieben, und zwar handelt es sich um hämorrhagische blasige Dermatitiden, die meist, aber nicht ausschließlich an Händen und Armen beobachtet wurden. Sie kamen aber auch an den Beinen und Füßen vor, entstanden oft erst während der Krankheit; gelegentlich entstanden im Verlaufe der Febris undulans neue Schübe.

MÖRCH-SÖRENSEN (zit. nach HAXTHAUSEN und THOMSEN, die Originalarbeit ist mir nicht zugänglich) „hat eine interessante Selbstbeobachtung publiziert". „MÖRCH-SÖRENSEN wurde 1920 Tierarzt und löste einige Nachgeburten ohne Folgen. Im Anschluß an die Ablösung bei einer sicher mit Bacillus abortus infizierten Kuh trat nun an dem benutzten linken Arm ein Ausschlag von stecknadelkopfgroßen Flecken um die Follikel auf; der am Tage nach dem Eingriff aufgetretene Ausschlag schwand zum größten Teil im Laufe weniger Tage; aber einige Flecke blieben bestehen und nahmen an Größe zu. In ihnen trat nun Pustelbildung auf und gleichzeitig zeigte sich Fieber bis zu 39,5^0. Die Pusteln flossen allmählich unter Umschlagsbehandlung zu recht großen Ulcera zusammen und diese, sowohl wie das Fieber, blieben mehrere Wochen bestehen. Später trat eine Bursitis calcanei et olecrani, sowie Schmerzen im rechten Hüftgelenk auf. Nach im ganzen $2^1/_2$ Monaten schwanden diese Zustände und die Temperatur wurde wieder normal; als aber Patient aufgestanden war, bekam er wieder plötzlich Fieber und eine neue Pustel am linken Arm. Später wiederholte Entstehung neuer Pusteln jedesmal unter Fieber und erst nach im ganzen $3^1/_2$ Monaten schließliche Heilung."

LÖFFLER erwähnt in seiner Monographie 3 eigene Fälle, die zeigen, daß „auch auf der Höhe der Erkrankung zerstreute spärliche blaßrote Flecken auftreten, die an Typhusroseolen erinnern".

GRILICHESS gelang es, aus dem Eiter eines Abscesses am Fuß eines Patienten gramnegative feine Stäbchen zu züchten, „die morphologisch und kulturell als Brucella BANG anzusprechen waren".

1931 erwähnt NAGEL 3 Fälle von Febris undulans mit Exanthem, und zwar handelt es sich um Fälle, bei denen die BANG-Infektion vom Schwein auf den Menschen übertragen wurde. Bei der einen Patientin handelte es sich um ein maculöses, heftig juckendes Exanthem das synchron mit den Menses auftrat. Das Exanthem war entsprechend dem früheren Kontakt der Haut mit den kranken Schweinen lokalisiert (die Patientin pflegte die kranken Schweine beim Füttern auf ihre nackten Arme zu nehmen).

In einem andern Fall, der einen Landwirt betraf, erwähnt der Autor ein pustulöses Exanthem, auf den Schultern und am Rücken, und fügt in Klammern bei: Acne nach den vielen Schweißen?

Bei einem 61jährigen Landwirt, der rohes Blut beim Wurstmachen getrunken hatte, erwähnt der Autor ein pustulöses Exanthem an beiden Vorderarmen. In einem 4. Fall bestanden ebenda Petechien.

L. R. MÜLLER hat selber eine BANGsche Krankheit durchgemacht, wobei er ein ausgesprochenes Erythema exsudativum multiforme im Gesicht aufwies. Gleichzeitig bestanden Veränderungen auf der Mundschleimhaut. Es ist aber, wie MÜLLER hervorhebt, möglich, daß der Ausschlag nicht auf der BANGschen Infektion beruhte, sondern ein Arzneiexanthem war.

CURSCHMANN erwähnt, daß er „Exantheme verschiedenster Art beobachtet habe, z. B. Roseola, die ganz typhusähnlich war, leicht hämorrhagisches Exanthem, varicellenähnlicher Ausschlag und eitrige pustulöse Dermatitis, örtlichen Sitzes".

1932 beschreibt URBACH einen Fall von Hauterscheinungen durch Brucella BANG, die der Dermatitis herpetiformis DUHRING ähneln. Die Dermatose bestand während 3 Jahren.

FRIED berichtet über einen Fall von Febris undulans BANG mit starkem Haarausfall und über einen andern, der zu Beginn der Erkrankung ein scharlachähnliches Exanthem aufwies.

Überblickt man dieses klinische Material von durch Brucella abortus BANG hervorgerufenen Hauterscheinungen (es handelt sich in erster Linie um bullöse Dermatitiden), so sieht man nicht nur, daß, wie schon erwähnt, in erster Linie Personen befallen sind, die Gelegenheit hatten, sich bei geburtshilflichen Eingriffen oder sonst unmittelbar am Tier zu infizieren, sondern man stellt fest, daß die Hauterscheinungen zwar mit großer Wahrscheinlichkeit auf die Brucella abortus BANG zurückzuführen sind, daß aber, wenigstens zur Zeit des Bestehens der Hautefflorescenzen, öfters keine typische Febris undulans besteht. Diese Tatsache erscheint in einem besonderen Licht, auf Grund von Untersuchungen von HUDDLESON und JOHNSON und HAXTHAUSEN und THOMSEN, die Dermatosen bei Tierärzten beschrieben haben, die sehr wahrscheinlich auch durch die Brucella abortus BANG hervorgerufen sind, bei denen aber Febris undulans und überhaupt Allgemeinsymptome nicht beobachtet werden.

Auf diese Hauterscheinungen muß hier speziell wegen ihrer praktischen Bedeutung etwas näher eingegangen werden. Es sei vorweg genommen, daß sie an den Armen der Tierärzte lokalisiert sind, und zwar nur dort, wo die Haut des Armes bei Lösung der Nachgeburt mit der Vagina der Kuh in Berührung kommt. HUDDLESON und JOHNSON beschreiben 2 Typen der Dermatose: 1. Erytheme, die sehr schnell auftreten und in wenigen Stunden wieder verschwinden und 2. papulöse, stark juckende und mehrere Tage persistierende Efflorescenzen. Die Autoren fassen diese Hauterscheinungen als Überempfindlichkeitsreaktion auf das BANG-Antigen auf und nehmen an, daß es vom Grad der Überempfindlichkeit abhängt, welcher Typus der Dermatose auftritt.

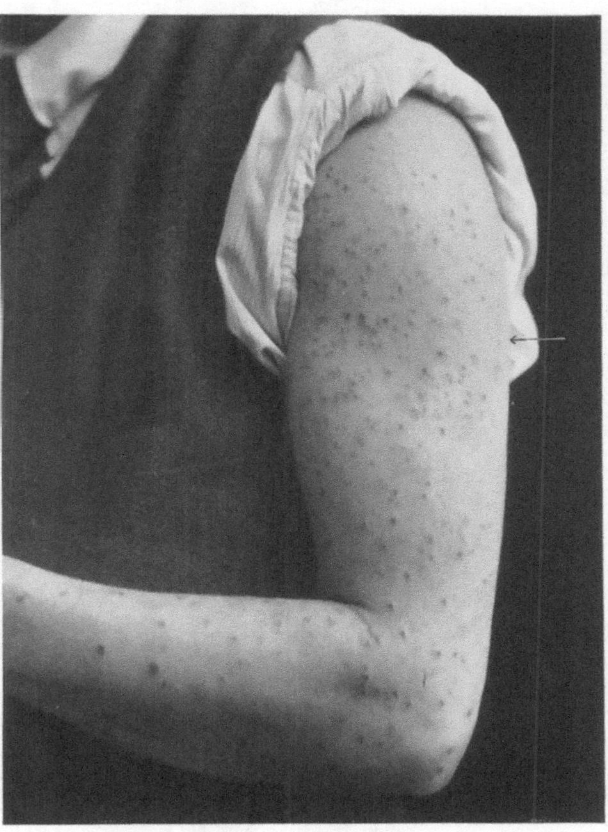

Abb. 1. Typischer Fall von Brucella-Ausschlag bei einem Tierarzt. Unterhalb des Pfeils sieht man den spontanen Ausschlag; über ihm den durch Abortin hervorgerufenen. Man sieht, wie gleichartig sich der spontane und der artifizielle Ausschlag äußert. [Nach H. HAXTHAUSEN und A. THOMSEN, Arch. f. Dermat. **163** (1931).]

Was den *ersten* von HUDDLESON und JOHNSON beschriebenen *Typus* anbetrifft, so erscheint nach Untersuchungen von W. JADASSOHN und L. RIEDMÜLLER und STIHL es noch keineswegs sicher, daß sie durch den Kontakt mit BANG-Antigen hervorgerufen werden. Diese Autoren geben an, daß es nach geburtshilflichen Eingriffen bei der Kuh am operierenden Arm relativ häufig, während oder gleich nach der Operation, nicht nur zu den von HUDDLESON und JOHNSON beschriebenen juckenden Erythemen kommt, sondern auch zu einer Urticaria. Diese Urticaria kann durch eine im normalen Rinderorganismus vorhandene Substanz hervorgerufen werden, die auch in einer aus Rindfleisch hergestellten Bouillon vorhanden ist. Ob auch die Brucella BANG Krankheitserscheinungen (Jucken, Erytheme, Urticaria) zu bedingen vermag, die während oder sofort nach dem geburtshilflichen Eingriff beim Tierarzt auftreten, ist noch nicht bewiesen. Die von HUDDLESON und JOHNSON durchgeführten Hautreaktionen können für eine solche Annahme nicht verwertet werden, da sie mit

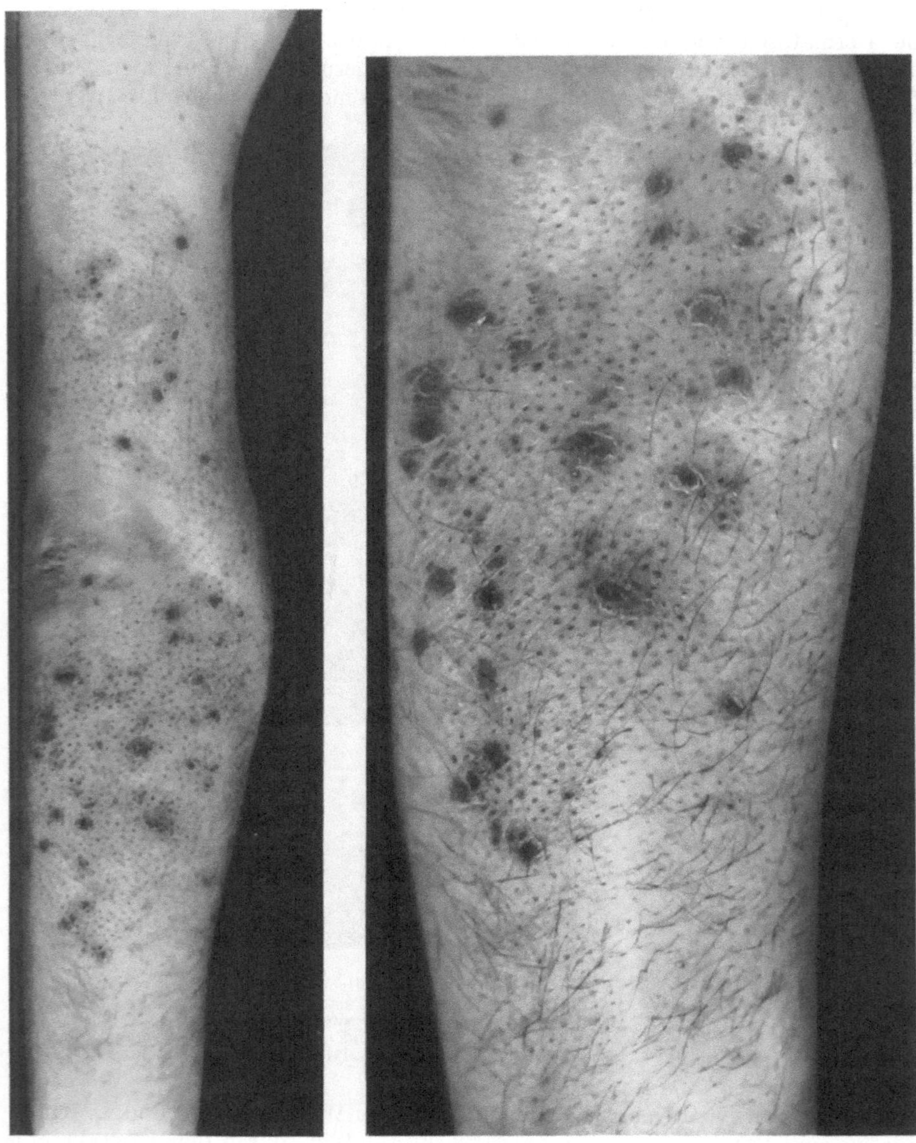

Abb. 2. Abb. 3.

Brucella-Ausschlag. Lichenoide Form.
[Nach H. HAXTHAUSEN und A. THOMSEN, Arch. f. Dermat. **163** (1931).]

Bouillonkultur-Filtraten durchgeführt wurden, und die Bouillon allein, wie der von W. JADASSOHN und L. RIEDMÜLLER und STIHL untersuchte Fall beweist, früh auftretende Hautreaktionen verursachen kann.

Der *zweite* von HUDDLESON und JOHNSON beschriebene *Typus* wird mit der größten Wahrscheinlichkeit durch die Brucella BANG hervorgerufen. Eine genauere Schilderung dieser Dermatose verdanken wir HAXTHAUSEN und THOMSEN, die unter dem Titel *Brucellaausschlag bei Tierärzten* (eine eigentümliche professionelle Hautaffektion, wahrscheinlich allergischer Natur, hervorgerufen von Bacillus abortus BANG) erfolgte. Nach HAXTHAUSEN und THOMSEN hat BARTHÉLEMY schon 1891 einen Fall von Ausschlag an den Armen bei einem Tierarzt mitgeteilt, der der Beschreibung nach dem Krankheitsbild, das hier zur Diskussion steht, sehr ähnelt, und VIDAL hat in der Diskussion zum Vortrag BARTHÉLEMY betont, daß sich solche Ausschläge bei Tierärzten manchmal finden. HAXTHAUSEN und THOMSEN sagen aber, daß es natürlich sehr problematisch sei, „ob man hier der ersten Beschreibung des Abortbacillenexanthems gegenübersteht, da sowohl der Mikrobe selbst, als auch andere Momente bei der ansteckenden Verwerfung seinerzeit unbekannt waren". HAXTHAUSEN und THOMSEN berichten ferner in ihrer Arbeit, daß 1929 MAGNUSSON THOMSEN von einem Fall bei einem Tierarzt berichtet hat, „der nach Photographie und Beschreibung" den Fällen dieser Autoren durchaus ähnelt. „MAGNUSSON hatte schon damals den Verdacht, einem allergischen Zustand gegenüberzustehen."

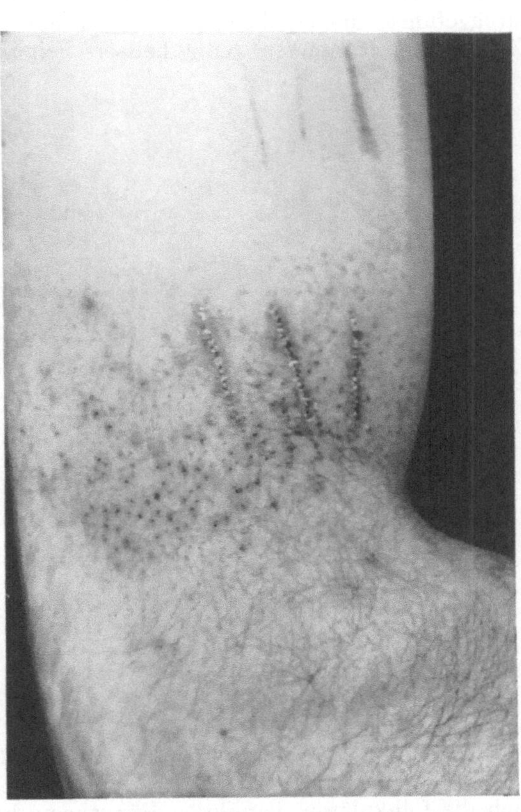

Abb. 4. Abortinreaktion. Brucella-Ausschlag bei einem Tierarzt, der nie an Rindern praktiziert hat, dessen Serum aber Reaktion für eine überstandene Brucella-Infektion gibt. Unten sieht man die „PIRQUETsche" und „MOROS"-Reaktion kombiniert. Oben drei Hautritze ohne Abortin. [Nach H. HAXTHAUSEN und A. THOMSEN, Arch. f. Dermat. **163** (1931).]

HAXTHAUSEN und THOMSEN schreiben zusammenfassend über die von ihnen beobachteten Fälle von Brucellaausschlag bei Tierärzten folgendes:

„Die bei Tierärzten vorkommende professionelle Hautaffektion äußert sich durch das Auftreten follikulärer Papeln an den Armen, begleitet von Pustelbildung und Nekrose."

Wir selber hatten mehrfach Gelegenheit, ein den Beschreibungen und Photographien von HAXTHAUSEN und THOMSEN durchaus entsprechendes Krankheitsbild bei Tierärzten zu beobachten und konnten in einem Fall die Biopsie einer typischen Efflorescenz vornehmen, die folgenden Befund ergab: Die Epidermis ist in dem von der Efflorescenz befallenen Gebiet teilweise stark acanthotisch verbreitert, teilweise verdünnt. Stellenweise sind hier leukocytäre Krüstchen und parakeratotische Schuppen aufgelagert. Sie ist mäßig stark von Leukocyten durchwandert. Der Papillarkörper und das subcutane Gewebe sind außerordentlich dicht infiltriert. Ganz besonders dicht sind die Infiltrate in den Papillen und perivasculär. Das Infiltrat besteht aus Lymphocyten und Leukocyten.

HAXTHAUSEN und THOMSEN schreiben weiter:

„Der Ausschlag trat akut in unmittelbarem Anschluß, namentlich an die Ablösung der Nachgeburt, bei Kühen mit ansteckender Verwerfung auf und zeigt bei jeder neuen Nachgeburtslösung ausgesprochene Neigung zu rezidivieren. Die Affektion ist recht häufig, da in Dänemark jedenfalls von den seit 1915 von der Hochschule entlassenen 325 Tierärzten etwa 100 anscheinend befallen sind.“

Auch W. JADASSOHN und L. RIEDMÜLLER und STIHL haben eine Umfrage durchgeführt, die ergeben hat, daß neben den sofort nach geburtshilflichen Eingriffen auftretenden Krankheitserscheinungen (vgl. oben) augenscheinlich

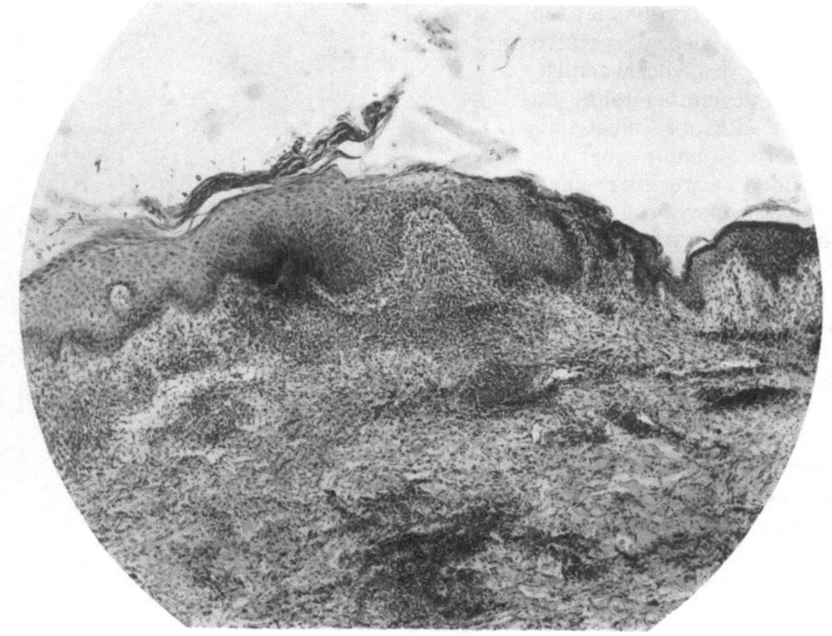

Abb. 5. Histologie des „Brucellaausschlages“.

auch die follikulären, papulösen Exantheme bei den Schweizer Tierärzten sehr häufig sind.

Nach HAXTHAUSEN und THOMSEN „beruhen die einzelnen Ausbrüche kaum auf einer wirklichen Infektion der Haut mit Bacillus abortus BANG, sondern sind wahrscheinlich als eine allergische Reaktion der Haut durch „Toxine“ dieser Bakterien aufzufassen. Daß ein allergischer Zustand in diesen Fällen vorliegt, kann durch cutane Reaktionen mit einem analog dem Tuberkulin hergestellten Präparat „Abortin“ nachgewiesen werden. Durch Einreibung dieses Präparates in die Haut entsteht ein Reaktionsbild, das ganz dem spontan vorkommenden Ausschlag ähnelt, wohingegen Kontrollindividuen — mit einer einzigen Ausnahme — negative Reaktionen zeigten“.

Die Autoren betonen noch ganz besonders, worauf bereits hingewiesen wurde und was sich auch mit unsern eigenen Erfahrungen vollständig deckt, daß bei den Patienten mit dieser Dermatose keine Symptome der Febris undulans bestehen.

Es ist auch für uns sicher, daß dem Brucellaausschlag bei Tierärzten eine größere praktische Bedeutung zukommt. HAXTHAUSEN und THOMSEN schreiben aber mit Recht, daß wir leider „eine wirklich kurative Behandlung des beschriebenen Ausschlages, der äußerst lästig ist und die betreffenden Tierärzte manchmal fast arbeitsunfähig macht, nicht kennen". Der Schutz durch Einreiben der Haut mit Salben und Ölen ist nur unvollständig, die Verwendung von Gummiärmeln und Gummihandschuhen stößt auf Schwierigkeiten.

Überblicken wir das hier aufgeführte Material an Hautausschlägen, die durch die Brucella abortus Bang *hervorgerufen werden, so können wir zusammenfassend folgendes sagen: Hautausschläge beim typischen, durch die Brucella* Bang *hervorgerufenen undulierenden Fieber, scheinen relativ selten zu sein, immerhin betont* Löffler, *daß sie wohl häufig nicht beachtet werden, speziell weil sie meist flüchtig sind. Bei Leuten, die sich in ausgedehntem Maße einer massigen* Bang*-Infektion durch die Haut aussetzen, finden sich gelegentlich Hauterscheinungen, vor allem an denjenigen Hautstellen, die mit infektiösem Material in Berührung kamen. Es handelt sich in erster Linie um bullöse Dermatitiden, während deren Bestehen Fieber vorhanden sein kann, ohne daß allerdings das vollausgebildete Krankheitsbild der Febris undulans bestehen muß. Es kann sich allerdings, oft aber erst nach Monaten, im Anschluß an solche Dermatitiden eine typische Febris undulans ausbilden. Außer den bullösen Dermatitiden wurden Erythema exsudativum multiforme-ähnliche, scarlatiniforme, Varicellen und Dermatitis herpetiformis-ähnliche, ferner Typhusroseolen imitierende Exantheme und schließlich auch Abscesse und Petechien beobachtet. Daneben kommen bei Tierärzten an denjenigen Stellen der Haut, die mit infektiösem Material in Berührung kommen, Hautausschläge vor (follikuläre Papeln, begleitet von Pustelbildung und Nekrose). Diese Hautveränderungen werden nicht als Infektionen, sondern als „allergische" Reaktionen — analog Tuberkulinreaktionen — aufgefaßt.*

Auf die nahen

Beziehungen zwischen Febris undulans Bang und Febris undulans Bruce

wurde bereits hingewiesen. Die Hautveränderungen bei Febris undulans Bruce sind von Mayer in Bd. 12/1 dieses Handbuches bereits kurz besprochen. Ich möchte hier nur noch eine tabellarische Gegenüberstellung der beiden Krankheiten, die Gabbi gegeben hat, zitieren, soweit sie sich auf die Hautveränderungen bezieht.

Sintomi	Morbus Bruce	Morbus Bang
Sistema cutaneo		
Esantema semplice . . .	si	no
„ vesicoloso . .	no	si
Lichen	si	?
Foruncolosi diffusa . . .	si	?
Ascessi cutanei	si	si
Porpora	si	si

Die Umstimmung der Haut durch die Brucella Bang-Infektion.

Burnet hat nachgewiesen, daß es beim mit Brucella melitensis Bruce infizierten Menschen und Tiere zu einer Umstimmung der Haut kommt, die durch „Melitin"-Hautreaktionen nachgewiesen werden kann. Die Reaktionen scheinen in allen wichtigeren Punkten der Tuberkulinreaktion analog. Bei den nahen Beziehungen zwischen der Febris undulans Bruce und der Febris undulans Bang war es von vornherein wahrscheinlich, daß sich auch bei der Febris undulans Bang analoge Hautreaktionen würden auslösen lassen. Dies war um so wahrscheinlicher, als sich, wie ebenfalls schon Burnet in vielfach bestätigten Untersuchungen festgestellt hat, bei der Febris undulans Bruce das „Melitin" durch ein entsprechend hergestelltes „Abortin" ersetzen läßt.

Tatsächlich haben nun ausgedehnte Untersuchungen bei Mensch und Tier ergeben, daß die Abortusinfektion zu einer Umstimmung der Haut führt, die sich durch Hautreaktionen nachweisen läßt.

Die Studien beim *Rind* (W. SCHULZ, REICHEL und HARKINS, DIETEL, RUDOLF u. a.) haben, soweit ich sehe, noch keine Resultate ergeben, die so sicher wären, daß der Methode eine praktische Bedeutung zukäme (vgl. POPPE). Dagegen scheinen die Abortinreaktionen beim *Meerschweinchen* (FLEISCHNER und MEYER, weitere Literatur siehe BRÖDNER) und was praktisch von Bedeutung ist, beim *Menschen* zuverlässig.

Solche Reaktionen sind jetzt schon von sehr vielen Autoren bei BANG-infizierten und Kontrollpatienten durchgeführt worden (HABS, GIORDANO, URBACH, HUDDLESON und JOHNSON, LÖFFLER, HAXTHAUSEN und THOMSEN, GULOWSEN, LERCHE und ROTH, STRAUBE, YECKEL und CHAPMAN, CURSCHMANN u. a.).

Was die Technik der Überempfindlichkeitsprobe anbetrifft, so wurden abgetötete Aufschwemmungen von Brucella abortus BANG-Kulturen bzw. ähnlich dem Tuberkulin hergestellte Präparate, verwendet. Meistens wurden die Präparate durch intracutane Injektionen geprüft, nur ausnahmsweise durch Applikation des „Abortins" auf Impfstrich bzw. durch Einreiben desselben, analog dem Verfahren von MORO beim Tuberkulin. Die beiden zuletzt erwähnten Verfahren haben HAXTHAUSEN und THOMSEN bei Patienten mit Febris undulans BANG, meist negative Resultate ergeben, während sie beim Brucellaausschlag der Tierärzte positiv ausfallen. Mit Applikation des Antigens auf Impfstrich sind aber auf der LÖFFLERschen Abteilung, wie ich aus persönlichen Mitteilungen weiß, positive Hautreaktionen bei Febris undulans-Patienten ohne Hautsymptome erzielt worden.

Über den Mechanismus der Reaktionen läßt sich bis jetzt nicht mehr sagen, als daß er der Tuberkulin-, Mallein- usw. Reaktion weitgehend analog ist. Immerhin ist hier eine neue Arbeit von STRAUB zu erwähnen, in der angegeben wird, daß es durch eine einmalige Antigenimpfung bei Normalpersonen zu einer Umstimmung der Haut kommt und zur Entstehung von Agglutininen und komplementbindenden Antikörpern. 1920 hat STAFSETH mitgeteilt, daß mit abgetöteten Abortuskulturen vorbehandelte Meerschweinchen negative Hautreaktionen ergeben, während FUGAZZA durch wiederholte Injektion kleiner Dosen in der Hitze abgetöteter Keime eine positive Intradermalreaktion erzielte.

Die Ablesung der Hautreaktionen, die in ihrem Aussehen den Tuberkulinreaktionen entsprechen, erfolgt nach 48, 72 und 96 Stunden.

Nebenbei sei erwähnt, daß außer den Lokalreaktionen auch Herd- und Allgemeinreaktionen auftreten können.

Aus den neueren Arbeiten gelangt man immer mehr zu dem Eindruck, daß „die Sicherheit, Spezifität und Einfachheit der Abortinreaktion, sowie die Haltbarkeit des Abortins" die Hautreaktionen zum „wertvollsten Diagnostikum bei Febris undulans" des Menschen machen. Die Hautreaktion übertrifft das Agglutinations- und Komplementbindungsverfahren an Empfindlichkeit; sie ist noch Jahre nach überstandener BANGscher Krankheit auslösbar.

Schluß. Die Brucella abortus BANG führt nicht nur zu einer *Umstimmung der Haut*, der eine praktische Bedeutung zukommt, sondern auch zu *Hautausschlägen*. Diese sind, soweit sie *exogen* bedingt sind (Brucella BANG — Ausschlag der Tierärzte) relativ charakteristisch. Die Frage nach einer wirklich wirksamen Prophylaxe und Therapie ist noch ungelöst.

Neben den exogen entstandenen Exanthemen kommen auch *hämatogen* entstandene vor, über deren *Pathogenese* wir nicht mehr wissen, als bei analogen Exanthemen bei andern Infektionserkrankungen, die zu einer Umstimmung der Haut führen. Die Exantheme sind nicht so charakteristisch, daß sie die *Diagnose* Febris undulans BANG ohne weiteres gestatten. Man wird bei unklaren

Dermatosen, speziell bei bullösen Dermatitiden, an Brucella abortus BANG denken und die entsprechenden serologischen Untersuchungen und Abortin-Hautreaktionen vornehmen. Für die *Prognose* und die *Therapie* ist das Auftreten eines Exanthems bei Febris undulans BANG, so viel man bis jetzt weiß, ohne Bedeutung.

Literatur.

BARTHÉLEMY: Zit nach HAXTHAUSEN u. THOMSEN. Arch. f. Dermat. **163**, 477 (1931). — BRÖDNER, A.: Über die Dauer der Virulenz und der Wachstumsfähigkeit von Rinderabortusbacillen in physiologischer Kochsalzlösung, sowie ein Beitrag zur Allergie der Meerschweinchen, die mit dem Corynebact. abortus infect. BANG infiziert sind. Vet.-med. Dissert. Leipzig 1926. — BURNET: Sur un nouveau procédé de diagnostic de la fièvre méditerranéenne. C. r. Acad. Sci. Paris **174**, 421 (1922).

CURSCHMANN, H.: (a) Klinisches über die BANG-Infektion beim Menschen. Med. Klin. **25**, 417 (1929). (b) Zbl. inn. Med. **52 II**, 808 (1931). — CUSTER, H.: Zur BANG-Infektion des Menschen. Schweiz. med. Wschr. **1930 I**, 264.

DIETEL, F.: Bacillus abortus BANG-Infektionen beim Menschen. Münch. med. Wschr. **74**, 1704 (1927). — DIETL, G.: Ein Beitrag zur Diagnostik des BANGschen Abortus bei Rindern mittels allergischer Methoden. Wien. tierärztl. Mschr. **11**, 489 (1924).

FLEISCHNER, E. C. u. K. F. MEYER: The bearing of cutaneous hypersensitiveness on the pathogenicity of the bazillus abortus bovinus. Amer. J. Dis. Childr. **16**, 268 (1918). — FRIED, R.: Zur Epidemiologie, Klinik und Bakteriologie der BANGschen Krankheit. Z. Hyg. **114**, 429 (1932). — FUGAZZA, E.: Sull'allergia nell'infezione sperimentale da brucella BANG. Milano Diss. 1933.

GAARDE: Septicämie durch den Bacillus des Rinderaborts (BANG). Ugeskr. Laeg. (dän.) **89**, 1141 (1927). Zit. nach HAXTHAUSEN u. THOMSEN, Arch. f. Dermat. **163**, 477 (1931). — GABBI, U.: Morbus BRUCE e Morbus BANG. Giorn. Clin. med. **14**, 206 (1933). — GIORDANO, A. S.: Brucella abortus infection in man. The intradermal Reaction as an aid in Diagnosis. J. amer. med. Assoc. **93**, 1957 (1929). — GRILICHESS: Über die am Zürcher Hygieneinstitut ausgeführten BANG-Untersuchungen und über einen metastatischen BANG-absceß. Schweiz. med. Wschr. **60**, 433 (1930). — GULOWSEN, G.: Abortinreaktion bei Febris undulans. Norsk. Mag. Laegevidensk. **94**, 764 (1933).

HABS, H.: Febris undulans (Bact. abortus BANG) in Deutschland. Erg. inn. Med. **34**, 567 (1928). — HARDY: Zit. nach W. LÖFFLER. Febris undulans BANG des Menschen. Würzburg. Abh. **26**, 365 (1930). — HAXTHAUSEN, H. u. A. THOMSEN: Brucellaausschlag bei Tierärzten. (Eine eigentümliche professionelle Hautaffektion wahrscheinlich allergischer Natur, hervorgerufen von Bac. abortus BANG.) Arch. f. Dermat. **163**, 477 (1931). — HUDDLESON, F. u. H. W. JOHNSON: Brucellosis. J. amer. med. Assoc. **94**, 1905 (1930).

JADASSOHN, W.: (a) Die Immunbiologie der Haut. Handbuch der Haut- und Geschlechtskrankheiten Bd. 2, S. 394. 1932. (b) Brucella-BANG-Ausschlag und Urticaria bei Tierärzten. Arch. f. Dermat. **164**, 656 (1932).

KRISTENSEN: Untersuchungen über die Rolle des BANGschen Abortusbacillus als menschenpathogenen Mikroben. Zbl. Bakter. Orig. **108**, 89 (1928).

LERCHE u. F. ROTH: Über die Bedeutung der Intracutanprobe für die Diagnose und Epidemiologie des Morbus BANG. Dtsch. Arch. klin. Med. **175**, 265 (1933). — LÖFFLER, W.: Febris undulans BANG des Menschen. Würzburg. Abh. **26**, 365 (1930).

MAGNUSSON: Zit. nach HAXTHAUSEN u. THOMSEN. Arch. f. Dermat. **163**, 477 (1931). — MAKKAWEJSKY, W. N. u. J. A. KARKADINOWSKY: Über BANG-Infektion beim Menschen. Dtsch. tierärztl. Wschr. **38**, 369 (1930). — MORALES-OTERO, P.: Further Attempts at experimental Infection of man with a Bovine Strain of Brucella abortus. J. inf. Dis. **52**, 54 (1933). — MÖRCH-SÖRENSEN: Ugeskr. Laeg. (dän.) **170** (1930). Zit. nach HAXTHAUSEN und THOMSEN. Arch. f. Dermat. **163**, 477 (1931). — MÜLLER, L. R.: Über die BANGsche Krankheit. Klinische Vorlesung auf Grund einer Selbstbeobachtung. Münch. med. Wschr. **78**, 1813 (1931).

NAGEL, W.: Übertragung der BANG-Infektion vom Schwein auf den Menschen. Klinischer Teil. Schweiz. med. Wschr. **1931 II**, 970.

POPPE, K.: Der infektiöse Abortus des Rindes (BANG-Infektion). Handbuch der pathogenen Mikroorganismen Bd. 6/2, 693 (1929).

REICHEL u. HARKIN: J. amer. med. Assoc. **50**, 847 (1917). — *Reichsgesundheitsblatt* **1929**, 562. — RIEDMÜLLER, L. u. H. STIHL: Urticarielle und papulöse Berufsdermatosen der Tierärzte nach vaginalen Eingriffen beim Rind. Schweiz. Arch. Tierheilk. **1931**, H. 12. — RUDOLF, J.: Beitrag zur allergischen Diagnostik des infektiösen Abortus des Rindes. Wien. tierärztl. Mschr. **10**, 49 (1923).

SCHULTZ, W.: Über den diagnostischen Wert der Agglutination und der Intracutanreaktion beim infektiösem Abortus der Kühe. Vet.-med. Diss. Dresden. Leipzig 1912. —

SPENGLER: (a) Wien. klin. Wschr. **1928**, 1709. (b) Die BANGsche Krankheit beim Menschen. Wien. Arch. inn. Med. **19**, 145 (1929). — SIMPSON u. FRAIZER: Undulant Fever. Report of sixty-three cases occuring in and about Dayton, Ohio. J. amer. med. Assoc. **1929**, 1958. — STAFSETH, H. I.: Studies in infectious Abortion. Michigan Stat. Tech. Bull. **49**, (1920). Zit. nach POPPE, Handbuch der pathogenen Mikroorganismen Bd. 6/2, S. 693. 1926. — STINER, O.: Febris undulans Maltafieber — BANGsche Krankheit. Bull. eidgen. Gesundheitsamt **1931**, Beitrag zu Nr 21. — STRAUBE, G.: Untersuchungen über die Allergie gegen BANG-Bakterien und Serumphänomene beim Menschen. Z. klin. Med. **124**, 420 (1933).

URBACH, E.: (a) Durch Bacillus abortus infectiosi BANG hervorgerufene Hauterkrankung. Zbl. Hautkrkh. **30**, 438 (1929). (b) Über eine neue, durch den Bacillus abortus infectiosi BANG erzeugte Hauterkrankung. Wien. klin. Wschr. **42**, 391 (1929 I). (c) Bedeutung der Cutireaktion sowie der MÜLLERschen Ballungsreaktion für die Diagnose eines Morbus BANG. Zbl. Hautkrkh. **41**, 566 (1932). (d) Die Bedeutung der Cuti- und Immunoballungsreaktion für die Diagnose von Dermatosen, hervorgerufen durch den Bacillus abortus BANG. Dermat. Z. **64**, 230 (1932).

YECKEL, H. C. and O. D. CHAPMAN: Brucella (Alcaligenes) infections in man, the intradermal reaction as an aid in diagnosis. J. amer. med. Assoc. **100**, 1855 (1933).

ZELLER, H.: Neuere Forschungsergebnisse über Brucellen und Brucellosen. Münch. tierärztl. Wschr. **1933**, 337.

Namenverzeichnis.

(Die schrägen Zahlen verweisen auf die Literaturverzeichnisse.)

Sachverzeichnis.